中国中医药学术年鉴

周谷城题

国家中医药管理局 主管

上海中医药大学 主办

《中国中医药学术年鉴》编辑委员会 编审

上海中医药大学出版社

二〇〇四年·上海

责任编辑　王　虹　肖元春　贯　剑
　　　　　李艳红　季春来
技术编辑　徐国民
责任校对　郁　静
封面设计　王　磊
出 版 人　陈秋生

图书在版编目(CIP)数据

中国中医药学术年鉴.2004卷/《中国中医药学术年鉴》编辑委员会编审.—上海：上海中医药大学出版社，2004.12

ISBN 7-81010-840-9

Ⅰ.中...　Ⅱ.中...　Ⅲ.中国医药学-2004-年鉴　Ⅳ.R2-54

中国版本图书馆 CIP 数据核字(2004)第 118058 号

中国中医药学术年鉴(2004卷)

《中国中医药学术年鉴》编辑委员会　编审

上海中医药大学出版社出版发行　(http://www.tcmonline.com.cn)
(上海浦东新区蔡伦路 1200 号　邮政编码 201203)
新华书店上海发行所经销　南京展望文化发展有限公司排版　上海新华印刷有限公司印刷
开本 889mm×1194mm　1/16　印张 24　字数 710 千字　插页 6
版次 2004 年 12 月第 1 版　印次 2004 年 12 月第 1 次印刷

ISBN 7-81010-840-9/R·794　定价 90.00 元(含光盘)

《中国中医药学术年鉴》编辑委员会

前　言

由国家中医药管理局主办，上海中医药大学主编的《中国中医药年鉴》是反映我国中医药事业和学术进展的逐年连续性编纂的资料性工具书。自1983年卷创刊，已连续编撰出版了21卷。根据国家中医药管理局的决定，《中国中医药年鉴》自2003年卷起，分行政与学术两卷出版。本书作为其学术卷，主要由原《中国中医药年鉴》中的学术进展部分经栏目调整编纂而成，由编委会商定，更名为《中国中医药学术年鉴》，并由上海中医药大学出版社出版。

本书收录上一年度全国公开发行的中医药学术期刊和全国性学术会议中发表的优秀论文，经《中国中医药学术年鉴》编辑部学科编辑筛选论证，列出相关学科拟反映条目，由专业作者编写，学科编辑及主编初审、复审，《中国中医药学术年鉴》编委会审定后出版。

《中国中医药学术年鉴(2004卷)》由纸质(文字版)和光盘(版)两大载体部分组成。

文字版部分设有特载、专论、中医药管理、校院长论坛、学术进展、索引等板块。根据21世纪中医药学术发展的方向和实际情况，本书对原学术进展部分作了较大的调整：

譬如新增的"校院长论坛"，既可以反映过去一年里中医药教育事业和院校发展的实践与体会，又能体现出校院长们对中医药教学、科研和医疗改革的新思路、新举措。

在"临床各科"板块中，于报道各科临床证治进展之前，特地新设"名医经验"栏目，以便将各地报道的中医名家学术经验、临证特色及其用药经验等得以充分反映，更有利于中医药学术经验的继承和发扬。

在"中药"板块中，将原中药理论方面的内容，与"中医基础理论研究"栏目等一起归并在"理论研究"板块中；增加了"中药现代化"栏目，将"开发利用"栏目分化为"中药资源"、"中药药剂"、"中药营销"栏目，保留原先的"药材鉴定"、"中药化学"、"中药炮制"、"中药药理"、"方剂研究"等栏目，使之能更全面准确地反映该学科在新世纪研究和发展的情况。

光盘版设有2003年中医药学术期刊论文目录索引、统计资料、重要会议和文件、中医药科研获奖项目、出版新书目、中医药机构、广告视听等栏目。其中，中医药学术期刊论文目录索引约100万字，具有多途径的检索功能，为读者查询上一年度的中医文献信息提供便利；统计资料和中医机构部分，保留了历年来原《年鉴》为读者提供全国中医医疗机构、高等院校专业设置及招生等统计数据的特色，以便利于医疗、教学、科研管理工作者参考。对这些反映过去一年里中医药事业和学术发展的珍贵资料，采用了CD－ROM技术制作，是改版后我们为读者奉献的一道"亮丽大餐"；就读者而言，改版后采用纸质书和光盘版相结合的出版发行形式，能提供更加便利的查询检索手段，借以获得更加丰富的相关信息。光盘版中统计资料与机构数据均由北京中医药大学管理学院房耘耘、洪宝林提供撰稿，特此致谢。

总之,本着"一切有利于中医药事业发展"和"一切便利于读者"的思路,我们会将这一反映中医药事业前进足迹的年鉴编纂和出版工作做得更好,以期成为中医药工作者的挚友。

编　者

2004年10月

目　录

特载

专论

校院长论坛

学术进展

记　事

索　引

附:《中国中医药学术年鉴(2004卷)》光盘目录

特　　载

中共中央政治局委员、国务院副总理兼卫生部部长吴仪给中华中医药学会第四次代表大会的贺信

欣闻中华中医药学会第四次会员代表大会在北京召开，我谨表示热烈祝贺，并向来自全国各地的中医药工作者致以亲切的问候！

中医药学是我国传统文化宝库中一颗璀璨的明珠，不仅对中华民族的繁衍昌盛作出了杰出贡献，而且对世界文明进步产生了积极影响。中华中医药学会作为我国成立最早、规模最大的中医药学术团体，多年来保持和发扬中医药特色和优势，积极利用现代科学技术，推进中医药现代化，推动中医药走向世界，为我国中医药事业的发展作出了重要贡献。

希望中华中医药学会以本次大会的召开为契机，更加广泛地团结广大中医药工作者，充分发挥党和政府与广大中医药工作者的桥梁和纽带作用，促进中医药理论创新和技术创新，保持中医药的生机与活力，为进一步推动中医药事业的繁荣与发展作出新的更大的贡献。

祝大会圆满成功！

（中华中医药学会供稿）

专　　论

在全国学习宣传贯彻《中华人民共和国中医药条例》电视电话会议上的讲话

卫生部副部长兼国家中医药管理局局长　佘　靖

同志们：

《中华人民共和国中医药条例》(以下简称《中医药条例》)已于2003年4月7日由温家宝总理签署的第374号国务院令正式颁布，将从2003年10月1日起实施。这是中医药界盼望已久的一件大喜事，国家中医药管理局6月5日发出了《关于学习宣传贯彻〈中华人民共和国中医药条例〉的通知》，要求在全国范围内迅速开展学习宣传贯彻《中医药条例》工作。今天召开全国电视电话会议的任务是：统一部署《中医药条例》的学习宣传贯彻，明确近期的主要工作，提出具体要求，在全行业兴起学习贯彻《中医药条例》的高潮，促进中医药的改革与发展，为人民群众提供更加完善有效的医疗保健服务。

下面我着重讲三个问题。

一、充分认识《中医药条例》颁布施行的重大意义

1.《中医药条例》的颁布，是贯彻"三个代表"重要思想，保障最广大人民根本利益的具体体现

中医药是我国医学科学的特色，也是我国优秀文化的重要组成部分。具有完整的理论体系、丰富的临床经验、浩瀚的文献及多种独特的诊疗方法，几千年来为中华民族的繁衍昌盛作出了不朽贡献。新中国成立后，中医药事业取得了令人瞩目的成绩，在我国医疗卫生事业中发挥着越来越重要的作用。中医药以其收费低、疗效好、副作用小等特点，深受广大人民群众的喜爱。人民的健康需要中医药，但是，在发展的过程中也存在着传统医学的继承与发展后劲不足、传统医学与现代医学的结合、互补乏力和中医药管理手段薄弱的问题；存在着不法人员以中医治疗为幌子，通过虚假广告欺骗患者和消费者，败坏中医药名誉的现象。这些影响到人民群众的根本利益。坚持推进中医药事业健康持续地发展，是建设中国特色社会主义的要求，符合最广大人民的根本利益。作为我国专门的中医药行政法规，《中医药条例》牢牢把握住贯彻落实"三个代表"重要思想的根本出发点和落脚点，把实现好、维护好、发展好最广大人民的根本利益作为立法宗旨。《中医药条例》强调要采取措施扶持中医药事业的发展，要加强对中医药的规范化管理；要处理好中医药继承与发展的关系，保持和发扬中医药特色与优势；要积极利用现代科学技术，推进中医药现代化。这些原则规范和保障措施，其基本着眼点就是坚持代表最广大人民的根本利益。《中医药条例》从国家行政法规这个环节，落实立党为公、执政为民的要求，体现最广大人民的根本利益，把握贯彻落实"三个代表"重要思想的根本出发点和落脚点，从而为推进中医药事业的发展，保证了"三个代表"重要思想始终作为统领中医药事业全局、贯穿中医药各项工作的根本方针。

2.《中医药条例》的颁布，是坚持"依法治国"基本方略，完善我国社会主义法制建设，完善卫生法律体系的迫切需要和重要内容

党和国家历来重视中医药事业的发展。改革开放以来，中医药法制建设取得了长足的发展，但是，与中医药事业发展的要求相比，仍然有差距。进入新世纪，面对新形势、新任务和新要求，中医药事业迫切需要一部专门指导和规范中医药的法律法规。《中医药条例》的出台，有利于统一人们的思想认识，有利于推动全社会关心和支持中医药事业，有利于实现由依靠行政手段管理到依靠法律手段管理的转变、促进全行业走上依法治业的法制化轨道。《中医药条例》的颁布施行，进一步充实了卫生法律体系，推动了社会主义法制建设进程，使我国的卫生法制体系日臻完备。

3.《中医药条例》的颁布，反映了新时期、新形势对中医药工作的新要求

党的"十六大"确定了全面建设小康社会的宏

伟蓝图,进入新世纪的头二十年,是我国社会主义现代化事业一个必须紧紧抓住并且可以大有作为的重要战略机遇期。新时期、新形势对中医药工作提出了新的要求。一是提高人民健康素质是全面实现小康社会宏伟目标的重要内容。中医药作为重要的卫生资源,要为保障人民健康、实现全面建设小康社会作出应有的贡献,就需要我们始终坚持解放思想、实事求是、与时俱进,不断深化改革,促进中医药事业和学术的发展。二是随着人类健康观念的改变、疾病谱的变化以及医学模式的转变,随着现代科学技术的发展,既给中医药的发展提供了机遇,也带来了新的挑战,要求中医药工作必须坚持与时俱进,理论上要有新的发展,实践上要有新的创造。三是随着我国社会主义市场经济体制的建立发展,以及中国加入世界贸易组织后面临新形势的客观需要,要求尽快转变政府职能,转变工作作风和工作方式;中医药的管理工作要加强宏观调控,依法管理,强化准入和监管;注重发展战略、规划和政策研究,实行科学民主决策,提高管理水平。《中医药条例》的颁布施行,为保障实现上述要求、正确应对面临的问题与挑战,提供了有效的法制保障依据。

二、《中医药条例》的基本内容

《中医药条例》的颁布,将党和国家的中医药工作政策用国务院行政法规的形式固定下来。《中医药条例》的基本宗旨:一是采取措施扶持中医药事业的发展,二是加强对中医药的规范化管理。条例明确了各级中医药行政管理部门的职责;规范了中医医疗、教育、科研和对外交流与合作等方面的行为;确立了相应的保障措施。主要有以下几个方面:

1. 规定了一系列保障措施

进一步确立中医药的地位与作用,明确国家保护、扶持、发展中医药事业,实行中西医并重的方针。

(1) 为了保障中医药事业的投入,条例规定县级以上地方人民政府应当根据中医药事业发展的需要以及本地区国民经济和社会发展状况,逐步增加对中医药事业的投入,扶持中医药事业的发展。

(2) 为了扶持中医医疗机构的发展,条例规定:“非营利性中医医疗机构,依照国家有关规定享受财政补贴、税收减免等优惠政策。”

(3) 将中医药服务纳入医保体系,规定县级以上地方人民政府劳动保障行政部门确定的城镇职工基本医疗保险定点医疗机构,应当包括符合条件的中医医疗机构。

(4) 为了保护和可持续利用中药材资源,条例规定国家保护野生中药材资源,扶持濒危动植物中药材人工代用品的研究和开发利用。县级以上地方人民政府应当加强中药材的合理开发和利用,鼓励建立中药材种植、培育基地,促进短缺中药材的开发、生产。

2. 保持和发扬中医药特色和优势

保持和发扬中医药特色和优势是继承和发展中医药的关键之一。针对目前在一些中医药教育、科研机构、中医医疗机构中比较普遍存在的“中医西化”现象,条例对中医药教育机构的设置标准、中医医疗机构从事医疗服务、中医药从业人员从事中医药服务、中医药人才的培养、有关中医药科研、中医药评审或者鉴定活动应当遵循中医药发展规律问题作了规定。

(1) 关于中医药教育,条例规定设立各类中医药教育机构,应当符合国家规定的设置标准,并建立符合国家规定标准的临床教学基地。

(2) 中医医疗机构从事医疗服务活动时,应当充分发挥中医药特色和优势,遵循中医药自身发展规律,运用传统理论和方法,结合现代科学技术手段,发挥中医药在防治疾病、保健、康复中的作用,为群众提供价格合理、质量优良的中医药服务。

(3) 条例对老中医药专家学术经验和技术专长继承工作予以肯定,坚持开展中医药专家学术经验和技术专长的继承工作。规定了指导老师和继承人应当具备的条件。

(4) 中医药科学研究应当注重运用传统方法和现代方法开展中医药基础理论研究和临床研究,运用中医药理论和现代科学技术开展对常见病、多发病和疑难病的防治研究。

(5) 条例规定与中医药有关的评审或者鉴定活动,应当体现中医药特色,遵循中医药自身的发展规律。中医药专业技术职务任职资格的评审,中医医疗、教育、科研机构的评审、评估,中医药科研课题的立项和成果鉴定,应当成立专门的中医药评审、鉴定组织或者由中医药专家参加评审、鉴定。

总之,条例强调了发展中医药事业要遵循继

承与创新相结合的原则，保持和发扬中医药特色和优势，积极利用现代科学技术，促进中医药理论和实践的发展，推动中医药现代化。

3. 加强中医药规范化管理

针对中医药管理手段薄弱的情况，条例对中医医疗机构、中医药从业人员、医疗广告等规范化管理作出了明确规定。

(1) 条例规定开办中医医疗机构，应当符合国务院卫生行政部门制定的中医医疗机构设置标准和当地区域卫生规划，并按照《医疗机构管理条例》的规定办理审批手续，取得医疗机构执业许可证后，方可从事中医医疗活动。

(2) 条例规定中医药从业人员，应当依照有关卫生管理的法律、行政法规、部门规章的规定通过资格考试，并经注册取得执业证书后，方可从事中医药服务活动。以师承方式学习中医药学的人员以及确有专长的人员，应当按照国务院卫生行政部门的规定，通过执业医师或者执业助理医师资格考核考试，并经注册取得医师执业证书后，方可从事中医医疗活动。

(3) 条例规定发布中医医疗广告，医疗机构应当按照规定向所在地省、自治区、直辖市人民政府负责中医药管理的部门申请并报送有关材料。未取得中医医疗广告批准文号的，不得发布中医医疗广告。

4. 明确了各部门的职责

在总则中明确了县级以上各级人民政府应当将中医药事业纳入国民经济和社会发展计划，使中医药事业与经济、社会协调发展。县级以上地方人民政府在制定区域卫生规划时，应当根据本地社会、经济发展状况和居民医疗需求，统筹安排中医医疗机构的设置和布局，完善城乡中医药服务网络。

国务院中医药管理部门负责全国中医药管理工作。国务院有关部门在各自的职责范围内负责与中医药有关的工作。

县级以上地方人民政府负责中医药管理的部门负责本行政区域内的中医药管理工作。县级以上地方人民政府有关部门在各自的职责范围内负责与中医药有关的工作。

5. 中西医结合与民族医药

国家鼓励中西医相互学习、相互补充、共同提高，推动两种医学体系的有机结合。中医药工作包括了中西医结合，条例指出："本条例所称中医医疗机构，是指依法取得医疗机构执业许可证的中医、中西医结合的医院、门诊部和诊所。"民族医药具有独立的理论体系和诊疗方法，国家支持、保护、扶持、发展民族医药事业，条例规定："民族医药的管理参照本条例执行。"

《中医药条例》的颁布执行，使支持扶植中医药事业发展，加强规范化管理有了法律依据。我们要认真学习，全面贯彻落实。

三、近期工作安排与要求

学习宣传贯彻《中医药条例》，是全行业的一项长期任务，要按照《中医药条例》的规定，规范行业行为，加强管理，不断促进中医药事业的发展。当前，要抓住《中医药条例》的颁布至施行前这段时间，认真做好《中医药条例》各项准备工作，兴起学习宣传贯彻实施《中医药条例》的高潮。

1. 要认真组织学习《中医药条例》

各地中医药管理部门要认真组织干部和广大中医药工作者学习《中医药条例》，提高对条例颁布重要意义的认识，把握条例的指导思想，掌握条例的原则规定和规范要求，明确履行条例规定应当承担的职责和义务。学习可采取专题讨论、研讨交流、专家讲座、普法学习班、知识竞赛等多种形式。

(1) 管理部门和领导干部要带头学习条例。要切实领会其精神实质，明确管理部门的职责，明确领导干部的岗位职责，努力提高理论水平和自身素质；要不断增强科学判断形势、总揽全局、指导实践的能力，要提高科学决策、依法行政的能力。

(2) 学习《中医药条例》要加强计划性和针对性，要对学习重点、学习进度和学习效果的检查作出具体安排。在安排计划和组织学习时，注意把学习《中医药条例》与"四五"普法教育和相关法律法规的学习结合起来，要根据当地实际情况有针对性地组织学习。

(3) 学习要理论联系实际。要在领会精神实质和指导实践两方面都取得新的成效，要用条例的要求去指导实践、规范行为、解决问题、推动工作。

2. 要深入宣传《中医药条例》

(1) 要将宣传《中医药条例》纳入下半年中医药宣传工作的重点。《中医药条例》是我国专门的中医药行政法规，它的颁布施行是中医药界乃至整个卫生界的一件大事。要宣传《中医药条例》颁布的重大意义、指导思想和基本内容;宣传各地学习贯彻条例的情况;宣传改革开放以来中医药事业发展所取得的新成就;宣传新形势下深化中医药改革的新思路;宣传推进中医药现代化的新举措;宣传规范加强中医药事业管理的新经验。宣传《中医药条例》要与宣传党的中医药方针政策相结合,与展示中医药工作成绩、树立行业良好形象相结合,与普及中医药科学知识相结合。

(2) 宣传《中医药条例》应注重营造有利于中医药事业发展的三个氛围。一是得到各级政府和领导高度重视、政府相关部门切实支持的工作氛围;二是引导舆论深切关注、公众日益关心的社会氛围;三是形成自觉学习条例、贯彻条例,按照条例依法决策、依法行政、依法管理的行业自律氛围。

(3) 宣传《中医药条例》要动员全社会广泛参与,充分发挥行业内外不同媒体的积极性,坚持热烈、求实、有序、协调的原则。宣传形式可多种多样,要结合实际情况与特点,坚持因地制宜,讲求实效,不要走过场搞形式主义。

3. 要全面贯彻《中医药条例》

各级中医药管理部门要全面正确履行条例规定的职责和义务,提高依法决策、依法行政、依法管理的自觉性,以适应新形势的需要。

(1) 贯彻《中医药条例》,要紧密结合工作实际,坚持以《中医药条例》为准绳,按照条例的要求,认真对照,找出存在的问题和差距,并积极研究对策,有针对性地予以改进和提高。

(2) 国家中医药管理局正着手研究制定《中医药条例》的配套文件,下半年将出台一部分。各地要在学习贯彻条例的同时,总结实施地方中医药条例的情况,加强调查研究,将国务院行政法规和地方法规的贯彻执行有机结合起来,妥善处理好各环节的衔接工作,要根据本地实际情况提出落实措施。

4. 加强领导,精心组织

各地中医药管理部门应加强领导,结合本地实际,精心组织《中医药条例》的学习宣传贯彻工作。

(1) 要把此项工作列入重要议事日程,制定切实可行的工作计划,狠抓落实。提高全行业的素质,增强学习宣传贯彻《中医药条例》的自觉性,促进中医药事业的发展。

(2) 要加强对学习宣传贯彻情况的检查,及时交流经验,对遇到新问题、新情况,要认真分析研究,正确对待,及时总结上报。

(3) 加强协调和沟通,要保障学习宣传贯彻《中医药条例》的顺利进行,必须十分重视上下之间、部门之间和行业内外的沟通与协调。各地中医药管理部门要主动接受当地人大监督;积极向政府、各职能部门和政协汇报,取得理解和支持。要加强与新闻媒体和社会各界的联系,主动宣传《中医药条例》的重大意义,争取社会各界的关心和支持。

同志们,在党中央、国务院的正确领导下,全国人民万众一心,众志成城,依靠法制,科学防治,取得了抗击"非典"的阶段性重大胜利,当前,全国各条战线正在一手抓防治工作这件大事不放松,一手抓经济建设这个中心不动摇。《中医药条例》是本届政府颁布的第一部行政法规,我们一定要抓住有利时机,积极开展学习宣传贯彻《中医药条例》工作,我相信,通过大家的努力,我们一定能够真正实现依法管理和依法发展中医药事业,使中医药为保障人民健康作出新的贡献。

谢谢大家。

(转载于2003年7月10日出版
第1978期《中国中医药报》)

关注名医培养 造就一代巨匠

李振吉 贺兴东 王明来 洪 净 濮传文 张为佳 徐金香 陈梦生

名医是优秀临床人才中的佼佼者,是指那些在一定时期和范围内,为行业内外公认的医学理论功底深厚、医术精湛、医德高尚、有相应社会影响和知名度的临床专家。在中医药学发展史上,历代名医为中医药学的进步,创造了一个又一个辉煌。他们留下的临床经验、诊疗技术、学术思想、经典著作以及文物史迹,是中华民族的宝贵遗产,不仅丰富了独具特色和优势的中医药学,而且为中华民族传统文化的积淀与升华,为弘扬和培育民族精神建立了不朽功勋。中医名医的最可贵之处,是他们救死扶伤、悬壶济世的高尚医德,勇于实践、执着探索的创新精神和坚持唯物辩证思想,并以此推动了中医药学的不断发展。实践证明,名医是中医药学术发展的重要载体,中医药学的继承离不开名医,中医药学的发展更离不开名医。世纪之初的头20年,中国进入全面建设小康社会新的历史时期,这也是中医药事业必须紧紧抓住并且可以大有作为的重要战略机遇期。当前,为大力培养优秀中医临床人才,造就新一代名医而大声疾呼,积极创造有利于新一代名医涌现的环境与条件,应是我们的一项重要任务。

一、新时代呼唤新一代名医

历史的发展需要新一代名医。人类已进入了21世纪。20世纪发生的科学革命,推动了产业革命、社会结构和生活方式的变化,开辟了人类进入知识经济时代的发展道路,为生命科学的进步提供了动力和源泉。作为生命科学重要组成部分的中医药学,如何吸纳人类最先进的科学技术成果,不断丰富发展自己,是中医药学面临的重大课题。中医药学的发展进程,就是一部积极汲取当代最先进的科学技术成果,在实践中不断创新、不断丰富完善的历史。优秀中医临床人才,是发展中医药学的主要骨干力量,也是发展生命科学的重要骨干力量,社会的发展离不开他们的积极参与,科技进步、社会需求、历史发展需要一批又一批新一代名医。

全面建设小康社会需要优秀中医临床人才。我国已经进入实施现代化建设第三步战略的历史时期。党的“十六大”提出了全面建设小康社会的宏伟目标,这个目标既包括经济发展、人民生活水平的提高,也包括政治、文化、社会的发展。其中,人的全面发展也是重要指标,它包含了改善卫生保健条件,提高人均寿命、健康水平和生活质量。提高人民健康素质是全面实现小康社会宏伟目标的重要内容,是新时期、新形势对中医药工作提出的新要求。中医药作为重要的卫生资源,应当发挥其简、便、验、廉和扎根于民众的特点和优势,为保障人民健康,为全面建设小康社会,促进人的全面发展作出应有的贡献。全面建设小康社会需要有优秀中医临床人才,因为他们是将中医药优势和特色转化为现实生产力的重要载体,是提高人民健康素质,实现人的全面发展的重要保障。

医学模式的改变需要优秀中医临床人才发挥中医药优势,解决实际问题。在新时期新阶段,人们的生活方式将发生巨大变化。社会与生活的节奏明显加快,许多新问题不断出现在我们面前。这种变化在广度和深度上,远远超越人类经历的以往任何一个时期,这使人们产生强烈的紧迫感。生活条件、生存环境的变化,使人们身心疾病增加,促使人类的医学模式由“生物医学”向“生物-心理-社会医学”转变,由单纯的疾病治疗转变为预防、保健、治疗、康复的紧密结合。众所周知,由于化学药物毒副作用大、容易产生抗药性,尤其是化学药物对一些疑难病、慢性病缺乏有效的治疗方法。于是,在健康理念转变和“回归自然”的潮流中,人们已越来越寄希望于天然药物和独具特色与优势的中医药学,希望涌现更多的优秀中医临床人才,以解决预防、保健、治疗、康复中的难题。

中医临床水平的提高需要优秀中医临床人才。中医药学是一门实践性很强的医学科学,不断提高临床疗效、解决临床实际问题，是检验中医药学发展是否与时俱进的唯一标准。中医药学需要与现代科技相结合，汲取现代科学技术最新成果，以不断提高临床水平；要实现“汲取”和“提高”，最关键、最重要的是要有一批高水平的优秀临床人才。他们以中医理论为指导，坚持临床实践，针对临床迫切需要解决的问题，广泛吸纳现代科学技术，进行研究与探索，在汲取中创新，在结合中完善。

发挥中医药优势的主体是优秀中医临床人才。中医药的优势在临床，是在中医理论指导下的预防、保健、医疗、康复中的临床效果。假如中医没有临床疗效，中医药也就失去了存在的价值。因此，临床疗效是中医药发展的基础。在中医医疗、科技、教育、管理等各项工作中，提高医疗质量始终处于核心的地位，它们之间犹如皮与毛的关系，“皮之不存，毛将焉附”。临床优秀人才是提高临床医疗质量的主体，在医疗活动中起着主导作用。医疗质量包括医疗效果、护理质量、诊疗设备、后勤保障、规章制度等，所谓“医疗质量是医院工作水平的总体现”，说明了医疗质量是受多种因素影响的。在这些因素中，最活跃、最关键、起主导作用的是人才，尤其是临床优秀人才。如果没有临床优秀人才，所谓医疗质量将成为无源之水、无本之木。

中医药学术发展需要优秀中医临床人才。优秀中医临床人才是中医药学术发展的重要载体。中医药学术的沿革和传播都是通过人来进行的；所有的学术创新、技术创新也是通过人来完成的；所谓的理论功底、临床水平、医德医风也都是通过人来体现的。优秀中医临床人才是当代中医药学术水平的代表，他们对中医药学术水平的提高与发展起着举足轻重的作用。中医药事业的发展需要各方面的人才，如医疗人才、护理人才、教育人才、科研人才、管理人才等，但最迫切需要的是优秀临床人才。

中医药事业的发展需要优秀临床人才。改革开放以来，中医药事业得到了很大的发展，到目前为止，全国有中医医院 2 600 多所，病床 27 万张，高等中医药院校 32 所，在校生 10 万多人，中等中医药学校近 50 所，一些西医院校和综合大学也设立了中医药专业。除了 70 所中医药专业研究机构外，很多著名高校、中药企业都参与了中医药研究工作。中医药在国外的影响不断扩大，很多国家开始关注中医药，中医药在有的国家已经合法化；中医药国际学术活动日益活跃，各种形式的中医药教育逐步发展，世界卫生组织重视中医药，各国对中医药的研究也逐步深入。进入新世纪，通过优秀的中医临床人才和确切的中医临床疗效，中医药更加为世界所注目。

综上所述，无论是社会发展的需求、人类健康的保证，还是中医药事业的自身发展，都迫切需要有大量的优秀中医临床人才，时代呼唤新一代名医。

二、培养优秀中医临床人才，必须抓好“两个必要环节”和“两个重要环节”

优秀中医临床人才的成长，有自己的特点和规律。有的研究者认为，中医成大才者离不开立志坚定、基础扎实、名师指点、本人勤奋、知识广博、实践锻炼、勇于创新、著书立说、良好医德、成才机遇等十个方面的因素，其中，既有自身因素，也有外部条件。新世纪优秀中医临床人才培养的外部条件，要坚持立足于保持和发扬中医特色，推动中医药学术进步，促进中医药事业的发展。要注重有利于人才培养的政策和环境，加速进行教育改革，积极探索人才培养的模式。有的学者指出，著名医家有两个共同点，一是善于治学，二是精于临床。所谓治学之道，在于“勤”、“恒”、“精”、“博”四个字；而精于临证者，一是勤于实践，二是治病务求其本。还有的学者建议，中医名医的培养应当从中小学生抓起，坚实地打好中华传统文化的根基。有的学者强调，以周易为源头的中国历代哲学思想必须重点学习，以便对中医学理论有一个扎实的哲学基础；中医药院校的课程设置必须贯彻理论联系实际的原则，教师必须有丰富的临床经验。上述这些见解从不同角度提出了培养优秀临床人才应具备的内部或外部条件，值得我们很好地研究和借鉴。

解放 50 多年来，中医教育完成了由传统的师承教育向院校教育的历史性转变，中医药教育体系、学科课程体系、人才培养标准体系已经基本建立并日趋完善。如何在与现代教育的衔接中，保持中医特色、继承发扬传统师承教育有效的内容和形式，一直是中医教育工作者探索的重点。从山东中医药大学试办的中医专业少年班，到中医临床研究生临床专业学位的设立；从 20 世纪 90 年代初开始的全国老中医药专家学术经验继承工作，到今天启动的全国优秀中医临床人才研修项目，无不蕴涵培养优秀临床人才的良苦用心，记录了边认识、边探索、边实践、边总结的工作轨迹。应当说，我们已经取得了一定的成绩，积累了宝贵的经验。

分析中医药学的学术特点和优秀临床人才成长的规律，可以得到如下启示：培养优秀中医临床人才，必须抓好"两个必要环节"——熟读经典和临床实践；"两个重要环节"——名师指导和研修提高。

熟读经典是对优秀中医临床人才最基本的要求。中医药经典著作是中医药学的根基，是对中医药学创立和发展产生巨大影响的中医各家实践经验的总结，是对中医药学基础理论、临床实践、用药规律的高度抽象与概括，融入了自然科学、人文科学、社会科学的丰富内涵，代表了当时中医药学发展的最高水平。不同年代的经典，通过历代医家的丰富和发展，可以反映出中医药学发展的历史渊源。熟读经典，可以感受中华民族历史文化的熏陶；通过熟读经典，可以掌握中医药学的思维方式、理论体系、辨证论治方法，用以指导临床遣方用药；只有通过熟读经典，才有可能把握中医药的学术特点和文化内涵，进而吸纳现代科学技术成果，丰富和发展中医药学。中国历代名医，没有一个不是熟读经典的。对经典著作的熟读，可以分为精读和泛读两部分。对于精读的内容，达到了背诵的程度，就可以逐渐从"不求甚解"到理解，进而融会贯通。这种"先背诵再理解"，加上老师指点的方法，在实践中不知培养了多少名医和大学问家。中医药历史悠久，文献浩瀚，究竟应精读哪些经典？有人主张从源到流，即从《内经》、《难经》、《伤寒论》、《金匮要略》开始；有人主张由流到源，即从《医学三字经》、《脉经》、《药性赋》、《汤头歌诀》起步。不管哪种主张，对精读的内容，专家的见解是相似的。

临床实践是培养优秀临床人才必不可缺少的环节。医学是一门实践科学，必须有大量的临证经验积累，才能达到运用自如的程度。理论的价值在于指导实践，中医理论的内涵，只有在临床实践中才能深刻领悟；临床水平、辨证论治能力的提高，只有在解决临床难题中才能得到锻炼；处方用药是否合理，只有通过临床实践才能得到检验；名医之所以成名，也必须通过临床实践得到患者和社会的广泛认同。实践出真知，临床实践是培养人才的沃土与源泉。实践-认识-再实践-再认识是中医理论创立与发展的基本形式，也是优秀中医临床人才的成长历程。通过丰富的临床实践，不断地总结提高；从个性找出共性，以共性指导个性；在实践中理解、检验、发展理论，以理论指导实践，是优秀中医临床人才的必由之路。

熟读经典与临床实践是最基础、最关键的两个环节，两者相辅相成，缺一不可。那些图省事、走捷径，心态浮躁的人是不可能成才的。

名师指导是培养优秀中医临床人才的成功经验，是成才的重要环节。名师应当是名医，是实践经验丰富、学术思想深邃的指导者。后学者在成才过程中，得到名师指导，学会把别人的直接经验融化为自己的间接经验，既缩短了实践领悟和探索解惑的过程，亦可收到事半功倍的效果。而且，中医药学术的特点是高度抽象与概括，直观效果差，有些内容难以理解，只能意会，不能言传，需要不断揣摩体会，此时，名师指导，可以起到画龙点睛的作用。

研修提高是培养优秀中医临床人才的高级阶段，是名医成才的另一个重要环节。一个优秀中医临床人才，经过系统的基础教育、专业教育、住院医师规范化培训、跟师学习等阶段，基本理论、基本技能有了较好的基础，临床实践积累了丰富的经验，对中医药也有了深刻完整的理解，此时，需要通过勤求古训、旁及各家、博采众长，不断丰富学识而获得创新与启迪。通过总结、分析、归纳、升华，形成自己的学术见解和风格。因此，研修提高是人才成长的高级阶段，可以起到孵化器和催化剂的作用。名医之所以成名，多有自己的理论创新和独特专长，既能术有专攻，又可由博而约。名医之所以可贵，正在于他们能促使中医药学术之苑百花争艳、生机勃勃。

中医名医的成长涉及到很多环节，有先天禀赋和个人努力的因素，也有外部环境与条件的原因。我们提出要抓住两个必要环节和两个重要环节的观点，并不是说可忽视其他环节，而是从政府政策层面强调其重要性，以便把握关键，提出措施，把培养优秀中医临床人才的工作落到实处。

三、采取有力措施，为优秀中医临床人才的成长创造宽松的政策环境

我们国家正在由计划经济向社会主义市场经济转变，社会主义市场经济体制基本建立，与之

相适应,政府的职能也在转变。因此,中医药人才培养的思路、政策必须作相应调整,应更多地采用市场机制,政府主要从目标、规划、政策方面给予宏观指导和调控。

优秀中医临床人才的培养是一项系统工程,涉及到办医模式、执业医师制度、医学教育制度、住院医师规范化培训、继续教育模式等。

办医模式的影响。有人说,什么样的办医模式培养什么样的临床人才,这句话有一定道理。目前,我国中医药院校中医本科学制五年,毕业后几十年都在医院工作,医院承担的任务、学术氛围、规章制度、医疗规范、职称晋升标准等都会对其产生极大的影响。近几年来出现的一些民营、个体中医医疗机构,不仅体制新、机制活,而且中医特色浓,在培养优秀中医临床人才方面显示出强大的生命力。这种体制更贴近中医原本的行医模式,在市场竞争中,发挥中医之长是其立足之本。在这种体制下,人的潜能得以充分发挥,中医药的优势也体现得淋漓尽致,不仅为人民群众提供了优质的中医药服务,而且为人才的成长提供了条件和动力。我们应当认真研究其经验与规律,鼓励中医民营和个体医疗机构的发展。

执业医师制度。目前,韩国、新加坡、泰国及我国香港、台湾地区都采取分业制,即每位职业医师只能从事一种医学,取得中医行医执照者不得从事西医,取得西医行医执照者不得从事中医(部分西方国家允许西医从事针灸工作)。这种制度有利于中医临床工作者一心一意研究中医,努力提高中医水平,但不利于中医进入大型医疗机构和与现代科学技术的结合。如果一个取得中医执业医师资格的人在临床实际工作中,连最普通的体温表、听诊器、血压计等医疗常用设备都不能使用,最常规的血、尿、便检验数据都看不懂,中医诊疗水平也就很难提高。按照我国的现行制度,取得中医执业医生资格者,从事中、西医业务没有限制,其利弊关系是显而易见的。有人曾对此提出质疑,为了使中医医疗机构突出中医特色,建议采取分业制,但也有人认为,如果采取分业制,中医师只能从事中医业务,目前的县级中医医疗机构将难以为继。况且,我国还有一支中西医结合队伍和一批中西医结合医疗机构,他们也是推动中医药事业发展的一支重要力量,分业制不利于两者的优势互补和中西医学的结合。

我国是一个发展中国家。在以经济建设为中心,全面建设小康社会的进程中,由于地区不同、城乡差别、贫富状况、个体差异等因素,导致了医疗保健需求的多样化。中医医疗机构要适应这种多样化的需求,各级各类中医医院、西医医院中的中医科,民营、个体中医医疗机构,中西医结合医院各有自己的功能定位和不同的服务群体,这些都是在实践中逐步发展起来的,已得到社会各方面的认同。医疗机构的多样化,必然导致人才需求的多样化。因此,优秀中医临床人才,在保持中医特色的前提下,其知识结构、技术专长,也会显现多样化的趋势,不会是一种模式、一个标准。

进一步改进执业医师考试的内容和方式,有助于中医师加强临床实践和重视经典著作的学习。通过改进中医执业医师入门考试方式,进一步引导中医临床工作者打好中医功底。例如可以实行三段式考试方式,即在大学第三学年末进行全国中医药基础理论特别是中医药经典著作的专门考试;五年毕业时主要进行临床专业知识考试;在毕业后试用期满一年时主要进行临床技能的考试。这样既可保证医学生不会因应付考试减少临床机会,能够有足够时间进行临床实践,同时也保证了中医药经典理论著作的学习和掌握。

尽早接受中医药教育有利于优秀中医临床人才的成长。从优秀中医临床人才成长过程来看,接受中华历史文化的熏陶,当然越早越好。在小学课本中增加中医药的知识,中医药高校建附中,从初中毕业生中招收少年班等都应当鼓励与支持。在本科学习阶段,为解决课程多、争学时的矛盾,可采取“保住一头,放开一片”的方针,首先保证中医基本课程学时,其他以选修课形式放开。要探索在教学过程中,理论与实践密切结合的渠道与方式,重点抓住中医基础理论和基本技能的训练。经典著作的学习要放在突出的位置,熟读乃至背诵,一定要在本科毕业以前完成,中医药高校毕业生标准体系中,必须包括背诵经典原文的内容。

加强中医临床专业学位研究生教育的总体设计与政策引导,使之真正成为培养优秀中医临床人才的重要阶段。硕士研究生主要是在本科学习的基础上,扩大知识面,着眼于面、广、厚;博士研究生主要对某一学术领域进行钻研,着眼于点、精、深。不但要解决博士不博的问题,还要解决临床不临的问题。临床专业学位研究生教育,要坚持在临床实践中培养的原则。应着重在以下三个方面加强训练：一是临床实践能力，包括敏锐的观察能力、综合分析判断能力和处理实际问题的能力；二是临床科研能力，临床研究与基础研究属于不同的研究阶段，其研究的目标、方式也有不同。对临床研究来说，病房就是实验室，患者就是研究对象，要培养学生从病情的细微变化中发现问题、提出问题、研究问题、解决问题。培养他们的创新意识，善于发现创新点，掌握临床科研的设计方法，能够进行完整的临床科研设计。三是临床专业学位论文的撰写，要紧密联系临床实际，以总结辨证论治规律、丰富临床诊治手段、提高临床疗效为主要内容。临床科研论文与基础研究论文同样具有科学价值。

继续做好住院医师规范化培训及继续教育运行机制的设计，提高在职从业人员学习的自觉性。中医住院医师规范化培训是中医临床队伍建设的基本环节，也是培养优秀中医临床人才不可或缺的重要阶段，要尽快完善中医住院医师规范化培训与临床专业学位教育相衔接的制度。要不断完善中医药继续教育运行机制，通过继续教育项目的筛选及执行，推广临床科研成果，提高临床诊治水平。第一、二批老中医药专家学术经验继承工作，以师带徒的方式，在临证中面对面地传授经验，已经取得了良好的效果。作为非学历、高层次、继续教育的一种形式，将长期进行下去。目前，第三批老中医药专家学术经验继承工作已经启动，要加强过程管理，切实抓出实效。中医药网络教育是近几年兴起的新型继续教育形式，它对于解决工学矛盾和资源共享有不可比拟的优势。在国家中医药管理局的支持下，四部经典课件已经完成，四门中医基础课件正准备制作，今后还要进行临床各科及老中医讲座等课件制作工作，要充分发挥其作用，为学习提供便利条件。优秀中医人才研修项目已正式启动，将在各省推荐的基础上，通过以经典著作为主要内容的考试，第一批拟筛选200名纳入项目计划，通过重温经典、名师指导、进修学习、学术研讨，一定会有所收获。

在通常情况下，从住院医师、主治医师、副主任医师至主任医师，随着经验的积累和水平的提高，职称越高，水平越高，影响越大，知名度也就越高。名师应当与职称成正比，名医是优秀临床人才中的佼佼者，是中医队伍中的突出代表。

我们希望有志于献身中医药事业的年轻一代，从踏进中医药殿堂的那一天起，就应当把成为新一代名医作为自己的奋斗目标，博极医源，精勤不倦，在新世纪新阶段，为振兴中医药事业，弘扬中华民族的优秀文化，作出自己的贡献。

（转载于2003年10月10日出版
第2027期《中国中医药报》）

校院长论坛

名老中医成长因素分析及对中医人才培养的启示

山东中医药大学　王新陆

“将升岱岳，非径奚为；欲诣扶桑，无舟莫适”，中医医理精奥，除了勤思苦学外，还必须掌握正确的学习方法与学习规律。建国之初，我们拥有一大批中医名家，无论是在临床实践还是在理论研究上，均为中医事业的发展作出了巨大的贡献，他们的学习方法和成长经历也给我们这些后学者以极大的启迪。分析这些中医前辈成长的经历，探讨他们成长过程中一些具有规律性的因素，增加我们中医教育的科学性与持续性，将院校教育再延伸到实践教育、终身教育的更广泛领域中去，可诱掖新一代中医名家的成长。

《山东中医学院学报》“名老中医之路”专栏在1980年至1982年间特邀全国名老中医撰文，回忆自己的从医经历，总结学术体会及临证心得，文章史料翔实，真诚感人，在当时影响极大，启迪了一代中医人才的成长。20余年后重新审视，虽然世事变迁，这些老前辈大多已去远矣，但成长经历，对于当今中医人才的培养尤其是现代社会环境下的中医教育事业仍有着深刻的意义。我们对其中所刊载的资料较为完备的66名有突出贡献的全国名老中医进行了研究，采用调查表形式的方法对名老中医成长的主要因素进行调查登记，将资料输入微机，用SAS6.12版进行了统计分析。以下为研究的结果及启示。

1. 研究结果与分析

(1) 学医机缘：名老中医学习中医的机缘多是为了治病救人(84.38%)，以谋生为学医机缘的仅占极少数(3.13%)，而为寻求名利学医者根本没有。可以看出，绝大多数名老中医学医是为了治病救人，而非追求名利，这使得他们在以后的学医及从医历程中能始终如一恪守医道、钻研医理，而不为世俗功利所左右，这确实是学好中医的一个首要条件。

(2) 学医年龄、行医年龄、成名年龄：名老中医学医年龄最小的才6岁，最大的为25岁，平均在17岁左右，说明大部分是在青少年时期开始学医的。行医年龄最小为16岁，最大为32岁，平均在22岁左右。成名年龄最小为24岁，最大为59岁，相差较大，但平均在40岁左右，这正是年富力强、成就事业的时候。行医前学医时间最短的有2年，最长的有22年，平均6年余，与现在医学本科生的培养时间相近，反映了中医人才成长周期较长的特点；成名前临床时间平均为20年左右，最长的达35年，成长周期平均为25年左右，说明长年临床经验积累对中医人才培养具有十分重要的意义。

(3) 学医途径：通过家传学习中医者占了较大一部分，尤其是通过师传(包括家传和从师者)占了绝对多数(占54.69%)。说明老师的言传身教对名老中医的成长起着重要作用。

(4) 学历：有53.03%的名老中医学医前进过私塾，大多有较扎实的学识根基，为其学习中医经典奠定了文化基础，这是学习好中医的一个重要前提。最终取得了各种中医专业较高学历的人数较多，占40.91%，说明正规的理论学习对名老中医的成长具有一定促进作用；还有一部分(36.36%)名老中医最终学历并不高，完全是通过自学而在中医领域获得巨大成就。说明终身教育和学习自主性也是名老中医成长的一个重要因素。

(5) 启蒙医书：书类出现频次最高的是中医经典原文类书，频率为38.10%，其次是本草，再次是中医诊断及经典注释，临床医书出现的频次最低；书目出现频次最高的是《内经》(24.24%)，其次为《濒湖脉学》与《药性赋》，各占9.52%，再次是《伤寒论》与《汤头歌诀》，各占8.33%。大部分名老中医阅读医书是从中医经典原文开始的，其次是本草。说明从经典入手打下坚实的理论基础是学好中医的重要前提，而对本草药性的学习也有相当重要的意义，是临证的重要前提。

(6) 最推崇的医书：名老中医所推崇的医学

书籍中频次出现最高的是《内经》(32.86%),其次分别是《伤寒论》、《金匮要略》与《难经》。这正是为历代医家所公认的中医四大经典,而且几乎全部名老中医都强调,学习经典不但是中医入门的前提,也是不断提高中医临床实践能力的必备条件。提示不断学习、精研中医经典是中医人才成长不容忽视的因素。

(7) 行医门类和地点:大部分名老中医行医时多从事内科杂病(占 47.54%),也有从事内、外、妇、儿多科疾病诊治的(39.34%),没有像现在这样明显的分科,这样思维不致局限在某一科,而能从整体观念出发,充分运用中医辨证论治思想,真正体现中医诊治特色,这也是名老中医成长的一个重要因素。77.27%的名老中医曾在乡下基层行医,且时间多在 5 年以上,只有 16.67%的名老中医未曾(或<1 年)在乡下基层行医,说明基层广泛的疾病谱系为名老中医提供了丰富的病源和很好的实践机会,为其积累丰厚的临床经验提供了条件。

(8) 教学经历:大部分(57.58%)名老中医都有教学经历。这说明教学经历有助于名老中医进行自我总结,而且促使其不断探索,提高自己的理论水平及临床能力,以满足教学需要,同时也促进了自身的成长,所以,教学亦是名老中医成长的重要因素。

(9) 其他文化修养:77.27%的名老中医具有其他方面的文化修养,尤其是古汉语方面的知识,其次是易学等一些古代哲学方面的修养。因为对中医经典文献的研究离不开坚实的古汉语知识,另外中医学与其他传统文化思想,尤其是古代哲学思想密切相关,所以丰富的古汉语知识和其他方面的文化修养有助于理解、探索中医理论,也是名老中医成长的一个重要因素。

(10) 习医体会:属于勤奋型的名老中医有 62 人,占 93.94%;认为应当终身学习的名老中医有 61 人,占 92.42%。也就是说,几乎所有的名老中医都很重视终生学习和勤奋刻苦的学习态度,都相信勤能补拙而终身学习、不断总结,认为不断地勤奋学习和刻苦钻研是他们自身成长的决定性因素。而且,大部分名老中医(89.39%)认为临床实践与理论学习相结合亦是其成长的一个关键因素;45%以上的名老中医认为熟背经文、虚心好问及继承创新也在其成长过程中发挥着重要作用。

2. 对中医人才培养的启示

(1) 正确的学医机缘及适当的学医时机。学医机缘是指学医的动机和缘由,正确高尚的学医机缘能引起和维持学医热情,并朝一个高尚的目标发展。张仲景因为“伤横夭之莫救”而“勤求古训,博采众方”,终成一代医圣。在所调查的名老中医中大部分人学医是为了治病救人,其中两位虽然开始是为谋生而学医,但进入中医殿堂后,接触了患者的疾苦,其学医动机也发生了变化,而以提高临床疗效、救治百姓为学好中医的动机,以发展中医事业为其终生努力的目标,这样才能摒弃世俗功利、克服艰难险阻,潜心研究与发展中医事业。当前,随着市场经济的发展,树立正确的学医动机显得更为重要。中医要走向市场,就得依靠中医人才,提高临床疗效,而中医人才的培养只有以治病救人、提高中医临床疗效为机缘,才能在现实社会中安贫乐道,潜心钻研,提高中医防病治病的能力,在任何时候都不失于医德,如岳美中老先生所倡导的“治学,要忠诚于学术的真理,直至系之以命;临证,要真诚地对患者负责,此外决无所求”。学中医就应有献身于中医事业的赤诚之心,这样才能发展中医事业,促进中医事业走向世界,为人们的健康和祖国的经济繁荣作出自己的贡献。学医的时机对中医人才的培养也具有一定的影响,从名老中医的成长经历来看,从青少年时期(16 岁前后)开始学习较为合适,龚志贤老先生就认为“学医关键是在青年时期”,一方面由于中医需要识记的内容很多,青少年时期记忆力强,便于中医经典的背诵,为以后的学习打下基础;另一方面青少年时期已经具有了一定的文化基础,便于理解中医经典;第三方面中医人才成长周期较长(平均约为 25 年),青少年时期开始学医,成才时正当年富力强,能为中医事业的发展作出更大的贡献。

(2) 文化素质及修养。中医学在长期的发展历程中,将人文科学与自然科学进行了完美的结合,这就决定了中医学有其自身的独特性和规律性,也决定了中医学人才不但要具备对其他自然科学学习和研究的严密逻辑思维及审慎的科学态度,也需要学习和研究人文科学的思维与能力,而其前提是必须具备一定的文化修养。一方面,中医人才要具备良好的古文基础,如训诂、句读等知识,任应秋老先生曾引《輶轩语》中言“读经宜明训诂，宜讲汉学……治经贵通大义”，由于中医经典成书年代久远，字义深奥，没有一定的古文知识基础，往往是识其字而不明其义，甚至歪曲误解。以上的调查分析结果也显示绝大多数名老中医在私塾学习中打下了坚实的古汉语基础，即使缺乏于此者，也在后来的学习中补上了这一课；另一方面，中医人才还应具备一定的传统文化及古代哲学基础知识，中医学以中国古代哲学为其理论模型，借鉴古代诸子百家的阴阳学说、五行学说、气一元论等思想来诠释人体生理病理，指导临床诊治，故只有了解古代朴素的自然哲学思想，才能更好地理解和领悟中医学的理论体系，才能在临床中灵活地运用中医理论治病救人，正如清代名家徐大椿所言：“黄帝、神农、越人、仲景之书，文词古奥，搜罗广远，非渊博通达之人不可学也。”

(3) 经典的熟练掌握。中医学著作浩如烟海，不可能一一读及，而中医经典尤其《内经》是中医学的精华，是中医学的理论基础，欲有所成就，就必须对这些主要经典苦下功夫熟读悟透，正如任应秋老先生所言：“学好了《内经》，才说得上打下了中医学的理论基础。只有打好了中医学理论基础，进而学习临床各科，学习各医家的著作，才可能左右逢源，事半功倍，”确为至言。岳美中老先生也有着亲身体验，老先生学医之初时从《医学衷中参西录》等临床医著开始，“临证稍久，即感到用方有笨伯之处，往往不能应手”，转而学习经典，终有大成。读经还应先看原文，诸家诠注虽不乏精到之言，但也常有牵附穿凿之误，一来易晦先贤诸师之原意，二来易局限读者的思路，而不能充分激发启迪读者的思维，甚至引起误导；中医经典不但要读熟、背熟，还要终生钻研、灵活运用，才能真正融入自身的血脉中，并在此基础上对中医理论有所创新，推动中医理论的发展。清代名医徐大椿先生指出：“未有目不睹汉唐以前之书，图记时尚之药数种，而可为医者。”

(4) 良师的教诲与个人的悟性。韩愈《师说》中言“古之学者必有师”。从以上调查结果可以看出，几乎所有的名老中医都有从师学医的经历，像姜春华等老先生虽没有直接获得良师指点，但是也曾通过遥从等方式获得了陆渊雷等前辈的教诲；由于中医医理精奥，医书词义晦涩难懂，而医者所为，往往人命关天，从一良师，一方面能传道授业，指导学习，解疑答难，在学习过程中少走甚至不走弯路；另一方面能通过老师的言传身教，学习做人、做医的道理，树立为中医事业、为人们的健康作贡献的远大目标。学好中医除了要得到良师的教诲外，还要依靠个人的悟性，俗话说“老师领进门，修行靠个人”。中医理论中包含着丰富的知识体系，而其经典医著往往言简义奥，临床更是灵活多变，无定法定方定药，必须具备一定悟性，才能悟透中医医理。读医经而能读无字处，并能将中医理论灵活运用于临床，方为一个有悟性的医生。如徐大椿所云，“医非人人可学”，“其理精妙入神，非聪明敏哲之人不可学也”，又如《褚氏遗书》所言“夫医者……非聪明理达不可任也”，但悟性并非是先天就具有，需要涉猎各种知识，充实自己的知识结构，并不断地进行总结、思考，才能逐步提高悟性，加上良师指点，从而成为医术精湛、医德高尚的中医人才。

(5) 行医经历及教学经历。中医学是一门实践性非常强的学科，没有临床实践，无法体会中医的精奥，只有加强临床实践才会对中医经典有更深刻的认识和理解，所以行医经历在中医人才的成长中具有非常重要的意义，山西名老中医贺本绪先生云“学贵有恒，实践第一。”广泛的行医门类和一定时间的基层行医经历更为重要，这是因为广泛的行医门类能促使中医名家从整体研究人体疾病，其临证思维不致局限在某一科，而能充分运用中医辨证论治思想诊治患者，真正体现中医诊治特色，从而掌握中医临证特点，是以扁鹊过邯郸“即为带下医”，过洛阳“即为耳目痹医”，入咸阳“即为小儿医”；同时基层广泛的疾病谱系为中医人才培养提供了丰富的病源和很好的实践机会，为其积累丰厚的临床经验提供了条件。以上研究还显示，大部分名老中医都有一段时期甚至终身的教学经历，教学经历在中医人才的成长过程中确实也起着重要的作用。教学相长，一方面教学有助于进行自我总结，将实践中的经验上升为理论，而且促使其不断探索，提高自己的理论水平及临床能力，以满足教学需要，而同时促进了自身的成长，最后成为既有实践经验又有学术理论的中医大家，而非只有经验而无独特理论体系的匠人。

(6) 终身教育及不断总结。随着信息时代的到来，知识的更新速度日益增快，终身教育已成为一个热门话题，中医学亦如此，一方面，随着社会对中医事业的重视程度提高，对中医学的研究投入了大量的人力物力，研究资料更新很快；另一方面，随着信息交流越来越方便，各种临证体会和心得方面的信息也越来越多,促使中医医家必须通过不断学习接受新的知识,才不致被时代抛弃;更重要的是,中医知识深奥渊博,不是仅凭几年甚至几十年就能认识与体会的,正如沈六吉老先生所讲"学到老,学不了"。而其临证更是繁复多变,且随着现代疾病谱系的变化,古方今病不相能,必须不断学习,不断总结,才能适应各种变化,临证才不致无法可循、无方可拟。因此,学习中医确如张珍玉先生所言"学无止境",中医人才的培养必须重视终身教育而不断学习、不断总结。

综上所述,中医人才的培养首先要树立治病救人的正确学医机缘,培养学医兴趣,把握学医时机,提高各种文化素质及修养,熟练掌握经典,多从良师,并不断培养个人的悟性,深入基层,多实践、多看杂病,积累经验,并保持终身学习和钻研,不断接受知识更新,教学相兼,不断总结,提高临床实践能力及理论学术水平,才能成为中医大家,如徐大椿所言:"故为此道者,必具个人之资,通人之识,又能摒去俗事,专心数年,更得师之传授,方能与古圣人之心潜通默契。"

总之,"十年育树,百年育人",教育是民族生存之大计,中医人才培养也是中医事业兴盛之大计,名老中医成才之路对我们的教育事业和人才培养有深刻启示。

学术进展

一、理论研究

(一) 中医基础理论

【概述】

2003年在广州和北京等地区的SARS流行以及防治的成功，唤发了人们对中医和中西医结合的尊重。该病疑以广东为疫源，在世界上32个国家、地区流行，总病例数达8 422例，平均病死率达11%。中国大陆有5 327例被确诊，死亡329人，病死率仅7%。此番成功，举国动员，措施得当。在技术上，用中西医结合治疗是成功的重要因素之一。中医对防治SARS的理论研究遂成为2003年基础理论研究的热点。主要有三：

一是掀起了对外感热病学的理论研究。SARS的中医病因、病机、病名等的探讨和论述层见迭出，"冬不藏精，春必病温"的经论和从伤寒到温病理论的发展等论题，联系SARS内容后，增益了新的蕴义。对于病名，有肺瘟、春温、风温、肺毒瘟、肺毒疫、肺痹疫、肺湿瘟、室肺瘟等17种名目，但作者们还是习称为SARS或"非典"，这也提示，在当代解决病名是一个值得研究的问题。有些论述和报道为了取新耳目，避熟就生，取异而弃本，使人感到近年来在继承方面的某些疏漏。这也提示要回归中医之常识，切勿为了追逐时代之新而放弃传统。

二是对五运六气理论探讨的论文明显增多。顾植山、苏颖、白贵敦等撰文中，引据《素问》的"七篇大论"和《素问遗篇·刺法论》等，阐述了2003年癸未年二之气瘟疫大行之论，指出五运六气理论对流行病的预测价值；根据"三年化疫"之论，又预测2004年SARS不会造成大流行。

三是结合SARS，对外感热病辨证论治理论展开研究。因广州、北京等地地理、气候因素不同，SARS临床表现不同，经治的研究者有从六经辨证者，也有从卫气营血辨证者，更多的是自拟辨证分型者。值得提及的是，每种分型不仅有流行病学调查依据，还有病毒学等检测资料，为外感温热病辨证论治拓展了新的内涵。

历史上的大疫，威胁人类的生命和健康，但也有推动和促进卫生建设的催化作用。2003年的SARS流行，中医药的成功参与，医学界由此而重视中医学基础理论的价值。由中国科学院主持的香山科学会议，在2003年11月18、19日举行了以"中医基础理论的构建与研究方法"的219次会议，有国内外学者60余人参加，这也是国家对中医基础性研究重视的标志。

（孟庆云）

【从运气学说探讨SARS的发病】

中医运气学说被学术界认为是中国古代医疗气象学，对气候的预测、气象与疾病的关系及疾病的防治有一定指导意义。SARS病毒的出现，为我们研究运气与疫病的关系提供了一次很好的实践机会。2003年是癸未年，《素问·六元正纪大论》有"癸未、癸丑岁：上太阴土，中少徵火运，下太阳水，寒化雨化胜复同，邪气化度止，灾九宫"，"凡此太阴司天之政，气化运行后天……二之气，大火正……其病瘟疫大行，远近咸若"，"疠大至，民病暴死"等载述，疫病流行时间主要在二之气，即3月21日至5月20日左右，此时华北地区的气象条件与春节期间广东有相似之处，适宜SARS病毒的流行。白贵敦等认为，SARS病毒属于"火邪"，火克金而病及于肺，严重呼吸道症候群是正邪相争在肺部的表现。SARS首发于2002年11月下旬广州温暖的冬季，说明SARS相位密码中至少包含"南方火"加临"寒冬"两个信息。作者在美国纽约长岛将电脑经络诊断仪引入现代中医运气学说研究，据2003年1月18日至3月31日的测量资料估计表明：肺经井穴突出以左侧多见，有肺经失衡的情况，于5月22日前后开始自然衰减。作者还运用子午流注开穴法进行针灸"平衡保健"治疗，部分患者服用金银花、连翘、桑叶、菊花、芦根、黄芪等中药对症治疗，数日后肺经及全身平衡状态大大改善。顾植山认为，对古代治疫文献应重新认识，尤其是张仲景《伤寒论》及温病学说的价值可在防治疫病中发挥作用。SARS 的疫情还提醒流行病学专家：客气的周期是 6 年，每隔 6 年就会出现一次“在泉相火”的暖冬气候和一次主、客君火加临。这一规律可以解惑流感 5～6 年或 10～12 年一次的全球流行。甲子 60 周期中干与支组合从酷热至骤寒的年份，病毒的变异会远远超过 6 年或 10 年的规律，有可能形成类似 SARS 的病毒。

（王庆其）

【络脉及络病理论研究认识】

络病理论是中医基础理论的重要组成部分，对于络病理论的深入研究将有助于中医脏腑、经络、病因病机、辨证论治等理论的发展与创新。

邱幸凡等认为历代医家著作对布于表之络论述较多，一方面是受《内经》“经内络外”分布概念的影响，另一方面是因为表络浅显，易查可见，在诊断、治疗方面有较大意义。但从严格意义上来说“经内络外”只是一个阴阳表里的相对概念，实际上，络脉散于表又布于里，既行与上，又达于下，上下左右，周身内外，无处不到。其分布规律具有“沿经布散性”、“广泛分布性”和“表里相对性”等特点。气血在络脉的流注有明显的特点，包括双向流动和满溢贯注。所谓双向流动是指络脉中的血气、皮毛肌腠，又可以向经脉方向流动而注入经脉。双向流动是络脉完成其重要生理功能的前提之一，诸如渗灌气血、互渗津血、贯通营卫、保证经气环流等功能。其动力除了络中之气的推动外，主要还靠脏腑和经脉之气的作用。满溢贯注是指络脉流注的正常状态和前提而言，即络中的血气只有达到满溢的程度，才能正常双向流动，贯注不已，以维持其生理功能。

王永炎等人通过在分子水平上探索与研究络病的病理生理机制，对中医络病理论给予了现代医学诠释，提出了新的络病假说，从而部分地实现了中医基础理论与西医基础理论实质性的链接，实现了传统中医药学与国际前沿科学研究的接轨。提出络脉络病基本描述内容从整体功能关系模式走向结构功能关系模式，成为中医络病理论进入现阶段发展的主要特征，细胞、亚细胞结构、活性蛋白、基因成为络病机制的主要结构载体。郑荣辉从结构网络、功能网络探讨了“络”的本质以及与“久病入络”的关系，进一步认识“久病入络”理论在疾病发展及治疗中的价值。强调不能把“久病入络”与“久病多瘀”等同视之。“久病入络”提示了疾病由浅入深，或从局部导致全身、内在、微观的结构和功能网络的调控紊乱。治疗中应根据“入络”后机体的病理状态予以辨证。另外，“久病入络”理论能够更加深刻地从慢性疾病病理发展过程中体现现代医学微观特点。因此，进一步认识“络”的本质以及“久病”与“入络”的关系，并非在寻找现代医学与中医学的对应关系，而是希望“久病入络”这一精深的理论在现代中医学的微观辨证及整体观念中有新的拓展。

杜卫华等认为络病即是以络脉阻滞为特点的一类病症，“久病入络”说与“久痛入络”说是络病学说的学术体系。其病理特点是久病，病机常为络脉空虚、气机不通。他将络病的临床特点总结为久、瘀、痛、难、怪。指出络病的治疗均应以“通络”为本，包括扶正通络和祛邪通络。首选之药为通心络胶囊。吴以岭提出络病学说研究的三维立体网络系统，从络脉的网络层次和空间位置、络脉的生理功能、络脉的运行时速和常度，多层次、多角度、立体反映中医络病理论研究的理论框架，提出了络病与血瘀证在病机与治疗上的不同，并就络病理论代表方通心络胶囊治疗心脑血管病研究作了简要论述，以期对建立完整的中医络病学说体系有所裨益。刘为民等提出络病的基本改变是气滞、血瘀、津停、络虚，系统论证肝纤维化和络病的关系，提出肝纤维化可归入络病进行辨治，其主要病理机制是“毒损肝络，痰瘀交阻”。认为慢性肝病发展至肝纤维化，进而出现门脉高压、肝硬化的过程是一个由络伤气滞发展至痰湿阻络、痰瘀交阻的过程。

（王丽慧）

【“膜原”的理论研究】

“膜原”一词最早见于《黄帝内经》，温病学说对其进行了充实和应用。近来，应用温病理论治疗“非典”取得了成效，学者们又从新的视角对“膜原”理论展开了研究。

1. 对传统“膜原”论的认识

张霆认为，吴又可所指膜原非解剖部位，而是根据戾气致病的特点，强调部位病变有别于伤寒，随证施治则总结出以戾气与膜原为中心、以表里为主线的 9 种传变类型，用达原饮主治“邪伏膜原”证,构成了“膜原论”这一完整的理论体系。夏永良探讨了薛雪的“膜原——三焦门户”说,指出薛氏在吴又可“膜原论”基础上进一步揭示了膜原证作为一种病理变化阶段,病在膜原是湿温性质疾病初起时的病理阶段,邪气内陷入里,引起三焦气化失司、脏腑功能失常的条件和基础。因此,邪在膜原阶段是治疗疾病的最佳时期。刘新亚、刘英锋等从膜原与三焦、少阳之间的关系出发,系统论证了膜原学说在寒温辨证论治中的内在统一性,对膜原的生理实质、病理特点与证治规律进行了分析和探讨,提出:① 膜原之实质,即三焦焦膜始发之处,其位正当膈下。② 膜原之地带,具有部位隐曲、气质浑杂的特有属性。③ 膜原之病理,病因多浊邪、病机主郁热、传变并内外、治法贵开达。④ 膜原之病症,乃是各类邪气阻滞三焦焦膜起始地带的病变总称,其病位居半表半里——以少阳三焦为主,易于兼涉阳明太阴,伤寒温病皆有其类,然以温病之温热、暑温致病最多,伤寒、杂病则间而有之。⑤ 膜原之证治,依浊邪之寒热及孰轻孰重之不同,约有七类证型与主方。

2. 从现代理论阐释“膜原”

苏云放从系统论角度认识,认为“膜原”是人体三焦气化巨系统中的一个子系统,具有贯通联络三焦至腠理、玄府的中介效应,是介于形态解剖结构与形上功能态之间的一个非虚非实、非表非里的多元中介。气血、痰火、湿浊与通会元真之气的恒态流注,是膜原的中介“质料”。通过膜原的中介调节,三焦气化得以正常运行。膜原的中介空间定位是在胃上口,“通透性”是它的中介效应,疏利透达是它的中介治疗大法。膜原的中介本质是临床的有效性对证辨治,通过揆度奇恒、知常达变的7个有效方证互济共调,为临床辨证与辨病选择最准、最佳的对证方药提供中介信息资源。

3. “膜原”理论对临床的指导

众多学者认为,“膜原”理论在SARS的治疗上具有很强的指导意义。张霆认为“非典”的中医病机为邪伏膜原,以致阴阳、三焦失调,耗伤气血,甚则阴阳亡失,应以达原饮治之。苏云放指出,根据“非典”发病机理是伏邪病毒由里向外达表,因此,治疗上当治其所来之“路”,逐其所去之“道”,以祛除病邪外达为主。以膜原论说,用疏利透达、轻清宣气之法,选用达原饮、升降散、三仁汤及藿朴夏苓汤辨治挟湿型SARS,疗效肯定。此外,有关感染性疾病所致的高热、肠伤寒,内科杂病的疼痛证,儿科的哮喘,以及风湿、类风湿关节炎等病变,都可以膜原学说作为治疗思路和方法。

(张苇航)

【红外技术在中医舌诊中的应用】

中医舌诊的客观化研究是中医现代化的重要研究内容。红外技术为中医舌诊研究提供了新的技术手段。

刘黎青等用红外慢扫描热象系统观察了52例不同证型(阴虚证、阳虚证、气滞血瘀证、气血两虚证、湿热证)的老年患者及19例正常老年人的红外舌图。方法:先确定舌图上的7个点温测试点,分为舌尖点(T)、舌前左侧点(TL)、舌前右侧点(TR)、舌中点(M)、舌中左侧点(ML)、舌中右侧点(MR)、舌后点(B);施以温度负荷(10℃)前后,分别记录被测试者的红外舌图,各点温度均由计算机图像处理系统中的纵横坐标确定,然后将测试到的所有图像及各点温度进行分析、处理。结果:① 阴虚组舌尖、舌前两侧点冷负荷前后变化值与正常组比较有显著差异($P<0.05$)。② 阳虚组各点冷负荷前后变化值均低于正常组(除M点),且T点、TL点、TR点、M点均大于气血两虚组及湿热组($P<0.05$)。③ 气滞血瘀组舌温变化值低于正常组T点($P<0.05$)。④ 气血两虚组各点温度变化值均显著低于正常组($P<0.05\sim0.01$)及其他证型组。⑤ 湿热组舌尖、舌前两侧点冷负荷前后变化值与正常组比较有显著差异($P<0.05$),且低于阴虚组、阳虚组、气滞血瘀组。认为不同辨证分型老年患者的红外舌图与正常老年人的红外舌图有明显区别,不同证型间老年患者的红外舌图亦各不相同。施以冷负荷后,各证型组老年患者红外热像舌图的舌温变化值均有低于正常老年组的趋势,且变化程度各不相同,说明老年患者对温度变化的敏感性降低,机体对外界刺激的反应性下降;其中气血两虚组老年患者的舌温变化值明显低于正常组及其他证型组,成为气血两虚组老年患者红外舌图的显著特征。红外舌图直观、重复性强,可为中医辨证分型和疗效判断提供客观依据。

诸凯等采用红外热像仪和热电偶探针测取动物舌表面的温度场,采用CBI－8000生理研究系统中的流量模块和多道生理仪测取全舌血液灌注率,并运用有限元方法计算分析舌体内部特定剖面温度场。结果表明：① 计算值与热电偶测量值之间的拟合情况较好。② 舌横断面处温度分布的总趋势是中间高，左右两端低，其中温度最高点在舌中线两侧，舌纵剖面是由舌根到舌尖温度梯度较大，沿舌体厚度方向变化较小。③ 在血液灌注率相对稳定条件下，舌体温度与指定剖面的动脉血管数目和各动脉血管截面积成正比。④ 得到了舌表面温度场与舌体内部横、纵剖面温度场之间的关系，提示舌体内由于血液灌注率、血管状态及血液温度的变化引起舌内横、纵剖面的温度场的改变会反映到舌面，该研究为通过无创试验探明人舌表面温度场与中医"舌质"及血液灌注率的关系提供了新的思路和方法，有利于对中医舌诊机理的深入研究。

上述研究表明，红外技术不仅可以准确客观地反映舌体红外热图的基本参数、温度分布规律、影响因素等情况，还可以借此探索舌与脏腑的关系及舌象形成机理等中医理论问题。目前在中医舌诊客观化研究中所应用的主要是红外热成像技术，其他诸如红外光谱技术等则应用较少，尚有待进一步研究。

(张志枫　王子焱)

【益气活血法在不同病证中的作用机制】

戴小华等观察了益气活血法对心肌缺血再灌注大鼠肿瘤坏死因子-α(TNF-α)及丙二醛(MDA)含量的影响，探讨其抗心肌缺血再灌注损伤的作用机制。实验选取 Wistar 大鼠随机分为假手术组、心肌缺血组、心肌缺血再灌注组和再灌注治疗组。治疗组每日以益气活血方药(生黄芪、丹参、党参、葛根)灌胃 1 次，连续 5 d。其余 3 组每日灌胃等量的氯化钠注射液 1 次，连续 5 d。然后复制模型并测定血清 TNF-α 及 MDA 含量。结果结扎大鼠左冠状动脉前降支 5 min 时，各组心电图与假手术组比较 ST 段抬高、T 波高耸($P<0.01$)，治疗组 ST 段抬高显著低于缺血组及再灌注组($P<0.01$)，各组 TNF-α 及 MDA 含量与假手术组相比均升高，治疗组两项指标显著低于再灌注组($P<0.05$)。认为益气活血法能够减轻大鼠心肌缺血再灌注损伤的机制，可能与减少心肌细胞释放肿瘤坏死因子、清除氧自由基有关。李净等对益气活血方(川芎、三七等)改善气虚血瘀证局灶性脑缺血再灌注模型大鼠症状、体征的有效性方面作出了客观评价。实验动物随机分为假手术组、模型组、益气组、活血组、益气活血组。采用饥饿、劳累、高脂饮食等多因素复制出气虚血瘀证模型，然后用线栓法阻断大脑中动脉造成局限性脑缺血再灌注模型。在手术过程中对其存活率进行观察，分别于缺血再灌注后不同时间对其症状、体征进行评分。结果益气活血法能显著改善气虚血瘀证局灶性脑缺血再灌注模型大鼠的生物学特征，抑制细胞凋亡可能是其疗效的机制之一。

项祖闯等探讨了益气活血法对慢性肝炎患者血清肝纤维化指标的影响。治疗组(45 例)予以中药丹参、桃仁、炮山甲、黄芪、炒白术、红花等，对照组(40 例)予以对症治疗。于治疗前后分别进行血清肝纤维化指标(透明质酸、Ⅲ型前胶原及层黏蛋白)检测。结果治疗组上述指标较对照组显著下降($P<0.01$)，说明益气活血法对慢性肝炎肝纤维化指标有显著影响。

王拥军等通过分析正常、退变 SD 大鼠颈椎间盘基因表达的变化，研究了益气化瘀方对大鼠退变椎间盘基因表达谱的调节作用。实验建立了动、静力失衡大鼠椎间盘退变模型，分别从正常、退变和益气化瘀方组大鼠颈椎间盘中抽取 mRNA，经反转录后分别用 Cy3、Cy4 荧光标记，获得动物 cDNA 探针，再与 512 点 cDNA 基因表达谱芯片杂交，激光扫描仪扫描并进行图像分析、标准化处理、Ratio 值分析、聚类分析。结果模型组与对照组比较，共筛选出 18 条表达有差异的基因，11 条基因表达量明显下降(Ratio<0.4)，7 条基因表达量明显上升(Ratio>2.5)，下调 4 条基因(Ratio<0.4)。其中在上述检测中表达最明显的是信号传导类基因(如 PTK 等)。认为益气化瘀方参与了椎间盘细胞内相关基因的调控，参与椎间盘细胞内外的信号传导过程，从基因表达角度解释了中药治疗颈椎病的药效机理，丰富了中医气血理论。

(钧　平)

【脾肾相关的研究】

中医学认为，肾为先天之本，脾为后天之本，脾肾两脏对人生命活动的维持具有重要意义。

赵燕从理论角度探讨了脾肾两虚、瘀血痰浊与衰老的关系。认为脾肾两虚是衰老的基本特征，瘀血痰浊是衰老的必然趋势。人体在衰老的过程中，首先是脾肾两虚。肾气虚则天癸竭、发堕齿槁、形体皆极；脾气虚则运化无权、生机低下，从而导致衰老的发生。脾肾两虚是衰老机体正气亏损的本质，瘀血痰浊的形成又进一步加剧脾肾两虚的病理过程。因此，赵氏认为在延缓衰老的过程中，首先以补肾健脾为主导方法，脾肾双补较单纯补脾或补肾更全面、更精确。

近年来，脾肾相关的实验研究主要集中在红细胞膜流动性等方面。冯端浩、刘洪尊等采用氢化可的松、泼尼松龙致肾虚模型，用生大黄灌胃、利血平皮下注射致脾虚模型，以1,6-二苯基-1,3,5-乙三烯(DPH)荧光偏振法测定红细胞膜脂流动性，结果脾虚和肾虚模型红细胞膜脂流动性均显著降低，认为红细胞膜脂流动性的改变可能是脾虚和肾虚证的病理学基础之一。

吕爱平等探讨了实验性脾、肾阳虚证模型大鼠磷脂组分的变化，揭示了脾肾相关的病理生理基础。吕氏采用经典方法分别复制了脾阳虚证和肾阳虚证动物模型，观察并对比了两种模型大鼠和相应治疗组的神经鞘磷脂(SM)、磷脂酰胆碱(PC)、磷脂酰乙醇胺(PE)和磷脂酰甘油(CL)的含量变化。结果发现脾肾阳虚证大鼠SM升高，PC下降，SM/PC比值升高，且组间差异显著。治疗组上述指标都有不同程度的改善。认为甘油磷脂减少和神经磷脂增加是脾、肾阳虚证形成的共同病理生理学基础。

（张　挺）

【证候的分子生物学基础研究】

随着基因组学及蛋白质组学等学科的发展与成熟，不少学者正广泛地开展中医证候的基因组学及蛋白质组学研究探讨。

金光亮明确提出了中医证候基因组学与证候蛋白质组学的概念，认为对证候本质的全面揭示，有赖于证候基因组与证候蛋白质组研究的结合。同时，提出了4个研究方向：① 通过对异病同证和同病异证的研究，鉴定某一证候时特异表达的基因和蛋白质，建立该证候的总体基因和蛋白质表达图谱。② 阐明某一证候状态时新表达的或差异表达的所有基因与蛋白质的功能，以及蛋白质的翻译后修饰情况，并进一步探讨相关基因和蛋白质与该证候各个症状、体征之间的关系。③ 研究证候形成关键基因的有重要功能的多态性，并确定它们在形成该证候中危险度上的差异，进而建立证候的核心基因表达谱及多态性。④ 建立证候基因组学与证候蛋白质组学数据库，发展相应的生物学、信息学技术与方法。

王米渠等应用基因组学研究方法开展了一系列肾阳虚、虚寒证的证候基因组学研究。用2 305条鼠基因芯片，通过针刺涌泉穴，初步筛选出差异表达基因318条；用2 305点的基因芯片，筛选出典型寒证患者通过干姜、附子等热药治疗显效的59条差异基因；用4 000点的基因芯片，从虚寒家系中筛选出虚寒证患者相对于非虚寒者的81条差异基因；用18 000个点的基因芯片从肾阳虚证患者和正常人的比照研究之中筛选出差异表达基因1 950条。该研究表明虚寒证一定有其分子生物学基础，并认为假如虚寒证与一组基因异常表达相关，运用基因芯片就可能获得虚寒证庞大的生物信息和成千上万的基因表达谱，经平滑聚类等现代数学方法的处理，可以实现对虚寒证及其症状组合与基因表达谱的相关性研究，揭示虚寒证基因组的规律。根据差异基因表达与虚寒证的相关程度，建立虚寒证基因表达谱的数学模型，进而探讨虚寒证的基因诊断指标和疗效的分子评价。

（管冬元）

【辨证论治思维模式的研究】

对于辨证论治思维模式的研究主要集中在对传统思维模式的探讨和应用以及如何结合现代科学技术手段进一步充实辨证论治体系两个方面。

多数学者认为，结合现代科技手段以及多学科交叉的研究方法对深化中医辨证论治体系的研究有着重要的意义。洪净对中医辨证的思维模式和方法进行了总结性论述，认为传统辨证论治以整体性的辨证思维为特点，包括病情调查的整体性，病情资料表述的模糊性，辨证因素的全面性以及强调辨证的动态性。近年来，传统辨证论治与现代医学交融，形成了多模式的辨证方法，从而提高了临床辨证的准确性和用药的针对性，具体有辨证与辨病相结合(包括中医辨病与辨证相结合，西医辨病与辨证相结合)，宏观辨证与微观辨证相结合。前者存在以病统证还是以证统病的问题，后者的困难在于微观信息在宏观辨证中如何合理应用。因此，进行规范化基础上的数理分析，以建立微观指标与宏观证候的特异性或相关性对应，也是建立中西医结合辨证的新学术体系的基础。王鸿根等认为中药的微量元素与中医辨证论治具有相关性，并通过心血瘀阻从肝论治、心血虚从脾论治、精液异常从肾论治几方面阐述了如何以传统辨证理论为指导，结合现代研究手段治疗疾病，可作为宏观辨证与微观辨证结合的具体范例。康升军论述了证候和体质的内在联系,强调不同的体质具有不同的证候类型和不同的免疫状态,指出辨证论治从体质免疫的角度出发,即辨质论治,具有调节机体免疫功能的作用。孟凯韬强调用数学方法研究中医辨证理论,并就建立阴阳五行逻辑公式体系进行了讨论,认为应用该体系不仅可以对中医的治疗方法进行严格的论证,使中医理论的科学性得到逻辑上的证明,而且可以由一脏一腑的盛衰来确认适用的中药,从而使诊断、治疗的规范化成为可能。

部分学者对传统的辨证论治思维模式进行了进一步探讨。傅文录从《孙子兵法》中用兵"奇"、"正"原则得到启发,强调整体性的直觉思维在中医辨证论治中的重要性,认为只有在临床实践的基础上,抓住辨证论治规律(正治),在感性认识层上产生灵感、顿悟和直觉(奇胜),"奇"、"正"结合,才能产生创造性的思维方式,从而推动中医学术的发展。赵民望指出,中医的证是疾病发生发展中某一时期特定的病理状态,随外界气候、个体体质、邪正关系和治疗措施等因素的不同而随时变化,证变治亦变。因此,辨证论治过程是一个动态的过程,不可以辨病论治的诊疗思路来对待中医。肖相如认为应当深化辨证论治的临证研究,其中,调整脏腑间的生克制化关系、治未病和辨病机三个问题均应加以重视。朱文锋认为,中医应当建立统一的辨证方法与体系,即在认识原有各种辨证方法的特点与实质内容的基础上,首先确立辨证中辨病位与辨病性的基本要素,然后制定各症状对各要素的诊断贡献度,最后由要素组合成证名。它揭示了辨证的规律,更符合临床实际,可以涵盖以往诸种辨证方法,易于掌握,可使辨证更为准确、规范,是中医学术的重大发展。

(张苇航)

【中医基础理论的构建与研究方法】

以"中医基础理论的构建与研究方法"为主题的第219次香山科学会议于2003年11月18、19日举行。国内著名中医专家、中医基础理论研究人员、从事基础研究的科学家、哲学家和国家科技部及国家中医药管理局的科技管理专家等60余人参加了会议。来自德国医学史和加拿大的医学哲学研究者被邀在会议上发言。会议以中医药基础理论的构建和研究方法、中医药学在国外的传播、中医药发展与人才培养等内容展开了讨论。

1. 中医药基础理论的构建

学者们着重讨论了中医药基础理论构建的动力机制,以及临床实践和哲学对构建中医药基础理论的重要意义。有学者提出,中医药理论是"用社会科学的理论总结了自然科学规律"的论题。其发展路线是临床实践→总结→再实践,其特点是以"证"为基础,讲求辨证论治,运用包含多种化学成分的中药组合复方,进行多渠道、多层次、多靶点、多种状态调整的方式施治。"究天人之际",使中医学和天文、气象、地理相关;中医学从时间系统阐述人体生命特征,贯穿对"人的整体性、人的主动性和人的个体性"的重视。

2. 中医基础理论的研究方法

大体上可概之为传统方法与现代科学技术方法两端,两者要相结合,要多学科协作来加以深入研究。

对于运用动物实验进行中医基础理论研究,学者们见仁见智。实验方法对中医药理论现代化的价值问题争议最大。有专家指出,目前报道的实验研究多是验证或诠释经典理论,缺乏原创,有很多是穿靴戴帽,搞形式主义。更有专家指出,建造动物模型的方法不完善,与辨证论治理论不契合,不能从根本上带动中医学发展。也有专家从研究对象和思维特征,论及实验方法与中医学不相适宜。指出,中医学探讨的对象是现象本身的规律性,属于"象科学"、"体科学",中医学要探讨的象规律不能从实验室中获得,即使能将对象置入实验室,那么,此对象就失去了自然状态,不再是中医所研究的对象了。由此而论,不能以是否搞实验研究来作为衡量中医科研水平的标志。

对于中药基础理论及研究方法,学者们在重视复方价值外,指出"现代化中药"不是"中药西医化",不应该视中药为天然药物,更不应该将中药的不良反应说成是中药的毒性;不能以双重标准审视中药,甚至否定中药。对单味中药的研究并不拒绝用分析方法,但应明确中药的内涵。

3. 中医药的发展和人才培养

有专家指出,目前中医仍属弱势群体,传统学术被违反本性,诸如有的中医医疗机构凭虚架构,以西代中;科研课题惟新是务,中医学术理论含金量不高等等。有专家们提出了多项建议,主要有强化主体意识，弘扬学术成就，在认识自身中自信自强；推进中医药现代化以人才为基础，以科研创新为先导，重视基础理论的学术价值；对现行中医药的院校教育，在学科设置、教材建设、教学组织等方面勉力改革；创造良好的法律环境，运用《中医药发展条例》等法规，来加强保护中医药文化遗产，以此来带动和促进中医药学术的发展。

（孟庆云）

［附］ 参考文献

B

白贵敦，毛小妹．从运气学说看SARS的流行趋势．中国中医药信息杂志，2003；(7)：5

白贵敦，毛小妹．从中医运气学看SARS的流行趋势．天津中医药，2003；(3)：65

D

戴小华，韩宁林，周宜轩，等．益气活血法对心肌缺血再灌注损伤大鼠肿瘤坏死因子-α及丙二醛含量的影响．安徽中医学院学报，2003；(4)：39

杜卫华，郭侠，高素清．从络病学论治心脑血管病．吉林中医药，2003；(2)：11

F

冯端浩，刘洪尊，高杉，等．脾虚和肾虚小鼠模型红细胞膜脂流动性的变化．广州中医药大学学报，2003；(1)：21

傅文录．辨证治疗的"奇正"思维与方法考释．中医药学刊，2003；(4)：526

G

顾植山．从SARS看五运六气与疫病的关系．江西中医学院学报，2003；(3)：13

H

洪净．中医辨证的思维模式和方法研究．中医杂志，2003；(1)：8

J

金光亮．证候基因组学和证候蛋白质组学浅论．中国医药学报，2003；(6)：332

K

康升军．辨证论治与免疫调节作用．现代中医药，2003；(3)：10

L

李净，王键．益气活血法改善气虚血瘀证局灶性脑缺血再灌注模型鼠生物学特征的有效性评价．中国中医基础医学杂志，2003；(4)：22

刘洪尊，冯端浩，高杉，等．3种脾虚小鼠红细胞膜脂流动性变化的研究．中国中西医结合消化杂志，2003；(1)：15

刘洪尊，冯端浩，篌宇轩，等．三种肾虚证小鼠红细胞膜脂流动性变化的实验研究．中国中西医结合肾病杂志，2003；(7)：380

刘黎青，周盛年，张亚伦．老年患者不同证型红外热象舌图温度负荷的变化．山东中医药大学学报，2003；(1)：34

刘为民，姚乃礼．络病理论与肝纤维化关系探讨．中医杂志，2003；(2)：85

刘新亚，刘英锋，陈瑞春．寒温沟通论膜原(上)——历史的回顾．江西中医药，2003；(6)：11

刘英锋，刘新亚，陈瑞春，等．寒温沟通论膜原(下)——辩证的统一．江西中医药，2003；(7)：9

吕爱平，李德新，崔家鹏，等．脾肾阳虚模型大鼠肝细胞线粒体磷脂组分变化的比较研究．中医药学刊，2003；(1)：78

M

孟凯韬．中医辨证论治的数学表达．世界科学技术·中医药现代化，2003；(3)：15

Q

邱幸凡，陈刚．络脉的分布规律探讨．中医药信息，2003；(3)：封三

邱幸凡，陈刚．络脉的气血流注特点．天津中医药，2003；(4)：53

S

苏颖，李霞，张焱，等．中医运气学与现代气象学理论相关性研究概况．长春中医学院学报，2003；(2)：49

苏云放．非典的伏气温疫——膜原说探讨．浙江中医学院学报，2003；(4)：6

苏云放．论膜原的中介效应——从系统论的一个焦距揆度膜原．中国中医基础医学杂志．2003；(6)：20

W

王鸿根,张辉,沙丽颖. 辨证施治与中药微量元素的相关性. 中国中医药信息杂志,2003;(8):6

王米渠,冯韧,严石林,等. 基因表达谱芯片与中医寒证的 7 类相关基因. 中医杂志,2003;(4):288

王米渠,翁洋,朱允民,等. 证候病理与基因芯片的信息融合方法前瞻. 辽宁中医杂志,2003;(8):617

王米渠,吴斌,冯韧,等. 论"证"有分子生物学基础的假说. 现代中西医结合杂志,2003;(3):225

王米渠,吴斌,严石林,等. 论虚寒证基因芯片及生物信息的高起点切入研究——分子中医研究系列报道(1). 辽宁中医杂志,2003;(3):169

王米渠,许锦文,林乔. 分子中医学发展三论. 现代中西医结合杂志. 2003;(1):1

王米渠,严石林,吴斌,等. 虚寒证辨证因子等级量化标准的研究——分子中医研究系列报道(2). 辽宁中医杂志,2003;(4):249

王拥军,施杞,李家顺,等. 益气化瘀方调控颈椎间盘细胞基因表达谱的研究. 中国中医基础医学杂志,2003;(4):32

王永炎,杨宝琴,黄启福. 络脉络病与病络. 北京中医药大学学报,2003;(4):1

吴以岭. 中医络病学说与三维立体网络系统. 中医杂志,2003;(6):407

X

夏永良. 探析"膜原——三焦门户"说. 浙江中医杂志,2003;(8):326

项祖闯,蔡慎初,叶人,等. 益气活血法对慢性肝炎血清肝纤维化指标的影响. 现代中西医结合杂志,2003;(2):133

Z

张霆. "戾气为患,邪伏膜原"——试论传染型非典型肺炎之病因病机及治疗. 天津中医学院学报,2003;(3):58

赵民望. 辨证论治是一个动态的过程. 光明中医,2003;(2):7

郑荣辉. 久病入络的再认识. 浙江中医学院学报,2003;(4):27

朱文锋. 创立统一的辨证方法与体系. 湖南中医药导报,2003;(1):7

诸凯,李艳,邹瑾,等. 动物舌横断面温度场的实验研究与数值计算. 生物医学工程学杂志,2003;(3):455

诸凯,李艳,邹瑾,等. 舌横纵剖面温度场的实验研究与计算. 工程热物理学报,2003;(2):292

(二)中药理论

【概述】

2003年有关中药理论的研究，主要报道了中药四性的物质基础和寒热量化、归经学说的实验研究和归经研究中存在的问题，配伍理论的组方指导意义，十八反、十九畏的内涵和关系，中药马兜铃酸肾病的病理与发病情况以及常规用药的安全性等。

1. 四气

把四气分成大热、热、微热、温、微温，及微凉、凉、微寒、寒、大寒和平性已成为中医界之共识。但这种划分是模糊的，容易造成寒热程度的混乱。蒋孝保等对寒热的量化进行了探讨，提出了中药寒热量化的最小量原则。假设寒热数为D，表示寒热程度的数字，正值(+)表示温热类药，负值(—)表示寒凉类药，寒热数字的绝对值越大，则其寒热性程度越大。寒热比数为d：每克中药的寒热数单位为1/g；以G代表药量，则公式(1) $d=D/G$；公式(2) $D=d\cdot G$，式中G以g作为单位。中药寒热量化的意义有四：一是确切地表示和比较中药寒热程度；二是根据用量不同计算出其不同的寒热程度；三是按需要的寒热程度计算中药的用量；四是对中药组方进行寒热分析。

盛良认为，中药的化学物质是中药四性的物质基础。化学元素在给出或接受电子时就要吸收或释放能量而具有寒凉温热四性。金属元素中容易给出电子的为寒，较易给出电子的为凉性；非金属元素中容易接受电子的为热性，较易接受电子的为温性。非极性的共价键化合物，形成共价键放出能量为热性，共价键离群吸收热量为寒性。化学元素四性具有周期性，故中药四性也具有周期性。

金日光等运用第四统计力学——群子统计理论，研究了中药各种元素的整体分布对人体某器官的影响，因为生命动力元素含水离子无孔不入地分布到人体所有组织器官，但在不同器官有固定的累积分布曲线，构成某组织器官应有的临床平衡分布。提出了界定生命动力元素群和有毒元素群的定量化方法。各种化学元素要成为有益于生命的相关元素，不能与人体中的OH^-和Cl^-发生沉淀；不能和各种有机酸和酰酮基团等过分络合；不能与人体中生物蛋白分子的大量酰胺基团过分络合。

臧梓因通过文献调查，统计分析了427种中药的化学成分与药性的关系。结果显示：辛味药含较多的萜类及挥发性成分，可以广泛地应用于心血管、神经系统等病证，以及抗炎、抗菌、杀虫等。苦味药多含有生物碱、皂苷、黄酮等成分，在抗菌、抗炎、杀虫等方面有较强的优势。甘味药含有的黄酮类、苷类、蛋白质和氨基酸对心血管系统、免疫系统、神经系统及抗菌、抗炎等方面作用较明显。酸涩药的鞣质含量最高，其次为皂苷、木脂素，对消化系统有明显作用，对抗菌、抗炎及心血管也有较大的影响。咸味药以微量元素、蛋白质、氨基酸、无机质等为主，对免疫系统、抗肿瘤、抗菌等方面作用明显。

2. 配伍

王欣指出，由于中药药性理论研究的深入，中药性-效相关的特性已被广泛认可，应当重视性味组方配伍的思路，如四气配伍法、五味配伍法及性味合和配伍法。但性味配伍内容尚未从方剂配伍中分化出来，性味配伍是一般意义与临证效能配伍的特殊思路和方法。中药药性的产生与其所在方剂的环境所主治的病证，及其作用的机体状态密切相关。于虹认为传统中药配伍理论的意义在于增敏、减毒、扩大治疗范围、适应复杂病证及预防药物中毒。相辅相成配伍(如相须、相使)，辅药能增强主药疗效，强化主药对病症的针对性；对于一药多用，则对其专一功能明确了选择性、实用性。相反相成配伍，一是抑其性而取其用，二是寒热并治用于寒热错杂证，三是反佐，配用与君药相反(药性相反、药味相反、药势相反、功用相反、畏反药物的配伍)，则更利于主药作用的发挥。

3. 十八反、十九畏

曾宪斌指出，相畏和相反是一种关系范畴，两者均属配伍禁忌。相畏的涵义是：两种药物合用，通过相互作用，相互影响，使毒性或副作用受制，或使效能被制。为保证用药安全、临床广泛应用。相反的涵义是：两种药物合用后无效或毒性增加，故相反药对临床一般避免使用。“畏反”的专一特征表现在某药只与某药同用时则毒副作用受制约，或效能被制，或无效，或毒性增加。“畏反”的相对性特征表现在两药合用后毒性增加；或无效或毒性受制或效能受制，是依据特定的病理生理条件、配伍剂量比例、制剂方法和给药途径等情况而言。而相畏与相杀是同一种配伍关系的两种称谓。相畏和相恶可视为一种相互对峙的关系。

4. 归经

高晓山认为在归经理论的现代研究中，应先探讨归经的定义和内涵。归经的归是指药物多种生物活性成分、多方向多部位的归趋作用。如固有的化学成分，特有的宏量、微量、超微量元素在组织器官的分布密度和富集。但富集要求有正常值作对比，富集与生物活性相联系，富集以剂量为依托。而药物的生物活性与生理效应是否能作为判断归经的依据？一种药物的生理效应与个体的敏感度有关。富集与时间紧密相关。是否任何药物，任何给药途径，都能通行十二经？那么归经的意义何在？有学者提出归经理论与受体学说关联，但迄今未得到证实。中医的脏腑经络与现代解剖、生理、药理的会通是一个内容庞杂的系统工程，是归经理论中定向、定位概念的现代科学认知的重要依据。

闫群用量子共振检测仪对中药归经检定是直观的，对合理指导临床用药和建立标准规范的药材基地有积极意义。闫氏通过对 6 种中药的检测，其结果是：生地黄归心经，玄参归肺经，牡丹皮归肝经，赤芍药归肝经，紫草归胃经，水牛角归心经。

李玉清认为李时珍对归经学说的历史贡献有三：一是不同药物的同一归经有在气、在血之分；二是用归经学说阐发药效及指明此药物功效之不同；三是用归经学说指导方剂配伍。

5. 中药肾毒性

郝大鹏等观察了因短期内大量服用关木通所致马兜铃酸肾病，表现为急性肾功能衰竭，伴肾小管损害为主。病理上以肾小球上皮细胞严重变性、坏死、脱落，其底膜裸露为主要特点。肾小球病变轻、免疫荧光阴性，经停药及对症治疗后可使病情减轻稳定，肾功能好转，但遗留一定程度的肾功能障碍。王沙西等实验证明，大鼠 AAN 的病理变化与上述观察是一致的。

左巍等指出，马兜铃酸(AA)是马兜铃属植物的主要成分，含有 AA 的常用中药如马兜铃、关木通、青木香、天仙藤、广防己、汉中防己、寻骨风、朱砂莲等，以及中成药如安阳精制膏、大黄清胃丸、导赤丸、分清五淋丸、妇科分清丸、龙胆泻肝丸、跌打丸、冠心苏合丸、耳聋丸、排石冲剂等。但胡世林等动物研究结果表明：广防己 LD_{50} 95% 平均可信限为(285.8±20.33)g/kg，病理切片见高、中剂量组有肾间质纤维化、肾小管上皮细胞坏死、肾小管破损、肾小球硬化等毒性反应，且停药后 2 周未见修复。但低剂量组，及黄连炮制组、防己黄芪汤复方组，停药 2 周后病理标本未见肾损害现象。结论表示，在辨证论治指导下，按《药典》规定的剂量和道地的广防己药材的应用仍是安全的。

(王锦鸿)

【中药四性理论的研究】

药物的寒、凉、温、热四种不同的药性，是中药性能理论中极为重要的内容，也是中医“热者寒之，寒者热之”治则在药物应用上的具体体现。因此，对其本质和机理的研究始终是中医药基础研究中的热点，也是难点，迄今为止尚未取得实质性的进展，更多地仍然是停留在理论上的探讨。近年来，在这一领域中的研究，出现了一些新的观点。

1. 中药寒热性质的量化

蒋孝保等把药物的四气分为大热、热、微热、温、微温、微凉、凉、微寒、寒、大寒及平性共 11 个级别。认为这种对药物寒热程度的划分仅仅是文字上的表述，而缺乏数值上的界定，从而造成中药寒热程度表示的混乱。因此，中药的寒热性质的确定和程度上的划分必须量化。提出以无名数的方法来界定药物寒热量化的数值，并将这一无名数称之为寒热数。

蒋氏等同时提出了中药的寒热性质是由其自身的物质所决定，但寒热的程度则与具体药物的用量有关，即量越大，则程度越大。而在药物的有效剂量内，最小值反映了该药认定寒热程度的最低要求，而最大值则受到其他条件的约束，包括药物的气味、毒性以及溶解度等。由此而提出了确定中药寒热量化的最小量原则，并从四个方面论述了这一原则的应用范围：确切地表示和比较中药的寒热程度；根据用量不同计算出其不同的寒热程度；按需要的寒热程度计算中药的用量；对中药组方进行寒热分析。

2. 中药四性的物质基础与特性

盛良认为中药之所以具有寒、凉、温、热四性，是由其所含的化学成分所决定的。因此，只要搞清了中药四性的化学基础，就将开辟中药化学研究的道路。该论文从化学元素具有寒凉温热四性的原理、周期性以及中药四性的周期性三个方面进行了阐述。文章认为元素具有吸收和释放能量具量子化的特征，且能根据大小的不同，从而确定和区别元素的寒凉温热四性。而通过论述元素原子四性与电子得失的关系，提出了化学元素寒凉温热四性具有周期性。而中药的四性是由其化学成分所决定，因而中药四性也具有周期性。通过对一些已知的矿物药、植物药的主要化学成分的分析，对比古人对这些药物四性的认识，论证了中药四性确实具有一定的周期性。但文章也提出了中药四性存在着不善之处如：缺乏量化；都为自然物，混有杂质，易对四性产生影响；现代化学本身也存在缺陷。

3. 中药四性的整体调节观

王英豪从治则、配伍等中医角度、化学角度和药理角度等三个方面论述了中药四性与整体调节的关系。

“热者寒之，寒者热之”充分表明了中药对机体最基本的治疗作用就是通过药性对人体的整体调节，使失衡的机体功能恢复正常。而药物与药物之间的配伍则更是体现了药物的寒热药性之间彼此制约和促进的关系而达到治疗目的的整体调节作用。

中药中所含的化学成分是产生和发挥中药作用的基础，而其内部所含的各种成分间的相互依存、对立制约、双向调节则是在整体调节下所体现出来的，如三七之所以既能活血，又能止血，就在于其内部相应的成分在整体调节下产生不同作用的结果。

（杨柏灿）

【中药归经理论的研究】

中药归经理论的研究，主要包括对研究方法的思考以及对传统理论的发挥和拓展。

赵宗江等认为，中药归经在理论研究方面既要整理古代文献，还应整理归经实验研究及临床研究方面的现代文献；实验研究应该利用高科技手段，从系统的药效学研究入手，进行深入、系统的研究，形成现代归经理论。高晓山认为开展现代归经研究前，应明确归经的定义和内涵，对具体药物的归经认识应取得共识，应完成中医脏腑、经络的现代解剖、生理学诠释及现代解剖、生理、药理学概念的中医药学解读，并重点讨论把某一药物的特定成分在组织、器官的分布密度、富集作为归经向、位指标方面存在的问题。

李玉清认为以归经理论阐释组方用药的方法，实用性强，优于单纯应用四气五味理论为主阐释方剂配伍的方法，为方解提供了一个新的视角，使理、法、方、药的结合更紧密，在一定程度上推动了方剂学的发展。李氏还论述了李时珍对归经学说的贡献：认为有些不同的药物虽同归一经，但有入气、入血之分，提高了辨证选药的准确性；在总结药物归经的同时，运用归经学说阐明药物功用，使本草理论进一步深化；将脏腑辨证分型与组方用药相结合，从一个新的角度阐释了方剂的配伍原则。

龚玉英据古今葛根之应用及有关文献记载，提出葛根除归脾、胃两经外，还应归膀胱、肺、心等经。

（袁久林）

【中药配伍的研究】

中药配伍规律及其应用是中医药的精华所在，也是中医药研究的重点课题。在过去的一年中，这一领域的研究取得了一定的进展。

1. 中药配伍的理论研究

于虹提出中药的配伍有两层含义：一是指中药的配伍，将两种以上的中药按病情需要和药性特点配合使用；二是指在方剂中的配伍，按君、臣、佐、使的法度将药物加以组合并确定一定的比例。中药的配伍理论，按其机制和作用效果，可归纳为相辅相成配伍和相反相成配伍两类。其中相辅相成配伍包括相须和相使配伍，而相反相成配伍则比较复杂，包括药性相反的药物配伍，药味作用相反的药物配伍，药势相反的药物配伍，功用相反的药物配伍，相反相畏的药物配伍和有毒药物的配伍。但无论是相反相成还是相辅相成的配伍，其结果不外于增效、减毒、扩大治疗范围、适应复杂病情以及预防药物中毒等方面。

崔建敏等根据中药配伍的目的和形式,从不同的角度,提出了配伍变化的两种分类:一是按配伍性质分为疗效学配伍变化和化学配伍变化;二是按各类药物的特点、临床用药、配伍变化原理分为中药学配伍变化、药理学配伍变化、药剂学配伍变化、药动学配伍变化等。

2. 中药配伍的实验研究

中药配伍的实验研究主要集中在化学成分、药代动力学和药理学等方面。

中药配伍前后的化学成分的变化是探讨配伍规律的重要内容。鲁佳慧等通过对附子配甘草、朱砂配昆布、柴胡配牡蛎、石决明配决明子、吴茱萸配木瓜、黄连配吴茱萸等药对在配伍前后的化学成分变化,提出中药配伍后复方的化学成分在煎煮过程中,受温度、pH值、时间等因素的影响而使复方中的某些成分发生溶出率的改变、挥发、水解、氧化、产生沉淀等理化性质的变化,而使原有的某些成分消失或产生新的化合物,致使发生各种配伍后的药理活性。崔建敏等的观点与之相似,并提出配伍后所产生的多种新物质和新成分主要是配位络合物、分子络合物和化学动力学产物,也提出了配伍比例的变化对其内部有效成分的影响而产生不同的功效。吴笛等综述了药物在配伍后对其化学成分的溶出率的影响。这种影响包括使化学成分的溶出率升高或降低,可能产生的新化合物,或使某些成分发生转化,也可能对化学成分的影响很小甚至没有。

鲁佳慧等认为运用药代动力学,以定性、定量来分析中药配伍后化学成分在体内的吸收、代谢、排泄等变化,能够反映中药在体内的作用过程,从而可以真正阐明中药配伍后发挥药效的物质基础。同时认为中药配伍后的药理研究在近几年内取得了较大的进展,已发展到血清药理、细胞、分子水平。

由于中药配伍本身的复杂性,目前多数有关中药配伍的研究仍处于初步的探索中,未能深入揭示其中的机理。因此,鲁佳慧等从化学、药理、综合研究三个方面提出了中药配伍研究中所存在的问题:对配伍后的药效物质基础的研究较为滞后,有效成分、有效部位的不明确,药理研究不够深入等。因此,中药配伍研究的发展必须运用现代多学科的先进方法与技术,对其科学的内涵进行明确的论证和阐述。

3. 中药配伍禁忌的研究

中药配伍研究的一项重要内容就是关于配伍禁忌,集中体现在十八反、十九畏的研究上。

李同琴等从十八反、十九畏的起源、历代发展,提出了十八反、十九畏决不是绝对的禁忌,是肯定还是否定十八反、十九畏,应从以下几方面开展研究:药物品种的基原考证,从已知的药效学和化学成分方面探讨十八反、十九畏药对的毒理,在保证安全的前提下,对志愿者进行人体实验等。

王宇光等着重论述了中药十八反的药理及物质基础,指出虽然中药十八反在药理、毒理及物质基础研究中都取得一些进展,但主要集中在一些毒效指标的研究上,而缺乏从整体、细胞水平及分子水平的系统研究,对十八反产生的毒性物质基础和毒性机理的研究较少。因此,对十八反的研究提出:从药材基原、动物模型、制剂形式、给药途径、病生理模型等方面规范十八反研究的实验条件;加强研究中药十八反在方剂中的作用;结合毒理学新的研究手段探讨十八反的毒性。最终阐明十八反的毒性作用机理和物质基础。

此外,王永兴从药物配伍后在方剂中的作用变化,论述了中药"相恶"配伍的应用。指出中药的"相恶"配伍,并非均属配伍禁忌,关键在于配伍的恰当和剂量的适宜。

(杨柏灿)

[附] 参考文献

C

崔建敏,关天增.中药配伍变化与现代研究.辽宁中医杂志,2003;(2):150

G

高晓山.归经理论现代研究的几个先决条件.中国中医基础医学杂志,2003;(1):9

龚玉英.葛根归经新解.安徽中医临床杂志,2003;(5):456

郭建国.关木通所致中草药肾病的研究浅析.陕西中医,2003;(8):741

H

郝大鹏,路万红,尹爱萍,等.关木通中毒致急性马兜铃酸肾病3例临床分析.陕西中医,2003;(4):358

胡世林,张友启,陈金泉,等.广防已毒性的初步研究.中药材,2003;(4):274

J

蒋孝保,蒋南楠.中药寒热量化和寒热量化最小量原则.中医杂志,2003;(7):548

金日光,牟雪雁.论中药中各种化学元素有利于生命过程的必要条件.中医药现代化,2003;(3):10

L

李同琴,郭秋红.对中药配伍禁忌十八反十九畏的思考.陕西中医,2003;(3):262

李玉清.略论李时珍对归经学说的贡献.天津医学院学报,2003;(1):7

李玉清.试论药物归经学说对方剂学发展的影响.中国中医基础医学杂志,2003;(10):12

鲁佳慧,江滨,曾元儿.中药配伍的研究进展.时珍国医国药,2003;(7):419

S

盛良.论化学元素具有寒热温凉四性——论中药四性与现代化学的统一.中国中医基础医学杂志,2003;(1):14

W

王沙西,左巍,冯江敏,等.马兜铃酸致大鼠肾病的病理实验研究.中医药学刊,2003;(7):1084

王欣.中药性味配伍探讨.中国中医药信息杂志,2003;(8):7

王英豪.中药四性的整体调节观探析.中医药学刊,2003;(10):1687

王永兴.中药“相恶”配伍运用举隅.浙江中医学院学报,2003;(2):78

王宇光,高月.中药十八反药理毒理研究进展.中国实验方剂学杂志,2003;(3):60

吴笛,刘法锦,廖彩震.中药配伍对化学成分.中成药,2003;(2):153

Y

闫群.对6种清热凉血药的归经测定.中医杂志,2003;(7):557

于虹.中药配伍理论的应用意义.中草药,2003;(4):附12

Z

臧梓因.中药化学成分与其药性关系浅析.中国中医药信息杂志,2003;(11):75

曾宪斌.畏反范畴的理论实质逻辑特征及逻辑联系.上海中医药杂志,2003;(5):14

赵宗江,魏晨.中药归经理论研究现状和展望.中国医药学报,2003;(1):40

左巍,冯江敏.马兜铃酸引起肾脏损害发病机理及其治疗.中医药学刊,2003;(2):26

二、临床各科

(一) 名医经验

【干祖望】

1. 治鼻病

廖月红等撰文介绍了干氏治疗鼻病的经验。

(1) 慢性鼻炎　干氏认为本病无论属单纯性或肥厚性,或因寒、因热、因气虚,均为鼻甲留瘀。按干氏“鼻塞治心”的观点,选用炙甘草汤治疗,配合地龙祛风通络,辛夷引经,使阳气旺盛,冲开凝结之瘀,鼻通气顺。

(2) 过敏性鼻炎　对喷嚏、流涕属脾阳虚者,干氏用四神丸加山药、白术、防风、甘草治之,具有温肾、暖脾、止嚏、止涕作用,也有上病下治之意。

2. 五官疾病从痰论治

冯桂兰撰文介绍了干氏从痰论治常见五官科疾病的经验。

(1) 神经性耳鸣　对痰浊蒙窍,清阳难升,耳窍失养者药用二陈汤燥湿化痰,加石菖蒲、路路通、防己各 10 g,升麻 6 g,蝉蜕 15 g,甘草 3 g,升清开窍。

(2) 慢性咽炎　干氏以白痰量多为依据,认为脾失健运,津液不化,聚湿生痰。咽失津濡则干痛,痰凝咽喉则肿胀。治当健脾化痰利咽,方选参苓白术散加天竺黄、沙参等。据统计,慢性咽炎属脾土衰弱占 80%～90%,健脾化痰,培土生金以利咽,疗效颇佳。

(3) 舌痛　舌痛伴烧灼及麻木感,并波及舌根、咽部,凡冬季或食辛辣时加重者,干氏从痰治之,药用胆南星、陈皮、半夏、紫苏子、天竺黄、茯苓、白术、白扁豆、甘草,再以六君子汤合甘麦大枣汤巩固疗效。

干氏认为,耳鼻喉的痰症比较多,尤其是急性发作时,以风热痰三者为患。并谓急性风热痰,慢性脾肾衰。

（方　法）

【任继学】

1. 治肾风用药经验

宫晓燕等撰文介绍了任氏治疗肾风的经验。

肾风最早见于《素问·风论》,以其作为独立病证,分急性肾风(相当于急性肾小球肾炎)和慢性肾风(相当于慢性肾小球肾炎及部分肾病综合征)为任氏首创。

(1) 甲珠治下清上,通经止血　任氏认为肾风发病其病位核心在肾,关键在咽喉。慢性肾风者,毒邪久居于咽部,红赤肿痛,气血塞滞,瘀毒沿经络下移至肾,肾之血络阻塞,积聚为肿毒,肾之脉络膜由瘀肿变薄或毒邪所伤而致血液外渗,遂致尿血。治当利咽解毒、活络化瘀,佐以益肾。任氏认为甲珠能搜剔瘀血而解毒,通经达络而止血,每用 5～10 g。妇女经期慎用。基本方为甲珠 5 g,西洋参、桔梗各 10 g,生黄芪、熟地黄各 20 g,马勃、续断、当归、砂仁各 15 g,生茅根 70 g,肉桂 3 g。为减轻咽喉肿痛,任氏多用金荞麦 20 g,以加强清上之功。

(2) 土茯苓解毒除湿,消除蛋白尿　任氏认为在病理条件下,肺不输精,脾不散精,肾不藏精,精微不能正化而变为湿浊。土茯苓归经脾肾,能通经透络,解毒除湿,湿渗浊清毒解,精微固藏,蛋白尿自可消除,对急性肾风湿浊化热者,常用土茯苓至 200 g 为君药。基本方为土茯苓 100 g,爵床、益母草、黄芪、山茱萸各 20 g,姜竹茹、白豆蔻、杜仲炭、枸杞子、马勃各 15 g,生茅根 60 g。

(3) 刘寄奴散瘀通络,治疗尿血　任氏认为刘寄奴辛温通利,透络逐瘀,常用剂量 15 g。如气虚甚者加生晒参,阳虚甚加炮附子,瘀阻明显合用地龙、当归尾。对慢性肾风属脾肾亏虚、脉络瘀滞者,基本方为刘寄奴、马勃、紫荆皮、白豆蔻、杜仲炭、泽兰、当归尾各 15 g,土茯苓 200 g,爵床、山茱萸、怀牛膝各 20 g。

2. 从他脏治心经验

杨利撰文介绍任氏治疗心病的经验。

(1) 疏肝胆以宁心　任氏认为肝伤则血失疏泄，血络不畅，心脉受损。凡胸痛、心悸合并有胆胀(胆囊炎)而治心不效者，当从肝胆论治。药用醋柴胡、姜黄、姜汁炒厚朴、生麦芽、枳壳、赤芍药、青皮、川芎等辛散苦温行气之品，疏散肝经气滞；若病久疏之不应，则宜刚柔并济，药用乌梅、姜黄、醋柴胡、黄连、炮附子、炮姜、青皮、生麦芽等。

(2) 通督脉以开痹　任氏认为心阳得督脉阳气资助，始能血行有常，神明安定。而颈节是督脉入脑必经之道，故颈椎骨节病变可使督脉经气不利，脉络失养，引起厥心痛、心动悸、胸闷等症，治当通督益肾、舒经活络。药用骨碎补、川芎、䗪虫、天麻、葛根、乌梢蛇、螃蟹。胸闷而痛者加瓜蒌皮、薤白、生蒲黄、五灵脂等；心动悸者加紫石英、生龙齿、鹿角胶等。

(3) 调冲任以缓急　女性更年期后出现心痛、心悸者治以活血化瘀、养心安神，方用二仙汤合失笑散。

(4) 健脾胃以养心　任氏认为脾胃受损，失于健运，则精微不能上奉，心血不足，宗气虚馁，痰浊内生，均可上干于心，出现心悸、胸痛、气短，宜健运脾胃、补中升阳，药用荷叶、枳实、生白术、黄芪、党参、升麻、柴胡、陈皮、川芎、五灵脂、葛根等。心悸明显者加用炒枣仁、紫石英等，腹胀明显者加用九香虫、五谷虫等。

(5) 开肺痹以辅心　肺有辅心行血之功，若肺气痹阻，阳气不展，胸闷殊甚者，可气病及血，肺、心脉络瘀滞，发为心痛，治当宣降气机为主。药用瓜蒌皮、薤白、枳实、桔梗、白蔻壳、旋覆梗、郁金、紫菀、苏梗等。疼痛较甚者合失笑散；心烦加炒山栀、莲子心等。

(方　法)

【路志正】

1. 治心绞痛、胸痹的经验

杜少华及吴耀南等介绍如下。

(1) 芳香化浊治疗心绞痛　路氏认为冠心病心绞痛为本虚(阴阳气血)标实(阴寒、血瘀、痰浊)之证，以痰浊阻滞型多见，宜以芳香化浊为主，涤痰祛瘀为辅。基本方：藿香、苏梗、半夏、瓜蒌、石菖蒲、竹茹各 10 g，丹参 12 g，郁金 9 g，旋覆花、枳壳、泽泻各 6 g。气血阴阳两虚者加生脉散，或加黄芪、当归；阴寒甚者加制附子、桂枝；阳亢者加钩藤、草决明、白蒺藜；下肢水肿加猪苓、大腹皮；大便干结加火麻仁、厚朴、桃仁、杏仁；伴肝郁者加绿萼梅、玫瑰花。

(2) 调理脾胃治胸痹　路氏认为，脾虚失于健运，可致气虚血少、湿浊内蕴、痰瘀寒凝，造成胸阳痹阻，心脉不通。胸痹除从心肺着手治疗之外，《金匮要略》开创了从脾胃论治的先河。其辨证要点是既有纳化失常，又有心系症状。在调理中焦脾胃时重视升降药物的运用。在升脾阳方面，如系湿浊为患，常用藿香、羌活、葛根、荷叶、防风等；脾虚下陷者则用柴胡、升麻、白术等；和胃降浊用枳实、厚朴、旋覆花、半夏等；肺失清肃而致胃失顺降者选用杏仁、枇杷叶、桔梗、紫苏子、苏梗等；肝失疏泄致脾胃升降失度时，选用佛手、香橼皮、绿萼梅、香附、柴胡、莪术等。

路氏拟健运中气法、调脾养心法、醒脾化湿法、健脾涤痰法、温阳理中法治疗胸痹，血瘀较甚者选加桃仁、红花、丹参、川芎、白檀香，心阳虚衰者加附子、干姜、淫羊藿。中国中医研究院广安门医院在 10 家省、市级医院观察治疗 300 例，按全国统一标准诊断和疗效评定，以上述 5 法分型治疗 4 周，总有效率为 95.3%，心电图缺血表现改善总有效率为 49.7%；硝酸甘油停减率为 83.7%。同时观察到本法对胸痹患者高血压、高血糖、高血脂也有显著的改善作用。

2. 治中风经验

商阿萍撰文介绍，路氏认为中风初期多痰火、肝火，则宜急则治标。由于阴津一时难复，勿急于益气活血，早用或过用补气活血之药，可能引动肝风复起，常用清热化痰、平肝熄风、滋阴潜阳、祛湿通络之法；中风后，待痰火清，肝风熄，阴复阳潜，病情稳定而气虚征象显露时，再投补阳还五汤之类，其指征是面色由红赤转为萎黄，肢体拘急僵硬见缓或软弱无力，口角流涎，舌强见柔和，舌苔由黄腻转薄白。兼痰火及肝风者可合熄风化痰清火之药。当标实之象渐除，正气虚弱、肾精不足之象显露时，应重视扶正气，益肝肾，养精血，强脾胃。路氏常用熟地黄、制首乌、桑寄生、山茱萸填精益肾，肉苁蓉、巴戟天补肾阳，麦门冬、石斛养肺胃之阴，菖蒲、郁金豁痰醒脾开窍，地龙活血通络。路氏重升降,顾润燥,常以羌活、防风、升麻、柴胡、葛根合健脾益气之品以升脾阳;用杏仁、枇杷叶、紫苏子养胃阴、降胃气;藿香、砂仁悦脾和胃、升清降浊,时加少量大黄,通腑和胃。

(方　法)

【单兆伟】

1. 升降出入法治疗脾胃病

王媛媛介绍单氏运用升降出入法治疗脾胃病经验。

(1) 久泻、便秘　单氏认为久泻久痢多因湿热不清,余邪未尽,脾胃亏虚,清气下陷所致,若单用黄芪、白术等甘温壅气之品,可致中土气滞,宜用升补之法,补中有升,清气得升,脾运复来,则浊阴自降。常于补气健脾之外加入升麻、葛根、荷叶,引清阳之气上行阳道。

对常法治便秘不效时,可用欲降先升法,在多数沉降药中加升提宣肺药,如柴胡、升麻、杏仁、桔梗等,引脏腑之气上升,令其更好地通降下达。清阳既出上窍,浊阴则自归下窍。剂量宜轻,药味宜少。对虚秘多用桔梗配枳壳、石决明配莱菔子,升降并用,上下同调,以疏利气机,下气消胀,润肠通便。

(2) 呃逆　单氏在降胃气的同时,稍佐升提脾气之品,如升麻、柴胡,使脾升胃降。在治疗顽固性呃逆时,加宣肺之桔梗、杏仁,宣通肺气以降上逆之胃气。

(3) 中气下陷　单氏认为脾气升发赖于肝木之气宣畅升达,若肝失疏泄则脾不升清,胃失和降,久则中气下陷,出现纳呆、食后作胀等症,即所谓"邪在胆,逆在胃"。在补中益气同时辅以疏肝畅达之品,以助脾气升发。

2. 复发性消化性溃疡

(1) 虚实夹杂为标,脾气虚弱为本　单氏认为本病病位在胃,与肝脾关系密切。且有由气及血、由实转虚、寒热转化或寒化伤阳或热化伤阴等病机特点,多表现为虚实夹杂,本虚标实,湿热、气滞、血瘀等邪实兼夹并现。健脾助运为治疗大法,或佐以清化,或兼以行气、活血。胃溃疡活动期以中虚湿热最为常见,愈合期多表现为中虚气滞,溃疡愈后则表现为脾胃虚弱或胃阴不足;溃疡反复发作,病程日久者,可见瘀血停滞。

(2) 健脾助运为治,护膜抑酸同用　单氏临证以护膜与抑酸同用。护膜药选用凤凰衣、木蝴蝶、白及、三七等;抑酸药,属寒者用煅乌贼骨、白及,属热者用瓦楞子、白及等。护膜可加强黏膜的屏障作用,抑酸则减弱黏膜的损伤因素,两者均能促进溃疡面的愈合,且能止血、止痛。胃溃疡以护膜为主,活动期辅以抑酸;十二指肠溃疡则以抑酸为主,佐以护膜。施治时应辅以疏肝畅达之品以助脾气升发,柴胡既能升提,又能疏肝解郁,配以主降之枳壳,一升一降,宣降中焦郁滞,使脾升胃降。

(3) 益气清化愈溃疡　何镔介绍单氏治疗HP感染性溃疡常以益脾健胃与清化湿热同处,药用党参、黄芪、黄芩、仙鹤草、薏苡仁等。

3. 膏滋处方经验

陈云介绍,单氏在膏滋方中着重于肾,顾护脾胃。认为调补肾之阴阳可使全身阴阳达到平衡,注重运用血肉有情之品益精填髓,如龟版、鳖甲、鹿角胶 、海马等。同时,常用陈皮、半夏、苍术、厚朴、枳壳、茯苓、佩兰、神曲、山楂等行气化湿,醒脾开胃,以助流通,避免滋腻呆胃。对一些慢性病、虚实夹杂者用祛邪之品时,单氏认为攻不可太猛,尽量选用药性平和之品,如益气用太子参、白术、山药等清补之品,气阴兼顾,又不滞气;润阴用南沙参、北沙参、麦门冬、石斛、玉竹等清养之品,少用厚味;行气用佛手、绿萼梅、合欢皮、玫瑰花等,理气不伤阴,忌用耗气之品;清泻郁热用黄芩、仙鹤草、白花蛇舌草、半枝莲,不用大苦大寒以免损伤胃气;利湿重用薏苡仁,利水而又不伤阴。用黄芪多配知母,以减其燥热。

(方　法)

【郑绍周】

1. 面神经炎

金杰等介绍,郑氏分为急性期、恢复期、后遗症期进行治疗。急性期(2周以内)重在清热祛风、解毒通络,药用黄芪、刘寄奴、忍冬藤、鸡血藤、丹参、连翘各30 g,川芎12 g,防风、甘草10 g。恢复期(2周至半年)重在祛风化痰通络,药用全蝎、白附子、水蛭、白芥子、甘草各10 g,川芎15 g,黄芪20 g,丹参、鸡血藤各30 g,胆南星6 g。后遗症期重在滋补肝肾、养血通络,药用熟地黄、枸杞子、天麻各12 g,山茱萸10 g,当归、白芍药各20 g,川芎15 g,山药、鸡血藤各30 g。除内服汤剂外,对急性期患者配合静脉滴注七叶皂苷钠，以减轻神经水肿；恢复期患者滴注清开灵或灯盏花注射液配复方丹参注射液以清热化痰、活血通络；后遗症期则静脉滴注刺五加注射液配当归注射液以滋补肝肾、养血通络。此外，还可针刺攒竹、睛明、迎香、颊车、地仓、下关、合谷、内庭等穴位，对茎乳突部进行红外线照射，对患侧面按摩。郑氏认为，采用综合疗法，对于改善血液循环，促进神经恢复，防止面肌萎缩和痉挛具有良好的效果。

2. 震颤麻痹

张保平等介绍，郑氏认为，肝肾亏损，水不涵木，筋脉失养，振摇者最为多见，治以滋养肝肾，熄风镇痉，方用大定风珠加减，药用天麻、钩藤、全蝎、蜈蚣、生地黄、麦门冬、白芍药、阿胶、鸡子黄、生牡蛎、生龟版、生鳖甲、羚羊角。气血虚弱，筋脉失养，血虚风动，致使震颤者，治以大补元气，养筋定颤。方用十全大补汤加减。药用补气益血之品加天麻、钩藤、全蝎、羚羊角、肉桂、丹参、鸡血藤。痰浊阻络，经脉失约而震颤者，治宜豁痰通络，熄风定颤。方用导痰汤加天麻、钩藤、丹参、赤芍药、郁金等。

郑氏认为本病以肝肾不足与气血亏虚为本，标在内风痰瘀。治当培补肝肾、补益气血、化瘀通络。震颤较甚，宜着重平肝熄风，不甚者着重滋补肝肾或补益气血，再辨风、痰、瘀的兼夹与主次，适当兼顾。

3. 失眠

张金生等介绍郑氏以《伤寒论》方治疗失眠的经验。

(1) 血虚失眠　治以养血安神，清热除烦。选用酸枣仁汤加减。药用酸枣仁、茯苓各30 g，知母12 g，川芎20 g，甘草6 g。烦躁加牡丹皮20 g，栀子15 g，珍珠母30 g；心悸加生龙骨、生牡蛎各30 g；便秘加柏子仁30 g。

(2) 阴虚失眠　治以滋阴和阳，交会心肾。选用黄连阿胶汤加减。药用阿胶15 g，芍药20 g，黄芩10 g，黄连6 g，鸡子黄1枚。心火盛加竹叶30 g，天竺黄12 g；烦躁加牡丹皮、栀子各10 g；津亏加麦门冬、制首乌、生地黄各15 g。

(3) 肝郁失眠　治以调畅气机，重镇安神。以柴胡加龙骨牡蛎汤加减。药用柴胡、黄芩、桂枝、龙骨、牡蛎、大黄、茯苓。烦躁加怀小麦30 g，栀子15 g；心神不宁加酸枣仁、茯神、夜交藤各30 g。

(4) 气虚失眠　治以益气健中，养心安神。方选黄芪建中汤加减。药用黄芪60 g，桂枝12 g，白芍药、饴糖各20 g，大枣10枚，生姜3片。气虚甚者黄芪用100 g；血虚加当归12 g，桑寄生、鸡血藤各30 g。

(5) 阳虚失眠　治以补肾温阳。方选金匮肾气丸，药用熟附片10 g，桂枝12 g，地黄20 g，山茱萸15 g，山药、茯苓各30 g，泽泻、牡丹皮各15 g。肾阳虚明显酌加淫羊藿30 g，仙茅15 g；肾精亏虚加鹿角胶30 g，龟版胶15 g。

(6) 食积失眠　治以和胃化滞，通腑泻浊。方选调胃承气汤加减。药用大黄15 g，芒硝、甘草各6 g。腹胀加木香9 g，佛手12 g；纳差加山楂20 g，炒麦芽15 g；恶心加代赭石15 g，莱菔子20 g。

4. 老年眩晕

郝玉红等介绍，郑氏认为老年眩晕的根本原因在于肾虚，由此产生痰浊、瘀血、阳亢、化风等证，其中肾虚痰浊者所占比例最多，提出补肾、化痰、开窍法，自拟补肾化痰汤，组成为：仙茅、淫羊藿、菟丝子、葛根、泽泻各30 g，沙苑子20 g，僵蚕、九节菖蒲、生蒲黄各15 g，半夏12 g。脾虚湿盛者加党参、焦白术、茯苓；兼气血虚者加黄芪、当归；兼肝阳上亢者加天麻、钩藤；兼血瘀者加赤芍药、丹参。

（方　法）

[附]　参考文献

C

陈云. 单兆伟教授膏滋处方经验. 河南中医，2003；(4)：18

D

杜少华，张敏，赵艳萍. 路志正老中医芳香化浊治疗心绞痛经验. 新疆中医药，2003；(2)：38

F

冯桂兰.干祖望治痰验案析义.辽宁中医杂志,2003;(7):587

G

宫晓燕,任玺洁,刘艳华.任继学教授用药经验举隅.长春中医学院学报,2003;(3):44

宫晓燕,任玺洁,刘艳华.任继学教授治肾风用药经验撷菁.中医药学刊,2003;(12):1989

H

郝玉红,祝玉清.郑绍周运用补肾化痰汤治老年性眩晕经验.中医研究,2003;(3):45

何镔.单兆伟治疗复发性消化性溃疡的经验.北京中医杂志,2003;(2):16

J

金杰,陈海燕,赵锋.郑绍周治疗面神经炎经验.中医杂志,2003;(7):499

L

廖月红,李六英.干祖望教授治疗鼻病经验介绍.新中医,2003;(8):7

S

商阿萍.路志正教授治疗中风经验撷菁.中医药学刊,2003;(7):1057

W

王媛媛.单兆伟教授运用升降出入法治疗脾胃病经验.吉林中医药,2003;(3):5

吴耀南,谢俊杰,许正锦.路志正教授调理脾胃治胸痹的学术思想浅析.福建中医药,2003;(5):14

Y

杨利.任继学从他脏治心经验采菁.中国医药学报,2003;(1):38

Z

张保平,姜秀云,金杰.郑绍周辨证震颤麻痹的经验.中国医药学报,2003;(4):221

张金生,宫洪涛.郑绍周以仲景方治失眠的经验.辽宁中医杂志,2003;(3):165

(二) 传染科

【概述】

2003 年度发表的属国家法定传染病范畴文献有 900 余篇，其中病毒性肝炎的临床及实验研究约占 59%，传染性非典型肺炎约占 23%，其余为流行性腮腺炎、肺结核、细菌性痢疾、流行性出血热以及性病、麻疹、流行性感冒、乙型脑炎等病证的治疗与研究。

1. 传染性非典型肺炎(SARS)

2003 年 SARS 在我国及全世界多个地区蔓延，其治疗多以中西医结合为主。卫生部发布了《传染性非典型肺炎推荐治疗方案》，国家中医药管理局修订《非典型肺炎中医药防治技术方案(试行)》，推荐和建议使用以提高人群对 SARS 的抵抗力为目的的中药参考处方。仝小林等的临床研究，探讨中医治疗本病临床思路以及单纯中医治疗的可行性和有效性，将 16 例 SARS 患者，根据发病过程分为 4 期，即发热期(其中又分为初期、壮热期、热毒期 3 个阶段)、喘咳期、喘脱期(分为宗气外脱、元气外脱 2 型)和恢复期(分为心脾两虚、心肾不交、肝经湿热、火毒伤阴、肺络瘸积 5 型)。分别运用 12 个主要中医处方和相应静脉滴注中药对 SARS 患者进行治疗，不使用糖皮质激素、抗病毒药物、免疫调节剂等西医常规用药，在没有明确的细菌感染证据前，不使用抗生素。结果：平均退热时间为(4.44±1.46)d，X 线胸片显示肺部斑片状阴影平均吸收时间为(10.87±2.92)d。(详见专条介绍)

2. 病毒性肝炎

林丽娟报道 224 例急性黄疸型肝炎，以急肝合剂(蒲公英、黄柏、板蓝根、车前子、茵陈、生大黄等煎服)治疗，并与服用西药齐墩果酸片治疗的 224 例作观察比较。30 d 为 1 个疗程。服用 1～2 个疗程，治疗组和对照组的总有效率分别为 98.2%(220/224)、85.9%(192/224)，治愈率(主次症状消失，肝脏复常或明显回缩，B 超、肝功能恢复正常，HBsAg 转阴，随访 1 年无复发)分别为 94.6% (212/224)、57.1%(128/224)，组间比较，$P<0.01$。王育群等报道 60 例慢性乙型肝炎，随机分为治疗组和对照组各 30 例，治疗组以活血软肝方(丹参、赤芍药、苦参、炙鳖甲、穿山甲、参三七等煎服)联合苦参素(肌肉注射)治疗，对照组服用大黄䗪虫丸。均以 6 个月为 1 个疗程。结果治疗组 HBeAg、HBV-DNA 的阴转率分别为 54.5%(12/22)、57.9%(11/19)，HA、TGFβ_1 由 283.1±51.32、8.09±2.31 降至 92.31±13.92、3.62±1.07，与对照组相比，有显著性差异($P<0.05$ 或 $P<0.01$)。张奉海等报道 52 例戊型肝炎，以赤白汤(赤芍药、白芍药、白术、大黄、丹参、茵陈、生山楂)煎服，经治疗 1～6 周后，丙氨酸氨基转移酶(ALT)异常率由治疗前的 96.1%(50/52)下降到 7.8%(4/52)；血清 TBiL 升高者(治疗前有 40 例)均明显下降(由(45.36±50.34)μmol/L 下降到(18.72±12.20)μmol/L，$P<0.01$)。周文献等报道 120 例乙型肝炎，以归甲肝泰(当归、龟甲、穿山甲、麦门冬、生地黄、西洋参等)口服，并与用乙肝宁冲剂口服治疗的 80 例作对照。疗程为 3 个月。总有效率分别为93.4%(112/120)、73.9%(59/80)，组间比较，$P<0.05$。孙学华等报道 127 例丙型肝炎，以清肝冲剂(猫人参、黄芩、柴胡、白术、刘寄奴等)口服，经治 6 个月，肝功能中 ALT、AST 复常率分别为60.0%和52.9%。随访 1 年，ALT、AST 复常率分别为88.8%、88.2%，HCV-RNA 阴转率为30.7%(39/127)。付立功等报道 60 例丙型肝炎，以益气固阴、活血解毒法(党参、郁金、蚤休、僵蚕、女贞子、黄芪等)治疗，并与用 α-干扰素治疗的 30 例作对照。经治 6 个月，抗 HCV 阴转率分别为58.3%(35/60)、16.7%(5/30)，总有效率分别为93.3%(56/60)、26.7%(8/30)，组间比较，$P<0.01$。贺江平等报道 416 例淤胆型肝炎，采用前瞻性多中心随机开放对照实验，将患者按3∶1比例分为治疗组 312 例和对照组 104 例，分别用赤丹退黄颗粒(赤芍药、丹参、葛根、瓜蒌)和加诺片治疗。疗程均为 8 周。结果治疗组在降低血清总胆红素水平、退黄显效率及总有效率均优于对照组($P<0.05$ 或 $P<0.01$)。胡金满等报道 30 例肝炎高胆红素血症并发内毒

素血症,以解毒化痰汤(赤芍药、丹参、郁金、茵陈、田基黄、白花蛇舌草等 12 味制成饮剂)治疗,并与茵栀黄口服液治疗的 30 例作对照。结果治疗组和对照组的总有效率分别为 90.0%(27/30)、76.7%(23/30),且清除血浆内毒素与治疗前比较,以及改善肝功能方面与对照组比较,均有显著差异 ($P<0.05$)。唐智敏等报道以丙型肝炎病毒体内感染裸鼠模型筛选 20 种常用清热解毒类中药(龙胆草、苦味叶下珠、黄芩、黄柏、山豆根、栀子、虎杖、茵陈、天花粉、苦参等),结果表明,该 20 味中药均无直接清除 HCV 的作用,但龙胆草、黄芩、山豆根、栀子及苦参 5 味中药可明显抑制 HCV-RNA 的复制。抗肝纤维化的实验研究详见专条介绍。

3. 细菌性痢疾(菌痢)

胡宝珍报道急性菌痢 96 例,以止痢汤(粉葛根、赤芍药、白芍药、一见喜、煨木香、炮姜炭等)随证加减煎服,并与用氨苄西林、丁胺卡那等静脉滴注治疗的 64 例作对照。结果总有效率分别为 95.8%(92/96)、81.3%(52/64),显效率分别为 71.9%(69/96)、51.5%(33/64),两组疗效有显著性差异 ($P<0.05$)。张继玉等报道急性菌痢 74 例,以复方葛根芩连汤(葛根、黄芩、黄连、木香、马齿苋、茯苓、泽泻)加减治疗,并与用西药抗生素等治疗的 60 例作对照。疗程均为 3～5 d,总有效率分别为 94.6%(70/74)、70.0%(42/60),治愈率分别为 73.0%(54/74)、53.3%(32/60),组间对比,$P<0.05$ 或 $P<0.01$。

4. 麻疹

尤立平等报道 38 例,以清开灵口服液治疗为主,平均用药 3.8 d 后,中毒症状明显缓解、消失,精神食欲好转,体温降至正常;5 d 后,皮疹顺序消退,部分患者留有糠状细小脱屑及淡褐色色素沉着。全病程平均 8.7 d,临床治愈率为 100%。郑孝谧对 139 例麻疹发热患着随机分为治疗组 77 例和对照组 62 例,均予常规中西药(抗病毒、对症止咳、能量支持等)治疗,治疗组加用醒脑净治疗,结果治疗组在退热和缩短总病程的疗效上均明显优于对照组 ($P<0.01$)。

5. 肺结核

蒋卫健报道 79 例因化疗效果不佳及化疗胃肠道反应剧烈而改服中药的肺结核患者,以壁虎、百部、紫河车制成守百胶囊服用,并与用白合固金汤或秦艽鳖甲汤煎服治疗的 51 例作对照。结果两组的总有效率分别为 93.6%(74/79)、62.7%(32/51),组间比较,$P<0.05$。欧阳建军等认为,随着抗结核药的广泛应用,多重耐药菌及药物的毒副作用已成为化疗失败的主要原因,及时总结推广中医药防治肺结核的经验对提高肺结核的治愈率有重要意义。如何确定辨证分型标准以及与之相对的方药,加强中医方剂在体外杀菌抑菌实验、动物实验中的科研力度,研制出具有杀灭或强力抑制结核杆菌作用新的方药制剂,是目前科研中所面临的主要任务和课题。

此外,白兰芝等报道儿童病毒性脑炎 31 例,采用辨证与辨病相结合,按病程分为风热煽张期、邪困清阳期和阴阳失衡期分别以中西医结合治疗,治愈率为 96.8%,死亡率 3.2%。胡乃珂报道 101 例流行性出血热急性肾功能衰竭患者,以大黄、芒硝煎服或灌肠,总有效率为 96.1%(详见专条介绍)。罗翌等报道登革热 18 例,以清气凉营汤为主治疗,结果显效(临床症状及体征全部或大部分消失,WBC、BPC 恢复正常或明显改善)11 例,完全退热时间平均为 46.5 h。李淑霞报道流行性腮腺炎 200 例,以普济消毒饮(黄芩、黄连、牛蒡子、连翘、薄荷、白僵蚕等)为主随证加减煎服,同时以中药外敷(生大黄粉、青黛各 10 g,用鸡蛋清调为稀糊状)患部。平均治疗 5 d,全部有效。

(张　玮)

【传染性非典型肺炎的治疗与研究】

传染性非典型肺炎,由新型冠状病毒感染引起的烈性呼吸道传染病,WHO 将其称为严重急性呼吸综合征(SARS)。2003 年度报道的临床文献约 200 余篇。在辨证分型方面报道各异。邓铁涛采用卫气营血和三焦辨证进行分期、分型,按病情分为早、中、极(高峰)、恢复 4 期,早期又分为湿热遏阻肺卫、表寒里热挟湿 2 型,中期分为湿热毒、邪伏膜原、邪阻少阳 3 型,极期分为热入营分、耗气伤阴及邪盛正虚、内闭外脱 2 型,恢复期分为气阴两伤、气虚挟湿挟瘀 2 型。张伯礼等根据本病临床表现特点,分为发热期、喘憋期、恢复期,按期论治。刘喜明等将本病分为发病前期、发热期、咳期、恢复期 4 期,轻、中、重、极重 4 型。杨进将本病分为邪袭肺卫、湿热阻于少阳、邪热壅肺、肺热移肠、热入营血、正气外脱及肺卫阴伤等 7 型。

仝小林等将本病的发病过程分为4期，即发热期(其中又分为初期、壮热期、热毒期3个阶段)、喘咳期、喘脱期(分为宗气外脱、元气外脱2型)和恢复期(分为心脾两虚、心肾不交、肝经湿热、火毒伤阴、肺络瘢积5型)。对SARS的治疗，报道多以中西医结合为主。国家中医药管理局修订的《非典型肺炎中医药防治技术方案(试行)》，专家根据所针对的不同人群以及地区气候特点，分别对易感人群的预防、不同类型和不同病期患者的治疗提供了指导性意见。并推荐和建议使用以提高人群对SARS的抵抗力为目的的中药参考处方。仝小林等的临床研究，探讨中医治疗本病临床思路以及单纯中医治疗的可行性和有效性。根据对本病的分期(证型)，分别运用12个主要中医处方和相应静脉滴注中药对16例SARS患者进行治疗，不使用糖皮质激素、抗病毒药物、免疫调节剂等西医常规用药，在没有明确的细菌感染指标之前，不使用抗生素。结果：平均退热时间为(4.44±1.46)d，X线胸片显示肺部斑片状阴影平均吸收时间为(10.87±2.92)d，治疗期间，无一病例病情发生恶化。朱敏等报道45例，均选用中成药鱼腥草注射液或清开灵注射液静脉滴注，按辨证分型用药；并选用抗生素，糖皮质激素以及对症治疗等西药。结果：45例全部治愈。体温恢复至正常时间平均为3 d；胸部X线摄片肺部阴影完全吸收时间平均为8 d；平均住院时间为10天。赵春惠等采用随机对照法对77例接受中西医结合或单纯西药治疗的SARS患者的疗效进行比较。结果：中西医组37例全部恢复正常出院；西医组40例中死亡1例，39例恢复正常出院。西医组急性期27例治疗7 d后T淋巴细胞$CD4^+$由(497±262)个/μl下降到(377±190)个/μl，而中西医组24例T淋巴细胞$CD4^+$由(584±440)个/μl上升到(662±316)个/μl，差异显著($P<0.05$)。西医组6例急性期X线胸片提示平均基本吸收时间为(18.4±8.2)d，比中西医组22例的(16.2±8.8)d慢了约2 d。西医组11例由重型转为轻型平均时间为(10.9±3.4)d，比中西医组(12例)的(9.3±3.8)d慢约1 d。西医组20例平均激素总用量为(1 325±623)mg，略少于中西医组15例平均(1 400±685)mg；第一次减量平均时间西医组为(8.1±3.8)d，比中西医组的(6.4±3.7)d长2 d，均无统计学差异。提示与西药治疗相比较，中西结合治疗能加快患者免疫功能康复，促进肺部炎症的吸收，缩短激素使用时间，加速患者的康复。张瑞麟等报道49例，其中对照组29例，采用卫生部《传染性非典型肺炎推荐治疗方案》，应用利巴韦林、左旋氧氟沙星、阿奇霉素、糖皮质激素(甲基强的松龙)等药物；治疗组20例，在对照组治疗的基础上，采用了科技部"防治SARS特别科技行动"中西医结合治疗SARS的方案。结果：① 症状改善所需时间，治疗组为5.10 d，对照组为7.62 d。两组比较差异有显著性意义($P<0.05$)。② 激素减量前使用的总量和天数，两组比较差异无显著性($P>0.05$)。③ 激素减量后使用的总量和天数两组比较差异有显著性。④ 改善外周血白细胞总数及淋巴细胞绝对值和胸片片状影吸收的时间，两组比较差异无显著性($P>0.05$)。提示中西医结合治疗SARS，在改善临床症状、减少激素用量和缩短疗程上，比单纯西医治疗有明显的优势。

(李 莹 张应文)

【凉血活血、清热解毒为主治疗重症肝炎的临床研究】

重症肝炎因其发病急、进展快、病死率高而引起广泛重视和研究。喻洪伟等报道60例，以清热利湿活血解毒法(茵陈蒿、大黄、丹参、木通、赤小豆、金钱草等为主，随证加减煎服，每日1剂)为主，并与用甘草酸二胺、左旋门冬酰胺钾镁等西药治疗的30例作对照。1个月为1个疗程，连续用药2个疗程。结果两组的总有效率分别为96.7%(58/60)、73.3%(22/30)，组间比较，$P<0.05$。且治疗组的血清ALT、TBiL、白蛋白等指标的改善也明显优于对照组($P<0.05$)。张文才等报道197例，随机分为治疗组100例和对照组97例。均予西医综合疗法，治疗组加用大黄牡丹汤(大黄、牡丹皮、桃仁、赤芍药、冬瓜子、芒硝)加减煎服或予灌肠，每日1剂。经治2周后，两组的死亡率分别为46.0%(46/100)、78.4%(76/97)，组间比较，$P<0.05$。且两组的主要症状(黄疸、腹胀、明显乏力、恶心呕吐)改善时间、总胆红素分别由(297.8±85.7)μmol/L降至(21.8±17.7)μmol/L，(278.7±78.5)μmol/L降至(52.3±21.8)μmol/L的改善情况比较，均有明显差异($P<0.05$，$P<0.01$)。和凤云等报道临床观察66例，随机分为治疗组35例和对照组31例。均予护肝、降酶等西药，治疗组加服思密达和中药(生大黄、柴胡、茵陈蒿、白术、茯苓等煎服，每日1剂)，1个月为1个

疗程。观察2个疗程。治疗组的主要症状(明显乏力、食欲减退、呕吐、明显腹胀、黄疸、腹水)及肝功能的改善均明显优于对照组($P<0.05$,$P<0.01$)。张双斌报道80例,随机分为治疗组和对照组各40例。均予甘利欣、门冬氨酸钾镁、维生素C、支链氨基酸、促肝细胞生长素等静脉滴注,酌情使用抗生素、人体白蛋白、乙酰谷酰胺、甘露醇等,并加强支持疗法,维持水、电解质及酸碱平衡;治疗组加用中药(茵陈、白花蛇舌草、猪苓、金钱草、赤芍药等)煎服或保留灌肠,每日1剂。结果治疗组和对照组的总有效率分别为85.0%(34/40)、67.5%(27/40),组间比较,$P<0.05$。

(邢练军)

【苦参制剂治疗慢性乙型病毒性肝炎的临床观察】

以苦参制剂为主治疗慢性乙型肝炎(CHB)的临床报道较集中。邓初树等报道102例,随机分为治疗组56例和对照组46例。均予α-1b干扰素(赛若金注射液)500万U于三角肌注射,每周3次;治疗组加用苦参碱注射液150 mg溶于葡萄糖注射液中静脉滴注,每日1次。疗程均为16周。结果治疗组ALT、AST复常率显著高于对照组($P<0.01$);治疗组疗程结束时HBeAg、HBV-DNA阴转率分别为53.6%(30/56)、60.7%(34/56),对照组分别为39.1%(18/46)、41.3%(19/46),组间比较,有显著性差异($P<0.05$)。信永明等报道96例,随机分为治疗组50例和对照组36例。均予拉米夫定100 mg口服,每日1次,3个月为1个疗程;治疗组加用苦参碱20 ml溶于10%葡萄糖溶液中静脉滴注,每日1次,连续应用45 d。结果治疗组HBV-DNA、HBeAg的阴转率分别为94.0%(47/50)、86.0%(43/50),对照组分别为89.1%(41/46)、26.1%(12/46),组间比较,有显著差异($P<0.05$,$P<0.01$)。张秀琴等报道101例,随机分成治疗组52例和对照组49例。分别采用苦参素胶囊和乙肝清热解毒片口服。连服3个月,总有效率分别为94.2%(49/52)、63.3%(31/43),HBV-DNA阴转率分别为46.2%(24/52)、16.35%(8/49)。组间比较,有显著性差异($P<0.05$)。周清荣等报道68例,随机分为治疗组32例和对照组36例,均予综合保肝(降酶、退黄及对症等)疗法,治疗组加用苦参素葡萄糖注射液(连云港正大天晴药业生产)100 ml(含苦参素0.6 g)、每日静脉滴注1次,连用2个月,随后改用苦参素胶囊口服。疗程为3个月。结果治疗组在治疗2个月时,患者肝功能较对照组改善明显($P<0.05$),停药3个月后仍有明显的持久疗效;在抗HBV方面,疗程结束及随访3个月HBeAg阴转率分别为43.8%(14/32)、40.6%(13/32),抗HBe阳转率均为28.1%(9/32),HBV-DNA阴转率分别为46.9%(15/32)、43.8%(14/32),均明显优于同期对照组($P<0.01$)。李征文报道260例,随机分为治疗组160例和对照组100例。均予肌苷、肝泰乐、维生素C等加入葡萄糖注射液及甘利欣30 ml静脉滴注治疗,治疗组加用苦参碱及胸腺肽液溶于10%葡萄糖溶液中静脉滴注,每日1次,4周为1个疗程,连续3个疗程。结果治疗组和对照组的肝功能复常率比较,无显著差异,而TBiL复常率分别为90.6%(87/96)、56.3%(36/64),差异明显($P<0.05$)。治疗组HBeAg、HBV-DNA的阴转率分别为38.7%(48/124)、31.1%(32/103),对照组分别为11.3%(9/79)、12.5%(8/64),组间比较,有显著性差异($P<0.05$)。孙维会等报道94例CHB肝纤维化患者,以随机数字法分为治疗组64例和对照组30例。治疗组用小柴胡汤(柴胡、黄芩、半夏、人参、生姜、大枣、炙甘草煎服,每日1剂)联合苦参素注射液(600 mg静脉滴注,每日1次),对照组用维生素、还原型谷胱苷肽等保肝药治疗。疗程均为半年。结果治疗组患者血清中HA、PCⅢ、LM、TGF-β_1、TNF-α等纤维化指标显著降低,分别与治疗前及对照组比较,均有显著差异($P<0.05$,$P<0.01$)。

(陈云飞)

【乙型肝炎实验室指标与辨证分型的关系探讨】

徐伟等将62例妊娠慢性乙型肝炎(乙肝)肝郁脾虚型患者分为早孕期(26例)、晚孕期(36例)两组,另选择31例非孕期肝郁脾虚患者、20例非孕期健康者为对照组。以探讨妊娠对乙肝患者血清白细胞介素-10、12(IL-10、IL-12)、γ-干扰素(IFN-γ)浓度的影响及临床意义。结果表明:妊娠可使乙肝肝郁脾虚型患者血清IL-10下降,IL-12、IFN-γ浓度升高,尤以晚孕期(与其他各组比较)更为明显($P<0.01$)。王宝珍等将135例慢性乙肝有肝纤维化的患者分为血瘀组和非血瘀组,在分析病理与纤维化血清学指标关系的基础上,探讨肝血瘀阻与病理纤维化分期及血清纤维化指标的关系。结果表明,不同纤维化分期之

间血清透明质酸(HA)、层黏蛋白(Ⅳ-C)、Ⅲ型胶原N端肽(PⅢNP)的含量有显著差异,LN含量无明显差异。88.1%(119/135)的患者有不同程度血瘀表现。血瘀组患者肝纤维化的病理变化明显重于非血瘀组,血清纤维化指标也呈一致;且血瘀程度越明显则肝纤维化的程度越严重。陈锦芳等报道124例慢性乙肝,辨证为湿热蕴脾证64例和脾胃气虚证60例。2个证型均随机分为常规治疗组和加服中药组,另设健康对照组30名,分别在治疗前后检测血清肿瘤坏死因子-α(TNF-α)及IL-6水平,以探讨慢性乙肝湿热蕴脾证和脾胃气虚证与血清TNF-α,IL-6之间的关系。结果2个证型患者的血清TNF-α,IL-6均升高,与健康对照组比较,有显著性差异($P<0.01$);2个证型治疗后血清TNF-α,IL-6均下降,与治疗前比较,有显著性差异($P<0.01$);湿热蕴脾证加服(清热利湿)中药组的血清TNF-α水平显著低于常规治疗组($P<0.05$),脾胃气虚证加服(益气健脾)中药组TNF-α,IL-6水平低于常规治疗组($P<0.05$,$P<0.01$)。该研究还表明,湿热蕴脾证多见于慢性乙肝中、重度患者,较脾胃气虚证(慢性乙肝轻度患者)病情严重;而中西医结合治疗可明显改善血清TNF-α,IL-6水平的变化。杨宏志等报道将76例HBeAg阳性的慢性乙肝轻、中度的患者分为虚证组、实证组、虚实夹杂组,并设30名正常健康献血员作对照。进行乙肝病毒DNA(HBV-DNA)定量、T淋巴细胞亚群检测分析,以探讨中医虚实病机与现代医学免疫发病机制之间的关系。结果:与正常对照组比较,各组患者的CD_4^+水平明显下降,CD_4^+/CD_8^+存在明显差异。HBV-DNA定量实证组>虚实兼夹组>虚证组($P<0.05$)。CD_4^+/CD_8^+比值虚证组>虚实兼夹组>实证组($P<0.05$)。研究提示慢性乙肝患者存在着免疫调节紊乱;HBV-DNA定量水平可作为实证的参考指标,CD_4^+/CD_8^+值可作为虚实变化的参考指标,CD_8^+可能是虚证的参考指标。

(张　波)

【抗肝纤维化的实验研究】

1. 抗血吸虫病肝纤维化研究　黄敏等研究表明,黄芪注射液能降低血吸虫病肝纤维化小鼠血清透明质酸(HA)和肝组织羟脯氨酸(Hyp),提示该制剂有一定的预防血吸虫病肝纤维化作用。陈盛铎等的研究表明,黄芪可降低血吸虫病小鼠肝组织外周型苯二氮䓬受体(PBR) mRNA表达水平,其可能通过此机制阻止血吸虫病肝损伤的发展。张晓平等研究表明,血府逐瘀汤可使血吸虫病肝纤维化小鼠血清Ⅰ型、Ⅲ型前胶原(PC-Ⅰ、PC-Ⅲ)、肿瘤坏死因子(TNF-α)、白细胞介素6(IL-6)及肝组织中Hyp含量显著减少,肝病灶炎性细胞浸润明显减轻,从而阻断及逆转早期血吸虫性肝纤维化的病理过程。

2. 针对肝星状细胞(HSC)的研究　李岚生等研究表明,大剂量大黄䗪虫丸能使CCl_4复合因素所致肝纤维化大鼠肝内转化生长因子(TGF-β_1)、α-平滑肌肌动蛋白(α-SMA)在汇管区及不连续纤维间隔的表达明显减弱,胶原生成减少,从而减弱肝星状细胞的自分泌放大效应,这可能是大黄䗪虫丸抗肝纤维化作用的主要机制之一。于世瀛等研究表明,益气活血方药(桃仁、黄芪等5味中药)不同提取物以不同的模式抑制体外培养的大鼠HSC增殖,其基本趋势是水溶性成分较多的提取物显示一定程度的剂量依赖性抑制效应,但抑制作用较弱;脂溶性成分的提取物有较强的时间依赖性抑制作用,低浓度下抑制作用较强。王海南等研究表明,丹参酚酸B盐与虫草多糖联合治疗能抑制体外培养的HSC增殖,并能减少活性型TGF-β_1含量。祝峻峰等的实验结果显示,抗纤复方(黄芪、丹参、郁金、䗪虫、鸡内金、紫河车等)含药血清可明显降低HSC-LI 90细胞Ⅰ型、Ⅳ型胶原mRNA表达水平,从而减少胶原的沉积;明显增加模型基质金属蛋白酶基因的表达。胡泰洪等的实验研究显示,抗纤软肝颗粒(鳖甲、海藻、牡蛎、丹参、莪术等)能促进基质金属蛋白酶-1(MMP-1)的表达,抑制金属蛋白酶组织抑制因子-1(TIMP-1)的表达,促进胶原的降解,抑制肝窦毛细血管化形成,从而产生抗纤维化作用。

3. 对肝细胞保护作用的研究　李延昌等研究表明,赤芍药具有良好的保护肝细胞,抑制胶原纤维合成、沉积及促进其降解等作用,可明显改善肝纤维化血清学指标及肝组织的病理改变,可使大鼠纤维化肝小叶结构基本恢复正常。赵玉瑶等的研究表明,臌胀片(柴胡、三七、青皮、葫芦巴等)能保护肝细胞;抑制胶原蛋白合成、促进降解,且随剂量的增大疗效更为显著;并能对抗脂质过氧化作用。韩涛等研究表明,融肝胶囊(当归、桃仁、白芥子、汉防己、茵陈蒿等)能保护肝细胞、减轻 CCl_4 对大鼠肝组织的破坏,防止胶原纤维增生、沉积。杨文卓等的研究表明,氧化苦参碱对二甲基亚硝胺诱导的肝纤维化有预防及治疗作用。

4. 其他　陆雄等报道,扶正化瘀方(丹参、桃仁、虫草菌丝等)能显著降低 DMN 模型大鼠血清 ALT、AST 活性及总胆红素水平,提高肝细胞合成白蛋白的能力,降低肝组织 Hyp 含量,能显著改善其肝窦扭曲、闭塞等形态学变化,促进肝窦毛细血管化的逆转。周小舟等报道,软肝冲剂(黄芪、穿山甲、田七、丹参、桃仁、鳖甲等)能调节 P^{21} 基因表达,调节细胞周期,促进肝细胞再生,抑制肝纤维化。任建平等报道,克肝纤(丹参、柴胡、黄芪、大黄等)有抗凋亡及调控 bcl－2 基因表达水平的作用。殷志军等报道,益气软肝方(黄芪、白术、丹参、川芎、桃仁、鳖甲等)可降低人血清白蛋白所致的肝纤维化大鼠的死亡率,其降低大鼠肝纤维化程度,与肝刺激因子作用相似。

(袁久林)

【流行性出血热的治疗】

流行性出血热(EHF)的治疗,韩知报道 45 例,以竹叶石膏汤加减(淡竹叶、生石膏、半夏、党参、麦门冬、粳米、甘草)煎服,每日 1 剂。7 d 为 1 个疗程。结果总有效率 97.8%(44/45),其中治愈率(症状及体征消失,实验室检查正常)为 66.7%(30/45)。叶伟东等报道 63 例 EHF 多尿期患者,随机分为治疗组 33 例和对照组 30 例,均予常规西药治疗,治疗组加用益气养阴排毒中药(西洋参、桑螵蛸、麦门冬、黄芪、益智仁、大黄、五味子、生地黄)煎服。结果两组均获治愈,但在多尿期持续时间及肾功能、尿常规复常时间等方面比较,治疗组明显优于对照组($P<0.01$)。胡乃珂报道 101 例 EHF 急性肾功能衰竭患者,以大黄、芒硝煎服或灌肠,连用 3～5 d 为 1 个疗程。同时配合适当补液、纠正电解质紊乱及酸碱平衡。结果总有效率为 96.1%(97/101),服药后开始排尿的平均时间为(3.15±2.91)h。尿量、尿蛋白及血尿素氮恢复正常的平均时间分别为(1.68±1.04)d、(4.62±2.58)d、(5.06±3.72)d。杨秋兰等治疗 68 例 EHF 并发颅内或消化道大出血患者,随机分为治疗组 36 例和对照组 32 例。均予西医常规治疗的基础上,治疗组按辨证分为热入血分、寒热错杂、气血虚弱 3 个证型,分别以犀角地黄汤加减、半夏泻心汤加减、黄土汤合当归补血汤煎服治疗。结果两组均获痊愈,但在主要体征消失、症状改善、实验室各项指标恢复时间和痊愈时间等方面比较,治疗组均优于对照组($P<0.01$)。

(王　奕)

[附] 参考文献

B

白兰芝,王君旺,刘丽平. 中西医结合治疗儿童病毒性脑炎 31 例. 四川中医,2003;(8):66

C

陈锦芳,吴成,柳丽娟. 慢性乙型肝炎湿热蕴脾证和脾胃气虚证与 TNF－α 及 IL－6 相关性研究. 中国中西医结合杂志,2003;(1):28

陈盛铎,罗俊华,杨培明,等. 黄芪对感染性血吸虫小鼠肝组织外周型苯二氮卓受体表达的影响. 中西医结合肝病杂志,2003;(4):219

D

邓初树,罗莉,朱成权,等. 苦参碱联合 α－1b 干扰素治疗慢性乙型肝炎临床观察. 安徽中医学院学报,2003;(4):8

邓铁涛,邱仕君,邹旭. 论中医诊治非典型肺炎. 新中医,2003;(6):3

F

付立功,赵素丽,李利亚. 益气固阴活血解毒法治疗丙肝 60 例. 实用中医药杂志,2003;(4):189

H

韩涛,兰咏梅,杨少军,等. 融肝胶囊抗肝纤维化的实验研究. 中国中医药信息杂志,2003;(3):31

韩知. 竹叶石膏汤加减治疗流行性出血热疗效观察. 河南中医,2003;(7):9

和凤云,王玉龙,龙飞. 思密达联合大黄复方治疗重型肝炎 35 例. 中西医结合肝病杂志,2003;(3):173

贺江平,汪承柏,丁晋彪,等. 赤丹退黄颗粒治疗急慢

性病毒性淤胆型肝炎的开放对照研究. 中国中西医结合杂志，2003；(7)：498

胡宝珍，徐永芳. 自拟止痢汤治疗急性痢疾 96 例. 浙江中西医结合杂志，2003；(5)：308

胡金满，谌宁生，谢静，等. 解毒化瘀汤治疗肝炎高胆红素血症并发内毒素血症的临床研究. 湖南中医学院学报，2003；(2)：29

胡乃珂. 重用大黄芒硝治疗流行性出血热急性肾衰竭临床观察. 山东中医杂志，2003；(10)：607

胡泰洪，葛娅，张赤志. 抗纤软肝颗粒对肝纤维化大鼠肝脏基质转换及肝窦毛细血管化的影响. 中西医结合肝病杂志，2003；(5)：283

黄敏，毕静，范虹. 黄芪注射液对血吸虫病肝纤维化小鼠血清透明质酸酶和肝组织羟脯氨酸含量的影响. 中西医结合肝病杂志，2003；(4)：217

J

蒋卫健. 守百胶囊治疗肺结核 79 例临床观察. 湖南中医杂志，2003；(3)：8

L

李岚生，徐曼，刘志龙，等. 大黄䗪虫丸对大鼠肝星状细胞表达 TGF－β_1 的影响. 中国中西医结合杂志，2003；(10)：763

李淑霞. 中药治疗流行性腮腺炎 200 例. 吉林中医药，2003；(7)：26

李延昌，孙玉风，冯志杰，等. 赤芍抗肝纤维化的实验研究. 中国中西医结合杂志，2003；(10)：767

李征文. 苦参碱联合大剂量胸腺肽治疗慢性乙型肝炎 160 例. 中西医结合肝病杂志，2003；(3)：187

林丽娟. 急肝合剂治疗急性黄疸型肝炎. 浙江中西医结合杂志，2003；(7)：430

林琳，张敏洲，杨志敏，等. 中西医结合治疗传染性非典型肺炎的临床实践与探讨. 广州中医药大学学报，2003；(2)：91

刘喜明，提桂香，白宇宁，等. 传染性非典型肺炎分期分型探讨. 中医杂志，2003；(9)：714

刘兴山，王喜臣. 传染性非典型肺炎(SARS)的中医药研究进展. 长春中医学院学报，2003；(3)：115

陆雄，刘平，刘成海，等. 扶正化瘀方促进二甲基亚硝胺肝纤维化大鼠肝窦毛细血管化逆转作用观察. 中医杂志，2003，(2)：136

罗翌，李际强，杨荣源，等. 清气凉营汤为主治疗登革热 18 例临床观察. 新中医，2003；(7)：33

O

欧阳建军，白宇乾. 中医方剂对肺结核的治疗概况及展望. 湖南中医药导报，2003；(4)：78

R

任建平，陈梁，严启伟. 克纤胶囊对大鼠肝损伤细胞凋亡的影响. 中西医结合肝病杂志，2003；(3)：163

S

孙维会，宋明全，刘中景. 小柴胡汤联合苦参素注射液治疗肝炎肝纤维化 64 例. 中西医结合肝病杂志，2003；(1)：41

孙学华，高月求，王灵台，等. 清肝冲剂治疗慢性丙型肝炎的研究. 上海中医药杂志，2003；(5)：20

T

唐智敏，彭萌，詹春姣，等. 以丙型肝炎病毒体内感染裸鼠模型筛选 20 种常用清热解毒类中药. 中国中西医结合杂志，2003；(6)：447

仝小林，李爱国，张志远，等. 中医药治疗传染性非典型肺炎 16 例临床观察. 中医杂志，2003；(7)：506

W

王宝珍，刘成. 慢性乙型肝炎肝纤维化肝血瘀阻与病理关系的探讨. 中国中医药科技，2003；(2)：65

王海南，刘平，王宝珍，等. 肝纤维化大鼠药物血清对肝星状细胞增殖及活性型 TGF－β_1 含量的影响. 中西医结合肝病杂志，2003；(2)：98

王育群，邢练军，张玮. 活血软肝方联合苦参素治疗慢性乙型肝炎的临床观察. 北京中医，2003；(2)：3

X

信永明，刘春青. 拉米夫定联合苦参碱治疗慢性乙型肝炎 50 例. 中西医结合肝病杂志，2003；(3)：178

徐伟，徐陈槐，陈金如，等. 妊娠对乙型肝炎肝郁脾虚型患者血清细胞因子浓度的影响及临床意义. 中国中西医结合消化杂志，2003；(2)：95

Y

杨宏志，边壮，王拥泽，等. 慢性乙型肝炎虚实病机与病毒复制及 T 细胞关系的研究. 中国中西医结合急救杂志，2003；(3)：158

杨进. 从温病学角度认识传染性非典型肺炎. 江苏中医药，2003；(6)：8

杨秋兰，杜杨. 中西医结合治疗流行性出血热并发大出血 36 例疗效观察. 新中医，2003；(5)：36

杨文卓，曾民德，范竹萍，等. 氧化苦参碱防治二甲基亚硝胺诱导的大鼠肝纤维化的实验研究. 中华消化杂志，2003；(3)：165

叶伟东，许维丹. 中西医结合治疗流行性出血热多尿期 33 例临床观察. 新中医，2003；(2)：43

殷志军,李吉彦,谭晨,等.益气软肝方与肝刺激因子对大鼠免疫性肝纤维化保护作用的对照研究.中医杂志,2003;(5):374

尤立平,白彦萍,杨顶权,等.38 例成人麻疹临床证候分析及清开灵口服液疗效观察.北京中医药大学学报,2003;(1):77

于世瀛,王健,河金福,等.益气活血方药抑制大鼠 HSC 体外增殖作用的实验研究.北京中医药大学学报,2003;(6):26

喻洪伟,杨志超.清热利湿活血解毒法为主治疗重症肝炎疗效观察.辽宁中医杂志,2003;(5):365

Z

张伯礼,王晓晖.非典的中医命名、分期及病机.天津中医药,2003;(3):12

张奉海,张世强,刘永辉.自拟赤白汤治疗戊型肝炎 52 例分析.实用中医内科杂志,2003;(2):115

张继玉,庄长安,张敬银.复方葛根芩连汤加减治疗急性菌痢 74 例.安徽中医临床杂志,2003;(4):309

张双斌.中西医结合治疗重型肝炎 40 例.中国中医急症,2003;(5):467

张文才,赵 华,牛国地,等.大黄牡丹汤加减治疗重型肝炎疗效观察.湖北中医杂志,2003;(3):10

张晓平,陈建明,强世平.血府逐瘀汤抗血吸虫致小鼠肝纤维化的实验研究.中医杂志,2003,(4):299

张秀琴,马华芳.苦参素胶囊对慢性乙型肝炎的疗效观察.时珍国医国药,2003;(7):407

赵春惠,李秀惠,张可,等.77 例 SARS 患者中西医结合治疗随机对照研究.中国中西医结合急救杂志,2003;(4):197

赵玉瑶,刘方洲,杨小平,等.臌胀片抗大鼠肝纤维化作用的实验研究.中国中西医结合杂志,2003;(12):922

郑孝谧.醒脑净治疗麻疹发热疗效观察.浙江中西医结合杂志,2003;(4):256

周清荣,张园海,申悦平.苦参素治疗慢性乙型肝炎 32 例.中西医结合肝病杂志,2003;(3):174

周文献,朱志军,张保伟.归甲肝泰治疗慢性乙型肝炎 120 例.中医杂志,2003;(3):190

周小舟,程井军,周大桥,等.软肝冲剂对肝硬化大鼠 P^{21} 及细胞周期调控的影响.中西医结合肝病杂志,2003;(1):25

朱敏,叶志中,林新峰,等.中西医结合治疗传染性非典型肺炎 45 例临床观察.新中医,2003;(7):6

祝峻峰,赵钢,王灵台,等.抗纤复方含药血清对 HSC-LI 90细胞Ⅰ型、Ⅳ型前胶原和基质金属蛋白酶基因表达的影响.中西医结合肝病杂志,2003;(3):151

(三)肿　瘤

【概述】

2003年度,公开发表的肿瘤专题文章约460篇。其中临床报道约占62.4%;实验研究约占7.2%;介绍中医药防治肿瘤的进展、动态、经验等综述性文章约占25.6%;病因病机基础研究占4.8%。62%左右的文章按系统或病种分类进行报道,其中消化系统、呼吸系统、血液系统、泌尿生殖系统之间的比例接近5∶2.5∶1∶1。各病种论文按数量降序可排列为肝、肺、胃、乳房、食道、白血病、肠等部位的肿瘤。按研究内容分析,将近64.6%的文章以抗癌研究为主体,经典方的研究报道占8.7%,较往年明显增加。

1. 临床报道

抗癌有效方的验证、配合西医(手术、放化疗)增效减毒、缓解肿瘤疾病症状,其比例分别为5∶3∶1。抗癌有效方的研究以肺、肝、胃为多见。如林静观察抗癌新药金复康口服液治疗非小细胞肺癌(NSCLC)的近期疗效、毒副反应及其对机体免疫功能、生存质量的影响,黄国贤等观察中药防治肝癌介入治疗后肝储备功能损伤的临床效果等,详见专条。陈于平等应用单纯西药和中西医结合方法,分别治疗贲门癌切除术后胃食管反流的患者各45例。并根据临床表现、X线食管钡剂造影检查、纤维胃镜检查等,对其疗效进行观察。结果:中西医结合组症状有效率、食管钡剂造影检查好转率、纤维胃镜检查好转率分别为93.3%、60.6%、72.5%,单纯西药治疗组分别为75.6%、25.8%、48.7%,两组间差异有显著性意义($P<0.05$)。徐伯平等将35例鼻咽癌患者随机分成单纯放疗组(17例)和中药加放疗组(18例),中放组在放疗期间加用睛明方(女贞子、旱莲草、菟丝子、牛膝、茺蔚子、丹参等)。两组在放疗前后均采用多焦视诱发电位检查仪对诱发电位的潜伏期和振幅进行测定。结果:上、下视野诱发电位的潜伏期,单放组放疗后与放疗前比较均延长($P<0.05$);中放组放疗后与放疗前比较则$P>0.05$。上视野诱发电位的振幅,单放组放疗后较放疗前明显降低($P<0.05$);与中放组比较差异无显著性意义($P>0.05$)。下视野诱发电位振幅,单放组放疗前后差异无显著性意义($P>0.05$);中放组放疗后较放疗前升高($P<0.05$)。提示该方有防治放射线对视后路损伤的作用。赵健雄等将55例乳腺癌患者,随机分为治疗组和对照组,两组均用常规化疗,治疗组同时口服扶正抑瘤颗粒(由红芪、当归、莪术等组成),1个月后取肿瘤组织用流式细胞仪检测NF-κB的表达情况及肿瘤细胞周期各时相的比例。结果:治疗组与对照组比较,NF-κB的表达明显提高,G_0-1期细胞比例明显升高,S期细胞比例及细胞增殖指数明显下降(均$P<0.01$)。此外,疗效较好的报道还有孙贻安等的血府逐瘀胶囊防治乳腺癌术后并发症(皮瓣坏死、皮下积液)的临床观察、陈保平的乌头镇痛膏(生川乌、生草乌、生半夏、生南星、全蝎、蜈蚣等)治疗癌痛60例疗效观察、任建华的血府逐瘀汤加味治疗癌性发热、罗继跃的盗汗十味汤(黄芪、生牡蛎、糯稻根、当归、赤芍药、黄芩等)治疗恶性肿瘤盗汗65例等。

2. 实验研究

论文数比往年有所减少,以有关抗癌的方药研究为主,还有一些化疗的增效减毒及基础研究。王佾先等研究虎杖中提取的白藜芦醇苷的抗癌作用及对癌细胞周期的影响,用小鼠移植性肿瘤为动物肿瘤模型,测定抑瘤率同时对癌细胞进行流式细胞仪(FCM)分析。结果:当剂量为1、2、4 mg/kg时,对小鼠Heps和EAC的抑制率分别为21.7%、45.4%、48.3%和37.6%、38.2%、45.0%,对癌细胞增殖周期的影响能使癌细胞G_0-1期细胞减少,S期细胞不明显,G_2-M细胞增加。认为该药对小鼠移植性肿瘤具有明显抑制作用,并能使癌细胞增殖周期的细胞趋于同步化,有利于化疗药物选择和合并使用。陈永强等发现,蜂毒素可明显抑制骨肉瘤U2OS细胞生长、增殖,下调增殖细胞核抗原(PCNA)的表达,对细胞周期的影响表现为S期细胞的阻滞。金锦梅等探讨人参三醇(GPT)对K562白血病细胞生长的影响,及对化疗药敏感性的协同作用。结果:低浓度(10 μg/ml、20 μg/ml)的GPT能显著地刺激K562细胞增殖,中浓度(50 μg/ml)对使细胞增殖受抑,并呈时间-效应依赖性。能显著增强化疗药物高三尖杉酯硷(HHr)、阿糖胞苷(Ara-c)联合应用的抑瘤率。黄立中等研究发现,阳和汤组的抑瘤率及脾细胞产生干扰素的效价均优于荷瘤对照组,差异有显著性意义。此外,还有高世勇等的"羊栖菜多糖(SFPS)对SGC-7901人胃癌细胞内Ca^{2+}含量的变化"、杨金坤等的"胃肠安诱导人胃癌细胞凋亡的实验研究"等,详见专条。本年度,也有一些有关中医药防治肿瘤的进展、动态、经验等的综述性文章,但大多是对以往报道的回顾。如陈四清探讨了用自拟方大黄牛角汤(大黄炭、水牛角片、牡丹皮、生地黄、赤芍药、黄芩炭等)治疗肺癌(瘀热型)大咯血的理法方药。认为肺癌大咯血常表现为瘀热证型,采用凉血化瘀的大黄牛角汤治疗此型咯血,每收良效。王榕平等统计了肝癌各期各型的中位数生存期,进行中位数检验,结果显示西医新旧分期并无明显优劣之分,中医辨证分型基本对应西医的新旧分期。周冬枝等研究胃癌中医证型与p53、bcl-2、bax基因蛋白表达的相关性,提示病与证之间的内在联系以及证的物质基础等。

(张丽英)

【胃癌的治疗与研究】

1. 临床研究

赵群等研究中医脾虚证与胃癌患者临床生物学行为之间的关系并探讨健脾益气中药参芪扶正注射液(党参、黄芪)对其的影响。根据中医辨证标准,将102例患者分为胃癌无脾虚证和有脾虚证两组。分析统计胃癌浸润深度、分化程度、淋巴结转移以及PTNM分期等。并将有脾虚组患者分为单纯手术组与手术加健脾治疗组,分别检测红细胞C_3b受体花环(RBC-C_3bRR)、免疫复合物花环(RBC-ICR)、T淋巴细胞嗜银蛋白含量以及NK细胞活性。结果,102例胃癌患者中有63例(61.8%)合并不同程度的脾虚证。脾虚组与无脾虚组患者相比,其肿瘤浸润深度、分化程度、淋巴结转移以及PTNM分期的构成比不同,有脾虚证组T3～T4、低分化腺癌以及3、4站淋巴结转移患者较多,PTNM分期Ⅲ、Ⅳ期者较多($P<0.01$)。脾虚组胃癌患者手术+健脾治疗组较单纯手术组RBC-C_3bRR、T淋巴细胞嗜银蛋白含量、NK细胞活性显著升高,RBC-ICR显著降低($P<0.01$)。认为胃癌患者脾虚证与其临床生物学行为之间有较密切的关系,合并脾虚证患者的预后比不合并脾虚证患者差,脾虚型胃癌患者术后合并应用健脾益气中药可明显改善其免疫功能。胡建兵等探讨香菇多糖(天地欣)对胃癌化疗患者红细胞免疫功能的影响。用红细胞C_3b受体花环试验(RBC-C_3bRR)、红细胞免疫复合物花环试验(RBC-ICR)检测32例胃癌化疗患者化疗前后红细胞免疫功能,并行香菇多糖分组对照比较,同时检测20例正常体检者的红细胞免疫功能作为正常对照组。结果发现,32例胃癌患者化疗前RBC-C_3bRR显著低于正常对照组($P<0.01$),RBC-ICR显著高于正常对照组($P<0.01$),化疗后配合使用香菇多糖组RBC-C_3bRR较治疗前升高,RBC-ICR较治疗前下降,治疗前后比较均有显著性差异($P<0.05$),单纯化疗组与香菇多糖组相反,RBC-C_3bRR进一步下降,RBC-ICR进一步升高,治疗前后有显著性差异($P<0.05$)。认为香菇多糖(天地欣)能显著提高胃癌化疗患者的红细胞免疫功能。

2. 实验研究

周冬枝等选择进展期低分化胃癌65例,辨证分为脾虚组与非脾虚组,对其主要症状进行半定量积分,并设正常对照组20例;采用免疫组化S-P法检测病理组织中p53、bcl-2、bax蛋白的表达。结果发现,脾虚组患者p53、bcl-2蛋白的阳性表达率及表达水平显著高于非脾虚组($P<0.05$),bax蛋白阳性表达脾虚组低于非脾虚组,但组间比较差异无显著性意义;脾虚患者症状积分与p53、bcl-2蛋白表达水平呈正相关($P<0.01$),与bax蛋白表达水平无相关性;非脾虚患者症状积分与p53、bcl-2、bax蛋白表达水平均无相关性。认为p53、bcl-2蛋白的差异表达与胃癌脾虚证的发病学机理有关,p53、bcl-2基因是脾虚证的物质基础之一。肖艳等观察消痰散结方(胆南星、半夏、枳实、茯苓、炙甘草等)对裸鼠胃癌组织中胃癌细胞MT_1-MMP表达的影响,并探讨该方抑制胃癌浸润转移的作用机理。结果,中药组胃癌组织中MT_1-MMP表达水平明显低于生理盐水组和空白对照组。认为该方抑制胃癌细胞浸润转移的作用机理可能与其影响膜型金属蛋白酶的表达,减少对细胞外基质和基底膜的降

解有关。陈亚琳等采用30只BALB/c无胸腺裸鼠,建立人胃腺癌SGC-7901原位移植模型,在模型建立次日随机分为对照组(生理盐水腹腔注射)、化疗组(5-Fu腹腔注射)、中药组(消痰散结方腹腔注射),共给药3周,12周左右脱颈椎处死。应用Envision免疫组织化学方法检测各组胃癌组织中P21ras及P185蛋白的表达情况。结果,P21ras在中药组肿瘤组织细胞膜上的阳性表达率为26.7%,与对照组(52.0%)相比具有显著性差异($P<0.05$);化疗组的阳性表达率为27.5%,组间比较,有显著性差异($P<0.05$);中药组与化疗组相比,差异不显著。P185在中药组肿瘤组织细胞膜上的阳性表达率为31.1%,与对照组(56.0%)相比具有显著性差异($P<0.05$);化疗组的阳性表达率为30.0%,与生理盐水对照组比较,有显著性差异($P<0.05$);中药组与化疗组相比,差异无显著性意义。认为消痰散结方对SGC-7901胃癌组织中P21ras及P185蛋白表达有明显的下调作用,这可能是该方抑瘤抗转移作用的一个重要环节。杨金坤等研究中药胃肠安(炒白术、茯苓、白扁豆、红藤、生牡蛎、夏枯草等)和四君子汤诱导人胃癌细胞凋亡的作用;结果,胃肠安、四君子汤能抑制胃癌细胞裸小鼠移植瘤的生长并能诱导人胃癌细胞凋亡,胃肠安抑瘤率高于四君子汤,对肿瘤细胞凋亡的作用则两者相同。陈谦等研究蟾皮、全蝎、蜂房对小鼠前胃癌及癌前病变的阻断作用及其相应机理。应用肌氨酸乙酯盐酸盐和亚硝酸钠灌胃建立小鼠前胃癌及癌前病变模型;免疫组化ELPS法测定单纯诱癌组(32只)、单纯中药组(20只)及中药阻断组(48只)cyclinD1和VEGF的表达。结果,在单纯诱癌组中,癌及癌前病变发生率显著高于中药阻断组($P<0.05$);cyclinD1表达阳性率及其强度随组织学分级进展呈现增高趋势,在癌及癌前病变间存在显著性差异;其表达在诱癌组和阻断组间无显著性差异;VEGF表达阳性率及其强度随组织学分级变化同cyclinD1;诱癌组表达阳性率及其强度显著高于阻断组。认为蟾皮、全蝎、蜂房对小鼠前胃癌及癌前病变具有阻断作用,并与对VEGF表达的调控可能相关;VEGF及cyclinD1是参与形成小鼠前胃癌及癌前病变的分子事件之一。高世勇等为观察羊栖菜多糖(SFPS)对SGC-7901人胃癌细胞内Ca^{2+}含量的变化,揭示其诱导肿瘤细胞凋亡的机制,采用Fluo-3/AM探针标记,激光共聚焦技术观测细胞内$[Ca^{2+}]i$。结果,SFPS可使SGC-7901细胞内$[Ca^{2+}]i$先升高然后下降,给$CaCl_2$后,$[Ca^{2+}]i$又升高。认为SFPS诱导肿瘤细胞凋亡是通过升高SGC-7901细胞内$[Ca^{2+}]i$而达到的,$[Ca^{2+}]i$升高时Ca^{2+}来源于细胞内钙库释放。

(方东行　郭常典)

【原发性肝癌的治疗与研究】

王榕平等为比较原发性肝癌西医新旧临床分期之间及与中医辨证分型的异同,计算肝癌各期各型所致的中位数生存期,进行中位数检验,结果显示西医新旧分期并无明显优劣之分,中医辨证分型基本对应西医的新旧分期。黄国贤等观察中药防治肝癌介入治疗后肝储备功能损伤的临床效果。将63例中晚期肝癌患者随机分成实验组(中西医组,31例)和对照组(西医组,32例),两组在介入治疗后均予西药常规护肝治疗,实验组在介入后加服健脾补气为主中药(生黄芪、党参、白术、茯苓、怀山药、佛手等)。两组分别在第1、第2次介入前和第2次介入后30日检测吲哚靛青绿15分钟潴留率(ICGR15)。观察两组患者的ICGR15水平在介入治疗前后的变化。结果,第1次介入治疗前ICGR15:实验组(11±7)%,对照组(12±7)%,$P>0.05$;第2次介入治疗前ICGR15:实验组(12±5)%,对照组(18±9)%,$P<0.05$;第2次介入治疗后30日ICGR15:实验组为(13±6)%,对照组(20±10)%,$P<0.05$。且实验组的不良反应明显少于对照组($P<0.05$)。认为健脾补气中药能防治肝癌介入治疗后所引起的肝储备功能损害。

李柏等构建携蜂毒素基因及甲胎蛋白(AFP)启动子的重组腺病毒载体,探讨AFP启动子驱动的蜂毒素基因在体外对肝癌细胞的特异性杀伤作用。该研究采用细菌内高效同源重组法构建携蜂毒素基因及甲胎蛋白(AFP)启动子的重组腺病毒载体,X-gal染色测定重组腺病毒对肝癌细胞的转染效率,MTT法测定蜂毒素基因转染对AFP阳性、阴性肝癌细胞及正常肝细胞增殖的影响。结果,重组腺病毒对肝癌细胞具有较高的转染率,MTT法证明携AFP启动子和蜂毒素基因重组腺病毒转染后,AFP阳性肝癌细胞的增殖受到明显抑制,而对AFP阴性肝癌细胞及正常肝细胞无明显影响;含巨细胞病毒启动子和蜂毒素基因的重组腺病毒转染,则对AFP阳性及阴性肝癌细胞增殖均有抑制作用。黄炜等探讨全反式维甲酸、18β-甘草次酸和甘草酸对BEL-7402人原发性肝癌细胞诱导分化和凋亡的作用。用此三种药物处理BEL-7402人肝癌细胞,观察细胞增殖,测定核质比例、乌氨酸氨基甲酰转移酶(OCT)、酪氨酸-α-酮戊二酸转氨酶(TAT)、碱性磷酸酶(ALP)和γ-谷氨酰转肽酶(γ-GT)活性,用RIA法测定甲胎蛋白(AFP)分泌量,用吖啶橙(AO)和溴乙锭(EB)荧光双染法和末端脱氧核苷酸转移酶介导dUTP缺口末端标记法(TUNEL法)检到凋亡细胞。结果,维甲酸、18β-甘草次酸和甘草酸对肝癌细胞增殖均有抑制作用,并有量效关系,其IC50分别为16.29 μmol/L、78.23 μmol/L和3.94 mmol/L。10 μmol/L维甲酸、60 μmol/L 18β-甘草次酸和2.5 mmol/L甘草酸均使肝癌细胞核质比例显著下降($P<0.05$和$P<0.01$),并使代表肝癌细胞分化的酶OCT、TAT和ALP比活力明显升高,使AFP分泌量和γ-GT比活力明显下降。60 μmol/L、90 μmol/L18β-甘草次酸、20 μmol/L维甲酸和5 mmol/L甘草酸均使肝癌细胞凋亡率明显升高($P<0.05$和$P<0.01$)。提示维甲酸、18β-甘草次酸和甘草酸有抑制肝癌细胞增殖和诱导其分化的作用,且在同等效果下18β-甘草次酸所需的浓度比甘草酸的浓度约低40倍;三种药物均有诱导肝癌细胞凋亡的作用。邹菁等研究补肾方(巴戟天、菟丝子、青皮等)对二乙基亚硝胺(DEN)诱发大鼠肝癌的预防作用。以100 ppm DEN饮水法诱发大鼠肝癌为模型,同时中药组予补肾方水煎剂灌胃,分别于诱癌12周末和18周末分批处死大鼠,观察大鼠肝脏病理形态学改变、肝组织γ-GT和AFP阳性表达以及血清丙氨酸转氨酶(ALT)、碱性磷酸酶(ALP)和白蛋白(Alb)含量变化。结果,中药组肝癌发生率较低;肝细胞增生灶和癌灶形成数目、面积较小;肝组织γ-GT阳性灶和AFP阳性细胞均明显比模型组少($P<0.001$);血清ALT、ALP含量有不同程度降低,Alb含量较高。提示该方对DEN诱发大鼠肝癌前病变和肝癌形成具有一定的抑制和延缓作用,但并不能完全阻断肝癌的形成。

(张　征)

【肺癌的治疗与研究】

1. 临床研究

林静观察金复康口服液(黄芪、北沙参、女贞子、石上柏、石见穿、重楼等)治疗非小细胞肺癌(NSCLC)的近期疗效、毒副反应及其对机体免疫功能、生存质量的影响。患者随机分为治疗组(金复康口服液组)及对照组(西药化疗组)。其中治疗组27例,对照组25例。于用药前后分别检测患者外周血T淋巴细胞亚群、NK细胞活性、血清可溶性白细胞介素-2受体(sIL-2R)及IL-2水平。并且进行临床症状积分及生存质量评定。结果,治疗组总有效率51.9%,对照组48%,两组之间比较无显著性差异($P>0.05$)。但治疗组无明显毒副反应,仅出现恶心呕吐Ⅰ级2例,便秘Ⅰ度2例、Ⅱ度1例;在提高外周血T淋巴细胞亚群CD_4、CD_4/CD_8及NK细胞活性,降低sIL-2R,升高IL-2的水平方面,与对照组比较均有显著性差异($P<0.01$);且有改善临床症状、提高生活质量的作用。金长娟等观察了化疗加中药七叶灵方(生黄芪、黄精、女贞子、灵芝、石见穿、七叶一枝花等)综合治疗晚期非小细胞肺癌患者的生存期。运用配对方法,设中西药综合治疗组和单纯化疗组各45例。综合治疗组的1年、2年、3年生存率分别为86.7%、59.6%和38.8%,中位生存期26个月;单纯化疗组1年、2年、3年生存率分别为35.6%、17.8%和4.2%,中位生存期15个月;综合治疗组明显高于单纯化疗组。呙安军观察中医辨证施治加放射治疗非小细胞肺癌的临床疗效。选取临床资料完整并随诊达3年以上的非小细胞肺癌92例,随机分为两组,治疗组采取中医辨证施治加放射治疗,对照组单纯放疗。比较两组治疗后的生存率、局部控制率与不良反应。结果:近期疗效治疗组完全缓解(CR)和总有效率(CR+PR)分别为23.9%和89.1%高于对照组的15.2%和71.7%,两组比较$P<0.05$;2年、3年生存率和局部控制率分别为52.2%、28.3%和47.8%、37%,亦高于对照组的23.9%、13.0%和26.7%、8.7%,两组比较$P<0.05$;认为中医辨证施治能明显提高近期效果和2、3年的生存率及局部控制率。徐振晔等观察中药双黄升白冲剂(生黄芪、黄精、女贞子、天花粉、骨碎补等)对非小细胞肺癌患者化疗所致骨髓抑制、白细胞减少的疗效。选择化疗复治为主的中医辨证为气阴两虚的非小细胞肺癌患者44例,按自身交叉对照随机分为AB、BA两组,每例连续化疗两个周期。A为治疗周期,化疗后白细胞(WBC)≤(2.5×10^{-9})/L起口服双黄升白冲剂;B为对照周期,化

疗后 WBC≤(2.5×10^{-9})/L 起用粒-巨噬细胞集落刺激因子(GM－CSF)皮下注射。动态检测 WBC、嗜中性粒细胞计数(ANC),并观察临床症状变化。结果,升高 WBC 有效率 A、B 两周期分别为 77.27%、79.55%,两周期差异无显著性意义($P>0.05$);WBC 与 ANC 减少持续时间 A 周期长于 B 周期;临床症状改善率 A 周期优于 B 周期。提示该方对肺癌化疗所致骨髓抑制具有明显的升高白细胞、改善临床症状的作用。

2. 实验研究

田菲等对中药肺一丸(蜂房、白花蛇舌草等)抑制肺癌血管生成和抗转移的作用进行研究。① 采用鸡胚绒毛尿囊膜(CAM)模型,将含有肺一丸提取液的载体置于 7 d 胚龄的 CAM 上,作用 48 h 观察抑制血管生成情况,并与氢化可的松相比较。② 采用家兔角膜移植肿瘤模型观察肺一丸对肿瘤血管生成抑制作用。③ 采用 LA795 肺腺癌皮下接种 T739 小鼠模型,灌胃给药法及局部给药法,观察中药肺一丸对肿瘤血管生成及肺转移的抑制作用。结果,该方能够使 CAM 及家兔角膜移植瘤的血管生成明显减少甚至消失。抑制荷瘤小鼠肿瘤生长,抑瘤率为 49.6%,降低血管密度,肺转移抑制率为 60%。认为该方能够抑制 CAM、家兔角膜移植瘤及肺腺癌移植瘤的血管生成,并具有抗肿瘤转移作用。黄炜等探讨甘草酸、18β－甘草次酸、熊果酸和齐墩果酸抗人肺癌细胞增殖和侵袭的作用,并探讨其抗侵袭作用的机理。用 4 种单体药物分别作用于高转移人肺癌细胞($PGCL_3$),用细胞增殖抑制试验、软琼脂集落形成试验、侵袭试验、运动试验、黏附试验以及组织蛋白酶 B 活性测定观察细胞侵袭能力的变化。结果,甘草酸、18β－甘草次酸、熊果酸和齐墩果酸处理 96 h 均可降低 $PGCL_3$ 细胞增殖能力并呈剂量依赖性,均能抑制 $PGCL_3$ 细胞的侵袭能力($P<0.01$)且有剂量依赖性。抗侵袭作用机理的分析结果显示上述的 4 种药物对细胞的运动、黏附能力及组织蛋白酶 B 分泌均有明显的抑制作用($P<0.05$ 和 $P<0.01$);软琼脂集落形成率也显著降低($P<0.01$)。陈芝芸等研究金针菇多糖 FVP_1 对 Lewis 肺癌荷瘤小鼠的抑癌作用及免疫功能的影响。将 Lewis 肺癌接种于小鼠右腋皮下,次日随机分为模型对照组、环磷酰胺组、FVP_1 小剂量组、中剂量组和大剂量组,连续给药 15 d 后处死,取瘤体称重,计算抑瘤率;取小鼠肺组织,采用玻片压片法观察肺组织中转移癌灶结节,计算抗转移率。采用中性红比色法观察小鼠腹腔巨噬细胞吞噬能力,采用 MTT 法检测小鼠脾细胞 IL－2 的生成。结果:3 种剂量组 FVP_1 对 Lewis 肺癌的平均抑瘤率分别为 35.65%、39.88% 和 31.51%;平均抗转移率分别为 45.03%、57.80%和36.85%。FVP_1 能明显提高 Lewis 肺癌小鼠的腹腔巨噬细胞吞噬功能;并对 Lewis 肺癌小鼠脾细胞 IL－2 的产生有不同程度的促进作用。汪伟民等研究莪术油对小鼠 Lewis 肺癌的抑制作用,采用 Lewis 肺癌瘤小鼠腹水于小鼠右腋皮下接种造模,以 5－Fu 作阳性对照,观察小鼠瘤重,并用免疫组化法检测细胞增殖核抗原(PCNA)视网膜母细胞瘤蛋白(RB)的表达。结果,莪术油组小鼠瘤重明显较模型组轻,与 5－Fu 组无明显差异,PCNA 指数明显降低,RB 蛋白标记指数显著升高,与 5－Fu 组接近。

(张 征)

【急性白血病的治疗与研究】

1. 临床证治

曾虹等观察白血丹(西洋参、黄芪、枸杞子、苦参、白花蛇舌草、虎杖等)对急性白血病患者体内骨髓细胞端粒酶活性的影响。采用随机单盲对照试验的方法,将 30 例急性白血病患者分为治疗组和对照组,各 15 例。治疗组用标准诱导缓解方案加白血丹治疗,对照组用标准诱导缓解方案加安慰剂治疗,15 d 为 1 个疗程,观察 3 个疗程。采用改良的 TRAP－银染法检测两组患者治疗前后骨髓单个核细胞的端粒酶活性水平。结果:治疗组有效率为 93.3%,对照组有效率为 73.3%,两组比较有显著性差异($P<0.05$)。治疗组治疗前平均端粒酶活性为 5.32 ± 3.25,经白血丹治疗 3 个疗程后端粒酶活性平均值下降至 1.43 ± 0.34,而对照组治疗前平均端粒酶活性为 5.16 ± 3.14,经安慰剂治疗后端粒酶活性下降至 2.51 ± 1.03,两组治疗前后比较及治疗后端粒酶活性比较均有显著性差异($P<0.05$ 或 $P<0.01$)。提示白血丹通过降低端粒酶活性治疗急性白血病,能巩固化疗疗效,阻止复发。向阳等研究复方黄黛片(雄黄、青黛)与化疗交替应用对急性早幼粒细胞白血病(APL)患者长期生存的影响,共采用此法治疗 APL 患者 62 例。结果,中位缓解期为 48 个月;

仍在随访并配合治疗的54例患者中,3、5、7、10年的无复发生存率(RFS)分别为68.4%、48.2%、38.9%和18.5%;3年生存概率为88.5%,5、7、10年生存概率均为86.9%。认为复方黄黛片与化疗交替应用是有效可行的缓解后的治疗方案。赵永辰等为考察川芎嗪注射液作为急性白血病多药耐药逆转剂用于临床的可能性,按急性白血病与多药耐药相关蛋白(MRP)阳性表达标准选择病例,治疗组在化疗同时伍用川芎嗪注射液,并与单纯化疗组对照,按急性白血病临床疗效标准评定临床疗效。结果发现,川芎嗪可下调WRP阳性表达率、降低骨髓幼稚细胞百分率、提高白血病临床缓解率。认为该药可作为低毒的耐药逆转剂用于克服急性白血病多药耐药问题。

2. 实验研究

戴锡孟等从细胞凋亡角度研究六神丸及蟾酥、雄黄治疗白血病的机制。用MTT法观察六神丸对HL-60白血病细胞的生长抑制,用荧光、瑞士-吉姆萨染色法观察细胞凋亡的形态学变化,RT-PCR方法检测相关基因bcl-2、C-myc、bax mRNA表达。结果,六神丸及蟾酥水溶液有明显促进白血病细胞HL-60凋亡的作用,而含同样剂量雄黄的水溶液未见明显促凋亡作用,珍珠、牛黄、麝香、冰片混合物的水溶液也无明显促凋亡作用;六神丸能下调凋亡相关基因bcl-2、C-myc、mRNA表达水平,上调bax mRNA表达水平。后盾等通过观察清毒饮(蚤休、白花蛇舌草、胡黄连、大青叶、法半夏、田三七等)对白血病瘤株K562增殖动力学的影响,探讨其疗效机理。用血清药理学方法进行细胞毒试验及增效试验,MTT法检测A590值,以每组测得光密度平均值作为药物效应值,计算细胞存活率。结果,清毒饮低、中、高3个剂量组在细胞毒效价上存在量效与时效差异,清毒饮配合阿霉素共同作用于K562瘤株,同样存在量效与时效差异。提示该方对K562细胞增殖动力学确有较大影响,是配合化疗的有效药物。高智捷等观察穿山龙的主要活性成分薯蓣皂苷抑制白血病细胞增殖效应。采用细胞体外培养,四唑盐(MTT)比色法观察薯蓣皂苷细胞毒作用。结果,在24.0 μg/ml时对Mo7c、HL60、K562细胞的抑制率分别为79.4%、99.6%、85.7%。而长春新碱除最大浓度(3.2 μg/ml)对Mo7c细胞抑制率为76.5%。提示薯蓣皂苷能够明显抑制白血病细胞增殖,并对白血病细胞类型无明显选择性。吴士良等研究γ射线对白血病细胞株K562中多肽:N-乙酰氨基半乳糖转移酶2(ppGalNAcT2,E.C2.4.1.41)基因mRNA表达的影响,并探讨中药多糖对此种影响的防护作用。结果发现,γ射线照射K562细胞后ppGalNAcT2 mRNA表达明显减少,且与剂量呈负相关,而中药多糖则可对抗此种作用,使加中药多糖组细胞在照射后ppGalNAcT2 mRNA表达水平维持在正常细胞水平。

(张 征)

[附] 参考文献

C

陈保平.乌头镇痛膏治疗癌痛60例疗效观察.现代中西医结合杂志,2003;(8):815

陈谦,连小云,张晓智,等.蟾皮、全蝎、蜂房对小鼠前胃癌及癌前病变的干预试验研究.陕西中医,2003;(1):84

陈四清.大黄牛角汤治疗肺癌(瘀热型)大咯血探讨.中国中医药信息杂志,2003;(3):6

陈亚琳,魏品康,许玲,等.消痰散结方对胃癌组织中P21ras及P185蛋白表达的影响.山东中医药大学学报,2003;(5):374

陈永强,朱振安,戴克戎,等.蜂毒素对骨肉瘤细胞系细胞增殖的影响.上海中医药大学学报,2003;(1):55

陈于平,杨捷生,林星海,等.中西医结合治疗贲门癌术后反流性食管炎.中国中西医结合外科杂志,2003;(2):87

陈芝芸,严茂祥,项柏康.金针菇多糖对Lewis肺癌荷瘤小鼠的抑瘤作用及免疫功能的影响.中国中医药科技,2003;(4):226

D

戴锡孟,徐芳,郭义.六神丸诱导白血病细胞凋亡及调控凋亡相关基因的实验研究.辽宁中医杂志,2003;(6):431

G

高世勇，季宇彬.羊栖菜多糖对SGC-7901人胃癌细胞内[Ca^{2+}]i的影响.天津中医药,2003;(4):62

高智捷,陈信义,刘江涛，等.薯蓣皂苷体外抑制白血病细胞增殖研究.中国中医基础医学杂志,2003;(8):17

冾安军.中西医结合治疗非小细胞肺癌46例总结.湖南中医杂志,2003;(6):2

H

后盾，赵珍品，丘和明.清毒饮对白血病瘤株K562增殖动力学的影响.中国中医药科技,2003;(6):335

胡建兵，邬洪梁.香菇多糖(天地欣)对胃癌化疗患者红细胞免疫功能的影响.湖南中医药导报,2003;(3):49

黄国贤，张蓓，张亚奇，等.中药对肝癌介入治疗后肝储备功能的影响.中国中西医结合消化杂志,2003;(3):149

黄立中，肖雅，王大安，等.阳和汤对移植S180A小鼠抑瘤及体内诱生干扰素作用的实验研究.中国中医药信息杂志,2003;(5):22

黄炜，黄济群，张东方，等.甘草酸、18β-甘草次酸、熊果酸和齐墩果酸抗人肺癌细胞侵袭作用及其机理的研究.中国中医药科技,2003;(6):349

黄炜,黄济群,张东方，等.全反式维甲酸、18β-甘草次酸和甘草酸诱导人肝癌细胞分化和凋亡的研究.中西医结合肝病杂志,2003;(3):148

J

金长娟，李蕾，崔清，等.中西药综合治疗晚期非小细胞肺癌的临床观察.上海中医药杂志,2003;(7):16

金锦梅,徐卫红,马珂,等.人参三醇对K562白血病细胞的抑制及增加化疗药敏感性的研究.浙江中西医结合杂志,2003;(1):10

L

李柏，张晨，李绍祥，等.甲胎蛋白启动子驱动的蜂毒基因对肝癌细胞的特异性杀伤作用.浙江中医学院学报,2003;(5):58

林静.金复康口服液治疗非小细胞肺癌的临床研究.江西中医药,2003;(2):19

罗继跃.盗汗十味汤治疗恶性肿瘤盗汗65例.实用中医药杂志,2003;(3):123

R

任建华.血府逐瘀汤加味治疗癌性发热.湖北中医杂志,2003;(6):40

S

孙贻安.血府逐瘀胶囊防治乳腺癌术后并发症的临床观察.山东中医药大学学报,2003;(1):39

T

田菲，贾英杰，陈军，等.肺一丸对肺癌血管生成及转移影响的实验研究.天津中医药,2003;(5):56

W

汪伟民，汪波，刘荣玉，等.中药莪术油对小鼠Lewis肺癌抑制作用的实验研究.中国中医药科技,2003;(6):353

王榕平，王莹.原发性肝癌西医新旧临床分期与中医辨证分型的评价.福建中医学院学报,2003;(3):1

王佾先，亢寿海,张琴芬,等.白藜芦醇苷的抗癌作用及对癌细胞周期的影响.浙江中西医结合杂志,2003;(5):287

吴士良，陈克平，仇灏，等.γ射线对白血病细胞K562 ppGalNAcT2 mRNA表达的影响及中药多糖的防护作用.中国血液流变学杂志,2003;(3):207

X

向阳，黄世林，郭爱霞，等.复方黄黛片与化疗交替应用对急性早幼粒细胞白血病患者长期生存的影响.临床血液学杂志,2003;(5):204

肖艳，魏品康，尤清波，等.消痰散结方对裸鼠MKN-45人胃癌组织中MT_1-MMP表达的影响.辽宁中医学院学报,2003;(3):271

徐伯平，龙时先，胡伟汉，等.中药防治鼻咽癌放疗致视后路损伤的研究.中国中西医结合杂志,2003;(9):661

徐振晔，朱晏伟，周卫东，等.双黄升白冲剂与粒-巨噬细胞集落刺激因子治疗肺癌化疗骨髓抑制44例临床研究.中医杂志,2003;(12):919

Y

杨金坤，赵爱光，赵海磊.胃肠安诱导人胃癌细胞凋亡的实验研究.中医药学刊,2003;(6):908

Z

曾虹，吴顺杰，李达.白血丹对急性白血病端粒酶活性的影响.河北中医,2003;(9):647

赵健雄，连平，李玉田，等.扶正抑瘤颗粒对乳腺癌核转录因子-κB及细胞周期的影响.中国中西医结合杂志,2003;(6):421

赵群，李勇，杨进强，等.胃癌患者脾虚证与生物学行为的关系及健脾益气中药对其的影响.北京中医药大学学报,2003;(4):68

赵永辰,陈信义,许亚梅，等.川芎嗪逆转急性白血病多药耐药性初步临床研究.中国中医药信息杂志,2003;

(12)：10

周冬枝，吴苏冬，刘永惠，等.胃癌中医证型与 p53、bcl－2、bax 基因蛋白表达关系的研究.北京中医药大学学报,2003;(2)：56

邹菁,陈建杰.补肾方对二乙基亚硝胺诱发大鼠肝癌的预防作用.中西医结合肝病杂志,2003;(5)：278

(四) 内　科

【概述】

2003 年度内科领域发表的文献有 8 000 多篇，以常见病、多发病为主的临床治疗性论文占 60%；以脏腑、气血等理论为指导，探讨疾病发病机理的研究性论文占 15%；从现代医学多指标观察中医证型特点，以单味药及传统或自拟方剂治疗疾病后变化的实验性研究论文占 25%。也有对难治性疾病中医辨证客观化分析的报道。

1. 理论探讨

夏永良等从脾为脏腑之本、全身气机升降枢纽的理论出发，探讨哮喘缓解期从脾论治的机理。认为脾胃虚弱，痰浊内生，成为哮喘宿根；脾胃虚弱，气机升降失常而致气滞血瘀；脾胃亏虚，生气无源，卫外失固，易感外邪而诱发哮喘。

唐永祥等认为气虚、痰阻为慢性支气管炎主要病机。在慢性支气管炎反复发作的过程中，唇舌紫暗、瘀点，舌下络脉增粗、曲张，脉沉涩等皆为瘀血内阻的表现，其病理机制是气虚血瘀、痰瘀互结、阳虚寒凝及久病入络。李辉等通过调查问卷形式，分析归纳高血压病血瘀证与非血瘀证两组在性别、年龄、肥胖、病程、病变程度、证型等方面的异同点，探讨高血压病与血瘀证的相互关系。结果：高血压病伴血瘀证患者的年龄指数和肥胖指数要高于非血瘀证患者（$P<0.001$、$P<0.05$）；高血压病伴血瘀证患者的病程长于非血瘀证患者（$P<0.05$）；高血压病伴血瘀证患者的中医证候要重于非血瘀证患者（$P<0.05$）。苏中昊等采用艾森克人格量表，分 E、N、P、L 四个维度评价受试者的人格特征，探讨胃病中的肝胃气滞、胃热炽盛、脾胃虚寒、胃阴亏虚、食滞胃肠等证型的患者组与艾森克人格特征各分型的关系。结果：患者组各证型的患者，其 N 值普遍高于正常对照组，尤以肝胃气滞型有显著性差异（$P<0.01$），胃热炽盛、脾胃虚寒、胃阴亏虚三型的患者，除 N 分较对照组高外，胃热炽盛的 E 分较对照组有显著性差异，其值高于对照组，脾胃虚寒则低于对照组。提示胃病患者的人格特征存在不同程度的心理障碍并伴有高度的情绪不稳定性。李福凤等对近年来慢性肾功能衰竭（CRF）中医辨证客观化研究的国内外文献进行了回顾和分析，结果表明脂类代谢、蛋白质代谢、激素、免疫指标、渗透压、微量元素、血液流变学指标等与 CRF 的证型之间存在着一定的相关性。提出在传统辨证的基础上，CRF 中医证的研究应立足于临床，多学科、多系统、全方位地展开，进行大样本的流行病学调研，以促进该病辨证的标准化、客观化。李恩庆等通过对孙思邈《备急千金要方》中消渴病探讨，总结出其证治规律是：强调清热养阴，临证喜用栝蒌根；深谙阴阳互根，虚热不忌温肾阳；主张防治结合，重视痈疽并发症；节慎胜于治疗，严禁酒面及房劳。

2. 临床治疗

（1）呼吸系统疾病　郑彩霞单用过敏煎随证加味（柴胡、防风、五味子、乌梅、甘草）治疗咳嗽变异性哮喘 32 例。治愈 24 例（75.0%），缓解 7 例（21.9%），缓解率 96.9%（31/32）。廖荣鑫等应用辛温浸沐外治法治疗寒喘急性发作，药用麻黄、生姜、生葱、白芷、吴茱萸、地龙等，加水 400 ml，煎取浓汁 200 ml，水温保持在 40℃左右，双足浸泡于内，身体覆盖棉被，保持呼吸道通畅，1 h 后大汗出，症状明显好转。

（2）循环系统疾病　梁永忠在辨证基础上，选用四逆加人参汤、独参汤、三甲复脉汤、葶苈大枣泻肺汤、泻白散等方药治疗心源性休克，浓煎取液，少量频饲，同时直肠滴注。另用参麦注射液、黄芪注射液、参附注射液等静脉滴注。再配合西药常规救治；杨新占用参附汤合生脉散加减，煎汁灌服，配合西药常规治疗，都获得较好疗效。杜艾吉报道本病 40 例，分为肺肾气虚外感型（定喘汤），心脾肾阳虎水泛型（真武汤合葶苈大枣汤），痰浊蒙窍（涤痰汤加减），元阳欲脱（参附汤、生脉注射液、犀角地黄汤加减），4 型都加入丹参，并结合西药常规治疗，同时设对照组 38 例，单用常规西药治疗。结果两组的有效率分别为47.5%（19/40）、23.7%（9/38），组间比较，$P<0.05$。徐贵成等采用随机双盲双模拟对照，分为治疗组和对照

组(各103例),分别给予参松养心胶囊(4粒,每日3次),心律宁片(2片,每日3次)。结果:室性早搏显效率分别为35.0%(36/103)、18.4%(19/103),总有效率分别为69.0%(71/103)、48.5%(50/103),组间比较,$P<0.001$;中医证候显效率分别为41.8%(43/103)、13.6%(14/103),总有效率分别为87.4%(90/103)、67.0%(69/103),组间比较,$P<0.001$。心电图显效率分别为12.0%(9/75)、3.9%(3/76),总有效率分别为56.0%(42/75)、38.1%(29/76),组间比较,$P<0.01$。

(3) 消化系统疾病　沙宝瑜自拟肠动力方(决明子、莱菔子、炒枳壳、葛根、藿香、广木香、焦山楂)辨证加味治疗肥胖人功能性腹泻60例,疗程10～30 d。治疗中注意饮食节制,忌食肥甘厚味。结果总有效率95.0%(57/60)。陶红等用化湿液(黄连、吴茱萸、大黄、藿香、丹参、白豆蔻、蒲公英)治疗幽门螺杆菌(HP)相关性溃疡46例;对照组45例用PPI三联疗法(奥美拉唑,阿莫西林,甲硝唑)治疗,疗程均为2周。结果:溃疡愈合,总有效率分别为89.1%、91.1%,组间比较,$P>0.05$;HP根除率分别为82.6%、84.4%,组间比较,$P>0.05$;消化道症状显效率分别为91.3%、75.6%,组间比较,$P<0.01$。消化道症状积分分别为3.79±1.75、5.21±2.46,组间比较,$P<0.05$。

(4) 代谢系统疾病　银醇云采用随机分组对照,观察中医辨证治疗脂肪肝的疗效,治疗组58例分5型论治:肝郁脾虚(逍遥散加味)、痰瘀互结(丹参饮合六君子汤加减)、痰湿内阻(胃苓汤合六君子汤加减)、肝肾不足(七宝美髯丹)、湿热内蕴(茵陈蒿汤加减),对照组42例以肝得健胶囊治疗。结果总有效率分别为87.9%(51/58)、54.7%(23/42),组间比较,$P<0.01$;而在降低血脂及改善肝功能方面有较好的疗效。乐枫等将急性痛风210例随机分为治疗组(110例)用急痛汤(百合、土茯苓、薏苡仁、露蜂房、桃仁、牛膝等),红肿发热明显加柴胡、半枝莲、生石膏;疼痛剧烈加细辛、全蝎、地龙,便秘明显加生大黄(后下);对照组(100例)用秋水仙碱。两组均以7 d为1个疗程。结果总有效率分别为95.5%(105/110)、67.0%(67/100),组间比较,$P<0.01$。黄生为采用施今墨方(玄参、生地黄、黄芪、山药、熟地黄、党参等)加减治疗2型糖尿病60例,对照组用达美康治疗,结果总有效率分别为91.7%(55/60)、80.4%(45/56),组间比较,$P<0.05$。

(5) 血液系统疾病　姜志业等对治疗组(35例)和对照组(31例)过敏性紫癜患者均用西医(抗过敏、维生素C、钙剂)常规治疗;治疗组加用活血化瘀中药,3周后,总有效率分别为91.4%(32/35)、77.4%(24/31),组间比较,$P<0.05$。邓泽洪在康力龙等西药基础上,加用自拟再障生血汤(人参或党参、黄芪、当归、菟丝子、制首乌、紫河车等)治疗慢性再障48例,总有效率为87.5%,优于单纯西药组68.7%,$P<0.05$。

(6) 泌尿系统疾病　陈湘君治疗狼疮性肾炎(LN)59例,随机分为治疗组(A,37例),用补肾固精方(生地黄、生黄芪、桑螵蛸等)加糖皮质激素治疗;对照组(B,22例),单用激素治疗,疗程同为3个月。结果两组改善蛋白尿,总有效率分别为89.2%(34/37)、77.3%(17/22)。A组的临床疗效优于B组($P<0.05$),在降低24 h尿蛋白、血沉、抗ds-DNA抗体,提高C_3水平,减少激素用量方面,A组也优于B组。提示在LN治疗中,补肾固精方有减少激素用量、提高临床疗效的作用。徐丹以加味萆薢分清饮(萆薢、车前子、茯苓、丹参、败酱草、莲子芯等)为基本方治疗前列腺炎所致遗精44例(治疗组),对照组用交沙霉素治疗42例。结果总有效率分别为95.2%(40/42)、71.4%(30/42),组间比较,$P<0.05$。李佳等用清热利湿,滋阴止血法,以猪苓汤加减(猪苓、茯苓、泽泻、阿胶、滑石、知母等)治疗原发性肾性血尿33例,1个月为1个疗程。结果总有效率为90.9%(30/33)。姜英华等将急性肾炎血尿患者80例按双盲法随机分为两组,治疗组(50例)用自拟白蒲止血汤(黄芪、红参、白术、茯苓、炒槐花、蒲黄炭等);对照组(30例)给予复方丹参注射液、黄芪注射液各20 ml加入5%葡萄糖注射液中静脉滴注,每日1次,15 d为1个疗程。结果有效率分别为88.0%(44/50)、73.3%(22/30),组间比较,$P<0.01$。李淑英辨证分型治疗石淋(肾结石、输尿管结石、肾输尿管混合结石、膀胱结石、合并肾积水)患者200例,湿热蕴结型(130例)用八正散与导赤散加减,阴虚湿热型(16例)用芍药甘草汤合猪苓汤加减,肝气气滞型(39例)用柴胡疏肝散加减,瘀血内阻型(6例)用少腹逐瘀汤加减,脾肾虚弱型(9例)用肾气丸合四君子汤加减治疗。结果:治愈119例,有效54例,总有效率86.5%(173/200)。排石最短1 d,最长40 d。武桂霞用

三金片(广西桂林三金药业生产)联合抗生素治疗慢性肾盂肾炎320例，并与单用抗生素治疗的280例作对照。结果两组的总有效率分别为91.3%(292/320)、70.4%(197/280)，组间比较，$P<0.05$。

(7) 内分泌系统疾病　杨宏杰等将60例甲亢阴虚证患者随机分为六味地黄丸(河南省宛南制药股份有限公司产品)组20例、他巴唑(上海天平制药厂产品)组20例和联合用药组(他巴唑加六味地黄丸)20例，分别在用药前后测定血浆皮质醇(F)、白细胞糖皮质激素受体(GR)及F对白细胞趋化移动(ChtM)的抑制率(FI)，并设健康人空白对照组30例，未服过糖皮质激素类药物。结果F轻度下降，与对照组相比无统计学意义；GR、FI均显著低于对照组($P<0.01$)。各治疗组服药1月后，其GR、FI均比服药前明显升高($P<0.05$)，联合用药组升高尤其明显($P<0.01$)。刘学兰等以内服消炎散结汤(玄参、沙参、麦门冬、蝉蜕、牡丹皮、赤芍药等)和甲状腺片、强的松片，外用六神丸食醋溶化后局部搽涂，治疗顽固性亚急性甲状腺炎36例。结果显效22例，有效11例，总有效率91.67%(33/36)。

(8) 神经精神系统疾病　陈红明等用桃仁、红花、牡丹皮、赤芍药、全蝎、蜈蚣等为主，辨证加减治疗坐骨神经痛88例，10 d为1个疗程，最多不超过6个疗程。结果总有效率92.0%(81/88)。许凤全等用重肌灵冲剂(黄芪、白术、茯苓、淫羊藿、当归等)配合强的松治疗组180例，总有效率92.2%(166/180)；单纯使用强的松治疗，总有效率86.7%(52/60)。组间比较，$P<0.05$。前者激素停减率90.6%，后者停减率33.3%，组间比较，$P<0.01$。

3. 实验研究

司秋菊等研究蜈蚣对动脉粥样硬化血管内皮细胞生长因子的影响。结论表明：蜈蚣可通过调节一氧化氮(NO)与内皮素(ET)的比例，使NO/ET趋于平衡，从而抑制血管内皮细胞生长因子(VEGF)的表达，提示蜈蚣具有保护血管内皮细胞、防治内皮细胞增生的作用，为蜈蚣抗动脉粥样硬化的临床应用提供了理论依据。王永霞等设高血压病肝火亢盛组48例、肝肾阴虚组50例，另设及健康对照组30例，测定血中丙二醛(MDA)、一氧化氮(NO)、内皮素(ET)、降钙素基因相关肽(CGRP)水平等。探讨高血压病患者血管内皮细胞功能失调及自由基损伤与中医证型的相关规律。结果肝火亢盛组、肝肾阴虚组的MDA、ET含量较健康对照组显著升高($P<0.01$，$P<0.05$)；而CGRP含量显著降低($P<0.05$，$P<0.01$)；各组间NO含量变化无显著性差异($P>0.05$)。肝火亢盛组MDA、NO含量略高于肝肾阴虚组，但无显著性差异($P>0.05$)。肝火亢盛组与肝肾阴虚组比较ET、CGRP含量差异显著($P<0.05$)。何以蓓等选择符合罗马Ⅱ标准的肠易激综合征(IBS)59例，按辨证分为肝郁脾虚组25例，脾胃虚弱组20例，脾胃阴虚组14例；观察IBS不同证型肛管直肠动力学变化及临床意义；另选健康志愿者23例为正常对照组，采用水灌注式测压系统，测定其肛管直肠动力学。结果3组患者直肠静息压、肛管静息压及肛管缩窄压均与正常组差异无显著性意义；但肝郁脾虚组直肠最大耐受量较正常组降低，出现肛管直肠抑制反射(RAIR)所需最小空气量、直肠初始感觉阈值与正常组差异无显著性意义；脾胃虚弱组出现RAIR所需最小空气量、直肠初始感觉阈值、直肠最大耐受量均与正常组差异无显著性意义；脾胃阴虚组上述3项指标均较正常组明显增高。黄河清等探讨抵当汤改良方(抵当汤去虻虫、桃仁，加肉桂)抗家兔实验性动脉粥样硬化效应及其可能机制。测定主动脉内膜脂质斑块面积百分比及泡沫细胞凋亡数量、脂代谢，血浆MDA、SOD含量，神经酰胺含量。结果显示本方能有效减轻主动脉脂质斑块面积，调节脂代谢紊乱，提高机体抗氧化酶活性，降低主动脉脂质斑块部神经酰胺含量及泡沫细胞凋亡数量。提示本方具有较好的抗家兔实验性动脉粥样硬化效应，其作用机制与其调节脂代谢、抗氧化损伤、阻抑泡沫细胞的凋亡等有关。

(张玉萍　马贵同)

【心源性休克的治疗】

中西医结合是治疗心源性休克的较好方法。在中医辨证的基础上，选用中药参附注射液、参麦注射液、生脉注射液、丹参注射液、黄芪注射液等静脉滴注，同时配合西医常规救治，可以提高疗效。

黄翠瑶等使用参麦注射液配合多巴胺治疗心源性休克34例，对照组34例单纯用多巴胺，比较两组多巴胺停药时间的长短。结果：治疗组平均停药时间为(29.4±22.6)h,对照组则为(98.5±78.4)h,组间比较,$P<0.01$。停药后治疗组多巴胺依赖症状恢复时间明显较对照组短,自觉症状改善较对照组快。提示参麦注射液是治疗心源性休克的安全有效药物。黄文利等将60例心源性休克患者随机分为两组:对照组30例给予西医常规治疗(吸氧、补充血容量、应用血管活性药物、纠正酸碱平衡和电解质紊乱),治疗组30例在上述西医常规治疗基础上加用参麦注射液静脉滴注和丹参注射液静脉滴注,观察患者血压、心率、尿量、皮肤、意识等方面的变化。结果:治疗组总有效率93.3%(28/30),对照组总有效率73.3%(22/30);治疗组血压恢复正常时间(1.23±0.31)h,对照组为(2.35±0.23)h。组间比较,$P<0.05$和$P<0.01$。表明在西医常规治疗的基础上联合应用参麦注射液和丹参注射液疗效更佳。汪培芳将急性心梗并发心源性休克患者42例,随机分为治疗组20例和对照组22例。对照组用西药常规(抗凝、溶栓、扩容、营养心肌、抗休克等)治疗;治疗组在上述西药基础上,加用生脉注射液静脉滴注,观察两组患者血压、体征、心功能变化情况。结果治疗组总有效率45.0%,对照组总有效率22.7%,组间比较,$P<0.05$。梁永忠在辨证基础上,选用四逆加人参汤、独参汤、三甲复脉汤、葶苈大枣泻肺汤、泻白散等方药,浓煎取液,少量频饲,同时直肠灌注。另用参麦注射液、黄芪注射液、参附注射液等静脉滴注。再配合西药常规救治;杨新占用参附汤合生脉散加减,煎汁灌服,配合西药常规治疗,都获得较好疗效。

(刘　霖)

【咳嗽变异性哮喘的治疗】

潘红斌治疗76例,随机分为两组,对照组(36例)常规给予抗菌、平喘、止咳治疗。气急者加服强的松,每日0.5 mg/kg,共5 d。治疗组(40例)用清燥救肺汤辨证加用扁豆、山栀、贝母、北沙参、天花粉、玉竹、地龙、全蝎、百合、诃子、五味子等。两组均以7 d为1个疗程。结果显效23例(57.5%),有效15例(37.5%),总有效率95.0%(38/40)。对照组分别为6例(16.7%)、19例(52.8%)、总有效率69.4%(25/36)。郑彩霞治疗32例。治疗时停用西药,全部使用中药过敏煎加味:柴胡10 g,防风10 g,五味子6 g,乌梅10 g,甘草6 g。伴胸闷、口渴、舌红、脉弦细者,加沙参、桑叶、桑白皮、白芍药等;伴胸胁胀痛、心烦、口苦,苔薄黄、脉弦者,加枳壳、黄芩、赤芍药、紫苏子、苏梗等;伴嘈杂、少寐,舌质红、苔薄白、脉弦者,加旋覆花、代赭石、枳壳、厚朴等。7 d为1个疗程。结果治愈24例(75.0%),缓解7例(21.9%),缓解率96.9%(31/32)。杨锐萍治疗58例。用自拟疏风宣肺解痉汤(炙麻黄、杏仁、荆芥、防风、蝉蜕、地龙等),水煎,每日1剂,早晚分服,15剂为1个疗程。结果痊愈48例(82.8%),好转7例(12.1%),总有效率94.9%(55/58)。万诚报道咳嗽变异性哮喘41例,用疏风宣肺汤(麻黄、荆芥、蝉蜕、前胡、紫菀、杏仁等)随证加减治疗,5 d为1个疗程,治疗2个疗程。结果临床控制35例,显效3例,好转2例,无效1例。

(招萼华)

【肺间质病变的治疗】

陈建等以博莱霉素A_5所致大鼠肺间质纤维化为模型,观察银杏叶制剂(百路达)治疗后病理、胶原蛋白、核因子KB活性及蛋白水平的变化,结果百路达治疗组肺泡炎、纤维化病变均较博莱霉素模型组减轻($P<0.05$),其胶原蛋白含量较模型组减少($P<0.01$)。张炜等人用生地注射液给博莱霉素所致肺纤维化大鼠腹腔注射,结果发现可以减少Col Ⅲ型胶原的沉积,减轻特发性肺间质纤维化(IPF)的细胞外基质重建。王海峰以固定方温润养血方(黄芪、太子参、当归、熟地黄、蛤蚧、款冬花等)加减,治疗IPF 20例,治疗3个疗程(4周为1个疗程)后统计疗效。患者的临床症状(咳嗽、咳痰、气短、紫绀)、肺功能指标、免疫球蛋白及血液流变学指标均获不同程度的改善。王福兰认为肺间质病变的病机为气阴亏虚,津凝痰结,肺络瘀阻,故用补气化痰汤(人参、黄芪、杏仁、麻黄、紫菀、桃仁等)辨证加减,取得显效。杜云波用虫草蛤蚧散(2份冬虫夏草、1份蛤蚧)合洋参丸治疗间质性肺纤维化,取其能增加机体免疫功能,减少肺泡表面细泡对受到刺激的损伤。刘伟将肺间质纤维化分为4型:肺气虚弱型,气阴两虚、气滞血瘀型,脾肾阳虚、气血凝滞型,阴阳俱虚、血脉瘀阻型。孔祥文则分为3型辨治:痰热郁肺型(多为急性起病)用桑白皮汤加减治疗,痰瘀互结型(多为慢性起病)用血府逐瘀汤、丹参饮合二陈汤加减治疗,肺肾气虚型(病属晚期表现)用平喘固本汤及补肺汤加减治疗,取得一定疗效。中医药治疗肺间质病变有单味药、固定方和辨证论治

三种途径。但从根本上说，则是从“证”的角度出发，以辨证论治为基础。

（刘道清）

【中西医结合治疗慢性阻塞性肺疾病急性加重期】

慢性阻塞性肺疾病（COPD）急性加重期为COPD严重发展阶段、急性加重期的频繁发作，可使病情进展恶化，后期常因合并肺源性心脏病或呼吸衰竭，而威胁患者的生命。中西医结合治疗COPD急性加重期较西医常规治疗具有明显的优势。叶志中等将本病81例患者分为治疗组（42例）和对照组（39例），治疗组在西医常规治疗基础上加服千金苇茎汤加减（苇茎、薏苡仁、冬瓜子、桃仁），每日1剂，加水煎至300 ml，早晚饭前半小时各服150 ml。同时用穿琥宁0.4 g加入5%葡萄糖注射液静脉滴注，每日1次，15 d为1个疗程；结果治疗组显效33例，有效6例，总有效率92.9%（39/42）；对照组显效25例，有效3例，总有效率71.8%（28/39）。组间比较，$P<0.05$。林熙等将COPD 62例随机分成治疗组（32例）和对照组（30例），治疗组在对照组西医常规治疗的基础上加服汤药（麻黄、杏仁、沙参、麦门冬、五味子、黄精等），两组均经10 d治疗后统计疗效。结果治疗组显效23例，有效7例，总有效率93.8%（30/32）；对照组，显效11例，有效8例，总有效率63.3%（19/30）。组间比较，$P<0.05$。

（肖梅华）

【肺心病肺动脉高压的治疗】

肺心病肺动脉高压指肺小动脉原发增生性病变所致的闭塞性肺动脉高压，可有多方面因素致病。徐克劲等对76例对体外循环手术并发重症肺动脉高压患者，随机分为治疗组与对照组。两组一般处理相同，治疗组则在术前口服7～10 d、术后口服5～7 d复方红景天胶囊（兰州军区总医院制，其成分为窄叶红景天、丹参、枸杞子及黄芪的提取物，每粒红景天苷含量>1 mg，4 g/d，儿童用量减半）。两组在规定时间点进行生命体征、肺通气参数、动脉血气分析、血栓烷族系的检测。结果急性肺损伤发生率和因肺损伤死亡者治疗组分别为7.5%（3/40）、0（0/3）；对照组分别为19.4%（7/36）、43%（3/7）。组间比较，$P<0.05$或$P<0.01$。张立山等对60例COPD肺动脉高压患者随机分为两组。治疗组予肺康方煎剂（生黄芪、山茱萸、丹参、葶苈子、黛蛤散、水蛭、白前），对照组予心痛定治疗。结果肺康方组有效率83.3%（25/30），心痛定组有效率80.0%（24/30）。曹康裕等将慢性肺心病急性加重期患者69例随机分为治疗组（35例）和对照组（34例）。两组均予西医常规治疗，治疗组加用血塞通注射液（昆明制药集团股份有限公司生产），对照组加用低分子肝素钙。测定两组治疗前后平均肺动脉压（mPAP）、血浆内皮素-1（EF-1）、纤维蛋白原（Fg）及D-二聚体（D-D）水平。结果：治疗组给药后mPAP、ET-1、Fg、D-D均较治疗前显著改善，且mPAP、ET-1改善情况优于对照组（$P<0.05$）。余蔽等将24例COPD老年患者随机分为治疗组和对照组各12例。两组均予西医常规治疗，治疗组加用血塞通（昆明制药集团股份有限公司生产）合黄芪注射液（成都地奥九泓制药厂生产）静脉滴注。检测两组治疗前后收缩期肺动脉压（SPAP）及全血黏度。结果：治疗组治疗后SPAP、全血黏度降低程度均优于对照组（$P<0.05$）。汤建跃等将72例患者分为两组，黄芪组予黄芪注射液（成都地奥九泓制药厂生产）20 ml静脉滴注，丹参组予丹参注射液16 ml静脉滴注，结果黄芪组有效率为94.6%（33/36），丹参组为70.5%（22/36），组间比较，$P<0.01$。

（肖梅华）

【中西医结合治疗肺心病急性发作】

贾金花等将120例随机分成两组，治疗组（60例）采用桃红四物汤合二陈汤加味，10 d为1个疗程，并与用常规西药治疗的60例对照。随访两年，两组的总有效率分别为90.0%（54/60）、71.7%（45/60）。晋库根等将肺心病急性发作住院患者83例，随机分为两组，治疗组（43例）分为痰热阻肺型（麻杏石甘汤加减）、寒痰伤肺型（小青龙汤）、阳虚水泛型（真武汤加减）施治，均辅以西医对症治疗，对照组（40例）仅予西药治疗。结果两组的总有效率为分别为93.0%（30/43）、72.5%（29/40）。崔悦报道56例患者分为两组，其中治疗组（30例）采用中药汤剂（桑白皮、丹参、黄芪、冬瓜皮、桃仁、党参等）和西药抗生素、扩管剂联合治疗；对照组（26例）单用西药抗生素、扩管剂联合治疗。结果治疗组疗效明显优于对照组（$P<0.05$）。杜艾吉报道本病40例，分为肺肾气虚外感型（定喘汤），心脾肾阳虚水泛型（真武汤合葶苈大枣汤），痰浊蒙窍（涤痰汤加减），元阳欲脱（参附汤、生脉注射液犀角地黄汤加减），4型都加入丹参，并结合西药常规治疗，同时设对照组38

例,单用常规西药治疗。结果两组的有效率分别为47.5%(19/40)、23.7%(9/38),组间比较,$P<0.05$。赵凯报道89例患者,随机单盲分为两组。治疗组(51例)采用西医常规治疗结合定喘汤加减(麻黄、白果、杏仁、厚朴、黄芩、地龙等)煎服、丹参注射液(加入5%葡萄糖注射液250 ml内)静脉滴注;对照组(38例)用抗菌、平喘、化痰、纠正酸碱平衡等治疗。两组均以10 d为1个疗程。结果有效率分别为92.2%(47/51)、76.3%(29/38)。组间比较,$P<0.05$。邱智等报道30例,以补气活血方(党参、黄芪、丹参、川芎、赤芍药、麦门冬等)辨证加味煎服。并与只用西药治疗的30例作对照。10 d为1个疗程,结果两组的总有效率分别为93.3%(28/30)、76.7%(23/30)。

(肖梅华)

【动脉粥样硬化的研究】

近年来,大量的动物实验和临床观察研究中药对动脉粥样硬化的作用机制,取得一定进展。

1. 实验研究

韩学杰用高脂饮食造成家兔动脉粥样硬化模型,给予中药痰瘀同治方治疗,观察不同时期生化指标的变化。结果:高脂血症时家兔血脂及内皮素(ET)、血清过氧化脂质(LPO)含量升高;一氧化碳(NO)、超氧化物歧化酶(SOD)含量降低。表明痰瘀同治方有明显调节NO、ET、MDA、SOD、TNF(肿瘤坏死因子)含量,抑制细胞过度凋亡,保护损伤的血管内皮细胞的作用。张路等通过构建家兔主动脉粥样硬化模型,观察中成药通心络(水蛭、全蝎、䗪虫、蜈蚣、蝉蜕等)对血管形态学的影响,并用免疫组织化学方法,观察通心络对动脉粥样斑块血管内皮生长因子(VEGF)表达的影响。结果通心络可一定程度减少动脉粥样斑块VEGF的表达。表明通心络可延缓动脉粥样斑块形成的进程,具有一定斑块稳定作用。周小青等采用高脂喂饲建造家兔粥样硬化模型,观察5首活血化瘀方对各组家兔血脂、载脂蛋白及主动脉的病理改变。结果:血府逐瘀汤能显著降低家兔血清总胆固醇(TC)、甘油三酯(TG)、低密度脂蛋白胆固醇(LDL-C)含量及TC/HDL-C、TG/HDL-C比值($P<0.01$),亦能降低载脂蛋白B 100(apoB 100)含量($P<0.05$),升高载脂蛋白A_1与载脂蛋白B 100的比值$apoA_1$/apoB 100($P<0.05$);活络效灵丹能明显降低血清TC、LDL-C含量以及TC/HDL-C比值($P<0.01$),亦能降低TG、apoB 100含量以及TG/HDL-C比值($P<0.05$),升高$apoA_1$/apoB 100比值($P<0.01$);失笑散能降低血清TC、TG、LDL-C含量($P<0.05$);桃红四物汤明显降低血清TG含量以及TG/HDL-C比值($P<0.01$),亦能升高$apoA_1$含量($P<0.05$);丹参饮亦能降低血清TC、LDL-C含量($P<0.05$)。形态学观察,以上5首活血化瘀方剂均能不同程度地减少动脉粥样硬化斑块面积,降低斑块灰度(OD),改善主动脉病变。提示5首活血化瘀方剂均有不同程度的降脂、调节载脂蛋白代谢、抑制高脂喂饲家兔动脉粥样硬化形成的作用,其中以血府逐瘀汤、活络灵效丹作用较强。黄河清等研究发现抵当汤改良方(大黄、水蛭、肉桂等组成,由广东一方制药厂提供)能有效减少主动脉脂质斑块部神经酰胺的含量,抑制其泡沫细胞的凋亡,从而起到抗动脉粥样硬化的作用。

2. 临床应用

王健报道50例,观察化痰祛瘀片(丹参、山楂、赤芍药、田三七、茯苓、陈皮、半夏、甘草)对冠心病颈动脉粥样硬化的影响,并以无冠状动脉粥样硬化者45例为对照。治疗前后均进行颈动脉超声检查。结果观察组治疗前颈动脉内膜中层厚度(IMT)及颈动脉阻力(RI)明显升高,与对照组比较有显著性差异($P<0.05$和$P<0.01$),说明观察组颈总动脉及颈内动脉IMT厚度增加,血管阻力增大。经治疗后IMT、RI明显降低,与治疗前比较,$P<0.01$,说明颈动脉粥样硬化程度明显减轻。

(刘　霖)

【中西医结合治疗扩张性心肌病】

原发性扩张性心肌病(DCM)是原因不明的心肌病中最常见的一种类型,DCM主要指由于心肌广泛性坏死和纤维性病变以及心内膜附壁血栓引起的心脏扩大、心力衰竭、心律失常以及动脉栓塞现象。其临床表现类似于"心悸"、"怔忡"、"水肿"、"喘证"、"胸痹"等范畴,近年来发病率有明显的增多趋势,临床表现缺乏特异性,多数患者以心悸、活动后气急及下肢水肿等心衰表现就医时心功能已为Ⅲ~Ⅳ级,治疗较为困难,预后较差,死亡率较高。杨积武根据五脏相关、痰瘀并重的理论,认为DCM的治疗应标本兼治,以益气温阳、化痰行瘀为主，辅以养心安神之品，自拟养心汤（人参、附子、黄芪、肉桂、茯苓、益母草等）随证加减，以奏益气温阳、化痰行瘀、调理枢机之功，达到改善微循环，增强心肌收缩力，降低周围血管阻力，减轻肺瘀血，增加心排出量，从而减轻心脏负荷，促进心室回缩的目的。临床出现心阳外脱，病情危重，应改为参附注射液静脉滴注以益气回阳，配合血栓通或灯盏细辛注射液等以增强益气活血之功。付业洲认为本病病机以气血亏虚为本，瘀血、痰浊水饮为标，治以益气养阴为主。宗《伤寒论》“伤寒，脉结代，心动悸，炙甘草汤主之”，以炙甘草汤加味（炙甘草、西洋参、桂枝、阿胶、生地黄、麦门冬等）治之。兼阳虚水肿者加附子、白术、茯苓；血瘀胸闷、舌有瘀斑者加红花、川芎；心悸、脉结代者加远志、柏子仁、丹参。2 个月为 1 个疗程，连服 3～5 个疗程。观察 38 例患者中，临床痊愈 2 例，显效 21 例，有效 9 例，总有效率 84.2%(32/38)。徐占兴以活血化瘀立法，以复方丹参注射液 40～80 ml 加入 10%葡萄糖注射液中静脉滴注治疗 22 例，每日 1 次，15 d 为 1 个疗程。结果显效 12 例，有效 8 例，无效 2 例。徐氏指出复方丹参液的剂量应达到 40 ml/次以上，小于此剂量则疗效较差。个别患者使用复方丹参液后有肠鸣音活跃、大便稀或便次增加等副作用。

（王永霞　何立人）

【中西医结合治疗急性病毒性心肌炎】

病毒性心肌炎为嗜心性病毒感染引起以心肌非特异性间质性炎症为主要病变的心肌炎。宋家玫等从细胞介导免疫方面探讨养阴清心口服液（沙参、麦门冬、蒲公英、黄精等）治疗急性病毒性心肌炎的作用，在总有效率、临床症状及心电图疗效方面，治疗组均明显优于对照组，CD_4/CD_8 的比值治疗组较治疗前有明显下降，CD_4 值治疗前后无明显差异，CD_8 值较治疗前明显上升，治疗组治疗后 NK 细胞活性较治疗前明显增加，而对照组在治疗后 NK 细胞活性无明显变化，治疗组治疗后 IgM 转阴率较高。从而证明养阴清心口服液通过发挥免疫调节功能而起到治疗病毒性心肌炎的作用。许之民等采用半定量积分法观察治疗前及治疗 4 周后患者胸闷、心悸、胸痛改善情况，同时为研究生脉散对急性病毒性心肌炎炎性损伤指标的影响，检测治疗前后心电图、24 h 动态心电图、中和抗体、cTnI、cTnT 的改变情况，结果显示 cTnI、cTnT 转阴率两组分别为 59%与 32%、72%与 43%，有统计学意义；中和抗体无统计学意义。陈云玺认为本病病机为本虚标实，多因素体虚弱或过度劳累，耗伤正气，致心脏气阴两虚，复感温热邪毒，循经入里，内舍于心。其治在西药常规治疗基础上加用生脉散加减方（人参、麦门冬、五味子、黄芪、玄参、板蓝根等），10 d 为 1 个疗程，治疗 2 个疗程后观察治疗前后临床症状、心率、血压、心电图、心肌酶谱、电解质、肝肾功能变化，结果表明，生脉散能够抑制自由基的生成及抗脂质过氧化，促进心肌细胞功能的恢复，改善心脏功能，控制病毒性心肌炎的病情、防止心肌持续损害，亦能截断病邪侵袭入里，改善预后，提高生存质量。李毅等认为本病为素体禀赋虚弱，感受温毒实邪所致，属正虚邪实，虚实夹杂之证。因心虚胆怯，易蕴生痰涎，又感受瘟毒时邪，两者相结，则壅胆停胸，内舍于心，扰乱心神。先投二黄温胆汤加减（重用黄芪 60 g，并合黄连、茯苓、姜半夏、炒竹茹、生甘草等），迨至急性期后阶段，给予益气养阴、宁心安神之五参汤加减（苦参、南沙参、北沙参、生甘草、玄参、西洋参、丹参）。陶红等认为黄芪有抗病毒、调节免疫、保护心脏作用，对病毒性心肌炎小鼠心肌损害具有保护作用，并可拮抗病毒感染心肌细胞 L 型钙通道的增加，改善部分心电活动，清除自由基；苦参具有明显抗柯萨奇 B 病毒作用，剂量可用至 30 g。

吕荣亚等认为病位在心，其心之气血阴阳虚衰与肺脾肾机能失调为病之本，热毒、痰湿、瘀血为病之标。可分为风热犯肺、热毒侵心型，湿热中阻、内伤心营型，余热不尽、伤及心阴型，心阳虚脱型，分别予以银翘散、甘露消毒丹、玉女煎、参附汤加减。治疗 15 d。观察临床症状、心动超声图、心电图及酶系变化，治疗组 30 例总有效率为86.7%(26/30)，西药常规治疗对照组的总有效率43.3%(13/30)，组间比较，差异有显著性意义。张晓雷认为本病大多属于“温病”范畴，以标实为主，应以清热解毒为主要治则，用清热宣肺、解毒清心兼以益气养阴之法。用《伤寒论》中竹叶石膏汤加减（竹叶、石膏、党参、半夏、麦门冬、金银花等）。王照程用参麦注射液（雅安三九药业有限公司生产）50 ml 合穿琥宁粉针剂（成都天台山制药有限公司生产）0.2 g静脉滴注，每日 1 次，14 d 为 1 个疗程；常延平用生脉注射液（华西医科大学药厂生产）20 ml 合复方丹参注射液 20 ml，每日 1 次，15 d为 1 个疗程。2 个疗程后观察两组用药前后心率及心慌、胸闷气短、神疲乏力等症状改变,疗程前后心电图ST－T、心律失常及Ⅰ度房室传导阻滞变化,均显示联合用药更能益气养阴,活血养心,增强免疫功能,促进炎症吸收以及心肌的恢复,改善心肌供血,抗心律失常及改善心脏房室传导阻滞多种功能,同时能降低CK－MB。顾旭等用潘南金(匈牙利布达佩斯吉瑞大药厂生产)50 ml配合黄芪注射液(成都地奥九泓制药厂)30 ml加入5%葡萄糖注射液中静脉滴注,每日1次,15 d为1个疗程,共治30例,2个疗程后,总有效率为96.8%(29/30),心电图及心肌酶谱改善均优于用西药的对照组。

(徐　翀　何立人)

【缓慢性心律失常的治疗】

缓慢性心律失常包括窦性心动过缓、房室传导阻滞、病态窦房结综合征等,属"心悸"、"怔忡"等范畴。

于仁义等以提率汤(制附子、麻黄、人参、桂枝、黄芪、丹参等)随证加减治疗窦性心动过缓98例,10 d为1个疗程,用药1～3个疗程后,总有效率为96.9%(95/98)。张国宪等以自制的强心丸(党参、黄芪、附子、桂枝、淫羊藿、细辛等浓缩提取而成)10 g/次,治疗缓慢性心律失常80例,1个月后总有效率为83.7%(67/80),对窦性心动过缓、房早、室早疗效分别为91.7%(11/12)、86.4%(22/25)、91.7%(33/36)。朱丽艳等自拟温阳升率汤(制附子、党参、黄芪、鹿角胶、丹参、肉桂等)治疗缓慢性心律失常60例,15 d后的总有效率为90.0%(54/60)。冯晓敬等用强心复脉饮(附子、人参、川芎、麻黄、细辛)配合疏血通注射液(牡丹江友博制药厂生产)6 ml加入5%葡萄糖注射液或生理盐水250 ml中静脉滴注治疗缓慢性心律失常46例;对照组(26例)予心宝丸(广东汕头市中药厂生产)口服,同时配合丹参注射液20 ml加入5%葡萄糖注射液中静脉滴注。治疗1个月后主要症状改善率分别为90.0%(41/46),对照组为50%(13/26),组间比较,$P<0.05$。平均心率及24 h总心跳数治疗后与治疗前比较,治疗组均有显著性差异$P<0.001$;对照组平均心率$P>0.05$,24 h总心跳数$P<0.01$。李玉兰以温阳益气活血汤(黄芪、桂枝、淫羊藿、制附子、党参、当归等)治疗缓慢性心律失常36例,总有效率为83.3%(30/36)。李贵满等以温阳益气活血通脉类中药(麻黄、炮附子、肉桂、人参、麦门冬、桃仁等为基本方)治疗病态窦房结综合征36例,仅在心绞痛发作时予以西药消心痛、阿托品或异丙肾上腺素治疗;对照组32例,予以阿托品(0.3～0.6 mg/次)及心达康(2粒/次),每日3次,重者静脉滴注异丙肾上腺素(1 mg/次)或美乐新(60 mg/次)。15 d为1个疗程,治疗2～4个疗程后,治疗组与对照组症状、体征改善总有效率分别为86.1%(31/36)、81.3%(26/32);治疗组与对照组心电图改善总有效率分别为77.9%(28/36)、78.1%(25/32),组间比较,$P>0.05$。但两组治疗前后阿托品、异丙肾上腺素的使用情况比较,$P<0.05$。

(汤晓龙)

【充血性心力衰竭的治疗】

充血性心力衰竭是多种器质性心脏病日久迁延不愈,致心脏排血量不能满足机体代谢需要,而出现组织灌注不足和静脉瘀血的表现,属"心悸"、"喘证"、"水肿"等范畴。田俊等报道73例,分为治疗组(37例)和对照组(36例)。均予洋地黄、利尿剂、血管紧张素转换酶抑制剂、硝酸酯类或多巴酚丁胺常规抗心衰治疗,治疗组加用参附注射液(雅安三九药业公司生产)60 ml加入5%葡萄糖注射液中静脉滴注。2周后进行心功能疗效比较,两组的总有效率分别为91.9%(34/37)、80.6%(29/36),治愈率分别为43.2%(16/37),治愈率25.0%(9/36),组间比较,$P<0.05$。常延平等报道120例,分为治疗组80例和对照组40例。均予地戈辛、消心痛等常规治疗,治疗组加用参麦注射液40 ml合复方丹参液20 ml加入5%葡萄糖注射液中静脉滴注(有糖尿病者可适当加入胰岛素)。治疗14 d后治疗组心慌气短、自汗喘促、水肿的改善较对照组明显改善,部分病例治疗后可减少强心苷及利尿剂的用量。组间比较,差异有显著性($P<0.05$)。房泽岱等报到127例,分为两组。均给洋地黄、利尿剂及休息、低盐饮食、吸氧等治疗。治疗组加用黄芪注射液40 ml静脉滴注。用药15 d后两组的总有效率分别为91.7%(56/72),67.3%(37/55),组间比较,$P<0.01$,且治疗组左室射血分数(LVEF)明显好于对照组。吴文胜报道50例,用中药(人参、五味子、制附子、泽兰、麦门冬、黄芪、丹参为基本方)配合倍他乐克、卡托普利,15 d为1个疗程。经治4个疗程后,总有效率为94.0%(47/50),其疗效明显优于对照组($P<0.05$)。且心功能参数组内

比较及组间比较，均有显著性差异（$P<0.05$）。陈亭云等用黄芪15 g、麦门冬20 g，配合吸氧、强心、利尿、改善循环对症处理等治疗39例，设对照组（21例），除不用中药外其余治疗同治疗组。经治15 d后，两组的总有效率分别为90.2%（35/39）、66.7%（14/21），组间比较，$P<0.05$。沈安明用实脾饮、济生肾气丸、真武汤等从肾辨治充血性心衰取得疗效，认为心衰水肿虽与肺脾关系密切，但肾是发病的关键，只有把治肾贯穿于治疗的始终，才能取得好的疗效。

（汤晓龙）

【辨证治疗反流性食管炎】

杨金国等报道100例反流性食管炎患者，随机均分为治疗组和对照组。治疗组用止酸方（栀子、黄芩、赤芍药、连翘、瓜蒌、清半夏等），对照组以雷尼替丁、吗丁啉治疗。均以4周为1个疗程，有效率分别为94.0%（47/50）、92.0%（46/50）；胃镜下有效率分别为96.0%（48/50）、80.0%（40/50），组间比较，$P<0.05$。张红艳报道116例本病患者，其中治疗组（76例）用柴芩降逆汤（醋柴胡、白芍药、黄连、黄芩、蒲公英、竹茹等）治疗；对照组40例予雷尼替丁、吗丁啉。均以4周为1个疗程，总有效率分别为92.1%（70/76）、75.0%（30/40），组间比较，$P<0.05$。宋卫华等报道35例，辨证分为肝胃郁热、寒湿中阻、脾胃虚寒3个证型，分别用化肝煎合左归丸加减（青皮、陈皮、栀子、半夏、白芍药、牡丹皮等）、香砂六君子汤合良附丸加减（党参、茯苓、半夏、陈皮、白术、制香附等）、理中汤加味（白术、苏梗、制附子、吴茱萸、丁香、半夏等）煎服，经治3～4周，总有效率为97.0%（34/35）。杨勤报道56例，用中药（党参、陈皮、枳实、姜半夏、代赭石、苏叶）煎服治疗，并与用雷尼替丁治疗的42例作对照。4周为1个疗程，总有效率分别为91.1%（51/56）、90.5%（38/42），组间比较，$P>0.01$。薛柏报道60例患者，随机均分为治疗组和对照组，分别用柴胡疏肝散（柴胡、陈皮、川芎、香附、枳壳、白芍药等）和常规西药（达喜、吗丁啉）治疗，结果总有效率分别为86.7%（26/30）、70.0%（21/30），组间比较，$P<0.05$。潘旭东报道86例，随机分为两组，治疗组46例，用半夏泻心汤加味（党参、姜半夏、黄芩、干姜、甘草、厚朴等）和西沙必利口服；对照组40例，以常规西药（西米替丁、吗丁啉、西沙必利等口服）治疗。60 d为1个疗程。两组的总有效率分别为93.5%（43/46）、77.5%（31/40），组间比较，$P<0.05$。

（李海英）

【慢性溃疡性结肠炎的灌肠治疗】

文汉英等报道68例患者，用中药（苦参、白及、白术、白芍药、枳壳、米壳、炮姜）煎液作保留灌肠治疗，并与用常规西药治疗的42例作对照。总有效率分别为95.6%（65/68）、69.0%（29/42），组间比较，$P<0.005$。赵景兰等报道196例患者，随机分为3组，分别采用34～35℃（低温药液组）、>35℃（中温药液组）和>37℃（高温药液组）进行灌肠，结果：低温段组对各型患者的疗效，均低于中温段和高温段组（$P>0.05$）；中温段组对各型患者的疗效均优于低温段组（$P<0.05$），与高温段组相比则疗效相近（$P>0.05$）。高温段药液对脾胃虚弱型患者的疗效，优于湿热蕴结型患者（$P<0.05$），对湿热蕴结型的疗效，则低于中温段组（$P<0.05$），而与低温段组药液相近（$P>0.05$）。周亮等用中药（苦参、白及、白术、白芍药等）保留灌肠治疗溃疡性结肠炎30例，并与单纯西药治疗的30例对照观察，总有效率分别为88.7%（27/30）、50.0%（15/30），组间比较，$P<0.05$。汪山报道50例，用中药（丹参、蒲公英、黄连、白头翁、金银花、白花蛇舌草、生大黄）煎浓汁100 ml灌肠，每日1次，10 d为1个疗程。结果：痊愈35例，有效10例，总有效率为90.0%（45/50）。

（郑舜华　张正利）

【消化性溃疡的治疗】

杜曦报道58例患者，用加味半夏泻心汤（半夏、黄芩、黄连、干姜、党参、红枣等）煎服，并与用复方猴头冲剂治疗的22例作对照。结果：总有效率分别为96.6%（54/56）、77.3%（17/22）。董明国探讨了康尔胃冲剂（黄芪、五灵脂、白及、甘草、黄连、吴茱萸、田七）治疗消化性溃疡的作用机理。结果表明，该方可有效防治盐酸乙醇和消炎痛所致大鼠胃黏膜的损伤，对抗大鼠的应激性溃疡和醋酸所致慢性胃溃疡，并可抑制幽门结扎大鼠胃酸的分泌。提示该冲剂具有抗溃疡、保护胃黏膜、抑制胃酸分泌等药理作用。陈绍斌等用消溃灵方（同济医学院附属同济医院中药房制剂）观察血浆内皮素（ET-1）含量变化、表皮生长因子受体（EGFR）在溃疡周围黏膜的表达及图像分析。结果消溃灵组和L-Arg组溃疡指数、血浆ET-1含量明显低于模型组（$P<0.05$），极显著

低于L－NNA组（$P<0.01$）；L－NNA组溃疡指数明显高于模型组（$P<0.05$）。L－NNA组血浆ET－1含量显著高于模型组及对照组（$P<0.01$）。消溃灵组和L－Arg组EGFR表达较模型组明显增加，较L－NNA组和对照组显著增加；L－NNA组GEFR较模型组显著减弱；消溃灵组溃疡指数、血浆ET－1含量及表皮生长因子受体(EGFR)在溃疡周围黏膜的表达与L－Arg组比较无明显差异（$P>0.05$）。张照兰等设平胃胶囊组、溃疡宁组、雷尼替丁组、空白组分别进行实验，观察平胃胶囊（苍术、陈皮、厚朴、生磁石、生大黄、甘草）对实验性小鼠、大鼠胃溃疡动物模型的抑制溃疡及止痛作用。结果显示，平胃胶囊对利血平溃疡、幽门结扎性溃疡、应激性溃疡和乙酸型溃疡胃液均有较显著的影响。其对实验性动物胃溃疡模型具有抑制胃酸、增强胃黏膜防御机制、消炎止痛的作用。

（郑舜华　张正利）

【酒精性肝病的治疗】

据调查，我国有3亿多"酒民"，东北地区酒精性肝病(ALD)发病率高达20%，积极开展中医药防治具有实际意义，近年来取得一定进展。

贾静鹏等报道酒精性脂肪肝102例，用枳葛益肝汤（枳椇子、葛根、茵陈、败酱草、丹参、当归等）煎服，并与用维生素B_1、维生素B_2、维生素B_6和叶酸治疗的98例作对照。疗程均为3个月。两组的总有效率分别为96.1%(98/102)、87.7%(86/98)，组间比较，$P<0.05$。侯留法等报道102例，用酒肝消脂冲剂（葛根、柴胡、山楂、丹参、泽泻等）煎服，并与用东宝肝泰片治疗50例作对照。两组的总有效率分别为93.0%(95/102)、90.0%(45/50)，组间比较，$P<0.05$。许亦斌等报道60例，用清肝活血方（柴胡、黄芩、丹参、鳖甲、葛根）煎服治疗，同时设小柴胡冲剂组(30例)和一般治疗组（口服肝泰乐、维生素C）作为对照组(30例)。观察ALD患者临床症状、体征、肝功能、血脂、肝纤维化标志物、细胞因子、B超变化等指标，结果3组总有效率分别为95.0%、86.7%和86.7%；治疗组明显优于对照组。喻洪伟等用酒肝乐（丹参、黄柏、苍术、薏苡仁、三七参、枳椇子等）水煎剂治疗ALD 100例，总有效率99.0%(99/100)；对照组(60例)用肝得健，总有效率96.7%(58/60)。治疗组治愈及显效率明显优于对照组（$P<0.05$）。倪力强等用卷苦肝泰（枳椇子、柴胡、丹参、牡丹皮、黄芪、栀子等）煎剂治疗ALD 40例，对照组(40例)用肝泰乐、维生素C、山楂降脂片，观察临床症状与体征、血清肝功能指标、肝脏B超检查等，结果两组的总有效率分别为95.0%(38/40)、65.0%(26/40)，组间比较，$P<0.05$。董子强等观察了益肾洗肝化脂汤（何首乌、枸杞、女贞子、茵陈、葛根、郁金等）对38例酒精性脂肪肝患者血尿酸(BUA)、血清总胆汁酸水平的影响；并与用脂必妥、非诺贝特、洛伐他汀、藻酸双脂钠治疗的30例作对照。两组的总有效率分别为89.7%(34/38)、76.7%(23/30)，组间比较，$P<0.05$。乔作现用醒酒保肝汤（茵陈、葛根、山楂、茶叶等）加减治疗ALD 42例，总有效率88.1%(37/42)。范杰华用软肝汤（葛根、白扁豆、青皮、莱菔子、鳖甲等）治疗酒精性肝硬化30例，总有效率93.3%(28/30)。金容炫等介绍田德禄治疗ALD临床经验，早期以调理肝脾、理气活血、清热化湿为主，方用四逆散、解酒灵等；中期以调肝理气、活血化瘀、祛痰消积为主，方用木香顺气散等；晚期治疗在行气活血、化湿利水的同时，要兼顾正虚的一面，酌加补气、温阳、养阴之品，方用中满分消丸、滋水清肝饮等。何亦菡用中药降酶汤（茵陈、田基黄、白芍药、天花粉等）加西药肝泰乐、维生素C、联苯双酯，对照组单纯用西药。结果：治疗组症状改变时间最快为3 d，对照组为7 d；ALT开始下降时间，治疗组最早为7 d，对照组为10 d。祁培宏报道ALD 89例，用酒肝合剂（虎杖、郁金、鳖甲、丹参、葛根、大黄等煎服）配合西药（凯西莱片、21金维他片口服）以及用肝病治疗仪循经推按治疗，总有效率为88.8%(79/89)。

（刘道清）

【脂肪肝的治疗和研究】

近年来，脂肪肝(NASH)的发生率不断增加，中医药治疗取得一定进展。

1. 临床治疗

许维丹等报道41例NASH患者，用参泽利肝汤治疗，并与用护肝片、肌苷和维生素等治疗的40例作对照。两组的总有效率分别为92.7%、70.0%，组间比较，$P<0.05$。杨雨田报道59例患者，用清肝降脂汤治疗，并与用多烯康胶丸治疗43例作对照。总有效率分别为96.8%(57/59)、41.9%(18/43)，组间比较，$P<0.01$。冯曙光报道56例患者，用降脂调肝汤（柴胡、茵陈、茯苓、山

楂、丹参等)治疗,并与用葡醛内脂片、非诺贝特胶囊和维生素C口服治疗的28例作对照。总有效率分别为92.9%(52/56)、57.1%(16/28)。黄朝用舒肝降脂煎(绞股蓝、黄芪、茵陈、泽泻、郁金、姜黄等)治疗54例,观察治疗前后肝功、血脂和B超变化,总有效率85.2%。欧琴等报道42例,用加味五子衍宗汤(枸杞子、菟丝子、覆盆子、五味子、车前子、山楂等)治疗,并与用脂必妥片、肝泰乐片、维生素C片口服治疗的40例作对照。两组的总有效率分别为92.8%(39/42)、62.5%(25/40)。组间比较,$P<0.05$。雷其山报道59例用越鞠丸为主治疗,并与用脂必妥片口服治疗的30例作对照,两组总有效率分别为84.8%(50/59)、53.3%(16/30),组间比较,$P<0.05$。黄国毅等用剔络散(全蝎、蜈蚣、白僵蚕)治疗56例,疗程2～4个月,总有效率为96.4%(54/56)。治疗前后对比,$P<0.01$。李金海等报道330例,用护肝降脂冲剂(黄芪、何首乌、鸡骨草、丹参、鳖甲、泽泻等)治疗,并与用东宝肝泰口服治疗的160例作对照。两组的总有效率分别为93.6%(309/330)、81.3%(130/160),组间比较,$P<0.01$。党中勤报道62例,用肝脂康胶囊(山楂、青皮、半夏、姜黄、三七参等)治疗,并与用东宝肝泰口服治疗的30例作对照。两组的总有效率分别为93.6%(58/62)、73.3%(22/30),组间比较,$P<0.01$。

2. 实验研究

朱瑾等对568例脂肪肝患者进行B超检查并探讨与中医辨证分型的关系,B超检查分为轻度、中度、重度三类,辨证分为肝郁气滞、痰湿内阻、痰瘀阻络3个证型。结果发现:脂肪肝患者B超检查结果与辨证分型存在一定关系,以肝郁气滞型最常见(占58.5%),临床以轻度脂肪肝为主(占此类病例数的82.8%);痰湿内阻型次之(占30.1%),临床以中度脂肪肝为主(占80.7%);痰瘀阻络型最少(占11.4%),临床以重度脂肪肝为主(占66.2%)。李进等进行的"活血化瘀、化痰利湿法对肥胖性脂肪肝大鼠胰岛素敏感指数和肿瘤坏死因子的影响"研究,发现活血化瘀、化痰利湿法能够降低脂肪细胞TNF-α的表达,提高肥胖性脂肪肝大鼠ISI、改善IR状态;改善肝细胞的病理损伤状态,从而达到抗脂肪肝的目的。潘慧娟等进行的"苦丁茶对大鼠高脂血症及脂肪肝形成的影响"研究,结果浙江苦丁茶(大叶冬青)有减肥作用,能降低血脂和肝脏脂质的含量,使大鼠肝重和脂肪湿重下降,对高脂血症及脂肪肝形成有一定抑制作用。张一昕、杨牧祥等进行"脂肝泰胶囊对高脂血症性脂肪肝大鼠肝细胞凋亡及相关基因蛋白表达的影响"、"脂肝泰胶囊对高脂血症性脂肪肝大鼠血清和肝脏游离脂肪酸的影响"及"脂肝泰胶囊防治实验性高脂血症性脂肪肝的流式细胞学分析"等研究,结果显示,脂肝泰胶囊能使bcl-2蛋白表达上调、bax蛋白表达下降,抑制细胞凋亡趋势,从而达到抗脂肪肝作用。脂肝泰胶囊通过降低FFA含量,调节脂类代谢,保护肝功能,发挥抗脂肪肝作用。脂肝泰胶囊可减轻高脂血症性脂肪肝大鼠的肝脏脂肪变性,加速肝细胞的DNA合成及分裂增殖,具有促进修复,抗肝损伤的作用。汪晓军等研究表明清肝活血饮(草决明、柴胡、赤芍药等)对大鼠脂肪肝有一定疗效,且优于东宝肝泰,推测其降低血脂和减少肝脏脂质沉积,保护肝细胞,改善肝脏微循环等是主要作用机理。孙蓉等进行的"脂肝清颗粒对脂肪肝模型大鼠的影响"及苗宇船等进行的"复方中药防治大鼠脂肪肝的实验研究",研究方法和结论与上述实验类同。

(刘道清)

【狼疮性肾炎的治疗】

狼疮性肾炎(LN)是系统性狼疮(SLE)最常见且严重的内脏损害。SLE以肾炎为初发表现者占5%～25%,起病5年后出现肾炎者占40%～75%。目前西医以糖皮质激素、细胞毒药物、血浆置换、干细胞移植、大剂量IgG冲剂等疗法治疗,但副作用较多,有时使患者难以坚持长期治疗。中西医结合治疗,取得较好疗效。

林德就等将治疗组(30例)用加味猪苓汤配合复方丹参注射液静脉滴注,原使用激素者,开始时维持原来剂量,采用中药治疗后平均每周递减5 mg,至每日10～15 mg时维持。对照组(15例)给予强的松每日20～40 mg口服,获效后递减,至每日10～15 mg维持。两组均以4周为1个疗程,治疗6个疗程。结果总有效率分别为93.3%(28/30)、73.3%(11/15),组间比较,$P<0.05$。陈湘君等用补肾固精方(黄芪、桑螵蛸、白花蛇舌草、丹参、莪术、金樱子等)及激素治疗37例,总有效率为89.2%(33/37);对照组22例只用糖皮质激素治疗,总有效率为77.3%(17/22),组间比较,$P<0.01$。刘云霞对42例LN,均予糖皮质激

素及细胞毒药物治疗,治疗组(24例)加用中药,热毒炽盛、津伤阴虚型,治以清热解毒、养阴生津,药用玄参、生地黄、麦门冬、当归、忍冬藤、薏苡仁等;热毒内盛、瘀血内阻型,治以清热解毒、活血化瘀,药用紫草、金银花、半枝莲、当归、赤芍药、桃仁等。结果总有效率分别为91.7%(22/24)、77.8%(14/18),组间比较,$P<0.05$。毒副反应发生率比较,$P<0.05$。李春雯等对60例LN患者均予西药强的松、环磷酰胺,治疗组(30例)加用肾复康冲剂(黄芪、赤芍药、丹参、半枝莲、土茯苓、泽泻等)。结果总有效率分别为93.4%(28/30)、83.3%(25/30),组间比较,$P<0.05$。远方等将88例LN患者均予西药,治疗组(46例)加用清解化瘀汤(白花蛇舌草、半枝莲、生地黄、青蒿、土茯苓、丹参等)。结果总有效率分别为84.7%(39/46)、69.0%(29/42),组间比较,$P<0.05$。赵文等对93例LN患者均予西药(强的松、环磷酰胺)治疗,治疗组(49例)加用中药(基本方:乌梢蛇、白花蛇舌草、半枝莲、益母草、紫草、蜈蚣),结果总有效率分别为93.9%(46/49)、81.8%(36/44),复发率分别为10.2%(5/49)、38.6%(17/44)。组间比较,$P<0.05$。王柏丁等报道161例LN患者,随机分为西医组75例,用激素标准疗程及CTX冲击治疗,中西医组86例在西药基础上配合中医辨治,热毒炽盛型用清瘟败毒饮加减,阴虚内热型用知柏地黄汤加减,气阴两虚型用生脉饮加减,脾肾两虚型用真武汤加减。各型均佐以化瘀解毒,酌加三棱、莪术、益母草、白花蛇舌草、半枝莲等,并长期服用复方丹参片。两组均治疗1年。结果西医组总有效率77.3%(58/75),副作用发生率69.3%(52/75);中西医组94.2%(81/86),副作用发生率32.6%(28/86)。组间比较,$P<0.05$,$P<0.005$。刘思明等将75例膜型狼疮肾炎(MLN)患者随机分为西医组(33例),给予强的松和环磷酰胺治疗;中西医组(42例)在用西药同时,加狼疮方(白花蛇舌草、半枝莲、紫草、丹参、全蝎等),结果两组均能有效降低狼疮肾炎活动指数,但中西医组的疗效优于西医组,且复发率较低,肾功能保护较好,尿蛋白得到较好改善,副作用较少。

(刘道清)

【再生障碍性贫血的治疗与研究】

周永明等认为再障的病机是脾肾亏损为本、火伤血络为标和瘀血内停为变,据此提出分别采用健脾补肾以固本、泻火止血以治标、活血化瘀以生新的治法。唐晓勇通过肝对脾肾作用的理论探讨,结合现代医学研究,提出再障从肝论治的观点。张霆认为治疗再障应在辨证论治的原则指导下阴阳同治、攻补兼施、补气行气并重,不宜用专方专药,应根据患者主要病机特点,灵活施药。慢性再障出血的治疗,首先辨明是由属于血虚或血瘀或血热或血逆所引起,然后分别采用益气养血、活血化瘀、凉血散血、引血下行法的方药治疗。张守琳等用补髓生血颗粒(熟地黄、山茱萸、枸杞子、黄芪、红参、菟丝子等)治疗32例,治疗后IL-6水平下降,但与正常组仍存在显著性差异。孙伟正等检测了用补髓生血冲剂治疗前后慢性再障患者血清IL-1β、IFN-γ、TNF-α水平,治疗前血清表达水平明显升高于正常组($P<0.01$),治疗后有所恢复,组间比较,$P<0.05$。36例肾阴虚及肾阳虚型患者治疗后血象各项指标均有改善,肾阳虚型血象、骨髓象、骨髓$CD34^+$细胞、Fas^+细胞、$CD34^+$ mP53表达细胞和血清IL-3水平改善均优于肾阴虚型,验证了"阳虚易治,阴虚难调"理论的正确性。梁毅等用免疫介导法制作再障小鼠模型,分正常对照组、再障模型组、活髓片(黄芪、吉林参、赤芍药、黄精、补骨脂、虎杖等)组和四物汤组,于制模后第11~14 d取骨髓细胞进行成纤维细胞培养,于培养的第28 d收集细胞,上流式细胞仪进行细胞周期、凋亡率及血管细胞黏附分子-1(VCAM-1)表达水平检测。结果模型组骨髓培养基质细胞凋亡率增加、培养细胞VCAM-1表达水平下降,四物汤和活髓片均能促进小鼠骨髓培养基质细胞的分化增殖,降低细胞的凋亡率,促进培养细胞VCAM-1的表达,但活髓片的作用明显优于四物汤($P<0.05$)。王国忠等建立再障小鼠模型后,运用抑制差减杂交方法,分离出10个经十四味建中汤治疗后表达上调的差异表达基因,3个经十四味建中汤治疗后表达下调的差异表达基因。十四味建中汤增强或抑制上述基因的表达,改善了脾细胞功能(包括造血和免疫功能),有助于再障的恢复。程虹在口服康力龙的同时,配合滋阴通阳、益髓填精、凉血化瘀止血的中药治疗30例慢性再障患者,取生地黄、熟地黄、牡丹皮、泽泻、路路通、太子参、阿胶、龟版胶、鹿角胶、旱莲草、益母草、赤芍药、黄芪、当归、枸杞子、牛膝、青朱砂、生牛角、大枣与雄鸡1只(去其内脏)同煎,服肉喝汤,每日1剂,2周为1个疗程。

结果总有效率为66.0%(20/30),高于康力龙对照组33.0%(10/30)。郭晓等报道50例,均予康力龙口服、一叶秋碱肌肉注射,治疗组加服益肾健脾、活血解毒中药再障饮(补骨脂、肉苁蓉、淫羊藿、菟丝子、附子、党参等),1个月为1个疗程。连续服用2个疗程,总有效率分别为90.0%(27/30)、80.0%(16/20),两组患者治疗前血清TNF-α、IL-2的水平均高于健康人正常($P<0.05$或$P<0.01$),治疗后均有所降低($P<0.05$或$P<0.01$)。

(胡明辉 周永明)

【白细胞减少症的治疗与研究】

李华兰治疗白细胞减少症120例,用自拟生白汤(莲子、白芍药、酸枣仁、白术、熟地黄、阿胶等),总有效率为98.3%(118/120);鲨肝醇、维生素B_4等西药对照组(30例),总有效率70.0%(21/30),组间比较,$P<0.01$。林宏认为白细胞减少与脾肾最为密切,自拟补血益肾资生汤(白芍药、淫羊藿、熟地黄、黄芪、益母草、当归等)为基础方随证加减治疗58例。偏肾阴虚者重用熟地黄,加何首乌、女贞子、旱莲草、山茱萸;偏肾阳虚者加肉桂、附子、紫河车、巴戟天;脾虚甚者加党参、黄精、白术、山药。结果治疗组近期总有效率为91.4%,远期总有效率为89.1%,均优于利血生等西药对照组62.2%、52.0%的近、远期总有效率($P<0.05$)。张欲囡用基本方(生黄芪、菟丝子、鸡血藤、全当归、制首乌、阿胶等)为主治疗白细胞减少症104例。结果总有效率为89.4%(93/104)。何坚以自拟生白汤(党参、当归、白术、茯苓、鸡血藤、炙甘草等)配合黄芪注射液(四川省成都地奥九泓制药厂)静脉滴注治疗34例;对照组32例口服利血生片(江苏省吉贝美药业有限公司),经治30 d,总有效率分别为88.2%(30/34)、67.7%(21/32)。组间比较,$P<0.05$。杨秀文认为化疗引起的白细胞减少症系化疗药物毒入骨髓而导致的"急劳"病症,运用固肾健脾养血解毒药(淫羊藿、黄芪、白术、当归、鸡血藤、白花蛇舌草等,广东一方制药厂生产)治疗40例;对照组40例,用利血生片、鲨肝醇片、维生素,7 d为1个疗程,2个疗程后,总有效率分别是92.5%(37/40)、67.5%(27/40),组间比较,$P<0.01$。黄挺用自拟升白方(黄芪、生地黄、熟地黄、山茱萸、骨碎补、枸杞、鸡血藤等)治疗化疗后白细胞减少症42例,总有效率为78.6%(33/42);与用升白胶囊(盐酸小胺片,川卫药011385号)治疗的对照组57.1%(20/35)的疗效比较,$P<0.01$。高晓红采用薯蓣丸(薯蓣、人参、熟地黄、阿胶、鹿角胶、麦曲等)加减,配合黄芪注射液穴位注射治疗化疗后白细胞减少症30例,结果总有效率为93.3%(28/30),优于西药(利血生、鲨肝醇等)对照组的43.3%(13/30),组间比较,$P<0.01$。吴德峰选用古方六神散(太子参、黄芪、炒扁豆、炒白术、茯苓、甘草等)治疗消化系统肿瘤化疗后白细胞减少症50例,总有效率为90.0%(45/50)。霍杰等在26例乳腺癌根治术后患者常规化疗的第1 d起加用参麦注射液静脉滴注,以预防白细胞减少症的发生,对照组22例静脉滴注维生素C和肌苷,结果治疗组出现白细胞减少人数少于对照组,且程度轻,组间比较,$P<0.05$。李亚美等用扶正女贞素片(山西省临汾健民制药厂)80 mg治疗20例甲亢合并白细胞减少症,对照组18例予利血生20 mg,均每日3次。治疗后白细胞计数恢复正常时间比利血生组明显缩短($P<0.01$)。

(陆嘉惠 周永明)

【特发性血小板减少性紫癜的治疗与研究】

张永锋等治疗特发性血小板减少性紫癜(ITP)患者42例,其中阴虚火旺型16例,气不摄血型14例,血热动血型12例,均用有滋补脾肾、补髓生血功效的归蓉补血片(当归、肉苁蓉、何首乌、紫珠草、鸡血藤、龟版胶等)治疗,结果缓解8例,显效12例,好转16例,总有效率为85.7%(36/42);三种证型疗效比较,无显著性差异($P>0.05$)。黄机运以二至丸合归脾汤加减治疗ITP 36例,结果治愈26例,好转9例,总有效率为97.2%(35/36),疗程平均78 d。俞亚琴等将40例患者随机均分,治疗组予补肾化瘀解毒中药(熟地黄、生地黄、山茱萸、鸡血藤、阿胶、蒲黄等)随证加减治疗,对照组予强的松治疗,治疗2个月后,显示补肾化瘀解毒中药对症状改善优于泼尼松,并对血清血小板相关抗体含量有调节作用。李林对ITP 106例分为两组,治疗组(53例)予四草消癜汤(旱莲草、仙鹤草、紫草、茜草、生蒲黄、生地黄等)加减治疗;对照组(53例)用地塞米松、利血生片和维生素C治疗。结果:治疗组显效13例、良效23例、进步14例,总有效率为94.3%(50/53);对照组显效9例、良效20例、进步11例,总有效率为75.5%(40/53)。经Ridit分析,无显著差异($P>0.05$)。张瑞刚等中西医结合治疗ITP

69例,西药予强的松每日20～40 mg,逐渐减量,3～4周后停用;血热妄行型以犀角地黄汤加减,气不摄血型以归脾汤加减,阴虚内热型以知柏地黄汤加减,治疗1～4月,治愈23例,显效36例,好转9例,总有效率98.6%(68/69)。杨学信将162例ITP患者随机分为中西医结合组86例,用归脾四草汤(归脾汤加仙鹤草、茜草、紫草、旱莲草)配合强的松口服治疗;对照组(76例)仅以强的松治疗。结果中西医结合组显效37例,良效26例,进步12例,总有效率为87.2%(75/86),明显高于对照组72.4% ($P<0.05$)。程虹等报道58例ITP患者均予泼尼松,治疗组(30例)加服中药(以人参、白术、黄芪、阿胶、血余炭、地锦草为基本方随证加减)治疗。结果治疗组显效6例,有效14例,总有效率为66.7%(20/30);对照组显效2例,有效4例,总有效率为21.4%(6/28)。组间比较,$P<0.01$。杨福庆等用益气化瘀消斑汤(黄芪、党参、当归、阿胶、三七、赤芍药等)随证加减,配合激素等治疗42例,治愈30例,恢复和好转各6例。陈百顺等以小柴胡汤合大剂量维生素C治疗25例,获显效12例,良好5例,进步2例。见效时间平均26 d。其中14例患者在给予本疗法前一直服用强的松,已产生激素抵抗并出现严重并发症,采用本疗法后能迅速撤用强的松(2～3周),且未出现反跳现象,获显效8例,良好3例,进步1例。蒋文明等将100只SD大鼠随机分成5组。除正常组外,各组均以注射兔抗大鼠血小板血清(APS)造模,分别灌胃牛角地黄冲剂(水牛角、生地黄、茯苓、牡丹皮、白芍药等),每日1次,连续11 d,分别在第7 d和第11 d各测一半大鼠的血浆血栓素B_2(TXB_2)、6-酮-前列腺素$F_{1\alpha}$(6-keto-$PGF_{1\alpha}$)值,并作骨髓涂片检查。结果强的松组的6-keto-$PGF_{1\alpha}$水平明显高于正常组水平 ($P<0.05$),牛角地黄冲剂高剂量组6-keto-$PGF_{1\alpha}$水平明显高于模型组,并接近正常组水平,牛角地黄冲剂高剂量组TXB_2水平明显高于模型组 ($P<0.05$),仍低于正常组水平。据此认为牛角地黄冲剂具有改善ITP之血小板功能低下的作用,且对机体生理平衡无明显影响。

(朱文伟　周永明)

【过敏性紫癜的辨证与治疗】

何莉辨证治疗过敏性紫癜(AP),风热伤营型治以凉血祛风,方用凉血五根汤加减(白茅根、紫草、板蓝根、牛蒡子、生地黄、蝉蜕等);湿热蕴阻型治以清热凉血、化湿通络,方用犀角地黄汤合三妙散加减(生地黄、牡丹皮、槐花、栀子、黄柏、薏苡仁等);脾肾不足型治以健脾补肾,方用人参健脾丸合六味地黄丸加减(人参、白术、陈皮、茯苓、山药、山茱萸等),各型均予西药抗组胺药及糖皮质激素。结果44例均获痊愈。董勤等治疗AP 45例,血热型(26例)治以清热解毒、凉血止血,牛角地黄汤加味(水牛角、生地黄、赤芍药、紫草、丹参、鸡血藤等),15 d为1个疗程;气阴两虚型(19例)治以益气养阴、凉血止血,佐以活血化瘀,归脾汤合六味地黄汤加减(党参、白术、生地黄、黄芪、茯苓、益母草等),30 d为1个疗程。两型均辅加免疫调节剂。2个疗程后,治愈34例,好转7例,总有效率为91.0%(41/45)。孙丽平等分期治疗AP共181例,发作期治以清热解毒凉血止血,方用犀角地黄汤合清营汤加减,并配合穿琥宁注射液静脉滴注;恢复期治以养血活血,佐以解毒,药用当归、丹参、牡丹皮、赤芍药、白鲜皮、苦参等,配合丹参注射液静脉滴注;稳定期治以益气养阴,药用太子参、黄芪、熟地黄、云茯苓、丹参等,配合生脉注射液静脉滴注。经10～60 d治疗,痊愈107例,好转71例,总有效率为98.3%(178/181)。郭奕妤将65例患者,随机分为治疗组35例在西药常规治疗基础上,加用血康(草珊瑚等提取物)口服液、清开灵注射液;对照组30例用赛庚定、安络血。结果治愈率分别为71.4%(25/35)、43.3%(13/30),总有效率分别为97.1%(34/35)、76.7%(23/30),组间比较,$P<0.05$。王常民以基本方(生地黄、赤芍药、牡丹皮、紫草、大青叶、三七、丹参)治疗42例,治愈41例,好转1例。李林根以生地紫草消癜汤(水牛角、生地黄、紫草、牡丹皮、赤芍药、仙鹤草、茜草、鱼腥草、丹参)治疗76例,结果痊愈74例,治愈率97.3%(74/76)。孙凤等以消癜灵方(紫草、牡丹皮、生地黄、三七粉、鸡血藤、水牛角等)加减治疗40例,痊愈28例,显效9例,近期有效3例,总有效率达100%。王晓燕等以蝉蜕、金银花、生地黄、丹参、紫草、旱莲草等为主,随证加减治疗AP 42例,痊愈39例,好转2例,总有效率为98.0%(41/42)。杨红蓉等报道70例AP均予强的松、维生素C等,治疗组35例辅以中药(水牛角、白花蛇舌草、牡丹皮、赤芍药、生地黄、栀子等为基本方加减)治疗。结果治疗组与对照组的治愈显效率分别为85.7%(30/35)、62.9%(22/35),组间比较,$P<0.05$。

随访1年，复发率分别为19.0%(4/21)、44.4%(8/18)，组间比较，$P<0.05$。姜志业等报道66例AP患者，均采用抗过敏、糖皮质激素等常规疗法，治疗组35例加用活血中药(丹参、川芎、银杏叶、紫草、桃仁、当归、山慈姑)。3周后治疗组痊愈28例，显效4例，有效3例，总有效率为91.4%；对照组分别为13例、11例、7例，总有效率为77.4%，两组痊愈率比较有非常显著差异($P<0.01$)，总有效率比较无显著差异($P>0.05$)。张盘根等在西药常规治疗基础上，予茜草汤(茜草根、侧柏叶、鲜白茅根、生地黄、牡丹皮、赤芍药等)加减，有效率为96.8%(31/32)。

(朱文伟 周永明)

【骨髓增生异常综合征的治疗】

杨振江等用纯中药制剂瘀毒清配合分型治疗骨髓增生异常综合征(MDS)18例，气血阴虚为主兼瘀毒内蕴型给予瘀毒清6 g，每日3次，同时加养血生血中药汤剂口服；瘀毒内蕴为主兼气血阴虚型给予瘀毒清9 g，每日3次，同时口服清热解毒中药汤剂。结果瘀毒清为主的中药治疗MDS能明显改善患者证候，提高患者生存质量；治疗后患者证候积分明显下降($P<0.01$)，临床缓解率为11.1%，显效率为16.7%(3/18)，总有效率66.7%(12/18)，近期疗效较为满意。治疗后白细胞、红细胞、血红蛋白、血小板等均有上升，尤以血小板上升较明显($P<0.05$)，而幼稚细胞却有下降趋势($P<0.05$)，且能明显改善三系病态造血现象。远期疗效亦较好，患者3年生存率为55.6%，3年白血病转化率为16.7%。王质彬认为MDS不同类型采用不同的方法治疗，难治性贫血和伴有环状铁粒幼细胞型MDS属低危期，治以补气养血、滋补脾肾为主，药用当归、黄芪、白术、茯苓、生熟地、何首乌、山药、枸杞子、补骨脂等，成药用人参归脾丸、六味地黄丸等。伴原始细胞增多型和向白血病转化的伴原始细胞增多型MDS属高危期，前者治以滋补肝肾、活血化瘀，药用丹参、丹皮、当归、黄芪、柴胡、川楝子、桃仁、红花、山茱萸、山药、仙鹤草、鸡血藤等，成药选用白蛇六味口服液、血府逐瘀口服液、杞菊地黄口服液等；后者治以清热解毒、抗瘤消炎，药用金银花、连翘、黄芩、山豆根、白花蛇舌草、败酱草、丹参、甘草等，成药用癌灵1号、高三尖杉酯碱(HHT)等，且两型化疗方案以中、小剂量为佳，酌情配合全反式维甲酸、干扰素(IFN)、环胞素(CsA)等。麻柔用解毒化瘀、消积聚的青黄散(青黛、雄黄)辨证治疗MDS，研究表明：青黄散能诱导HL-60细胞发生凋亡，抑制HL-60细胞增殖；降低K562细胞p53蛋白表达，诱导G2-M期K562细胞产生凋亡；造血干细胞培养证实青黄散对正常造血无明显不良影响，提示青黄散对白血病细胞可能有选择性抑制作用。陈信义提出中西医结合治疗MDS，首先当明确中医学对其发病机制的认识，其次当选择合适的治疗时机，再采用辨证与辨病相结合的方法，科学合理的将中药与西药相结合以提高MDS的疗效。辨证、辨病组方遣药与西医治疗措施结合是制订MDS综合治疗方案的重要依据，应遵循增效原则和减毒原则。邓成珊认为中西医结合治疗MDS需找准：①中西医结合治疗的结合点，优势互补。②中西医结合治疗的切入点，找到容易发挥中医药长处之点。③创新点，找寻规律，在难点上有所创新。

(陆嘉惠 周永明)

【亚急性甲状腺炎的治疗】

李国进将本病患者140例随机分为治疗组(86例)和对照组(54例)。对照组服用基本方(夏枯草、海带、生牡蛎、当归、山豆根等)；治疗组在上述基本方中加用黄药子，15 d为1个疗程，治疗2～3个疗程，治愈率分别为63.9%(55/86)、治愈率为48.2%(26/54)，总有效率分别为91.9%(79/86)、85.2%(46/54)。组间比较，$P<0.05$。田世英用自拟方(金银花、连翘、蒲公英、鱼腥草、赤芍药、丹参等)煎服及穿琥宁注射液静脉滴注，治疗40例，总有效率为92.5%(37/40)；对照组20例给予强的松治疗，总有效率为60.0%(12/20)。组间比较，$P<0.01$。关勇建等将40例亚急性甲状腺炎患者进行辨治，其中外感风邪型19例，治以辛凉解表，兼清郁热，方用柴葛解肌汤加味；气郁痰凝型21例，治以理气化痰，软坚散结，方用玉壶汤加味。结果：治愈率为67.5%(27/40)，总有效率为97.5%(39/40)。刘小莺等对110例亚急性甲状腺炎患者进行了中西医治疗对比。中药组88例，按辨证分为肝胆蕴热、肝热痰湿2个证型，分别用蒿芩清胆汤加减、柴胡疏肝散加减。西药组22例，用强的松、消炎痛、阿司匹林等治疗。结果中药组治愈57例，显效22例，有效9例；西药组治愈18例，显效4例。中药组复发率为9.0%，西药组复发率为45.5%。王晓晨等用金银花、板蓝根、大青叶、莲子芯、山豆根等煎汤雾化吸入，治

疗30例,总有效率达100%;对照组30例用西药氢化可的松、α-糜蛋白酶加入生理盐水雾化吸入治疗,总有效率为33.3%(10/30)。组间比较,$P<0.01$。

(庆 慧)

【2型糖尿病的治疗与研究】

张玲用化浊降糖汤(薏苡仁、丹参、苍术、黄芪、茯苓、车前子等)治疗肥胖型2型糖尿病104例,总有效率为96.2%(100/104);对照组(104例)用二甲双胍及甲苯磺丁脲治疗,总有效率为69.2%(72/104)。组间比较,$P<0.05$。王玉霞等用益气养阴化瘀汤(生地黄、人参、黄连、金银花、玉竹、丹参等)治疗52例,总有效率为82.7%(43/52);对照组(30例)用达美康治疗,总有效率为83.3%(25/30)。组间比较,$P>0.05$。但在降血脂和改善症状方面,组间比较,$P<0.01$。宋淑远等用消渴饮(葛根、知母、苍术、地骨皮、石膏、太子参等)加减治疗108例,总有效率为97.2%(105/108);对照组(94例)用达美康合六味地黄丸口服治疗,总有效率为93.6%(88/94)。组间比较,$P<0.05$。钱秋海等将60例患者随机分为治疗组和对照组各30例,均予玉泉丸,治疗组加用黄连素。疗程均为2个月。治疗前后分别检测空腹血糖(FPG)、空腹胰岛素(FINS)、餐后2h血糖(P2hPG)、糖基化血红蛋白(HbAIC)、血脂(TC、TG)、血液流变学,并计算胰岛敏感指数(IAI)、胰岛素抵抗指数(IR)。结果治疗组治疗前后各项指标均有显著改善,且疗效明显优于对照组($P<0.01$或$P<0.05$)。李亚红以滋肾清热法,选用知柏地黄汤加减(知母、黄柏、生地黄、山药、黄芪、苍术等)治疗60例,总有效率为96.6%(58/60)。马茂芝以益气养阴活血法(黄芪、人参、玄参、生地黄、葛根、丹参等)治疗208例,总有效率为93.7%(195/208)。梁松健以疏肝健脾法(柴胡、白芍药、黄芪、山药、玄参、薏苡仁、太子参等)治疗80例,总有效率为85.0%(68/80)。黄云等以健脾益肾法(黄芪、珠儿参、生地黄、熟地黄、山茱萸、天花粉、葛根等)治疗110例,总有效率为94.5%(104/110);对照组(110例)用达美康治疗,总有效率为80.0%(88/110)。组间比较,$P<0.05$。郭清华用益气养阴补肾活血方(黄芪、人参、生地黄、丹参、枸杞、女贞子等)配合美吡达治疗85例,总有效率为92.9%(79/85);对照组(42例)单纯用美吡达治疗,总有效率为78.6%(33/42)。组间比较,$P<0.05$。刘晓君用益气养阴活血汤(熟地黄、山药、葛根、丹参、茯苓、黄芪等)联合西药达美康治疗120例,总有效率为96.7%(116/120);对照组(60例)单纯用达美康治疗,总有效率为66.6%(40/60)。组间比较,$P<0.05$。黄妙珍等选择肾虚血瘀型患者120例,随机分为治疗组、对照1组和对照2组。治疗组用益糖宁颗粒(熟地黄、山药、山茱萸、枸杞、当归等),对照1组用降糖舒胶囊,对照2组用糖适平。结果治疗组总有效率高于两个对照组,但无显著性差异。在降低血糖、尿微量白蛋白方面,治疗组优于两个对照组($P<0.05$,$P<0.01$)。王镁等用糖末宁(玄胡、当归、赤芍药、丹参、苏木、鸡血藤等)进行糖尿病大鼠神经传导速度及镇痛作用的实验,结果证明该方具有提高糖尿病大鼠神经传导速度和镇痛作用。丰胜利将90例患者分为阴虚热盛、气阴两虚、阴阳两虚3型及兼血瘀证和无血瘀证两组,并设健康人对照组20例,分别观察血脂4项指标及尿白蛋白排泄率(UAER)。结果:随着阴虚热盛→气阴两虚→阴阳两虚及血瘀证的出现,尿白蛋白排泄率(UAER)、血甘油三酯(TG)、胆固醇(CHOL)、低密度脂蛋白(LDL-C)明显升高,高密度脂蛋白(HDL-C)明显降低($P<0.01$)。

(刘道清)

【功能性便秘的治疗】

郭淑云用润肠通便浓缩丸(何首乌、当归、大黄、枳实、桃仁等)治疗功能性便秘200例;对照组(100例)口服麻仁丸治疗,均治疗2周,总有效率分别为93.5%(187/200)、81.0%(81/100),组间比较,$P<0.05$。崔伦顺等用加味麻子仁丸(麻仁丸加炒莱菔子、木香、槟榔)加减治疗200例,气虚加白术、黄芪;血虚重用当归;阳虚加肉苁蓉;阴虚加玄参、麦门冬、生地黄;气滞加乌药;产后便秘重用黄芪、当归。结果治愈率为89.5%(176/200),总有效率为98.0%(196/200)。田养年等用通便灵胶囊(火麻仁、郁李仁、当归、大黄、生地黄、肉苁蓉)治疗300例,总有效率为96.0%(288/300);对照组(130例)用复方芦荟胶囊治疗,总有效率为86.2%(112/130)。组间比较,$P<0.05$。宋红旗用益气润肠冲剂(黄芪、党参、生地黄、玄参、当归、桃仁等)治疗150例,总有效率为96.7%(145/150);对照组(100例)用麻子仁丸治疗,总有效率为59.0%(59/100)。组间比较,$P<0.01$。吴日明用固肾缩尿方(桑螵蛸、龙骨、龟版、

巴戟天、核桃仁、当归等)治疗 62 例,总有效率为 87.1%(54/62);对照组(58 例)用西沙比利片(西安杨森制药有限公司生产)治疗,总有效率为 39.6%(23/58)。组间比较,$P<0.01$。魏洪生等用中西医结合的方法治疗 124 例,以自拟润肠丸(黄芪、何首乌、白芍药、柏子仁、草决明、枳实等)加减,配合西沙必利。治疗 2 周后,总有效率为 95.9%(119/124)。陈必勤等用调肾降逆散(竹茹、代赭石、太子参、苏梗、香橼皮、草决明等),配合甘油栓纳入肛门,治疗 90 例,总有效率为 86.7%(78/90);对照组(90 例)单用甘油栓,总有效率为 78.9%(71/90)。组间比较,$P<0.05$。

(刘　霖)

【高脂血症的治疗与研究】

孙立等人选取 168 例原发性高脂血症患者,随机分成治疗组服用益寿调脂片(黄芪、丹参、枸杞子等),每次 4 片,每日 3 次,对照组服用舒降之,每日 1 片,睡前服,两组疗程均为 60 d,结果显示治疗组对降低血清总胆固醇(TC)、甘油三酯(TG)、低密度脂蛋白胆固醇(LDL-C)、动脉硬化指数(AI)、载脂蛋白 B(apoB)疗效显著,并能显著降低 TC/HDL-C,及升高 apoA/apoB 的比值。其中,TC、AI、apoB 疗效与舒降之比较,无显著差异($P>0.05$),而 TG 疗效明显优于舒降之($P<0.01$),LDL-C 的疗效则不如舒降之显著,对升高高密度脂蛋白胆固醇(HDL-C),两组疗效均不理想。李晓阳等人将 49 例高脂血症患者随机分为治疗组予复方丹参滴丸,对照组予烟酸醇酯。发现复方丹参滴丸在治疗剂量时可以降低增高的 TC、TG、ALT 和 GGT,调节 HDL-C/TC 比值。本观察表明,复方丹参滴丸能全面调节血脂,并可改善异常的肝功能,显示出协调的整体治疗作用,长期用药可以达到标本兼治的效果。王保和等人采用双盲双模拟、阳性药平行对照方法,对松龄血脉康治疗高脂血症(肝阳上亢型)临床有效性和安全性进行观察,试验表明松龄血脉康有明显的降血脂作用,对 TC、TG 均有明显的疗效,同时能明显降低 TC、HDL-C/HDL-C,而且能明显改善临床症状,对头痛、眩晕、心悸、烦躁易怒、失眠均有良好的疗效。经多指标安全性检测,均未发现不良反应。王贵林等认为高脂血症系血瘀、痰浊导致气机不畅、气滞血瘀。选用家兔喂以高脂饲料 4 周造成高血脂模型,服用寿尔康口服液(黄芪、丹参、山楂等,生药含量为 5.9 g/ml生药)剂量为 12 g/kg、24 g/kg,测定给药 2 周和 4 周时的血脂变化,结果显示小剂量灌胃组可使血清 TC 和 LDL-C 的水平显著降低,大剂量组并能降低 TG 水平。杨海波等对 50 例高脂血症患者予血脂康治疗 8 周;对照组(50 例)为血脂正常的成人,分别测定治疗前后及对照组的血脂情况、基础肱动脉内径内皮依赖性血流介导的舒张反应(FMD)、非内皮依赖性硝酸甘油介导的舒张反应及血清 NO 水平、血浆 ET 水平。与对照组比较,高脂血症患者 FMD 反应明显受损,血清 NO 水平降低,血浆 ET 水平升高($P<0.01$),基础肱动脉内径及非内皮依赖性硝酸甘油介导的舒张反应无明显差异($P>0.05$)。高脂血症患者应用血脂康治疗 8 周后,血脂异常明显改善,FMD 明显升高,血清 NO 水平升高,血浆 ET 水平降低($P<0.01$)。

(王臻南)

【急性痛风关节炎的治疗与研究】

近年来,对本病的治疗,多以基本方结合辨证分型加减的方法进行。

黄秀珍等以基本方(土茯苓、车前子、黄精、丹参、地龙等)治疗 56 例,湿热蕴结型加黄柏、苍术、川牛膝、薏苡仁、忍冬藤、山慈姑等;痰瘀痹阻型加当归、川芎、桃仁、红花、威灵仙、白芥子等;久痹正虚型加当归、白芍药、白术、桑寄生、杜仲、鸡血藤等。设对照组 52 例,用布洛芬、别嘌呤醇,均以 1 个月为 1 个疗程。结果:治疗组 56 例,痊愈 32 例,显效 14 例,有效 7 例,无效 3 例,总有效率为 94.6%(53/56);对照组痊愈 20 例,显效 11 例,有效 10 例,总有效率为 78.9%(41/52)。组间比较,$P<0.01$。陈春南等用自拟痛风煎(土茯苓、海桐皮、薏苡仁、炒白术、七星剑、水风藤)治疗 348 例。观察 3~6 个月后,治愈 139 例,显效 157 例,有效 42 例,总有效率为 97.1%(338/348)。马红莲等用四妙散加味(黄柏、白花蛇舌草、秦艽、薏苡仁、苍术、牛膝等)同时外敷中药金黄膏(大黄、黄柏、姜黄、白芷等药研末加香油煎调和而成),并配合微波治疗仪照射,每日 1 次,西药用别嘌呤醇 0.1 g,每日 3 次,共治疗 85 例。结果:痊愈 50 例,有效 27 例,无效 8 例,总有效率为90.6%(77/85)。

为证实神牛散(水牛角、金银花、连翘、板蓝根等)对急性痛风关节炎的作用,于为国等将 40 只 Wistar 雄性大鼠随机分成正常组、模型组、中药组、西药组各10只，正常组注射生理盐水，其余各组均向右侧胫骨跗骨关节腔内注射尿酸钠盐溶液造成实验性尿酸盐性踝关节炎动物模型，造模后4 h中药组胃饲神牛散，西药组胃饲秋水仙碱，正常组和模型组胃饲等量温开水。结果：光镜下中药组多数大鼠受试关节肿胀明显消退，接近正常，并能减少组织中异物多核巨细胞的产生。电镜下，软骨细胞核形接近正常，关节软骨及滑膜细胞结构与正常组基本接近，含溶酶体的滑膜细胞与正常无异；未见明显的骨胶原纤维大量地增生。中西药组之间无明显差异。旷惠桃等观察了痛风克冲剂(防己、栀子、连翘、地龙、土茯苓、蚕砂等)对大鼠前列腺素(PG)E_2及其踝关节肿胀程度的改善情况和对痛风的治疗机制。结果：痛风克与秋水仙碱组可明显降低大鼠PGE_2及踝关节肿胀程度($P<0.05$)，两组疗效相近($P>0.01$)，并优于别嘌呤醇组和丙磺舒组($P<0.05$)。

(史欣德)

【多发性神经炎的治疗】

多发性神经炎属“痿证”范畴。西医主要应用大量激素治疗，病情多迁延反复，而且副反应大。中医治疗本病有一定优势。

芦少敏用补脑膏(当归、川芎、黄芪、赤芍药、丹参、水蛭等，重用当归)治疗54例，总有效率为94.5%(51/54)；对照组36例服用黄芪桂枝五物汤，总有效率为75.0%(27/36)。组间比较，$P<0.01$。梁镇宏用李氏清暑益气汤(黄芪、党参、白术、葛根、当归、黄柏等)加减治疗32例，观察症状及肌电图变化，结果治愈15例，好转12例，总有效率为84.4%(27/32)。尺神经和腓神经F波传导速度明显提高，治疗前后有显著性差异($P<0.001$)。刘国强用马钱子散(制马钱子、牛膝、麻黄、苍术、白僵蚕、全蝎、乳香、没药、甘草)治疗25例，痊愈18例，显效5例，总有效率为92.0%(23/25)，治疗时间最短1个月，最长10个月，平均3～4个月。赵新爱等用当归四逆汤加味(当归、桂枝、木通、白芍药、细辛、党参等)治疗36例。结果治愈22例，好转11例，总有效率为91.7%(33/36)。王恩龙报道30例，用桃仁、红花、当归、川芎、赤芍药、生地黄等煎汤口服，针灸取十二井穴，三棱针点刺出血；上肢取曲池、合谷、外关、后溪；下肢取足三里、上巨墟、下巨墟、丰隆、解溪、太冲，平补平泻，10 d为1个疗程，休息2 d，进行第2个疗程。治疗前后进行神经系统及肌电图检查，显效8例，有效15例，总有效率为76.7%(23/30)。

(刘 霖)

【系统性红斑狼疮的治疗和研究】

周瑞珍等用加味普济消毒饮合强的松治疗32例，结果SLE活动指数缓解率治疗组为59.4%(19/32)，单纯用强的松组为25.0%(4/16)，组间比较，$P<0.05$。孙剑虹等用雷公藤片合黄芪(煎汁内服)，同时配合服用强的松治疗36例，对照组18例，只服上述西药。结果：两组总有效率分别为94.4%(34/36)、77.8%(14/18)。组间比较，$P<0.01$。金实等设对照组30例，使用强的松、环磷酰胺等常规西药；治疗组45例加用中药狼疮静颗粒(生地黄、熟地黄、白花蛇舌草、益母草等)。结果两组的总有效率分别为91.1%(41/45)、80.0%(24/30)，组间比较，$P<0.05$。在降低病情活动SLAM积分、改善多项临床检测指标的异常、减少激素及免疫抑制剂用量、降低病情复发率等方面，治疗组明显优于对照组。李卫东等介绍金妙文教授经验：辨证求因，强调先天肝肾不足；治病求本，缓则重肝肾，急则标本兼顾；衷中参西，取长补短，确定治法；整体论治，重视心理调节。陈会茹等介绍艾儒棣教授经验：确定阴虚热毒为病机关键，养阴清热活血为大法，研制狼疮静颗粒剂；衷中参西，重视分期治疗。

刘喜德等观察狼疮静颗粒对SLE患者血清可溶性白介素-2受体、肿瘤坏死因子影响，将75例SLE患者，随机分为中西医结合组(45例)和西医组(30例)，分别观察两组治疗后临床疗效、病情活动性(SLAM)积分，SIL-2R、TNF-α水平。结果：中西医结合组临床疗效优于西医组($P<0.05$)；治疗后两组患者SLAM积分较治疗前降低；SLAM积分与血清SIL-2R、TNF-α呈显著正相关。提示血清SIL-2R、TNF-α水平变化可作为SLE病情活动监测指标，狼疮静颗粒可能通过调节细胞因子水平异常而达到治疗效果。朱方石等进行的“狼疮静颗粒对狼疮样小鼠外周血CD_4^+、CD_8^+及CD_{54}表达影响”的研究，运用狼疮静颗粒3种不同剂量，对狼疮模型小鼠进行干预治疗，观察其对各小组小鼠CD_4^+、CD_8^+细胞及CD_{54}表达的影响。结果发现狼疮静颗粒不同剂量有升高模型小鼠外周血CD_4^+、CD_8^+细胞的倾向，能降低血清CD_{54}含量，抑制血浆淋巴细胞表面及单核细胞表面CD_{54}的表达，其作用以

中、高剂量明显。提示狼疮静颗粒能改善和调节自发性狼疮小鼠细胞免疫功能，抑制过亢的免疫反应。张剑勇等进行“苓丹片、青蒿琥酯对SLE患者IL－2与SIL－2R影响的研究”，对45例SLE患者按抽签法分为治疗组25例和对照组20例。对照组用强的松、胃黏膜保护剂和维生素类药；治疗组加用苓丹片（土茯苓、青蒿、牡丹皮、秦艽、鳖甲、生地黄等）和青蒿琥酯（广西桂林制药厂生产）。对45例SLE患者白细胞介素（IL－2）活性及SIL－2R水平进行检测，用苓丹片、青蒿琥酯进行干预。结果：SLE患者IL－2活性降低而SIL－2R水平升高，证实机体免疫调节机能严重紊乱。苓丹片能降低SIL－2R水平，增强IL－2活性，使SLE患者内环境紊乱的免疫功能趋向平衡。贺学林等采用克狼灵煎剂（生地黄、白花蛇舌草、水牛角、桃仁、红花等）对GVHR狼疮样小鼠作用的实验研究，结果克狼灵煎剂能降低小鼠模型的自身抗体和尿蛋白水平，改善其肾脏病理变化，对脾指数无明显影响。提示克狼灵煎剂对SLE的作用机制与强的松不同，可能与神经-内分泌-免疫网络系统有关。鲍晓辉等对66例SLE患者的免疫学指标的变化与中医辨证的关系进行了探讨。指出急性期、亚急性期多为湿热邪毒与气血互结，瘀阻脉络；缓解期则是邪热羁留体内，耗伤阴液。对临床辨证选药具有指导意义。

（刘道清）

【中西医结合治疗急性脑梗死】

季华等随机将急性脑梗死患者60例分为杏丁注射液治疗组和维脑路通对照组各30例。总有效率分别为93.3％（56/60）、66.7％（20/30），组间比较，$P<0.05$。盛延生等将141例急性脑梗死患者随机分为两组，治疗组73例用疏血通（牡丹江友搏药业有限责任公司生产）静脉滴注，对照组68例用低分子右旋糖酐静脉滴注。疗程为14 d。结果两组的总有效率分别为95.9％（70/73）、70.5％（48/68），组间比较，$P<0.01$。孙家国等将140例脑梗死患者随机分为两组，在静脉滴注低分子右旋糖酐、复方丹参注射液的同时，治疗组（90例）用通心络胶囊和对照组（50例）用血塞通，疗程均为21 d。结果通心络组治疗后神经功能缺损评分显著减少（$P<0.01$），病残度显著改善（$P<0.01$）。凌方明等将100例随机分为治疗组和对照组，在西医常规治疗基础上，治疗组（60例）口服或鼻饲脑毒清颗粒（胆南星、全瓜蒌、丹参、水蛭、地龙、生大黄、枳实等，广东一方药业有限公司生产），对照组（40例）口服或鼻饲安脑丸（人工牛黄、水牛角、冰片、珍珠、黄连、黄芩等，黑龙江路神集团制药有限公司生产），治疗3周。结果治疗组总有效率为86.7％（52/60），对照组为85.0％（34/40），但对伴有腑实证候者疗效优于安脑丸。郑世文等将150例急性脑梗死患者随机分为两组，治疗组90例，对照组60例，分别给予黄芪注射液（成都地奥九泓制药厂生产）和复方丹参注射液治疗，10 d为1个疗程，休息3 d，再给第2个疗程。结果治疗组治愈率为77.8％（70/90），对照组为53.3％（32/60）。组间比较，$P<0.01$。

（肖梅华）

【类风湿性关节炎的治疗】

王明星对320例类风湿性关节炎（RA）患者用类风湿酒（全蝎、蜈蚣、蕲蛇、寻骨风、雷公藤等）为主辨证论治，偏寒者加制附片、防风、羌活、独活、川断、白术等；偏热者加生地黄、知母、当归、黄芩、连翘、苦参等。结果有效率为98.5％（315/320）。刘洪波采用右归饮加减为（黄芪、熟地黄、山药、山茱萸、枸杞、杜仲等）为主治疗本病60例，总有效率为91.7％（55/60），西药对照组为83.1％（33/40）。许峰等将RA患者190例随机分成两组。治疗组（123例）采用四藤饮（雷公藤、青风藤、忍冬藤、鸡血藤、露蜂房、淫羊藿等），对照组用甲氨喋呤（上海信谊药业有限公司生产）加尼美舒利（海南中瑞康芝制药有限公司生产）。2个月为1个疗程，连续治疗2个疗程后，总有效率分别为95.9％（118/123）、86.7％（58/67），组间比较，$P<0.05$。王勇对治疗组43例以四妙勇安汤加石斛加减（金银花、玄参、当归、甘草）治疗；对照组37例用肠溶性阿司匹林和雷公藤多苷片治疗。治疗8周后，总有效率分别为88.4％（38/43）、59.5％（22/37），组间比较，$P<0.05$。王夜等对治疗组（100例）采用痹痛安胶囊（知母、生地黄、桂枝、附子、白术、制马钱子等），对照组（96例）用雷公藤多苷片治疗。结果总有效率分别为93.0％（93/100）、67.7％（65/96），$P<0.01$。

（肖梅华）

【重症肌无力的治疗】

重症肌无力是一种神经肌肉间传递功能障碍的自身免疫性疾病，属于中医学“痿证”范畴。

杨光宁等用补中益气汤加鸡血藤、杜仲、巴戟天、黄精、枸杞等治疗，重用鸡血藤，获得较好疗效。陈济东等将本病分为脾肾阴虚证用六味地黄汤合生脉饮加减;脾胃气虚证用五味异功散和六君子汤加减;气血两亏证用八珍汤加减。共216例,总有效率为75.9%(164/216)。王高等用益气牵正汤(补中益气汤加白附子、全蝎、僵蚕等)配合针灸(足三里、三阴交、攒竹、鱼腰等穴)治疗重症肌无力性上睑下垂23例,治愈率为79.1%(18/23);对照组23例用溴化吡啶斯的明、维生素B_1、肌苷片、泼尼松片口服,治愈率为26.2%(6/23)。组间比较,$P<0.005$。李成文等将90例患者均用溴吡斯的、强的松;治疗组60例加用中药复肌康片(黄芪、白术、当归、巴戟天等)。复肌康片服用2周后,两组强的松用量每周减少2.5～10 mg,而溴吡斯的用量不变。6周为1个疗程,共观察2个疗程。结果:总满意率分别为98.3%、40.0%。组间比较,$P<0.01$。许凤全等用重肌灵冲剂(黄芪、白术、茯苓、淫羊藿、当归等)配合强的松治疗180例,总有效率为92.2%(166/180);对照组单纯使用强的松治疗60例,总有效率为86.7%(52/60)。组间比较,$P<0.05$。李广文介绍孟如教授的经验,益气为主,升阳举陷,重用生黄芪,温补脾肾勿忘滋阴。邝卫红等介绍邓铁涛教授用强肌健力饮加味(黄芪、太子参、五爪龙、白术、当归、珍珠草等)治疗重症肌无力危象。

(刘道清)

【老年性痴呆的治疗】

陆玲菲用自拟六味回春汤(黄芪、丹参、何首乌、川芎、石菖蒲、制南星等)加减治疗37例,总有效率为86.5%(32/37)。黄冬度以补肾填精、养心安神、活血化瘀、涤痰开窍为治则,辨证加减治疗49例,总有效率为85.7%(42/49)。郭苏云等以补肾益脑(熟地黄、何首乌、枸杞、淫羊藿、人参、石菖蒲等)治疗50例,总有效率为85.2%(43/50)。邵义泽用醒脑复苏汤(人参、黄芪、熟地黄、天麻、石菖蒲、远志等)加减治疗31例,总有效率为80.6%(25/31);对照组(24例)用喜德镇片,总有效率为58.3%(14/24)。组间比较,$P<0.01$。周健等用通窍益智汤(石菖蒲、远志、人参、益智仁、胆南星、水蛭)治疗53例,总有效率为83.0%(44/53);对照组服用脑复康和尼莫地平治疗51例,总有效率为58.8%(30/51)。组间比较,$P<0.01$。方鸿等用通郁汤(柴胡、茯神、人参、熟地黄、当归、郁金等)治疗19例,总有效率为84.2%(16/19);对照组用脑复康治疗21例,总有效率为61.9%(13/21)。崔书克等用溶栓汤(川芎、丹参、田三七、红花、水蛭、天麻等)加减治疗130例,总有效率为95.4%(124/130)。李社瑄用二仙四物汤(仙茅、仙灵脾、熟地黄、当归、川芎、石菖蒲等)治疗60例,总有效率为83.0%(50/60)。

雷秀珍等用填精益智颗粒(益智仁、茯苓、枸杞、何首乌、葛根、桃仁等)治疗72例,总有效率为85.0%(61/72)。凌方明等用脑灵颗粒(肉苁蓉、淫羊藿、黄芪、党参、田七、僵蚕等)治疗38例,总有效率为76.3%(29/38),与脑通口服片(意大利爱宝大药厂生产)相仿。杜贵友等用天麻促智颗粒(天麻、钩藤、石决明、杜仲、槐花、益母草等)、都可喜片各治疗100例,总有效率分别为49.0%(49/100)、50.0%(50/100)。组间比较,$P>0.05$。天麻促智颗粒组降低全血黏度、血浆黏度、红细胞变形和聚集指数均明显优于都可喜组。李琼锋等用七生力片(三七参)治疗30例,总有效率为83.3%(25/30)。黄启辉等用脑还丹(人参、熟地黄、石菖蒲等)治疗30例;对照组(28例)用脑复康治疗,疗程3个月。比较治疗前后患者记忆认知等综合积分,简易精神状态检查表(MMSE)和日常生活自理能力量表(ADL)积分变化,测定患者血清雌二醇(E_2)、睾酮(T)、E_2/T比值、血脂、血液流变学等指标。结果:脑还丹治疗组能提高患者综合积分和MMSE积分,降低E_2/T比值,能降低总胆固醇、甘油三酯、全血黏度、血浆黏度水平,组间比较,$P<0.05$。其机理与其提高E_2、T水平,降低E_2/T比值有关。张大宁等用补活抗衰老胶囊(女贞子、旱莲草、何首乌、丹参、黄芪等)治疗30例,对照组30例用维生素E,疗程均为3个月,然后分别观察两组治疗前后BSSD、SCAG及症状积分,血清SOD、MDA值之差。结果:治疗组治疗前后有显著性差异,对照组无显著性差异。提示补活抗衰老胶囊可以提高血清SOD、降低血浆MDA含量,并能有效改善老年痴呆临床症状,可通过改善氧自由基代谢,起到保护脑组织,减少神经细胞凋亡作用。

(刘道清　庆　慧)

【中西医结合治疗癫痫】

对于癫痫持续状态(SE),郑国庆等从现代医学角度认为SE发生的最常见病因为不规范的抗癫痫治疗。故对于SE的处理原则:① 保证稳定的生命体征。② 尽快终止SE。③ 寻找、确定并尽可能根除发作的病因和诱因。④ 积极处理并发症。⑤ 给予维持量的抗痫药,制订长期治疗方案。中医的基本治则是豁痰熄风、活血化瘀、开窍醒神、兼顾扶正。也可以按阴阳盛衰为治,阳衰者,治以开窍醒神、回阳救逆,予苏合香丸、参附注射液等;阴竭者,治以开窍醒神、养阴清热,予安宫牛黄丸、清开灵注射液等;若抽搐者予紫雪丹;喉中痰声辘辘者予竹沥膏;高热者可物理降温或柴胡注射液肌肉注射;另外结合辨证,予以养血活血及熄风通络之品。黄勇坚等用定痫丸(天麻、川贝母、姜半夏、茯苓、茯神、丹参等)合拉莫三嗪疗治疗118例,12周后,显效55例(46.6%),好转29例(24.5%),总有效率为71.1%(34/118)。李志彬用自拟克痫灵(石决明、僵蚕、全蝎、蜈蚣、石菖蒲、丹参等)治疗86例。2个月后,再以中药(黄芪、白术、当归、丹参、山茱萸、龟版胶等)巩固治疗2~5个月;外治法以中号羊肠线2 cm于长强穴处埋入皮下1 cm,每月1次。结果:显效32例(37.2%),有效38例(44.2%),好转10例(11.6%),总有效率为93.0%(80/86)。郭常亮等用活血通络、熄风止痉、豁痰开窍、清心定惊、平肝等中药如钩藤、蜈蚣、全蝎、僵蚕、礞石、赭石等研末冲服,西药用卡马西平等治疗64例,1个月为1个疗程。结果:长期缓解39例(60.9%),显著缓解13例(20.3%),有效10例(15.6%),总有效率为96.8%(62/64)。

(许旭伟)

[附] 参考文献

B

鲍晓辉,陶筱娟,陈惠英. 66例系统性红斑狼疮辨证分型与免疫学指标测定及其临床意义. 实用中医内科杂志,2003;(4):266

C

曹康裕,王左,刘黎. 血塞通注射液对慢性肺心病急性加重期肺动脉高压、血液高凝状态的影响. 中国中医急症,2003;(3):229

常延平,张宇. 参麦注射液合附方丹参液治疗充血性心力衰竭临床观察. 天津中医药,2003;(1):21

常延平. 生脉注射液合复方丹参注射液治疗急性病毒性心肌炎疗效观察. 河北中医,2003;(5):389

陈百顺,吴新红,刘素苹. 小柴胡汤并大剂量维生素C治疗免疫性血小板减少性紫癜. 现代中西医结合杂志,2003;(5):487

陈春南,王人镇. 自拟痛风煎治疗痛风348例. 福建中医药,2003;(4):28

陈红明,吴伟. 膈下逐瘀汤加减治疗坐骨神经痛88例. 实用中医药杂志,2003;(9):462

陈会茹,李振洁. 艾儒棣治疗系统性红斑狼疮的经验. 浙江中医杂志,2003;(2):51

陈济东,陈贯一. 辨证治疗重症肌无力216例. 浙江中医学院学报,2003;27(1):34

陈建,何冰,刘新民,等. 银杏叶制剂治疗肺间质纤维化的实验研究. 中国中西医结合杂志,2000;(6):441

陈绍斌,李国成,张连辉,等. 消溃灵对乙酸胃溃疡大鼠内皮素及表皮生长因子受体的影响. 浙江中西医结合杂志,2003;(1):4

陈亭云,薄明香. 中西医结合治疗充血性心力衰竭60例临床观察. 临床医药实践杂志,2003;(12):766

陈湘君,母小真,顾军花,等. 补肾固精方对狼疮肾炎中医证候的影响. 中国中西医结合急救杂志,2003;(2):67

陈信义. 骨髓增生异常综合征中西医结合治疗思路. 中国中西医结合杂志,2003;(4):252

陈云玺. 中西医结合治疗急性病毒性心肌炎34例. 江苏中医药,2003;(6):27

程虹,朱秀英. 中西医结合治疗血小板减少性紫癜疗效观察. 辽宁中医杂志,2003;(3):224

程虹,吴连荣. 中西医结合治疗慢性再生障碍性贫血临床分析. 辽宁中医杂志,2003;(4):304

崔伦顺,崔月,孙萍,等. 加味麻子仁丸治疗功能性便秘200例. 中国肛肠病杂志,2003;(1):34

崔书克,刘成藏,许海燕,等. 自拟溶栓汤治疗老年血管性痴呆130例. 四川中医,2003;(7):43

崔悦. 中西医结合治疗肺心病急性发作期30例. 陕西中医,2003;(4):292

D

党中勤. 肝脂康胶囊治疗脂肪肝62例. 陕西中医,2003;(7):589

邓成珊. 中西医结合治疗骨髓增生异常综合征之我见. 中国中西医结合杂志,2003;(4):252

邓泽洪. 中西医结合治疗慢性再生障碍性贫血48例分析. 湖南中医药导报,2003;(5):26

董明国,何世东. 康尔胃冲剂抗大鼠实验性胃溃疡作用的实验研究. 中国中医药科技,2003;(4):215

董勤，谢翠珠. 中药加免疫调节剂治疗过敏性紫癜 45 例. 浙江中西医结合杂志，2003；(6)：362

董子强，赵勇军，史玉霞，等. 益肾洗肝化脂汤对酒精性脂肪肝患者 BUA、TBA 的影响. 国医论坛，2003；(2)：20

杜艾吉. 中西医结合治疗肺心病急性发作期 40 例. 陕西中医，2003；(4)：293

杜贵友，朱新成，赵建军，等. 天智颗粒治疗老年血管性痴呆临床观察. 中国中药杂志，2003；(1)：73

杜曦. 加味半夏泻心汤治疗消化性溃疡 58 例. 浙江中医学院学报，2003；(3)：46

杜义斌. 叶任高教授中西医结合治疗逆转狼疮性肾炎尿毒症临床经验. 中国中西医结合肾病杂志，2003；(11)：624

杜云波. 虫草蛤蚧散合洋参丸治疗间质性肺纤维化 10 例. 陕西中医，2003；(9)：829

F

范杰华. 软肝汤治疗酒精性肝硬化 30 例. 中医研究，2003；(4)：44

方鸿，朱振铎. 通郁汤治疗老年性痴呆的临床研究. 山西中医学院学报，2003；(3)：27

房泽岱，秦元玲. 黄芪注射液治疗充血性心力衰竭的临床观察. 中原医刊，2003；(14)：6

冯曙光. 降脂调肝汤治疗脂肪肝 56 例. 河北中医，2003；(9)：663

冯晓敬，王月娥，徐慧. 温阳益气活血法治疗缓慢性心律失常 46 例临床观察. 江苏中医药，2003；(9)：23

付业洲，秦春红，张灵敏，等. 炙甘草汤加味治疗扩张性心肌病 38 例. 中医杂志，2003；(4)：283

付业洲，泰春红. 益气养阴法治疗扩张性心肌病 44 例. 湖南中医杂志，2003；(3)：31

G

高晓红. 薯蓣丸合穴位注射治疗白细胞减少症 30 例. 国医论坛，2002；(5)：8

顾旭，尚树忠，刘红，等. 潘南金配合黄芪注射液治疗急性病毒性心肌炎 30 例临床观察. 中西医结合心脑血管杂志，2003；(5)：263

关勇建，朱习文. 中医辨证治疗亚急性甲状腺炎. 湖北中医杂志，2003；(2)：32

郭淑云. 润肠通便浓缩丸治疗慢性功能性便秘 200 例疗效观察. 中国中医药信息杂志，2003；(9)：48

郭苏云，张映梅. 补肾益脑为主治疗老年性痴呆. 云南中医学院学报，2003；(1)：40

郭晓，张梅，张一昕，等. 再障饮配合西药治疗再生障碍性贫血临床观察. 中国中西医结合杂志，2003；(10)：730

郭奕妤. 中西医结合治疗过敏性紫癜 35 例疗效观察. 新中医，2003；(3)：47

郭常亮，黄海东. 中西医结合治疗癫痫病 64 例. 实用中医药杂志，2003；(4)：200

H

韩学杰. 痰瘀同治方逆转动脉粥样硬化家兔作用机制研究. 中西医结合心脑血管病杂志，2003；(2)：65

何坚. 升白汤合黄芪注射液治疗气虚型白细胞减少症 34 例. 安徽中医学院学报，2003；(3)：22

何莉. 辨证分型治疗过敏性紫癜 44 例. 实用中医内科杂志，2003；(3)：174

何以蓓，陈芝芸，严茂祥，等. 肠易激综合征中医证型与肛管直肠动力学的相关性研究. 中国中西医结合消化杂志，2003；(2)：73

何亦菡. 中西医结合治疗慢性脂肪肝、酒精肝 20 例临床观察. 新中医，2003；(2)：44

贺学林，李夏玉，温成平，等. 克狼灵煎剂对 GVHR 狼疮样小鼠作用的实验研究. 中国中医基础医学杂志，2003；(6)：27

侯留法，陈宝玲，赵玉瑶，等. 酒肝消脂冲剂治疗酒精性脂肪肝 102 例. 中国中西医结合杂志，2003；(6)：413

黄朝. 舒肝降脂煎治疗脂肪肝的临床观察. 上海中医药杂志，2003；(9)：10

黄翠瑶，邵尉. 参麦注射液抗心源性休克的作用. 实用医学杂志，2003；(6)：681

黄冬度. 中药治疗老年痴呆 49 例. 实用中医药杂志，2003；(9)：465

黄国毅，卓蕴慧. 剔络法治疗脂肪肝 56 例临床观察. 上海中医药杂志，2003；(5)：23

黄河清，刘培庆，黑子清. 抵当汤改良方对实验性动脉粥样硬化家兔主动脉脂质斑块部泡沫细胞凋亡的影响. 中国中医药信息杂志，2003；(6)：29

黄机运. 二至丸合归脾汤治疗血小板减少性紫癜 36 例. 湖南中医杂志，2003；(1)：39

黄启辉，谭朝晖，李庆明. 脑还丹制剂防治老年痴呆的临床与实验研究. 中国中医药科技，2003；(4)：193

黄生为. 施今墨方治疗Ⅱ型糖尿病 60 例临床观察. 甘肃中医学院学报，2003；(1)：32

黄挺. 升白方治疗化疗后白细胞减少症 42 例临床观察. 江苏中医药，2002；(12)：25

黄文利，明红敏. 中西医结合治疗心源性休克 30 例. 中国中医急症，2003；(4)：364

黄秀珍，陶雨药. 辨证治疗痛风性关节炎 56 例临床观察. 湖南中医杂志，2003；(2)：23

黄勇坚，李园园. 中西医结合治疗难治性癫痫 118 例临床观察. 江西中医药，2003；(3)：20

霍杰，成燕萍，张大友. 参麦注射液预防乳腺癌化疗

所致白细胞减少症26例.中国中医药科技,2003;(3):178

J

季华,梁军,孙照霞.杏丁治疗急性脑梗死临床观察.中西医结合心脑血管病杂志,2003;(9):545

贾金花,唐苏.中西医结合治疗慢性肺心病急性加重期60例.陕西中医,2003;(4):291

贾静鹏,蒋森.枳葛益肝汤治疗酒精性脂肪肝102例临床观察.中医杂志,2003;(10):750

姜英华,孙华,康洪彦.自拟白蒲止血汤治疗急性肾炎血尿50例.中国中西医结合急救杂志,2003;(2):92

姜志业,金汉鼎,刘和荣,等.早期应用活血化瘀中药治疗过敏性紫癜66例分析.实用中医内科杂志,2003;(4):305

蒋文明,邱赛红,胡志光,等.牛角地黄冲剂对大鼠免疫性血小板减少模型血浆血栓素A-2、前列环素I-2的实验研究.光明中医,2003;(4):33

金容炫,张浩,田德禄,等.田德禄教授治疗酒精性肝病的临床经验.中国中医基础医学杂志,2003;(8):66

金实,汪悦,张梅洞,等.狼疮静颗粒治疗活动性系统性红斑狼疮45例临床研究.中医杂志,2003;(6):435

晋库根,武承迅.中西医结合治疗肺心病急性发作43例.山西中医,2003;(2):27

K

孔祥文.特发性肺纤维化的中医治疗.现代中西医结合杂志,2003;(1):67

邝卫红,赖名慧.邓铁涛教授治疗重症肌无力危象并真菌感染验案.新中医,2003;(8):16

旷惠桃,周珂,高小锋.痛风克冲剂对痛风大鼠前列腺素E_2的影响.现代中西医结合杂志,2003;(11):1136

L

雷其山.越鞠丸为主治疗脂肪肝59例.河南中医,2003;(3):55

雷秀珍,王笑红,陈燕河,等.填精益智颗粒治疗老年痴呆72例临床观察.中国中医基础医学杂志,2003;(3):44

李成文,李增富.中药复肌康快速撤减重症肌无力症患者强的松用量60例.中医杂志,2003;(6):443

李春雯,金友,牛家臣.中西医结合治疗狼疮性肾炎临床观察.黑龙江中医药,2003;(5):22

李恩庆,陈孝银.《备急千金要方》中消渴病证治探要.四川中医,2003;(4):2

李福凤,王忆勤.慢性肾功能衰竭中医辨证客观的研究进展.上海中医药杂志,2003;(7):56

李广文.辨治重症肌无力的探讨.光明中医,2003;(3):封二

李广文.重症肌无力的辨治体会.云南中医中药杂志,2003;(3):54

李贵满,陈路德,陈路明.温阳益气化瘀通脉法治疗病态窦房结综合征36例疗效观察.中国中医急症,2003;(12):197

李国进.黄药子在治疗亚急性甲状腺炎中的作用.天津中医药,2003;(2):9

李华兰.升白汤治疗白细胞减少症120例.新中医,2002;(10):52

李辉,徐贵成,刘坤.高血压相关病证的临床调查分析.中西医结合心脑血管病杂志,2003;(3):142

李佳,王军.猪苓汤加减治疗原发性肾性血尿的体会.中国中西医结合肾病杂志,2003;(7):415

李金海,李润东,玄绪丽,等.护肝降脂冲剂治疗脂肪肝的临床研究.国医论坛,2003;(1):32

李进,盛国光.活血化瘀化痰利湿法对肥胖性脂肪肝大鼠胰岛素敏感指数和肿瘤坏死因子的影响.中西医结合肝病杂志,2003;(5):289

李良梅,周兆香,林玉芳.中西医结合治疗急性病毒性心肌炎36例观察.实用中医药杂志,2003;(9):476

李林.自拟四草消癜汤治疗特发性血小板减少性紫癜疗效观察.广西中医药,2003;(3):30

李林根.生地紫草消癜汤治疗过敏性紫癜76例.浙江中西医结合杂志,2003;(4):245

李琼峰,郭翔兵.七生力片治疗老年性痴呆30例.福建中医药,2003;(1):14

李社瑄.二仙四物汤治疗老年痴呆60例.河南中医学院学报,2003;(4):59

李淑英.辨证治疗石淋200例疗效观察.北京中医,2003;(3):40

李志彬.内外结合治疗癫痫86例.福建中医药,2003;(4):27

李卫东,赵英霖.金妙文治疗系统性红斑狼疮的经验.浙江中医杂志,2003;(3):102

李晓阳,关晓华.复方丹参滴丸治疗高脂血症25例临床分析.中国中医急症,2003;(4):338

李亚美,蒋文华.扶正女贞素片治疗甲亢合并白细胞减少症20例.现代中西医结合杂志,2003;(2):191

李毅,伍彩霞.中西医结合治疗急性病毒性心肌炎158例.陕西中医,2003;(2):114

李玉兰.温阳益气活血汤治疗缓慢性心律失常36例.现代中西医结合杂志,2003;(10):1053

李毅,伍彩霞.西医结合治疗急性病毒性心肌炎166例.河南中医,2003;(1):41

梁毅,陈志雄,丘和明.活髓片与四物汤对再生障碍性贫血小鼠骨髓基质细胞的影响比较.中国中西医结合急救杂志,2002;(6):327

梁永忠. 中西医结合救治心源性休克 3 例体会. 中国中医急症,2003;(4): 375

梁镇宏. 李氏清暑益气汤加减治疗多发性神经根炎 32 例疗效观察及肌电图分析. 新中医,2003;(8): 29

廖荣鑫,吴仕九. 辛温浸沐外治法在寒哮急性发作期的应用. 甘肃中医,2003;(8): 1

林德就,温伟平,邱仁斌,等. 加味猪苓汤配合复方丹参注射液治疗系统性红斑狼疮性肾炎 30 例疗效观察. 新中医,2003;(7): 26

林宏. 补血益肾资生汤治疗白细胞减少症 58 例疗效观察. 新中医,2003;(6): 28

林熙,黄河清,李希. 中西医结合治疗慢性阻塞性肺疾病急性加重期 32 例. 福建中医药,2003;(3): 14

凌方明,卢桂梅,陈景亮,等. 脑毒清颗粒治疗急性脑梗死疗效观察. 中国中医急症,2003;(5): 405

刘国强. 马钱子散治疗多发性神经炎 25 例. 浙江中医杂志,2003;(4): 165

刘洪波. 中西医结合治疗类风湿性关节炎 60 例. 陕西中医,2003;(3): 208

刘思明,叶任高,彭伟成,等. 中西医结合治疗膜型狼疮肾炎. 中国中西医结合肾病杂志,2003;(7): 383

刘伟. 弥漫性肺间质纤维化辨治心得. 吉林中医药,2003;(4): 4

刘喜德,金实. 狼疮静颗粒对活动性系统性红斑狼疮患者血清可溶性白介素-2 受体、肿瘤坏死因子的影响. 中医杂志,2003;(5): 360

刘小莺. 中西医治疗亚急性甲状腺炎 110 例对比分析. 福建医药杂志,2002;(2): 59

刘学兰,刘学芸. 中西医结合治疗顽固性亚急性甲状腺炎 36 例. 中国中医急症,2003;(1): 76

刘云霞. 中西医结合治疗狼疮性肾炎的临床观察. 辽宁中医杂志,2003;(6): 486

芦少敏. 补脑膏治疗多发性神经病疗效观察. 中国中医药信息杂志,2003;(6): 56

陆玲菲. 辨证治疗老年性痴呆症临床观察. 浙江中西医结合杂志,2003;(5): 302

吕荣亚,吕志和. 中西医结合治疗急性病毒性心肌炎 30 例. 四川中医,2003;(2): 35

M

麻柔. 中西医结合治疗骨髓增生异常综合征研究进展. 中国中西医结合杂志,2003;(4): 251

马红莲,石新起,张庚扬. 中西医结合治疗痛风性关节炎 85 例. 中国中西医结合外科杂志,2003;(4): 301

马茂芝. 益气养阴活血法治疗糖尿病 208 例的临床观察. 中国医药学报,2003;(2): 123

苗宇船,李美蕊. 复方中药防治大鼠脂肪肝的实验研究. 山西中医学院学报,2003;(2): 15

N

倪力强,周学文,孙桂芝,等. 卷苦肝泰治疗酒精性肝病的临床研究. 辽宁中医杂志,2003;(5): 343

O

欧琴,何坚. 加味五子衍宗汤治疗脂肪肝 82 例. 陕西中医,2003;(7): 587

P

潘红斌. 清燥救肺汤加减治疗咳嗽变异性哮喘 40 例——附西药治疗 36 例对照. 浙江中医杂志,2003;(4): 145

潘慧娟,王超英,方志敏. 苦丁茶对大鼠高脂血症及脂肪肝形成的影响. 浙江中医杂志,2003;(9): 404

潘旭东. 中西药合用治疗返流性食管炎 46 例. 实用中医药杂志,2003;(3):140

Q

祁培宏. 中西医结合治疗 89 例酒精性肝病临床分析. 青海医药杂志,2003;(3): 55

钱秋海,王树海,庄乾竹,等. 玉泉丸合黄连素治疗 2 型糖尿病胰岛素抵抗患者 30 例临床研究. 中医杂志,2003;(1): 32

乔作现. 中药治疗酒精性肝病 42 例. 河南中医,2003;(3): 18

秦春红,付业洲,张灵敏,等. 炙甘草汤加味治疗扩张性心肌病 38 例. 光明中医,2003;(1): 35

邱明,范兰珍,邱惠芳. "血脂清"治疗高脂血症 56 例临床观察. 江苏中医药,2003;(7): 22

邱智,卢来涛. 中西医结合治疗肺心病急性加重期患者 30 例. 中国中西医结合杂志,2003;(3): 191

曲小玲. 原发性扩张性心肌病的诊断与治疗. 重庆医学,2003;(6): 792

S

沙宝瑜. 肠动力方治疗肥胖人功能性泄泻 60 例. 江苏中医药,2003;(7): 26

邵义泽. 醒脑复苏汤治疗中、轻度老年血管性痴呆的临床观察. 河北中医,2003;(4): 253

沈安明. 充血性心力衰竭从肾辨治. 贵阳中医学院学报,2003;(25):49

沈军. 中西医结合治疗急性病毒性心肌炎 50 例. 湖南中医杂志,2003;(1): 34

盛延生,王玉芬. 疏血通治疗急性脑梗死的疗效观察. 中西医结合心脑血管病杂志,2003;(10): 608

司秋菊,王鑫国,王亚利,等. 蜈蚣对动脉粥样硬化家兔血管内皮细胞生长因子的影响. 中西医结合心脑血管

病杂志,2003;(1):5

宋红旗.益气润肠冲剂治疗功能性便秘150例.陕西中医,2003;(1):23

宋家玫,徐贵成,王秋风,等.从细胞介导免疫探讨养阴清心口服液治疗急性病毒性心肌炎的作用及临床研究.中西医结合心脑血管杂志,2003;(1):15

宋淑远,宋方继,雷启发,等.消渴饮治疗2型糖尿病108例临床观察.河北中医,2003;(8):577

宋卫红,赵阳梅.中西药结合治疗急性病毒性心肌炎54例.安徽中医临床杂志,2003;(2):113

宋卫华,张杰,郑雪莲.辨证治疗返流性食管炎35例.实用中医药杂志,2003;(6):291

苏中昊,章权.人格特征与中医胃病的相关性研究.浙江中医学院学报,2003;(2):16

孙凤,李桂艳,尹艳.消癜灵治疗过敏性紫癜40例.中医药信息,2003;(3):40

孙家国,陈蔚.通心络胶囊治疗急性脑梗死90例疗效观察.中西医结合心脑血管病杂志,2003;(10):609

孙剑虹.雷公藤合黄芪治疗系统性红斑狼疮临床观察.浙江中西医结合杂志,2003;(6):361

孙立,姜杰,陈孝银,等.益寿调脂片对原发性高脂血症脂质调节的影响.中国中西医结合杂志,2003;(4):272

孙丽平,杨宝顺,王永吉,等.中医药治疗过敏性紫癜181例疗效观察.现代中医药,2003;(4):29

孙蓉,赵志远,王平,等.脂肝清颗粒对脂肪肝模型大鼠的影响.中药新药与临床药理,2003;(5):313

孙伟正,潘桂华,钟玉林,等.补髓生血冲剂对慢性再生障碍性贫血患者造血调控因子表达水平的影响.中医药信息,2002;(5):59

T

汤建跃,孙彩琴.黄芪注射液治疗肺心病肺动脉高压疗效观察.现代中西医结合杂志,2003;(1):32

唐胜英.丹芪汤辨证加减治疗急性病毒性心肌炎.吉林中医药,2003;(7):17

唐晓勇,孙振高.再生障碍性贫血从肝论治探微.中医杂志,2003;(3):165

唐永祥,陈群,王晓玲.慢性支气管炎血瘀证的病机研究探要.实用中医内科杂志,2003;(3):1

陶红,王辉武.化湿液治疗幽门螺杆菌相关性溃疡46例初探.实用中医药杂志,2003;(4):173

陶红,王辉武.中西医结合治疗急性病毒性心肌炎临床研究.中国中医急症,2003;(3):195

田俊,龚英.参附注射液治疗充血性心力衰竭疗效观察.中国中医药信息杂志,2003;(10):8

田世英.中药治疗亚急性甲状腺炎40例临床观察.中国中医药信息杂志,2003;(3):59

田养年,邓淑玲,丁馥,等.通便灵治疗功能性便秘300例.实用中医药杂志,2003;(9):468

W

万诚.疏风宣肺汤治疗咳嗽变异性哮喘41例.吉林中医药,2003;(7):19

汪培芳.中西医结合治疗急性心肌梗死并发心源性休克20例.中国中医急症,2003;(3):265

汪山.中药保留灌肠治疗溃疡性结肠炎50例.湖北中医杂志,2003;(2):49

汪晓军,张晓刚,张学文,等.清肝活血饮抗大鼠脂肪肝的实验研究.中国中西医结合消化杂志,2003;(2):70

王柏丁,熊绍权,易雪冰,等.中西医结合治疗狼疮性肾炎86例疗效观察.四川中医,2003;(1):28

王宝和,张广明.松龄血脉康胶囊治疗高脂血症(肝阳上亢证)临床有效性和安全性双盲双模拟、阳性药平行对照Ⅱ期临床试验.天津中医药,2003;(1):58

王常民.凉血止血散瘀法治疗过敏性紫癜42例.江苏中医药,2003;(7):29

王恩龙.针药并用治疗多发性神经炎30例.辽宁中医杂志,2003;(2):127

王福兰.补气化痰汤治疗肺间质病变体会.实用中医药杂志,2003;(7):378

王高,谷安琦,雷世奇.益气牵正汤治疗重症肌无力性上睑下垂远期疗效观察.中国中医眼科杂志,2003;(1):21

王贵林,朱慧玲,马风英.寿尔康口服液对实验性高脂血症兔降脂作用的实验研究.中国中医药科技,2003;(4):217

王国忠,刘敬忠,肖白.十四味建中汤对再生障碍性贫血小鼠脾细胞基因表达的影响.中国中医药科技,2003;(4):200

王海峰.温润养血方治疗特发性肺间质纤维化20例临床观察.浙江中医杂志,2003;(3):106

王健.化痰祛瘀片对冠心病颈动脉粥样硬化影响的观察.上海中医药杂志,2003;(2):37

王明星.类风湿酒结合辨证治疗类风湿性关节炎320例疗效观察.四川中医,2003;(12):40

王晓晨,李伟民.中药雾化吸入治疗亚急性甲状腺炎误咽临床观察.中国中医急症,2003;(5):426

王晓燕,万利华.辨病与辨证相结合治疗过敏性紫癜42例.黑龙江中医药,2003;(3):37

王新昌,温成平,曹灵勇,等.解毒祛瘀滋阴法防治系统性红斑狼疮类固醇性血脂异常.浙江中西医结合杂志,2003;(6):336

王夜,靳端阳,马艳平.痹痛安胶囊治疗类风湿性关节炎100例疗效观察.中国中西医结合杂志,2003;(7):511

王永霞，李建生，余宏伟，等.高血压病血管内皮功能失调及自由基损伤与中医辨证分型的关系.四川中医，2003;(1)：9

王勇.四妙勇安汤加石斛治疗类风湿性关节炎80例临床观察.卫生职业教育，2003;(8)：148

王玉霞，赵金祥，张睿，等.益气养阴化瘀汤治疗消渴病气阴两虚兼瘀证52例疗效观察.长春中医学院学报，2003;(1)：14

王照程.穿琥宁粉针剂合参麦注射液治疗急性病毒性心肌炎临床观察.黑龙江中医药，2003;(1)：24

王质彬.骨髓增生异常综合征的中西医结合治疗.中日友好医院学报，2003;(1)：56

魏洪生，庞国勋，刘建贵.中西医结合治疗慢性功能性便秘124例.河北中医，2003;(5)：375

温成平，范永升，唐晓颇，等.解毒祛瘀滋阴药对系统性红斑狼疮患者性激素水平的调节作用.中国中西医结合肾病杂志，2003;(10)：580

文汉英，刘芸，杨小玲.中药保留灌肠治疗慢性结肠炎68例.陕西中医，2003;(7)：623

吴德峰.六神散治疗化疗后白细胞减少症50例.江苏中医药，2002;(10)：27

吴日明.固肾缩尿法治疗慢性功能性便秘62例临床观察.四川中医，2003;(4)：33

吴文胜.中西医结合治疗充血性心力衰竭50例.天津中医学院学报，2003,(1)：38

武桂霞.中西医结合治疗慢性肾盂肾炎320例.中医杂志，2003;(3)：174

X

席建元，贺菊乔，周亮.中西医结合治疗非细菌性前列腺炎54例.中国中西医结合外科杂志，2003;(2)：130

夏永良，王彩霞.哮喘缓解期从脾论治机理的研究.中医药学刊，2003;(7)：1194

谢菊英.针刺治疗重症肌无力对AchRab的影响及其临床意义.中医研究，2003;(1)：40

徐丹.加味革薢分清饮治疗前列腺炎所致遗精44例——附西药治疗42例对照.浙江中医杂志，2003;(9)：379

徐贵成，霍保民，吴以岭，等.参松养心胶囊治疗冠心病室性早搏随机双盲、阳性药对照、多中心临床研究.中国中医基础医学杂志，2003;(3)：37

徐克劲，张世范，李庆新，等.复方红景天对重症肺动脉高压体外循环肺损伤的防治作用.中国中西医结合杂志，2003;(9)：648

徐占兴.复方丹参液治疗扩张型心肌病22例疗效分析.天津中医药，2003;(2)：74

许峰，戴小明，章光华，等.四藤饮治疗类风湿性关节炎123例临床观察.中医杂志，2003;(10)：760

许凤全，陈伟，刘玉祯，等.中西药结合治疗重症肌无力180例.中国中医基础医学杂志，2003;(9)：45

许维丹，叶伟东.参泽利肝汤治疗非酒精性脂肪肝41例.湖北中医杂志，2003;(2)：21

许亦斌，季光."清肝活血方"防治酒精性肝病的临床研究.江苏中医药，2003;(9)：18

许之民，赵美华，陆秋芬，等.生脉散对急性病毒性心肌炎临床症状及炎性损伤指标的影响.中西医结合心脑血管杂志，2003;(2)：86

薛柏.柴胡疏肝散治疗返流性食管炎30例临床观察.湖南中医导报.2003;(11)：26

Y

杨福庆，李志强，周继喜.中西医结合治疗慢性血小板减少性紫癜42例分析.安徽中医临床杂志，2003;(4)：300

杨光宁，杨红梅.重用鸡血藤治疗重症肌无力.中医杂志，2003;(8)：573

杨海波，唐元升，许法运，等.血脂康对高脂血症患者血管内皮功能及血中一氧化氮与内皮素水平的影响.中国中西医结合杂志，2003;(1)：13

杨红蓉，郭培京，刘品莉.中西医结合治疗过敏性紫癜35例临床观察.河北中医，2003;(6)：456

杨宏杰，郑敏，张丹.甲亢阴虚证糖皮质激素受体改变和六味地黄丸作用的研究.深圳中西医结合杂志，2003;(2)：87

杨金国，刘正旺，王彦刚，等.清热养阴和胃降逆法治疗返流性食管炎50例.辽宁中医学院学报，2003;(1)：21

杨牧祥，张一昕，王占波，等.脂肝泰胶囊对高脂血症性脂肪肝大鼠血清和肝脏游离脂肪酸的影响.中国医药学报，2003;(1)：6

杨勤.益气降逆宣肺疏肝法治疗返流性食管炎56例.时珍国医国药，2003;(12)：753

杨锐萍.疏风宣肺解痉汤治疗咳嗽变异性哮喘58例报告.甘肃中医，2003;(7)：14

杨新占.中西医结合救治心源性休克3例.中国民间疗法，2003;(7)：7

杨秀文.固肾健脾益血解毒法治疗化疗后白血球减少症探要.中医药学刊，2003;(5)：781

杨学信.中西医结合治疗原发性血小板减少性紫癜86例疗效观察.新中医，2003;(3)：49

杨雨田.清肝降脂汤治疗脂肪肝临床观察.辽宁中医杂志，2003;(10)：814

杨振江，赵霞，邱霞.瘀毒清治疗骨髓增生异常综合征18例临床观察.浙江中西医结合杂志，2003;(5)：273

叶志中，左俊玲，朱敏.中西医结合治疗慢性阻塞性肺疾病急性加重期42例临床观察.新中医，2003;(1)：34

银醇云.辨证治疗脂肪肝58例临床观察.湖南中医

药导报,2003;(8):20

于仁义，袁中君. 提率汤治疗窦性心动过缓98例. 山西中医，2003;(2):15

于为国,楼映,陈乃光. 神牛散对急性痛风关节炎周围组织的影响. 上海中医药大学学报,2003;(2):52

余蔽,刘静. 血塞通合黄芪注射液治疗老年慢性阻塞性肺疾病肺动脉高压. 中国中医急症,2003;(3):231

俞亚琴,孙伟正，孙风,等. 补肾化瘀解毒法治疗特发性血小板减少性紫癜的临床研究. 安徽中医学院学报, 2003;(1):16

喻洪伟,张春梅. 酒肝乐治疗酒精性肝病疗效观察. 辽宁中医杂志,2003;(4):284

远方,郭恩绵,何学红,等. 中西医结合治疗活动性狼疮肾炎疗效观察. 中国中西医结合肾病杂志,2003; (5):280

乐枫,钱耀明,顾宝妹,等. 急痛汤治疗急性痛风110例疗效观察. 河北中医,2003;(2):108

Z

张大宁,张宗礼,车树强,等. 补活抗衰老胶囊对30例老年痴呆氧自由基代谢的影响. 陕西中医,2003; (2):120

张国宪，杨怀书. 强心丸治疗慢速型心律失常80例. 光明中医，2003;(18):41

张红艳. 柴芩降逆汤治疗返流性食管炎76例. 湖南中医杂志,2003;(2):42

张剑勇,钟嘉熙,彭胜权,等. 苓丹片、青蒿琥酯对系统性红斑狼疮患者IL-2与sIL-2R影响的研究. 河南中医学院学报,2003;(2):38

张立山,武维屏,董安铭,等. 肺康方治疗慢性阻塞性肺疾病肺动脉高压的临床研究. 北京中医药大学学报, 2003;(3):70

张玲. 化浊降糖汤治疗肥胖型Ⅱ型糖尿病104例. 四川中医,2003;(6):38

张路,吴宗贵. 通心络对家兔主动脉粥样斑块血管内皮生长因子表达影响的实验研究. 中西医结合心脑血管病杂志,2003;(6):312

张盘根,袁丽. 中西医结合治疗过敏性紫癜32例. 新中医,2003;(6):65

张瑞刚，瞿淑华. 中西医结合治疗原发性血小板减少性紫癜69例. 实用中医药杂志,2003;(2):84

张守琳,旋秀俊,衣春光,等. 补髓生血颗粒对慢性再障IL-6水平的影响. 长春中医学院学报,2003;(3):76

张霆,戴锡孟,黄文政. 慢性再生障碍性贫血治法的几点体会. 中医药学报,2002;(5):14

张霆,戴锡孟,黄文政. 慢性再生障碍性贫血证治浅探. 山东中医杂志,2002;(11):643

张霆,戴锡孟,黄文政. 慢性再障出血的中医治则治法. 湖北中医杂志,2002;(10):19

张炜,毕小利,马文欢,等. 生地对特发性肺间质纤维化基质重建调控作用的实验研究. 中国中医基础医学杂志,2001;(6):434

张晓雷. 竹叶石膏汤治疗急性病毒性心肌炎机理探讨. 河南中医,2003;(2):7

张一昕,杨牧祥. 脂肝泰胶囊对高脂血症性脂肪肝大鼠肝细胞凋亡及相关基因蛋白表达的影响. 中医杂志, 2003;(4):293

张一昕,杨牧祥. 脂肝泰胶囊防治实验性高脂血症性脂肪肝的流式细胞学分析. 新中医,2003;(4):76

张永锋，刘立昌，夏洪生. 归蓉补血片治疗特发性血小板减少性紫癜42例. 安徽中医学院学报,2003;(1):18

张裕图. 补脾益肾法治疗白细胞减少症104例. 实用中医药杂志,2003;(8):406

张照兰，魏明，杨社香，等. 平胃胶囊抑制溃疡及消炎、止痛作用的实验研究. 河南中医学院学报,2003; (1):26

赵景兰，廉南，严清明，等. 中药灌肠液温度对溃疡性结肠炎中医不同证型的疗效影响. 成都中医药大学学报,2003;(2):12

赵凯. 中西医结合治疗肺心病急性发作89例. 辽宁中医学院学报,2003;(2):144

赵庆民,郑允秋,郦延玉. 中西医结合治疗急性病毒性心肌炎25例. 中国民间疗法,2003;(2):9

赵文,关晓东,叶任高. 中西医结合治疗弥漫增生型狼疮肾炎的临床观察. 中国中西医结合肾病杂志,2003; (8):447

赵新爱,叶书敏. 当归四逆汤加味治疗多发性神经炎36例. 中医杂志,2003;(4):284

郑彩霞. 过敏煎加味治疗咳嗽变异性哮喘32例. 安徽中医临床杂志,2003;(4):305

郑国庆，黄培新. 癫痫持续状态的中西医结合救治. 中国中医急症,2003;(2):143

郑世文,郑仕成. 黄芪注射液治疗急性脑梗死90例疗效观察. 现代中西医结合杂志,2003;(17):1846

周健,周马英,许波良,等. 通窍益智汤治疗老年期痴呆53例. 陕西中医,2003;(8):703

周亮，王岩斌，陈鸿君，等. 中药保留灌肠治疗溃疡性结肠炎30例总结. 湖南中医杂志,2003;(2):15

周瑞珍,夏燕华,梁宏正,等. 加味普济消毒饮合强的松治疗系统性红斑狼疮的临床观察. 中国中西医结合肾病杂志,2003;(9):544

周小青,罗尧岳,谢小兵,等. 五首活血化瘀方对实验性动脉粥样硬化家兔血脂、载脂蛋白变化的影响. 中国中医药信息杂志,2003;(4):29

周永明，胡明辉. 再生障碍性贫血中医病机特点和治疗对策. 中西医结合学报,2003;(1):74

朱方石，金实，汪悦，等. 狼疮静颗粒对狼疮样小鼠外周血 CD_4^+、CD_8^+ 及 CD_{54} 表达的影响. 中药新药与临床药理，2003；(3)：165

朱瑾，朱学葵. 脂肪肝568例B超检查与中医辨证分型关系探讨. 浙江中西医结合杂志，2003；(3)：160

朱丽艳，倪国瑞. 自拟温阳升率汤治疗缓慢性心律失常60例. 实用中医内科杂志，2003；(1)：34

(五)妇 科

【概述】

2003年中医药有关妇科疾病的报道约有1 300余篇,内容涉及基础理论探讨、临床报道和实验研究等诸多方面,反映了这一年中医、中西医结合妇科的学术水平。

1. 月经病

有关痛经、闭经、子宫内膜异位症、多囊卵巢综合征等疾病的临床及实验研究方面的报道较为集中。刘艳巧等观察了中药内异消(续断、淫羊藿、柴胡、香附、穿山甲、丹参等)对实验性子宫内膜异位症大鼠血管生成因子(VEGF)、肿瘤坏死因子(TNF-α)的影响及其治疗作用。结果发现治疗组VEGF的表达强度及TNF-α在腹腔液中的含量均降低,与模型对照组比较差异显著($P<0.05$)。认为这两种血管生成因子是子宫内膜异位症发生发展的重要环节,内异消可通过调节这两种因子的表达以抑制子宫内膜的生长。吴新华等观察了中药康正消异颗粒(黄芪、肉桂、丹参、杜仲、桃仁、香附等)对120例子宫内膜异位症患者的治疗作用,并与40例正常健康妇女作对照,发现治疗组在治疗前抗子宫内膜抗体阳性率、免疫球蛋白IgG、IgA较对照组显著升高($P<0.01$),CD_4^+、CD_8^+下降,CD_4^+/CD_8^+上升,与对照组比较均有显著性差异($P<0.01$)。经药物治疗后,以上各项指标均有所改善。提示康正消异颗粒可使子宫内膜异位症患者体内体液免疫受到抑制,并可有效改善细胞免疫功能。赵瑞华采用健脾补肾之法治疗青春期继发性闭经32例。第一阶段采用健脾和胃为主,佐加补肾疏肝之品,方以四君子汤加减,药用党参、茯苓、炒白术、橘叶、炒麦芽、炙甘草等。第二阶段治以补肾健脾为主,方以六味地黄丸合四君子汤加减,药用熟地黄、怀山药、山茱萸、女贞子、续断、枸杞子等。3个月为1个疗程,结果总有效率为87.5%(28/32)。杜惠兰等探讨了补肾调经系列方周期给药治疗功能性子宫出血的作用机制。随机将316例患者分为治疗组(174例)和对照组(142例)。治疗组出血期间服用Ⅰ号方(补骨脂、续断、党参、升麻、炒蒲黄、茜草根等),血止后服用Ⅱ号方(女贞子、熟地黄、枸杞子、当归、白芍药、山药等),连服7 d后改服Ⅲ号方(紫石英、仙茅、菟丝子、枸杞子、覆盆子、木香等)。对照组出血期间口服炔诺酮,剂量逐渐递减,止血后20 d左右停药。对于青春期功血患者在血止后行人工周期法,于出血的第5 d重复给药。两组均治疗3个月经周期。结果治疗组血止时间明显短于对照组($P<0.01$)。治疗组经血6-酮-前列腺素$F_{1\alpha}$及纤维蛋白原降解产物均较治疗前明显降低($P<0.05$,$P<0.01$),认为补肾调经系列方有调节卵巢功能,改善子宫内膜局部纤维溶解和止血功能及补益精血的作用。栾继红等从理论角度探讨了心理因素对妇女月经的影响,指出七情过激会导致气机紊乱和五脏功能失调,从而引起月经失调。因此,心理因素在妇女月经周期中起着重要作用。

2. 生殖器炎症

有关中药治疗盆腔炎、阴道炎、宫颈炎的报道占大多数。陈颖异等运用RT-PCR、Northern杂交、流式细胞术分析检测U937细胞CD_{18}表达水平,以探讨舒康汤(生黄芪、当归、大黄等)对慢性盆腔炎大鼠的治疗机理。结果表明大鼠在造模后血液中性粒细胞CD_{18} mRNA表达水平和膜蛋白数量均有显著提高,经舒康汤治疗后,其CD_{18}表达受到明显抑制,且给药剂量越大,抑制作用越明显。认为该药可能通过抑制CD_{18}的表达,抑制白细胞-内皮细胞的黏附从而减轻了炎症反应。赵广兴等采用混合菌接种法复制大鼠慢性盆腔炎动物模型,观察输卵管的病理变化,并以ELSA法检测其IL-2、IL-6的含量。发现模型大鼠输卵管组织呈慢性炎症改变,IL-2、IL-6皆呈显著上升趋势,认为慢性盆腔炎症及其继发不孕与细胞因子IL-2、IL-6的升高有密切关系。李凤莲运用中药外洗治疗老年性阴道炎,将286例患者随机分为治疗组(143例)和对照组(143例)。治疗组药用蛇床子、黄柏、白鲜皮、赤芍药、鸡血藤、威灵仙等,煎汤熏洗外阴及阴道,每日2次。对照组用温水清洗后将乙烯雌酚0.25 mg辅以甲硝唑 200 mg 放置于阴道后穹隆,每日 1 次。两组均治疗 10 d,总有效率分别为 93.7%(134/143)、58.04%(83/143),组间比较,$P<0.01$。胡晓蕙等探讨了"外用中药Ⅱ号"(蛇床子、苦参、黄柏等)对外阴炎、宫颈炎实验大鼠的作用机制。将大鼠分为造模组、治疗组、正常对照组。经病理学检查,造模组宫颈黏膜下可见大量炎症细胞浸润,出现黏膜溃疡。治疗组、正常对照组病理学改变不明显。治疗组红细胞免疫黏附功能、吞噬细胞功能明显高于造模组($P<0.05$,$P<0.01$),与正常对照组无明显差异($P>0.05$)。提示"外用中药Ⅱ号"可提高阴道炎、宫颈炎实验大鼠红细胞免疫黏附功能及吞噬细胞功能,从而使相应的病理改变得到改善。丁红卫等采用冰硼散胶囊和奥平栓阴道序贯放药治疗顽固性霉菌性阴道炎 40 例,对照组(40 例)予以达克宁栓。结果治疗组疗效明显优于对照组($P<0.05$)。梁学林从中医理论角度探讨了女性生殖道支原体感染的病机及证治,认为湿热生虫、本虚表实是本病的病因,临床常以虫毒感染型、脾虚湿热生虫型多见。覃雪梅等应用自拟妇外洗液(苦参、蒲公英、蛇床子、黄柏、路边菊、忍冬藤等),行阴道灌洗、浸泡,并联合氧氟沙星治疗支原体、衣原体性阴道炎 40 例,对照组(40 例)单纯用氧氟沙星泡腾片。两组病例均行药敏试验选取对氧氟沙星敏感者,同时性伴侣服用氧氟沙星治疗 1 周。结果综合治疗组总有效率明显优于对照组($P<0.05$)。

3. 妇科杂症

对不孕症、子宫肌瘤、更年期综合征、卵巢囊肿等疾病的研究居多。黄柳茵等观察了罗氏促排卵汤(菟丝子、巴戟天、淫羊藿、当归、熟附子、熟地黄等)对肾虚型无排卵性不孕症患者(30 例)卵巢动脉血流动力学的影响。经治疗后,肾虚症状消失或缓解,卵泡增大,最大卵泡平均直径与治疗前相比有显著性差异($P<0.05$),但与健康对照组(30 例)相比仍较低($P<0.05$)。治疗后卵巢动脉血流阻力指数和波动指数比治疗前显著下降($P<0.01$),但仍高于健康对照组。认为罗氏促排卵汤的作用机制主要通过对下丘脑-垂体-性腺轴的调整及对机体功能的整体调节。其对肾虚型无排卵性不孕症患者卵巢动脉血流动力学的影响表现在卵巢血管阻力降低,血供增加,血循环改善。李莉采用中西医结合的方法治疗输卵管阻塞性不孕症 96 例。对照组(45 例)采用单纯养血通脉中药治疗,药用鸡血藤、丹参、当归、皂角刺、路路通、炮山甲粉等。治疗组内服方与对照组相同并加用中药保留灌肠,药用三棱、莪术、丹参、䗪虫、透骨草、当归尾等。灌肠后再用浸有中药酊剂湿纱布(将独活、羌活、乳香、红花、䗪虫、艾叶等加 50%乙醇浸泡 3 个月后再浸泡纱布制成)敷在输卵管体表投影位置,用微波距皮肤 2 cm 处照射,每日 1 次,每次 30 min,7~10 d 为 1 个疗程,连续治疗 3 个疗程。此外,在月经干净 3 d 后采用鱼腥草注射液 50 ml 加地塞米松 5 mg 行宫腔灌注,每月 1~2 次。结果治疗组总有效率明显优于对照组($P<0.05$),说明中西医结合疗法较单一中药治疗有明显优势。许小凤等探讨了更年期综合征阴虚证与血管内皮素(ET)、一氧化氮(NO)之间的关系。将 90 例该病患者辨证分为阴虚组(60 例)和阳虚组(30 例),并与 30 例正常更年期妇女对照,测定血雌二醇(E_2)、ET 与 NO 含量。结果 E_2和 NO 水平 3 组间无显著差异($P>0.05$)。ET 水平阴虚组、阳虚组均显著低于正常组($P<0.05$)。ET/NO 水平 3 组间虽无显著差异($P>0.05$),但阴虚组<正常组<阳虚组。阴虚组潮热汗出程度较重组 ET 及 ET/NO 水平比轻、中度组显著下降($P<0.05$,$P<0.01$),且重度组<中度组<轻度组。认为 ET、NO 参与更年期综合征阴虚证的发生发展过程,ET/NO 比例失调可能是其基本病理变化之一。桑海莉等观察了行气活血、软坚散结法治疗子宫肌瘤的临床疗效,并对其作用机理作了进一步探讨。治疗组(120 例)药用康妇消癥片(白英、三棱、桂枝、地龙、海蛤壳、党参等),对照组(100 例)服桂枝茯苓丸。两组总有效率分别为95.8%(115/120)、82.0%(82/100),组间比较,$P<0.01$。动物实验表明康妇消症片有显著抑制小鼠耳郭肿胀及肉芽肿作用,耳肿胀率和肉芽干重均显著低于对照组($P<0.05$,$P<0.01$),表明该药对急慢性炎症均有较好的抗炎作用。同时,该药可显著延长小鼠凝血时间($P<0.05$),表明其具有较好的抗凝作用。

4. 胎产疾病

对自然流产的研究仍是今年胎产研究的重点。其他疾病如异位妊娠、妊娠高血压及产后诸症的有关报道也较多。陈淑涛等根据中医学"恐伤肾"的原理,利用猫吓老鼠的方法,造成母鼠肾虚证，观察妊娠肾虚证的相关指标，来反证这一造模方法的可行性。实验发现恐吓组小鼠其产子率、子代平均体重等均明显低于对照组（$P<0.05$或$P<0.01$），符合中医妊娠肾虚证的胎漏、胎萎不长等病症的临床表现。恐吓组小鼠母代免疫黏附功能显著降低，子代免疫复合物花环百分率及红细胞受体花环百分率较对照组明显降低（$P<0.01$）。提示免疫学方面的改变可作为肾虚证模型的指标之一。崔李宁将230例早期异位妊娠患者随机分成3组：A组单用氨甲喋呤（MTX），B组单用中药（丹参、赤芍药、桃仁、天花粉、蜈蚣、党参等），C组联用MTX和中药。结果C组较A组及B组明显缩短血β-HCG降至正常范围的时间，提高了治疗成功率（$P<0.01$）。提示MTX与活血化瘀、消癥、散结中药联用治疗早期异位妊娠成功率高、副作用小。陈敦金用川芎嗪、硫酸镁分别治疗中度妊娠高血压患者75例，结果发现两者均能改善母体血管内皮细胞功能，但硫酸镁治疗妊高征时胎心率异常发生率较高，影响胎儿宫内安危的判断。王萍随机对住院分娩的52例产妇在产后及时给予新生化冲剂（当归、川芎、桃仁、红花、益母草、干姜等）口服，并与空白对照组（52例）对照，结果治疗组预防产后腹痛效果明显优于对照组（$P<0.01$）。认为新生化冲剂具有收缩子宫，改善微循环及抗炎镇痛作用，且无任何毒副作用。

5. 计划生育

对药物流产后阴道出血及上环后月经不调的治疗仍是研究的重点。姬焕珍采用加味生化汤（当归、川芎、蒲黄炭、黄芪、炮姜、丹参等）治疗药流后阴道出血50例，对照组（47例）口服安络血和甲硝唑，结果两组总有效率分别为88.2%（46/50）、68.1%（32/47）。江伟华自拟补肾化瘀汤（鹿角霜、杜仲、菟丝子、香附、赤芍药、郁金等）治疗人流术后闭经患者98例，对照组（98例）给予乙烯雌酚0.5 mg，每晚1次口服，连服15 d后，每晚加服安宫黄体酮片8 mg，连服5 d，连续3个周期为1个疗程。结果中药治疗组疗效明显优于对照组（$P<0.01$）。王丽娜采用自拟补肾调经汤（仙茅、淫羊藿、海螵蛸、地榆炭、阿胶、墓头回等）治疗Norplant皮下埋植避孕剂后子宫异常出血76例，于出血期间服用补肾调经汤，血止后停药，下次月经来潮第5 d再服药，3个月经周期后观察疗效，结果总有效率为89.5%（68/76）。认为本病的发生是由于皮下埋植避孕药剂后，定期向体内释放孕激素，导致冲任气血失调、脏腑功能紊乱而致漏下不止。该方药具有补肾固冲止血，促进子宫内膜修复的功效。

（钧 平）

【痛经的实验研究】

王霞灵等探讨了艾附暖宫丸治疗痛经的作用机理。实验分设正常组、病理组、艾附暖宫丸小、中、大剂量治疗组，并与吗啡组对照，观察其对催产素致子宫收缩大鼠扭体只数、扭体发生率、抑制率以及大鼠血浆β-内啡肽（β-EP）含量的影响。结果艾附暖宫丸小、中、大剂量治疗组大鼠扭体反应只数和扭体次数明显少于病理组（$P<0.01$），与吗啡组疗效相当（$P>0.05$）。艾附暖宫丸中、大剂量治疗组与吗啡组血浆β-EP含量较病理组明显升高（$P<0.01$），三组之间无明显差异。结果表明艾附暖宫丸对催产素致子宫剧烈收缩的"痛经"大鼠有明显的镇痛作用，其作用机理与增加β-EP分泌有关。痛经宁糖浆由当归、香附、白芍药等组成。彭攸灵等观察了其对整体动物及离体子宫的影响，发现痛经宁糖浆无论对正常的还是经催产素处理的大鼠离体子宫平滑肌均有抑制作用，同时能明显减少催产素所致原发性痛经组小鼠的扭体反应次数，延长小鼠扭体反应的潜伏期。来庆勤探讨了当归四逆加吴茱萸生姜汤治疗痛经的作用机理。观察了该方对大鼠离体子宫肌收缩活动、对缩宫素所致离体子宫痉挛的作用及对注射缩宫素后小鼠扭体反应的影响。结果显示该方能明显抑制大鼠离体子宫肌的收缩幅度和频率，并降低缩宫素引起的痉挛子宫肌条的收缩。对缩宫素造成的小鼠痛经，该方亦能明显减少小鼠扭体次数，为临床治疗痛经提供了实验依据。杜彩素等观察了琥珀散（三棱、莪术、赤芍药、刘寄奴、延胡索、牡丹皮等）对实验性小鼠疼痛及痛经模型的影响。结果表明，琥珀散各剂量组对醋酸所致的小鼠扭体反应及热刺激所致的小鼠疼痛均有明显抑制作用，提示琥珀散可缓解子宫痉挛及血管收缩，提高疼痛阈值，能够有效治疗原发性痛经。裴培田等对舒经玫瑰胶囊（红玫瑰、当归、五灵脂等）治疗痛经的机理从生物化学角度作了研究。实验将64只小鼠随机分为4组：生理盐水组、舒经玫瑰胶囊小剂量组、大剂量组和月月舒对照组。观察各组小鼠子宫组织匀浆中丙二醇

(MDA)和钙离子(Ca^{2+})的含量。结果表明舒经玫瑰胶囊可明显降低小鼠子宫组织内 MDA、Ca^{2+}的含量,从而使子宫组织细胞功能趋于正常化,甚至有可能导致前列腺素、血栓素等生物活性物质的生成相应减少,进而缓解经期疼痛。

邓海霞等观察了加味没竭片(血竭、没药、生蒲黄、五灵脂、三棱、莪术等)对原发性痛经患者经期催产素(OT)和前列腺素 E_2(PGE_2)的影响。实验将63例痛经患者随机分为加味没竭片治疗组、月月舒冲剂对照组,并设健康对照组16名。结果表明原发性痛经OT水平明显高于健康对照组($P<0.01$),患者血浆OT含量与疼痛程度呈显著正相关($r=0.738, P<0.01$)。治疗后加味没竭片组OT含量显著下降($P<0.01$),优于月月舒组($P<0.01$)。患者经期血浆PGE_2含量明显低于正常组,且与痛经程度呈负相关,说明PGE_2水平低下、拮抗$PGE_{2\alpha}$收缩子宫的作用减弱是原发性痛经发病的一个重要原因。加味没竭片能显著升高患者PGE_2含量。认为该药降低$PGE_{2\alpha}$水平,升高PGE_2水平,降低$PGE_{2\alpha}/PGE_2$比值,缓解子宫过度收缩,改善子宫缺血状态,是其有效治疗原发性痛经的作用机制之一。

(艾 莉)

【多囊卵巢综合征的治疗】

多囊卵巢综合征(PCOS)的治疗,归纳分为中药配合克罗米酚;中药、针灸配合克罗米酚;中药周期治疗;单方治疗等。闫乐法等报道于月经或孕酮撤药第5 d服用补肾活血中药(生地黄、熟地黄、女贞子、旱莲草、紫石英、补骨脂、菟丝子等),连服15 d,同时加服克罗米酚每日100 mg,5 d,当优势卵泡直径达(2.0±0.5)cm,子宫内膜厚度≥0.8 cm,且未出现尿LH峰或仅以少量内源性LH分泌时,肌肉注射人绒毛膜促性腺激素(HCG)5 000～10 000 IU。并与单纯口服克罗米酚、注射HCG对照。结果治疗组妊娠率、周期排卵率分别为65.6%(21/32)和86.7%(65/75),T、LH降低,E_2升高;对照组妊娠率、周期排卵率分别为36.7%(11/30)和65.8%(48/73),两组比较有显著性差异($P<0.01$)。金玲丽用补肾化痰活血中药(熟地黄、山茱萸、山药、肉苁蓉、陈皮、石菖蒲等)为基本方,并服用克罗米酚每日100 mg,5 d,与单纯服用克罗米酚对照,治疗组妊娠率为59.6%(28/47),对照组为33.3%(14/42)。袁雄芳采用中医周期疗法结合辨证论治治疗本病38例,将患者分为肾阳虚、肾阴虚、痰湿三型,以补肾(促卵泡汤)—活血化瘀(促排卵汤)—补肾(促黄体汤)—活血调经(活血调经汤)顺序周期性选方用药。即在经净后作为月经周期的开始,以补肾为主,促进卵泡发育成熟,卵泡成熟后继用活血化瘀法促使其排卵,其后补肾促进黄体发育,再以活血调经,促使月经来潮。经1～3个疗程治疗后,总有效率为86.8%(33/38)。郝兰枝等提出以补肾祛瘀法,按月经周期中肾的阴阳变化进行治疗本病40例。药用淫羊藿、仙茅、菟丝子、鹿角霜、旱莲草、女贞子等,经后期加枸杞子、何首乌;排卵期加丹参、赤芍药、香附;排卵后期加杜仲、川断、桑寄生、阿胶;经前期加川牛膝、红花、桃仁、三棱、莪术,总有效率为90.0%(36/40)。并首次应用阴道B超探头插入直肠检查,对未婚者B超检查是一个很好的探索。张蔚莉等采用燥湿化痰,健脾益肾,理气活血法,自制益坤丸(法半夏、石菖蒲、神曲、茯苓、陈皮、菟丝子等),观察多囊卵巢综合征60例,30 d为1个疗程,经2～3个疗程后,治愈44例,有效10例,总有效率为90.0%(54/60)。

(赵瑞华)

【复发性自然流产的病因分析及实验研究】

近年国际上常用"复发性自然流产"取代"习惯性自然流产",即指自然流产连续发生3次或3次以上者。郭芸等总结其病因为以下6个方面:

1. 染色体异常:占流产胚胎的50%～60%。

2. 内分泌异常:① 促卵泡生成素(FSH)分泌不足,黄体功能不全,子宫内膜组织学分化推迟,不利于胚胎种植和发育而导致流产。② 黄体生成素(LH)分泌不足或异常,使黄体发育不良,孕激素分泌不足及雌、孕激素比值的变化,影响黄体期子宫内膜腺细胞糖、肽分泌功能异常,造成胚胎种植受阻和发生流产。另外,卵泡期LH异常上升也是常见的原因之一。③ 泌乳素(PRL)分泌异常:PRL高于正常的患者,往往伴有黄体功能不足。④ 雄激素(T)分泌异常:雄激素产生过多,可抑制卵泡生长,即使发生排卵,也常出现黄体功能不足,引起早期流产,研究证明反复流产妇女,血中雄激素和雄烯二酮均高于正常对照组。

3. 免疫异常:流产是免疫排斥的一种形式,是母胎间免疫平衡遭到破坏的结果。目前有关免疫学机制尚未定论,与抗原系统异常、抗体系统异常、子宫局部免疫异常等相关，如配偶间共有抗原相容性高，血型抗原不相容，母胎之间血型抗原不相容，封闭抗体缺乏，自身抗体水平异常，抗磷脂抗体、抗核抗体及抗平滑肌抗体阳性。

4. 全身性疾病影响：如糖尿病由于胰岛素分泌不足，体内碳水化合物代谢紊乱，畸形率高，导致流产。甲状腺疾病，机能亢进时孕妇体内甲状腺素过多，代谢亢进，能量消耗增多，导致流产。

5. 感染因素：常见有风疹病毒、支原体、沙眼衣原体、弓形虫、人类巨细胞病毒、人微小病毒B19，均可不同程度地感染胎儿、子宫内膜、胎盘、改变内分泌，造成胎儿感染，生存环境破坏，最终导致流产、死胎。

6. 生殖道异常：常见有宫颈机能不全，子宫畸形，子宫腔粘连综合征，子宫肌瘤，均导致胚胎不能顺利生长而发生流产。

另外，子宫内膜功能异常也可引起流产。刘润侠等认为抗磷脂抗体阳性所致复发性自然流产其机理可能是该抗体与胎盘内皮滋养细胞表面的磷脂结合形成免疫复合物沉积，引起部分血管的强阳性物质堆积，阻塞管腔、激活补体，产生一系列炎性改变及细胞坏死。从而形成血栓，使胚胎或胎儿血供受阻，导致胎盘剥离、宫内发育迟缓、胚胎或胎儿丢失。杨宗孟等报道细胞凋亡基因表达调控与自然流产有一定相关性。正常妊娠随着孕周增加细胞凋亡比率增加，而各种病理妊娠细胞凋亡比率与正常对照组存在差异，其基因表达水平也相应改变，体现基因调节与形态变化的一致。细胞凋亡与促/抑凋亡基因 bax/bcl－2 的表达有关，各种致病因素可能通过诱导绒毛与蜕膜组织 bax/bcl－2 基因蛋白表达率比值的升高，从而诱导细胞凋亡而导致自然流产发生。

从中医理论出发，子宫内阴阳二气不调和是导致自然流产的原因。许钧等统计了 310 例自然流产患者的发病原因，结果与免疫因素有关的有 172 例，占 55.5 %，其中免疫功能低下的有 92 例，占29.7%，自身免疫异常的有 42 例，占13.6%，同种免疫异常的有 38 例，占 12.3 %；与内分泌因素有关的有 87 例，占 28.1%。由此可见，临床自然流产原因以免疫因素和内分泌因素为主。罗颂平等研究助孕 3 号方(黄芪、党参、白术、菟丝子、续断等)对肾虚、脾虚型大鼠自然流产的影响，结果显示助孕 3 号方能提高肾虚加黄体抑制与脾虚加黄体抑制模型大鼠蜕膜孕激素受体(PR)阳性率，与单纯黄体抑制模型组比较差异均有显著性意义（$P<0.05$)，该方水提液和含药血清均能降低离体子宫肌条收缩的强度（$P<0.05$)，在体子宫兴奋试验提示助孕 3 号组子宫收缩强度显著下降($P<0.05$)。认为补肾和补肾健脾中药保胎的主要作用环节是提高靶细胞 PR 及对子宫平滑肌的舒缓作用。

（赵瑞华）

【药流后阴道出血的临床及实验研究】

药物流产是一种简便、有效的抗早孕方法，能使早孕妇女免受刮宫之苦，同时也避免一些人流并发症。但存在着阴道流血时间长、极个别的患者因不全流产而发生大出血的现象等问题。为了探讨防治方法，广大学者做了大量研究工作。

1. 临床治疗

汪丰兰用皮埋止血 1 号(生地黄、炒黄芩、当归、炒白芍药、炒蒲黄、炒五灵脂)治疗药流后出血 342 例，显效 290 例，好转 26 例，无效 26 例，总有效率为 92.4%(316/342)。认为该方可促使蜕膜及早排出，加速子宫内膜的修复，使药流后出血时间缩短。刘文琼等用宫清方(当归、党参、益母草、马齿苋、牛膝、蒲黄等)治疗药流后阴道出血，并与西药(息隐、米索)及益母草膏作对照，结果总有效率为 94.0%(47/50)，与对照组比较 $P<0.05$。提示宫清方能协同米非司酮抗早孕，促进孕囊排出，提高流产率，减少阴道出血量并缩短出血时间。龚菊莲用鲜益母草胶囊治疗药物流产后阴道出血 5 913 例，痊愈 3 841 例，显效 1 778 例，有效 192 例，无效 102 例，总有效率达 98.1%(5 811/5 913)。

刘淑娟选择 200 例停经 50～60 d 的早孕妇女在口服米非司酮的前 1 d 开始给予紫草 50 g，水煎服，每日 1 次，连服 3 d。对照组(200 例)只用米非司酮。两组完全流产率分别为 93.5%(187/200)、85.5%(171/200)，组间比较，$P<0.05$。治疗组阴道出血时间及出血量较对照组有显著性差异（$P<0.05$)。治疗组月经恢复时间(33.4±3.4)d 较对照组(32.0±2.6)d 无明显差异（$P>0.05$)。

陈萍等用生化汤加减(黄芪、山药、白术、当归、川芎、炮姜等)治疗药流后阴道出血 50 例，与空白组作对照，两组完全流产率、阴道出血量及流血时间比较均 $P<0.01$。认为本方可明显提高完

全流产率，缩短阴道流血停止时间及减少出血量。赵萍于服米非司酮的前1 d开始，每日早10时口服自拟排胚汤(柴胡、郁金、茯苓、薏苡仁、牡丹皮、制香附等)，水煎浓缩，连服3 d，第4 d，阴道出血后，开始服用自拟中药缩宫止血汤(熟地黄、山茱萸、山药、炒白术、女贞子、旱莲草等)。对照组不加服中药。结果两组取得了较好的疗效。两组完全流产率分别为93.3%(28/30)、80.0%(24/30)。

刑翠玲治疗药流后出血105例，第3 d口服桂枝茯苓丸加味(桂枝、茯苓、牡丹皮、白芍药、桃仁、红花等)，同时肌肉注射催产素10 U，每日2次，连用3 d，结果显示治疗组较单用催产素对照组(105例)药流后出血量明显减少($P<0.01$)，出血时间均缩短5 d以上，术后3个月随访，月经周期恢复快。

2. 实验研究

翟俊霞等用止血安宫冲剂(生化汤辨证加减)对小鼠出凝血时间及大鼠离体子宫的影响进行实验，结果表明该药能缩短出凝血时间，能促进离体子宫的收缩，尤其是显著增强明显降低的子宫活力，起抗炎排蜕膜作用。刘文琼等在药流第1 d同时服用宫清方免煎颗粒(益母草、马齿苋、牛膝、蒲黄、当归、党参等)，对排出的绒毛进行光镜及电镜下组织病理学观察，结果表明宫清方能促进细胞凋亡，具有协同米非司酮抗早孕作用。李秀华等通过实验探讨了止血方(党参、生黄芪、益母草、阿胶、川芎、当归等)防治药流并发症的机理。分别观察了止血方对失血性贫血大鼠血红蛋白、红细胞、白细胞的影响，止血方对大鼠离体子宫收缩活动的影响，以及体外抑菌作用。分析其作用机制为以下几个方面：① 改善血液循环，调节凝血与纤溶系统的平衡。② 收缩子宫，祛瘀生新。③ 免疫调节作用。④ 对炎症反应的抑制作用。严福生等观察了清宫汤(川牛膝、川芎、牡丹皮、艾叶、当归、生蒲黄等)对小鼠体外子宫收缩功能、腹腔毛细血管通透性及耳郭肿胀的影响。动物实验表明，清宫汤对提高动情小鼠体外子宫活动力有显著作用，明显提高子宫平滑肌的收缩频率，有助于提高流产效果，促进蜕膜、绒毛排出及减少出血量。与单纯药流组比较，加用清宫汤后不完全流产率明显降低($P<0.05$)，因此可减少不必要的子宫及盆腔感染继发不孕症等严重后果。实验还表明，清宫汤能明显减轻二甲苯所致小鼠耳郭肿胀度及拮抗冰醋酸所致的腹腔毛细血管通透性增高，说明清宫汤有一定的抗炎作用。

(陈瑞雪)

【中药对实验性大鼠子宫活动的影响】

为了探讨中药治疗痛经，产后恶露不绝，难产等疾病的作用机理，有以下诸方面动物实验研究。

李爱媛观察了口服四物汤对小鼠平滑肌收缩的影响。结果显示四物汤对正常小鼠子宫的收缩频率、幅度均有兴奋作用，而对收缩、妊娠小鼠子宫则有抑制作用。提示四物汤对小鼠子宫平滑肌的影响取决于子宫的功能状态，对抑制状态的子宫则显示兴奋作用，对兴奋状态的子宫呈抑制作用。洪敏等采用PowerLab/8s生命信号记录仪观察生化汤提取物对小鼠离体子宫及产后家兔子宫收缩的影响。结果发现生化汤提取物可收缩小鼠离体子宫，增加产后麻醉家兔子宫的张力。提示生化汤提取物具有增加宫缩的作用，药效温和持久，对产后出血疗效明确。于燕等探讨了生化止血饮(当归、川芎、红花、坤草、桃仁、炮姜等)对大鼠离体子宫自发运动的影响，并与传统生化汤、催产素及空白组作对照。结果表明该药有明显促进子宫收缩的作用，可与催产素媲美，能有效地松解蜕膜与子宫壁的粘连，增强子宫收缩，使妊娠残留物在短时间内能及时彻底地排出，达到良好的止血目的。大部分药流后出血天数在1周以内，明显缩短了出血天数。其清宫率可达17.3%，而预防性应用生化止血饮，可使清宫率仅为2.7%，有效地预防了清宫术带来的痛苦及并发症。

陈小平研究了丹枳助生汤(当归、丹参、益母草、红花、牛膝、枳壳)对妊娠晚期大鼠E_2、P及宫颈张力影响。结果显示E_2水平与宫颈张力呈负相关，P水平与宫颈张力呈正相关，E_2/P比值与宫颈张力呈负相关，即E_2/P比值越高，宫颈张力越低，宫颈成熟度越高。实验证实丹枳助生汤能提高妊娠晚期大鼠E_2水平，降低P值，相应提高E_2/P比值，其作用与催产素相比无显著性差异，说明丹枳助生汤可促进宫颈成熟。刘善庭等采用BL-410生物机能实验系统，测量计算3种棕榈花蕾提取液对大鼠离体子宫平滑肌及在缩宫素作用下致大鼠离体子宫平滑肌的收缩率、收缩幅度和活动力的影响。结果证实棕榈花蕾有兴奋大鼠子宫平滑肌的药理作用。给予50%棕榈花蕾水提液0.1 ml，可使子宫平滑肌的收缩频率增加，张力升高，与缩宫素兴奋子宫平滑肌的作用相似，从而推测棕榈花蕾可通过加强子宫平滑肌收缩出血，并促进宫腔内容物的排出，而达到对崩漏带下的治疗作用。在缩宫素的作用下，给予棕榈花蕾提取液后缩宫素的作用有所减弱。从3种提取液对子宫平滑肌的影响结果分析，棕榈水提液、醇提液和醇后水提液均有兴奋子宫平滑肌的作用，证明3种提取液均含有兴奋子宫平滑肌的活性物质。

（陈瑞雪）

【中药对去卵巢大鼠机体代谢的影响】

研究发现，中药不仅可以调节去卵巢大鼠的脂类代谢，而且对其性腺轴、自主神经功能也具有调节作用。

金焕等采用成年雌性去卵巢大鼠模拟妇女绝经期病理变化，中药治疗组以葛根黄酮灌胃，西药对照组采用尼尔雌醇，同时设立单纯模型组和假手术组。结果显示，单纯模型组大鼠体重、腹部脂肪、肝脏总胆固醇(TC)、甘油三酯(TG)均明显高于假手术组，子宫湿重明显低于假手术组。中药治疗组补充葛根黄酮5周后，在维持体重和降脂方面都有较好的作用，并可减轻由于雌激素降低引起的子宫萎缩。实验验证了葛根黄酮的植物雌激素作用，但其作用机制和有效成分还有待于进一步研究。艾永循等研究补肾为主的中药复方对去卵巢大鼠血脂谱的影响，结果显示：去卵巢空白对照组大鼠TC、TG均明显升高，而以肉苁蓉、补骨脂、当归、黄芪等组方的补肾中药能显著降低血清TC、TG，升高HDL－C及HDL－C/TC值($P<0.05$)，说明补肾为主的中药复方能有效调节去卵巢大鼠的血脂谱，具有防治绝经期患者动脉粥样硬化或冠心病的作用。

绝经后妇女雌激素水平下降可导致一系列细胞因子分泌增加，其中IL－6被认为是启动破骨活性的关键性因子之一。黎慧清等首次同时检测了去卵巢大鼠应用补肾中药后体内骨组织及血清中IL－6水平的变化，发现去卵巢组大鼠骨组织中IL－6水平随取卵巢时间延长而升高，而应用补肾壮骨中药或补充雌激素可降低骨组织中IL－6水平，但中药不如雌激素显效。各组血清中IL－6水平随时间延长则无明显变化，组间比较也无显著性差异($P>0.05$)。张少文等为探讨补肾中药(黄芪、当归、肉苁蓉、补骨脂等)治疗绝经期综合征的作用机理，观察了该方对去卵巢大鼠性腺轴及甲状腺轴功能的影响。结果去卵巢空白对照组大鼠血清FSH、LH均升高，E_2降低，而中药组及雌二醇组均能降低FSH、LH值，升高E_2水平的作用中药组弱于雌二醇组，两组药物还能降低FSH值，显著降低TT_3、TT_4值。说明补肾中药并非直接补充外源性雌激素，而是使下丘脑-垂体-性腺各个层次的功能都有所改善，提高激素内环境的稳定能力而达到治疗效果。

（王　燕）

【上环后月经不调的治疗】

李萍、孙红等从瘀、热论治上环后月经不调证，李萍用清肝止淋汤(当归、阿胶、白芍药、生地黄、黄柏、炒地榆等)活血清热祛湿，每日3次，于月经第5 d服药至经净。治疗患者56例，总有效率94.6%(53/56)。孙红拟安环调经汤(茜草、乌贼骨、益母草、旱莲草、生地榆、仙鹤草)治疗患者30例，对照组(30例)服用安络血及维生素K、维生素C，总有效率分别为80.0%(24/30)、60.0%(18/30)，组间比较有显著性差异($P<0.05$)。夏冰等以补脾益肾、养阴清热法治疗本病58例，药用党参、黄芪、炒白术、生地黄、旱莲草、白芍药等，于经前1周开始，连服2周，3个月经周期为1个疗程。总有效率为93.1%(54/58)。孙惠兰等则将150例患者随机分为3组，中药组于经期第3～5 d开始服生化汤和失笑散加减，7 d为1个疗程；西药组经期开始服广谱抗生素，5～7 d为1个疗程，并于经期第3～5 d服止血芳酸片至血止。中西药组联合应用即为结合组。均治疗3个疗程，随访半年。结果结合组疗效最佳，3组患者出血时间，组内比较均有统计学意义($P<0.01$)，组间比较无显著性差异。认为益气凉血、化瘀止血中药配合西药抗感染、抗纤溶，并抑制前列腺素的合成及释放，有助于提高疗效。曹枫等将本病辨证分为肝经湿热型及肝肾两亏型，共治疗78例，前者选用炒栀子、柴胡、当归、白芍药、龙胆草、生地黄等，后者药用生熟地黄、当归、茯苓、山药、枸杞子、女贞子等。对照组(30例)服6－氨基乙酸基及诺氟沙星。中药组总有效率为78.2%(61/78)，对照组总有效率为50.0%(15/30)，两组比较有显著性差异($P<0.01$)。司秋荣等认为本病病机除胞宫瘀滞外尚有邪毒内侵，因此经期服生化汤加味，经后用当归补血汤加味，以健脾益气、收敛固涩止血，血止后去止血药，加山茱萸、黄柏、女贞子等滋阴补肾，并加入败酱草、红藤清热解毒祛邪。3个月为1个疗程。60例患者总有效率为

93.3%(56/60)。孙合群采用两步用药法对本病220例患者予以治疗。第一步治疗法于月经第1～5 d服活血调经汤(丹参、当归、川芎、怀牛膝、桃红、益母草等),第二步治疗法于月经第6～10 d用祛瘀止血汤(茜草、仙鹤草、生地炭、白茅根、赤芍药、紫草等),均连服3～5剂,1个月经周期为1个疗程,共治疗3个疗程,总有效率为94.6%(208/220)。韩淑聪等以补肾固冲、化瘀止血立法,药用仙茅、淫羊藿、菟丝子、当归、茜草、艾叶等,5～7剂为1个疗程,服2～3个月经周期,总有效率为92.5%(37/40)。为预防放环后异常出血,苏洁等采用中西医结合疗法。药用甲硝唑+止血药+中药安坤冲剂(逍遥散化裁),于放环后立即服药,6 d为1个疗程,以后于经期服药,连服3个周期,异常出血者较未服药者显著减少。张青云用中药预防上环后出血,从瘀热论治,中药组(40例)方用生地黄、白芍药、金银花、蒲公英、益母草、旱莲草等,上环后即服用。对照组(30例)上环后即予以止血环酸、甲硝唑。两组均以5 d为1个疗程,共服药1～2个疗程。结果中药组缩短放环后出血时间及改善腹痛均较西药组有显著疗效($P<0.01, P<0.05$)。

(王　燕)

【流行病学调查在中医妇科临床研究中的应用】

流行病学调查与中医辨证相结合并应用于中医妇科临床,对指导治疗有一定的作用。

李冬华等通过对208例子宫肌瘤患者症状、体征的调查及聚类分析,认为血瘀证是子宫肌瘤病的基本证型,兼有肾虚及肝郁,瘀血内阻是治疗时首先要解决的问题;月经量多、有血块、乏力、腰酸腿软、腹部胀满、情绪易激动、头晕、心慌、出虚汗、善太息、脉弦细等12项指标为该病各证型之主症。许钧等对310例自然流产患者的病因分类与中医证型相关性进行了探讨,发现自然流产与免疫因素有关者占55.5%(172/310),与内分泌因素有关者占28.1%(87/310),而中医辨证肾气亏虚者占51.9%(161/310),气血亏虚者占20.0%(87/310)。因此作者认为自然流产的西医病因与中医证型有一定的相关性,免疫因素及内分泌因素所致流产者大多归属于肾虚。王希浩等从理论方面对妇女体质与妊娠病的发病类型、程度、转归及预后等方面的关系进行了研究。魏文雪等对780名妊娠晚期孕妇阴道念珠菌感染情况进行了调查,发现感染率为30.0%(234/780),其中17.7%为无症状带菌者。感染史、居住地及个人卫生习惯与念珠菌性阴道炎发病有关。农村及个人卫生习惯相对较差的孕妇患病率较高。认为对怀孕晚期妇女常规行白带化验很有必要。对上述210例患病孕妇予苦参、蛇床子、黄柏、地肤子、防风、枯矾等药煎汤熏洗5～7 d,总有效率为97.6%(205/210),无流产及并发症发生。

(王　燕)

【外阴白斑的治疗】

外阴白斑现称为慢性外阴营养不良,是指女阴皮肤、黏膜营养障碍而致的组织变性及色素改变的疾病。近年来中医药治疗该病取得较好疗效。

叶香用怜香惜玉护垫(蛇床子、川椒、山豆根、薄荷、丁香等),12 h更换1次。同时每日微波照射20 min,频率为30 Hz,连续7 d,间隔1周后再微波照射7 d,1个月为1个疗程。共治疗30例患者,治愈16例,好转10例,总有效率为86.6%(26/30)。葛玲霞采用中西医结合方法治疗40例患者。中药外洗,3个月为1个疗程,先熏后坐浴,水温以30～40℃为宜,每次15～20 min,用日光灯照射20 min,局部感到发热,有蚁行感为宜。具体用药如下:① 增生型:药用地锦草、鹿衔草、覆盆子、地肤子等,局部涂抹1%氢化可的松软膏。② 苔癣型:药用地锦草、赤芍药、红藤、旱莲草等,局部涂鱼肝油软膏(丙酸睾丸酮200 mg加于20%的鱼肝油软膏10 g内,每日3～4次)。③ 混合型:药用地锦草、鹿衔草、淫羊藿、赤芍药、白花蛇舌草等。瘙痒严重者加川椒、蛇床子。每位患者均口服维生素C、维生素A、维生素B、维生素E,并嘱患者心情愉快,保持外阴干燥,不食辛辣刺激食物。治愈5例,显效11例,有效22例,总有效率为95.0%(38/40)。薛勤梅等采用综合疗法治疗本病98例。以补肾活血、祛风止痒中药内服、外洗,每日1剂分2次使用;用消白灵软膏、20%富新纳水溶糊剂交替外涂,每日2～3次,局部封闭腐敏注射液4 ml,对疼痛敏感者可配入0.25%的利多卡因0.5 ml(推注范围宜大于病变范围0.3 cm左右),隔日1次,15次为1个疗程,经期停用,疗程间隔20 d以上。结果痊愈8例,显效43例,有效40例,总有效率为93.9%(92/98)。杨雪梅将60例患者随机分为西医治疗(A)组:① 鳞状上皮细胞增生者局部涂用地塞米松软膏,每日3次;同时在用药前温水坐浴,每日3

次，每次10 min，使用至症状消失。② 硬化苔癣型，用2%的丙酸睾丸酮软膏外涂每日3次。③ 混合型，采用地塞米松软膏和2%丙酸睾丸酮软膏交替使用；中西医结合治疗(B)组：① 外阴鳞状上皮细胞增生：采用中药洗剂(淫羊藿、蛇床子、鹤虱、补骨脂)煎水外洗，与地塞米松软膏交替使用，每日3次；同时内服中药(龙胆草、车前子、当归、生地黄、黄芩、栀子等)以泻肝除湿，煎水服用每日2次，用药至症状消除。② 外阴硬化苔癣型：外用中药涂剂(硫磺、葛根、海螵蛸、明矾、川椒、密陀僧研细粉)用鲜姜断面粘药粉局部涂擦至皮肤发红为止，每日2次；内服中药(当归、赤芍药、茯苓、白术、郁金、柴胡等)，活血化瘀、散风除湿；2%丙酸睾丸酮软膏和派瑞松软膏交替涂擦，连用2～3个月。如出现毛发增多、阴蒂长大等男性反应或疗效不佳，可改用黄体酮油剂100 mg加入30 g凡士林软膏中涂擦以替代丙酸睾丸酮制剂。结果：A组痊愈3例，好转4例，无效23例；B组痊愈15例，好转12例，无效3例。两组治愈率和好转率比较，有显著性差异($P<0.05$)；两组疗程比较，B组明显短于A组。

陈爱兰等观察了中药对该病患者T淋巴细胞亚群和体液免疫的影响。口服中药：何首乌、益母草、女贞子、旱莲草、牡丹皮、皂荚等。局部洗药：当归、何首乌、徐长卿、白鲜皮、紫草、鹿衔草等，上药冷水浸泡后煮沸15 min，局部熏洗坐浴30 min，每日1剂。局部外涂药：鹿含草、紫草、覆盆子、淫羊藿、大青叶、枯矾等，上药共研细末加凡士林油适量调匀，于局部熏洗后外涂适量。治疗前与正常值相比，患者血清CD_3^+、CD_4^+水平明显增高，CD_8^+明显降低，CD_4^+/CD_8^+明显升高($P<0.01$)。IgG含量明显增高，补体C_3则低于正常($P<0.01$)。治疗后CD_3^+、CD_4^+明显下降，CD_8^+明显升高，CD_4^+/CD_8^+比值趋于正常($P<0.01$)。IgG含量明显下降，补体C_3水平明显升高($P<0.01$)。说明该病的发生与机体的细胞免疫和体液免疫关系密切，中药治疗可能起到调节患者免疫功能的作用。

(艾　莉)

[附]　参考文献

A

艾永循，张涛，田齐武. 补肾为主的中药复方对去卵巢大鼠血脂谱影响的实验研究. 中国中医药科技，2003；(2)：封三

C

曹枫，冯丹晨，刘晓明. 中药治疗放置节育环后阴道出血78例. 中国中医药信息杂志，2003；(4)：50

陈萍，李灵芝. 生化汤加减治疗药物流产后阴道出血的临床观察. 吉林中医药，2003；(5)：23

陈爱兰，邢红梅，冯丹晨，等. 中药治疗对外阴营养不良患者免疫功能的调节作用. 中医药信息，2003；(1)：46

陈敦金，赵扬，余若菁，等. 川芎嗪、硫酸镁对妊娠高血压综合征患者的影响. 中国中西医结合杂志，2003；(3)：185

陈淑涛，刘凤琳，王米渠. 一种妊娠肾虚鼠造模方法研究. 四川中医，2003；(9)：20

陈小平. 丹枳助生汤对妊娠晚期大鼠E_2、P及宫颈张力影响的实验研究. 中国中医药科技，2003；(1)：封三

陈颖异，何晓文，肖振宇. 舒康汤对慢性盆腔炎大鼠血液流变学影响的实验研究. 中国中医药科技，2003；(2)：128

崔李宁. 中西医结合治疗早期异位妊娠230例分析. 现代中西医结合杂志，2003；(15)：1604

D

邓海霞，朱南孙，王采文，等. 加味没竭片对原发性痛经患者经期血浆PGE_2的影响. 中国医药学报，2003；(7)：440

邓海霞，朱南孙，王采文，等. 加味没竭片对原发性痛经患者经期血浆催产素的影响. 中国中西医结合杂志，2003；(5)：354

丁红卫，田腊群. 冰硼散胶囊配合奥平栓治疗顽固性霉菌性阴道炎40例. 陕西中医，2003；(5)：387

杜彩素，梁文波. 琥珀散对原发性痛经镇痛作用的实验观察. 辽宁中医学院学报，2003；(3)：261

杜惠兰，闫华，白凤楼，等. 补肾调经系列方周期给药治疗功能失调性子宫出血的临床研究. 中国中西医结合杂志，2003；(3)：178

G

葛玲霞. 中西医结合治疗妇女外阴营养不良40例. 山西中医学院学报，2003；(1)：33

郭芸,赵兰清. 中医治疗反复流产的思路和方法. 辽宁中医学院学报,2003;(1):11

H

韩淑聪,苗秋霞. 补肾固冲法治疗放环反应 40 例. 吉林中医药,2003;(2):28

郝兰枝、魏俊英. 中药人工周期治疗青春期多囊卵巢综合征 40 例. 中医研究,2003;(3):35

洪敏,余黎,马聃,等. 生化汤提取物对离体及产后子宫活动的影响. 南京中医药大学学报,2003;(3):154

胡晓蕙,张莉. 外用中药Ⅱ号对阴道炎、宫颈炎大鼠天然免疫功能的影响. 天津中医学院学报,2003;(1):14

黄柳茵,张玉珍,赵萍. 罗氏促排卵汤加减对肾虚型无排卵性不孕症卵巢动脉血流动力学的影响. 深圳中西医结合杂志,2003;(5):286

J

姬焕珍. 补气活血化瘀法治疗药物流产后出血 50 例. 现代中医药,2003;(4):54

江伟华. 补肾化瘀汤治疗人工流产后闭经 98 例. 中医杂志,2003;(2):99

金焕,国燕霞,刘涓,等. 葛根黄酮对去卵巢大鼠肝脏脂代谢的影响. 中国医药学报,2003;(4):201

金玲丽. 中药配合克罗米酚治疗多囊卵巢综合征致不孕 47 例临床观察. 浙江中医学院学报,2003;(3):44

L

来庆勤,窦昌贵. 当归四逆加吴茱萸生姜汤对大鼠子宫肌收缩活动影响的实验研究. 中国中医药科技,2003;(1):20

黎慧清,陈璐璐,曾天舒,等. 补肾壮骨中药对去卵巢大鼠骨组织及血清白细胞介素-6 水平的影响. 中国中西医结合杂志,2003;(2):116

李莉. 中西医结合治疗输卵管阻塞性不孕症 96 例. 中国中西医结合杂志,2003;(8):633

李萍,郑秋萍. 清肝止淋汤治疗放环后经期延长 56 例. 实用中医药杂志,2003;(3):133

李爱媛. 四物汤对子宫平滑肌的影响. 云南中医中药杂志,2003;(3):36

李冬华,何裕民. 子宫肌瘤患者的证候分布规律. 上海中医药大学学报,2003;(2):30

李凤莲. 中药外洗方治疗老年性外阴阴道炎疗效分析. 中医药学报,2003;(3):43

李秀华,刘显菊,雷小敏. 止血方治疗药物流产后出血的临床与实验研究. 四川中医,2003;(10):12

梁学林. 女性生殖道支原体感染的病机证治探讨. 中国中医基础医学杂志,2003;(6):4

刘润侠,刘艳巧,吴喜利,等. 丹参及其复方对反复自然流产患者抗磷脂抗体的影响. 浙江中医学院学报,2003;(4):38

刘善庭,王清,李健美,等. 3 种棕榈花蕾提取液对大鼠离体子宫平滑肌作用的比较研究. 中国中医药科技,2003;(4):228

刘淑娟. 中药紫草缩短药物流产阴道流血时间观察. 深圳中西医结合杂志,2003;(2):100

刘文琼,刘瑞芳,赵洁. 宫清方防治药物流产后阴道出血临床观察. 山东中医药大学学报,2003;(1):32

刘文琼. 宫清方防治药物流产后阴道出血及绒毛超微结构变化的影响. 福建中医药,2003;(2):12

刘艳巧,刘润侠. 内异消保留灌肠治疗子宫内膜异位症 45 例. 云南中医学院学报,2003;(2):32

栾继红,申玉华,尤昭玲. 药物流产后出血副反应的防治与研究进展. 湖南中医药导报,2003;(9):43

罗颂平,梁国珍,张玉珍,等. 助孕 3 号方防治大鼠自然流产的机理研究. 中国中西医结合杂志,2003;(7):522

P

裴培田,王昕,赵一梅,等. 舒经玫瑰胶囊对小鼠原发性痛经 MDA、Ca^{2+} 的影响. 中国中医药信息杂志,2003;(5):31

彭攸灵,田洪. 痛经宁糖浆治疗痛经的实验研究. 湖南中医杂志,2003;(2):68

S

桑海莉,吴葆卿. 行气活血、软坚散结法治疗子宫肌瘤的临床与实验研究. 中医杂志,2003;(1):41

司秋荣. 中药治疗放环后副反应 60 例. 实用中医内科杂志,2003;(3):210

苏洁,王磊,翟凤霞,等. 内置节育器后异常出血的中西药防治. 中国民间疗法,2003;(7):8

孙红,李艳青. 安环调经汤治疗放置节育环后月经异常 30 例. 陕西中医,2003;(5):403

孙合群. 两步用药法治疗放环后月经失调 220 例. 吉林中医药,2003;(2):29

孙惠兰,陈怡. 中西医结合治疗宫内节育器致经期延长 50 例. 中国中西医结合杂志,2003;(7):557

T

覃雪梅,杨菊芳. 中西医结合治疗支原体衣原体性阴道炎 80 例. 新中医,2003;(5):58

W

汪丰兰,胡霞,贾焕英. 皮埋止血 1 号治疗药物流产后出血 342 例. 实用中医药杂志,2003;(7):356

王萍. 新生化冲剂预防产后痛 104 例临床观察. 河南中医学院学报,2003;(4):40

王丽娜.补肾调经汤治疗皮下埋植避孕剂后子宫异常出血76例.四川中医,2003;(1):52

王希浩,徐立然,罗伟.妊娠病中医妇人体质发病预测理论探讨.中医研究,2003;(2):8

王霞灵,曹大农,单志群.艾附暖宫丸治疗痛经的实验研究.湖北中医学院学报,2003;(5):18

魏文雪,吴晓军,王桂兰.妊娠晚期孕妇阴道念珠菌感染的调查与中药治疗.黑龙江中医药,2003;(2):26

吴新华,鞠红梅,庞爱梅,等.康正消异颗粒对120例子宫内膜异位症患者免疫调节功能的影响.中医杂志,2003;(9):680

X

夏冰,李清梅.中药治疗放环后月经失调58例.中国民间疗法,2003;(2):54

刑翠玲.桂枝茯苓丸联合催产素治疗药物流产后出血105例.四川中医,2003;(8):61

许钧,归绥琪.自然流产病因分类与中医证型相关性研究——附310例临床资料分析.上海中医药杂志,2003;(3):10

许小凤,谈勇,陈秀玲,等.更年期综合征阴虚证与血内皮素、一氧化氮相关性研究.中医杂志,2003;(1):53

薛勤梅,徐润英.外阴白色病变局部封闭治疗体会.陕西中医学院学报,2003;(3):24

Y

闫乐法,冯学升,姜梅芳.补肾活血中药加克罗米酚治疗多囊卵巢综合征所致不孕症32例临床观察.中医杂志,2003;(1):39

严福生,谢小云,黄晓翘,等.清宫汤协助药物流产的临床与实验研究.安徽中医学院学报,2003;(5):23

杨雪梅.中西医结合治疗外阴白色病损的临床观察.四川中医,2003;(8):53

杨宗孟,刘春娣.自然流产的基因调控与阴阳调节.长春中医学院学报,2003;(3):11

叶香.中西医结合治疗外阴白斑30例.陕西中医,2003;(5):418

于燕,吴宁,王秀霞.生化止血饮对大鼠离体子宫自发运动影响的实验研究.中国中医药科技,2003;(2):93

袁雄芳.中医周期疗法治疗多囊卵巢综合征38例.福建中医药,2003;(2):22

Z

翟俊霞.止血安宫冲剂治疗药物流产后阴道出血的实验研究.中国中医药科技,2003;(1):45

张青云.宫环汤防治宫环出血40例临床观察.湖南中医药导报,2003;(3):27

张若鹏,邵华.从肾为主论治多囊卵巢综合征促排卵.云南中医学院学报,2003;(2):51

张少文,张涛.补肾为主的中药复方对去卵巢大鼠性腺轴及甲状腺轴功能的影响.中国中医药科技,2003;(2):84

张蔚莉,衣秀娟.益坤丸治疗多囊卵巢综合征60例.四川中医,2003;(7):64

赵萍.中药治疗药物流产后出血30例观察.甘肃中医,2003;(5):46

赵广兴,马宝璋,袁家麟.慢性盆腔炎输卵管病理与IL-2 IL-6的关系.辽宁中医杂志,2003;(9):704

赵瑞华.健脾补肾法治疗青春期继发性闭经的临床观察.北京中医,2003;(5):26

(六) 儿　科

【概述】

2003 年度正式公开发表的中医儿科学术论文 1 000 余篇。内容涉及基础理论、临床治疗、实验研究和预防保健等方面,反映了当前中医、中西医结合儿科的学术水平。

1. 急重症的治疗

(1) 新生儿缺氧缺血性脑病　何维莉等治疗轻、中度 74 例,对照组 36 例单纯西医常规治疗,治疗组 38 例加用儿脑清合剂(白参 1.5 g,丹参 4 g,钩藤、石菖蒲各 3 g。浓煎至 40 ml)口服或鼻饲,每次约 5 ml,每 2～4 h 1 次,轻度 5～7 d,中度5～15 d。采用双功经颅彩色多普勒大脑血流动力学动态监测,治疗组、对照组治疗后第 1 d 有效率分别为 76.3%(30/38)和 50.0%(18/36),组间比较,$P<0.01$;治疗组在治疗后第 1 d 和第 2 d,大脑血流动力学改善明显优于对照组,$P<0.01$。

(2) 新生儿胃肠功能衰竭　王素月在西医常规治疗的基础上,用清热化瘀汤(生大黄、枳壳、厚朴、赤芍药、桃仁、丹参等)治疗 48 例,设立单用西药对照组 40 例,两组痊愈率分别为 83.3%(40/48)、35.0%(14/40),总有效率分别为93.8%(45/48)、75.0%(30/40)。

(3) 危重型原发性血小板减少性紫癜　周金莉等采用健脾、补肾、凉血、活血化瘀为主,用玄参、黄芪、当归、龟版、鸡血藤、旱莲草等,结合地塞米松每日 1.5～2 mg/kg,丙种球蛋白(2 g/kg)静脉滴注和强的松口服(2 mg/kg),治疗 30 例,结果治疗组血小板上升至正常的时间、皮肤黏膜出血症状控制时间均优于单用西药对照组;激素治疗 4 周后两组显效率分别为 93.3%(28/30)、96.2%(25/26),组间比较,$P>0.05$;停用激素 8 周后显效率分别为 93.3%(28/30)、76.9%(20/26),总有效率分别为 100%、80.8%(21/26),组间比较,$P<0.05$。

(4) 病毒性脑炎　黄静宁等在常规西医治疗的基础上辨证论治:卫气同病以银翘散合三仁汤加减,气营两燔以白虎汤合清营汤加减,余热未清以青蒿鳖甲汤加减,肝肾阴虚以大定风珠加减,伴局限性神经系统体征加用黄芪、赤芍药、防风、乌蛇粉等,配合针灸、按摩和高压氧治疗 147 例,设立单用中医治疗 140 例和单用西医治疗 138 例。结果治愈率分别为 94.6%(139/147)、85.7%(120/140)、76.1%(105/138),组间比较,$P<0.05$ 和$P<0.001$;随防 1～1.5 年,后遗症分别为2.9%(4/140)、4.4%(6/137)、8.8%(12/134),与西医组比较,$P<0.05$。

(5) 川畸病　朱盛国等对气营两燔证用清瘟败毒饮加减,热毒瘀滞证用清营汤合通窍活血汤加减,气阴两虚证用生脉散合竹叶石膏汤加减,同时加用阿司匹林,治疗 33 例,均痊愈。

(6) 重症水痘　郑敦法以清热解毒汤(生地黄、黄连、牛蒡子、荆芥、牡丹皮、紫草等)加减治疗 80 例,设立阿昔洛韦对照组 75 例,痊愈率分别为 43.8%(35/80)、26.7%(20/75),总有效率分别为 100%、94.7%(71/75),组间比较,$P<0.01$。

2. 常见病、多发病的治疗

(1) 肺系疾病　仍是今年临床研究重点,以外感发热、反复呼吸道感染、夏季热、咳嗽、哮喘、肺炎等为多。① 重症肺炎。白兰芝等将 112 例分为两组,均采用吸氧、强心、纠酸等对症处理,对照组 56 例加用青霉素和氨苄青霉素等静脉滴注,结合组 56 例在对照组治疗基础上,心阳虚衰型用参附龙牡救逆汤加减,邪陷厥阴型羚羊钩藤汤和牛黄清心丸加减,另用穿琥宁注射液静脉滴注。结果结合组与对照组痊愈率分别为 96.4%(54/56)、94.6%(53/56),死亡率分别为 3.6%(2/56)、5.4%(3/56),组间比较无显著性差异。平均治愈天数分别为 7.4 d、9.3 d,组间比较,$P<0.05$。杨献民以通腑泻肺法,用凉膈散加味治疗儿童休克型大叶性肺炎 48 例,经治 2～8 d 均治愈。② 支气管哮喘。陈可静等将 60 例轻、中度患儿随机分为两组,治疗组 40 例,用治风化痰平哮方(炙麻黄、杏仁、款冬花、紫苏子、黄芩、防风等)治疗,并与用氨茶碱、阿莫西林治疗的 20 例作对照。结果临床控制率和总有效率相仿,$P>0.05$;但治疗组治疗后血浆内皮素、血清 IgE、外周血嗜酸性粒细胞均较治疗前降低（$P<0.01$）。郑健等在西药常规治疗的基础上加用喘通康（麻黄、桑白皮、杏仁、葶苈子、生石膏、黄芩等）治疗 30 例，设立西药常规治疗 30 例和健康对照组 30 例。经治 1 周，临床控制率分别为 40.0%（12/30）、26.7%（8/30），显效率分别为 30.0%（9/30）、16.7%（5/30），总有效率分别为 90.0%（27/30）、63.3%（19/30），组间比较，$P<0.05$；在症状体征改善方面优于对照组，其中喘息改善明显（$P<0.01$），哮鸣音改善、起效时间和喘息消失时间、哮鸣音消失时间等均较明显（$P<0.05$）；两组治疗后尿白三烯 E_4 均较治疗前降低（$P<0.01$），但治疗组较对照组降低明显（$P<0.01$）。徐程炜等治疗 71 例，非急性发作期均用普米克气雾剂吸入，急性发作期加用喘乐宁气雾剂、激素、抗生素等；治疗组 36 例在对照组治疗基础上加扶正化痰汤（生黄芪、金银花、野荞麦、太子参、淫羊藿、五味子等）。结果治疗组与对照组显效率分别为 86.1%（31/36）、54.3%（19/35），组间比较，$P<0.01$，总有效率分别为 94.4%（34/36）、91.4%（32/35）；治疗组免疫指标 IgA、IgG、IgM 均较治疗前为优（$P<0.01$）。张小平等用哮喘膏（寒喘用麻黄、法半夏、紫菀、细辛、杏仁等；热喘用炙麻黄、杏仁、生石膏、紫苏子、黄芩、青黛等）穴贴肺俞、定喘、膏肓，重者配膻中，治疗 596 例。设立西药抗感染、激素、平喘等治疗的对照组 298 例。结果显效率分别为 56.0%（334/596）、43.96%（131/298），总有效率为 94.97%（566/596）、82.6%（246/298），组间比较，$P<0.01$。③ 病毒性肺炎。姜瑞芹用板蓝根、鱼腥草、僵蚕研末冲服，结合辨证用药和西药抗炎、强心、激素等治疗小儿腺病毒肺炎 85 例，治愈率 61.2%（52/85），总有效率 98.8%（84/85）。赵春玲等在常规使用抗生素、对症处理的基础上，以益气解毒法，用宣肺解毒汤（炙麻黄、杏仁、僵蚕、前胡、黄芩、金银花等）结合复方毛冬青和生脉注射液治疗小儿合胞病毒肺炎 36 例，设立单用西药对照组 29 例。结果显效率分别为 88.9%（32/36）、17.2%（5/29），总有效率 91.7%（33/36）、51.7%（15/29），组间比较，$P<0.01$。④ 反复呼吸道感染。急性期陈惠珍等用麻杏石甘汤加鱼腥草、桔梗、前胡、芦根、七叶一枝花等，痊愈后用黄芪、太子参、百合、白术、款冬花、百部等治疗 163 例，与对照组 163 例均用西医常规治疗，均 2 个月为 1 个疗程。结果显效率分别为 83.4%（136/163）、72.4%（118/163），总有效率 98.8%（161/163）、86.5%（141/163），组间比较，$P<0.01$。对支原体肺炎、咳嗽变异性哮喘、鱼金注射液和穿琥宁注射液的应用等，详见专条。

（2）脾系疾病的治疗　研究涉及肠炎、腹泻、胃炎、便秘、中毒性肠麻痹等方面，重点集中在厌食症的治疗和研究以及轮状病毒性肠炎的治疗上。① 轮状病毒性肠炎。赵云燕等将 104 例分成 3 组，治疗组 37 例用番石榴叶水煎剂，并设立藿香正气口服液组 33 例和病毒唑组 34 例。同时对 3 组患儿粪中 SIgA 含量进行检测，结果痊愈率分别为 86.5%（32/37）、3.03%（1/33）、5.9%（2/34），总有效率为 97.3%（36/37）、27.3%（9/33）、44.1%（15/34），组间比较，$P<0.01$；含量比较，3 组 SIgA 与治疗前阴转率分别为 86.5%（32/37）、12.1%（4/33）、35.3%（12/34），组间比较，$P<0.01$。乐才文等治疗 80 例，予口服补液或静脉补液。治疗组 40 例用小儿腹泻合剂（黄芪、太子参、白术、木香、苍术、苏叶等）。对照组 40 例服用思密达。经治疗 3 d，显效率分别为 67.5%（27/40）、37.5%（15/40），总有效率 95.0%（38/40）、80.0%（32/40），组间比较，$P<0.01$；止泻时间、粪便 HRV 抗原转阴均优于对照组（$P<0.01$，$P<0.05$）。② 慢性泄泻。陈建平治疗 48 例，以膈下逐瘀汤加减：脾胃虚弱者加党参、白术、山药、莲子；脾阳虚弱者加附子、炮姜、肉桂、党参、白术、山药等。结果治愈率为 47.9%（23/48），总有效率为 87.5%（42/48）。喻小禾治疗 66 例，用白术、山楂、炒麦芽、炒神曲、木香、黄连等结合思密达、培菲康加用补液；对照组 45 例单用西药。经 2 周治疗，显效率分别为 62.1%（41/66）、42.2%（19/45），总有效率分别为 95.5%（63/66）、82.2%（37/45），组间比较，$P<0.05$。

（3）心系疾病的治疗　涉及心律失常、心衰、风湿性心脏病等，重点是病毒性心肌炎。① 病毒性心肌炎。洪敏以生脉饮加味（沙参、丹参、竹叶、麦门冬、苦参、金银花等）合丹参注射液静脉滴注治疗 30 例，设立能量合剂对照组 30 例。经 15 d 治疗，在症状、心电图及心肌酶谱改善上均优于对照组（均 $P<0.01$）。② 心功能不全。张贺等在抗感染、雾化吸入和足量西地兰的治疗基础上加

用川芎嗪(3～5 mg/kg)治疗小儿肺炎并发心力衰竭30例,对照组28例加用酚妥拉明。结果治疗组在发热、咳嗽、紫绀、呼吸困难和肺部体征的消失时间上明显短于对照组($P<0.05$);治疗72 h后,经皮血氧饱和度明显增高,较对照组为优($P<0.05$);治疗3 d后肿大的肝脏明显回缩、末梢循环不良情况得到改善,在时间上明显缩短($P<0.05$);治疗1周后心电图恢复正常率为73.3%(22/30)、46.7%(14/30);胸片为80.0%(24/30)、53.3%(16/30),组间比较,P均<0.05。

(4) 肾系疾病的治疗　对急性肾炎、急性肾功能不全、迁延性血尿、遗尿等有较深研究。① 难治性肾病。韦先进等将90例随机分成治疗组60例(低分子量肝素钙)和对照组30例(普通肝素组),两组均用强的松、环磷酰胺和养阴益气活血汤(党参、黄芪、干地黄、山药、牡丹皮、牛膝等)。结果两组治疗后甘油三酯、总胆固醇、纤维蛋白原、纤维蛋白原降解产物均较治疗前下降($P<0.01\sim0.05$);完全缓解率分别为66.7%(40/60)、40.0%(12/30),总有效率分别为95.0%(57/60)、86.7%(26/30),组间比较,$P<0.05$。提示使用低分子量肝素钙联合养阴益气活血汤治疗难治性肾病,能有效改善患者体内脂质代谢和凝血功能紊乱现象,提高治疗效果。② 紫癜性肾炎。邱林军在西药对症治疗的基础上,对36例急性发作患儿用紫草、白茅根、丹参、生地黄、牡丹皮、生大黄等;慢性迁延用太子参、鹿衔草、生地黄、山茱萸、丹参、山药等。设立单用西药对照组28例。经1～3个月治疗,治愈率分别为55.6%(20/36)、14.3%(4/28),显效率分别为25.0%(9/36)、17.9%(5/28),总有效率分别为91.7%(33/36)、60.7%(17/28),组间比较,$P<0.05$。③ IgA肾病。郭登洲等以肾炎宁(黄芪、白茅根、白花蛇舌草、党参、仙鹤草、茯苓等)治疗25例,用药≥3个月,完全缓解率为32.0%(8/25),显著缓解率32.0%(8/25),总有效率88.0%(22/25)。有关复发性肾病、紫癜性肾炎等,详见专条。

(5) 神经系疾病的治疗　小儿脑瘫、儿童注意力缺陷多动症的治疗有一定进展,详见专条。① 小儿脑瘫。江克文等将痉挛型脑性瘫痪(SCP)患儿48例分为3组,结合组13例用A型肉毒杆菌毒素(BTX-A)于痉挛肌肉处局部注射,结合针灸、推拿治疗;与单用BTX-A者18例和单用针灸、推拿治疗的17例对照。经3个月治疗,总有效率分别为92.3%(12/13)、44.4%(8/18)、58.8%(10/17),结合组与两对照组,组间比较,$P<0.05$;3组的肌张力评估、腘窝角度、足背屈角度和目测法步态分析评分均比治疗前有所改善($P<0.01$),与对照组比较,结合组其肌张力评分下降($P<0.01$)、腘窝角度显著增大($P<0.01$)、足背屈被动运动角度和目测法步态分析评分下降显著($P<0.05$或$P<0.01$)。② 儿童注意力缺陷多动症。王文莉等用有滋阴化痰功效的益智糖浆(茯苓、山药、熟地黄、山茱萸、石菖蒲、远志等)配合耳穴埋压治疗50例,对照组47例服用利他林。经治2个月,显效率分别为42.0%(21/50)、31.9%(15/47),总有效率分别为94.0%(47/50)、68.1%(32/47),$P<0.01$。③ 面神经炎。李淑霞采用鼻前庭置药法(药用生川乌、白附子、皂荚、细辛各等份研末),治疗儿童原发性面神经麻痹症80例,12 d为1个疗程。经1～2个疗程后痊愈率为82.5%(66/80),4个疗程后为15.0%(12/80),总有效率为100%。

(6) 其他　① 儿童锌缺乏症。周慧贞治疗锌缺乏性厌食119例,用太子参、山药、陈皮、扁豆、白术、厚朴等,并食用猪肚、瘦肉、鸭肫汤等,同时用葡萄糖酸锌片;对照组67例单用葡萄糖酸锌片。经1个月治疗,痊愈率分别为63.0%(75/119)、44.8%(30/67),总有效率分别为96.6%(115/119)、73.1%(49/67),组间比较,$P<0.05$;发锌值与同组治疗前比较和治疗后组间比较(均$P<0.05$)。② 儿童铅中毒。黄援等用人参启脾丸(党参、牡蛎、扁豆、山药、独脚金、甘草等)治疗200例,其中Ⅱ级143例,Ⅲ级57例。经治2周,Ⅱ级显效率32.9%(47/143),总有效率90.2%(129/143);Ⅲ级显效率19.3%(11/57),59.6%(34/57);治疗后血铅水平明显低于治疗前($P<0.01$);治疗后血锌水平明显高于治疗前($P<0.05$)。③ 桥本氏病。庞洁等将32例患儿辨证分为3型,气阴两虚、痰气交凝型(甲亢组)用黄芪、党参、生地黄、玄参、浙贝母、生牡蛎等;痰瘀交凝型(代偿组)用半夏、白术、郁金、赤芍药、莪术、生牡蛎等;脾肾阳虚、痰瘀交凝型(甲减组)用黄芪、菟丝子、肉苁蓉、茯苓、半夏、莪术等。并根据甲状腺功能状态加用优甲乐、他巴唑或丙基硫氧嘧啶。结果治愈率、显效率、有效率分别为6.3%(2/32)、18.8%(6/32)、68.8%(22/32),总

有效率为93.8%(30/32),其中甲亢组及甲减组的甲状腺功能异常状态均得以纠正,与治疗前比较,$P<0.05$或$P<0.01$;3组患儿治疗后抗甲状腺抗体值下降,优于治疗前($P<0.05$或$P<0.01$)。④ 弱视。赵玉明等用增视饮(石菖蒲、柏子仁、远志、夜交藤、人参、山药等),配合戴镜遮盖加训练治疗30例,所治51只眼显效率为72.5%(37/51),总有效率为92.2%(47/51)。吴西西等治疗159例(270只眼),A组90只眼用神光源Ⅰ号冲剂(熟地黄、黄精、枸杞子、楮实子、陈皮等),B组88只眼用神光源Ⅱ号胶囊(肉苁蓉、菟丝子、山药、菊花、决明子等),C组92只眼同视机治疗,3组均戴镜加遮盖。经半年治疗,3组弱视眼P_{100}波潜伏期比治疗前均缩短($P<0.01$);停止治疗12个月、24个月后C组有回退现象,与A组和B组比较,$P<0.05$。⑤ 传染性单核细胞增多症。葛安霞等以银翘白虎汤(金银花、连翘、生石膏、知母、大青叶、栀子等)加减治疗92例,临床痊愈率73.9%(68/92),总有效率96.7%(89/92)。张伟等以清热解毒、祛痰散瘀法,用黄芩、黄连、玄参、僵蚕、山慈姑、赤芍药等加减治疗19例,经3周治疗,均治愈。⑥ 小儿手足口病。张民肃用解毒泻心汤(黄连、竹叶、黄芩、黄柏、栀子、大青叶等)治疗30例,对照组(26例)口服病毒唑、利巴韦林,重症者同时予静脉滴注青霉素或先锋霉素Ⅴ号。两组均以5 d为1个疗程。结果治疗组和对照组痊愈率分别为80.0%(24/30)、61.5%(16/26),总有效率分别为100%(240/250)、92.3%(24/26),组间比较,均$P<0.05$。

(朱锦善　高修安)

【鱼金注射液治疗儿科呼吸道感染】

鱼金注射液是由鱼腥草、金银花组成的纯中药复合制剂。何方治疗小儿急性上呼吸道感染152例,其中急性鼻咽炎41例,化脓性扁桃体炎68例,疱疹性咽峡炎43例,分为治疗组与对照组各76例,均给予对症处理,治疗组加用鱼金注射液超声雾化吸入,3 d为1个疗程。结果退热时间分别为(1.2±0.4)d、(2.5±0.8)d,体征消失时间为(2.0±0.6)d、(4.3±1.2)d,组间比较,$P<0.01$。

段明霞等治疗360例,其中上呼吸道感染155例,支气管炎121例,支气管肺炎84例。治疗组182例用鱼金注射液加入10%葡萄糖100～250 ml内静脉滴注,每日1次,联用一种敏感抗生素;对照组178例用病毒唑静脉滴注和一种敏感抗生素。两组上呼吸道感染疗程均为3 d,支气管炎、支气管肺炎的疗程为3～7 d。两组均酌情给予对症处理。结果总有效率分别为95.1%(173/182)、76.97%(137/178),组间比较,$P<0.05$。

张月娥将毛细支气管炎100例分成两组各50例,均采用抗生素、吸氧、雾化吸入、吸痰等常规治疗,治疗组加用鱼金注射液,对照组加利巴韦林。5～7 d为1个疗程。结果治疗组在止咳、平喘、哮鸣音消失、住院天数等方面均较优($P<0.01$)。谢洁灵用鱼金注射液佐治小儿喘息样支气管炎67例,对照组64例用头孢唑啉、病毒唑。其他治疗两组相同。疗程均为5～7 d。结果显效率分别为58.2%(39/67)、40.6%(26/64),总有效率分别为91.0%(61/67)、71.9%(46/64),组间比较,$P<0.05$;症状及体征消失时间显著短于对照组($P<0.01$)。

王雪云等用鱼金注射液每日0.8 ml/kg加10%葡萄糖注射液100～150 ml静脉滴注治疗婴幼儿喘憋性肺炎40例,对照组用病毒唑每日10 mg/kg加10%葡萄糖注射液100～150 ml静脉滴注。均给予对症治疗,7 d为1个疗程。结果治愈率分别为82.5%(33/40)、50.0%(20/40),总有效率分别为95.0%(38/40)、75.0%(30/40),组间比较,$P<0.05$;在体温下降与恢复正常天数、喘息消失、咳嗽减轻、肺部啰音消失等方面,均治疗组为优($P<0.01$)。王金陵报道将流行性喘憋性肺炎262例,分为两组,各131例,分别用鱼金注射液与抗生素、病毒唑常规治疗。经7～10 d治疗,痊愈率分别为88.5%(116/131)、51.9%(68/131),总有效率分别为97.7%(128/131)、76.3%(100/131),组间比较,$P<0.05$;在退热、肺部啰音消失、咳喘消失、哮鸣音消失时间上,均较对照组为优($P<0.05$)。

胡俊治疗小儿肺炎176例,随机分为治疗组104例和对照组72例,均采用青霉素静脉滴注或肌肉注射。治疗组加用鱼金注射液按每日0.8 ml/kg计算,加入10%葡萄糖50～100 ml中静脉滴注;对照组用病毒唑10～15 mg/kg,静脉滴注,均每日1次。必要时可作对症处理。1周为1个疗程,观察1～3个疗程。结果两组治愈、好转率均无显著性差异($P>0.05$);在退热、止咳、祛痰天数方面与对照组比较,$P<0.05$;在平

喘、肺部啰音消失及住院天数方面，$P>0.05$。汪伟生采用鱼金注射液佐治小儿支气管肺炎98例，并设西医治疗68例为对照组。两组均给予青霉素＋氧哌嗪青霉素静脉滴注，口服鲜竹沥。治疗组加用鱼金注射液0.4～0.8 ml/kg，加10%葡萄糖注射液静脉滴注，疗程5 d。结果总有效率分别为94.9%(93/98)、88.2%(60/68)，疗程平均为(4.45±1.68)d、(6.78±1.79)d，组间比较，$P<0.01$。梁小辉将160例小儿支气管肺炎分为两组，均应用青霉素或氨苄青霉素静脉滴注，治疗组120例加鱼金注射液，对照组60例加病毒唑静脉滴注。结果显效率分别为74.2%(89/120)、40.0%(24/60)，总有效率分别为96.7%(116/120)、70.0%(42/60)，组间比较，$P<0.05$；体温达到正常所需的时间分别平均为3.7 d和7.5 d，差异极为显著($P<0.01$)。

高晓霞将64例支气管肺炎分为两组，各32例。均给予输液、抗生素和平喘等，治疗组加用鱼金注射液和鲜竹沥雾化吸入。经3～5 d治疗，显效率分别为81.3%(26/32)、18.8%(6/32)，总有效率分别为93.8%(30/32)、65.6%(21/32)，组间比较，$P<0.01$；症状缓解、体征消失时间优于对照组($P<0.01$)。

（王宪英）

【咳嗽变异性哮喘的治疗】

许海燕将85例咳嗽变异性哮喘(CVA)患儿，随机分为治疗组48例，对照组37例。治疗组用止咳定喘汤(黄芩、白花蛇舌草、苦参、麻黄、银杏、紫苏子等)随证加减，并依据CVA患儿的病理和发病特点，参照现代时间医学和中医子午流注理论，拟定晨间(卯时)用泻法，以清热泻肺为主，重用黄芩、苦参、白花蛇舌草；晚睡前(戊时)用补法，以收敛肺气为主，加用钩藤、黄芪、细辛。对照组单纯吸入丙酸倍氯米松气雾剂。结果总有效率分别为100%、89.2%(33/37)，组间比较，$P<0.01$。段竹梅等认为小儿CVA病程较久，故多为内伤咳嗽，辨证多为脾肺气虚，兼有不同程度的里证。治疗36例，药用陈皮、半夏、鱼腥草、百部、五味子、茯苓等，10 d为1个疗程，每月服1个疗程，连服3～6个月。结果痊愈率80.6%(29/36)，总有效率为94.4%(34/36)。陈筱琪采用自拟息敏止嗽汤(僵蚕、麻黄、广地龙、浙贝母、鱼腥草、钩藤等)治疗42例，5 d为1个疗程。结果显效率为61.9%(26/42)，总有效率为92.9%(39/42)。曾莺将70例CVA患儿随机分为治疗组35例，用射干麻黄汤加减；对照组35例口服美普清。结果显效率分别为37.1%(13/35)、20.0%(7/35)，总有效率分别为88.6%(31/35)、51.4%(18/35)，组间比较，$P<0.05$；治疗组未见不良反应，而对照组有4例出现不良反应。曾氏认为，小儿CVA近期治疗选用射干麻黄汤加减疗效好，但必须加强扶正固本的后续治疗，以绝复发。朱晓红将此类咳嗽归于“风咳”，治疗上采用疏风宣肺法。应用麻黄附子细辛汤加味治疗54例，痊愈率为62.96%(34/54)，总有效率为92.6%(50/54)。俞虹认为CVA患儿往往脾肺不足易感外邪，致肺气失调、血瘀于肺，久而肺气不宣、肺失升降，咳嗽乃作。以自拟活血抗敏汤(炙麻黄、光杏仁、地龙、川芎、僵蚕、徐长卿等)治疗38例，结果显效率为47.4%(18/38)，总有效率为92.1%(35/38)。

李子恒等采用中西医结合分期治疗40例，随机分为治疗组25例和对照组15例，两组患儿均给予舒喘灵等支气管扩张剂和强的松口服，治疗组加服中药。急性期用清肺止嗽散(金银花、前胡、鱼腥草、地龙、北沙参、海蛤粉等)；缓解期用补肾纳气汤(五味子、枸杞、女贞子、山药、川芎、桔梗等)。疗程2～3个月。结果咳嗽消失时间分别为(9±2.1)d、(14±3.3)d，组间比较，$P<0.05$；随访6～18个月复发率分别为15.0%(3/20)、75.0%(9/12)，组间比较，$P<0.01$。邢愚等治疗30例，在应用气管扩张剂及吸入丙酸氟替卡松治疗基础上加用脱敏止喘方(麻黄、辛夷、苍耳、僵蚕、杏仁、紫菀等)，与西药治疗25例进行对比。结果治愈率分别为80.0%(24/30)、32.0%(8/25)，总有效率分别为96.7%(29/30)、68.0%(17/25)，组间比较，$P<0.01$。胡宪秀等用平喘合剂、免疫调节合剂配合西医防治80例。发作期用平喘合剂(炙麻黄、广地龙、全瓜蒌、杏仁、橘皮、蝉蜕等)；西药选用舒喘灵、强的松、异丙嗪片等；缓解期用免疫调节合剂(党参、黄芪、白术、丹参、沙参、麦门冬等)。随访1年，治愈率为72.5%(58/80)，总有效率为92.5%(74/80)。李艳荣将60例随机均分为结合组和西医组。西医组予博利康尼，结合组加服自拟止咳平喘汤(麻黄、杏仁、生石膏、黄芩、桑白皮、紫苏子等)，30 d为1个疗程。结果结合组和西医组总有效率分别为93.3%(28/30)、73.3%(22/30)，组间比较，$P<0.05$。

吴忆东用自拟泻肺化痰祛瘀通腑汤(桑白皮、杏仁、葶苈子、紫苏子、百部、枳壳等)配合超声雾化吸入(生理盐水 20 ml,地塞米松 25 mg,鱼腥草注射液 10 ml)治疗 102 例,均以 7 d 为 1 个疗程。经 2 个疗程治疗,痊愈率为 69.6%(71/102),总有效率为 94.1%(96/102)。洪敏认为本病为痰湿与肝风相夹,形成风痰内蕴,治以熄风化痰、宣肺止咳,用麻黄、杏仁、蝉蜕、僵蚕、广地龙、制南星等,咳止后再巩固服药;同时吸入丙酸倍氯米松定量气雾剂。疗程为 6 个月。经治 32 例,近期显效率 81.3%(26/32),总有效率为 96.9%(31/32)。用药结束后随访 1～2 年,复发 5 例,复发率为 15.6%(5/32),哮喘发生率为 6.25%(2/32)。

(李　岚　俞景茂)

【支原体肺炎的治疗】

孙雄等以加味桑白皮汤(桑白皮、半夏、紫苏子、杏仁、浙贝母、黄芩等)治疗本病 31 例,7～10 d 为 1 个疗程。结果全部病例均临床治愈,其中退热时间平均为 4 d,咳嗽消失时间平均为 6 d,肺部啰音消失时间平均为 6 d,X 线检查肺部阴影消失时间平均为 8 d。林涛等以百龙汤(百部、地龙、车前子、紫苏子、葶苈子、黄芩等)治疗 56 例,对照组 21 例单用红霉素静脉滴注。结果显效率分别为 92.9%(52/56)、38.1%(8/21),组间比较,$P<0.01$。

王玉霞将 95 例分为治疗组 63 例和对照组 42 例,对照组采用红霉素每日 20～30 mg/kg 静脉滴注,1 周后改为利君沙每日 30～50 mg/kg,共 14 d。治疗组在对照组治疗的基础上加用中药:风邪犯肺型,用山药、板蓝根、桑叶、连翘、薄荷、桔梗等;脾虚痰盛型,用法半夏、陈皮、山药、苍术、白术、茯苓等;肺阴不足型,用沙参、麦门冬、生地黄、熟地黄、桑叶、百合等;脾肾阳虚型,用补骨脂、山药、制附子、熟地黄、茯苓、泽泻等。结果治疗组和对照组治愈率分别为 87.3%(55/63)、69.0%(29/42),组间比较,$P<0.05$。汪贤昀等将 50 例分为风热闭肺型(药用金银花、连翘、竹叶、牛蒡子、薄荷、芦根等)和痰热闭肺型(药用炙麻黄、杏仁、生石膏、甘草、黄芩、桑白皮等),结合红霉素或阿奇霉素。经 5 d 治疗,治愈率为 70.0%(35/50),总有效率为 94.0%(47/50)。梁文旺等治疗 67 例,对照组 33 例用红霉素静脉滴注,治疗组 34 例在对照组治疗的基础上加用双屏散(黄芪、党参、白术、柴胡、防风、枳实等),均以 10 d 为 1 个疗程。结果治疗组和对照组治愈率分别为 85.3%(29/34)、63.6%(21/33),组间比较,$P<0.05$;两组感染后脾虚综合征发生率分别为 31.0%(9/29)、61.9%(13/21),组间比较,$P<0.05$;毒素反应率分别为 32.4%(11/34)、63.6%(21/33),组间比较,$P<0.05$。张百让等治疗 160 例,随机分两组,治疗组 80 例予肺儿安口服液(葶苈子、川贝母、炒杏仁、橘红、大枣等)和红霉素,对照组 80 例单用红霉素。结果治疗组在退热时间方面较对照组为优($P<0.05$);咳嗽消失时间、肺部啰音消失时间和病程的时间上均优于对照组($P<0.01$)。张氏等还以咳安含片(川贝母、枇杷叶、桔梗、薄荷等)结合红霉素治疗本病 120 例,设立单用红霉素对照组 80 例,结果治疗组在退热时间方面也较对照组为优($P<0.05$);咳嗽消失时间、肺部啰音消失时间和缩短病程方面均有显著性差异($P<0.01$),治疗组均明显优于对照组。

李惠群在采用抗感染等疗法的基础上,治疗组 38 例加用咳儿宁(野荞麦、矮脚茶、桑白皮、黄芩、地骨皮、枇杷叶等)雾化吸入,对照组 34 例加用西药(庆大霉素、地塞米松、糜蛋白酶等)雾化吸入,均以 5 d 为 1 个疗程。结果显效率分别为 52.6%(20/38)、50.0%(17/34),总有效率分别为 81.6%(31/38)、85.3%(29/34),组间比较,$P>0.05$;但治疗组在退热时间、缓解咳嗽、啰音消失等方面均优于对照组,$P<0.05$。

陈拥等将 162 例分为两组,对照组 92 例用抗生素等综合治疗,治疗组 70 例在对照组治疗基础上加热敷法(将白芥子 30 g、吴茱萸 6 g、食盐 50 g 炒热后,放置于布袋中,敷贴于肺的体表投影部位),每次敷 20 min,每日 3～6 次。结果热敷组和对照组咳嗽消失平均时间分别为(5.2±2.8)d、(8.5±10.12)d,组间比较,$P<0.01$;肺部啰音消失平均时间为(3.5±1.62)d、(6.21±1 130)d,组间比较,$P<0.01$。

(高修安)

【疳积的治疗】

姜梅芳用自拟复元散(党参、白术、茯苓、槟榔、陈皮、砂仁等)内服治疗 80 例,10 d 为 1 个疗程,连续 1～3 个疗程。结果痊愈率 76.3%(61/80),显效率 11.3%(9/80),总有效率 96.3%(77/80)。夏莺用资生健脾冲剂(党参、白术、茯苓、甘草、怀山药、扁豆等)治疗 109 例,按年龄大小以不同剂量服用。1 个月为 1 个疗程,每月复查 1 次,连服 3 个疗程。患儿发锌值上升,总有效率 95.6%(104/109)。殷岳会用保和汤(焦山楂、焦麦芽、焦神曲、制半夏、陈皮、莱菔子等)治疗 32 例,3 d 为 1 个疗程。结果治愈率 93.8%(30/32),治愈患儿服药时间最短 1 个疗程,最长 3 个疗程,平均为 2 个疗程,总有效率为 100%。王晓燕等认为目前疳积大多以积滞湿热内蕴,损伤脾胃为主,采用具有辛开苦降、和胃降逆、开结除痞的红黑丸(寒食面、百草霜、厚朴、大白、木香、大黄等)治疗 100 例,与用肥儿丸治疗的 50 例进行对照。结果总有效率分别 89.0%(89/100)、76.0%(38/50),组间比较,$P<0.05$;治疗后体重增长情况,组间比较,$P<0.05$。马荣华采用加味生铁落饮(生铁落、苍术、白术、党参、鸡内金、陈皮等)治疗 89 例,兼口舌生疮,吐、弄舌者加灯心草;兼齿迟、发迟、鸡胸、肋缘外翻者加菟丝子、紫河车粉;兼目赤昏糊者加菊花、木贼;兼流涎、口角糜烂者加桑螵蛸。结果显效率为 42.7%(38/89),总有效率为 92.1%(82/89)。叶养玉等治疗小儿干疳型疳积 102 例,用自制育儿散(蚕蛹、螺旋藻、怀山药、炒谷芽、炒麦芽、维生素 B_1 等),结果治愈率 43.1%(44/102),总有效率 90.2%(92/102)。说明以动物高蛋白蚕蛹和植物高蛋白螺旋藻为主要成分的育儿散对疳积致严重营养不良的患儿有治疗作用。赵玉华等采用二陈汤加苍术、制猪牙皂、焦神曲、生山楂为基本方,治疗 122 例,治愈率 53.3%(65/122),显效率 27.9%(34/122),总有效率 98.4%(120/122)。

朱磊将 120 例患儿随机分为治疗组 61 例和对照组 59 例,治疗组用桃仁、栀子等量研末,取适量蛋清调匀,敷双侧涌泉穴 24 h,一般敷 1 次,病情严重者半月后重复 1 次。同时针刺四缝,每周 1 次。对照组仅刺四缝。结果体重增加率分别为 91.8%(56/61)、72.9%(43/59),组间比较,$P<0.01$。张有花等治疗 58 例,用消疳脐敷膏(将胡黄连、芒硝、白胡椒、大黄、生栀子等共研细末,桃仁、杏仁、使君子仁置乳钵中,边研边加上述药粉,调成稠膏状,灭菌)适量填满脐部,胶布固定,每日或隔日换药 1 次,6 次为 1 个疗程。经治 1 个疗程痊愈 8 例,2 个疗程痊愈 13 例,3 个疗程痊愈 18 例,4 个疗程痊愈 13 例,总治愈率 89.7%(52/58)。于小霞等用疳积散(杏仁、桃仁、山栀子、红枣、皮硝各 20 g)治疗 59 例,每晚睡前取药末 20 g,加葱白 7 根,黄酒 2 滴,鸡蛋清适量,调匀,贴敷神阙穴,连敷 5 次为 1 个疗程。痊愈率为 61.0%(36/59),总有效率为 93.2%(55/59)。郑丽丽将 63 例患者随机分为治疗组 32 例和观察组 31 例,治疗组采用莱菔子 20~30 g,炒制,研末,醋调稀糊状,外敷神阙穴,每日 2 次;观察组口服多酶片、复合维生素 B、锌制剂等。经治 2 周后,总有效率分别为96.9%(31/32)、45.2%(14/31),组间比较,$P<0.01$。李玉景等治疗 98 例,取君迁子 15 g、青铜钱 3 g、皂矾 5 g,捣烂,用新鲜人乳调成膏,敷于前囟,等其自然脱落。结果痊愈率 73.5%(72/98),总有效率 96.9%(95/98)。杨平华用疳积栓(桃仁、槟榔各 8 g,生大黄、黄连各 3 g,山栀子 12 g,研末,取甘油、明胶等制成栓剂)塞肛治疗 41 例,每日 1 栓,7 d 为 1 个疗程。结果治愈率为 80.5%(33/41),总有效率为 100%。

张玉香等治疗 60 例,用鸡内金、炒麦芽、使君子、山药、胡黄连、银柴胡等共研细末,口服每日 3 次,每次 3~6 g。同时用白头翁、使君子各 10 g,山栀子、香附各 6 g,共研细末,加麻油适量调为糊,贴敷脐部。隔日换药 1 次。结果显效率 26.7%(16/60),总有效率 90.0%(54/60)。

(李　岚　俞景茂)

【难治性肾病高凝状态的治疗与研究】

凝血与纤溶障碍是肾病综合征难治和反复的主要原因之一。西医以糖皮质激素联合应用免疫抑制剂疗法为主,长期使用不但其毒副反应大,极易合并感染,而且易造成血液的高凝,加重肾脏损伤。中医药采用扶正祛邪,活血化瘀的方法佐治本病,能有效拮抗激素及免疫抑制剂的副作用,并有抗凝、降血脂的作用,提高了疗效。

李杰等将 40 例患儿分成两组,对照组 16 例予激素和免疫抑制剂基础治疗,治疗组 24 例加用自拟肾复康(大黄、水蛭、土茯苓、黄柏、黄芪等)合静脉滴注丹参注射液(每日 1 mg/kg,加入 5%葡萄糖注射液 150 ml,每日 1 次,疗程 2~4 周)治疗。结果完全缓解率和总有效率对照组为 56.3%(9/16)、81.3%(13/16),治疗组为 66.7%(16/24)、91.7%(22/24),组间比较,$P<0.05$。治疗组治疗后组织型纤溶酶原激活物(t-PA)活性增高($P<0.01$),纤溶酶原激活物抑制物(PA-I)活性降低($P<0.05$)。提示肾复康合丹参能显著改善难治性肾病患者的高胆固醇、低蛋白血症、高凝状态,缩短激素治疗的病程,提高激素的疗效。翟文生等将 72 例随机分为对照组 26 例,单用正规

激素疗法加环磷酰胺冲击，抗凝治疗给潘生丁口服和肝素静脉滴注。观察组46例在上述治疗的同时加服黄芪、川芎、益母草、丹参、红花、水蛭等，并按肺脾气虚型、气阴不足型、脾肾阳虚型进行加味。结果观察组血小板计数(Plt)、纤维蛋白原定量(FiB)、D-二聚体(D-dimer)治疗后明显低于治疗前，治疗后两组相比FiB、D-dimer水平观察组也明显低于对照组；凝血酶原时间(PT)、凝血活酶时间(APTT)，观察组治疗后比治疗前明显延长，对照组治疗前后无显著性差异，治疗后观察组明显优于对照组（$P<0.05$或$P<0.01$）。表明益气化瘀之中药确能改善患者的高凝倾向，停药一定时间复查也证明中药效果持久稳定，较西药为优。

曹宗新等将41例随机分为两组，均给予激素和免疫抑制剂治疗。治疗组21例加用益母草注射液（每日0.15～0.3 ml/kg，加入5%葡萄糖注射液100～200 ml，静脉滴注，每日1次，用药4周）；对照组20例，口服双嘧达莫。结果治疗组血黏度指标较治疗前显著下降，并明显优于对照组（$P<0.01$）；治疗组凝血酶原时间、白陶土部分凝血活酶时间恢复正常率为85.7%(18/21)，而对照组仅为30.0%(6/20)，组间比较，$P<0.01$。治疗前治疗组血清白蛋白为(14.2±4.9)g/L、胆固醇为(11.6±2.9)mmol/L、尿蛋白定量为(5.3±3.6)g/24 h；治疗8周三项指标分别为(33±2.9)g/L、(6.8±0.9)mmol/L及(0.6±0.8)g/24 h；三项指标的恢复均显著优于对照组（$P<0.01$）。

喻康野等将95例患儿随机分为治疗组60例，用桃红四物汤加味方（桃仁、红花、当归、川芎、生地黄、赤芍药等）治疗，对照组35例用肝素治疗。结果两组总有效率分别为81.7%(49/60)、80.0%(28/35)，组间比较无显著性差异（$P>0.05$）；治疗前两组患儿TXB_2、TXB_2/6-keto-$PGF_{1\alpha}$均高于健康对照组（$P<0.01$），治疗后与治疗前比较，两组均有明显改变，差异有显著性（$P<0.01$），治疗组与对照组治疗后比较差异无显著性意义（$P>0.05$）。提示桃红四物汤加味方有改善肾病患儿血栓素、前列环素代谢失衡作用，疗效不亚于肝素，且无明显毒副作用。

吴力群等认为本病迁延难愈，久病则湿郁化热，灼伤肾阴；加之应用激素、细胞毒药物，易耗气伤阴，而致气阴两虚、湿聚血瘀。将75例患儿随机分为对照组30例，予强的松、环磷酰胺等治疗，治疗组45例在此基础上，加用益气滋肾、利湿活血药（生黄芪、太子参、丹参、益母草、菟丝子、牡丹皮等）。结果治疗组总有效率为93.3%(42/45)，明显优于对照组76.7%(23/30)（$P<0.05$），副反应率为48.5%，明显少于对照组95.2%（$P<0.01$）。两组治疗后血清白蛋白、总胆固醇、尿素氮、尿蛋白定量均较治疗前明显好转（$P<0.01\sim0.05$），但组间比较，治疗组优于对照组（$P<0.01\sim0.05$）。血浆黏度、红细胞压积、纤维蛋白原、红细胞电泳、血沉各项血液流变学指标，治疗前后两组均有不同程度下降，但对照组治疗前后比较无显著性差异（$P>0.05$）；治疗组除血沉外，治疗前后比较均有显著性差异（$P<0.05$）；治疗组与对照组治疗后比较，有显著性差异（$P<0.05$）。显示益气滋肾活血方具有抗凝、降脂作用，可提高激素及免疫抑制剂疗效并减轻其毒副作用。

李兆凤等将51例患儿随机分为对照组23例单纯用强的松口服，治疗组28例加服肾白消胶囊（水蛭、黄芪、凤眼草粉碎筛成细粉，按2∶1∶1的比例装入胶囊，每粒含生药0.4 g），>7岁每日4.0 g，<7岁每日3.0 g。两组均不用其他抗凝药物。结果血浆黏度增高者，APTT较正常对照组明显缩短（$P<0.01$）。肾白消胶囊治疗后，治疗组APTT较正常组9例明显延长，而对照组改变不明显。治疗组血浆黏度恢复天数、尿蛋白消失及水肿消失天数明显短于对照组，且无出血副作用。

韦先进等将90例随机分成治疗组60例（低分子量肝素钙）和对照组30例（普通肝素组），两组均用强的松、环磷酰胺和养阴益气活血汤（党参、黄芪、干地黄、山药、牡丹皮、牛膝等）。结果两组治疗后甘油三酯、总胆固醇、纤维蛋白原、纤维蛋白原降解产物均较治疗前下降（$P<0.01\sim0.05$）；完全缓解率分别为66.7%(40/60)、40.0%(12/30)，总有效率分别为95.0%(57/60)、86.7%(26/30)，组间比较，$P<0.05$。提示使用低分子量肝素钙联合养阴益气活血汤能有效改善难治性肾病患者体内脂质代谢和凝血功能紊乱现象，提高治疗效果。

（李　岚　俞景茂）

【过敏性紫癜性肾炎的治疗】

金钟大等针对本病主要系病机血热妄行、瘀

阻络脉而研制具有凉血通络功效的丹芍颗粒(水牛角、生地黄、赤芍药、丹参、鸡血藤、小蓟等)治疗儿童紫癜性肾炎(HSPN),将63例患儿随机分为两组,观察组32例用丹芍颗粒治疗,按生药量每日1 g/kg,分3次口服;对照组31例用雷公藤多苷片加复方丹参片治疗,疗程均为1个月。结果总有效率分别为90.6%(29/32)、83.9%(26/31),组间比较,$P>0.05$;观察组24 h尿蛋白定量治疗前后比较,$P<0.01$;与对照组比较,$P<0.05$。治疗组在治疗患儿皮肤紫癜、肉眼血尿方面效果优于对照组($P<0.05$),治疗后两组患儿24 h尿蛋白、血清IgA、血清超氧化物歧化酶(SOD)和丙二醛(MDA)含量均有显著改善,与治疗前比较,$P<0.01$。其中24 h尿蛋白含量及血清SOD、MDA含量,治疗后两组比较,$P<0.05$。提示丹芍颗粒可清除自由基对机体造成的损伤,对儿童HSPN有较好疗效。孙铁秋等研究表明,丹芍颗粒可明显降低实验性HSPN大鼠模型肾组织一氧化氮、一氧化氮合酶的含量。

王莉等认为本病病理变化是气虚血瘀兼余毒未尽,治疗当益气化瘀为主,凉血解毒为辅,在古方"圣愈汤"、"犀地清络饮"基础上,结合临床经验研制消斑愈肾颗粒剂(以黄芪、丹参为君药)。将90例HSPN患儿随机分为观察组(消斑愈肾颗粒剂)和对照组(肾炎舒薄膜衣片),每组45例。两组患儿辅助治疗相同,均停止服食和接触可能是致敏原的食物和药物。结果总有效率分别为93.3%(42/45)、75.6%(34/45),组间比较,$P<0.01$。急性毒性试验中无一只小鼠死亡,长期毒性试验高、低剂量组与正常组无显著性差异。张岩等认为HSPN的临床表现与发病机理集中体现于虚、毒、瘀三者之中,三者互为因果,恶性循环。采用补虚解毒化瘀法,药用生黄芪、党参、生地黄、赤芍药、当归、黄芩等治疗36例,西药对照组28例。结果总有效率分别为97.2%(35/36)、89.3%(25/28),组间比较,$P<0.01$。

周元凤等治疗60例,随机均分为治疗组和对照组,对照组单纯口服雷公藤多苷,治疗组加用黄芪、益母草、党参、丹参、白术、赤芍药等益气活血的中药,疗程均为3个月。结果:治疗组浮肿消除时间及高血压恢复正常时间短于对照组(均$P<0.05$);两组治疗前均有肉眼血尿和镜检尿蛋白(+～+++)治疗后全部转阴。转阴时间比较,治疗组短于对照组($P<0.01$)。治疗前两组各有9例患儿检查甲皱微循环呈痉挛型或淤滞型改变,微血管排列形态不整齐呈粒线流等,治疗后两组平均复常时间比较,$P<0.001$。

李荣将90例患儿随机分成单纯西药组44例,口服维生素C、潘生丁、能量合剂及抗感染治疗,部分患儿予强的松。治疗组46例加服生地黄、赤芍药、牡丹皮、紫草、泽兰、藕节等清热解毒凉血、活血祛瘀药。经治6周,治疗组与对照组治愈率分别为43.5%(20/46)、22.7%(10/44),总有效率分别为93.5%(43/46)、63.6%(28/44),组间比较,$P<0.01$。朱永琴等将40例患儿分期分型治疗,早期证属风热瘀血或血热妄行型者治以清宣风热、凉血止血,药用荆芥、金银花、连翘、蝉蜕、生地黄、牡丹皮等;后期证属气阴两虚,治以益气养阴、健脾补肾,药用党参、白术、怀山药、茯苓、生地黄、黄芪等。同时配合西药以去除病因、抗过敏,部分加激素或雷公藤口服。结果治愈率为72.5%(29/40),总有效率为95.0%(38/40)。

李腾海等将对照组21例采用强的松、芦丁、潘生丁、葡萄糖酸钙片口服。治疗组30例在上述基础上按中医辨证分为4型:风热伤络型10例,予复方癜肾汤Ⅰ号(金银花、连翘、竹叶、牛蒡子、薄荷、桔梗等);血热妄行型8例,予复方癜肾汤Ⅱ号(水牛角、生地黄、玄参、牡丹皮、赤芍药、生石膏等);胃肠积热型6例,予复方癜肾汤Ⅲ号(葛根、黄芩、黄连、大黄、枳实、生石膏等);湿热痹阻型9例,予复方癜肾汤Ⅳ号(苍术、黄柏、薏苡仁、白术、鸡血藤、木瓜等)。上述中药浓煎成200 ml原液,过滤消毒,每日2～4次深部灌肠,保留30 min,每日1剂,10 d为1个疗程。经治3个疗程,皮疹消退、肾功能改善情况,治疗组均明显优于对照组($P<0.05$)。随访2年结果显示,治疗组的再发率明显低于对照组。

(李　岚　俞景茂)

【女童单纯性乳房发育的治疗】

1. 从肾论治　如徐伟英等以抗早1号方(知母、黄柏、山茱萸、牡丹皮、山药、浙贝母等)治疗本病30例,设立滋阴泻火组15例,用生地黄、熟地黄、知母、黄柏、山茱萸等;理气活血化痰组15例,用浙贝母、陈皮、丹参、白术、莪术等。治疗12周后,3组治愈率分别为56.7%(17/30)、0、0,显效率分别为16.7%(5/30)、6.7%(1/15)、0,总有效率分别为90.0%(27/30)、40.0%(6/15)、40.0%(6/15),组间比较,$P<0.05$;B超检查乳房肿块

消失率分别为63.3%(19/30)、0、0,缩小率分别为23.3%(7/30)、20.0%(3/15)、26.7%(4/15),肿块增大率分别为3.3%(1/30)、33.3%(5/15)、20.0%(3/15),组间比较,$P<0.05$。徐雯以加减知柏地黄汤(炒龟版、知母、牛膝、生地黄、泽泻、郁金等)治疗22例,设立对照组18例,用复方芦笋胶囊(曾用名:乳结平胶囊)。经1个月治疗,显效率分别为81.8%(18/22)、50.0%(9/18),总有效率分别为90.9%(20/22)、72.2%(13/18),组间比较,$P<0.05$;治疗组乳房肿大、疼痛、烦躁、夜寐不安等症状的缓解起效时间明显短于对照组($P<0.01$);药物不良反应总发生率分别为27.3%(6/22)、66.7%(12/18),组间比较,$P<0.01$。

2. 从肝论治 王芳治疗幼女乳房发育症32例,予以疏肝健脾、化痰散结法,药用柴胡、当归、白芍药、茯苓、白术、橘核等,结果显效率为78.1%(25/32),总有效率为93.8%(30/32)。张铁英以荔藻夏枯汤(荔枝核、海藻、赤芍药、白芍药、当归、郁金、枳壳等)辨证加减治疗28例,治愈率为78.6%(22/28),总有效率为96.4%(27/28)。

另有学者从以乳房发育为主的女童性早熟患儿治疗中观察对乳房发育的控制情况。如赵鋆等将辨证为痰热互结型的以乳房发育为主的女童性早熟患儿68例随机分为两组,治疗组43例用抗早2号方(制半夏、陈皮、茯苓、知母、黄柏、山慈姑等),对照组25例用知柏地黄汤治疗,并观察患儿临床体征、疗效,测定FSH、LH、E_2,及子宫卵巢容积、骨龄的变化。经治3个月后,总有效率分别为86.0%(37/43)、76.0%(19/25),两组比较差异无显著性意义($P>0.05$);但两组FSH、E_2均较用药前降低($P<0.05$),组间比较,$P<0.01$;B超显示治疗组治疗后子宫容积和卵巢容积小于对照组($P<0.05$或$P<0.01$);用药6个月后治疗组骨龄增长明显落后于年龄增长,其减缓骨龄增长速度优于对照组($P<0.05$)。陈祺用小儿早熟Ⅰ号(知母、鳖甲、黄柏、生地黄、制黄精、山茱萸等)治疗女童性早熟69例,疗程2~10个月。结果治愈率26.1%(18/69),总有效率82.6%(57/69);其中乳房发育控制57例,阴毛停止生长5例,白带消失7例,骨龄低于或等同年龄生长57例,子宫缩小31例,卵巢缩小54例,FSH为(3.35±0.74)IU/L,LH为(1.90±1.34)IU/L,E_2为(28.00±7.45)pmol/L,与治疗前比较,差异均有显著性意义($P<0.01$)。

(高修安)

【母儿ABO血型不合黄疸的治疗】

大多数学者采用以茵陈为主的清热利湿法治疗本病。王志新将366例母儿血型不合孕妇分为A组186例,用单味茵陈30 g;B组180例予以复方茵陈汤(茵陈、黄芩各9 g,制大黄4.5 g,甘草6 g)。两组在治疗过程中每2~4周复查血清免疫性抗体效价以及B型超声检查。结果:A组总有效率为84.9%(158/186),高于B组77.8%(140/180),组间比较,$P>0.05$。陈孝银等用茵陈当归汤(茵陈30 g,当归10 g)治疗母儿血型不合82例,结果总有效率为92.7%(76/82);对照组80例以复方茵陈汤(茵陈、制大黄、黄芩、甘草)治疗,总有效率为88.75%(71/80)。组间比较,$P>0.05$。张萍青以加味茵陈蒿汤(茵陈、山栀子、大黄、藿香、柴胡、女贞子等)治疗新生儿母婴血型不合溶血病56例,3个月为1个疗程。结果痊愈率为50.0%(28/56),总有效率为92.9%(52/56)。

也有学者从清热利湿、健脾温肾的角度入手治疗。于飞等以栀凤汤(凤尾草、茵陈、栀子、大黄、茯苓、泽泻等)治疗52例,结果治愈率为51.9%(27/52),显效率为23.1%(12/52),服至抗体效价正常,或直至分娩。总有效率为96.2%(50/52),抗体效价明显降低。无效的2例(1例20周流产,1例分娩后经查有先天性心脏病)。陈怡用茵陈蒿汤合寿胎丸加减(茵陈、苎麻根、黄芩、桑叶、焦栀子、焦白术等)治疗50例,煎服,直至临产。结果痊愈率为22.0%(11/50),总有效率为100%。经治疗后抗体滴度最低1∶64,最高1∶1 024,平均1∶256。夏光惠等用茵陈、枸杞、丹参、菟丝子、茯苓、栀子等加减治疗122例,从确诊之日起,每日1剂,分2次早晚饭前空腹服。结果显效率为73.8%(90/122),总有效率为94.3%(115/122)。

程雁等学者从湿瘀着手按期论治母儿血型不合。妊娠早期,治以健脾利湿、活血化瘀,服黄芪、白术、白芍药、黄芩、当归、川芎等;妊娠中期,治以健脾益肾、清热利湿、养血活血,服党参、白术、黄芩、菟丝子、苎麻根、白芍药等;妊娠后期,以益气、清热、利湿巩固善后,用黄芪、黄芩、茵陈、甘草四味泡茶代饮。经治35例,痊愈率为65.7%(23/35),总有效率为91.4%(32/35)。

(高修安)

【儿童多动症的治疗】

陈永辉等用益智丹胶囊(熟地黄、龟版、鹿角、石菖蒲、丹参、五味子等)治疗 90 例儿童多动症(CHS),与用利他林治疗的对照组 30 例作比较,疗程均为 8 周。结果在总体疗效、Conners 多动指数、软神经征和脑电图改善等方面无显著性差异($P>0.05$),但主要副反应明显低于对照组($P<0.01$)。王雨萍等用静灵口服液(熟地黄、山药、远志、泽泻、龙骨、知母等)治疗 58 例,对照组 50 例用利他林治疗,疗程均为 4 周。结果副作用明显低于对照组($P<0.05$)。武历风等用静脑饮(枸杞子、熟地黄、阿胶、当归、女贞子、白芍药等)治疗 80 例,对照组 70 例用利他林治疗,均连服 2 个月。结果治疗组疗效优于对照组,但差异不显著($P>0.05$);两组治疗前后比较均有显著差异,分别为 $P<0.01$ 和 $P<0.05$。李乐愚等用滋肾宁神方(熟地黄、生龟版、生龙骨、五味子、石菖蒲、茯苓等)治疗 30 例,与利他林治疗的对照组 30 例作比较,总疗效无显著性差异($P>0.05$),但复发率分别为 3.3%(1/30)、26.7%(8/30),组间比较,$P<0.05$;毒副反应显著低于对照组($P<0.01$)。王晋新以调神益智颗粒(珍珠母、牡蛎、枸杞子、山茱萸、夜交藤等)治疗 60 例,对照组 60 例用利他林治疗,疗程均为 4 周。结果痊愈率分别为 40.0%(24/60)、13.3%(8/60),组间比较,$P<0.01$。

丁国安等将 210 例患儿随机分成 3 组各 70 例,综合组用益智合剂(鹿角霜、龟版、熟地黄、浮小麦、大枣、钩藤等)联合利他林治疗,中药组用益智合剂,西药组用利他林,经 12 周治疗。以多动指数量表、父母症状问卷、临床总体印象量表、副反应量表于治疗前后评定,结果显效率分别为 80.0%(56/70)、44.3%(31/70)、45.7%(32/70),组间比较,$P<0.01$;综合组还能显著改善患儿软神经体征及脑电图,副反应较少。

张凤春等将《济生方》归脾汤原方制成人参归脾糖浆,治疗心脾两虚型儿童多动症 33 例,并与利他林治疗的 33 例作对照。观察 3 个月,总有效率分别为 84.8%(28/33)、87.5%(29/33),差异无显著性意义;但复发率分别为 6.1%(2/33)、30.3%(10/33),组间比较,$P<0.05$;毒副作用比较,$P<0.05$。赵永生以孙思邈《备急千金要方》定志丸(人参、茯神、石菖蒲、远志、甘草)为基本方治疗 73 例,结果痊愈率为 80.8%(59/73),总有效率为 100%,痊愈者随访 1～3 年无复发。张晓华用桂枝加龙骨牡蛎汤治疗儿童多动症 28 例,治愈率为 64.3%(18/28),总有效率为 85.7%(24/28)。起效时间最短 10 d,最长 20 d。

王文莉等对 50 例患儿给予益智糖浆(茯苓、山药、熟地黄、山茱萸、石菖蒲、远志等)内服,加耳穴埋压法治疗,并设利他林对照组 47 例。疗程均为 2 个月,并配合心理治疗。结果总有效率分别为 94.0%(47/50)、68.1%(32/47),组间比较,$P<0.01$。张芳龄等用制动汤(远志、石菖蒲、五味子、龟版、龙骨、珍珠母等)结合针刺、推拿治疗 105 例,与利他林治疗组 80 例对照。结果显效率分别为 80.95%(85/105)、50.0%(40/80),总有效率分别为 98.1%(103/105)、85.0%(68/80),组间比较,均 $P<0.01$。

史美君等通过对 53 名多动症学龄儿童进行感觉综合训练,结果在运动协调、注意力、情绪稳定性、坚持性及学习成绩等方面均有明显改善。古月南认为儿童多动症当以养肝益心、补益气血为治,配合饮食调养,如圆肉莲米汤(粥)、柏仁莲米汤、枣仁熟地粥、枣仁猪肝汤等。

(袁久林)

【新生儿缺氧缺血性脑病的治疗与研究】

新生儿缺氧缺血性脑病(HIE)是围产期新生儿脑损伤及死亡的最常见原因,重度 HIE 存活者多留有后遗症,严重影响患儿的生存率及生活质量,因此 HIE 的诊治越来越引起重视。近年来又对黄芪、川芎嗪、醒脑静、三七皂苷等药进行了研究,为预防和治疗 HIE 提供了新途径。

倪美良报道采用大剂量黄芪治疗,将 50 例患儿随机均分为治疗组和对照组。两组均根据病情给予吸氧、降低颅内压、止惊、改善微循环及用能量合剂等综合治疗,治疗组在此基础上加用黄芪注射液,每次 2 ml/kg,加入 10%葡萄糖注射液 30～60 ml静脉滴注,1 次/d,连用 10 d 为 1 个疗程。结果治疗组总有效率为 92.0%(23/25)明显优于对照组 52.0%(13/25),组间比较,$P<0.01$。未发现副作用。孙慧生治疗 HIE 80 例,分成两组各 40 例,在常规治疗基础上,治疗组加用黄芪注射液。观测呼吸、心率、血压、意识、肌张力、原始反射、惊厥、中枢性呼吸衰竭、瞳孔改变及前囟张力等临床表现。结果症状消失时间治疗组为(19.27±7.41)h,对照组为(34.1±11.29)h,组间比较,$P<0.05$。伴有昏迷和中枢性呼吸衰

竭的重度 HIE 患儿 13 例，其中治疗组 8 例，对照组 5 例，死亡率分别为 37.5%(3/8)、20.0%(1/5)，组间比较，$P<0.01$。孙元红等采用黄芪与胎脑联合治疗 HIE 76 例，随机分成治疗组 51 例和对照组 25 例，两组均给予吸氧、镇静止惊、降低颅内压、能量合剂、胎脑等治疗，治疗组加入黄芪注射液(每次 2 ml/kg)。结果惊厥、颅内压、肌张力异常及其他临床症状恢复时间，治疗组平均为 (4.5±1.6) d，对照组为 (6.2±1.9) d ($P<0.05$)；显效率分别为 74.5%(38/51)、40.0%(10/25)，组间比较，$P<0.01$。

刘玉增将 160 例重度 HIE 患儿随机均分为两组，均给予综合治疗。对照组单用纳洛酮，治疗组在此基础上加用醒脑静注射液(麝香、冰片、栀子、郁金等)，每日 0.4～0.6 mg/kg 静脉滴注，连用2～4 d。结果在呼吸节律变稳定、意识恢复、吸吮反射恢复、惊厥消失和肌张力恢复五个方面所需时间，治疗组均短于对照组 ($P<0.01$)。

孙敏等将 HIE 122 例随机分为两组，对照组 60 例采用常规治疗方法；治疗组 62 例在此基础上加川芎嗪(川芎嗪 40 mg 稀释后静脉滴注，7～10 d为 1 疗程)治疗。结果在临床神经症状恢复时间，新生儿行为神经(NBNA)评分，磷酸肌酸激酶脑型同工酶(CPR-BB)检查，生后 3 个月头颅 CT 检查对比，治疗组较对照组为优 ($P<0.01$ 或 $P<0.05$)。提示 HIE 在传统治疗的基础上早期应用川芎嗪疗效确切，可缩短住院时间，减少 HIE 的后遗症。

王启新等采用三七皂苷治疗 HIE，用新型钙染色剂 Indo-1/Am 检测 HIE 患儿治疗前后细胞内钙变化。治疗组 24 例，对照组 18 例，同时设正常对照组 10 例。在传统治疗的基础上，治疗组加用三七皂苷 5～8 d，分别于入院时、治疗后 24 h、72 h 检测各组红细胞内游离钙 (RBC$[Ca^{2+}]$i)的浓度变化。结果治疗组与对照组 RBC$[Ca^{2+}]$i 较正常足月儿升高，差异非常显著 ($P<0.01$)。治疗组与对照组比较，RBC$[Ca^{2+}]$i 在治疗前无明显差异 ($P>0.05$)，治疗后随着缺氧缺血状态的改善，检测 48 h、72 h RBC$[Ca^{2+}]$i，治疗组 RBC$[Ca^{2+}]$i 明显下降，差异显著 ($P<0.01$)，治疗组自身比较，RBC$[Ca^{2+}]$i 在治疗 72 h 后明显下降，差异具有显著性意义 ($P<0.01$)。治疗组中枢性呼吸衰竭、循环不良、胃肠功能紊乱纠正时间的有效率分别为 100.0%、83.3%、91.7%，对照组分别为 20.0%、33.3%、16.7%，组间比较，$P<0.01$。

汤钟娟等将 80 例患儿随机分为治疗组 48 例和对照组 32 例。治疗组在对症、支持治疗的基础上加用生脉注射液 10～20 ml 静脉注射或稀释后静脉滴注，1 次/d。首次在入院后 1 h 内应用，不经稀释，7d 为 1 个疗程，重症可用 2～3 个疗程。结果治疗组和对照组中度和重度患儿显效率分别为 67.5%(27/40)、40.7%(11/27)，组间比较，$P<0.05$；预后不良率分别为 7.5%(3/40)、29.6%(8/27)，组间比较，$P<0.05$；临床症状持续时间较对照组缩短 ($P<0.05$)。提示早期足量地使用生脉注射液，具有保护窒息后脑损伤的作用，能有效阻断 HIE 的发生发展，防治缺氧缺血性心肌损害，减轻神经系统症状，缩短病程，降低患儿死亡率、致残率，提高生存质量。治疗过程中未发现任何药物不良反应。

何维莉等治疗轻、中度 HIE 74 例，对照组 36 例单纯西医常规治疗，治疗组 38 例加用儿脑清合剂(白参 1.5 g，丹参 4 g，钩藤、石菖蒲各3 g。浓煎至 40 ml 备用)口服或鼻饲，每次约5 ml，每 2～4 h 1 次，轻度 5～7 d，中度 5～15 d。采用双功经颅彩色多普勒动态监测大脑血流动力学。结果治疗组、对照组治疗后第 1 d，临床有效率分别为 76.3%(30/38) 和 50.0%(18/36)，组间比较，$P<0.01$；治疗组在治疗后第 1 d 和第 2 d，大脑血流动力学改善明显优于对照组，组间比较，$P<0.01$。

(李　岚　俞景茂)

【穿琥宁注射液在儿科疾病中的应用】

穿琥宁注射液系一种脱水穿心连内脂琥珀酸半脂单钾盐制成的微黄色澄明液，为广谱抗病毒药物。

1. 退热

陈殿军等用穿琥宁每日 40 mg/kg 静脉滴注治疗流行性感冒发热患儿 40 例，其解热、消炎作用明显优于用小儿 APC 及病毒唑治疗的对照组 40 例，显效率分别为 72.5%(29/40)、50.0%(20/40)，总有效率分别为 85.0%(34/40)、65.0%(26/40)；对咳嗽、流涕等症状的改善较对照组为佳。吕为萍等用穿琥宁注射液治疗上呼吸道感染、支气管炎、支气管肺炎、急性扁桃体炎等所致的高热患儿 168 例，退热效果优于用青霉素治疗的对照组150例，组间比较，均$P<0.05$。谭秋荣用穿琥宁注射液治疗外感高热120例，治疗3 d，治愈率80.0%(96/120)，总有效率96.7%(116/120)。

2. 呼吸系感染

周铁英用穿琥宁加青霉素静脉滴注治疗上呼吸道感染、扁桃体炎、肺炎等共242例，治愈率达61.2%(148/242)；而用病毒唑加青霉素静脉滴注治疗的242例对照组治愈率则为30.2%(73/242)，组间比较，$P<0.01$。胡小英等将1 000例急性呼吸道感染的患儿分成治疗组576例和对照组424例。均予以常规疗法，治疗组加用穿琥宁每日10 mg/kg溶解于5%葡萄糖注射液100～250 ml中静脉滴注，上呼吸道感染3 d为1个疗程，下呼吸道感染7 d为1个疗程。结果治愈率分别为71.7%(413/576)、53.3%(226/424)，总有效率分别为90.3%(520/576)、73.3%(311/424)，组间比较，$P<0.01$和$P<0.05$。肖运迎等用穿琥宁注射液加常规疗法治疗喘憋性肺炎58例，对照组44例病毒唑加常规疗法，痊愈率分别为82.8%(48/58)、54.5%(24/44)，总有效率分别为96.6%(56/58)、86.4%(38/44)，组间比较，$P<0.05$；在发热、咳嗽、喘息、哮鸣音消失时间上，治疗组均为优，$P<0.05$或$P<0.01$。蔡清和用穿琥宁注射液加抗生素治疗120例小儿肺炎，对照组80例用病毒唑加抗生素。结果，总有效率分别为95.8%(115/120)、86.3%(69/80)，组间比较，$P<0.05$；在退热、止咳、肺部啰音消失等方面均优于对照组($P<0.01$、$P<0.01$、$P<0.001$)。王秀珍等用穿琥宁注射液治疗急性支气管炎98例，对照组58例用洁霉素治疗。疗程均为7 d。结果治愈率分别为80.6%(79/98)、50.0%(29/58)，总有效率分别为93.9%(92/98)、82.8%(48/58)，组间比较，$P<0.05$和$P<0.01$；风热证较风寒证、风燥证疗效显著，$P<0.01$和$P<0.05$。陈颖用穿琥宁注射液治疗喉源性咳嗽32例，治愈率为84.4%(27/32)，总有效率为96.9%(31/32)。乔永贵等将80例小儿肺炎分两组，治疗组48例用穿琥宁注射液联合复方丹参注射液静脉滴注，对照组32例用青霉素静脉滴注，两组采用相同的退热、平喘、止咳等处理。结果显效率分别为75.0%(36/48)、59.4%(19/32)，总有效率为95.8%(46/48)、78.1%(25/32)，组间比较，$P<0.01$。李秀云等以穿琥宁注射液、复方丹参注射液联用治疗45例小儿毛细支气管炎，在咳嗽、发热、呼吸困难、肺部哮鸣音等主要症状改善方面明显优于用阿昔洛韦的对照组24例，总有效率分别为97.8%(44/45)、87.5%(21/24)，组间比较，$P<0.05$。

3. 其他病毒感染等

(1) 疱疹性咽峡炎　王洪艳治疗80例，对照组80例用阿昔洛韦，3 d为1个疗程。2个疗程后，治愈率分别为75.0%(60/80)、27.5%(22/80)，总有效率分别为95.0%(76/80)、67.5%(54/80)，$P<0.05$。郭倩梅治疗60例，疱疹平均消失时间和退热时间均优于病毒唑对照组60例，$P<0.01$。

(2) 咽-结合膜热　王开通等治疗47例，对照组(41例)用病毒唑。治疗组在缩短病程、改善症状方面明显优于对照组，$P<0.01$。

(3) 流行性腮腺炎　刘丙峰等治疗36例，对照组34例用病毒唑治疗。在退热、腮腺或颌下腺肿胀消失时间等方面明显优于对照组，$P<0.05$。许爱云在综合治疗的基础上，用穿琥宁注射液治疗42例，对照组42例用利巴韦林。经1周治疗，显效率分别为90.5%(38/42)、64.3%(27/42)，总有效率分别为100%、92.9%(39/42)，$P<0.05$。

(4) 新生儿毒性红斑　晏云用静脉滴注或肌肉注射治疗120例，疗程3～5 d，平均3.16 d。皮疹平均消退时间2.4 d，总有效率为99.2%(119/120)。

(袁久林)

[附] 参考文献

B

白兰芝，王君旺，刘丽平. 中西医结合治疗小儿重症肺炎临床观察. 四川中医，2003；(6)：58

卞存卫. 凉血消斑汤合雷公藤多苷片治疗紫癜性肾炎38例. 四川中医，2003；(6)：42

C

蔡清和.穿琥宁注射液治疗小儿肺炎120例.福建医药杂志,2002;(5):18

曹宗新,赵忠芳,孟庆萍.益母草注射液治疗小儿难治性肾病综合征伴高凝状态临床研究.山东中医杂志,2003;(8):456

陈殿军,吴安平.穿琥宁注射液治疗40例小儿流感退热疗效的观察.临床医学,2001;(11):37

陈惠珍,张培钦,张琰.中西医结合防治小儿反复呼吸道感染163例临床观察.中国中医药科技,2003;(3):170

陈建平.膈下逐瘀汤加减从瘀分型论治小儿久泻48例.安徽中医临床杂志,2003;(2):92

陈可静,郝小梅,刘梅.治风化痰平哮方治疗小儿支气管哮喘发作期临床研究.中国中西医结合杂志,2003;(9):673

陈祺.中药小儿早熟1号治疗女童性早熟69例.中国中西医结合杂志,2003;(8):632

陈筱琪.息敏止嗽汤治疗小儿咳嗽变异性哮喘42例.浙江中医杂志,2003;(11):482

陈孝银,王志新.茵陈当归汤治疗母儿血型不合82例.中医杂志,2003;(11):848

陈怡.中药治疗母婴ABO血型不合50例.新中医,2003;(6):61

陈颖.穿琥宁注射液治疗喉源性咳嗽临床观察.湖北中医杂志,2001;(12):17

陈拥,顾明达,朱盛国,等.白芥子吴茱萸热敷法辅助治疗小儿支原体肺炎70例.上海中医药杂志,2003;(9):40

陈永辉,黄斌,赵霞.益智丹治疗儿童多动症的临床与实验研究.中国中西医结合杂志,2001;(1):19

程雁,郭冀萍.从湿瘀论治母儿血型不合35例.湖北中医杂志,2002;(11):38

D

丁国安,余国汉,陈顺芬,等.益智合剂与利他林联合治疗儿童多动症疗效评价.中国中西医结合杂志,2002;(4):255

段明霞,宋先平,南淑娟.鱼金注射液治疗小儿呼吸道感染临床观察.湖北中医杂志,2003;(4):27

段竹梅,周素丽.中药治疗小儿咳嗽变异性哮喘36例.山东中医杂志,2003;(9):546

G

高晓霞.鱼金注射液和鲜竹沥超声雾化吸入佐治支气管肺炎32例.临床肺科杂志,2003;(4):340

葛安霞,冀晓华,郭薇.银翘白虎汤为主治疗传染性单核细胞增多症疗效观察.中国中医急症,2003;(1):19

古月南.儿童多动症的饮食疗法.药膳食疗,2002;(9):37

郭登洲,谢惠芬,王彦刚,等.肾炎宁治疗小儿IgA肾病25例疗效观察.新中医,2003;(4):16

郭倩梅.穿琥宁治疗小儿疱疹性咽峡炎疗效观察.河南中医学院学报,2003;(18)3:52

H

何方.鱼金针雾化吸入治疗小儿急性上呼吸道感染76例疗效观察.新中医,2003;(5):38

何维莉,胡苏平,王茜,等.儿脑清合剂配合西药治疗新生儿缺氧缺血性脑病38例.中国中西医结合杂志,2003;(6):462

洪敏.生脉饮合丹参治疗小儿病毒性心肌炎30例.陕西中医,2003;(6):490

洪敏.中西医结合治疗小儿CVA 32例.现代中西医结合杂志,2003;(2):168

胡俊.鱼金注射液治疗小儿肺炎104例.云南中医学院学报,2003;(2):43

胡宪秀,郑春霞.中西医结合防治小儿咳嗽变异性哮喘80例.河南中医,2003;(10):56

胡小英,章文平,陈治珍.穿琥宁治疗小儿急性呼吸道感染临床观察.中国中医急症,2002;(1):30

黄静宁,张海强,殷祚生.中西医结合辅以高压氧治疗小儿病毒性脑炎疗效观察.中国中医急症,2003;(2):117

黄援,谭美珍,何艳玲,等.中药治疗儿童早期铅中毒200例.中医杂志,2003;(10):766

J

江克文,吕娟芬,水泉祥,等.A型肉毒杆菌毒素结合针灸推拿治疗痉挛型脑性瘫痪患儿的临床观察.中国中西医结合杂志,2003;(11):858

姜梅芳.复元散治疗小儿疳积80例.四川中医,2000;(7):44

姜瑞芹.中西医结合治疗小儿腺病毒肺炎85例.安徽中医临床杂志,2003;(2):88

金钟大,汪受传,孙轶秋,等.丹芍颗粒对紫癜性肾炎患儿血清超氧化物歧化酶活性和丙二醛含量的影响.中国中西医结合杂志,2003;(12):905

金钟大,汪受传,孙轶秋,等.丹芍颗粒治疗儿童紫癜性肾炎的临床观察.上海中医药杂志,2003;(6):26

L

李惠群.咳儿宁雾化吸入治疗小儿支原体肺炎的临床观察.河北中医,2003;(9):650

李杰,王雪峰.肾复康合丹参对儿童难治性肾病凝血

纤溶的影响. 辽宁中医杂志,2003;(11):907

李乐愚,梁振钟. 滋肾宁神方治疗儿童多动症. 实用中医内科杂志,2000;(3):46

李梅霞,刘兰芳. 中西医结合治疗过敏紫癜性肾炎. 中华实用中西医杂志,2003;(16):3397

李荣. 中西医结合治疗小儿过敏性紫癜肾炎 46 例. 河南中医,2003;(8):56

李淑霞. 鼻前庭置药法治疗儿童原发性面神经麻痹症 80 例. 山西中医,2003;(2):44

李腾海,孙翼,金红. 中西医结合治疗儿童过敏性紫癜性肾炎 30 例临床观察. 中国新医药,2003;(4):50

李秀云,辛琳. 穿琥宁注射液、复方丹参注射液治疗小儿毛细支气管炎 45 例. 新中医,2003;(3):57

李艳荣. 中西医结合治疗小儿咳嗽变异性哮喘临床观察. 天津中医药,2003;(1):30

李玉景,邵明贤,赵成春. 外敷前囟门治疗小儿疳积 98 例. 中国民间疗法,1997;(4):24

李兆凤,徐庆吉,蒋华民,等. 中药肾白消胶囊治疗小儿肾病综合征高粘滞血症的临床与实验研究. 天津中医药,2003;(2):23

李子恒,李美艳,李艳红. 中西医结合治疗小儿咳嗽变异性哮喘 25 例疗效观察. 现代中西医结合杂志,2003;(22):2425

梁文旺,陈朝霞,陆运鑫. 加用双屏散治疗小儿支原体肺炎临床观察. 广西中医药,2003;(6):15

梁小辉. 鱼金注射液佐治小儿支气管肺炎 120 例疗效观察. 中原医刊,2003;(1):43

林涛,丁泰永. 百龙汤治疗支原体肺炎临床观察. 辽宁中医学院学报,2003;(2):123

刘丙峰,李润霞. 穿琥宁注射液治疗流行性腮腺炎 36 例. 中华综合医学,2002;(3)5:469

刘玉增. 醒脑静与纳洛酮联用治疗新生儿缺氧缺血性脑病的疗效观察. 河南实用神经疾病杂志,2003;(6):66

吕为萍,柳尧花. 穿琥宁治疗小儿呼吸系统感染致高热疗效观察. 中国中医急症,2002;(4):275

M

马荣华,黄德友. 加味生铁落饮治疗小儿疳积 89 例. 国医论坛,2003;(1):26

N

倪美良. 大剂量黄芪治疗新生儿缺氧缺血性脑病疗效观察. 现代中西医结合杂志,2003;(15):1593

P

庞洁,伍锐敏. 中医辨证为主治疗儿童桥本氏病 32 例临床观察. 中医杂志,2003;(11):843

Q

乔永贵,史新荣. 中药联用治疗小儿肺炎 80 例的临床研究. 中华中西医学杂志,2003;(10):42

邱林军. 中西医结合治疗紫癜性肾炎 36 例. 浙江中西医结合杂志,2003;(3):167

S

史美君,沈成亚. 对 53 例多动症患儿感觉统合训练的临床疗效分析. 四川精神卫生,2003;(3):151

孙慧生. 黄芪注射液治疗新生儿缺氧缺血性脑病 40 例. 中国民间疗法,2003;(1):50

孙敏,张富荣,高爱玲. 川芎嗪治疗新生儿缺氧缺血性脑病 62 例. 哈尔滨医药,2003;(3):13

孙雄,林庆辉. 加味桑白皮汤治疗支原体肺炎 31 例. 福建中医药,2003;(2):48

孙轶秋,汪受传,金钟大,等. 丹芍颗粒对大鼠实验性紫癜性肾炎肾组织 NO、NOS 含量的影响. 中国中医急症,2003;(2):149

孙元红,巩军. 黄芪与胎脑联合治疗新生儿缺氧缺血性脑病的疗效观察. 中国误诊学杂志,2003;(3):386

T

谭秋荣. 穿琥宁注射液治疗外感高热症 120 例及护理措施. 国医论坛,2003;(1):29

汤钟娟,江咏梅. 生脉注射液治疗新生儿缺氧缺血性脑病 48 例. 北京中医药大学学报(中医临床版),2003;(2):27

W

汪伟生. 鱼金注射液佐治小儿支气管肺炎 98 例疗效观察. 山西中医,2003;(1):23

汪贤昀,张栩. 中西医结合治疗儿童支原体肺炎 50 例. 现代中医药,2003;(4):23

王芳. 中药治疗幼女乳房发育症 32 例. 江苏中医药,2003;(4):31

王洪艳. 穿琥宁注射液治疗小儿疱疹性咽峡炎 80 例临床分析. 中国中西医结合耳鼻咽喉科杂志,2002;(6):291

王金陵. 鱼金注射液治疗流行性喘憋性肺炎. 现代中医,2001;(1):19

王晋新. 调神益智颗粒治疗儿童注意力缺陷多动症 60 例临床观察. 山西中医学院学报,2003;(1):20

王开通,徐庆吉. 穿琥宁注射液治疗咽-结合膜热 47 例疗效观察. 中华新医学,2003;(21):1964

王莉,张君,李桂燕,等. 消斑愈肾颗粒治疗过敏性紫癜性肾炎的疗效与毒理学研究. 中医药学刊,2003;(7):1090

王启新，何玲，江英，等. 三七皂苷治疗新生儿缺氧缺血性脑病的临床研究. 中国当代儿科杂志，2003；(2)：117

王素月. 清热活血法治疗小儿胃肠功能衰竭 48 例. 江西中医药，2003；(6)：23

王文莉，范华. 中药滋阴化痰法配合耳穴埋压治疗儿童多动症 50 例. 中医杂志，2003；(8)：609

王晓燕，陆莹. 红黑丸治疗小儿疳积疗效观察. 北京中医药大学学报，2003；(1)：83

王秀珍，李洁，林先毅，等. 穿琥宁注射液治疗急性支气管炎临床研究. 中国中医急症，2002；(5)：363

王雪云，吴焕英. 鱼金注射液治疗婴幼儿喘憋性肺炎疗效观察. 中华今日医学杂志，2003；(17)：55

王雨萍，石萍. 静灵口服液治疗儿童多动综合征临床疗效观察. 中草药，2003；(2)：162

王玉霞. 中西医结合治疗小儿支原体肺炎临床观察. 中国中西医结合杂志，2003；(8)：631

王志新，陈孝银，闻良珍. 单味茵陈治疗母儿血型不合的临床观察. 四川中医，2003；(2)：20

韦先进，朱辟疆，解冰. 低分子量肝素钙联合中药治疗小儿难治性肾病. 浙江中西医结合杂志，2003；(10)：598

吴力群，丁樱. 益气滋肾活血方辅治小儿难治性肾病综合征 45 例临床观察. 山西中医学院学报，2002；(3)：20

吴西西，代一权，谭建伟，等. 中药治疗儿童弱视临床研究. 中国中医眼科杂志，2003；(3)：134

吴忆东. 中药内服配合雾化吸入治疗小儿咳嗽变异性哮喘 102 例. 江苏中医药，2003；(6)：33

武历风，侯芳. 静脑饮治疗儿童多动症 80 例临床观察. 吉林中医药，2001；(3)：27

X

夏光惠，冯燕豫. 中药治疗母儿 ABO 血型不合 122 例. 安徽中医学院学报，2003；(4)：22

夏莺. 资生健脾冲剂治疗小儿疳积 109 例. 实用中医内科杂志，2001；(2)：45

肖运迎，王学山，韩灿爱. 穿琥宁注射液治疗婴幼儿喘憋性肺炎疗效观察. 中国中医急症，2002；(2)：114

谢洁灵. 鱼金注射液佐治小儿喘息样支气管炎. 广西中医学院学报，2002；(4)：21

邢愚，张月华，廖凯. 中西医结合治疗儿童咳嗽变异性哮喘 30 例效果分析. 中国热带医学，2003；(6)：822

徐程炜，陈子松. 中西医结合治疗儿童重度哮喘疗效观察. 浙江中西医结合杂志，2003；(4)：236

徐伟英，赵萍，吴晨，等. 抗早 1 号方治疗女童单纯性乳房发育 30 例. 中医杂志，2003；(4)：255

徐雯. 加减知柏地黄汤治疗女童单纯性乳房发育 22 例. 中国中西医结合杂志，2003；(7)：552

许爱云. 穿琥宁注射液治疗流行性腮腺炎的疗效观察. 江西医学院学报，2003；(4)：135

许海燕. 止咳定喘汤治疗小儿咳嗽变异性哮喘疗效观察. 湖北中医杂志，2002；(6)：29

Y

晏云. 穿琥宁注射液治疗新生儿毒性红斑 120 例疗效分析. 成都医药，2001；(1)：50

杨平华. 疳积栓的制备与临床应用. 基层中药杂志，1998；(2)：62

杨献民. 凉膈散治疗儿童休克型大叶性肺炎 48 例. 四川中医，2003；(9)：73

叶养玉，李玲，梅国富. “育儿散”治疗小儿疳积 102 例. 江苏中医，1998；(4)：26

殷岳会. 保和汤治疗小儿疳积 32 例. 郴州医学高等专科学校学报，2002；(3)：36

于飞，韩惠兰，吴秀芳. 栀风汤对 ABO 母婴血型不合溶血病抗体效价的影响. 中国医科大学学报，2003；(4)：341

于小霞，李德敏. 疳积散敷脐治疗小儿疳积 59 例报告. 时珍国医国药，1999；(5)：363

俞虹. “活血抗敏汤”治疗小儿咳嗽变异性哮喘 38 例. 江苏中医药，2003；(5)：30

喻康野，黄新华，李文莉，等. 桃红四物汤加味方治疗小儿难治性肾病的临床观察. 中国中西医结合杂志，2000；(11)：831

喻小禾. 中西医结合治疗婴幼儿迁延性腹泻 66 例. 中国临床医生，2003；(10)：59

乐才文，刘文运. 小儿腹泻合剂治疗婴幼儿轮状病毒性肠炎 40 例. 中国中西医结合杂志，2003；(7)：556

Z

曾莺. 射干麻黄汤加减治疗小儿咳嗽变异性哮喘 35 例. 实用医学杂志，2003；(7)：806

翟文生，丁樱，刘霞，等. 中药对难治性肾病综合征高凝状态的影响. 河南中医学院学报，2003；(3)：42

张百让，刘征雁. 肺儿安口服液治疗小儿支原体肺炎 80 例. 陕西中医，2003；(6)：489

张百让，王豫东. 咳安含片治疗小儿支原体肺炎的临床作用观察. 深圳中西医结合杂志，2003；(1)：22

张芳龄，姜华琦. 自拟制动汤辅以针灸推拿治疗儿童多动症 105 例疗效观察. 安徽中医临床杂志，2000；(3)：193

张凤春，班艳红. 人参归脾糖浆治疗儿童多动症 60 例. 中医药信息，2003；(3)：46

张贺，韩子明，巩梅艳，等. 川芎嗪配合西药治疗小儿肺炎并发心力衰竭 30 例. 中国中西医结合杂志，2003；(6)：465

张萍青. 加味茵陈蒿汤治疗新生儿母婴血型不合溶

血病 56 例. 浙江中医杂志,2003;(3): 109

张铁英. 中药治疗儿童乳房早发育 28 例. 浙江中西医结合杂志,2003;(9): 584

张伟,王凯闻,侯树萍. 清热解毒、祛痰散瘀法治疗小儿传染性单核细胞增多症 19 例. 中医药信息,2003;(4): 26

张小平,李素莉,杨卉,等. 哮喘膏穴贴治疗小儿支气管哮喘的疗效观察. 中国中医药信息杂志,2003;(9): 49

张晓华. 桂枝加龙骨牡蛎汤治疗儿童多动症 28 例. 四川中医,2003;(10): 75

张岩,郭金刚,项聿华. 补虚解毒化瘀法治疗小儿紫癜性肾炎 36 例. 中医药学报,2003;(4): 45

张有花,石峰,成大权. 消疳脐敷膏治疗小儿疳积 58 例. 中国民间疗法,2002;(7): 26

张玉香,张友存. 中药内服外敷治疗小儿疳积 60 例. 中国民间疗法,2003;(3): 32

张月娥. 鱼金注射液治疗毛细支气管炎 50 例. 实用儿科临床杂志,2003;(5): 411

赵春玲,李蔷华,朱南方. 益气解毒法治疗小儿合胞病毒肺炎 36 例分析. 中医药学刊,2003;(8): 1317

赵永生. 运用孙思邈定志丸加减治疗儿童多动症 73 例. 河南中医药学刊,2001;(3): 71

赵玉华,王安峰. 二陈汤加味治疗小儿疳积 122 例临床观察. 现代中西医结合杂志,1999;(8): 1299

赵玉明,崔玉琴,冯秋文,等. 中药戴镜遮盖加训练治疗儿童弱视 30 例. 辽宁中医杂志,2003;(3): 205

赵云燕,徐雯,肖达民,等. 番石榴叶对婴幼儿轮状病毒肠炎粪中 SIgA 含量的影响. 中国中西医结合杂志,2003;(3): 230

赵鋆,虞坚尔. 抗早 2 号方治疗女童真性早熟的临床研究. 中国中西医结合杂志,2003;(3): 182

郑敦法. 清热解毒汤加减治疗重症水痘 80 例. 新中医,2003;(2): 52

郑健,郭云霞,林青,等. 中药喘通康配合治疗儿童哮喘发作期临床观察. 中国中西医结合杂志,2003;(2): 99

郑丽丽. 莱菔子敷贴神阙穴治疗小儿疳积. 山东中医杂志,1997;(3): 139

周慧贞. 中西医结合治疗小儿锌缺乏性厌食 119 例. 现代中西医结合杂志,2003;(12): 1251

周金莉,孙桂芳,郭丽华. 中西医结合治疗小儿危重型原发性血小板减少性紫癜的临床观察. 中国中西医结合杂志,2003;(8): 632

周铁英. 穿琥宁注射液治疗儿童呼吸道疾病临床观察. 成都医药,2001;(1): 45

周元凤,岳凤平. 益气活血法加雷公藤多苷治疗小儿过敏性紫癜性肾炎 30 例. 山东中医杂志,2000;(1): 17

朱磊. 药敷涌泉穴治疗小儿疳积 61 例. 浙江中西医结合杂志,1998;(6): 399

朱盛国,朱敏华,吴杰. 皮肤黏膜淋巴结综合征证治规律浅析: 附 33 例病例分析. 上海中医药杂志,2003;(7): 25

朱晓红. 麻黄附子细辛汤加味治疗小儿咳嗽变异性哮喘. 四川中医,2003;(8): 68

朱永琴,陈华. 中西医结合治疗儿童紫癜性肾炎 40 例. 现代中西医结合杂志,2003;(16): 1749

(七)外　科

【概述】

2003年有关外科的文献约有2 000余篇，涉及内容广泛，以临床报道为主，在疮疡、皮肤病、乳腺病、肛肠病、周围血管病及急腹症等方面均有较深入的研究。实验研究主要集中在皮肤病、乳腺病、急腹症等几方面。

1. 疮疡

对慢性化脓性疾病的治疗研究占多数。张利等治疗皮肤破损伤口长期不愈患者32例，以二黄粉(大黄、黄连)配合湿润烧伤膏外涂及丹参注射液外敷创面；对照组32例用2%碘伏液清洁消毒，无菌敷料包扎。结果中药组经48 d治疗，治愈率为100%；对照组经84 d治疗，治愈率为25.0%(8/32)，在疗程和疗效上组间比较，均有明显差异。张翠月用养血活血通络解毒汤(当归、赤芍药、穿山甲、皂角刺、熟地黄、金银花等)治疗反复发作性疖病36例，对照组19例口服红霉素片。结果治疗组与对照组痊愈率分别为83.3%(30/36)、42.1%(8/19)；总有效率分别为94.4%(34/36)、78.9%(15/19)。组间比较，$P<0.05$。蔡进采用化痨汤(金银花、连翘、黄芩、白花蛇舌草、白芷、射干等)治疗颈部淋巴结核60例，与西药抗痨治疗的对照组60例进行比较，结果总有效率分别为96.7%(58/60)、85.0%(51/60)，组间比较，$P<0.05$。有关慢性皮肤溃疡的治疗详见专条。

2. 皮肤病

有关皮肤病的临床报道仍居中医外科文献数量之首，约占70%。王昊等探讨了竹黄颗粒剂Ⅱ号(柴胡、白芍药、当归、党参、生地黄、黄芩等)治疗银屑病的作用机制。应用免疫组化方法，观察了该药对患者外周血T细胞亚群的影响。发现该药可明显上调CD_3^+、CD_4^+，下调CD_8^+，并提高CD_4^+/CD_8^+比值，从而明显改善银屑病患者T细胞的免疫功能。金国军等用祛疣灵(黄芪、珍珠母、龙骨、大青叶、太子参、夏枯草等)治疗扁平疣42例，内服时留煎液少许，涂搽患处，至局部皮肤起红斑为宜。对照组28例口服西咪替丁与溶菌酶，外涂0.5%酞丁安擦剂。结果总有效率分别为73.8%(31/42)、39.3%(11/28)，组间比较，$P<0.01$。陈力等用清热凉血法治疗红斑鳞屑及皮炎类皮肤病200例，方用犀角地黄汤合清营汤加减，对照组135例口服扑尔敏，外用止痒药水。经治1个月，总有效率分别为94.0%(188/200)、67.4%(91/135)，组间比较，$P<0.01$。寇霄等观察了清热痤疮汤(野菊花、蒲公英、紫花地丁、金银花、虎杖、山楂等)抗炎及免疫抑制作用。发现该药可明显抑制2,4-二硝基氯苯(DNCB)致小鼠迟发型超敏反应及二甲苯致小鼠耳郭肿胀的炎症反应，能明显降低外周脾脏T淋巴细胞亚群(主要是CD_4^+)及免疫器官脏器指数。卢素萍等采用中药桃儿七酊剂外涂+免疫疗法治疗尖锐湿疣89例，治愈率为89.9%(80/89)，对照组单用激光+免疫疗法94例，治愈率为74.5%(70/94)，组间比较，$P<0.01$。周小平用止痒汤(黄柏、苦参、麦门冬、生地黄、赤芍药、蛇床子等)治疗神经性皮炎50例，总有效率为94.0%(47/50)，认为止痒汤可消除剧烈瘙痒及皮肤局限性苔藓样变。苏绍明运用朱丹溪活血润燥生津汤(当归、白芍药、熟地黄、天门冬、麦门冬、瓜蒌根等)治疗老年性皮肤瘙痒症96例，有效率为94.8%(91/96)，服药最少5剂，最多45剂。姜燕生等治疗阴茎固定性药疹90例，药用黄连、虎杖、马齿苋、牡丹皮，水煎后将阴茎包皮翻上，使皮损完全暴露，在药液中浸泡20 min，每日2次；对照组38例，浸泡于3%硼酸溶液中。经20 d治疗治愈率分别为69.2%(36/52)、52.6%(20/38)，总有效率分别为94.2%(49/52)、73.7%(28/38)，组间比较，$P<0.05$。赵万顺等治疗剥脱性角质松解症200例，内服掌风平胶囊(白蒺藜、生地黄、熟地黄、白鲜皮、地骨皮、山药等)，外用护掌膏(凡士林、石膏、朱砂、银朱等)；对照组100例以3%水杨酸软膏外涂。均以1周为1个疗程。结果显效率分别为86.5%(173/200)、16.0%(16/100)，总有效率分别为100%、75.0%(75/100)，组间比较，$P<0.01$。有关带状疱疹后遗神经痛、丹毒、湿疹、跖疣、脓疱疮、手足口病等的治疗，详见专条。

3. 乳腺病

乳腺病方面的报道大多集中在乳腺增生病、乳腺炎等方面。刘凡探讨了乳核消片(夏枯草、青皮、赤芍药、当归、漏芦、王不留行等)对大鼠乳腺增生病的影响。发现该方能抑制雌激素引起的大鼠乳房肿大,降低试验动物血清雌二醇含量,升高孕酮含量和促卵泡激素含量,可调节血液中雌、孕激素的相对平衡,能降低腺小叶数、腺泡数、腺泡腔直径、导管直径以及胞浆面积,改善乳腺结构。沈岚运用瓜蒌银花汤(瓜蒌、金银花、蒲公英、夏枯草、浙贝母、皂角刺等)内服,并药用苍术、大黄、黄柏、白芷、露蜂房等外敷治疗急性乳腺炎125例。结果治愈率为88.0%(110/125),总有效率为98.4%(123/125)。李湘奇等以肿节风注射液治疗急性乳腺炎98例。方法:停止哺乳,给予肿节风注射液10 ml加入0.9%氯化钠注射液250 ml静脉滴注,对照组50例予以青霉素800万U静脉滴注。两组均每日1次,7 d为1个疗程。结果总有效率分别为93.9%(92/98)、84.0%(42/50),组间比较,$P<0.05$。乳腺增生病的治疗,详见专条。

4. 肛肠病

有关痔、肛瘘、肛裂的临床报道占肛肠病方面文献的绝大多数。曹勇等采用补中益气汤加味治疗老年性内痔60例,对照组30例口服槐角丸。两组均以1个月为1个疗程。结果总有效率分别为98.3%(59/60)、80.0%(24/30),组间比较,$P<0.01$。郭颂铭观察了一清胶囊治疗痔、肛裂、直肠出血的临床疗效。将308例患者随机分为3组:一清胶囊组118例,云南白药组90例,安络血组100例。观察各组临床疗效及血浆比黏度、出血时间和凝血时间。结果:3组总有效率分别为89.0%(105/118)、60.0%(54/90)、44.0%(44/100),组间比较,$P<0.05$和$P<0.01$;并可使患者血浆比黏度有所增加,出血时间明显缩短($P<0.05$)。有关嵌顿痔、肛裂的治疗,详见专条。

5. 外周血管病

2002年12月中国中西医结合学会周围血管疾病专业委员会在郑州召开专题研讨会,经讨论认为糖尿病外周血管病宜定名为"糖尿病肢体动脉闭塞症"为妥,并公布了《糖尿病肢体动脉闭塞症诊断及疗效标准(草案)》,具有一定的代表性和权威性,对临床诊疗实践有重要指导意义。有关糖尿病足、血栓性浅静脉炎、血栓性深静脉炎和动脉硬化性闭塞症的治疗,详见专条。

6. 急腹症

方步武等动态观察了21例腹部外科患者术后外周血白细胞介素-6(IL-6)、新喋呤、降钙素基因相关肽(CGRP)、P物质(SP)、内毒素、一氧化氮(NO)、一氧化氮合酶(NOS)、脂质过氧化物(LPO)、总抗氧化能力(TAO)等指标的变化。实验表明腹部手术引起外周血IL-6、新喋呤和内毒素水平升高,术后SP降低可能影响肠功能,CGRP升高利于组织存活。NO降低可能与组织低灌注有关,术后LPO作用减弱,TAO也降低。刘本春等采用扶正理气汤(厚朴、当归、枳壳、青皮、木香、旋覆花等)直肠滴入治疗68例,对照组48例不采用任何措施。发现腹部术后胃肠功能恢复,治疗组明显优于对照组,组间比较,$P<0.01$。闻庆平等探讨了清胰汤(茵陈、栀子、大黄、芒硝、木香、柴胡等)在治疗重症急性胰腺炎时对急性肺损伤的保护机制。发现治疗组实验动物的血清内毒素、TNF、IL-6、氧自由基、肺湿重/干重比值均较模型组有明显改善($P<0.05$)。认为其作用机制可能是通过保护肠屏障,减少了细菌移位,降低血清中内毒素水平,防止过氧化损伤,纠正机体致炎和抗炎系统失衡等多方面机制而对肺脏起到全面保护作用。胆囊炎胆石症、肠梗阻、阑尾炎和阑尾周围脓肿的治疗,详见专条。

(陈红风 李永健)

【慢性皮肤溃疡的治疗与研究】

吴迎春等用长皮膏(炒乳香、炒没药、生白芷、煅炉甘石粉、血余炭、猪脂油等)治疗88例,每周换药1次,以1周为1个疗程。疮口面积<3 cm^{2}者53例,1个疗程后治愈率为60.2%(53/88);疮口深达2 cm、面积<6 cm^{2}者35例,2个疗程后治愈率为39.8%(35/88),总治愈率为100%。纪世宏治疗108例,治疗组60例用蜂蜜纱条(蜂蜜涂于纱布条上,厚度约1 mm。涂好后,放入带盖容器中,高温、高压灭菌消毒)将伤口用生理盐水清创后把备用的蜂蜜纱条敷于伤口上,外用无菌敷料包扎固定;对照组48例清创后用凡士林纱条。均1~3 d换纱条1次。结果治疗组和对照组痊

愈率分别为80.0%(48/60)、50.0%(24/48),总有效率为100%、81.3%(39/48),组间比较,$P<0.05$;治疗组在治疗时间与换药次数方面也均优于对照组,$P<0.01$。侯继凤等应用葛根白芷粉(葛根60 g,白芷40 g)治疗软组织慢性溃疡168例。创面先予抗感染处理,待炎症反应好转后,再用葛根白芷粉均匀地撒于创面上,根据溃疡创面情况,每隔1~3 d换药1次。结果16~59 d后痊愈率为93.5%(157/168),9例经换药肉芽新鲜后行植皮手术,总有效率为98.8%(166/168)。宋杨应用桂林西瓜霜(西瓜霜、黄连、黄芩、黄柏、贝母、冰片等)治疗69例,每2 d换药1次,直至治愈。结果治愈率为85.5%(59/69),总有效率为97.1%(67/69)。李浩杰等应用三黄膏(黄芩、黄柏、黄连、连翘、冰片、香油等)治疗120例,溃疡面积小者,用三黄膏做成纱条外敷,面积大者可直接把药膏薄摊于敷料上外敷,每日1次。结果治愈率为81.7%(98/120),总有效率为92.5%(111/120),疗程最长52 d,最短3 d,平均16 d。高文武等用自拟生肌散(紫草、大黄、黄芪、当归、白芷、冰片等)治疗创口不愈95例,对照组80例用灭菌生理盐水纱布覆盖,每日换药2次;分泌物减少后,改为每日换药1次;无分泌物,创面新鲜时,隔日换药1次。10 d为1个疗程。结果治疗组与对照组治愈率分别为88.4%(84/95)、56.3%(45/80),总有效率分别为98.9%(94/95)、88.8%(71/80),组间比较,$P<0.01$。王守民等根据疮面大小分为4型:Ⅰ型溃疡面积<1 cm^2,Ⅱ型溃疡面积1~16 cm^2,Ⅲ型溃疡面积16~64 cm^2,Ⅳ型溃疡面积>64 cm^2。用糖芪合剂(生黄芪100 g,生甘草20 g,50%葡萄糖注射液160 ml)外敷治疗306例,取稍大于溃疡面积无菌纱布2~3层,用药液浸透,覆盖在溃疡面上,2~3 d换药1次;对照组100例用祛腐生肌散(天津疮疡研究所研制)和凡士林纱条常规换药。结果:Ⅰ型治疗组与对照组治愈率分别为100%、81.8%(27/33),Ⅱ型分别为99.2%(129/130)、79.5%(31/39),Ⅲ型分别为84.2%(64/76)、54.2%(13/24),Ⅳ型分别为41.7%(5/12)、25.0%(1/4),组间比较,$P<0.05$。唐驭涛等将10个煮熟草鸡蛋,熬出蛋黄油,再加入麻油250 g,紫草50 g,加热至沸,冷却后放置一昼夜,用纱布过滤,再加入研细的炉甘石30 g,冰片15 g,血竭20 g,轻粉20 g,调匀装瓶,高压灭菌。常规消毒清洗创面后,以蛋黄油直接涂在创面上,以暴露为佳,或用蛋黄油制成油纱条,外敷创面,再用无菌纱布包扎,每日或隔日1次。治疗期间,嘱患者抬高患肢,一般不用抗生素。经治68例,均愈。换药最少18次,最多76次,平均37次。疗程最长96 d,最短21 d,平均63 d。刘刚等将46例(50个溃疡面)随机分成两组,其中治疗组28例(32个溃疡面),对照组18例。分别以阿魏酸钠(由川芎、当归的有效成分组成)加凡士林及单用凡士林换药,观察两组溃疡面pH值变化、肉芽生长情况及溃疡愈合时间的差异。经治疗2周后治疗组pH值显著低于对照组,肉芽生长情况明显优于对照组,组间比较,均$P<0.05$;4周时治疗组治愈率明显高于对照组,溃疡愈合时间较对照组提前12 d,组间比较,$P<0.05$。

贾利辉等治疗79例,用外洗方:黄柏、蒲公英、苦参、当归、牛膝、锡类散等,充分浸泡患处20 min;再用ECO-1000型微波综合治疗仪治疗。患者取平卧位,暴露患处。辐射器为圆柱形体外探头,辐射直径10 cm,辐射器距疮面约5 cm,功率20~40 W,以患者感到温热舒适为度。每次20 min。均每日1次。对照组74例常规外科换药。结果治疗组治愈率为79.8%(63/79),总有效率为94.9%(75/79);对照组治愈率为56.8%(42/74),总有效率为75.7%(56/74),组间比较,$P<0.05$。

(李 斌 肖秀丽)

【创面愈合的治疗】

李浩杰等采用自制三黄膏(黄芩、黄连、黄柏、连翘、冰片、香油等)外敷治疗体表慢性溃疡120例,每日1~2次。结果治愈率为81.7%(98/120),总有效率为92.5%(111/120)。疗程最长52 d,最短3 d。王春光等治疗下肢静脉曲张性溃疡56例,予双氧水、生理盐水清洁创面后,将消疮液(大黄、黄芩、黄柏、红花、马齿苋、黄芪等)喷涂创面,无菌纱布包扎,结果治愈率为92.9%(52/56),总有效率为98.2%(55/56)。其中1个月内治愈25例,1~2个月治愈23例,>2个月治愈4例。蔡立民等采用创面灵(紫珠草、大黄、黄柏、白及、白蔹、儿茶等)治疗感染性疮面50例,并与45例采用雷佛奴尔治疗作对照,结果:治愈率分别为80.0%(40/50)、44.4%(20/45),总有效率分别为98.0%(49/50)、80.0%(36/45),组间比较,$P<0.01$;两组感染创面愈合时间,组间比较,

$P<0.01$。吴迎春用祖传长皮膏(炒乳香、炒没药、生白芷、煅炉甘石粉、血余炭、猪脂油、蜂蜡等)治疗难愈性皮肤溃疡88例,其中烧伤后残留疮面31例,外伤和术后创口感染所致者51例。每日换药1次,经1周治疗,治愈率为60.2%(53/88),2周治愈率为39.8%(35/88),总有效率为100%。沈勇灵等在常规消毒伤口周围皮肤后,用愈伤液(冰片、蜈蚣、麝香、三七、蒲黄等)纱布覆盖创面或插入窦道,每2日换药1次。治疗感染伤口36例,经1～5周治疗,全部治愈。平均治愈时间(3.21±1.82)周,经过半年至3年随访无复发,无不良反应。

贾利辉等采用黄柏、蒲公英、苦参、当归、牛膝、锡类散等外洗加微波治疗臁疮79例,每日1次;对照组74例用0.1%雷夫诺尔纱条外敷。两组均以20 d为1个疗程。结果治愈率分别为79.7%(63/79)、56.8%(42/74),总有效率分别为94.9%(75/79)、75.8%(56/74),组间比较,$P<0.01$。

纪世宏治疗108例延期愈合性伤口,病程24 d至12个月,平均3.6个月。其中外伤性伤口62例,切口感染30例,慢性溃疡12例,小面积皮肤烧伤4例。根据入院时间分为治疗组60例和对照组48例。治疗组用生理盐水清创后把蜂蜜纱条敷于伤口上,外用无菌敷料包扎。1～3 d换蜂蜜纱条1次。全身用药按常规,合并其他疾病给予相应治疗。对照组用凡士林纱条敷于伤口上,其他治疗同治疗组。结果:总有效率分别为100%和81.3%(39/48),组间比较,$P<0.05$;在治疗时间与换药次数方面均以治疗组为优,组间比较,$P<0.01$。左亮等将手术切口积液及感染患者172例(包括急性阑尾炎、急性胆囊炎、消化道穿孔、胃癌、直肠癌、乳房术后血肿等)。随机分为治疗组81例和对照组91例。对照组用抗生素加服灭滴灵,应用3～5 d。或加切口局部敞开引流。治疗组在对照组治疗的基础上加芒硝晶体($100\ g/cm^2$左右,装入棉织布袋中)于切口局部(不敞开切口)外敷,超出切口2 cm,每日不少于6 h,并每日更换,直至拆线(无效除外)。两组均治疗原发病,抗生素用头孢Ⅱ、Ⅲ等。结果治疗组与对照组痊愈率分别为80.0%(65/81)、14.0%(13/91),组间比较,$P<0.01$;平均住院时间分别为11 d和21 d。

(刘晓鸫)

【糖尿病足坏疽的治疗】

阙华发等指出糖尿病足坏疽的急性发作期证属湿热毒盛证,治以清热利湿解毒,活血消肿止痛,方用四妙勇安汤合四妙丸加减。以大剂清热利湿解毒之品,祛邪保津养阴,迅速截断扭转病势,并兼顾扶正活血。缓解期证属湿滞络阻证,治以清热利湿,和营托毒。清热利湿解毒之品递减并渐停,扶正和营托毒之品渐增。恢复期证属气虚血瘀证,治以益气活血,托里生肌,使气血充盈,托毒外达。方用补阳还五汤合人参养荣汤加减。“虚”是发病的根本,“瘀”为发病的关键,湿热火毒之邪蕴结为发病重要条件。并认为合理及时的外治是治疗糖尿病足、降低高位截肢和致残的关键。阙氏等以及时切开引流、保持引流通畅为度,一般不必将腐肉变性组织完全清除,可根据糖尿病足发展的不同时期选择外敷法、切开引流法、浸渍疗法、祛腐生肌法、拖线法、垫棉绷缚法、冲洗疗法、蚕食疗法、截趾术。湿性坏疽根据创面情况或细菌培养及药敏试验,局部可用抗菌药物浸泡或中药煎液湿敷以控制感染,使湿性坏疽转为干性坏疽。在感染控制、坏疽由湿性变成干性、坏死界限清楚时,才可行“蚕食”法清除坏死组织,促进疮口愈合;脓腐脱尽,予生肌散、白玉膏、冲和膏、复黄生肌愈创油膏、垫棉绷缚法等。经治71例,痊愈率为60.6%(43/71),显效率为23.9%(17/71),总有效率为90.1%(64/71);平均痊愈时间为(94.6±69.3)d;截肢率为2.8%(2/71)。石宝营等治疗62例,均以药物控制血糖,并按辨证分为阴寒内盛、气血凝滞和湿热蕴结、络脉不通两型。阴寒内盛者药用制附子、桂枝、红花、川芎、水蛭、穿山甲等;湿热蕴结者药用蒲公英、紫花地丁、金银花、黄连、黄柏、水蛭等。每日1剂,早晚2次分服。对照组20例口服活血通络胶囊,每次2粒,每日3次;654-2片每次10 mg,每日3次。结果治疗组显效率为53.2%(33/62),总有效率为95.2%(59/62),对照组显效率为35.0%(7/20),总有效率为75.0%(15/20)。

曹永泉采用效方肤愈散(大黄、络石藤、地骨皮、制炉甘石、当归、黄连等)治疗36例,当Ⅰ期溃疡时,生理盐水冲洗后用胰岛素、庆大霉素涂于创面,将肤愈散均匀敷于患处,隔日换药1次;Ⅱ期溃疡时,行清创除去坏死组织后双黄连冲洗,创面用庆大霉素、胰岛素均匀喷洒,用肤愈散均匀敷于患处,每日换药1次;Ⅲ期溃疡则行清创除去坏死组织后用灭滴灵冲洗，予盐水纱条引流，肤愈散敷于溃疡面上，每日换药2次。结果痊愈率为55.6%(20/36)，显效率为19.4%(7/36)，总有效率为88.9%(32/36)。于福源等治疗31例，将生大黄、丹参、黄柏、生黄芪、当归、金银花等碾末，清创后依据创面大小将适量药末用芦荟汁调和成糊状，均匀涂抹于创面，每日换药1次。结果痊愈率为90.3% (28/31)，总有效率为96.8%(30/31)，无效1例为并发跟骨骨髓炎患者。倪淑红等共治60例，治疗组30例采用局部常规外科清创，用补阳还五汤煎剂(黄芪120 g，当归尾、赤芍药、川芎、桃仁、地龙各9 g，红花10 g)纱布湿敷患处1 h，同时给予红外线局部照射，每日3次。对照组30例在常规处理的基础上采用1∶5 000呋喃西林液换药法，每日3次。疗程均为15 d。结果治疗组和对照组治愈率分别为6.7%(8/30)、13.3%(4/30)，总有效率分别为93.3%(28/30)、70.0%(21/30)，组间比较，$P<0.05$。

五妙水仙膏具有消炎、解毒、祛腐生新等功效。黄淑云等将60例随机分为治疗组30例，采用五妙水仙膏局部清创，祛除坏死的感染组织；对照组30例采用无菌剪刀修剪坏死组织后清创。然后两组用同一方法局部换药治疗。结果治疗组与对照组显效率分别为96.7%(29/30)、46.7%(14/30)，总有效率分别为100%、66.7%(20/30)，治疗组疗效明显优于对照组。

秦海等介绍了唐汉钧治疗糖尿病足溃疡的经验，认为阴虚燥热固然是糖尿病发病过程中的重要病机，但脾虚也是重要病机之一。以《素问·奇病论》提出的"治之以兰"为原则，采用芳香醒脾化浊、清热解毒之品，专为糖尿病足溃疡而设化浊降糖方(苍术、薏苡仁、白花蛇舌草、鹿衔草各15 g，石菖蒲、黄芩、金银花各12 g，苦丁茶、厚朴、白术、姜半夏、陈皮、苏梗各9 g，砂仁、黄柏各6 g)，取效良好。

(樊建开　仇　菲)

【跖疣的治疗】

曹毅等以消疣糖浆(灵磁石、龙骨、牡蛎、忍冬藤、当归、郁金等)治疗多发性跖疣100例，每次15 ml口服，每日3次，1周为1个疗程。结果痊愈率为68.0%(68/100)，总有效率为88.0%(88/100)。痊愈者中服药时间最短1个疗程，最长8个疗程。汪玉梅等用消疣汤(木贼、香附、丹参、紫草、板蓝根、贯众等)治疗56例，每剂煎3次，前2次共煎500 ml，每次15～30 ml，每日2次，10 d为1个疗程。结果痊愈率为96.4%(54/56)，总有效率为100%。王热闹等以跖疣汤(白芍药、当归、炙首乌、生牡蛎、灵磁石、代赭石等)治疗多发性跖疣32例，每日1剂，水煎分2次服；外用洗疣方(生牡蛎、土贝母、夏枯草、莪术、红花、香附等)熏洗局部，每次20 min，每日2次。连用4～6周，痊愈率84.4%(27/32)，总有效率为100%，其中3例用药后10 d内皮损全部消退。杨莉等治疗多发性跖疣40例，药用板蓝根、败酱草、马齿苋、生薏仁、赤芍药、紫草等，并随证加减。每日1剂，水煎服；药渣煎汤泡脚，每日最少1 h，20 d为1个疗程。结果痊愈率为72.5% (29/40)，显效率10.0%(4/40)，总有效率为92.5%(37/40)。

曾秋妹等以狼毒方(狼毒、鹤虱、花椒、马齿苋、大青叶、板蓝根等)治疗31例，煎液热熏患处，冷却后浸泡并涂擦患处，每日1～2次，每次30 min；对照组24例用20%甲醛溶液外涂，每日2次，每次2～3 min。均以2个月为1个疗程。结果治疗组与对照组痊愈率分别为58.1%(18/31)、29.2%(7/24)，总有效率分别为90.3%(28/31)、66.7%(16/24)，组间比较，$P<0.05$。一年后随访，治疗组痊愈的18例中，3例复发，经继续用狼毒方外洗后痊愈；对照组痊愈的7例中6例复发。牛秀云等以地红油膏(地骨皮、红花、薏苡仁按2∶2∶1比例研极细末，配适量麻油)外敷治疗65例，每24 h更换1次，7 d为1个疗程；对照组40例应用鸡眼膏，用法同治疗组。结果治疗组痊愈率95.4%(62/65)，对照组为50.0%(20/40)，组间比较，$P<0.01$。陶茂仙等将105例患者先用自制鸡眼散封包去除疣体，至基面光滑平整。再分为治疗组70例，以消疣方(木贼草、牡蛎、龙骨、板蓝根、皂角刺、苦参等)煎液浸泡，每日1次，每次30 min；对照组35例不用任何药物。均观察3个月。结果治疗组与对照组复发率分别为8.6%(6/70)、31.4%(11/35)，组间比较，$P<0.005$。石海禄等治疗76例，将艾叶200 g加水300 ml煎至200 ml时，再加白矾100 g溶化即成。浸泡患处，每日2次，每次30 min。1剂用3 d，连续用药12 d。结果全部治愈，其中3～8 d治愈54例，9～12 d治愈22例。

冯国强以祛疣方(马齿苋、牡蛎、灵磁石、珍珠母、大青叶、露蜂房等)为主治疗多发性跖疣36例，水煎服，药渣再煎汤浸足，每日1次，连用2个月为1个疗程,同时每周3次肌肉注射斯奇康注射液,每次1 ml,连用6周。结果痊愈率30.6%(11/36),总有效率83.3%(30/36)。江丽芬等将多发性跖疣92例分成3组,Ⅰ组30例单纯药用板蓝根、大青叶、穿山甲、当归、赤芍药、红花等煎液浸足,每日1次,每次30 min,10 d为1个疗程,连用3个疗程;Ⅱ组31例取平阳霉素干粉剂8 mg,以2%利多卡因6 ml稀释后于疣体基底部进行注射;Ⅲ组31例用平阳霉素注射后加上述中药浸泡治疗。结果Ⅲ组与Ⅰ组的痊愈率分别为74.2%(23/31)、46.7%(14/30),总有效率分别为100%、80.0%(24/30),组间比较,$P<0.05$;Ⅲ组疣体脱落时间为(13.4±3.5)d,较Ⅱ组(17.6±4.5)d为优,组间比较,$P<0.001$。马玉昕等治疗94例,治疗组53例予唯尔本注射液1 ml肌肉注射,隔日1次,同时以30%补骨脂酊涂擦患处;对照组41例只用30%补骨脂酊涂擦患处。均每日2次,4周为1个疗程。结果显效率分别为11.3%(6/53)、34.1%(14/41),总有效率分别为96.2%(51/53)、73.2%(30/41),组间比较,均$P<0.01$。林德儒治疗多发性跖疣40例,先液氮冷冻后,再药用薏苡仁、贯众、板蓝根、木贼、白花蛇舌草、穿山甲等煎液浸足,每日1次,每次20 min,10 d为1个疗程,连用2个疗程;对照组39例只用中药浸足。结果痊愈率分别为77.5%(31/40)、56.4%(22/39),总有效率分别为95.0%(38/40)、76.9%(30/39),复发率分别为5.0%(2/40)、17.9%(7/39),组间比较,$P<0.05$。

(顾敏婕　李咏梅)

【手足口病的治疗】

王力文指出,在1997～2000年之间,一场儿童流行性疾病在台湾、马来西亚、新加坡、香港等地传播,这就是手足口病。此病最近才被医学界公认。因为它与偶蹄兽(牛羊猪等)的口蹄症的症状颇为相似,又名“口蹄瘟”。

王培养将500例手足口病患儿分为治疗组和对照组各250例。所有病例均予退热、补充维生素等对症治疗。治疗组加用莪术油注射液每日5～10 mg/kg,每日1次,静脉滴注,疗程3 d;对照组加用利巴韦林颗粒口服,每日15～20 mg/kg,每日3次,疗程5 d。结果治疗组和对照组显效率分别为62.4%(156/250)、34.0%(85/250),总有效率分别为96.0%(240/250)、85.6%(214/250),组间比较,均$P<0.01$。

张南等以金兰合剂(金线莲、板蓝根、大青叶、蒲公英、薏苡仁、金银花等)治疗68例,对照组56例口服利巴韦林或肌肉注射病毒唑。结果治疗组和对照组显效率分别为62.4%(63/68)、34.0%(32/56),总有效率分别为100%、89.3%(32/56);热退天数分别为(1.37±0.29)d和(2.96±0.32)d;疹消天数为(2.98±0.66)d和(3.84±0.12)d。组间比较,均$P<0.05$。张民肃用解毒泻心汤(黄连、竹叶、黄芩、黄柏、栀子、大青叶等)治疗30例,对照组26例口服病毒唑、利巴韦林,重症者同时予静脉滴注青霉素或先锋霉素Ⅴ号。两组均以5 d为1个疗程。结果治疗组和对照组痊愈率分别为80.0%(24/30)、61.5%(16/26),总有效率分别为100%、92.3%(24/26)。组间比较,均$P<0.05$。秦英等药用生石膏、金银花、藿香、白鲜皮、牛蒡子、薄荷等治疗100例,均愈。其中服2～3剂治愈76例,4～6剂治愈24例。高慧等用清利解毒方(金银花、连翘、黄芩、知母、车前子、赤芍药等)治疗200例,每日1剂,分3次服。4 d为1个疗程。结果治愈率为80.5%(161/200),总有效率为98.5%(197/200)。

周慧贞用清开灵注射液加入10%葡萄糖注射液100 ml中静脉滴注,配合口服大青叶、黄芩、连翘、大黄、竹叶、薄荷等辨证加减治疗44例,每日1次,3 d为1疗程。结果痊愈率为95.5%(42/44),总有效率为100%;病程3～7 d,平均5 d。孙世玲应用双黄连注射液1 ml/kg治疗50例,对照组40例用利巴韦林注射液10～15 mg/kg,均加入5%葡萄糖溶液中静脉滴注,每日1次,连用5 d。结果治疗组和对照组显效率分别为82.0%(41/50)、25.0%(10/40),总有效率分别为96.0%(48/50)、67.5%(27/40),治疗组均明显优于对照组。桂贞治疗86例,无发热或低热为轻者,用双黄连口服液,每次10 ml,每日3次;体温≥38.5℃为重者,静脉滴注双黄连,60 mg/kg,每日2次。外用桂林西瓜霜喷剂。结果治愈率为81.4%(70/86),总有效率为100%。

郭仲之等以中西医结合治疗42例,并设对照组38例。对照组予病毒灵、维生素C常规量口服,治疗组在此基础上加用泻黄透疹方(藿香、金银花、生薏苡仁、石膏、防风、蝉蜕等)。结果治疗组患儿在发热消退时间、手足疱疹消退时间及总病程方面均较对照组为优,组间比较,$P<0.05$。

(王宪英)

【脓疱疮的治疗】

任仰成以自制乳没膏(乳香、没药、猪油)外涂疮面治疗脓疱疮102例,结果1~3 d治愈14例,4~6 d治愈50例,7~9 d治愈35例,总有效率97.1%(99/102)。魏家秀等用清热解毒汤(金银花、连翘、牡丹皮、苍术、萆薢、黄柏等)浸浴,每日2次,每次10 min;擦干身体后再用消毒棉棒将小儿消湿粉(石膏、青黛、紫草、黄柏、黄芩、大黄等)涂于患处,每日3~4次。结果治愈率为81.7%(49/60),总有效率为95.0%(57/60);浴剂最多6剂,最少2剂;涂剂最多4剂,最少1剂。范华云用三黄石膏油膏(生大黄、黄柏、黄连、煅石膏、菜油)治疗31例,并以百多邦软膏治疗为对照组33例。两组均外擦患处,每日3次,5 d为1个疗程。结果总显效率分别为96.8%(30/31)、78.8%(26/33),组间比较,$P<0.05$。

赵瑞卿等将102例患儿随机分为两组,每组51例。两组均根据病原学检查及药敏试验选用敏感抗生素静脉滴注,局部外用百多邦软膏,同时每隔2~3 h用50%酒精溶液涂抹疱疹四周皮肤,以减少自体扩散的机会。观察组在此基础上予以夏枯草200 g煎汤洗浴。治疗组与对照组平均住院天数分别为(3.64±0.93)d、(6.1±1.37)d,组间比较,$P<0.01$。金再华治疗58例,用乐频清胶囊(冰片、人工牛黄、黄芩、猪胆汁等,又名珍黄丸)内服,每次1粒,每日3次,配合百多邦软膏局部外涂,每日3次,5 d为1个疗程。结果均愈。杨利国用复方绿利膏(绿药膏、利福平粉、次硝酸铋粉、维生素B_2粉、牛黄消炎片粉按比例配制成膏)治疗50例,治愈率100%。刘利红药用金银花、野菊花、蒲公英、苦参、紫草、茵陈等煎水外洗,每日2次,配合百多邦软膏局部外涂,每日3次,5 d为1个疗程。结果治愈率90.8%(109/120),显效率9.2%(11/120),总有效率100%。黄俊勇等治疗59例,并随机设立对照组20例,予青霉素钠每日5~10万U/kg,分2次静脉滴注;体温≥38.5℃者口服小儿泰诺林滴剂。治疗组39例在西医常规治疗基础上加用疮疡外洗液(金银花、连翘、败酱草、野菊花、蒲公英、紫花地丁等),每日1剂,每日洗2次。结果治疗组与对照组总有效率分别为97.4%(38/39)、85.0%(17/20),组间比较,$P<0.05$。潘桂治疗多发性脓疱疮300例,药用金银花、连翘各10 g,煎水外洗;氯霉素注射液1 g和地塞米松注射液10 mg,混合外擦。3 d为1个疗程。结果全部有效,1个疗程治愈率为28.7%(86/300),2个疗程治愈率为64.3%(193/300),3个疗程治愈率为7.0%(21/300)。

(李永健)

【下肢丹毒的治疗】

张桂芳用外敷大青膏(大青叶、乳香、没药、黄柏、五倍子、芙蓉叶等)治疗下肢丹毒83例,每日换药1次,7 d为1个疗程,配合清解汤(金银花、蒲公英、紫花地丁、土茯苓、板蓝根、赤芍药等)内服。用药2个疗程后,治愈率为77.1%(64/83),总有效率为95.2%(79/83)。王辉治疗168例,以南通蛇药片10片,六神丸20粒,共溶于适量米醋,调成糊状外敷患处;同时内服南通蛇药片和六神丸。对照组152例用青霉素静脉滴注,皮损处用50%硫酸镁湿敷。结果显效率分别为75.0%(126/168)、0,总有效率分别为100%、72.4%(110/152),组间比较,$P<0.05$。吉久春用清解散(大黄、黄柏、紫花地丁、蒲公英、石膏、青黛等)研细末,陈醋调敷患处,配合清热解毒药:金银花、连翘、玄参、牛膝、茯苓、赤芍药等内服。经治36例,全部治愈,疗程最短者5 d,最长者15 d。要武用消丹饮(白花蛇舌草、露蜂房、紫花地丁、虎杖、土茯苓、黄柏等)治疗85例,每剂的第1、2煎早晚口服,第3次用纱布包药渣再加水煎煮,用药包浸药汁反复湿敷患处。结果治愈率69.4%(59/85),总有效率92.9%(79/85)。皮先明用清血汤(蒲公英、紫花地丁、蚤休、金银花、丹参、赤芍药等)治疗52例,第1、2煎内服,第3煎药汁湿敷皮损局部。对照组20例用青霉素静脉滴注,皮损处用50%硫酸镁湿敷。均以7 d为1个疗程。结果痊愈率分别为86.5%(45/52)、50.0%(10/20),总有效率分别为100%、85.0%(17/20)。

倪正等抗下肢丹毒复发治疗45例,口服三妙丸,每次6 g,每日3次;对照组22例用苄星青霉素肌肉注射,120万U,1次/月。均连续用药2个月。结果临床痊愈率64.4%(29/45)、4.5%(1/22),总有效率分别为88.9%(40/45)、18.2%(4/22),组间比较,$P<0.01$。

龚凯等报道西药组30例,用青霉素静脉滴注和50%硫酸镁湿敷,每日1次;结合组30例在西药组治疗的基础上,用金黄散(黄柏、大黄、姜黄、天南星、苍术、白芷等共研细末,醋调成糊状)箍围外敷,每日1次。结果结合组在疼痛缓解、体温恢复正常、消肿、白细胞恢复正常,及痊愈时间方面均优于西药组,组间比较,$P<0.01$;随访1年,复发率较西药组为显著,组间比较,$P<0.05$。史雅仙治疗50例,以马翘洗剂(马齿苋、连翘)煎汤熏洗,内服丹银汤(丹参、银花藤、鸡血藤、赤芍药、川芎、连翘等);加用青霉素、复方丹参注射液静脉滴注。对照组50例单纯用青霉素静脉滴注,并局部湿敷0.1%雷夫奴尔。疗程均为2周。结果治愈率分别为58.0%(29/50)、24.0%(12/50),组间比较,$P<0.01$;复发率分别为14.0%(7/50)、32.0%(16/50),组间比较,$P<0.05$。王慧穆将60例随机分成两组。治疗组30例在青霉素静脉滴注的基础上,加用萆薢渗湿汤合五神汤内服外洗;对照组30例单纯用抗生素。结果痊愈率分别为90.0%(27/30)、66.7%(20/30),总有效率分别为100%、80.0%(24/30),组间比较,$P<0.05$。

(樊建开　唐　英)

【湿疹的治疗与研究】

郭英军等以清热利湿汤(龙胆草、黄芩、当归、生地黄、车前子、柴胡等)内服治疗108例,对照组93例口服西替利嗪。结果两组总有效率分别为97.2%(105/108)、76.3%(71/93),组间比较,$P<0.001$;随访3个月,复发率分别为3.7%(4/108)、10.8%(10/93),组间比较,$P<0.01$。张旭用黄柏胶囊治疗60例,每日3次,每次3粒;对照组60例口服敏迪,每日2次,每次60 mg。均以1周为1个疗程,急性、亚急性患者服用2个疗程,慢性患者4个疗程。结果痊愈率分别为28.3%(17/60)、8.3%(5/60),显效率分别为46.7%(28/60)、23.3%(14/60),总有效率分别为93.3%(56/60)、81.7%(49/60),组间比较,$P<0.01$。

崔秀梅等将湿热浸淫证湿疹患者125例分成两组,治疗组65例口服湿疹消冲剂(蛇莓、苦参、白鲜皮、徐长卿、生白术、野菊花等),同时配合外用湿疹消煎剂(蛇莓、苦参、白鲜皮、穿心莲、野菊花、珍珠母等)浸洗,外涂湿毒膏;对照组60例口服西替利嗪,外涂可的松软膏。均每日3次,疗程为4周。结果治疗组总有效率为90.8%(59/65),对照组为81.7%(49/60),组间比较,$P<0.01$。欧柏生等随机将急性湿疹120例分两组,治疗组60例内服石蓝草汤(生石膏、板蓝根、车前草、生地黄、马齿苋、六一散等),取适量煎液湿敷患处;对照组60例内服龙胆泻肝汤,取适量煎液湿敷患处。每次15 min,每日2次。15剂为1个疗程。结果总有效率分别为96.7%(58/60)、80.0%(48/60),组间比较,$P<0.01$。卜静波等治疗异位性湿疹42例,口服四物汤加味(当归、白芍药、川芎、熟地黄、生地黄、党参、甘草等),并用白鲜皮、桃仁、防风、金银花、苦参、地肤子等外洗。对照组25例口服扑尔敏,外涂皮康霜。结果总有效率分别为90.5%(38/42)、60.0%(15/25),组间比较,$P<0.01$。

石红乔采用湿疹1号洗方(苍术、黄柏、苦参、鱼腥草、生地榆、马齿苋等)治疗婴儿湿疹78例,每次5～10 min,每日2～3次;皮肤干燥无渗出后外涂优裂霜。5 d为1个疗程,2个疗程后统计疗效。结果痊愈率为85.9%(67/78),总有效率为97.4%(76/78)。方晴等观察了60例急慢性湿疹,治疗组和对照组均为30例,两组中急性、亚急性、慢性患者分别为10例。急性期治疗组用复方苦参洗剂(苦参、野菊花、黄柏、黄芩、黄连、蛇床子等)冷湿敷或外洗,对照组用3%硼酸溶液冷湿敷,每次20 min,每日3～5次,疗程均为3 d;亚急性期分别用湿疹散(煅石膏、寒水石、硫磺、炉甘石等)与锌氧油调配而成和自制锌氧油,涂于患处,每日2～3次,疗程均为1周;慢性期分别用湿疹散与香油调和而成和醋酸去炎松尿素软膏外涂,每日1～2次,疗程均为3周。结果治疗组与对照组显效率分别为63.3%(19/30)、23.3%(7/30),组间比较,$P<0.01$。急性期和亚急性期显效率,组间比较,均$P<0.05$,而慢性期显效率均等。卓雄珍则将慢性湿疹患者随机分成治疗组37例,治以清热祛湿止痒,佐以活血祛瘀,采用苦参汤(苦参、生地黄、白鲜皮、黄柏、蛇床子、地肤子等)外洗,再配合复方丹参注射液16 ml静脉滴注;对照组36例则内服赛庚啶、特非那丁,外用去炎松-尿素软膏治疗,3周后进行比较。结果治疗组总有效率为94.6%(35/37),对照组为80.6%(29/36),组间比较,$P<0.01$。王翔等用苦肤泡袋(苦参、地肤子、蛇床子、白鲜皮、野菊花、黄柏等)外洗,再外涂益富清乳膏治疗52例,对照组39例只用益富清乳膏外涂。均每日2次,连用1周。结果治疗组与对照组治愈率分别为51.9%(27/52)、20.5%(8/39),总有效率分别为92.3%(48/52)、87.2%(34/39),组间比较,$P<0.01$。

姜志业以雷公藤煎剂(雷公藤200 g,加水1 000 ml,煎至500 ml,煮沸30 min,过滤置冷)用四层纱布冷湿敷治疗婴幼儿湿疹45例,每日2～3次,每次15～20 min。半月为1个疗程。结果痊愈率为71.1%(32/45),总有效率为97.8%(44/45)。赵颖等采用黑油膏(紫草、蒲公英、野菊花、黄柏加红霉素软膏、二甲亚砜)外敷治疗102例婴幼儿湿疹,对照组100例用维肤膏与黑豆馏油软膏交替外涂。1周为1个疗程,连续2个疗程。结果治疗组总有效率97.1%(99/102),对照组为83.0%(83/100),组间比较,$P<0.01$。林绍琼等将150例小儿湿疹随机、单盲法分为治疗组100例,用白矾散加味浴液(白矾、硫磺、黄连、雄黄、蛇床子、马齿苋等),对照组50例用盐水浴液(盐液浓度为1/1 000)治疗。均每日1次,每次30 min,7 d为1个疗程。结果总有效率分别为92.0%(92/100)、88.0%(44/50),组间比较,$P<0.01$。

潘祥龙等探讨了抗炎一号注射液(由蒲公英、白花蛇舌草、苍耳子等)治疗急性湿疹的作用机制。24只SD大鼠采用被动皮肤过敏反应方法造模,随机分成3组:治疗组8只用抗炎一号注射液;对照组8只用双黄连粉针剂;造模组8只不用药。腹腔注射用药治疗1周后,观察各组致敏部位的伊文思蓝斑情况和血中血栓烷B_2及6-酮前列素的水平。结果模型大鼠的伊文思蓝斑直径最大,正常大鼠则无蓝斑。治疗组和对照组中以治疗组的蓝斑直径最小。模型大鼠血中两指标水平显著高于正常大鼠,由此推论抗炎一号可降低血栓烷B_2及6-酮前列素水平,是治疗急性湿疹的机制之一,有较好的抗炎和调节炎症介质作用。

(李 斌 李福伦)

【带状疱疹神经痛的治疗】

李俊松等用活络效灵丹加味(当归、丹参、乳香、没药、全蝎、威灵仙等)治疗30例,对照组19例口服卡马西平片,每次100 mg,每日3次。结果治愈率分别为60.0%(18/30)、31.6%(6/19),总有效率分别为100%、89.5%(17/19),组间比较,$P<0.05$。陈俊波等将104例患者随机分为治疗组53例,内服清肝活血汤(炒柴胡、黄芩、茵陈、板蓝根、重楼、丹参等)随证加味;对照组51例肌肉注射维生素B_1 100 mg,维生素B_{12} 250 mg,每日1次。两组均连续用药10 d。结果总有效率分别为88.7%(47/53)、47.0%(24/51),组间比较,$P<0.01$。马保华等用小金丸(制马钱子、制草乌、制乳香、制没药、五灵脂、当归等)治疗44例,每日2次,每次10丸。对照组40例口服卡马西平片。疗程均为10 d。结果总有效率分别为86.4%(38/44)、62.5%(25/40)。王启君治疗87例用全蝎粉,2 g/次,每日2次;对照组42例口服消炎痛25 mg,维生素B_1 20 mg,每日3次,同时肌肉注射维生素B_{12} 500 mg,每日1次。两组均治疗30 d。结果治愈率分别为71.3%(62/87)、47.6%(20/42),总有效率分别为94.3%(82/87)、76.2%(32/42),组间比较,$P<0.01$。南喜连等自拟四妙全虫汤(金银花、玄参、当归、生甘草、全蝎、生地黄等)随证加减治疗46例,10 d为1个疗程,2个疗程内痊愈率71.7%(33/46),总有效率89.1%(41/46)。李秀红采用益气活血法治疗老年带状疱疹后遗神经痛30例,自拟益气活血方(生黄芪、瓜蒌、丹参、当归、赤芍药、桃仁等)随症加减。对照组30例口服消炎痛25 mg,每日3次,并肌肉注射维生素B_1 20 mg,维生素B_{12} 200 mg,每日1次。治疗半个月后,总有效率分别为93.3%(28/30)、76.7%(23/30),组间比较,$P<0.01$。

张翠月治疗本病86例。辨证分为3型:湿热火毒型药用龙胆草、蚤休、木通、黄芩、生地黄、柴胡等;气滞血瘀型药用桃仁、红花、鸡血藤、延胡索、川楝子、香附等;气血亏损型药用黄芪、党参、白术、茯苓、当归、酸枣仁等。并用疱疹油(炉甘石、氧化锌、滑石粉、冰片、蓖麻油)外擦按摩,每日2~3次。结果痊愈率为83.7%(72/86),总有效率为96.5%(83/86)。梅贤文治疗36例,内服止痛方(当归、丹参、白芍药、柴胡、白术、延胡索等),外涂止痛酊(雄黄、枯矾、冰片、鲜柿子和75%酒精浸泡),15 d为1个疗程,连用3个疗程,痊愈率为94.4%(34/36)。

娄卫海等治疗老年糖尿病患者带状疱疹后遗神经痛63例。对照组22例常规口服阿昔洛韦0.2 g,每日5次,用至疱疹消退。观察组41例除上述方法外,按辨证分为肝火型、脾湿型、肝郁型,分别服用龙胆泻肝汤、除湿胃苓汤、逍遥散或桃红四物汤加减。在疼痛缓解、消失时间及发生后遗神经痛人数方面,均以观察组为优,$P<0.01$。边风华等将122例患者分为3组。西医组34例根据病情选用镇痛药、神经营养药,如消炎康、芬必得、维生素B_1、维生素B_{12}等,严重者注射强痛定,并辅以氦氖激光照射。中医组48例治以养血活血化瘀、疏肝行气止痛,予以桃红四物汤加味,并配合针刺治疗。中西医结合组40例综合上述两种治疗方法。3组均以14~20 d为1个疗程,共治疗1~2个疗程。结果中西医结合组疗效最佳。

余小枫等根据辨证采用清热镇痛汤1号(黄芩、生地黄、龙胆草、五灵脂、车前草、枳壳等)或2号(1号加党参、生黄芪、当归)内服,配合40 mW氦氖激光局部及神经根部位照射(取3～6点,每点15 min),10 d为1个疗程。经治280例,痊愈率为62.1%(174/280),总有效率为98.9%(277/280)。王力用柴胡、当归、川楝子、延胡索、丹参、白芍药等治疗本病33例,配合音频电疗机治疗,每日1次,10 d为1个疗程。结果治愈率为75.8%(25/33),总有效率为100%。

(李永健)

【痤疮的治疗与研究】

陈国勤将80例痤疮患者分型为肺胃湿热型、脾虚痰湿型、肝郁化火型及肾阴虚火旺型。分别以枇杷清肺饮化裁(枇杷叶、桑白皮、黄芩、栀子、生地黄、丹参等),二陈汤化裁(茯苓、半夏、薏苡仁、扁豆、陈皮、山楂等),丹栀逍遥散加减(牡丹皮、栀子、郁金、赤芍药、白芍药、香附等),知柏地黄汤加减(知母、生地黄、山药、山茱萸、茯苓、牡丹皮等)。对照组60例口服四环素、灭滴灵、维生素B_6。两组均以2周为1个疗程。结果2个疗程后总有效率分别为95.0%(76/80)、75.0%(45/60),组间比较,$P<0.05$。吴慧金等用痤疮消炎片(白花蛇舌草、丹参、神曲、茯苓、当归尾、大黄等)治疗60例,口服每次5片,每日3次。4周为1个疗程。结果痊愈率为60.0%(36/60),总有效率为90.0%(54/60)。张志玲等用清面饮(金银花、连翘、蒲公英、霜桑叶、牡丹皮、赤芍药等)治疗86例,15 d为1个疗程,连用2个疗程,疗程间隔3 d。结果治愈率为34.9%(30/86),显效率为39.5%(34/86),总有效率为95.3%(82/86)。李伟凡等用痤疮合剂(桑白皮、黄芩、栀子、连翘、野菊花、当归等)治疗50例,口服每日2次,每次30 ml,4周为1个疗程。结果临床痊愈率为36.0%(18/50),显效率为46.0%(23/50),总有效率为100%。朱春平采用痤疮汤(桑白皮、地骨皮、黄芩、枇杷叶、野菊花、薏苡仁等)治疗130例,连服10剂为1个疗程。结果痊愈率为71.5%(93/130),显效率为13.8%(18/130),总有效率为93.8%(122/130)。侯建时用五虎消痤方(黄芩、夏枯草、地肤子、白鲜皮、苦参、僵蚕等)治疗84例,15 d为1个疗程。结果痊愈率为28.6%(24/84),显效率为42.9%(36/84),总有效率为89.3%(75/84)。刘瓦利等用复方蛇舌草合剂(白花蛇舌草、黄芩、连翘、丹参、夏枯草等)治疗湿热蕴毒结瘀证的寻常痤疮86例,同时选择口服当归苦参丸作为对照组34例。8周为1个疗程。结果治疗组显效率为73.3%(63/86),对照组为47.1%(16/34),组间比较,$P<0.01$。张明等用清肺祛脂方(枇杷叶、桑叶、黄芩、白花蛇舌草、山楂、女贞子等)治疗240例,同时与服用泰尔丝的西药组110例比较。经治8周,显效率分别为80.8%(194/240)、75.5%(83/110),总有效率分别为95.8%(230/240)、92.7%(102/110)。

石志发用消痤汤(石膏、金银花、白茅根、知母、白芷、牡丹皮等)内服治疗206例,药渣煎水外洗皮损处20 min。对照组154例口服硫酸锌片,每次20 mg,每日3次,外抹迪康粉刺霜。均以7 d为1个疗程,休息3 d再进行第2个疗程。结果两组总有效率分别为96.1%(198/206)和98.7%(152/154),但痊愈1年后治疗组复发率28.7%(51/178),明显低于对照组65.3%(79/121),组间比较,$P<0.05$。陈力以青敷膏(大黄、姜黄、黄柏、白及、白芷、赤芍药等)夹于薄棉纸中,敷于病变部,晚敷晨除,治疗121例。对照组40例用氧氟沙星凝胶直接涂于清洗后的患部,每日2次。疗程最短3 d,最长6周。两组均配合清热解毒活血药,分2次煎服。结果痊愈率分别为49.6%(60/121)、20.0%(8/40),总有效率分别为96.6%(117/121)、72.5%(29/40),组间比较,$P<0.01$。梁志敏用新癀片(九节茶、三七、牛黄、珍珠层粉等)治疗63例,每次3粒,每日3次;对照组27例口服灭滴灵片0.2 g,维生素B_6 20 mg。两组均外敷复方硫磺洗剂。连服10 d。结果总有效率分别为96.8%(61/63)、85.2%(23/27),组间比较,$P<0.01$。

王均等用单味大黄5～10 g研粉分吞治疗138例,并以替硝唑治疗120例作为对照,两组均外用2%氯柳酊。6周后痊愈率分别为46.4%(64/138)、25.0%(30/120),总有效率分别为94.2%(130/138)、76.7%(92/120)。易建平等用粉刺灵凝胶(由大黄、丹参、虎杖、卡泊姆组成)治疗128例,对照组92例用颠倒散(大黄、硫磺)。两组均在每日中午、晚上分别用温水清洁面部皮肤后,均匀涂于患部。疗程均为8周。结果显效率分别为81.3%(104/128)、65.2%(60/92),组间比较,$P<0.05$。

(李　斌　耿　琳)

【乳腺增生的治疗与研究】

郭丽珠等分期治疗乳腺增生病150例，以疏肝理气，活血化瘀，化痰散结为基本治法，经前期（经前一周）以自拟癖消汤（柴胡、枳壳、青皮、陈皮、赤芍药、丹参等）加减治疗，经后期（经后一周）以八珍汤加柴胡、枳壳、青皮、枸杞子、女贞子、菟丝子等治疗，每日1剂，连服1周。对照组150例方药同上只是不分期。结果治愈率分别为72.0%(108/150)、54.7%(82/150)，总有效率分别为94.7%(142/150)、92.0%(138/150)，在治愈率方面，组间比较，$P<0.05$。王联庆等治疗43例，以柴胡疏肝散加减（柴胡、白芍药、当归、枳壳、青皮、川芎等）配合针刺治疗，取双侧内关，双侧太冲，以强刺激法或平补平泻手法行针。10 d为1个疗程，每月连续治疗2个疗程，结果显效率为58.1%(25/43)，总有效率95.3%(41/43)。李中玉等以凋瘤丸（郁金、香附、穿山甲、马钱子、山慈姑、三棱等）治疗300例，6 g/次，每日3次；对照组60例采用乳癖消，6片/次，每日3次。结果治愈率分别为66.0%(198/300)、18.3%(11/60)，组间比较，$P<0.01$，总有效率分别为97.7%(293/300)、98.3%(59/60)，组间比较，$P>0.05$。戚玉华用桂枝茯苓丸加减治疗110例，连续服用2～3个月经周期。结果治愈率为28.2%(31/110)，显效率为39.1%(43/110)，总有效率为93.6%(103/110)。万华等以丹芩逍遥合剂（柴胡、怀山药、茯苓、炙甘草、白芍药、生地黄等）治疗60例，3个月为1个疗程，其中21例治疗前后分别于黄体期采血，结果血清雌二醇(E_2)、催乳素(PRL)和血浆血栓素B_2(TXB_2)、6-酮-前列素$F_{1\alpha}$(6-keto-$PGF_{1\alpha}$)治疗前后差异显著($P<0.01$)；临床症状和体征与治疗前比较，$P<0.01$；B超检查也有一定改善，其中有2例变为正常。

石磊等研究乳舒胶囊（鹿角胶、淫羊藿等）对实验性家兔乳腺增生病的治疗，结果乳舒胶囊治疗组的乳头红肿、乳腺增大和显微小叶、腺泡、导管增生等方面均轻于模型组，组间比较，$P<0.05$或$P<0.01$或$P<0.001$；并可抑制血清雌二醇的升高、改善家兔的血液流变性和降低乳腺组织雌激素受体、增殖细胞核抗原及增高孕激素受体阳性率。于萍等研究显示，穿牡合剂（穿山甲、牡蛎、王不留行、郁金、青皮、山慈姑等）对实验性乳腺增生病家兔具有抑制由雌二醇、黄体酮致乳腺增生的作用。李萍等研究证明，积雪草苷对实验性乳腺增生大鼠能抑制乳腺增生的程度，调节血清E_2和孕酮(P)浓度，显著降低实验性大鼠乳腺增生症的发生率。秦明芳等研究显示，乳腺康（柴胡、当归、茯苓、白术、丹参、海藻等）能显著增高乳腺增生大鼠的雌激素水平，降低孕激素、血清睾酮含量，乳腺小叶数目、小叶腺泡数明显减少，腔内分泌物减少。宋爱莉等观察发现抗增汤（香附、橘叶、当归、白芍药、茯苓、白术等）治疗肝郁脾虚型乳腺增生大鼠模型时，能降低实验大鼠乳腺组织细胞增殖有关的生物因子（如bcl-2、PCNA、VEGF、MVD）的表达水平，其机理可能是通过抑制细胞增殖、诱导凋亡和抑制血管生成，从而实现抑制乳腺增生。

（刘晓鸫）

【嵌顿痔的治疗】

朱志金采用地槐汤（地枇杷100 g，槐花20 g，槐角20 g，生地黄10 g，大黄7 g）坐浴治疗混合痔嵌顿伴感染85例，每次口服80 ml，每日3次，直至混合痔水肿嵌顿消退、疼痛出血消失。结果治愈率为91.8%(78/85)，总有效率为100%；治疗天数2～7 d，平均4.5 d。邢益斌采用六味消痔洗剂（枯矾、五倍子、朴硝、冰片、制乳香、制没药等）治疗嵌顿性混合痔85例，每次10～15 min，每日3次，7 d为1个疗程。经治3个疗程，痊愈率为64.7%(55/85)，总有效率为95.3%(81/85)。3例因复发时便血较多，未继续治疗，1例因坐浴后肛周皮肤焮红，放弃治疗。李兆波采用坐浴洗剂（荆芥、苦参、防风、地肤子、蛇床子、蒲公英等）治疗急性嵌顿性痔50例，趁热先熏患部，药温稍降后再坐浴15 min，每日2次；每次熏洗后用消炎膏纱条填入肛门。经熏洗后2～4 d血栓吸收，疼痛消失，3～6 d嵌顿痔核可回纳。痔核回纳后应继续熏洗换药，然后择期手术。痔核经内扎外切除或血栓剥离术后，全部治愈，经随访无复发。

郑刚将60例随机分为两组。治疗组30例采用内痔注射外痔切除术；对照组30例先采用保守治疗以控制炎症，待肿胀消除后再采用手术方法治疗。结果治疗组全部痊愈，平均治疗天数12.61 d；对照组亦全部痊愈，平均治疗天数25.63 d，组间比较，$P<0.05$。郑氏认为，应保留水肿间歇部，如肿势大、确无间歇者，应保留相对低平处或触诊相对软化处。王志中采用外剥内扎术急症手术治疗嵌顿痔56例，嵌顿痔发作至手术

时间 8 h 至 3 d。术后静脉滴注妥布霉素 16 万 U,甲硝唑 200 ml,外用 1/5 000 高锰酸钾液坐浴,每日 2 次。结果全部治愈,平均住院 10 d,门诊换药 7～11 d,创面修复平整,无并发症及后遗症。王氏指出,嵌顿痔早期手术时,应对肛管水肿作"V"型切口,剥离血栓及曲张的静脉,切口延长至肛缘外,不要缝合以便减压引流,对肛门较紧或坠胀剧烈者,切断痉挛的部分内括约肌。术中应注意清除血栓、切开减压引流、防止出血、加强术后换药等问题,可提高安全系数,缩短疗程,解除患者的痛苦。王作端治疗急性嵌顿痔 40 例,在麻醉成功后,双手指扩肛,充分暴露痔核,在肛缘外作放射状"V"型切口,清除血凝块及血栓,并对周围可凝血栓用 YAG 激光探头照射;出血较多时,需钳夹后行"8"字形贯穿缝合结扎,防止术后大出血。外痔部分可用气化切除。术后、便后用 1/5 000高锰酸钾溶液坐浴,并用 He-Ne 激光照射 15 min,每日 1～2 次。均 1 次治愈,其中 30 例术后 1～6 h 后基本无疼痛,10 例有Ⅱ度疼痛,经次日松解加压带和内服桃红四物汤后,疼痛消失。平均手术时间15 min,平均治愈时间 14 d。

唐清宗将嵌顿痔 468 例分为两组,第 1 组 246 例入院后即行手术,第 2 组 222 例入院后按辨证施治,用止痛如神汤合补中益气汤加减,药用皂刺、桃仁、苍术、防风、归尾、泽泻等。另用黄柏、苦参、花椒、五倍子、芒硝等煎后熏洗坐浴,每日 2～3 次。待痔体复位,水肿消失,再行手术,手术方式同第 1 组。两组患者治疗后症状、体征消失,肛门功能正常,均全部治愈。唐氏认为,以第 1 种方法为佳,但年老体弱,不能耐受手术者例外,术中适当扩肛,内括约肌下缘切断,具有减轻术后肛门痉挛所致疼痛、肛缘水肿的作用,年老体弱,肛门括约肌松弛者禁用。

(郭修田　曹永清)

【肛裂的治疗】

刘焕华用五丹油纱栓(当归、黄柏、五倍子、苦参、苍术、地榆等)治疗肛裂 75 例,其中Ⅰ期 23 例,Ⅱ期 30 例,Ⅲ期 22 例。患者常规局部消毒后,将纱栓尖端向内纳入肛内,时间选在肛裂疼痛周期的大便后间歇期进行。栓子大小因人制宜,以达到扩肛目的为度。疗程 1 周。结果,肛裂Ⅰ、Ⅱ、Ⅲ期治愈率为 87.0%(20/23)、80.0%(24/30)、68.2%(15/22),总有效率为 100%、100%、95.5%(21/22),其中 1 例未愈者又经 5 d 治疗而愈。赖日东应用肛裂Ⅰ号熏洗方(生大黄、黄柏、山栀子、金银花、延胡索、白及等)治疗陈旧性肛裂 162 例,先熏后坐浴,早晚各 1 次,每次 30 min,每剂连用 2 次,1 周为 1 个疗程。结果治愈率为 74.7%(121/162),总有效率为 87.0%(141/162),平均治疗时间 11 d。治愈病例随访 1 年,复发率为 15.2%(17/112)。用同样方法治疗 1～4 个疗程,治愈 16 例。刘卫东采用珠黄膏(牛黄、血竭、白及、紫草、珍珠粉、冰片等)治疗Ⅰ度肛裂 50 例,每次坐浴后视裂口大小取珠黄膏均匀涂在创口上,外盖消毒纱布固定,每日 1～2 次。用药 1 周治愈 32 例,2 周治愈 12 例,总有效率 100%;平均换药 9.9 次。

马英采用后位切开内括约肌治疗 2 869 例,其中单纯性肛裂 425 例,溃疡性肛裂 1 582 例,陈旧性肛裂 862 例;伴有内痔者 1 327 例,伴有混合痔脱出者 398 例。患者取侧卧位,常规消毒麻醉后,以手指扩肛,在肛门后正中距肛缘 0.5～1 cm 处作一切口,用小弯止血钳向上、向内挑住部分内括约肌,左手食指在肛内 6 点齿线处顶住其周围组织,右手用力使挑住部分内括约肌的小弯钳由齿线穿出,分开钳嘴,用手术剪一次切开肛管肌及皮下组织、部分内括约肌;同时一并剪除哨兵痔、肛乳头肥大、内盲瘘等。合并内痔的用1∶1 的消痔灵黏膜下注射(合并混合痔做剥扎术);最后,两指深入肛门,若创面光滑平整无阻碍感,说明肛门大小适宜,修剪创面,塔形纱布加压胶布外固定即可,术后第 1 d 开始玉红药捻换药。随访半年,未发现漏气、漏液及肛门畸形等后遗症。除 1 例因切断内括约肌过少,术后 2 个月复发外,均达到二期甲级愈合,治愈率达 99.9%(2 868/2 869)。吴念云等也用手术刀从肛门后正中作放射状切口约 2 cm,再切断外括约肌皮下部及部分内括约肌,切除溃疡裂口及其边缘灰白色纤维化组织,并适当延长创口,修剪创缘呈"V"形开放,若前正中及其他部位都有裂口,以扩大后正中肛裂创口为主。术后隔日控制排便,便后用祛毒汤(蛤蟆草、马齿苋、防风、荆芥穗、五倍子、黄柏等)先热熏再坐浴。经治陈旧性肛裂 280 例,均一次性治愈,随访无复发;疗程15～20 d,平均 18 d。刘成伟等采用原位切开松解术治疗陈旧性肛裂 430 例,其中Ⅱ期 104 例,Ⅲ期 326 例。术中切开并切除病变肛窦及肛裂溃疡面,清除了原发灶,不但解除了其对括约肌的刺激,而且保证了疗效和杜绝了复发的根源。以切开无弹性的肛管环为指导，不刻意切断内括约肌。结果一次治愈率 99.5%(428/430)，总有效率 100%。疗程 8～28 d，平均 14.6 d。

刘宝等应用中西医结合治疗慢性肛裂 98 例，以温水坐浴清洗肛门，取九华膏（滑石、龙骨、川贝母、冰片、朱砂等）2 g 与硝酸甘油(0.3 g)两片共碾成极细粉末充分搅拌，用大小适度呈椎状棉签蘸上混合膏剂插入患者肛门内，将棉签竹芯缓慢抽出，行肛门局部轻轻按摩，每日换药 1 次。换药 10 d，痊愈率为 65.3%(64/98)，总有效率为 95.9%(94/98)。

（王　琛　曹永清）

【血栓性浅静脉炎的治疗】

马衍平等治疗血栓性静脉炎 36 例，内服水蛭化瘀汤（当归、川芎、黄柏、苍术、薏苡仁、金银花等）；对照组 30 例用血府逐瘀汤口服液，每次 10 ml，每日 3 次。均以 20 d 为 1 个疗程。经 4 个疗程的治疗，治愈率分别为 61.1%(22/36)、26.7%(8/30)，组间比较，$P<0.05$；总有效率分别为 91.7%(33/36)、73.3%(22/30)，组间比较，$P<0.01$。

于莉莉等以化瘀解毒膏（生大黄、红花、鸡血藤、丁香、防风、薄荷等）敷于患处，每日 3 次，治疗多由注射药物所致静脉炎 84 例。7 d 为 1 个疗程。结果患者一般应用化瘀解毒膏后 4 h 疼痛明显减轻，肿胀发红部位 1 h 消失，2 d 后小硬结消失，7 d 后条索状红线硬结缓解；总有效率 88.1%(74/84)。杨文珑用如意金黄散（姜黄、大黄、黄柏、厚朴、白芷、生天南星等）加植物油外敷治疗化疗药物静脉外漏所致 90 例，敷药 8 h 内恢复正常，显效率 91.1%(82/90)，其余均在敷药 3 次后症状完全消失。王秀明等将输液所致静脉炎 106 例随机分成两组，治疗组 53 例采用消肿膏（红花、三七、乳香、没药、延胡索、黄柏等）外敷；对照组 53 例采用 50%硫酸镁外敷。结果治愈率分别为 62.3%(33/53)、28.3%(15/53)，总有效率分别为 98.1%(52/53)、56.6%(30/53)。

李安举等用神妙汤（金银花、薏苡仁、连翘、茯苓、泽泻、炒苍术等）水煎服治疗 125 例，另用静脉滴注丹参注射液加入低分子右旋糖酐，每日 1 次；局部外敷消炎膏（芙蓉叶、生天南星、升麻、生大黄等）。结果痊愈率为 94.4%(118/125)，总有效率为 100%。娄唯鸣等用六神丸适量研细，加扶他林乳剂调匀外敷，治疗药物性静脉炎 36 例，6 d 为 1 个疗程。经 2 个疗程治疗后，治愈率为 72.2%(26/36)，总有效率为 100%。

杨秀云用护脉膏（紫草、赤芍药、丹参、川芎等提取有效成分）进行预防化疗所致静脉炎的研究，通过 80 例患者的自身对照（右侧手臂为实验组，左侧手臂为对照组），在输液和化疗前，予以涂敷护脉膏，4 h 后擦去再涂 1 次，保留 4 h，连用 3 d。结果两组患者分别实施化疗 320 次，对照组静脉炎发生率 63.8%(204/320)，实验组 0.63%(2/320)，组间比较，$P<0.001$。

（薛慈民　何　霄）

【血栓性深静脉炎的治疗与研究】

李守武辨证治疗静脉血栓形成(DVT)36 例，湿热蕴毒型药用大黄、黄柏、玄参、薏苡仁、苍术、板蓝根等；湿热瘀阻型药用黄柏、苍术、丹参、红花、当归、赤芍药等；阴虚瘀阻型药用生地黄、麦门冬、金银花、黄芪、白芍药、牡丹皮等。结果显效率为 44.4%(16/36)，总有效率为 94.4%(34/36)。杨博华治疗下肢 DVT 30 例(35 条肢体)，采用行气活血、清热利湿法，药用生黄芪、当归、川牛膝、香附、延胡索、地龙等，2 个月为 1 个疗程。结果治疗后患肢周径与治疗前比较，$P<0.05$；治疗后患肢彩超股静脉内径与治疗前比较，$P<0.01$；血凝指标检测与正常组比较，$P<0.05$ 或 $P<0.01$，与治疗前比较，$P<0.05$ 或 $P<0.01$；治愈率为 26.7%(8/30)，显效率为 50.0%(15/30)，总有效率为 96.7%(29/30)。杨能华以通瘀清热法治疗 38 例，药用当归、丹参、牛膝、益母草、莪术、王不留行等。经 3 个月治疗，治愈率为 52.6%(20/38)，总有效率为 94.7%(36/38)。

林少辉等治疗下肢 DVT 98 例，气滞血瘀型用双柏散（侧柏叶、泽兰、黄柏、大黄、薄荷）加水、蜜糖，制成膏外敷；内服膈下逐瘀汤加减。气虚血瘀型用双柏散蜜制膏外敷，内服补阳还五汤加减。结果治愈率为 72.4%(71/98)，总有效率为 97.96%(96/98)。王威等治疗 68 例，药用荆芥、防风、透骨草、蒲公英、紫花地丁、菊花等煎汤熏洗患肢，每日 2 次，每次 20 min，15～20 d 为 1 个疗程。结果治愈率为 20.6%(14/68)，总有效率为 97.1%(66/68)。齐加欣等以肿消散（芒硝与冰片 100∶1）外敷治疗 60 例，在 1～4 d 的浸透时间内记录患肢周径的变化，以消退>4 cm 为显效。结果显效率为 23.3%(14/60)，总有效率为 93.3%(56/60)。

施建强等用补阳还五汤加味治疗创伤后下肢DVT 67例,配合西药扩容、抗凝、溶栓和降低血黏度等药静脉滴注,经1个月治疗后,治愈率为38.8%(26/67),总有效率为91.0%(61/67)。张力琴用金银花、茵陈、苍术、黄柏、薏苡仁、牛膝等内服;以大黄、芒硝和米醋调成糊状外敷;静脉滴注丹参注射液、青霉素等。15 d为1个疗程。经治1～2个疗程,60例下肢DVT患者中治愈率为46.7%(28/60),显效率为33.3%(20/60),总有效率为95.0%(57/60)。闫领全等治疗下肢DVT 63例,急性期用尿激酶、抗生素、激素、丹参注射液等静脉滴注,内服清热利湿消肿、活血祛瘀通络方(丹参、赤芍药、玄参、益母草、薏苡仁、忍冬藤等);慢性期除用上述西药外,加用口服通塞脉片、消栓通脉胶囊、克炎肿片,另服补气活血、化瘀通络方(黄芪、川牛膝、木通、䗪虫、水蛭、地龙等)。10 d为1个疗程,治疗1～2个疗程,治愈率为60.3%(38/63),显效率为25.4%(16/63),总有效率为96.8%(61/63)。

尤辉将44例DVT分成两组,早期均用清热利湿、活血通络方(当归、赤芍药、川牛膝、丹参、牡丹皮、虎杖等),后期用温阳利水、活血化瘀方(生黄芪、党参、当归、赤芍药、桃仁、红花等)。结合组另加青霉素或先锋Ⅴ号静脉滴注。结果结合组与单纯中药组痊愈率分别为72.7%(16/22)、54.5%(12/22),总有效率分别为90.9%(20/22)、63.6%(14/22),组间比较,$P<0.05$。

王健等将24只家兔随机分为4组,每组6只。治疗组用清营Ⅰ号(牛角片、紫草、生大黄、芒硝、益母草、生甘草等),对照组用丹参,均煎药喂服;模型组和空白组作为参照。对兔颈静脉血栓(VT)分3期观察。结果兔颈VT造模后7 d血栓与静脉壁粘连,内皮细胞脱落,炎症浸润严重,至15 d中央区血栓崩解,形成腔隙,表面内皮细胞部分覆盖,炎症浸润明显,治疗15 d后腔内血栓消失,内皮细胞修复,形态完整。结果对兔颈VT形态学演变的效果,治疗组优于对照组。王全胜等对72例下肢DVT分为湿热下注型26例,血瘀湿重型21例,脾肾阳虚型25例,另设24例正常对照组,对血浆内皮素(ET-1)和肿瘤坏死因子(TNF-α)的关系进行研究。结果显示各组ET-1、TNF-α与正常组比较均有显著差异($P<0.01$);各型患者的ET-1、TNF-α含量由低到高依次为湿热下注、血瘀湿重、脾肾阳虚,可反映下肢DVT血管内皮损伤的程度,并可作为中医辨证的客观依据。

(薛慈民　何　霄)

【动脉硬化性闭塞症的治疗与研究】

岳端亭认为动脉硬化性闭塞症根据辨证论治可分5型:寒凝脉络型,方用阳和汤加减;气滞痰凝型,方用软坚通脉方加减;湿热瘀阻型,方用茵陈蒿汤加减;热毒型,方用三黄汤加减;气阴两虚型,方用四君子汤加减。急性期应结合西药扩张血管抗凝、溶栓等治疗。李本友等治疗30例下肢动脉硬化性闭塞症,用活血通脉汤(当归、川芎、红花、丹参、水蛭、蒲黄等)。经治6周后总有效率为96.7%(29/30);治疗后血脂及血液流变学等指标较治疗前明显改善($P<0.01$)。何强等将90例患者采用双盲、随机法分组各30例。治疗组用活血通络方(莪术、赤芍药、地龙、水蛭、穿山甲、毛冬青等)内服;静脉滴注疏血通6 ml加生理盐水200 ml,股动脉注射尿激酶10万U加生理盐水20 ml,每日1次。对照组A用静脉滴注尿激酶30万U加入生理盐水100 ml,每日1次。对照组B用股动脉注射尿激酶10万U加入生理盐水10 ml,每日1次。结果总有效率分别为86.6%(26/30)、36.7%(11/30)、80.0%(24/30)。

仇光平等采用解毒凉血祛瘀法治疗Ⅲ期一级动脉硬化性闭塞症34例,药用金银花、玄参、牡丹皮、连翘、赤芍药、当归等;并用透骨草、大黄、蒲公英各30 g,当归、没药各15 g,煎汤外洗,每日2次。结果显效率为32.4%(11/34),总有效率为100%。

李令根等观察康脉注射液(蓬子菜、路路通、虎杖、茯苓、土茯苓、甘草)对股动脉硬化闭塞症家兔血管内皮细胞活性因子的影响,并与模型空白组及脉络宁对照组进行比较。股动脉硬化闭塞症家兔血浆中血管紧张素-Ⅱ(AT-Ⅱ)、内皮素(ET-1)、血栓素B_2(TXB_2)升高,一氧化氮(NO)、6-酮-前列腺素$F_{1\alpha}$(6-kato-$PGF_{1\alpha}$)、降钙素基因相关肽(CGRP)降低。结果显示康脉注射液能有效提高CGRP、NO水平;降低ET-1、AT-Ⅱ、TXB_2、6-kato-$PGF_{1\alpha}$作用。治疗后CGRP、ET-1、NO均优于脉络宁对照组($P<0.01$或$P<0.05$)和模型组($P<0.01$);治疗后AT-Ⅱ、TXB_2、6-kato-$PGF_{1\alpha}$与模型组和脉络宁对照组比较,均$P<0.01$。提示康脉注射液能减轻内皮细胞的损伤,使血管活性因子趋向平衡。

(薛慈民　何　霄)

【中西医结合治疗阑尾炎和阑尾脓肿】

黄解申等设西药(氨苄青霉素、庆大霉素、甲硝唑)对照组120例,治疗组200例在对照组的基础上加用仙方活命饮(炮穿山甲、白芷、皂角刺、赤芍药、牡丹皮、乳香等)加减。结果治疗组与对照组治愈率分别为51.0%(102/200)、22.5%(27/120),显效率分别为37.0%(74/200)、24.2%(29/120),总有效率分别为97.0%(194/200)、65.0%(78/120),组间比较,$P<0.05$。

常青辨病为主治疗192例,急性单纯性阑尾炎(瘀滞型135例),治以行气活血、清热解毒、通里攻下,药用大黄、红藤、牡丹皮、桃仁、木香、川楝子等;急性化脓性阑尾炎(成脓型18例),治以清热解毒、活血散瘀、通里攻下,药用大黄、金银花、蒲公英、败酱草、牡丹皮、红藤等;急性坏疽性阑尾炎或阑尾穿孔并发腹膜炎(破溃型8例),治以清热解毒、通里攻下、逐瘀排脓,药用大黄、金银花、蒲公英、败酱草、牡丹皮、紫花地丁等;阑尾周围脓肿(脓肿型31例),治以清热解毒、活血软坚、排脓消肿,药用大黄、金银花、蒲公英、败酱草、薏苡仁、牡丹皮等;并随证加减。水煎服,每日3次,每次60~80 ml,5剂为1个疗程。同时外敷如意金黄散:用热水或加适量乙醇或食用醋将如意金黄散调成糊状,以压痛点为中心外敷,直径10~15 cm,厚度1~2 cm,用纱布覆盖。每日1次,5~7 d为1个疗程,直至症状及体征消失。并均配合使用氨苄青霉素或头孢唑啉和甲硝唑等抗生素静脉滴注,每日2次,5 d为1个疗程。结果治愈率为89.1%(171/192),无效中转手术21例。135例瘀滞型均全部治愈;18例成脓型治愈6例,中转手术12例;8例破溃型治愈3例,中转手术5例;31例脓肿型治愈27例,中转手术4例。治愈的171例中显效时间为1~3 d,住院6~22 d,平均10.3 d。

黄先军等治疗阑尾周围脓肿60例,采用红花合剂(红花、竹节参、大黄、牡丹皮、桃仁、冬瓜仁等)口服,每次100 ml,每日2次;并药用大黄、黄柏、大蒜、芒硝研末调成糊状,用3~4层凡士林纱布包裹成7 cm×7 cm大小的药饼,敷于右下腹,每日2次,每次2 h。西药首选氨苄青霉素3 g或环丙沙星0.2 g加甲硝唑0.5 g,静脉滴注,每日2次。对照组50例仅采用上述西药治疗。结果治疗组治愈率为85.0%(51/60),总有效率为98.3%(59/60);对照组为68.0%(34/50)、90.0%(45/50),组间比较,$P<0.05$。贾贤军将200例阑尾周围脓肿随机分为3组。治疗组80例采用抗菌、脓肿穿刺抽脓。同时,气滞血瘀型加用大黄牡丹汤和红藤煎加减(川楝子、木香、牡丹皮、桃仁、延胡索、白花舌蛇草等);肉腐成脓型加用大黄牡丹汤加减(川楝子、牡丹皮、桃仁、冬瓜子、生薏苡仁、金银花等);热甚伤阴型加用大黄牡丹汤合增液汤加减(牡丹皮、冬瓜子、生大黄、天花粉、红藤、玄参等),每日1剂,2煎混合后取100 ml内服,每日2次,并取150 ml保留灌肠,每日2次。另以大黄、黄柏、黄芩、黄连、冰片等研末调成糊状,敷于脓肿部位,每日2次。西药对照组60例仅用上述西药治疗。中药对照组60例仅用上述中药治疗。结果治疗组、西药组和中药组治愈率分别为87.5%(70/80)、70.0%(42/60)、63.3%(38/60),总有效率分别为98.8%(79/80)、90.0%(54/60)、88.3%(53/60),治疗组与西药组比较,$P<0.05$;与中药组比较,$P<0.01$。龙景培将63例分为两组,西医组32例联用氨苄青霉素3 g(过敏者用环丙沙星0.1 g)、丁胺卡那0.4 g及甲硝唑0.5 g,静脉滴注,每日1次;结合组30例在西医组治疗的基础上,加服红藤败酱汤(红藤、败酱草、川楝子、金银花、延胡索、牡丹皮等)。均以7 d为1个疗程。结果在相同时间段内,结合组的脓肿缩小速度及白细胞下降至正常范围所用时间均短于西医组,组间比较,$P<0.05$和$P<0.01$;体温降至正常值范围所用时间及住院时间平均分别为(6.3±3.4)d和(8.8±5.1)d;住院时间平均为(16.2±4.7)d和(20.9±4.7)d,组间比较,$P<0.05$;治疗后结合组无一例中转手术,而西医组有3例中转手术;经6个月至4年随访,结合组复发1例,西医组5例。

(沈　平　朱培庭)

【肠梗阻的治疗】

李敏贤等治疗大肠癌术后早期炎性肠梗阻56例,取小葱1 000 g,用其葱白加食醋500 g,加热后将醋挤干,取葱白置于棉垫上,以半球型的形式在患者腹部来回移动,以感觉腹部微热、皮肤微红不烫伤为宜,24 h不间断进行,直到肠蠕动恢复为止;加味大承气汤(生大黄、炒枳壳、制川朴、红藤、金银花、芒硝等),结果均治愈,无中转手术。一般8~36 h开始恢复肠蠕动,20~52 h有排便,腹胀腹痛消失。

范中有等治疗机械性肠梗阻168例,设对照组106例。两组均采用常规西医疗法外,治疗组加用莱菔子、厚朴、赤芍药、桃仁、大黄、芒硝等,煎成200 ml,口服、胃管内注入或保留灌肠,每4~6 h重复给药1次,直到排便排气为止。结果治疗组与对照组治愈率分别为91.1%(153/168)、73.6%(78/106),平均排便排气恢复时间分别为6.9 h、9.6 h,组间比较,$P<0.05$。陈茂惠等治疗术后早期3~7 d炎性肠梗阻33例,采用西医常规治疗,同时用复方大承气汤加味(当归、赤芍药、枳实、厚朴、炒莱菔子、木香等)煎成200 ml,经胃管注入后夹管2~3 h,每日1剂,重症加服1剂。腹部按摩,每次30~60 min,每日1~2次。结果均治愈,疗程为7~25 d,平均12.5 d。

王丽亚等报道98例患儿,其中72例肠套叠(56例经手术复位解除套叠,16例行肠切除肠吻合术);26例粘连性肠梗阻行单纯粘连松解术解除梗阻。并将患儿分为参附组50例,自手术后当天开始加用参附注射液0.5 ml/kg(每毫升注射液相当于生药:红参0.1 g、附片0.2 g,深圳南方制药厂生产),加入5%葡萄糖注射液50~200 ml中静脉滴注,每日1次,连续7 d为1个疗程。对照组48例术后不做特殊处理。所有患者均同时酌情进行了常规预防感染及支持治疗。结果参附组肠功能恢复率84.0%(42/50)明显高于对照组62.5%(30/48),组间比较,$P<0.05$;T淋巴细胞亚群(CD_4^+、CD_4^+/CD_8^+)均较治疗前提高($P<0.05$)。对照组CD_8^+较治疗前明显升高($P<0.05$),并高于参附组($P<0.01$)。治疗后两组血清白细胞介素-2(IL-2)水平均有增高趋势;治疗组明显高于治疗前($P<0.05$),并高于对照组($P<0.05$)。两组治疗后肿瘤坏死因子-α(TNF-α)水平均明显下降($P<0.01$);参附组血清TNF-α水平明显低于对照组($P<0.05$)。提示为参附注射液能促进肠梗阻患儿术后肠功能恢复,改善、调节手术患儿的免疫功能。

(沈　平　朱培庭)

【胆囊炎胆石症的治疗与研究】

蒋红伟认为胆石病的辨证分型为静止期的气郁型和肝阴不足型,发作期的蕴热型、湿热型和热毒型。在治疗上,应根据"六腑以通为用"、"通则不痛"的原则,应以通为用,多采用通腑利胆排石之法。而老年患者及反复发作的患者,因常表现为肝阴不足,宜从肝论治。

金庆江采用攻积排石汤(金钱草、威灵仙、鸡内金、白豆蔻、郁金、三棱等)治疗胆石症195例,30 d为1个疗程,连服2~3个疗程,结石排出者为166例,排石率达82.1%(166/195);经B超复查,结石消失者为22例,排尽率为11.3%(22/195)。认为直径小于10 mm的胆囊结石、直径小于20 mm的胆总管结石、直径小于10 mm的左右肝管结石而无严重并发症者,可适用于该方法治疗。同时在结石排出或排尽后,为预防结石再生,仍需服用清胆通腑汤,如金钱草、芦根各50 g,煎汤代茶饮,连服1~2个月。李峻辉等治疗胆绞痛60例,辨证均为肝胆湿热、气滞血瘀型,用胆痛宁方加减(柴胡、黄芩、半夏、太子参、栀子、乌梅等),每3 h服用1次,每次200 ml。结果57例疼痛缓解,总有效率为95.0%(57/60)。王菊凤等将46例急性胆道感染患者随机分为芒硝组26例和对照组20例,除常规用抗生素治疗外,芒硝组另用芒硝15~30 g,以200~300 ml温开水冲服。结果治愈率分别为50.0%(13/26)、40.0%(8/20),总有效率分别为84.6%(22/26)、70.0%(14/20),组间比较,$P<0.05$。赵世运等用金茵蒲车汤(金钱草、茵陈、蒲公英、车前草、柴胡、白芍药等)治疗慢性胆囊炎急性发作80例,高热痛剧者每日2剂,6 h口服1次,并酌情加用抗生素及解痉剂。结果显效率为66.3%(53/80),总有效率为95.0%(76/80)。吴红铃治疗急性胆囊炎40例,除用西药环丙沙星每日0.4 g外,另用消炎利胆汤(黄芩、郁金、赤芍药、白芍药、金钱草、虎杖等)随证加减。对照组40例用先锋Ⅴ每日8 g,环丙沙星每日0.4 g。10 d为1个疗程。结果治愈率分别为62.5%(25/40)、42.5%(17/40),总有效率分别为92.5%(37/40)、75.0%(30/40),组间比较,$P<0.05$。张东君等将204例慢性胆囊炎急性发作患者分成两组,慢性胆囊炎病史均3年以上。治疗组104例,治以膈下逐瘀汤加味(桃仁、柴胡、五灵脂、牡丹皮、赤芍药、乌药等),随症加减,重者,每日2剂,分4次服。高热39℃的13例加以氨基苄青霉素或西索霉素静脉滴注。对照组100例常规服用罗红霉素片、头孢拉啶、消炎利胆片、胆酸钠以及氨基苄青霉素或丁胺卡那霉素静脉滴注。重者加用菌必治或西索霉素静脉滴注。两组均给予支持治疗。均于治疗7 d后统计疗效。结果治疗组与对照组显效率分别为68.3%(71/104)、65.0%(65/100),总有效率分别为95.2%(99/104)、96.0%(96/100);在腹痛缓

解时间上，治疗组平均为(8.2±1.5)h，对照组为(13.2±2.2)h，组间比较，$P<0.05$。

P物质(SP)是一种神经肽，是一种由11个氨基酸残基组成的生物活性肠肽，具有使平滑肌收缩、血管扩张、调节炎症和免疫，减少胆汁分泌，刺激生长抑素、胰岛素和高糖素的释放等多种生物作用。夏苏英等给30例慢性胆囊炎胆石症患者服用清肝利湿汤(柴胡、枳实、白芍药、茵陈、大黄、甘草等)，每日1剂，连续1个月。治疗组治疗前后及健康人对照组30例均于清晨取静脉血3 ml，采用放射免疫法测定SP水平。结果治疗组治疗前血浆SP水平为(43.41±11.79)ng/L，与健康人对照组(38.07±6.92)ng/L比较，明显增高($P<0.05$)；治疗后为(36.18±5.82)ng/L，较治疗前明显降低($P<0.01$)。

（沈　平　朱培庭）

【慢性非细菌性前列腺炎的治疗】

李波等根据前列腺位于任脉的循行部位，及前列腺胚胎发育时与苗勒氏管的密切关系，治疗组(33例)用疏润任脉法(龟版、紫菀、菟丝子、当归尾、虎杖、全蝎等)；对照组(30例)用活血利湿法(穿山甲、丹参、赤芍药、泽兰、王不留行、蒲公英等)。服4周后，治疗组治愈20例(60.6%)，有效12例(36.4%)，无效1例(3.0%)；对照组分别为9(30.0%)、18(60.0%)、3(10.0%)。治疗组明显为优($P<0.05$)。桂文进用川楝子、郁金、延胡索、丹参、莪术、王不留行等治疗30例。尿道灼热刺痛加木通、石韦，尿道发痒加白鲜皮，滴白加海金沙。20 d为1个疗程；用金银花、连翘、蒲公英、白芷、大黄、苦参等煎汤坐浴，每次30分钟，隔日1次。治疗3个疗程后，痊愈13例，有效12例，无效5例，总有效率83.3%(25/30)。席建元等将86例患者均给予特拉唑嗪次，治疗组(54例)加服前列腺汤(丹参、泽兰、赤芍药、桃仁、乳香、败酱草等)。4周为1个疗程。采用Neal等推荐的前列腺炎症状评分，结果：治疗组54例，显效38例，有效13例，总有效率94.4%(51/54)；对照组32例，总有效率84.3%(27/32)。组间比较，$P<0.05$。杨毅等治疗50例，治疗组(25例)用癃闭舒胶囊，对照组(25例)用SMZ_{CO}、氟嗪酸、克拉霉素治疗。1个月后，两组均缺访2例，治疗组23例中17例有效，占73.9%(17/23)；18例按美国慢性前列腺炎症状调查评分表评估，改善率达78.3%(18/23)；17例前列腺液中WBC指标改善，占73.9%(17/23)。对照组分别为14(60.9%)、15(65.2%)、14(60.9%)。组间比较，$P<0.05$。

（招萼华）

[附] 参考文献

B

边风华，樊梅凤，赖永贤. 中西医结合治疗带状疱疹后遗神经痛疗效观察. 辽宁中医杂志，2003；(8)：657

卜静波，李冰玲. 四物汤加味配合外洗治疗异位性湿疹42例. 实用中医内科杂志，2003；(1)：49

C

蔡进. 自拟化痰汤治疗颈部淋巴结结核60例临床观察. 中国中医药科技，2003；(1)：19

蔡立民，叶伟洪，陈硕敏，等. 创面灵治疗感染疮面的临床研究. 辽宁中医杂志，2003；(7)：536

曹勇，邱克. 补中益气汤加味治疗老年性内痔60例——附槐角丸治疗30例对照. 浙江中医杂志，2003；(3)：111

曹毅，陶茂仙，庄亦仁. 消疣糖浆治疗多发性跖疣100例. 浙江中医杂志，2001；(11)：503

曹永泉. 自拟效方肤愈散外敷治疗糖尿病足. 中医外治杂志，2003；(2)：19

常青. 中西医结合治疗急性阑尾炎192例. 山东中医杂志，2003；(1)：30

陈国勤. 中医辨证论治痤疮80例疗效观察. 湖北中医杂志，2003；(8)：33

陈俊波，苏思杰. 清肝活血汤治疗带状疱疹后遗症53例疗效观察. 云南中医中药杂志，2003；(3)：22

陈力，单敏洁，李红兵. 清热凉血法治疗红斑鳞屑及皮炎类皮肤病200例. 福建中医药，2003；(4)：6

陈力，吴淞. 中药青敷膏外用治疗痤疮121例. 陕西中医，2003；(9)：828

陈茂惠，殷发林. 中西医结合治疗术后早期炎性肠梗阻的体会. 中国中西医结合急救杂志，2003；(1)：8

仇光平，黄霞，黄云. 解毒凉血祛瘀法治疗Ⅲ期一级动脉硬化性闭塞症34例. 辽宁中医杂志，2003；(6)：475

崔秀梅，柏燕军，庞晓文，等. 中药湿疹消冲剂治疗湿

热型湿疹 65 例临床研究. 中医药信息,2003;(1):43

F

范华云. 三黄石膏油膏外用治疗脓疱疮 31 例. 河北中医,2000;(10):752

范中有,刘兵,李天锁. 中西医结合治疗机械性肠梗阻 168 例临床观察. 江苏中医药,2003;(6):39

方步武,崔乃强,吴咸中,等. 腹部手术后细胞因子及其他介质的变化. 中国中西医结合外科杂志,2003;(4):255

方晴,朱永先,吴兰芬. 中药治疗湿疹及皮炎类皮肤病临床疗效观察. 北京中医药大学学报,2003;(4):83

冯国强. 祛疣方为主治疗多发性跖疣 36 例. 浙江中医杂志,2001;(2):63

G

高慧,王丽君. 清利解毒方治疗小儿手足口病 200 例临证报告. 中医药研究,2002;(1):17

高文武,高迎文. 生肌散治疗创口不愈 95 例小结. 四川中医,2003;(8):73

龚凯,姚巧珍,顾秀敏,等. 中西医结合治疗丹毒的临床观察. 中国中西医结合杂志,2002;(9):676

桂文进. 中药口服与坐浴治疗非细菌性前列腺炎 30 例. 吉林中医药,2003;(3):19

桂贞. 双黄连治疗手足口病的临床观察. 辽宁中医杂志,2002;(8):485

郭丽珠,徐建国,林阿素. 150 例乳癖分期治疗的临床分析. 福建中医药,2002;(6):7

郭颂铭. 一清胶囊治疗出血性肛肠疾病的临床疗效评估——附:308 例病例报告. 成都中医药大学学报,2003;(2):15

郭英军,表贞淑,邢育华,等. 自拟清热利湿汤治疗急性湿疹 108 例. 辽宁中医杂志,2003;(6):485

郭仲之,朱涛. 中西医结合治疗小儿手足口病 42 例. 四川中医,2003;(3):58

H

何强,吴芳. 活血通络法治疗急性闭塞性周围动脉粥样硬化 30 例. 中医药学报,2003;(3):34

侯继凤,于海华,张淑荣,等. 葛根白芷粉治疗软组织慢性溃疡 168 例. 中国中西医结合杂志,2003;(4):297

候健时. 五虎消痤方治疗痤疮 84 例. 湖北中医杂志,2003;(3):42

黄解申,欧阳大将. 中西医结合治疗急性阑尾炎 200 例. 实用中医药杂志,2003;(1):32

黄俊勇,张晓春. 中西医结合治疗新生儿脓疱疮. 四川中医,2003;(11):73

黄淑云,黄丽丽,姜佃翠,等. 五妙水仙膏在糖尿病足治疗中的应用. 现代医药卫生,2003;(3):313

黄先军,丁木. 中西医结合治疗阑尾周围脓肿 60 例. 湖北中医杂志,2003;(8):21

J

吉久春. 内外兼治下肢丹毒 36 例. 中医外治杂志,2002;(5):45

纪世宏. 蜂蜜纱条促进伤口愈合 60 例疗效观察. 中国中西医结合外科杂志,2003;(2):135

贾利辉,宋易华,李永清. 中药外洗加微波治疗臁疮 79 例. 辽宁中医杂志,2003;(4):295

贾贤军. 中西医结合治疗阑尾周围脓肿 80 例疗效观察. 新中医,2003;(3):53

江丽芬,于娜沙,贺凤娇. 平阳霉素注射与中药浸泡治疗多发性跖疣. 岭南皮肤科杂志,2001;(3):149

姜燕生,周垒. 中药煎剂浸泡治疗阴茎固定性药疹 90 例临床观察. 北京中医,2003;(2):29

姜志业. 雷公藤煎剂冷湿敷治疗婴幼儿湿疹 45 例. 中医外治杂志,2003;(5):17

蒋红伟. 中医药治疗胆石病研究进展. 吉林中医药,2003;(6):53

金国军,李华. 祛疣灵内服外搽治疗扁平疣 42 例——附西药常规治疗 28 例对照. 浙江中医杂志,2003;(2):64

金庆江. 攻积排石汤治疗胆石症 195 例体会. 云南中医学院学报,2003;(2):34

金再华. 中西医结合治疗小儿脓疱疮 58 例. 中国中西医结合外科杂志,2003;(1):26

K

寇霄,皮先明,邱竹芳. 清热痤疮汤抗炎及免疫抑制作用的实验研究. 中国中医药科技,2003;(3):142

L

赖日东. 中药肛裂Ⅰ号熏洗治疗陈旧性肛裂 162 例总结报告. 现代中医药,2003;(2):36

李萍,丁建花,顾兵,等. 积雪草苷对实验大鼠乳腺增生的防治. 南京医科大学学报,2002;(6):470

李安举,周桂芳. 内外合治血栓性残静脉炎 125 例. 新中医,2003;(2):53

李本友,杨文东,盖俊华. 活血通脉汤治疗动脉硬化性闭塞症疗效观察. 中国中西医结合外科杂志,2003;(4):285

李波,江立军,柴娟. 疏润任脉法治疗非细菌性前列腺炎临床观察. 中国中西医结合杂志,2003;(1):70

李浩杰,王淑卫. 三黄膏治疗体表溃疡 120 例临床观察. 河北中医,2003;(5):352

李红军. 中药外敷合内服治疗痤疮 186 例. 中国中医

药科技,2002;(5):312

李俊松,刘桂华,陈昉.活络效灵丹治疗带状疱疹后遗肋间神经痛30例.黑龙江中医药,2003;(3):42

李峻辉,李晓玲.自拟胆痛宁方加减治疗胆绞痛60例.云南中医学院学报,2003;(2):52

李令根,徐恒,许宁飞,等.康脉注射液对股动脉硬化闭塞症家兔血管内皮细胞活性因子的影响.中国中西医结合外科杂志,2003;(4):262

李敏贤,周醒华,杨关根,等.葱白醋炒外敷合加味大承气汤内服治疗大肠癌术后早期炎性肠梗阻56例观察.浙江中医杂志,2003;(1):10

李守武.辨证治疗静脉血栓形成36例.辽宁中医学院学报,2003;(8):243

李伟凡,王萍,周冬梅.痤疮合剂治疗寻常性痤疮50例观察.中国医药学报,2003;(4):251

李湘奇,席建梅.肿节风注射液治疗急性乳腺炎98例.中国中医急症,2003;(1):86

李秀红.益气活血法治疗老年带状疱疹后遗神经痛30例.辽宁中医杂志,2003;(5):371

李兆波.中药熏洗及外敷药膏治疗急性嵌顿痔50例.中国民间疗法,2003;(8):23

李中玉,张卫红.凋瘤丸治疗乳腺增生300例临床观察.河南中医学院学报,2003;(3):46

梁志敏.新癀片治疗寻常痤疮63例.浙江中医杂志,2002;(12):537

林德儒.液氮冷冻与中药浸泡治疗多发性跖疣.热带医学杂志,2002;(3):265

林少辉,黄明宏,巫资鳞,等.中药外敷内服法治疗下肢血栓性深静脉炎98例疗效观察.河北中医,2003;(7):502

林绍琼,张世宇,陈敬康,等.白矾散加味药浴治疗小儿湿疹100例.四川中医,2002;(5):57

刘刚,郑连杰,杨梁,等.局部敷用阿魏酸钠治疗慢性皮肤溃疡.中国矫形外科杂志,2003;(12):862

刘凡.乳核消片治疗大鼠乳腺增生病的实验研究.湖南中医药导报,2003;(6):81

刘宝,许越.中西医结合治疗慢性肛裂98例.陕西中医,2003;(3):233

刘本春,高大硕.扶正理气汤直肠滴入对腹部术后胃肠功能恢复的影响.中医外治杂志,2003;(3):39

刘成伟,潘素滢.原位切开松解术治疗陈旧性肛裂430例.广西中医药,2003;(4):24

刘焕华.五丹油纱栓治疗肛裂75例临床研究.中医药学报,2003;(3):9

刘莉君.中药八号在难愈性溃疡创面的临床应用.中华实用医药杂志,2003;(2):152

刘利红.中西药合用治疗小儿脓疱疮120例.实用中医药杂志,2003;(4):200

刘瓦利,沈东,宋坪,等.复方蛇舌草合剂治疗寻常痤疮86例临床观察.中医杂志,2002;(9):685

刘卫东.珠黄膏治疗肛裂50例.新中医,2003;(1):54

龙景培,陈伟方,周建桥.中西医结合治疗阑尾周围脓肿疗效观察.中国中西医结合杂志,2003;(4):303

娄唯鸣,何红英.扶他林与六神丸调敷治疗药物性静脉炎36例.江苏中医药,2003;(7):21

娄卫海,刘芳,张丰川.中西医结合预防老年糖尿病患者带状疱疹后遗神经痛.中国民间疗法,2003;(1):5

卢俊明,王彩梅,张小萍.养阴消痤汤治疗痤疮65例观察.浙江临床医学,2003;(1):56

卢素萍,蔺小平.中药桃儿七、激光及免疫疗法治疗尖锐湿疣89例.陕西中医,2003;(5):426

M

马保华,周彤.小金丸治疗带状疱疹后遗神经痛44例.中国中医急症,2003;(5):473

马衍平,黄辉高.水蛭化瘀汤治疗血栓性静脉炎36例.中医杂志,2003;(7):527

马英.后位切开部分内括约肌治疗肛裂2 869例总结.甘肃中医,2003;(7):27

马玉昕,崔东斌.中西医结合治疗跖疣疗效观察.现代中西医结合杂志,2003;(5):496

梅贤文.内外合治带状疱疹后遗神经痛36例.实用中医药杂志,2003;(7):355

N

南喜连,高雅.四妙全虫汤治疗带状疱疹后遗神经痛46例.四川中医,2003;(7):83

倪淑红,俞凌,华爱萍.补阳还五汤湿敷为主治疗糖尿病足30例——附常规西药治疗30例对照.浙江中医杂志,2003;(8):344

倪正,王文,蔡雪珠.三妙丸抗下肢丹毒复发45例临床研究.江苏中医药,2003;(5):15

牛秀云,翟学之.地红油膏治疗跖疣675例.河北中医,2001;(8):636

O

欧柏生,官胜,毛峰.石蓝草汤治疗急性湿疹60例.山东中医杂志,2003;(8):464

P

潘桂.中西药治疗脓疱疮300例.新中医,2000;(3):47

潘祥龙,叶伟成,符胜光,等.中药抗炎一号注射液对急性湿疹的抗炎作用实验研究.上海医学,2002;(2):99

皮先明.清血汤治疗丹毒52例临床观察.中国民间

疗法,2001;(5):45

Q

戚玉华.桂枝茯苓丸加减乳腺增生症110例.国医论坛,2003;(5):8

齐加欣,黄俊荣,张乐,等.肿消散外敷治疗下肢深静脉血栓形成的护理研究.中医外治杂志,2003;(4):31

秦海,张宝华,何长杰,等.唐汉钧教授中西结合治疗糖尿病足溃疡经验.陕西中医,2003;(9):823

秦明芳,李颖,黄正团,等.乳腺康对乳腺小叶增生大鼠治疗效果的实验研究.广西中医药,2003;(4):58

秦英,丁彩霞,迟文杰.清热解毒祛湿法治疗小儿手足口病100例.中医药信息,2001;(2):42

阙华发,唐汉钧,向寰宇,等.扶正活血法为主分期辨证治疗糖尿病足坏疽71例.上海中医药杂志,2003;(10):30

R

任仰成.乳没膏外敷治疗脓疱疮102例.中医杂志,2002;(4):284

S

沈岚.瓜蒌银花汤配外敷药治疗急性乳腺炎125例.四川中医,2003;(5):48

沈勇灵,廖劲松.愈伤液治疗感染伤口36例.湖南中医学院学报,2003;(2):50

施建强,徐建武,蒋晶飞.补阳还五汤加味为主治疗创伤后下肢深静脉血栓67例.浙江中医杂志,2003;(7):297

石磊,沈明勤,王焱,等.乳舒胶囊治疗家兔乳腺增生病的实验研究.中成药,2003;(9):734

石宝营,苏艳美.中药内服外洗治疗糖尿病足62例.中国民间疗法,2003;(7):34

石海禄,赵圣勇.白矾、艾叶煎剂治疗跖疣76例.国医论坛,2003;(6):3

石红乔.湿疹1号洗方加优裂霜治疗婴儿湿疹78例.新中医,2003;(5):63

石志发.消痤汤治疗寻常性痤疮206例.山东中医杂志,2003;(8):465

史雅仙.中西医结合治疗复发性丹毒50例.山西中医,2001;(6):26

宋杨.桂林西瓜霜治疗皮肤慢性溃疡疗效观察.现代中西医结合杂志,2003;(5):491

宋爱莉,叶林,孙贻安,等.抗增汤对肝郁脾虚型乳腺增生大鼠乳腺组织BcL-2、PCNA、VEGF、MVD表达的影响.山东中医药大学学报,2003;(5):377

苏绍明.活血润燥生津汤治疗老年性皮肤瘙痒症96例.河南中医学院学报,2003;(1):57

孙长柱.高频电容场与消痔灵治疗内痔的疗效比较.安徽中医临床杂志,2003;(2):136

孙世玲.双黄连治疗小儿手足口病50例.中国民间疗法,2003;11(8):46

T

唐清宗.嵌顿痔468例治疗观察.实用中医药杂志,2003;(4):181

唐驭涛.自制蛋黄油治愈臁疮68例.中医外治杂志,2003;(1):52

陶茂仙,曹毅.消疣方外洗预防跖疣复发的疗效观察.浙江中医杂志,2003;(3):110

W

万华,吴雪卿,陈建中,等.丹芩逍遥合剂治疗乳腺增生60例.上海中医药杂志,2003;(6):20

汪玉梅,杨淑娥.消疣汤治疗跖疣56例.陕西中医,2003;(3):230

王昊,杨宏伟,邢卫东,等.竹黄颗粒剂Ⅱ号对抑郁状态下银屑病患者外周血T细胞亚群的影响.湖南中医学院学报,2003;(3):34

王力.中药音频电疗法并用治疗带状疱疹后遗神经痛33例.实用中医内科杂志,2003;(1):58

王春光,邓观卿.消疮液治疗下肢静脉曲张性溃疡56例.中国民间疗法,2003;(5):26

王辉.南通蛇药片加六神丸治疗丹毒168例体会.中国基层医药,2001;(8)4:380

王慧穆.中西医结合治疗下肢丹毒30例疗效观察.新中医,2003;(7):44

王健,奚九一,张柏根.清营Ⅰ号对深静脉血栓形成形态学演变的实验研究.中国中西医结合外科杂志,2003;(2):116

王菊凤,许文捷,王以东.以芒硝为主治疗急性胆道感染26例疗效观察.中国中医药信息杂志,2003;(2):62

王均.单味大黄治疗痤疮138例.浙江中医杂志,2002;(2):85

王力文.手足口症的中医辨治.中医药研究,2001;(4):29

王丽亚,魏影非,杜惠兰,等.参附注射液对肠梗阻术后患儿肠功能恢复及细胞免疫、血清IL-2、TNF-α水平的影响.中国中西医结合杂志,2003;(10):744

王联庆,张锐,王玉华.疏肝散结法配合针刺治疗乳腺增生病.山东中医杂志,2003;(5):290

王培养.莪术油注射液治疗小儿手足口病疗效观察.浙江中西医结合杂志,2003;(7):437

王启君.全蝎治疗带状疱疹后遗神经痛疗效观察.时珍国医国药,2003;(5):283

王全胜,刘革命.下肢深静脉血栓形成的辨证分型与

血浆内皮素及肿瘤坏死因子的关系.吉林中医药,2003;(6):18

王热闹,钱爱云.跖疣汤和洗疣方治疗多发性跖疣32例.中国民间疗法,2003;(3):31

王守民,赵志魁.糖芪合剂外敷治疗皮肤慢性溃疡的临床观察.河北中医,2003;(21):34

王威,王蕊.中药外洗治疗下肢深静脉炎68例.河北中医,2003;(8):626

王翔,黄海霞.苦肤泡袋和益富清乳膏治疗湿疹52例.中国民间疗法,2003;(10):26

王秀明,王丹,阎存娣.消肿膏治疗输液所致静脉炎106例疗效观察.现代中医药,2003;(3):40

王志中.嵌顿痔急症手术治疗56例临床分析.湖南中医导报,2003;(5):35

王作端.手术并YAG激光治疗急性嵌顿痔40例.中国中医急症,2003;(3):263

魏家秀,董桂芬.清热解毒汤及小儿消湿粉治疗新生儿脓疱疮60例.中国中医急症,2003;(2):180

闻庆平,陈海龙,关凤林.清胰汤对大鼠重症急性胰腺炎时急性肺损伤治疗作用的观察.中国中西医结合外科杂志,2003;(4):302

吴红铃.中西医结合治疗急性胆囊炎的临床观察.湖北中医杂志,2003;(2):11

吴慧金,黄秀兰,余菊芳.痤疮消炎片治疗寻常性痤疮60例.新中医,2003;(1):58

吴念云,生梅新,刘新忠.扩肛术治疗陈旧性肛裂280例.河北中医,2003;(3):189

吴迎春,丛培夫,时秋菊.长皮膏治疗难愈性皮肤溃疡88例.现代中西医结合杂志,2003;(1):68

X

席建元,贺菊乔,周亮.中西医结合治疗非细菌性前列腺炎54例.中国中西医结合外科杂志,2003;(2):130

夏苏英,李家邦,陈昌华.清肝利湿汤对慢性胆囊炎胆石症患者血浆P物质的影响.中国中西医结合杂志,2003;(2):119

邢益斌.六味消痔洗剂治疗嵌顿性混合痔85例.实用中医药杂志,2003;(1):34

Y

闫领全,闫艳.中西医结合治疗下肢深静脉血栓形成63例疗效观察.新中医,2003;(3):55

杨博华,陈蕾,贺晓芳.行气活血清热利湿法治疗下肢深静脉血栓形成.中国中西医结合外科杂志,2003;(2):99

杨莉,马卫华.中药治疗多发性跖疣40例.内蒙古中医药,2003;(6):7

杨利国.复方绿利膏治疗脓疱疮50例.中医外治杂志,2003;(1):51

杨能华.通瘀清利法治疗深静脉血栓形成38例.湖南中医杂志,2003;(2):46

杨文珑.如意金黄散外敷治疗化疗药物静脉外漏90例小结.甘肃中医,2003;(3):22

杨秀云.护脉膏预防化疗所致静脉炎的疗效观察.吉林中医药,2003;(1):14

杨毅,杜传军.隆闭舒治疗非细菌性前列腺炎25例—附西药治疗25例对照.浙江中医杂志,2003;(6):27

要武.消丹饮治疗下肢复发性丹毒.湖北中医杂志,2001;(8):38

易建平,黄联继,易建昌,等.粉刺灵凝胶外治青年寻常痤疮128例疗效观察.新中医,2003;(4):23

殷文明.中药外用治疗小儿肛裂27例.中医外治杂志,2003;(3):50

尤辉.中西医结合治疗血栓性深静脉炎22例.中医研究,2003;(3):61

于萍,黎金婵,谭宝莲.穿牡合剂治疗乳腺增生病的实验研究.湖南中医药导报,2003;(9):54

于福源,王媛媛,鞠建东.黄芦膏外涂治疗糖尿病足溃疡31例.中医外治杂志,2003;(3):7

于莉莉,黄金昶.化瘀解毒膏治疗静脉炎84例.中医外治杂志,2003;(3):27

余小枫,魏武杰,华银双.清毒镇痛汤合激光照射治疗带状疱疹后遗神经痛280例.山东中医药大学学报,2003;(3):196

岳端亭,何秀芳,王东.动脉硬化性闭塞症的中医辨治.安徽中医临床杂志,2003;(2):145

Z

曾秋妹,潘祥龙.中药狼毒方外洗治疗多发性掌跖疣.上海中医药杂志,2001;(10):40

张旭.黄柏胶囊治疗湿疹60例.中医杂志,2003;(1):57

张利,葛祥玲.外治难愈性皮损32例.中国民间疗法,2003;(1):28

张翠月.中药内外兼治带状疱疹后遗神经痛86例.国医论坛,2003;(3):26

张翠月.自拟养血活血通络解毒汤治疗疖病36例.四川中医,2003;(8):76

张东君,庄爱国.中西医结合治疗慢性胆囊炎急性发作104例.中医药学报,2003;(3):33

张桂芳.清解汤治疗丹毒83例疗效观察.山东中医杂志,2002;(3):152

张力琴.综合治疗下肢血栓性静脉炎60例.辽宁中医杂志,2003;(2):130

张民肃.解毒泻心汤治疗小儿手足口病30例——附西药治疗26例对照.浙江中医杂志,2003;(8):332

张明,李斌,周敏,等.清肺祛脂方治疗寻常痤疮240例.中国中西医结合杂志,2002;(4):316

张南,原丹.金兰合剂治疗小儿手足口病68例.福建中医药,2003;(1):30

张志玲,王敬超.清面饮治疗痤疮86例.中国民间疗法,2003;(4):40

赵瑞卿,王新科,王俐.夏枯草洗浴佐治新生儿脓疱疹.河南中医药学刊,2001;(4):68

赵世运,李文堂.金茵蒲车汤治疗慢性胆囊炎急性发作80例.实用中医药杂志,2003;(6):289

赵万顺,王书杰,赵万增.中药治疗剥脱性角质松解症200例.中医杂志,2003;(5):364

赵颖,唐景云.黑油膏治疗婴幼儿湿疹102例.陕西中医,2002;(11):999

郑刚.内痔注射外痔切除术治疗混合痔急性嵌顿30例.中国中医急症,2003;(3):244

中国中西医学会周围血管疾病专业委员会.糖尿病肢体动脉闭塞症诊断及疗效标准(草案).中国中西医结合外科杂志,2003;(2):150

周慧贞.清开灵合中药治疗小儿手足口病44例.福建中医学院学报,2003;(3):9

周小平,宋书仪.黄柏苦参止痒汤治疗神经性皮炎50例.陕西中医,2003;(5):429

朱春平.口服痤疮汤治疗粉刺130例疗效观察.甘肃中医,2003;(5):25

朱志金.地槐汤治疗混合痔嵌顿伴感染85例.中国中医急症,2003;(2):122

卓雄珍.自拟苦参汤结合复方丹参注射液治疗慢性湿疹37例.黑龙江中医药,2003;(4):32

邹明华,刘琼芬.中药洗剂治疗麻风足底溃疡31例.岭南皮肤病学杂志,2003;(2):122

左亮,罗浩.芒硝防治手术切口积液及感染81例观察.实用中医药杂志,2003;(1):7

(八)骨 伤 科

【概述】

2003年度中医骨伤科临床多采用中医辨治,突出了中医疗法特点;或采用各种疗法比较研究,证实中医疗法的实用性和优势;实验多采用新方法,证实中医骨伤科辨治的客观性和科学性或深化中医理论在骨伤科的应用。在专业杂志和中医综合性杂志上发表关于中医骨伤科方面的论文和经验总结性文献约有2 800篇,以临床报道为主,其次是实验研究和理论探讨。

1. 理论继承及探讨

施杞等在“脊柱病学的历史与发展”中详细介绍了脊柱病的概况、发展简史、常见脊柱病的非手术治疗基础和研究进展,阐明了现代脊柱病学的发展趋势。韦以宗等从形态解剖,特别是椎体与下关节突关节面夹角测量,运动力学观测作用力线和X线片动态观察,探讨脊柱运动枢纽对脊柱运动的调控制约作用,揭示中医整脊手法的科学原理,指出枢纽对脊柱运动起带动、制约的调控作用。冷向阳等提出,在科技哲学的移植理论引导下,将西医骨病的病因病机、病理生理变化进行移植,即借鉴辨证,称为中医骨病的现代辨证。在中医整体辨证施治的基础上,突出重点,从西医对骨病的病因病机、病理生理变化等认识进行再次辨证(即微观实质辨证),以求得出客观统一的结论。

2. 临床研究

约有1 700篇报道,其中骨折和脱位约占40%,骨病占30%,筋伤占20%,内伤和其他占10%。其中颈椎病、骨质疏松症、腰椎间盘突出症、脊髓损伤、股骨头无菌性坏死的治疗与研究等本卷已设专条介绍。① 临床理论创新。韦以宗研究脊柱结构与运动轮廓应力平衡原理,探讨人体颈腰曲成因,试图阐明椎曲相互影响之力学依据。得出脊柱的结构与运动是按平行四边形的轮廓应力达到平衡的。根据Wloff定律,颈曲和腰曲是人类站立后,在平行四边形数学定律作用下形成。平行四边形的轮廓应力是脊柱力学边缘性区域和缓冲带。② 传统方法的应用和创新。苏纪武等通过采用苏氏正骨与孟氏疗法结合治疗四肢骨折,说明中西医结合治疗四肢骨折的特色和优势。苏氏正骨法与孟氏疗法(骨科复位固定器疗法)结合,使之骨折治疗更加趋于简单,具有提供多种方式的力学作用;最大限度保护血运,有利于关节活动;对全身干扰小,固定的范围灵活,便于相关伤的处理和术后必要的调整,以矫正残余的轴线偏差;利于降低医疗成本等优点。师建军等采用中西医结合新法治疗孟氏骨折。于肘关节伸直、前臂旋后位整复桡骨小头后,屈肘110°前臂旋前60°以上位整复尺骨骨折175例。结果,优占80.0%(140/175),良占20.0%(35/175)。本方法对本病具有屈伸牵引,旋前旋后复位,稳定性固定的功效。③ 药物治疗临床研究。周丕琪等探讨补肾法对骨关节炎合并骨质疏松患者的作用机理。在补肾中药作用下,患者症状及体征缓解,骨密度稍升高,血清IL-6、TNF-α水平下降。提示补肾中药可能通过增加骨密度、影响细胞因子从而对骨关节炎合并骨质疏松患者产生疗效。

3. 实验研究

谢林等探讨芪麝颈康丸抑制颈椎间盘退变的细胞分子机制。发现动物颈椎间盘退变与椎间盘细胞凋亡有关。芪麝颈康丸有抑制椎间盘细胞凋亡的可能性。王萧枫等采用强直性脊柱炎(AS)髋关节囊体外培养AS成纤维细胞系,经传代培养,运用中药血清药理学方法,综合分析7种AS有效代表方含药血清对AS成纤维细胞的增殖、合成分泌胶原和骨钙素的影响,量化比较它们的抑制率。各方对AS成纤维细胞均有不同程度的抑制作用,通痹灵(扶正固本,化瘀软坚散结)、复方雷公藤煎剂(祛风湿止痹痛,益肝肾补气血)相对作用更强。范里等探讨肢体缺血再灌注损伤前后微循环变化及丹参的保护作用。实验组经丹参治疗后,微循环障碍和骨骼肌组织损伤均得以减轻。认为丹参通过疏通微循环对肢体缺血再灌注损伤起保护作用。

4. 重大事件

中华中医药学会骨伤科分会首届中青年学术论坛于2003年12月在上海举行，来自全国各省市的60名委员和分会领导参加了会议。石关桐当选为论坛秘书长。施杞会长总结发言中希望广大中青年骨伤科人才体现出“新技术、新理论、新思维、新模式、新群体”，做到“重科学、重创新、重交流、重服务、重拓展”，抓住机遇，勇于创新。“上海中医药大学、上海市中医药研究院脊柱病研究所”6月5日成立，该所是上海市教委重点学科(第四期)，国家中医药管理局3级实验室、上海市中医颈椎病特色专科中心等建设单位。

5. 获奖情况

2003年度，上海中医药大学脊柱病研究所“益气化瘀法延缓椎间盘退变、促进神经修复的机理研究”和中国中医研究院骨伤科研究所、广东省佛山市中医院“骨折愈合应力适应性的研究”分别获得“首届中华中医药科技奖二等奖”。

（施　杞）

【脊髓损伤的治疗与研究】

本年度中医中药对脊髓损伤研究和治疗的报道约有10篇。王纪元、罗春山、王慧敏等指出，本病的关键在于中枢神经系统损伤后，神经细胞及其纤维均难以恢复和再生。损伤后，损伤节段以远的肢体瘫痪，胃肠功能紊乱，膀胱括约肌、逼尿肌功能失调，性功能障碍均是严重而难以忍受的并发症。治疗应从4个方面入手。① 尽快解除损伤病因。② 阻止继发性损伤。③ 帮助已受损的神经细胞和纤维的再生。④ 改善患者的功能状态。西医对脊髓损伤的药物治疗主要有甲基强的松龙和神经节苷酯，其作用是减轻脊髓组织的继发性损害，帮助脊髓功能的恢复。大量实验证明，神经组织移植、干细胞移植、嗅鞘细胞移植和基因治疗能够确实地恢复和再生神经细胞和纤维，是根本解决脊髓损伤的有效途径，但目前还停留在动物实验阶段，离临床实际运用还有一段距离。中医药在现代医学对脊髓损伤认识和治疗有限的前提下，显现出其优势，并发挥着重要作用。如中医药有消除炎症、改善脊髓的血循、清除自由基损伤、减少一氧化氮、减少内皮素、降低神经细胞的坏死率，调控神经细胞的凋亡、抑制兴奋性氨基酸细胞毒性、提高神经营养因子的表达等作用。罗春山等报导，防己的有效成分汉防己甲素能够改善模型大鼠微循环，防止脊髓损伤区血流量的减少，抗脂质过氧化损伤，减少脂质过氧化物MDA的生成，减轻Ca^{2+}的局部积聚，防止钙超载，阻断继发性损伤的链式反应，减轻组织继发性损伤，对实验性急性脊髓损伤有保护作用。王慧敏等通过大鼠动物实验报道，脊椎治疗方与甲基强的松龙比较，在抗脂质过氧化、清除自由基、改善模型动物联合行为评分(CBS)等方面，优于甲基强的松龙。同时指出中药代替激素治疗脊髓损伤，避免了激素诱发或加重感染以及引起应激性溃疡、造成消化道出血或穿孔的副作用。王纪元等报道截瘫康(三七、血竭、麝香、杜仲等)能改善脊髓损伤模型大鼠HE切片下的病理损害，增加神经细胞数，提高模型大鼠行为能力。楚佳梅等报道夹脊电针能明显减轻脊髓损伤模型大鼠早期继发性病理损害，并能有效促进损伤后中枢神经的功能恢复。李学勇等通过96例临床观察报道，采用丹参液穴位注射治疗脊髓损伤可发挥穴位刺激与丹参活血化瘀双重作用，能改善局部血液循环，解除颈项肌肉痉挛，较针刺、牵引等疗法见效快，复发率低。魏秀红报道用温肾固摄缩尿汤(熟地黄、芡实、山茱萸、金樱子、覆盆子、益智仁等)治疗截瘫尿失禁21例观察；结果，显效率为28.6%(6/21)，总有效率为90.5%(19/21)。

（施　杞　胡志俊）

【颈椎病的治疗与研究】

1. 临床论治

(1) 临床辨证分型和药物治疗　杜伟文对椎动脉型颈椎病辨证论治作了系统总结，气血两虚型采用益气养血、舒筋通络法，以归脾汤补益气血为主；气虚血瘀型采用益气活血、祛瘀通络法，以补阳还五汤益气活血为主，肾虚肝旺型采用潜阳降逆、活血通络法，以天麻钩藤饮为主；痰湿阻滞型采用填补肝肾、豁痰通络法，以半夏白术天麻汤为主；痰瘀互阻型采用豁痰行瘀、舒筋通络法，以通窍活血汤为主治疗。提出椎动脉型颈椎病的治疗应是气血并重，局部与整体相结合才能取得满意疗效。杜英汉用自拟益气养血通络汤(红参、当归、川芎、地龙、全蝎、蜈蚣等)治疗椎-基底动脉型颈椎病40例，总有效率为87.5%(35/40)。李杰等观察到天葛龙牛汤(天麻、葛根、地龙、水牛角等)对60例椎动脉型颈椎病的临床疗效及症状、体征的改善方面均优于对照组（$P<0.05$）。

(2) 综合治疗的对比研究　段卫平将206例椎动脉型颈椎病患者随机分为治疗组(106例)和对照组(100例)。治疗组予针刺加中药(羌活、桂枝、川芎、葛根、蒲公英等)离子导入治疗，对照组仅采用针刺治疗。治疗2个疗程后，与对照组相比，治疗组总有效率明显高于对照组（$P<0.01$）。眭承志等发现理脊通脉手法配合脉络宁静脉滴注治疗颈源性眩晕的临床疗效安全可靠，治疗后椎-基底动脉系统的血管顺应性加强，血管阻力减小，舒缩功能改善，血液灌流增加。李建成等为观察不同角度颈椎牵引及仰卧位手法推拿治疗颈椎病的疗效，选择120例颈椎病患者使用该类治法为治疗组，与100例采取坐位直线颈椎牵引及常规手法治疗的对照组相比较，发现两组间显效率有显著性差异（$P<0.05$），认为不同角度颈椎牵引及仰卧位手法治疗颈椎病疗效较好，疗程较短，值得推广。

2. 实验研究

颈椎病治疗机理中，在益气化瘀补肾法方面得到深入研究。王拥军等分析正常、退变SD大鼠颈椎间盘基因表达水平的变化，研究益气化瘀方(黄芪、人工麝香等)对大鼠退变颈椎间盘基因表达谱的调节作用，发现益气化瘀方参与了椎间盘细胞内细胞信号转导类基因的调控，能够上调PTK，可能参与椎间盘细胞的黏附与凋亡过程。从基因表达角度解释了中药治疗颈椎病的药效机理，丰富了中医气血理论。周红海等研究发现益气化瘀补肾法对退变椎间盘病理变化的影响不显著，但对椎间盘髓核组织内Ⅱ型胶原mRNA表达的影响有显著作用，认为益气化瘀补肾法对颈椎病动物退变椎间盘髓核组织胶原形成过程的环节有正面影响。

（施　杞　周　泉）

【股骨头无菌性坏死的治疗与研究】

徐传毅总结袁浩从血瘀证论治激素性股骨头坏死经验，认为血瘀是致脂肪代谢紊乱、骨内高压、骨质疏松、血管内凝血的股骨头坏死主要病理的四个方面，活血化瘀应贯穿治疗全过程。并通过动物实验证实生脉成骨方能促进成骨细胞的增殖，促进其合成Ⅰ型胶原mRNA的功能，拮抗糖皮质激素对成骨细胞活性的抑制，恢复骨基质的正常分泌，促进骨髓基质细胞向前成骨细胞和成骨细胞的分化，抑制骨髓内脂肪的堆积，降低股骨头内的压力并改善股骨头的血流。赵宏斌等报道云南彝族古方速效骨伤愈合剂对激素造成兔激素性股骨头坏死动物模型具有：① 显著降低因皮质类固醇激素给兔造成的高血脂。② 减轻因皮质类固醇激素给兔造成的股骨头坏死。③ 提高坏死股骨头内成骨细胞的活性，促进新骨形成，促进股骨头坏死的修复。弓利风等尝试了1例用推拿加康复训练治疗外伤性股骨头坏死患者，MRI检查结果，病灶范围缩小，右股骨头及右髋关节缺血性改变较前片对照病灶明显好转。陈巧玲等报道正在研究的微注射泵中药局部动脉灌注治疗股骨头坏死方法能够克服一般介入治疗的不足。李峻辉等将40只兔随机分为对照组、模型组、中药组、介入组和综合组，分别进行血液流变学、血脂、股骨头空骨陷窝数测定及观察，结果，中药组和介入组动物血浆和全血黏度、红细胞聚集指数、总胆固醇、甘油三酯和股骨头空骨陷窝率均明显低于模型组，$P<0.05$；综合组与模型组比较，全血高、中切黏度、红细胞聚集指数和甘油三酯明显降低，有非常显著性差异，$P<0.01$；与中药组和介入组比较亦有显著性差异，$P<0.05$。证实了中药组、介入组和综合组治疗股骨头缺血性坏死，均可以降低血脂，改善血液循环，促进坏死骨修复和新生骨再生，其中综合组疗效优于单纯内服中药组及单纯介入治疗组。

（王拥军　胡志俊）

【骨质疏松的治疗与研究】

从肾论治仍然是骨质疏松论治的主题。萧劲夫等回顾近15年文献，全面论述了中医对骨质疏松的认识、实验及临床研究成果，并提出了存在的问题。谷野等全面论述了中医“肾主骨”理论在骨质疏松症中的意义。张荣华、谢席胜等在强调“肾主骨”的同时，再次提出了“脾虚”与“血瘀”在骨质疏松症发病中的重要性。刘日光等通过切除卵巢大鼠模型动物实验，比较了补肾加活血与单纯补肾的作用，证实了补肾活血更能提高模型鼠股骨近端骨密度，改善尿钙(U－Ca)、尿磷(U－P)、尿羟脯氨酸(U－HYP)等生化指标。鞠大宏等证实了古方左归丸使卵巢切除的大鼠模型胫骨骨小梁体积百分比(TBV%)显著增高，骨小梁吸收表面百分比(TRS%)和骨小梁形成表面百分比(TFS%)显著降低，外周血清中降钙素(CT)含量明显降低。并通过IL－1和IL－6活性测定，提出补肾温阳的效果优于补肾滋阴。周丽珍等提出胃肠郁滞,气血失和也为原发性骨质疏松症的中医病理机制,强调原发性骨质疏松症的治疗不仅要补虚,而且要通降和血,避免"纯补壅滞"或"虚不受补",根据中医通补法指导组方的通补强骨汤治疗40例原发性骨质疏松的临床试验观察,结果其改善疼痛等症状、提高腰椎和股骨骨密度、升高血清骨钙素水平和女性血雌二醇水平均明显优于对照组。王刚等通过27例慢性阻塞性肺疾病的分析,结果患者骨密度在有呼吸衰竭者比无呼吸衰竭者低,提示了肺虚与骨质疏松的关系,深化了中医"肺朝百脉"理论。周爱军等强调外感风寒湿在骨质疏松症发病特别是在骨痛中的重要作用。王明越等通过160例骨质疏松症患者的临床试验,证实益肾合剂能够减轻骨痛、提高骨密度、使骨形成指标BGP显著增高、骨破坏指标PYD显著下降,并且没有西药常见的胃肠道副作用。吕朝晖等遵循国家中医药管理局的《单味中药浓缩颗粒研制指南》和国家药品监督管理局的《中药配方颗粒管理暂行规定》方法和条例,把加味补肾壮筋汤中的各味中药等剂量、等批次地分别进行煎煮,去渣后浓缩,制成单味中药浓缩颗粒,然后将之混合,成为中药配方颗粒剂,用温开水浸泡5 min后口服,结果疗效与传统汤剂相等,既保持了中医辨证施治的精髓,又方便了骨质疏松症这类需要长期坚持服药患者,值得借鉴和推广。

(施 杞 胡志俊)

【腰椎间盘突出症的辨治与研究】

1. 辨证论治

(1) 新技术和中药结合 吴兴杰等观察脊痛舒注射液硬膜外注射疗效。结果显示,在改善和消除临床主要症状与体征方面,脊痛舒组优于强的松龙对照组,说明脊痛舒能明显地改善症状和体征,为中药制剂硬膜注射治疗腰椎间盘突出症提供了新的途径。

(2) 辨证论治的发展和应用及中药古方临床疗效观察 娄绍昆通过六经辨证组方用药,并配合针灸、整骨等方法治疗腰椎间盘突出症,有较好的疗效。闵凡锦以独活寄生汤为基本方治疗老年腰椎间盘突出症,总有效率为92.2%;常规治疗对照组为75.7%;组间比较差异有极显著性,$P<0.01$。马友盟等分别采用补阳还五汤和西药治疗4个疗程,并用肌电图检查对比观察治疗前后的疗效,结果显示两组治疗后与治疗前组内比较有关肌肉的异常电位减少,波幅升高($P<0.05$),表明补阳还五汤对腰椎间盘突出症术后神经障碍具有确切疗效。

(3) 综合疗法的对比研究 李麟平等中药、手法、热敷、牵引等综合治疗寒湿型腰椎间盘突出症,并采用改良日本骨科学会下腰痛(JOA)评分表判断病情程度和统计疗效。临床疗效统计优良率,中药组53.8%(21/39),手法组85.4%(41/48),综合组96.4%(27/28),3组平均优良率77.4%,组间比较,$P<0.05$。认为中药有抗炎止痛的作用,手法和牵引的合力作用能改变发病时期椎间盘突出物与受压神经根之间的高张力状态和解剖位置。薛军等采用腰椎机械牵引床施行牵引术,配合中药基本方(桑寄生、牛膝、续断、独活、黄芪、当归、防风、细辛、甘草)加减治方138例,总有效率93.5%(129/138)。提示本法对腰椎间盘突出症具有缓解腰腿痛症状、改善体征的功效。

2. 实验研究

在中药治疗腰椎间盘突出机理研究中多从炎症介质、血液流变学指标、神经电生理学和病理形态学改变着手。如周重建等研究腰神经根损伤后10 d、20 d、30 d及60 d,花生凝集素结合分子(PNA-BMs)在大鼠比目鱼肌神经肌肉接头部的分布变化。观察PNA-BMs在神经肌肉接头部的分布,肌肉失神经支配后10 d,神经肌肉接头部PNA染色大幅度消褪或消失,乙酰胆碱斑呈卷曲,不规则,或崩解。随着神经再支配的进行,乙酰胆碱斑形态逐渐趋于正常,PNA-BMs在神经肌肉接头部的分布变化与肌肉失神经支配及神经再支配密切关联。同时探讨益气化瘀方对腰神经根损伤后神经肌肉接头部神经元的作用,发现肌肉失神经支配后,益气化瘀方能促进末梢神经在神经接头部的聚集、出芽、延伸、运动终板的重叠速度、范围及神经肌肉接头的再构筑。证实益气化瘀方能促进神经元的增生,增强其再生能力,加快神经肌肉接头的重建,显著缩短神经再生修复的进程。

(王拥军 周 泉)

[附] 参考文献

C

陈巧玲，舒雯，王小俊，等. 微注射泵中药局部动脉灌注治疗股骨头坏死的护理配合. 国际医药卫生报道，2003；(9)：4

楚佳梅，范文双. 夹脊电针治疗大鼠脊髓损伤的实验研究. 中医药学刊，2003；(3)：21

D

杜伟文. 分型辨治椎动脉型颈椎病187例疗效分析. 安徽中医临床杂志，2003；(1)：27

杜英汉. 益气养血通络法治疗椎-基底动脉型颈椎病40例. 四川中医，2003；(7)：84

段卫平. 针刺加药导治疗椎动脉型颈椎病106例. 四川中医，2003；(5)：75

G

弓利风，马林儒，郭万刚，等. 推拿及康复训练治疗外伤性股骨头坏死1例. 中国康复医学杂志，2003；(4)：213

谷野，时丹. 原发性骨质疏松症证治辨析. 中医药学刊，2003；(5)：21

J

鞠大宏，吕爱平，张春英，等. 补肾滋阴方与温补肾阳方对卵巢切除所致骨质疏松大鼠IL-1和IL-6活性的影响. 中国中西医结合杂志，2003；(4)：284

鞠大宏，吴萍，贾红伟，等. 左归丸对卵巢切除所致骨质疏松大鼠骨钙素和降钙素含量的影响. 中国中医药信息杂志，2003；(1)：10

L

冷向阳，赵忠民，李绍军. 中医骨病的现代辨证思考. 中国中医骨伤科杂志，2003；(2)：58

李建成，付有芽，陆小平. 不同角度颈椎牵引配合仰卧位手法治疗颈椎病临床观察. 中医正骨，2003；(5)：22

李杰，赵雄龙，郑虹. 天葛龙牛汤治疗椎动脉型颈椎病的临床观察. 中医正骨，2003；(2)：15

李峻辉，宁亚功，彭仲杰，等. 中西医结合治疗激素性股骨头坏死的实验研究. 中国骨伤，2003；(3)：145

李麟平，孙波，陈建华，等. 中医综合疗法治疗寒湿型腰椎间盘突出症疗效分析. 辽宁中医杂志，2003；(1)：48

李学勇，夏跃胜. 夹脊穴注射丹参治疗脊髓型颈椎病96例. 光明中医，2003；(6)：18

刘日光，赵瑜，沈冯君，等. 两种不同补肾方法治疗去卵巢大鼠骨质疏松症的对比研究. 中国中医骨伤杂志，2003；(1)：12

刘向前，李卫宁. 仰卧位腰背提升手法对单纯性胸腰椎压缩性骨折的复位作用. 中医正骨，2003；(5)：18

娄绍昆. 六经辨证治疗腰椎间盘突出症的临床体会. 上海中医药大学学报，2003；(2)：17

吕朝晖，温振杰，邱剑鸣，等. 加味补肾壮筋汤颗粒剂治疗原发性骨质疏松症临床疗效观察. 湖北中医学院学报，2003；(1)：46

罗春山，安荣泽，田晓滨，等. 汉防己甲素对大鼠急性脊髓损伤的作用及意义. 中国脊柱脊髓杂志，2003；(3)：13

M

马友盟，林伟锋，林应强. 补阳还五汤治疗腰椎间盘突出症术后腰腿痛的肌电图分析. 中医正骨，2003；(2)：13

闵凡锦. 独活寄生汤治疗老年腰椎间盘突出症疗效观察. 滨州医学院学报，2003；(1)：6

S

师建军，王玉梅. 新法治疗孟氏骨折175例. 陕西中医，2003；(9)：806

施杞，王拥军. 脊柱病学的历史与发展. 中西医结合学报，2003；(4)：304

苏纪武，苏继承，张广智，等. 苏氏正骨与孟氏疗法结合的探讨. 辽宁中医杂志，2003；(5)：357

眭承志，程火生，江合亮. 理脊通脉手法配合脉络宁治疗颈源性眩晕42例疗效观察. 新中医，2003；(3)：41

W

王刚，李廷谦，杨定焯，等. 慢性阻塞性肺疾病患者骨密度变化与中医脏腑辨证的相关性研究. 中国中西医结合杂志，2003；(4)：261

王慧敏，谭明生，杨洪艳，等. 脊椎治疗方治疗大鼠脊髓损伤的实验研究. 中国医药学报，2003；(4)：206

王纪元，王建伟，周大果，等. 截瘫康丸对大鼠实验性脊髓损伤的影响. 中医药信息，2003；(3)：56

王明越，龚玲，夏蓓，等. 益肾壮骨合剂治疗原发性骨质疏松症96例临床观察. 中医杂志，2003；(3)：188

王萧枫，高根德，程春葵，等. 通痹灵和其他六个方药对强直性脊柱炎成纤维细胞的作用对比. 中国中医骨伤科杂志，2003；(1)：28

王拥军，施杞，周重建，等. 葛根汤、桂枝汤对兔椎间盘组织IL-1β、NOS、TNF α、TGF β mRNA表达的调节作用. 中西医结合学报，2003；(4)：273

王拥军,施杞,李家顺,等.益气化瘀方调控颈椎间盘细胞基因表达谱的研究.中医基础医学杂志,2003;(4):32

王拥军,施杞,李家顺,等.椎间盘细胞信号传导及益气化瘀方调控机理的研究.中国康复医学杂志,2003;(7):4

韦以宗,赵敏生,汤耿民,等.脊柱运动枢纽的研究——椎体与下关节突关节面夹角测量及整脊法原理探讨.中国中医骨伤科杂志,2003;(2):5

魏秀红.温肾固摄缩尿汤治疗截瘫尿失禁21例.实用中西医结合临床,2003;(2):38

吴兴杰,杨福彪,邓庆蕊.脊痛舒治疗腰椎间盘突出症临床观察.中医正骨,2003;(2):11

X

谢林,施杞,赵乔珍,等.芪麝颈康丸对颈椎间盘细胞凋亡的影响.中国中医骨伤科杂志,2003;(5):1

谢席胜.中医药防治骨质疏松研究进展与评价.四川中医,2003;(5):21

徐传毅.生脉成骨方对股骨头坏死Ⅰ型胶原表达的调节作用研究.现代中西医结合杂志,2003;(6):12

徐传毅.袁浩教授从血瘀证论治激素性股骨头坏死经验.中医药学刊,2003;(2):21

薛军,赵颖林,赵军.牵引手法配合中药治疗腰椎间盘突出症138例.陕西中医,2003;(5):447

Z

张荣华,朱晓峰.脾肾两虚兼血瘀与原发性骨质疏松症的关系.四川中医,2003;(5):21

赵宏斌,王兵,赵学凌,等.速效骨伤愈台剂治疗激素性股骨头坏死的实验研究.昆明医学院学报,2003;(2):24

郑志波,张建勇,刘亮.腰椎间盘突出症两种非手术疗法比较.中医正骨,2003;(5):16

周爱军,陈婕,陈彬.从外因论治骨质疏松性疼痛.国医论坛,2003;(1):18

周红海,韦坚,施杞,等.益气化瘀补肾法对颈椎病动物椎间盘病理变化与Ⅱ型胶原mRNA表达的影响.广西中医药,2003;(2):49

周丽珍,马元.中医通补法治疗原发性骨质疏松症作用机制研究.中国临床康复,2003;(1):74

周重建,王拥军,施杞,等.益气化瘀方对大鼠腰神经根压迫后神经肌肉终板再生修复的作用.中西医结合学报,2003;(4):277

(九)五官科

【概述】

2003年五官科发表论文约为880余篇，其中眼科约占38%，主要集中于视网膜病、内眼病、角膜病、视神经病及结膜病等的治疗及实验研究；耳科约占10%，集中于耳鸣、耳聋、内耳性眩晕、中耳炎病等的治疗与研究；鼻科约占17%，多集中于慢性鼻炎、变应性鼻炎、鼻窦炎、鼻出血等的治疗与研究；咽喉科约占18%，以慢性咽炎、扁桃体炎及声带疾病等的治疗报道为多；口腔科约占17%，较集中于口腔黏膜及齿龈疾病的治疗。

1. 眼科疾病

(1) 眼底病 ① 中心性浆液性视网膜脉络膜病变的临床报道较多，约20余篇。治疗多以中西医结合为主，申德昂等报道124例，随机分为治疗组(64例)和对照组(60例)。治疗组用逍遥散合六味地黄丸随证加减煎服，每日1剂，同时用烟酸、芦丁、维生素C、肌苷、维生素B_1、维生素B_{12}等西药。对照组则单用西药治疗。疗程为2周。结果两组的总有效率分别为100%、83.3%(50/60)，治愈率分别为78.1%(50/64)、56.7%(34/60)(详见专条)。② 视网膜静脉阻塞，刘炎等报道78例，按辨证分为气滞血瘀型(44例)、肝胆火炽型(24例)、阴虚火旺型(10例)，分别以血府逐瘀汤、龙胆泻肝汤、知柏地黄汤为主方，兼以活血化瘀，总有效率为92.3%。其中气滞血瘀型有效率明显优于肝胆火炽型及阴虚火旺型($P<0.05$)，分支阻塞有效率明显高于总干阻塞($P<0.05$)。③ 糖尿病视网膜病变，李华等提出其治除养阴祛瘀外，还应"痰瘀相兼"，活血化瘀、燥湿化痰。杨建华等报道101例190眼，随机分为治疗组(51例98眼)和对照组(50例92眼)，均予降糖药物治疗，治疗组加用糖网方(党参、黄芪、山药、生地黄、葛根、枸杞子等煎服，每日1剂)，对照组则口服杞菊地黄丸，均以30 d为1个疗程。经治2个疗程，两组的总有效率分别为86.7%(85/98)、67.4%(62/92)，组间比较，$P<0.05$。④ 老年性黄斑变性，曹勤等报道66例，随机分为两组。观察组(36例)，给予驻景丸加减方(楮实子、菟丝子、枸杞子、五味子、紫河车粉、茺蔚子等煎服，每日1剂)，同时配合使用血栓通注射液静脉推注；对照组(30例)其中萎缩型采用支持疗法(葡萄糖酸锌，维生素C、维生素E等口服)，渗出型除支持疗法外，还采用血管扩张剂(烟酸、复方路丁、肌苷片等)，经治40～45 d，两组的总有效率分别为77.8%(28/36)、33.3%(10/30)，组间比较，$P<0.01$。

(2) 内眼病 ① 玻璃体积血，彭清华等报道76例79眼，服用散血明目片(蒲黄、白茅根、益母草、汉防己、木贼草、酒大黄等)，并与服用血塞通治疗的35例37眼作对照。经治2个月，两组的总有效率分别为81.0%(64/79)、54.1%(20/37)。散血明目片在提高视力、改善眼底方面等疗效优于血塞通片($P<0.01$)。李建超等实验研究表明，散血明目片可以加速玻璃体积血的清除，抑制玻璃体内细胞的增生。(详见专条)② 老年性白内障，临床报道多集中于早期白内障的防治及其术后并发症的治疗。刘莉报道未成熟期患者102例168眼，以消障明目眼膏(蕤仁、薄荷脑、琥珀、朱砂、珍珠、人工牛黄等)点眼，并与用卡他灵滴眼液点眼治疗的35例60眼作对照。经治2个月，两组的总有效率分别为88.1%(148/168)、61.7%(37/60)，组间比较，$P<0.05$。③ 青光眼，王凤敏报道93例，停用其他抗青光眼药物，每日空腹晨服晶珠15味萝蒂明目丸(萝蒂、寒水石、藏茴香、石灰华、甘草、红花等)，30 d为1个疗程。连服3～6个疗程，降眼压的有效率为94.6%(88/93)，其中显效率(眼压<3.20 kPa)占67.7%(62/93)；对视力改善的有效率为96.5%(90/93)。(详见专条)

(3) 角膜病 单疱病毒性角膜炎临床研究文献近30篇，报道多以中西医结合治疗为主。喻干龙报道88例96眼，随机分成治疗组54眼和对照组42眼。分别采用新制柴连汤加减煎服配合滴抗病毒眼液和肌注聚肌胞配合滴抗病毒眼液治疗。结果总有效率分别为87.0%(47/54)、69.1%(29/42)，组间比较，$P<0.05$。且治疗组在治疗前后的视力对比亦明显优于对照组。(详

见专条)

(4) 视神经病　张铭连等报道198例312眼,随机分为两组。观察组(138例216眼)服用视康颗粒(当归、赤芍药、白术、银柴胡、菊花、枸杞子等)为主,配合维生素类口服,脑细胞生长肽、妥拉苏林球后注射,胞二磷胆碱、辅酶A、三磷酸腺苷静脉滴注等西药治疗。对照组(60例96眼)则单用西药治疗。结果两组的总有效率分别为86.1%(186/216)、65.6%(63/96),平均治疗时间分别为47.5 d、48.2 d。组间比较,$P<0.01$。(详见专条)

2. 耳科疾病

(1) 耳聋　突发性耳聋的临床报道文献约有20篇,治疗多以中西医结合为主。林祖辉等报道98例106耳,随机分成两组。治疗组(56例61耳)按辨证分为热毒上扰、痰火郁结、痰瘀闭窍、中气下陷及脾肾虚损等5个证型,分别以普济消毒饮、温胆汤、通窍活血汤、补中益气汤及自拟仙芪聪耳饮(仙灵脾、川芎、泽泻、石菖蒲、炙黄芪、丹参等)随症加减煎服,对照组(42例45耳)服用三磷酸腺苷片、复方丹参片及地塞米松片等治疗。疗程为1个月。结果两组的总有效率分别为82.0%(50/61)、71.1%(32/45),治愈率分别为27.9%(17/61)、20.0%(9/45),组间比较,$P<0.05$。(详见专条)实验研究方面,谷京城等报道,银杏叶提取物对豚鼠的顺铂所致耳蜗毒性具有明显的拮抗作用。

(2) 内耳性眩晕　临床报道文献约30篇,其辨治,多围绕"风、火、痰、虚、瘀"立方。蒋爱民等报道78例,以参鹤定眩汤(黄芪、熟地黄、仙鹤草、红参、酸枣仁、柏子仁等)随症加减煎服,并与用山莨菪碱、苯海拉明及能量合剂等常规西药治疗的56例作对照。两组的总有效率分别为96.2%(75/78)、83.9%(47/56)。黄伟震报道74例,以补中益气汤为主方,随证加减煎服治疗,总有效率为81.8%(60/70)。(详见专条)

(3) 中耳炎　急性化脓性中耳炎,常宏艳报道208例251耳,以龙胆泻肝汤(龙胆草、柴胡、黄芩、栀子、木通、泽泻等)煎服,配合西药(口服氨苄青霉素或红霉素,局部用3%双氧水清洗患耳脓液后,滴氧氟沙星滴耳液)治疗,并与单用西药治疗的180例205耳作对照。结果两组的总有效率分别为99.6%、93.7%。基础研究方面,董红等探讨"窍病从肺论治"的理论依据。对肺和中耳的胚胎学、组织学、解剖学基础等进行比较分析,从气管、肺和咽鼓管、鼓室、乳突气房的胚胎发育、解剖结构、组织学构成和功能及出生后形态发育几方面看,肺和中耳是同源的,具极高的相似性。其为窍(耳)病从肺论治的理论找到一定的现代医学的客观依据。

3. 鼻科疾病

(1) 变应性鼻炎　临床文献报道较集中,治疗多从肺脾肾着手。沈啸洪等报道探讨鼻敏宁对变态反应性鼻炎鼻黏膜相关介质的含量及比值的影响。通过制作动物模型,以鼻敏宁干预后,观察CD_4^+/CD_8^+, IL－4/IFN－r, SP/NPY, CGRP/NPY, PGE_2/TXB_2等指标变化。结果上述指标在变态反应性鼻炎模型组均表现异常,与正常对照组相比有显著差异($P<0.05$)。姚忆等报道对98例青少年患者按辨证分为(气虚、气阴两虚、痰湿、普通)4个证型,并结合血清IgE进行分析时,发现在证候类型与血清IgE之间可能存在某种联系。(详见专条)

(2) 鼻窦炎　较集中于慢性鼻窦炎的临床报道,约有30余篇,其治大多以验方或中成药为主。王涛等报道200例,以自拟清渊汤(鱼腥草、败酱草、黄芩、瓜蒌、皂角刺、白芷等)煎服,同时外用氯嘛合剂(氯嘛液、庆大霉素、地塞米松混匀)滴鼻治疗,总有效率为98.0%(196/200),其中治愈率(症状消失、鼻腔内检查无分泌物,X线摄片无异常)为72.5%(145/200)。梁俊薇等的实验研究,观察鼻窦清合剂(苍耳子、细辛、辛夷、白芷、黄芩、龙胆草等)的药效和毒理。结果表明,该制剂具有明显的抗炎、镇痛作用;大量短期及长期给药,未发现明显不良反应。(详见专条)

(3) 鼻出血　鞠亚芬等提出从肝治鼻衄,分为木火刑金、肝郁化火、肝阳上亢及阴虚液亏等证型进行论治。杨臣安报道128例,予自拟鼻衄汤(桑白皮、黄芩、生地黄、麦门冬、玄参、牛膝等煎服)治疗,并与用肾上腺素棉球压迫出血点、后鼻腔出血者行后鼻孔填塞及垂体后叶素加入葡萄糖注射液中静脉滴注治疗的80例作对照。均以7 d为1个疗程。结果治疗组第1个疗程治愈者76例、第2个疗程治愈者36例,对照组依次为58例、10例。

4. 咽喉口齿科疾病

(1) 咽喉疾病　李春芳等报道急性咽炎、急性扁桃体炎 60 例，采用金灯山根口服液喷雾为主，并与用庆大霉素雾化吸入治疗的 30 例作对照。结果两组的总有效率分别为 95.0%(57/60)、83.3%(25/30)，组间比较，$P<0.05$。慢性咽炎的临床报道约 40 余篇，治疗多从养阴、清热着手，取口服、局部等多种给药途径。郝秀云报道将 500 例随机分为两组，治疗组(260 例)采用加味银翘马勃汤(金银花、连翘、马勃、牛蒡子、射干、大青叶等)煎服治疗；对照组(240 例)采用西瓜霜润喉片含化治疗。均以 10 d 为 1 个疗程。连服 1～2 个疗程，两组的总有效率分别为 96.9%(252/260)、76.7%(184/240)，组间比较，$P<0.01$。陆兴等报道 80 例慢性喉炎，随机分成治疗组和对照组各 40 例，分别以会厌逐瘀汤加味煎服和金嗓散结丸口服治疗，15～20 d 评价疗效。结果治疗组和对照组的总有效率分别为87.5%(35/40)、30 %(12/40)，组间比较，$P<0.05$。

(2) 口腔黏膜疾病　① 口腔扁平苔藓，贾存恩报道 34 例，自拟儿茶苔藓饮(儿茶、熟大黄、黄连、黄芩、白花蛇舌草、半枝莲等)煎服，痊愈率(炎症消退，黏膜损害及自觉症状消失，病理组织正常，停药半年后未复发)52.93%(18/34)，随访 2 年，有 3 例复发。(详见专条)② 口腔溃疡，临床报道约 50 余篇，其治多以养阴清热、益气、活血、解毒等为主。冯永报道 36 例，以参苓白术散加减(党参、茯苓、白术、黄芩、蝉蜕、陈皮等)煎服，5 d 为 1 个疗程，均获痊愈。

(3) 齿龈疾病　刘正龙报道 330 例慢性牙周病患者，在基础治疗(口服维生素 A、维生素 C，局部涂碘甘油、氧化疗法、碘氧疗法、药线疗法或采取龈上洁治术、龈下刮治术、龈切除术、龈翻片术、牙根固定术等)的同时，辨证分为胃火炽盛、肾阴亏虚、气血亏虚 3 个证型，以清化汤(板蓝根、蒲公英、金银花、赤芍药、桂枝、三棱等)随证加减煎服，7 d 为 1 个疗程。经治 1～2 个疗程，治愈率达 84.23%(278/330)。

(熊大经　张应文　谢　慧)

【中心性浆液性视网膜脉络膜病变的治疗】

中心性浆液性视网膜脉络膜病变的临床报道约 20 余篇，治疗多以中西医结合为主，取得较好疗效。魏建森报道 72 例，随机分成治疗组(42 例)和对照组(30 例)。治疗组以驻景丸(当归、楮实子、菟丝子、茺蔚子、苍术、白术等)为主，随证加减煎服，每日 1 剂，同时用参麦注射液加入 5%葡萄糖溶液中静脉滴注。对照组用维脑路通、地巴唑、维生素 B_1、维生素 E、肌苷、辅酶 A 等西药治疗。15 d为 1 个疗程。观察 2～3 个疗程，两组的总有效率分别为 97.6%(41/42)、93.3%(28/30)，治愈率(视力、视野基本恢复，眼底检查病变全部消退)分别为 80.9%(34/42)、53.3%(16/30)，$P<0.01$。史艳峰报道 84 例 92 眼，以中网胶囊(黄芪、茯苓、白术、山药、薏苡仁、车前子、泽泻、当归等研末)口服，并与用激光光凝及维生素等治疗的 22 眼作对照。15 d为 1 个疗程。以 1～4 个疗程为观察期。两组的总有效率分别为 97.8%(90/92)、81.8%(18/22)，$P<0.01$；治愈率(视力达到 1.0 以上或恢复到病前水平，眼底病变消退，中心凹光反射正常，自觉症状消失)分别为 84.8%(78/92)、54.5%(12/22)。申德昂等报道 124 例，随机分为治疗组(64 例)和对照组(60 例)。治疗组用逍遥散合六味地黄丸随证加减煎服，每日 1 剂，同时用烟酸、芦丁、维生素 C、肌苷、维生素 B_1、维生素 B_{12} 等西药。对照组则单用西药治疗。疗程为 2 周。结果两组的总有效率分别为 100%、83.3%(50/60)，$P<0.05$；治愈率(眼底黄斑病变消失，中心凹反光出现，视力恢复到 1.0 以上)分别为 78.1%(50/64)、56.7%(34/60)。王华丽报道 62 例 65 眼，随机分为两组。治疗组(31 例 33 眼)以六味地黄汤随症加减煎服，每日 1 剂，同时维脑路通、维生素 B_1、维生素 C、肌苷、消炎痛及 654－2 针剂等西药治疗。对照组(31 例 32 眼)单用西药治疗。10 d 为 1 个疗程。观察 4 个疗程，两组的治愈率分别为 96.9%(32/33)、74.5%(23/32)，$P<0.05$。党运明报道 62 例 69 眼，分为水肿、渗出、恢复三期，分别以五苓散、血府逐瘀汤、驻景丸加减煎服，以及脉络宁静脉滴注。平均治疗 30 d，治愈率(视力、视野基本恢复，眼底病变消退，荧光造影未见再渗漏)为 87.1%(54/62)。

(李　洁　张应文)

【玻璃体积血的治疗及实验研究】

玻璃体积血可由眼外伤、眼底病及全身疾病引起，致盲率较高。蔡从春等报道 32 例眼外伤患者，分为早期(受伤 3 d 内)、中期(受伤后5～20 d后)、后期(受伤 20 d 后)，分别用凉血止血、活血化瘀、宁血补虚法施以中药煎服治疗。总有效率为 94.0%(30/32)。郭露萍等报道 103 例,分为治疗组(50 例)和对照组(53 例)。均在病程 1 周后常规使用血管扩张剂、视神经视网膜营养药物及对症处理。治疗组加用复方丹参注射液眼局部直流电离子导入治疗,10 d 为 1 个疗程。经治2~3 个疗程,两组患者的视力提高有效率分别为 86.0%(43/50)、69.8%(37/53),$P<0.05$。彭清华等报道 111 例,随机分为两组。治疗组(76 例 79 眼)服用散血明目片(由蒲黄、白茅根、益母草、汉防己、木贼草、酒大黄等组成),对照组(35 例 37 眼)服用血塞通(湖南湘雅制药有限公司生产)。1 个月为 1 个疗程,服用 2 个疗程。观察视力变化、眼底积血情况,并检测血液流变学、血小板活化与血管内皮细胞指标。结果两组的总有效率分别为 81.0%(64/79)、54.1%(20/37)。经对比观察,散血明目片在提高视力、改善眼底方面疗效优于血塞通片 ($P<0.01$)。李建超等报道,研究了散血明目片对兔玻璃体积血肿瘤坏死因子-α(TNF-α)表达的影响。实验表明:玻璃体积血早期(4 周),散血明目片组仍维持了 TNF-α 的高表达,而到 8 周,TNF-α 的表达迅速下降到的水平,几乎与正常组无异。提示散血明目片可以加速玻璃体积血的清除,抑制玻璃体内细胞的增生。格日勒图等报道观察铁木尔丸(出自《医法海鉴》,由金色诃子、黑蕊虎耳草、通经草、五灵脂、铁矿砂、硇砂等制成)对实验性玻璃体出血的影响。结果表明,铁木尔丸可促进玻璃体出血的吸收。其作用机理可能与促进巨噬细胞的吞噬作用、提高 SOD 的活性有关。

(刘红娣 张应文)

【青光眼的治疗】

姚小萍等报道原发性开角型青光眼 58 例 103 眼,随机分为两组,对照组接受噻吗心安滴眼液治疗,治疗组在应用噻吗心安的同时服用青光眼方(柴胡、郁金、丹参、泽兰、牛膝、川芎等),对两组患者的眼压、视力和视野变化进行比较。结果两组都有显著的降眼压作用,与对照组比较观察组虽稍低,但两者之间差异无显著性。两组治疗前后视力都有改善,观察组在 0.8~1.0 视力段分别较治疗前和对照组差异有显著性 ($P<0.05$)。两组视野平均敏感度都有提高,观察组分别与治疗前和对照组比较差异有非常显著性($P<0.01$);两组对视野平均缺损都有减少,而观察组疗效稍优于对照组 ($P<0.05$)。陈艳蕾等报道原发性青光眼 50 例,以平肝疏肝、活血化瘀利水为治则(药用荆芥、防风、羌活、柴胡、丹参、附子等随证加减煎服,每日 1 剂,连服 3 周),有效率为 96.0%(48/50)。王凤敏报道青光眼 93 例,停用其他抗青光眼药物,每日早晨空腹口服晶珠十五味萝蒂明目丸(萝蒂、寒水石、藏茴香、石灰华、甘草、红花等)2~3 g,30 d 为 1 个疗程。连服 3~6 个疗程,降眼压的有效率为 94.6%(88/93),其中显效率(眼压<3.20 kPa)占 67.7%(62/93);对视力改善的有效率为 96.5%(90/93)。寇宁等报道眼压已控制的原发性青光眼晚期患者 46 例 57 眼,随机分为治疗组(23 例 31 眼)用丹参、黄芪、人参煎服液治疗 3 个月和对照组(23 例 26 眼)不用药物治疗,比较两组视力、视野变化。结果治疗组视野改善明显高于对照组 ($P<0.05$),但两组视力改变无明显差异。

(张应文 刘红娣)

【单疱病毒性角膜炎的治疗与研究】

单疱病毒性角膜炎(HSK)的致盲率已居角膜病的首位,2003 年度的临床研究文献近 30 篇、2 000余病例。报道多以中西医结合治疗为主。喻干龙报道 88 例 96 眼,按随机数字表方法随机分成治疗组(54 眼)和对照组(42 眼)。分别采用新制柴连汤加减煎服配合滴抗病毒眼液和肌注聚肌胞配合滴抗病毒眼液治疗。结果(按国家中医药管理局《中医病症诊断疗效标准》评判)总有效率分别为 87.0%(47/54)、69.1%(29/42),组间比较,$P<0.05$。且治疗组在治疗前后的视力对比亦明显优于对照组 ($P<0.05$)。张亚萍报道 90 例,随机分为治疗组(46 眼)和对照组(44 眼)。分别采用玉屏风散随症加减煎服和肌注聚肌胞治疗,同时两组常规用阿昔洛韦及熊胆眼液水滴眼。结果两组的总有效率分别为 97.8%(45/46)、86.4%(38/44),$P<0.05$。随访 1 年后的复发率分别为 16.7%(7/42)、44.1%(15/34),组间比较,$P<0.01$。党运明报道 89 例 108 眼,随机分为治疗组(53 例 63 眼)和对照组(36 例 45 眼)。治疗组予自拟抗毒消翳汤(金银花、连翘、板蓝根、紫草、荆芥、柴胡等)随证加减煎服,配合双黄连注射液加入鱼腥草注射液混合液滴眼等治疗。对照组用常规抗病毒滴眼液治疗。结果两组的总有效率分别为 98.4%(62/63)、86.7%(39/45),随访 1 年后的复发率分别为 3.2%(2/62)、30.8%(12/

39)。王国霞报道174例，分为治疗组(98例)和对照组(76例)。均用抗病毒滴眼液滴眼，球结膜下注射病毒唑、干扰素，口服或静脉滴注维生素C、抗生素等西药。治疗组加用中药(金银花、菊花、大青叶、柴胡、青葙子、龙胆草等)煎服。结果两组的总有效率分别为98.0%(96/98)、89.5%(68/76)，组间比较，$P<0.01$。

(张应文 刘红娣)

【视神经萎缩的治疗】

张铭连等报道198例312眼，随机分为两组。观察组(138例216眼)服用视康颗粒(当归、赤芍药、白术、银柴胡、菊花、枸杞子等制成)为主，配合维生素类口服，脑细胞生长肽、妥拉苏林球后注射，胞二磷胆碱、辅酶A、三磷酸腺苷静脉滴注等西药治疗。对照组(60例96眼)则单用西药治疗。两组患者均接受视野和视觉诱发电位检查。结果两组的总有效率分别为86.1%(186/216)、65.6%(63/96)，平均治疗时间分别为47.5 d、48.2 d，组间比较，$P<0.01$。杨海燕报道94例107眼，按随机分配卡分为两组。治疗组(51例58眼)用丹栀逍遥散(牡丹皮、炒栀子、当归、红花、柴胡、炒白术等煎汤)内服配合耳穴贴压法。对照组服用维脑路通、肌苷、地巴唑、维生素B_1等西药治疗。20 d为1个疗程。经治3个疗程，两组的视力改善有效率分别为79.3%(46/58)、44.9%(22/49)，视野改善有效率分别为61.9%(26/42)、22.6%(7/31)，组间比较，$P<0.05$。元旭红报道27例30眼外伤性患者，服用血府逐瘀口服液(吉林敖东延边药业公司生产)，平均治疗6个月，视力改善有效率为76.7%(23/30)。

(张应文 刘红娣)

【突发性耳聋的治疗与研究】

突发性耳聋的临床报道2003年约有20篇。治疗多以中西医结合为主。林祖辉等报道98例106耳，随机分成两组。治疗组(56例61耳)按辨证分为热毒上扰、痰火郁结、痰瘀闭窍、中气下陷及脾肾虚损等5个证型，分别以普济消毒饮、温胆汤、通窍活血汤、补中益气汤及自拟仙芪聪耳饮(仙灵脾、川芎、泽泻、石菖蒲、炙黄芪、丹参等)随症加减煎服，每日1剂。对照组(42例45耳)服用三磷酸腺苷片、复方丹参片及地塞米松片等治疗。疗程为1个月。结果(参照中华医学会耳鼻咽喉科分会1996年制定的疗效标准评判)两组的总有效率分别为82.0%(50/61)、71.1%(32/45)，治愈率分别为27.9%(17/61)、20.0%(9/45)，组间比较，$P<0.05$。陈彤等报道100例111耳，按入院时间先后随机单盲对照法分为观察组50例58耳和对照组50例53耳。两组均予能量合剂、低分子右旋糖酐、维生素B_1、维生素B_{12}及糖皮质激素，每日1次。观察组加用血塞通注射液(由三七总皂苷制成)于5%葡萄糖注射液中静脉滴注，每日1次。10 d为1个疗程。结果(疗效评判标准同前)两组的总有效率分别为84.5%(49/58)、62.3%(33/53)，治愈率分别为31.0%(18/58)、22.6%(12/53)，组间比较，$P<0.05$。张仲华报道82例91耳，随机分为治疗组(44例49耳)和对照组(38例42耳)。均予低分子右旋糖酐、三磷酸腺苷、辅酶A、川芎嗪等综合治疗。治疗组加用血塞通注射液于5%葡萄糖溶液中静脉滴注，每日1次，10 d为1个疗程。结果(疗效评判标准同前)两组的总有效率分别为83.7%(41/49)、61.9%(26/42)，治愈率分别为36.7%(18/49)、26.2%(11/42)，组间比较，$P<0.05$。金国松等报道60例，随机分为治疗组和对照组各30例。均予三磷酸腺苷、辅酶A、维生素B_1、维生素B_{12}等西药，治疗组加用复方丹参注射液于10%葡萄糖注射液中静脉滴注，每日1次。对照组则加用地塞米松于5%葡萄糖注射液中静脉滴注。每日1次。7 d为1个疗程。结果(疗效评判标准同前)治疗组与对照组的总有效率分别为73.3%(22/30)、53.3%(16/30)，组间比较，$P<0.05$。金慧鸣等报道62例，随机分为治疗组(32例)和对照组(30例)。均予低分子右旋糖酐、三磷酸腺苷、辅酶A静脉滴注，维生素B_1、维生素B_{12}肌肉注射，及地塞米松口服。治疗组加用通窍聪耳汤(黄芪、当归、党参、丹参、川芎、桃仁等)煎服，每日1剂。连用14 d为1个疗程。结果(疗效评判标准同前)两组的总有效率分别为81.3%(26/32)、50.0%(15/30)，治愈率分别为26.7%(8/32)、6.7%(2/30)，组间比较，$P<0.05$。

(沈龙柱 张应文)

【内耳性眩晕的治疗】

内耳性眩晕的临床报道文献约30篇，其辨治多围绕“风、火、痰、虚、瘀”立方。蒋爱民等报道78例，以参鹤定眩汤(黄芪、熟地黄、仙鹤草、红参、酸枣仁、柏子仁等)随证加减煎服，每日1剂。并与用山莨菪碱、苯海拉明及能量合剂等常规西药治疗的56例作对照。5 d为1个疗程。两组的总有效率分别为96.2%(75/78)、83.9%(47/56),治愈率(症状消失,连续观察2年以上未再复发)分别为80.8%(63/78)、51.8%(29/56),组间比较,$P<0.05$或$P<0.01$。黄伟震报道74例,以补中益气汤为主方,随症加减煎服。经治6~21 d,总有效率为81.8%(60/70),治愈率(症状消失,半年内无复发)为54.1%(40/74)。赵云华报道70例,随机分为两组。治疗组(40例)以加味半夏白术天麻汤(天麻、半夏、茯苓、白术、泽泻、钩藤等)煎服,每日1剂。对照组(30例)服用眩晕停。6 d为1个疗程。经治2个疗程,两组的总有效率分别为95.0%(38/40)、83.9%(25/30)。罗祥顺报道95例,随机分为治疗组(48例)和对照组(47例)。均予镇静、止呕、解痉及血管舒张等常规西药,治疗组加用天麻竹茹汤(天麻、竹茹、生姜、半夏、石菖蒲、蔓荆子等)随证加减煎服,每日1剂。结果两组的总有效率分别为97.9%(47/48)、85.1%(40/47),平均治疗时间分别为3.5 d、5.4 d,组间比较,$P<0.05$。刘建民等报道186例,以小柴胡汤为主随症加减煎服,每日1剂。并用培他定、维生素C、维生素B_6、谷维素、西比林及眩晕停等西药。同时与单用西药治疗的80例作对照。7 d为1个疗程。结果两组的总有效率分别为97.8%(184/186)、67.5%(54/80),痊愈率分别为78.5%(146/186)、31.3%(25/80),组间比较,$P<0.01$。

(沈龙柱　张应文)

【变态反应性鼻炎的治疗及实验研究】

变态反应性鼻炎(AR)的临床文献报道较集中,其治多从肺脾肾着手。周玉霞等报道145例,以脱敏汤(防风、乌梅、蝉蜕、干地龙、苍耳子、辛夷、桑螵蛸)为主随症加减煎服,每日1剂,并与用息斯敏等西药治疗的73例作对照。观察半个月,两组的治愈率(症状消失,体征及鼻分泌物检查正常)分别为81.8%(123/145)、59.3%(73/123),组间比较$P<0.01$。欧阳长庚等报道36例,以紫河车制剂口服,每次3粒(每粒含纯粉0.3 g),每日2次,1个月为1个疗程。经治1~3个疗程,结果(按中华医学会耳鼻咽喉科分会1997年制定疗效标准评判)总有效率为88.9%(32/36),其中显效率为61.1%(22/36)。臧朝平等报道60例,以扶正止鼽汤(淫羊藿、黄芪、炒白术、山茱萸、防风、蝉蜕等)煎服,每日1剂。连服4周为1个疗程。结果(疗效标准评判同前)总有效率为86.7%(52/60),显效率为53.3%(32/60)。臧朝平等通过其对实验性变态反应性鼻炎鼻黏膜细胞间黏附分子-1(ICAM-1)、血管细胞黏附分子-1(VCAM-1)表达的影响,探讨其作用机理。结果显示该制剂能抑制实验性变态反应性鼻炎鼻黏膜VCAM-1的表达,而对ICAM-1表达无明显作用。沈啸洪等报道探讨鼻敏宁对变态反应性鼻炎鼻黏膜相关介质的含量及比值的影响。通过制作动物模型,以鼻敏宁干预后,观察CD_4^+/CD_8^+, IL-4/IFN-r, SP/NPY, CGRP/NPY, PGE_2/TXB_2等指标变化。结果上述指标在变态反应性鼻炎模型组均表现异常,与正常对照组相比有显著性差异($P<0.01$),鼻敏宁干预后恢复正常,与正常对照组相比无显著性差异($P>0.01$)。姚忆等报道对98例青少年患者按辨证分为(气虚、气阴两虚、痰湿、普通)4个证型,并结合血清IgE进行分析时,发现在证候类型与血清IgE之间可能存在某种联系。普通型患者中对于屋尘螨的特异性IgE和总IgE都相对较低,而气虚型者此两种IgE含量为4个证型中最高,且在屋尘螨的特异性IgE方面与普通型有明显差异,个体的高IgE状态可能是变态反应性鼻炎患者气虚证型表现的一个内在病理基础;总IgE方面,由于数据分布的范围较散,造成标准偏差较大,而与普通型相比差异不明显。

(沈龙柱　张应文)

【慢性鼻窦炎的治疗与研究】

慢性鼻窦炎的临床报道,2003年度约有30余篇,其治大多以验方或中成药为主。张泽民报道179例,以宣肺消肿、清热解毒、托里排脓为治法,以藿香、紫苏、薄荷、地丁、野菊花、鱼腥草、炮山甲、皂角刺、制乳香、制没药、甘草为基本方,每日1剂,水煎服用。10 d为1个疗程。连服3个疗程。停药1个月后观察疗效。结果总有效率为94.1%(169/179),其中治愈率(症状消失、X线鼻窦片无异常)为63.1%(113/179)。王涛等报道200例,以自拟清渊汤(鱼腥草、败酱草、黄芩、瓜蒌、皂角刺、白芷等)煎服,每日1剂。同时外用氯嘛合剂(氯嘛液、庆大霉素、地塞米松混匀)滴鼻。10 d为1个疗程。观察3个疗程,总有效率为98.0%(196/200),其中治愈率(症状消失、鼻腔内检查无分泌物,X线摄片无异常)为72.5%(145/200)。李桂英报道194例,随机分为两组。治疗组102例,以消痔灵行下鼻甲注射,同时服用中药

(黄芪、党参、苍耳子、辛夷、鱼腥草、杭菊花等,每日1剂),及西药滴鼻。对照组92例,只服中药和西药滴鼻。7 d为1个疗程。经治2个疗程,治疗组和对照组的总有效率分别为94.1%(96/102)、78.8%(78/92),治愈率(症状消失、鼻道通气良好、鼻甲肿胀消退、鼻道内无脓性分泌物、X线鼻窦片或CT检查炎症改变消失)分别为50.0%(51/102)、32.6%(30/92),两组总有效率比较,$P<0.05$。梁俊薇等观察鼻窦清合剂(苍耳子、细辛、辛夷、白芷、黄芩、龙胆草等)的药效和毒理。通过动物实验研究,结果表明该制剂具有明显的抗炎、镇痛作用;大量短期及长期给药,未发现明显不良反应。

(沈龙柱 张应文)

【口腔扁平苔藓的治疗与研究】

口腔扁平苔藓(OLP)的治疗,临床报道多以中西医结合为主。贾存恩报道34例,自拟儿茶苔藓饮(儿茶、熟大黄、黄连、黄芩、白花蛇舌草、半枝莲、丹参、芦根、甘草)煎服,每日1剂。10 d为1个疗程。经治3个疗程,总有效率为73.5%(25/34),其中痊愈率(炎症消退,黏膜损害及自觉症状消失,病理组织正常,停药半年后未复发)为52.9%(18/34),随访2年,有3例复发。吕金等报道86例,随机分为治疗组和对照组各43例。均予复方苔藓片(川芎、丹参、赤芍药、桃仁、鸡血藤等)口服,每次4片,每日3次。治疗组加用复方蜂胶膜(纯蜂胶、丹参、鸡血藤、郁金等)贴于病损处,每日3次。以2个月为1个疗程。结果治疗组和对照组的总有效率分别为86.0%(37/43)、55.8%(24/43),组间比较,$P<0.05$。李焉等报道33例,以养阴清肺汤(生地黄、麦门冬、玄参、牡丹皮、白芍药、川贝母等)煎服,每日1剂。同时以西药克霉唑含服等治疗。经治1~2个月,总有效率为93.9%(31/33),其中治愈率(糜烂、充血、白色斑纹完全消失,黏膜正常,无自觉症状)为39.3%(13/33)。郭兮惠等报道50例,随机分为A组26例和B组24例。A、B组分别给予补血活血中药(黄芪、红花、当归、阿胶、川芎、丹参等煎服)和雷公藤总苷片治疗,疗程均为2个月。并检测治疗前后IL-2及sIL-2R水平的变化。结果A组OLP患者的黏膜斑纹改善和IL-2及sIL-2R水平调节作用明显优于B组;并显示IL-2水平与患者黏膜充血及白色斑纹程度呈负相关,而与sIL-2R水平呈正相关。王秀梅等报道70例,随机分为治疗组(40例)和对照组(30例)。均予维生素A、维生素C、维生素E等常规西药治疗,治疗组加服中药(乌梢蛇、蝉蜕、荆芥、防风、白芷、羌活等煎服,每日1剂)。20 d为1个疗程。结果治疗组和对照组的总有效率分别为90.0%(36/40)、73.3%(22/30),组间比较,$P<0.05$。

(戚清权 张应文)

[附] 参考文献

C

蔡从春,吴金英.中医药治疗外伤性玻璃体积血.湖北中医杂志,2003;(8):43

曹勤,阮瑞强,李恒.中医治疗老年性黄斑变性的疗效观察.广西中医药,2003;(2):18

曹勤.扶正祛邪法抗单纯疱疹性角膜炎复发.中国中医药信息杂志,2003;(5):42

常宏艳.龙胆泻肝汤配合西药治疗急性化脓性中耳炎疗效观察.四川中医,2003;(3):71

陈彤,毛臻.血塞通对突发性耳聋血液流变学的影响.中国中医药信息杂志,2003;(5):49

陈艳蕾,王学昌,陆惠.原发性青光眼从肝论治50例.安徽中医临床杂志,2003;(3):221

D

党运明.中西医结合治疗单纯疱疹性角膜炎53例.中国民间疗法,2003;(3):8

党运明.中医辨证分期治疗中心性浆液性脉络膜视网膜病变疗效观察.安徽中医临床杂志,2003;(3):219

董红,鲁宏华,胡明,等."窍(耳)病从肺论治"的西医基础理论探讨.中国中西医结合耳鼻咽喉科杂志,2003;(4):157

F

冯永.参苓白术散加减治疗复发性口腔溃疡.山东中医杂志,2003;(5):315

G

格日勒图,李晓芳,王晶.铁木尔丸治疗玻璃体出血的实验研究.中国民族医药杂志,2003;(2):26

谷京城,侯金程,陈冬,等.银杏叶提取物对顺铂耳蜗毒性的拮抗作用.中国中西医结合耳鼻咽喉科杂志,

2003;(5):209

郭露萍,潘翠环,方秋云,等.丹参离子导入治疗视网膜玻璃体出血.眼视光学杂志,2003;(1):41

郭兮惠,俞亚琴,史苍柏.补血活血法对口腔扁平苔藓IL-2及sIL-2R水平调节作用研究.山东中医药大学学报,2003;(1):43

H

郝秀云.加味银翘马勃汤治疗慢性咽炎260例临床研究.安徽中医临床杂志,2003;(3):215

黄伟震.升阳益气法治疗美尼尔氏病74例分析.内蒙古中医药,2003;(1):3

J

贾存恩.儿茶苔藓饮治疗口腔扁平苔藓34例.中国中西医结合消化杂志,2003;(4):238

蒋爱民,蒋艳敏,蒋鑫泉.参鹤定眩汤治疗梅尼埃病78例.新中医,2003;(10):48

金国松,黄孝明.复方丹参注射液治疗突发性耳聋60例临床观察.浙江中西医结合杂志,2003;(10):647

金慧鸣.中西医结合治疗突发性耳聋32例.中医杂志,2003;(7):527

鞠亚芬,傅晓东.鼻衄从肝论治举隅.辽宁中医杂志,2003;(7):585

K

寇宁,陈改娥,朱晓莉.丹芪煎服液治疗眼压已控制的晚期青光眼疗效观察.现代中医药,2003;(2):49

寇宁,聂亚飞,朱晓莉.中药对原发性青光眼患者视力和视野的保护作用.中国中医眼科杂志,2003;(3):155

L

李华,黄平.糖尿病视网膜病变从痰瘀论治.浙江中医学院学报,2003;(4):23

李焉,毛洪海.养阴清肺汤配合西药治疗口腔扁平苔癣33例.中医药信息,2003;(2):46

李春芳,忻耀杰,张剑华.金灯山根口服液喷雾为主治疗急性咽炎急性扁桃体炎60例临床观察.福建医药杂志,2003;(2):50

李桂英.中西药合用治疗慢性鼻窦炎观察.实用中医药杂志,2003;(3):139

李建超,彭清华,张琳,等.散血明目片对兔玻璃体积血肿瘤坏死因子-α表达的影响.中国中医眼科杂志,2003;(1):9

梁俊薇,顾真,王仁忠,等.鼻窦清合剂治疗鼻窦炎的实验研究.山东中医药大学学报,2003;(3):230

林祖辉,叶杰清,徐璐洁.辨证分型治疗突发性耳聋56例观察.实用中医药杂志,2003;(3):117

刘莉.清障明目眼膏治疗未成熟期白内障.中国民间疗法,2003;(7):47

刘炎,高启国,江润兴.视网膜静脉阻塞辨证施治78例临床观察.辽宁中医杂志,2003;(4):274

刘建民,张军民.中西医结合治疗梅尼埃病186例.河南中医,2003;(10):50

刘正龙.清化汤为主治疗牙周病330例.安徽中医学院学报,2003;(2):24

陆兴,吴筱莉,苏虹,等.会厌逐瘀汤加味治疗慢性喉炎的临床观察.上海中医药杂志,2003;(6):41

吕金,吕娜,鲍红荣.复方蜂胶膜治疗口腔扁平苔藓的临床观察.浙江中医学院学报,2003;(4):57

罗祥顺.中西医结合治疗美尼尔病急性发作期48例小结.湖南中医药导报,2003;(10):18

P

彭清华,喻京生,曾明葵,等.活血通脉、利水明目法治疗玻璃体积血的临床研究.湖南中医学院学报,2003;(1):39

O

欧阳长庚,杨启琪.紫河车制剂治疗常年性变应性鼻炎36例.浙江中西医结合杂志,2003;(10):40

S

申德昂,刘晓峰,李旭.中西医结合治疗中心性浆液性视网膜脉络膜病变64例.河南中医学院学报,2003;(1):54

沈啸洪,林文森.鼻敏宁对变态反应性鼻炎鼻黏膜相关介质的含量及比值的影响.中国中西医结合耳鼻咽喉科杂志,2003;(3):112

史艳峰.中网胶囊治疗中心性浆液性脉络膜视网膜病变84例.河南中医,2003;(11):38

W

王涛,崔仁明.自拟清渊汤合氯嘛合剂治疗慢性鼻窦炎200例.安徽中医临床杂志,2003;(5):401

王凤敏.晶珠十五味萝蒂明目丸治疗青光眼93例.辽宁中医杂志,2003;(6):477

王国霞.中西医结合治疗单纯疱疹性角膜炎疗效观察.中国中医眼科杂志,2003;(3):178

王华丽.中西医结合治疗中心性浆液性脉络膜视网膜炎31例疗效观察.云南中医中药杂志,2003;(3):19

王秀梅,高路.中西医结合治疗口腔扁平苔癣40例临床观察.中国中医药科技,2003;(5):289

魏建森.中药治疗中心性浆液性脉络膜视网膜病变42例.福建中医药,2003;(4):9

Y

杨臣安.鼻衄汤治疗鼻出血128例.河南中医,2003;(8):48

杨海燕.丹栀逍遥散合耳穴贴压治疗视神经萎缩51例临床研究.中医杂志,2003;(1):28

杨建华,段俊国,周春阳.糖网方治疗糖尿病视网膜病变101例.河南中医,2003;(10):37

姚忆,崔学军,徐燎宇,等.青少年变应性鼻炎患者证型初步研究.中国中医药信息杂志,2003;(5):80

姚小萍,刘军,张敬先.中西医结合治疗原发性开角型青光眼的临床研究.中国中医眼科杂志,2003;(2):83

喻干龙.新制柴连汤加减治疗单纯疱疹性角膜炎临床观察.中医药学刊,2003;(4):605

元旭红.血府逐瘀口服液治疗外伤性视神经萎缩疗效观察.中国中医基础医学杂志,2003;(8):71

Z

臧朝平,余洪猛,顾瑜蓉,等.扶正止鼽颗粒对实验性变态反应性鼻炎鼻黏膜ICAM-1、VCAM-1表达的影响.中成药,2003;(5):382

臧朝平,余洪猛.扶正止鼽汤治疗常年性变应性鼻炎60例.中医文献杂志,2003;(1):52

张铭连,王崇山,常永业,等.视康颗粒治疗视神经萎缩的临床观察.中国中医眼科杂志,2003;(1):28

张亚萍.玉屏风散为主治疗复发性单纯疱疹性角膜炎46例——附西药治疗44例对照.浙江中医杂志,2003;(2):65

张泽民.宣清托活法治疗慢性鼻窦炎179例疗效观察.中医药通报,2003;(1):57

张仲华.血塞通治疗突发性聋的疗效观察.中国中西医结合耳鼻咽喉科杂志,2003;(2):90

赵云华.加味半夏白术天麻汤治疗内耳性眩晕40例疗效观察.云南中医中药杂志,2003;(4):21

周玉霞,林露,于君平.脱敏汤治疗过敏性鼻炎145例分析.中医药学刊,2003;(4):607

(十)针　　灸

【概述】

2003年度,在公开学术刊物上共发表与针灸有关的学术论文1 300余篇。临床报道与研究性文献占总量的80%,与2002年度相比增长了12%;实验研究约占6%,较去年减少约3%,表明针灸学临床研究较多。临床文献中以神经系统和骨伤科疾病的报道居多,分别占20%和19.2%。现将本年度关于针灸学研究进展和学术动态归纳如下。

1. 经络

邓良月对"九五"攀登计划预选项目"经络的研究"进行了总结,认为项目通过对古代经络文献系统整理研究,提出了经络学说的科学内涵主要是反映人体体表与体表、体表与内脏特定部位间特定联系的规律,从而将经络问题表述为一个能够被科学界理解的科学问题。对国内外针灸经络的近现代研究状况进行了系统的整理研究,为整个项目深入研究提供了足以借鉴的经验和启示。对循经感传机制的研究,从外周神经、骨骼肌之间的兴奋传递,骨骼肌分区的循经反射性活动,支配经脉运动神经元细胞之间的树突联系和相互作用进行了深入研究,"孤立臂"状态下(不影响感觉神经活动)循经感传现象循经肌电一同消失的实验结果,为经络感传与运动神经-骨骼肌链的关系提供了重要科学证据,在大脑皮质功能区也记录到相应的带状兴奋区。在循经组织的理化特性研究中,对体表红外热辐射的循经特性、形成的机制、体表红外热辐射的光谱、波长进行了有益的探讨。在经脉循经线组织的血管周隙、低流阻通道及细胞外基质的研究中,对针刺经穴后穴位及经线上出现的液晶成分进行了初步探讨,分析表明液晶成分主要为蛋白质物质。对经脉-脏腑相关的研究,心经、心包经穴位与心脏的神经节段支配及功能进行了形态、生理机能和分子生物学水平的系统研究;结合牵涉痛的机制,深入阐明这种特异联系的神经科学基础和产生效应的神经肽Y等物质。在对胃经与胃相关联系的研究中,证明胃与胃经穴位存在相互发生反应的脊髓神经元,而迷走神经核团是实现这种胃经穴位与胃功能联系的较高中枢,同时还注意到了脑肠肽在这种联系中的作用。并认为针灸学科作为生命科学的分支,其研究领域涵盖了现代生物医学的很多部分,研究难度较大,今后的研究应当结合当前的基因组学和复杂性科学的研究成果,进一步促进对针灸作用机理和经络理论的研究,以提高针灸临床的疗效为目的,确定针灸疗效的优势病种,保持其在该领域国际学术界的领先水平。

2. 腧穴

夏卫东等用现代技术,观察正常大学生在针刺脾经合穴阴陵泉、经外奇穴阑尾前后的两手关脉图的参数变化。结果:针刺脾经合穴阴陵泉后,左关脉图示主波波幅显著增高,脉动周期延长,兼见弦脉图的特征。右关脉图示降中波波幅明显增高,且降中峡位置明显提前,兼见滑脉图的特征。左右关脉图的脉动周期均明显延长,以左心室舒张期延长为主,而收缩期则明显缩短。针刺脾经合穴阴陵泉后对左右关脉图均有影响,并没有表现为对右关脉图的参数影响更明显。而针刺经外奇穴阑尾前后,左右关脉图的参数无明显变化。提示调节脾的生理功能确能从寸口六部脉象中体现出来,且左右关脉图的参数表现不同,即支持寸口六部分候法之说,但与传统的脏腑配属法,即"右关候脾"之说不相吻合。周钰等在昼夜环境中连续48 h检测20名正常大学生太渊穴伏安曲线及其昼夜节律性。证明太渊穴的伏安曲线具有非线性和惯性两大特征;通过余弦分析及振幅检验(F检验),发现太渊穴的伏安面积不存在节律性,而惯性面积存在明显的节律性($P<0.01$)。提示古人提出的经穴的时辰节律具有一定的客观性,同时反映脏腑功能和经气的盛衰有一定节律性。

在单穴的对比研究中,程凯等用庆大霉素注射豚鼠造模,选听宫、肩贞、后溪3个穴位针刺,观察小肠经不同腧穴对听性脑干反应的影响。结果发现,听宫对听性脑干反应的影响作用最强,后溪与肩贞的作用均不太明显,而后溪略强于肩贞。

这说明并不是小肠经上的所有腧穴都与耳具有明显的相关性，只是局部穴位有这样的特点。即小肠经腧穴的主治普遍性规律没有表现为"经脉所过，主治所及"，而是表现为"腧穴所在，主治所在"这个方面。陆明霞等针刺单穴后，用 mRNA - AFLP 分析技术展示各组 mRNA 的差异。结果：在 42 条快速老化鼠与正常老化鼠的差异带中，水沟、内关、太冲、肾俞、足三里组分别有 34、26、26、8、17 条差异带的表达收到调节趋同于正常老化鼠，提示针刺不同单穴能不同程度的影响衰老相关性基因片段的表达。

在穴位配伍治疗比较研究中，欧阳钢等将服用钙尔奇-D 的 64 例原发性骨质疏松症患者，分别针刺补肾穴和补脾穴连续治疗 6 个月，观察针刺不同穴位对原发性骨质疏松症骨密度的影响。结果：补肾组和补脾组均能明显提高原发性骨质疏松症腰椎的骨密度，两组间无明显差异。认为针刺补肾穴和补脾穴对原发性骨质疏松症均有较好的效果。罗海鸥等比较中脘、胃俞配伍和公孙、内关配伍针刺治疗消化性溃疡患者血浆内皮素(ET)水平、NO 的变化。均采用捻补法及小幅度震颤治疗。结果：中脘、胃俞俞募配伍法及公孙、内关配伍针刺治疗消化性溃疡均有较好疗效，不同配伍方案对疗效和 ET、NO 变化的影响没有差异。

3. 刺灸法

何玲认为背俞穴的针刺应以补虚泻实平调为原则。除按辨证施用外，还可辨穴补泻。如探查该穴空虚松软则用补法；反之紧实僵硬，触之疼痛或有条索、结节则用泻法；肌肤弹性正常者可用平补平泻法。针刺方向一是斜刺法，针尖以 45 度向脊柱斜刺，相对安全，临床可采用捻转补泻手法。二是直刺法，若需大补大泻，可用直刺法即提插捻转相结合的方法，但背部不宜针刺太深，防止刺伤重要脏器。特别是肺气肿患者，心俞、肺俞等穴不可超过 5 分，以防发生气胸。三是透刺法，临床可向督脉透刺，也可沿膀胱经纵透，采用插提式补泻法，进针适当深度，补法以拇指向前捻针 2～3 圈，固定针柄保持捻转力度，再插刺推针，反复 9 次为一度，泻法以食指向前捻针 2～3 圈，固定针柄保持捻转力度，反复抽提 6 次为一度。

贺晓慧等提出"经络搭桥法"：在某纵行经穴位上，向左右相邻、同向平行的经络线，做针刺最短的垂直连线。"经络搭桥法"的操作是医者在中医辨证论治原则基础上，选取针疗部位、确定病变经络第一进针点或穴位，局部皮肤清洁消毒后，右手持无菌 2 寸银针，使针头垂直朝向桥联侧的经络，快速用力刺进针尖至真皮下，若用力甚而过深，可向上提退针柄使针尖达真皮下为度，然后将针尖始终保持在真皮下缓慢平行地推至桥联侧经络，使针体与两侧相桥联的经络作垂直态；再根据病情，可选距第一进针点或上或下 1 cm 处实施第二、三、四……进针点，方法同上；待进针完毕，留针 30 min 后快速起针。此法能够快速疏通气血、活血化瘀、搜络止痛、胜湿消肿、滑利关节、强腰壮骨。主要适用于因风湿、类风湿、骨质增生、周围性神经病变、神经官能症及跌扑损伤所致的各种痛症、关节功能障碍等。

艾群等所述的滞针术，是指将针刺入腧穴的一定深度后，用右手拇、食、中指持住针柄，如搓线状将针单向捻转 2～7 周，使肌纤维或结缔组织缠绕针身，造成滞针，常用以行气、催气，提高疗效。

4. 治疗

循证医学概念的引入，为越来越多的研究者接受，为针灸临床试验研究提供了更为科学的方法。

涉及临床治疗的文献共约 1 024 篇，疾病谱分布与往年基本类似。其中，急症 6 篇，以个案经验交流为主。传染病 4 篇，涉及肝炎、结核病等。儿科疾病 39 篇，集中在小儿脑瘫、腹泻和呼吸道疾病方面。肿瘤报道 11 篇，多与控制患者放化疗副作用有关。呼吸系统疾病 51 篇，以支气管哮喘和支气管炎为主。消化系统疾病 106 篇，集中在消化道溃疡、胃炎、结肠炎、呃逆、腹泻等。心血管疾病 14 篇，以高血压、冠心病为多。血液系统疾病 8 篇，主要是紫癜、白细胞减少症。泌尿生殖系统疾病 49 篇，尿潴留、泌尿系结石、遗尿、前列腺炎为主要涉及病种。内分泌系统疾病 29 篇，糖尿病及其相关疾病高居榜首，其次是肥胖。神经系统疾病 240 余篇，主要病种有中风、面瘫、神经痛、头痛、癫痫等。精神神志疾病 40 余篇，40%以上是失眠，其次是抑郁症。妇产科文献 34 篇，主要是痛经、月经病、盆腔炎等。外科疾病 80 余篇，集中在皮肤病和急慢性软组织损伤。骨伤科文献 240 余篇，集中在肩周炎、颈椎病、各种扭伤、腰椎间盘突出。49 篇五官科疾病中，以鼻炎、牙痛、耳部疾病居多。与戒毒有关的文献有4篇,其中戒烟2篇。

5. 实验研究

本年度在经穴与脏腑效应关系的研究较多。

曹锐等应用皮肤导电量测定及声测经络技术,将导电量较大、声波波幅值较高点确定为经穴点。并通过经穴-脏腑效应实验,验证其生理功能,客观确定家兔14经的常用经穴。结果:家兔经穴处皮肤导电量较经穴旁对照点大,$P<0.01$;声波波幅值较经穴旁对照点高,$P<0.01$;经穴能够产生脏腑效应。方志斌等以静脉滴注垂体后叶素造成心肌缺血动物模型,观察左心室内压峰值(LVP)、左心室内压变化上升最大速率($LVPdp/dt_{max}$)、心力环面积(ACFL)、心肌收缩成分最大缩短速度(V_{max})、心电图及小肠电图等指标,电针心经循行路线上的3个测试点和电针肺经循行路线上的3个测试点以及不电针的对照组心肌收缩功能、心电、小肠电活动的影响。发现电针心经对心肌收缩功能、心电、小肠电活动的调节作用比电针肺经显著,有相对特异性。童晨光等应用荧光双标法研究小肠俞募穴与小肠之间的神经联系通路发现:小肠俞-小肠、关元-小肠两组出现标记细胞的脊神经节范围基本一致,双标记细胞分别出现在L_1~L_4和T_{13}~L_3脊神经节内,并分别在L_2、L_3和L_4最为集中,说明脊神经节中存在这样的神经元,它具有分叉的周围突分别支配小肠和小肠俞以及小肠和关元。小肠俞和关元与小肠都通过脊神经节形成直接的神经通路,从而解释了临床应用小肠俞、募穴治疗肠病的部分神经学机理,从形态学细胞水平说明小肠俞、募穴与小肠的特异性联系途径。

刘旭光等观察艾灸"肾俞"、"足三里"能明显增加实验性RA大鼠局部组织(HSP70)面积总和、积分光密度总和及平均黑度,诱导实验性RA大鼠局部组织(热休克蛋白)HSP70的大量合成。杨慧等以面神经再生式动物模型,采集面神经再生液,采用双向聚丙烯酰胺凝胶电泳技术对面神经再生微环境中的结构蛋白进行蛋白质组学的研究,探讨面神经再生液的蛋白质分布及穴位针刺对该再生液的影响。结果:面神经再生液中的蛋白质主要分布于相对分子量80以下,等电点4~7之间。对照组检测到(800±53)个蛋白质斑点,针刺组检测到(850±78)个蛋白质斑点,在匹配的斑点中,有十几种蛋白质发生了明显变化。

肖延龄采用分子原位杂交和免疫组化技术,动态检测血管内皮生长因子(VEGF)及VEGF mRNA的表达,发现心肌梗死模型针刺组VEGF及VEGF mRNA较模型组明显增多,并且在VEGF的分布上,针刺组2 h即有VEGF反应物沉着于血管壁上,3周时血管壁成为VEGF反应物的主要分布区;而模型组VEGF反应物的分布则多在心肌细胞胞浆中。表明针刺内关对心肌缺血区VEGF合成及VEGF mRNA的表达具有促进作用。林亚平等以RM 46多导生理仪持续监测心电,用硝基四氮唑兰染色测量心肌梗死范围,用放射免疫法检测心肌缺血模型家兔心肌组织降钙素基因相关肽(CGRP)、前列腺素E_2(PGE_2)含量,对比观察电针内关与心肌缺血预处理对心肌缺血-再灌注损伤家兔心肌组织中CGRP、PGE_2的影响。结果显示心肌缺血预处理与电针内关对缺血-再灌注心肌均有明显的保护作用,其作用机制可能与CGRP、PGE_2的参与有关。刘志诚等研究表明针刺对肥胖机体外周瘦素和胰岛素水平、弧束核神经细胞功能和弧束核组织5-羟色胺、胆囊收缩素、铃蟾肽和降钙素基因相关肽水平具有良性调整作用,并进一步研究发现针刺能够促进褐色脂肪组织β-肾上腺素能受体基因表达。

6. 针刺麻醉与针刺镇痛

方建乔等以Wistar雄性大鼠经牛Ⅱ型胶原皮内注射接种诱导胶原性关节炎动物模型,在造模后第3 d起在"足三里"穴进行电针刺激,连续19 d。采用辐射热甩尾法测定大鼠痛阈。结果发现,电针能明显提高胶原诱导性关节炎大鼠的痛阈,对不同时期胶原免疫大鼠的痛阈有显著的即时升高效应,并能相应地增加大鼠脑组织和脾脏中β-内啡肽的含量。

7. 文献与老中医经验

王广军等从中医刺血疗法的渊源、适应证、操作方法及刺络部位的选择等角度对中医刺血疗法作了全面的介绍。此外,还简单介绍了我国其他民族医药藏医、蒙医、回医、苗医的刺血疗法的器械及应用情况。李晓泓提出"针灸良性预应激假说",即针对"未病"人群(如某类疾病的高危易感人群、某类疾病的潜伏期及发病前期、无病体弱人群等)预先在相应的腧穴上给予适宜的针灸刺激,使机体产生适度的应激，启动机体内源性保护机制，对潜隐性的功能紊乱进行调整，减轻或抵抗随后疾病的损害，延缓组织器官的退行性改变，提高机体的抵抗与应变能力。刘立公等运用计算机对93种古医籍中有关脾经及其腧穴的主治内容进行检索，剔除其中明显抄录前人者，共得文献1 261条，涉及症名246个，总计3 221症次。对其内容进行归纳整理。结果显示，脾经穴的常用功效共17项，其名称及症次分别为：健脾和胃496，调治腹疾324，疏理下肢236，安神197，调经引产194，治阴疗疝164，消肿161，利尿144，散寒133，止血101，理气99，清热98，宽胸利膈94，补虚87，疏肝利胁77，宁心62，宣肺61。这17项功效可归纳为3类：其一为治疗脾经循行部位的疾患；其二为补虚，散寒，清热；其三为安神。肖少卿对针刺镇痛作用机理进行了概述，介绍了常见痛症（头痛、喉痛、胸痛、胁肋痛、胃脘痛、下腹部痛、坐骨神经痛、腿肚抽筋、急性腰扭伤、肾结石肾绞痛）的针刺治疗方法。

谢新才等介绍的贺氏针灸三通法是贺普仁教授提出的针灸治疗疾病的三种基本方法，即微通法、温通法、强通法：① 微通法：指以毫针针刺为主的一种针法。② 温通法：指以火针和艾灸为主的刺灸方法。③ 强通法：典型的是刺络放血疗法，拔罐亦属于强通。

8. 针灸器材

杨文颖等在大量的胃大部切除术中采用韩氏穴位神经刺激仪（HANS仪）辅助硬膜外麻醉取得较好的临床效果。采用HANS仪，术中能维持交感和副交感神经的相对稳定，明显缓解术中操作引起牵拉反射对心血管系统的有害影响，增强了术中安全控制力。盛丽等在针柄上套磁化针器（用永久磁材料制成，磁场强度为5 000 Gs），用棉垫固定磁化针器，留针30 min，在穴位上施用磁力线的影响，可调节自主神经的功能。

9. 小结

本年度针灸学的动态可以概括为：① 经络与脏腑相关研究进展良好。② 多学科新技术交叉介入针灸实验研究。③ 不同穴位配伍及穴位特异性研究引人注目。④ 针灸治疗作用机制的研究深入。⑤ 针灸学研究的思路与方法受到重视。存在的主要问题是：临床个案较多，科学性不够，且集中于某些病种，疾病机制进展不大，针麻的研究较少。

（杨永清）

【针灸学研究的思路与方法】

1. 针灸学总体研究思路与方法

目前，有人担心我国针灸可能逐步失去在世界的领先地位，因为它的研究创新力似有弱化的趋势，并主要归咎于创新研究思路的缺如。陈汉平认为，比思路更为关键的是研究思维，研究思路是思维过程的结局。在创造性思维中，科学家对现象进行观察、体验和分析，并对所获材料进行选择、提炼和加工，形成研究工作假说，并引导出相应的研究思路，进而实施设计。可以认为，无创造性思维就没有针麻下手术和针刺戒毒技术的发明。创造性思维是人类一切创造活动不可或缺的前提。他讨论了科学研究中思维、工作假说、思路的关系，分析了在科学发现过程中，具有创新思维能力的科学家和学术群体的重要性。让我们进一步重视、发挥创造性思维在针灸学创新研究中的作用，推动针灸学术发展。但对我国科技事业发展而言，最关键的是建立国家科技创新体系，在这个体系内在机制的激励下，科学家的创新能力才能得到更充分的发挥。张士杰对新世纪针灸发展提出自己的看法：① 通过临床试验研究检验针刺疗效，为之提供新的科学依据的同时也应该设置一个用传统医学概念检验疗效的机构，用以引导和主持临床研究并制定传统医学的疗效标准，如是则可实事求是地扩大有效病种，留待尚需继续发展的现代实验研究去认同。② 中西病名对照，切勿牵强附会。③ 研究中也要注意到"人经不同，络脉异所别也"及"气穴"的定义。

2. 针灸临床试验研究方法

借鉴循证医学的方法指导针灸医学研究，建立针灸医学分析系统数据库，充分利用网上资源，统一针灸临床疗效评价标准和多中心随机对照试验，获得最佳证据，推动针灸医学的发展是一个发展趋势。针对针灸临床研究目前的状况，陈氏提出要改善方法学，指出针灸临床研究至少应把握5个主要环节，即诊断标准、疗效评估标准、对照观察、统计学处理和远期疗效追踪。上述任何一环被疏漏，均会对研究质量造成不良影响。疗效评估标准制定的随意性，导致疗效评估结果过高，为多数人所难以接受。远期疗效追踪对评估疗效十分重要,但目前这一环节普遍被忽视。对照WHO制定的《针灸临床研究指南》的要求,我国针灸临床研究存在的方法问题,主要是随机对照观察不够严格,未能有效排除心理因素对针灸疗效的影响。为了验证针灸真实的治疗作用,排除心理影响,对研究来说是必须的。在针灸临床研究中设立假针灸对照组是一种有益的设想,但这种设想要变为可操作的设计还为时尚早,因在具体实施中还存在一些有待解决的问题。针灸临床研究中的假针灸对照,目前尚处于多方面参与研究的阶段。我们也应积极投入此项研究。刘雪梅等分析目前针刺对照试验报告存在的问题,如方法描述不清楚、干预措施描述不清楚、辅助干预措施描述不完全、从业的经验报告不充分、研究对象描述不十分清楚、结局测量描述不完整等。简单介绍了用于提高随机对照试验报告质量的CONSORT(consolidate standards of reporting trial)清单和流程图。同时又介绍了在CONSORT基础上起草的STRICTA,两者联合起来用于评价西方的扳机点疗法、中国传统针灸、电针、耳针等干预措施的对照试验。临床试验者或设计者也可用CONSORT和STRICTA改进试验设计,提高试验质量。

3. 实验针灸学学科建设思路

李忠仁系统论述了科学实验对针灸学术发展的紧迫性及临床意义,提出实验针灸学是开展针灸学科学实验研究的重要文献;科研求实、知识纳新、技术引进、思维创新是针灸学科学实验研究成功、学术发展的关键。认为针灸学科只有积极开展科学实验,才能促进针灸学术不断进步,以确保我国针灸学在融入世界主流医学中发挥更大的作用。陈汉平就规划教材《实验针灸学》读后指出,首版规划教材的问世,意味着针灸医学从经验医学向实验医学的过渡又跨出新的一步。今后要在开展针灸学与非生命科学相互交叉渗透("Acu-x")研究方面,再跨新步,再有创新。《实验针灸学》将从中汲取新的学术养料,不断充实发展。实验针灸学最重要的创新,是建立针灸学研究新的理念,构筑新的研究体系,在实验概念的指导下,引入设计-检测-评估(DME)研究系统。汤德安等回顾实验针灸学的历史,总结实验针灸学的研究规律。认为实验针灸学学科建设应以遵循"坚持特色,阐明机理,掌握规律,指导临床"的思路为宜。

4. 针灸临床病谱研究中的思路

范刚启等系统分析针灸文献,从优选神经系病针灸临床病谱及治疗方案角度提出问题,初步确定解决问题的思路和方法。认为神经系病是针灸临床的主要病谱,但神经系病针灸临床病谱及治疗方案的优选研究甚少,为此倡导开展神经系病针灸治疗方案的优选研究,优选神经系病针灸临床病谱。优选神经系病针灸临床病谱及治疗方案,对拓展神经系病针灸临床病谱、提高神经系病针灸疗效非常有益。

刘孔江阐述了在脑卒中单元治疗模式中,针刺应当早期介入中风重症监护病房(ICU)中的必要性。其根据是针刺治疗能够保护脑细胞,调节脑部供血,治疗缺血性和出血性脑血管病,并能及时处理卒中并发症和合并症。认为这样有利于针灸传统医学的发展创新。刘伍立等依据中西医理论认识和前期临床观察结果,阐述脑卒中后痉挛瘫痪状态的发生原因、机制和表现,总结出运用经筋刺法、平衡肌张力针法、针刺督脉与夹脊穴、针刺跷脉穴方法、针刺"泻阴补阳针法"和针刺特定穴等环节脑卒中后痉挛瘫痪的思路与方法。雷龙鸣等运用系统观的方法论原则,对中风偏瘫治疗方案如何优化组合这一问题进行初步的理论性的探讨和论述。认为实现治疗方案的优化组合,应该成为今后研究针灸治疗中风偏瘫的主要目标。针灸治疗的早期介入,不放弃6个月以后的治疗,早期取阳经穴为主、每日2次患健侧交替针刺,后期根据偏瘫共同运动模式,上肢取伸肌群穴为主,下肢取内收、屈肌群穴为主,每日1次针刺患侧,是目前相对理想的治疗方案。

许云祥等在回顾中西医对血管性痴呆病因、病机的认识及针灸治则的基础上,指出辨证循经取穴施术是针灸治疗本病所必须遵循的原则。王晓娟等对近年来提出的针灸减肥思路加以整理、分析,从临床疗效观察和实验机理研究两方面阐述了目前针灸减肥的发展状况以及存在的差距,进一步探讨针灸的理论基础和作用机理。充分利用针灸减肥的优势,一是针灸的双向调节作用,二是针灸通过经络-腧穴的全身整合作用。这两个优势可能是破解针灸减肥的作用机理的钥匙,如果能找到它们与肥胖相关的更新、更全面的结合点,针灸减肥将大有作为。

5. 针灸与多学科交叉研究

现代科学研究的耗散论、协同论、突变论的"新三论",为针灸与多学科交叉研究提供了最先进的方法学。经络现代科学研究分为四个阶段:① 试图找到与经络对应的解剖结构。但是此种试验以失败而告终。② 大规模循经感传调查证明,循经感传现象是客观存在的,并有一定的分布规律,绝非偶然现象。③ 对已知"结构"未知"功能"的经络现象进行现代生理学研究。④ 电磁驻波耗散结构与许多经络现象存在相当程度的对应性。50年来经络现代科学研究为这个新结构勾勒了一个初步轮廓。王琴玉等提出了腧穴间协同作用与拮抗作用的定义,并通过对针灸双向调节作用特点的剖析,以及对穴位作用的神经内分泌机制的透视,从理论上阐述了腧穴间协同与拮抗作用存在的合理性、必然性。同时对该研究方向的基本思路进行了初步探讨。在针灸腧穴与腧穴、针灸与中药、针灸与推拿治疗之间等的协同作用均开展了一些研究。

(李 洁)

【经穴红外辐射研究】

1. 体表红外辐射轨迹研究

汪培清等以红外辐射示踪仪对健康成年志愿者体表进行测试,取得等强度红外辐射的分布图像,而显示出体表经脉的红外辐射轨迹(IRRTM)。结果发现:IRRTM是在人群之中普遍存在的一种正常生命现象,可见于十四经的每一条经脉,在人体四肢和躯干部均可查;而在头面部显现的IRRTM转折交错很多,不易分辨,但从热像图上还是可以分辨出其中一部分经脉路线的行程。在经脉线上的穴位或非穴位点加热,都可诱发出与该经脉路线基本一致的红外辐射轨迹,经脉线上相关组织的导热性显著高于非经脉线上的对照部位,两者的物理学特性确有不同。许小洋等利用改进型的氧传感针,对志愿者沿督脉线及其旁开非经对照点水平组织中的氧分压进行了检测。结果显示,沿督脉红外辐射轨迹的部位,其深部组织的氧分压也较其两侧的非经对照点高($P<0.05$)。许金森等用6T67红外热像仪观察针刺穴位后人体体表循经红外辐射轨迹的变化,发现针刺对循经红外辐射轨迹有明显的影响,红外辐射轨迹一般出现在针刺后10 min左右。在基础温度较高的情况下,针刺可使部分受试者体表循经红外辐射轨迹上的皮温降低,部分受试者的皮温则表现为先降低后升高;而在基础温度较低的情况下,针刺可使得部分受试者体表循经红外辐射轨迹上的皮温升高。针刺对一部分受试者体表循经红外辐射轨迹的皮温影响不大,可使既有的循经红外辐射轨迹变得更连续、更规整,又可诱发出所属经脉红外辐射轨迹,提示循经红外辐射轨迹与人体的机能调控有密切的关系。许氏等还应用红外热像仪系统,观察了冷负荷对人体体表循经红外辐射轨迹的影响。结果发现,致冷后经线上的皮温恢复要比非经线部位快,与致冷前比较,经线上的轨迹表现得更加清晰。胡翔龙等对IRRTM的形成机理进行初步探讨,认为IRRTM的形成与皮肤微循环密切相关,但其主要热源位于皮下一定深度的组织之中,该处能量代谢活跃,组织温度较高;经脉线下的相关组织可能是一条具有多元结构的物质、能量和信息转换和传递的通道,这一通道的实体包括了多种已知的组织,可能还有一些未知的因素参与。

2. 经穴及灸的红外辐射特性研究

丁光宏等采用锁相放大技术建立了一套灵敏的红外光谱测量装置,检测到人体不到1 cm^2 面积的体表红外辐射光谱。结果发现,不同人体和同一人体的不同穴位,尽管其红外辐射绝对光谱及强度相差很大,但归一化光谱都有相当的一致性与可比性。进一步将人体发射的平均归一化光谱与艾条灸、隔姜灸、隔蒜灸及隔附子饼灸点燃过程中的光谱比较发现,后面三种间接灸与人体自发辐射的光谱有着惊人的一致性,辐射峰几乎和人体穴位辐射一样都在7.5 μm附近,而艾条灸等的光谱却相差甚远。中医间接灸所发射的光谱虽然强度较人体穴位高20多倍,但它的归一化光谱却和人体非常相同。沈雪勇等进一步观察到,隔黄瓜灸和隔胡萝卜灸的红外辐射强度非常明显地低于传统隔附子饼灸、隔姜灸和隔蒜灸,其光谱曲线形状亦有很大差异;无烟隔附子饼灸、隔姜灸和隔蒜灸的红外辐射强度亦十分明显地低于3种传统间接灸,其强度相差十几倍,曲线形态低平,与3种传统间接灸曲线有很大差异。杨华元等应用光谱分析仪测定艾条灸及三种隔物灸时辐射的近红外光谱发现,艾条灸光谱较为离散，而隔姜片灸、隔蒜片灸、隔附片灸都各自形成一个特定的波峰且相对较稳定，且艾灸光谱中近红外线占主要成分，因此，仅以热辐射解释艾灸的生物物理性质远远不够。

周愉等采用自制以 15 μm 为辐射中心的特定波段红外灸疗仪对垂体后叶素所致心动过缓和心肌缺血家兔内关和心俞穴施灸。结果发现，红外灸对垂体后叶素致心动过缓确有疗效，对垂体后叶素致心肌缺血亦有一定的改善作用。

（赵　玲　沈雪勇）

【针刺手法研究】

1. 理论探讨

马闯认为针刺手法的基本功锻炼是提高针刺手法操作技术的重要途径，并介绍了练气、练指和练神的三走练针法。马铁明等分别从进针手法、行针手法、补泻手法三个方面阐述了针刺操作步骤中的要点和难点，认为应当使针刺手法真正成为一种技术，而不仅是经验。马瑞玲对金元以后的针刺辅助手法进行了整理，详细地描述了不同针刺手法的发展及不同医家对不同针法的论述。侯玉铎将历代医家有关单式针刺手法的分类进行了整理和总结，认为陆瘦燕提出的科学分类使后人明了各种手法使用之时机、操作，更具后人学习价值。赵宗辽则分别从针刺前、针刺过程中及出针时三个方面阐述了押手的作用，认为其作用体现于找穴、定穴、进针、候气、催气、得气、补泻、出针等整个针刺过程，临床上应重视运用左右双手的协同配合，充分发挥押手的作用。李健强根据“卫气强盛则皮肤纹理致密，卫气虚弱则皮肤纹理疏松”的原理，以针刺透皮时的感觉来判断卫气的强弱，阐明了针刺“从卫取气”的具体操作方法。余玲认为疾病的发生、发展过程离不开“虚实”两字。为了达到补虚泻实的目的，古代医家有很多的阐述，但其实质是与针刺过程中根据患者的体质、病情和针刺感应等情况，适当予以强、中、弱三种不同的刺激量有关。陶硕通过对传统艾灸补泻，呼吸补泻、疾徐补泻、开阖补泻、针刺时间长短及针刺深浅等刺激强度的分析，结合临床实践，得出“补法是强刺激，泻法是弱刺激”的结论。而张勇等认为补虚泻实是手法的实质，迎随是手法的精髓，营卫是补泻的基础，平补平泻法是实现补泻效应的最捷径之法；而通过腧穴的特性、配伍体现补泻，是手法的延伸，是补泻手法的特殊表现形式。许荣正提出，由于针刺操作手法不当致眼球暴突，要引起临床针灸医生的高度重视，并提出了具体的预防措施。

2. 临床观察

丛国红运用苍龟探穴法治疗肩周炎 74 例，同时用一般补泻手法治疗 50 例作为对照组，两组均以 10 次为 1 个疗程。结果：两组治愈率分别为 77%(57/74)、48%(24/50)，治疗组的痊愈率高于对照组($P<0.05$)。石成银等应用“重浅快摇”四字针法于受伤局部常用的腧穴或阿是穴为主治疗急性软组织损伤 11 例，全部获得近期治愈。张淑君对气虚血瘀型中风的患者分别采用努针热补针法、提插补法、捻转补法及烧山火手法进行治疗，以探讨各种热补手法的不同临床效应。结果表明，不同术式具有不同的作用强度，而在这种作用中以复式手法作用最强，而努针手法又有优于烧山火手法的趋势，证实努针手法是一种行之有效的热补手法。吕金仓等采用曲池穴滞针手法治疗发热患者 63 例，结果发热消失，1 周后复发 50 例。

葛薇等以毫针行外游手法针刺乳泉、少泽、膻中等穴，治疗产后缺乳 93 例，治疗 2～5 次，乳量显著增加基本满足婴儿食用者占 74%(69/74)。陈玲琳等运用子午捣臼手法针刺天枢、关元、上巨虚、下巨虚，并配合艾条灸治疗术后肠麻痹 28 例，与周林频谱照射进行对照治疗 10 例。结果：用子午捣臼针刺手法配合艾条灸治疗 1 次后矢气排出，腹胀消失，肠鸣音恢复正常者为 18 例，对照组 0 例；治疗 2 次后，矢气排出，腹胀消失，肠鸣音恢复正常者，两组各 1 例。

3. 实验研究

丁光宏等应用一套能在人活体上测试各种针刺手法并能感受施针者和受针者相互作用的检测系统，记录到了均匀捻转和均匀提插手法的针体受力波形。结果表明，临床上不同的手法中针体对人体的作用是不同的，进而提出可以通过采用针体上的受力来标定和判断所施针法的类型和精确程度，从而实现了在针刺过程中对针上作用力的定量与客观化的实时检测，为提高临床针刺效果及针灸经络的定量化研究提供一种新的实验手段和分析方法。大久保正树应用近红外线分光法研究了不同针法对血流动态的影响。结果：在雀啄法、捻转法、震颤法刺激后，血容量均比针刺前明显增加，与留针法相比血容量增加明显，但三种手法间未见明显差异。张海翔等探讨了量化针刺手法对急性闭角型青光眼的“临床前期”眼房水流量(F值)的影响，将198例(204眼)按数字表法随机分为观察组与对照组，观察组108例(111眼)，对照组90例(93眼)。观察组风池、内关穴进针后，施量化大幅度、低频率前后180度的捻转泻法，而对照组进针后均不行手法，观察针刺后3、6、12个月F值的临床效果。结果：观察组效果显著($P<0.05$)，表明量化针刺手法对眼房水流量影响显著，是临床防治青光眼有效的方法之一。王长海等采用毫针平补平泻手法，针刺耳门、听宫、听会、翳风、中渚、三阴交、太溪，每日1次，每次30 min，每10 min行针1次，6 d为1个疗程，4个疗程后采用自身前后对照的方法，观察针刺对突发性耳聋症状及其血液流变学的影响。结果：经针刺后全血高切黏度、全血低切黏度、纤维蛋白原含量、红细胞压积及红细胞聚集指数均较针刺前下降明显；红细胞变形能力明显提高($P<0.01$)；症状得到改善，听力有一定提高。从而提出降低血黏度可能是针刺治疗突发性耳聋的机理之一。

（许建敏　王彩虹）

【针灸治疗支气管哮喘的实验研究】

近五年，随着针灸治疗支气管哮喘临床效果的不断充实，实验研究也取得了进展，主要表现在改善肺通气功能、减轻支气管肺病理、调节免疫、抑制炎症介质等方面。总体上研究尚处于效应证明阶段，机制研究尚待深入。

1. 改善肺通气功能、减轻支气管肺病理。陈铭等取大椎、肺俞穴进行隔姜灸合中药贴敷，以第1秒呼气容积($FEV_{1.0}$)作为指标对不同节气及非节气时间灸贴治疗支气管哮喘的疗效进行比较观察。结果：节气日组与非节气日组之间比较无显著差异($P>0.05$)；但节气日组内比较(F检验)，夏至组对$FEV_{1.0}$的改善明显好于春分与冬至组($P<0.05$)。刘明清等采用化脓灸治疗支气管哮喘，并与隔姜灸组、针刺治疗组对照，30 d后统计疗效。结果：化脓灸组在降低血清IgE含量、增高$FEV_{1.0}/FVC$比值上与隔姜灸组、针刺组相比有极显著性差异($P<0.01$)，认为化脓灸治疗支气管哮喘具有良好的抗过敏、改善肺通气量的作用。王秀媛利用激光照射天突等穴位治疗哮喘患者39例与常规艾灸相同的穴位治疗32例进行对照研究，观察对患者肺通气功能的调节作用。结果：两组的患者深吸气量、补呼气量、肺活量和最大通气量均增加，呼气流量加快，激光组优于对照组($P<0.01$)。崔龙苹等以肾上腺切除(ADX)哮喘模型和ADX捆绑处理作为对照组，观察针刺对ADX大鼠哮喘模型肺功能的影响。结果：针刺能明显降低ADX大鼠哮喘模型的气道阻力，增加肺的顺应性，表明针刺治疗哮喘不主要依赖肾上腺皮质激素。

郭锡全将哮喘豚鼠分为正常组、模型组和治疗组，CO_2激光照射大椎和天突穴，然后选取完整的右下叶肺组织镜检。结果发现，治疗组的支气管上皮细胞变性、支气管壁炎细胞浸润、肺气肿改变等方面均明显减轻，支气管平滑肌未肥厚，表明CO_2激光灸有较好的治疗作用。赖洪康等对过敏性哮喘豚鼠肺组织和支气管形态变化进行观测，发现与单纯注射丙种球蛋白和自血相比，丙种球蛋白加自血混合穴位注射效果最好。

2. 调节免疫功能。韩艾将122例支气管哮喘患者分为针刺组64例和常规药物组58例，在针刺配合刺络拔罐取得较好疗效的基础上，对治疗前后哮喘患者外周血T淋巴细胞的变化进行观察。结果：针刺治疗4周后，机体T淋巴细胞(CD_3^+)及T辅助细胞(CD_4^+)明显上升，CD_4^+/CD_8^+比值明显改善。赖新生等采用双抗体夹心法和抗体致敏的红细胞花环(直接法)对121例患者可溶性白细胞介素2受体(sIL-2R)和T淋巴细胞亚群进行了观察，结果显示天灸通过调节T淋巴细胞的活化而影响着哮喘的病理。

黄铁军采用针刺治疗过敏性哮喘25例，治疗一个疗程后观察疗效，发现治疗前后患者外周血单个核细胞(PBMC)培养上清中IL-4分泌活性、血清总IgE水平均显著高于健康对照组($P<0.01$)，治疗后患者上述指标均有明显下降，与治疗前比较有显著性差异，提示针刺能抑制过敏性哮喘患者PBMC培养上清中的IL-4分泌活性，降低血清总IgE的水平，从而阻断IgE介导的Ⅰ型超敏反应。方向明艾灸肺俞等穴治疗哮喘患者28例，结果显示艾灸对患者红细胞变形能力(RCD)及免疫功能(IgG、IgE)有良好的保护和改善作用。管遵惠选取定喘、风门透肺俞为主穴治疗哮喘，检测治疗前后患者对免疫球蛋白的影

响,治疗后 IgG 水平提高,IgE、IgM 含量降低。沈利华等将105例支气管哮喘患者随机分为穴注组、肌注组和针灸组,各35例,前两组分别给予穴位和肌肉注射卡介菌多糖核酸,针灸组行针刺治疗。结果:穴位注射能降低患者血清 IgE 含量,降低 CD_4^+/CD_8^+ 比值,升高补体 CD_3^+ 及 CD_4^+ T淋巴细胞,对体液免疫和细胞免疫具有调节作用。

崔龙苹等通过观察大鼠过敏性哮喘模型肺功能(气道阻力和肺顺应性)、外周血嗜酸粒细胞计数和血清皮质酮水平的变化,认为针刺对过敏性哮喘至少从降低气道阻力、减少血液嗜酸粒细胞、提高皮质酮水平3个方面发挥其明显的治疗作用。杨永清等研究了过敏性哮喘大鼠经针刺治疗后的血清的抗哮喘作用,发现该血清可明显降低大鼠和肾上腺切除大鼠过敏性哮喘模型的气道阻力与外周血嗜酸粒细胞计数,针刺血清注射与针刺治疗之间的作用无明显差别,证实针刺血清具有与针刺类似的抗哮喘作用。马淑兰等将稀释后的针刺血清以2.5 ml/kg 经尾静脉注入模型大鼠,连续3 d,同时连续10 d 测定该种针刺血清对高嗜酸性粒细胞血症大鼠外周血嗜酸性粒细胞计数的影响,结果发现该血清能明显降低高嗜酸粒细胞血症大鼠外周血嗜酸粒细胞数目。

3. 对细胞因子、炎症介质的影响。支气管哮喘的本质是由嗜酸粒细胞(EOS)、肥大细胞、T淋巴细胞参与的慢性气道炎症。细胞因子能调控炎症细胞及其介质的释放,是气道慢性炎症的重要影响因素。参与哮喘发病机制的炎症介质种类众多,可直接或间接引起气道痉挛、气道黏膜水肿、炎性损伤,以及气道高反应性。刘鑫等将27只豚鼠随机分成空白组、模型组和针刺组,造模同时,检测发现前两组少见嗜酸粒细胞(EOS)凋亡及FAS阳性表达,而针刺组见EOS凋亡,表明针刺可诱导哮喘豚鼠的肺内EOS凋亡。楮东宁等对支气管哮喘患儿采用自制敷贴膏进行冬病夏治,结果发现敷贴膏穴位贴敷能明显降低哮喘患儿血EOS、ECP含量,从而阻断炎症介质释放,改善气道慢性炎症。李月梅等采用随机对照的方法,以自制敷贴方敷贴实验性哮喘豚鼠模型颈背"穴位"。结果:从第6 d开始,贴药组点头呼吸的潜伏时间明显延长;第9 d开始,穴位贴敷组发生点头呼吸的频度明显减少,与哮喘组相比差异有显著性($P<0.01$)。提示穴位贴敷可能是通过延长哮喘发作的潜伏期,减少哮喘发作的频度,减少肺组织水肿、渗出,降低嗜酸性粒细胞的肺系局部浸润而实现治疗目的。

陈劼等将过敏性哮喘豚鼠分为治疗组、致敏组和正常组,用穴位贴敷法治疗后发现,治疗组血浆、支气管肺泡灌洗液中内皮素水平、血清 IL-2 水平均明显低于致敏组($P<0.01$),与正常组无明显差异($P>0.05$),提示穴位敷贴可能通过降低血浆、支气管肺泡灌洗液中内皮素含量,降低血清中 IL-2 含量而起作用。方向明应用单克隆抗体技术酶联免疫吸附双抗体夹心法测定正常、哮喘、艾灸组豚鼠血清可溶性白介素-2受体(sIL-2R)浓度。结果:哮喘豚鼠血清中 sIL-2R 浓度显著增高,经艾灸治疗后显著降低,表明艾灸可通过降低哮喘豚鼠血清 sIL-2R 而治疗哮喘。胡志光针刺大椎、定喘、风门、肺俞、足三里、三阴交、孔最等穴治疗61例支气管哮喘患者。结果:患者过高的IL-4和 IgE 降低($P<0.01$)。壮健等以清代医家张璐"白芥子涂法"为基础制成消喘膏,对哮喘豚鼠穴位贴敷,与哮喘模型组作对照,发现消喘膏贴敷后哮喘豚鼠模型中以 IL-4 升高为主的 Th_2 优势可逆转为 IFN-γ 的 Th_1 优势,进而减轻哮喘豚鼠的气道炎症。李月梅等发现穴位敷贴后患者的 IL-5 及 ECP 含量明显降低。

黄铁军等将过敏性哮喘豚鼠模型分为正常对照组、模型组和电针组,电针组电针"大椎"、"肺俞"穴,实验表明电针能抑制过敏性哮喘豚鼠模型 TNF-α、ET 的合成和分泌,从而阻断炎症介质的释放,减轻气道炎症反应,缓解气管平滑肌痉挛。康晓娥等以化脓灸治疗支气管哮喘,与常规消炎对症治疗作对照,结果发现化脓灸能明显降低哮喘发作期患者血中白三烯 C_4(LTC_4)水平,从而控制哮喘发作。

4. 对 cAMP、cGMP 含量的影响。cAMP 作为第二信使,具有稳定支气管平滑肌电位、扩张支气管的作用,而 cGMP 则具有加速生物活性物质释放,刺激支气管黏膜下迷走神经感受器,促使支气管收缩。符文彬等将哮喘患者随机分为眼针组、体针组和药物组,结果显示眼针组临床控制率、显效率均较高,治疗后患者 cAMP 含量、cAMP/cGMP 比值均提高,血浆 cGMP 含量降低。李俊雄等报道自血混合丙种球蛋白穴位注射能明显提高过敏性哮喘豚鼠皮质醇、cAMP 和 cAMP/cGMP 比值,较单纯注射丙种球蛋白和自血穴注提高程度为高。

5. 对神经递质、气体信号分子的影响。沈虹等通过观察比较穴位贴敷疗法和针刺对支气管哮喘患者血浆P物质(SP)、血管活性肠肽(VIP)含量的影响。结果显示,穴位贴敷可以降低哮喘患者血浆SP含量,提高VIP含量,提示该法在改善气道的神经源性炎症方面的作用明显。戴文军也发现天灸疗法与针法具有类似作用,两组的临床疗效无显著性差异,但天灸疗法更为方便。张汉民等将12只哮喘豚鼠随机分为模型组、自血混合丙球穴注组和正常组,检测各组的β受体数目。结果:自血混合丙球穴注能使过敏性哮喘豚鼠肺组织中β受体数目增加,进而稳定肥大细胞膜,抑制炎症介质的释放。

NO(一氧化氮)等气体信息分子在免疫细胞间发挥信息传递作用。邓同乐等采用硝酸还原酶法测定NO,观察针刺对过敏性哮喘豚鼠血清和肺泡灌洗液中NO的变化。结果:与对照组相比,哮喘豚鼠肺泡灌洗液中NO含量显著升高,电针后NO含量显著降低($P<0.01$),提示针刺的平喘作用与NO有密切关系。方向明则观察了艾灸治疗实验性豚鼠哮喘的NO与β受体的相互关系。结果:哮喘豚鼠及其艾灸治疗过程中,NO与β受体最大结合力(Bmax)呈负相关,而L-NAME(L-精氨酸甲脂)对β受体Bmax无明显影响。艾灸"肺俞"等穴可降低哮喘引起的肺组织和肺泡灌洗液中NO水平及细胞膜M受体Bmax的增加,NO与Bmax在灸法缓解哮喘过程中呈正相关关系。

(杨永清)

【高血压病的治疗和实验研究】

1. 实验研究

邹伟采用百会透刺曲鬓穴的方法治疗急性高血压脑出血大鼠,发现高血压脑出血大鼠血浆内皮素(ET)和降钙素基因相关肽(CGRP)在出血后12 h达到顶峰,到168 h基本恢复正常。针刺可以在12 h、24 h、72 h显著抑制ET表达,同时促进CGRP的释放及其生物活性的作用,从而达到治疗急性高血压脑出血。刘丹取后三里、内关、三阴交、涌泉等穴治疗肾性高血压模型大鼠。结果:针刺能明显降低血压并升高血浆6-keto-PGF_1含量及6-keto-PGF_1/TXB_2比值,表现出降低血管紧张性、减少血小板聚集,恢复血管内环境稳定的生物活性,以达到持续而稳定的降压效果。王琴玉选用足三里、肾俞治疗二肾一夹型高血压大鼠模型(2K1C-RHR模型)来观测ET、一氧化氮(NO)和心率变异性(HRV)的动态变化。结果发现针刺具有降压、抑制ET含量、促进NO升高的作用,其中肾俞针刺组在HRV改善方面更甚于足三里针刺组,认为针刺的降压作用可能与自主神经系统、NO及ET参与的神经内分泌调节作用有关。朱新安也有类似研究成果。

2. 临床方面

冯国湘将原发性高血压(EH)用数字表随机法分为针刺组和西药卡托普利片对照组,各30例,治疗组运用开四关加百会穴温针灸法治疗。结果发现在降压疗效方面,针刺组总有效率略高于西药组,但两组间差异无显著性意义;但在症状改善方面,针刺组总有效率显著优于西药组,差异均有显著性意义($P<0.05$),特别是对头痛、眩晕、心悸等症状的改善效果良好。朱宇丹针刺目窗、四神聪、风池、风府等穴治疗原发性高血压患者39例,设口服珍菊降压片为临床对照组。结果显示针刺组显效率明显优于对照组,但两者总有效率之间没有显著差异。

(刘世敏)

【针灸治疗甲状腺机能亢进】

甲状腺机能亢进为临床常见的内分泌疾病,目前的治疗仍以口服抗甲状腺药物为主。但临床存在副作用大,停药后复发率高等缺点。针灸治疗可以降低血清甲状腺素水平,调节失常的免疫功能,并对甲状腺机能亢进最常见的伴随症状(突眼)有一定疗效。现就近5年针灸治疗甲状腺机能亢进的研究作一介绍。

1. 针灸对甲亢的治疗作用

傅莉萍等用针药结合治疗甲状腺机能亢进症38例,穴位取间使、内关、神门、足三里、三阴交、太溪、复溜、太冲、照海等,视病情选4～5穴。兼有甲状腺肿大者,配"气瘿"穴(相当于水突穴);有突眼者加用天柱穴。留针30 min,隔日针刺,10次为1个疗程,连续治疗5～6个疗程,每个疗程之间休息3～5 d。结果:治疗后患者T_3、T_4、FT_3、FT_4明显低于治疗前($P<0.001$,$P<0.05$);而促甲状腺激素(TSH)则高于治疗前($P<0.001$);不同中医证型疗效无统计学差异;

临床疗效与疗程有关，且以6～7个疗程为好。王顺等将90例甲亢患者分成声电鍉针组、西药组和针药结合组(各30例)进行观察，结果显示声电鍉针药结合组疗效优于单纯西药组和声电鍉针组。研究同时还显示针药结合可有效降低患者血清游离甲状腺素的水平，对促甲状腺素具有良性调整作用。罗会新以针灸、中药、理疗等综合方法治疗甲亢30例。结果：痊愈(自觉症状和体征基本消失，T_3、T_4值恢复至正常范围)11例，好转(甲亢症状和体征好转，T_3、T_4值下降，但未恢复至正常)16例，无效(甲亢症状和体征治疗前后无明显改变，T_3、T_4值无明显下降)3例。袁民等用五十营针刺疗法治疗甲状腺机能亢进症30例。结果：治疗后患者T_3、T_4、FT_3、FT_4明显低于治疗前($P<0.001$)，而S－TSH则高于治疗前($P<0.001$)；阴虚火旺型治疗效果优于气虚痰阻型($P<0.001$)；疗效和疗程有关，且以8～10个疗程为佳。张德基等用穴位埋线结合小剂量药物治疗甲亢35例。结果：痊愈(临床症状消失，T_3、T_4均恢复到正常值)30例，显效(临床症状基本消失，T_3、T_4接近正常值)4例，无效1例。痊愈30例中，埋线3次者21例，埋线4次者7例，埋线5次者2例。田元生等将患者随机分为穴位埋线配合中药物组92例和对照组46例。结果：治疗组有效率为97.8%(90/92)，同丙硫氧嘧啶对照组的有效率为93.5%(43/46)基本一致，但治疗组对某些症状和体征的改善优于对照组，且无毒副作用。其中治疗组对心慌心悸、烦躁易怒的控制明显优于对照组($P<0.05$，$P<0.01$)。治疗后两组FT_3、FT_4明显低于治疗前($P<0.001$)，而TSH则高于治疗前($P<0.05$)。李洪等以壮医药线点灸配合消瘿汤治疗甲亢50例。结果：症状消失，体重增加，脉率正常，甲状腺肿及突眼症减轻，血清TT_3、TT_4水平正常，经1年随访观察无复发22例。治疗后患者HR、BMR、TT_3、TT_4水平均显著低于治疗前(均$P<0.01$)。

2. 针灸治疗甲状腺机能亢进性突眼

孙克兴等将54例患者随机分为针药Ⅰ组、针药Ⅱ组和对照组。对照组采用他巴唑和甲状腺素进行治疗；针药Ⅰ组在服药的同时针刺睛明、四眶(对应受损眼肌体表投影)、风池、上天柱(天柱穴上0.5寸)等穴，风池、上天柱穴做导气法诱导感应传至眶区；针药Ⅱ组在Ⅰ组的基础上加用足三里、三阴交、太冲等穴。睛明、四眶穴针刺1～1.5寸，足三里、三阴交和太冲穴用提插捻转平补平泻法。留针30 min，隔日治疗1次，6个月为1个疗程。结果：针药Ⅰ组、针药Ⅱ组和对照组突眼度平均减少(1.19±0.77)mm、(1.76±0.74)mm、(0.88±0.63)mm，有效率分别为78.8%、88.2%、58.8%，针药Ⅰ组、针药Ⅱ组明显优于对照组($P<0.01$)，而针药Ⅱ组又明显优于针药Ⅰ组($P<0.05$)；对眼球运动障碍的治疗效果针药Ⅰ组为79.0%、针药Ⅱ组为90.5%、对照组为60.0%，针药组明显优于对照组($P<0.01$)，而针药Ⅱ组又明显优于针药Ⅰ组($P<0.05$)；对眼病活动指征的疗效针药Ⅱ组明显优于针药Ⅰ组和对照组($P<0.01$)。为从分子免疫学角度阐明针药结合治疗Graves' 眼病的机理作了有益的探索。孙氏等还观察了治疗前后Graves' 眼病患者甲状腺刺激抗体(TSAb)、血清眼外肌抗体依赖细胞介导的细胞毒(ADCC)和血清抗眼肌膜抗体(EMAb)的变化的作用。结果：治疗后各组ADCC均明显降低，针药Ⅱ组明显低于对照组，而针药Ⅰ组与对照组有明显差异；治疗后针药Ⅰ组、针药Ⅱ组EMAb水平明显降低($P<0.05$和$P<0.001$)，针药Ⅱ组低于针药Ⅰ组和对照组($P<0.01$和$P<0.001$)；针药结合治疗后各组TSAb水平均明显降低，但各组未见显著差异。沐榕等以针刺为主治疗甲状腺机能亢进症稳定期浸润性突眼症53例，同时设立对照组以小剂量他巴唑、甲状腺片治疗。结果：和治疗前比较，治疗后观察组突眼度明显下降($P<0.01$)，而对照组则无显著差别；两组疗效比较，治疗组治疗23例(37只眼)，临床治愈(眼部自觉症状消失，眼球明显回缩，眼球突出度<18 mm，或较前减少3 mm以上者)8只，显效(眼部自觉症状消失，眼突明显好转，眼球突出度较前减少2 mm)14只，有效(眼部自觉症状好转，眼突稍好，但眼球突出度较前减少不足2 mm)10只，无效(眼部自觉症状略有改善，但眼球突出度较前减少不足1 mm)5只；对照组30例(48只眼)，临床治愈3只，显效9只，有效15只，无效21只。观察组疗效明显优于对照组($P<0.05$)。罗明针刺治疗甲状腺功能亢进基本控制，突眼症仍存在患者50例。结果临床治愈(判别标准同沐氏)16只眼，显效24只，有效37只，无效18只。

(魏建子　何金森)

【针灸治疗肥胖症实验与临床研究】

1. 实验研究

刘志诚等对针灸治疗肥胖症的作用机理进行了一系列较深入的实验研究。如探讨针刺减肥相关的细胞分子机制，采用 RT－PCR 和 Northern Blot 技术测定肥胖大鼠下丘脑神经肽 Y(NPY)基因表达水平、放射免疫分析测定血浆和下丘脑 NPY 的含量，发现其体重、Lee's 指数、体脂、血浆和下丘脑 NPY 的含量以及下丘脑 NPY 基因表达均显著高于正常大鼠，而针刺能扭转以上改变；对肥胖大鼠机体褐色脂肪组织 β－肾上腺素能受体(β－AR)基因表达的研究发现针刺可使低下的肥胖大鼠褐色脂肪组织 β－AR 基因表达水平明显回升，从而阐明了两条可能的针刺减肥的细胞分子机理。通过观察针刺治疗前后肥胖大鼠弧束核(NTS)组织 5－羟色胺(5－HT)、胆囊收缩素(CCK)、铃蟾肽(BOM)和降钙素基因相关肽(CGRP)、α－促黑素(α－MSH)的水平，以及 NTS 神经细胞和下丘脑室旁核(PVN)神经细胞自发放电频率的变化，认为针刺对肥胖机体外周 α－MSH 水平、NTS 组织 5－HT、CCK、BOM 和 CGRP 水平以及 NTS、PVN 神经细胞功能的良性调整作用是针刺减肥神经和相关信息传导因子的作用机理之一。通过观察针刺治疗前后肥胖大鼠体质量、体脂及中枢和外周瘦素(leptin)、瘦素受体(OB－R)基因表达水平和胰岛素(INS)水平的变化，发现肥胖大鼠体质量、体脂及血清瘦素和 INS 水平均显著高于正常大鼠，而下丘脑瘦素、OB－R 基因表达水平和 INS 水平均显著低于正常大鼠，针刺治疗取得良好减肥疗效的同时，肥胖大鼠血清瘦素和 INS 水平均有明显降低，而下丘脑瘦素、OB－R 基因表达水平和 INS 水平却明显升高。研究还包括了针灸对单纯性肥胖病瘦素和胰岛素抵抗作用的探讨，在观察到单纯性肥胖患者瘦素、INS、总胆固醇(TC)、甘油三酯(TG)、低密度脂蛋白-胆固醇(LDL－C)的含量均显著高于正常人水平，而高密度脂蛋白-胆固醇(HDL－C)却显著低于正常人水平的基础上，针灸治疗使患者瘦素、INS、TC、TG、LDL－C 的含量均明显回降，而 HDL－C 含量却明显回升，这种变化与减肥疗效有关，由此认为针灸对肥胖机体中枢和外周瘦素和 INS 水平的良性调整作用以及促进下丘脑 OB－R 基因表达可能是针灸纠正瘦素和胰岛素抵抗以及异常的内分泌代谢的重要机理。雷红等采用放射免疫分析法检测 30 例单纯性肥胖患者电针治疗前后血清 Leptin 水平，同样观察到电针刺激后单纯性肥胖患者血清 Leptin 水平降低。

2. 临床研究

徐炳国等从针灸学角度对单纯性肥胖的病因病机、辨证论治规律进行讨论，认为辨治肥胖当以本经经脉的合、荥、原为主穴，配以相应的背俞穴、募穴、络穴等。韩济生等观察韩氏穴位神经刺激仪(HANS)经皮神经电刺激对 16 例单纯性肥胖症志愿者的治疗作用，在未加饮食限制的条件下选取 8 个穴位，隔日治疗，每周 3 次，第 12 周时体重下降(2.06±0.31)kg，体重下降百分率为(2.78±0.40)%；中止治疗 4 周后，体重有所回升，再经 HANS 仪治疗 15 周，体重下降(2.81±0.68)kg，体重下降百分数为(3.90±0.40)%。何玲等采用耳穴贴压治疗 120 例肥胖患者，主穴神门、口、脾、内分泌、大肠、饥点，每天自行按压 5 次，每次每穴按压 30～50 下。每周贴 2 次，共治 4 周为 1 个疗程，1 个疗程后统计结果。体重减轻 8 千克以上为显效，体重减轻 2 千克以上为有效。1 个疗程后总有效率为 97.5%(111/120)。汪慧敏选用腹部八针(双侧天枢、水分、阴交、双侧滑肉门、双侧外陵)，配以其他体穴及耳穴治疗 35 例肥胖者，总有效率为 91.4%(33/35)。李静茁等以足阳明、足太阴、手阳明经穴为主，观察针刺在治疗单纯性肥胖症中的作用，2 个疗程有效率为 91.9%(193/210)，且体脂减少与针刺疗程有关，针刺减肥随治疗时间延长可产生最佳疗效，年轻者优于年老者，第 1 疗程男性减肥效果优于女性。张路观察了针刺脾胃经和任脉经穴治疗单纯性肥胖症的效果，总有效率为 92.5%(37/40)。王茉蕾等以患者的体重、腹壁皮脂厚度、肥胖度、体重指数和脂肪百分率等为指标，观察到针刺配合推拿法治疗单纯性肥胖症的总有效率达 99.3%(149/150)，治疗后各项观察指标均优于治疗前($P<0.05$)。金伟等通过 78 例实证型单纯性肥胖患者的随机对照观察，发现电针与推拿并用治疗单纯性肥胖效果好于单纯针灸疗法。赵辉等采用体针与耳针结合治疗肥胖 126 例，体针取梁丘(直刺1～1.5 寸)、公孙穴(斜刺 3～5 分)；耳针取脾、三焦、肺、内分泌，体重减轻 2.5 千克以上者达

89.6%。辛昕等采用综合疗法(电针、TDP 照射、拔罐、耳压、刮痧)治疗肥胖症 56 例,总有效率为 91.1%(41/56)。

(邓宏勇)

【针灸治疗脑梗死】

张建斌等观察刺络放血治疗脑梗死恢复期患者的疗效及其对凝血系统的影响。共收集 60 例病例,根据患者的意愿分为刺络放血组(30 例)和针刺组(30 例)。结果:刺络放血与针刺均能较好改善中风偏瘫患者的肢体运动功能($P<0.01$),但两组之间无显著性差异($P>0.05$);刺络放血与针刺均能显著改善患者凝血酶原时间、活化部分凝血酶原时间、纤维蛋白原、血小板聚集率、抗凝血酶Ⅲ等指标($P<0.01$),且两组之间比较,刺络放血与针刺治疗对凝血系统的影响存在非常显著性差异($P<0.01$)。提示刺络放血和单纯针刺对凝血和抗凝血系统的影响存在不同的机制和途径,刺络放血的改善作用更迅速明显。

俞昌德等观察头针加药物治疗早期脑梗死患者的疗效及其与丙二醛的关系。以头针顶颞前斜线为主治疗早期脑梗死患者,以“全国脑卒中患者神经功能缺损程度评分标准,并参考日常生活活动量表指数记分法”评定疗效,采用硫代巴比妥酸比色法检测丙二醛的变化情况。共收治病例 60 例,随机分为头针加药物治疗组(30 例)和单纯药物治疗组(30 例),并设正常对照组(30 例)。结果:两组治疗前后积分的差异有非常显著性意义($P<0.01$),头针加药物组疗效更优于药物组($P<0.05$);治疗对外周血丙二醛的含量有影响,治疗前后存在显著性差异($P<0.01$),且两组治疗前后丙二醛含量与神经功能评分呈中度正相关,差异具有非常显著性意义($P<0.01$)。

王麟鹏等应用现代方法观察贺氏三通法对急性脑梗死患者的血浆组织型纤溶酶原激活物(t-PA)及其抑制物(PAI-1)的影响。贺氏针法组在第 7 d、第 21 d,血浆 t-PA 含量升高,而血浆 PAI-1含量下降,优于常规针刺组($P<0.05$)。说明早期脑梗死患者采用贺氏针法能改善缺血性中风的血液高凝状态,对纤溶系统有促进作用。

范刚启等以脑梗死上肢瘫患者为观察对象,以 Fugl-Meyer 运动功能积分、血浆 TXB_2、6-keto-$PGF_{1\alpha}$为指标,应用正交设计法,对脑梗死的针刺疗效进行 4 因素 3 水平(针刺治疗介入时间:病程第 1~3 d、4~8 d、9~12 d;选穴配伍:有关头穴+阴经体穴、有关头穴+阳经体穴、有关头穴+阴阳经体穴联用;刺激量:感传 1 次、感传 2 次、感传 3 次;是否互刺:单纯瘫侧刺、先健侧+单纯瘫侧刺、先健侧+健瘫侧交替)的方案优选。结果:脑梗死病程 3 d 内、采用头穴和阴阳经穴联用、轻刺激法、健瘫侧交替针刺,可获得相对最佳的上肢瘫 Fugl-Meyer 积分效应;其获效机理可能是通过 TXB_2、6-keto-$PGF_{1\alpha}$水平的最佳良性调整作用,达到其治疗目的。

王丽平等观察针刺风池、百会等穴对 30 例急性脑梗死患者血小板线粒体的影响。采用血小板氧电极测定氧耗量的方法,对急性脑梗死患者进行针前、针后 1 周、针后 1 月的血小板呼吸功能的测定及临床疗效评估。以 15 例正常人的血小板线粒体的呼吸速度平均值做参考,将 30 例急性脑梗死患者分为正常组(14 例)和异常组(16 例)。结果发现,正常组针刺前后无统计学意义,而异常组针刺前后有统计学差异($P<0.05$);且治疗前后积分的差异有显著性意义($P<0.05$),但两组之间无显著性差异。提示针刺治疗急性脑血管病是通过对血小板线粒体呼吸功能的改善作用来实现的。

(刘世敏)

【针灸治疗帕金森病】

李小军以督脉穴为主治疗帕金森氏病,分析探讨针刺配合药物治疗帕金森氏病的可行性。将 60 例患者采用随机化法分组,单日就诊者为针刺组,双日就诊者为对照组。针刺组采用针刺上星、神庭、百会、四神聪、风府、身柱、灵台、脊中、悬枢、腰阳关、肝俞、阳陵泉,同时配合口服美多巴,剂量为常规剂量的一半(常规剂量:美多巴每次 125~250 mg,每日 3~4 次),服用 2 个月。对照组选用美多巴剂量为常规剂量,服用 2 个月。采用改良的 Webster 评分法评定。结果:两组组内差异均有非常显著性意义($P<0.01$),而组间比较,差异无显著性意义。针刺督脉穴为主治疗帕金森氏病有良好的疗效。

王顺等研究头部电针透穴疗法治疗帕金森氏病的临床研究。临床选择 180 例帕金森氏患者,按数字表法随机分为治疗组(头部电针透穴组)100 例和对照组(口服美多巴组)80 例。治疗组头部穴取风池、悬厘、前顶、悬颅、天柱等。对照组口服美多巴 250 mg,第 1 周每日 1.5 片,分 3 次口服;第2周每日2片,分4次口服;第3周每日2.5片,分4次口服;第4周每日3片,分4次口服,达到最佳有效剂量。以Webster的积分值及全国锥体外系疾病讨论会制定的10项评分标准,进行疗效判定。结果:头部电针透穴疗法组有效率为75.00%,高于对照组的66.25%,具有显著性差异($P<0.05$)。结论:头部电针透穴疗法治疗帕金森氏病有肯定疗效。

张汉樑等研究针刺治疗帕金森氏病运动障碍的临床疗效。分为针刺治疗组(40例)和对照组(20例)。两组患者同时服用美多巴等药物,剂量随病情和个体差异而定。治疗组在药物治疗基础上,取梅花针叩击患者四肢和背部,而后再分别施以针刺,选穴按患者步态和肢体震颤的不同程度,分别选取腕部、肘关节、肩关节、踝关节和髋关节诸穴:阳池、大陵、曲池、曲泽、肩贞、中封、太溪、环跳等穴,每日1次,15 d为1个疗程,休息5~7 d再进行下一疗程,采用Webster氏10项记分法,3个疗程后评定疗效。治疗组和对照组总有效率分别为95.0%(38/40)、75.0%(15/20),两组比较差异有显著性意义($P<0.05$),提示治疗组疗效优于对照组;步距和运动完成时间治疗前后比较,治疗组差异有显著意义($P<0.05$),对照组差异无显著意义($P>0.05$);两组治疗前美多巴用量差异无显著意义($P>0.05$),治疗后治疗组美多巴维持量与治疗前比较差异有显著意义($P<0.05$),提示针灸治疗可以降低美多巴最小维持量。

(赵晓东)

【针灸治疗腰椎间盘突出症】

朱沁等观察针刺结合膝胸位自主牵引治疗腰椎间盘突出症的疗效及其与患者腰椎管内突出物的关系。以疼痛指标和腰椎管内突出物的大小评定疗效,共收集病例60例,随机分成治疗组(31例)和对照组(29例)。治疗组的总有效率为93.6%(29/31),且治疗前后积分和突出物大小的差异分别有非常显著意义($P<0.01$)和显著意义($P<0.05$)。提示膝胸位自主牵引能重建腰椎的顺应性,配合针刺治疗,效果优于单纯针刺治疗。

吴耀持观察穴位注射治疗腰椎间盘突出症的临床疗效。共收集320例病例,随机分为观察组(160例)和对照组(160例)。观察组用腰椎夹脊穴注射弥可保注射液(甲基维生素B_{12},又名甲钴胺)的方法。结果:治疗组总有效率为86.25%(138/160),对照组(维生素B_{12}穴位注射组)总有效率为79.38%(127/160)。两组比较,差异有非常显著意义($P<0.01$)。潘海根等也有类似报道。

龙海鹏等将160例腰椎间盘突出症患者分组治疗观察,芒针温灸配合穴位注射红茴香针剂治疗80例,总有效率为97.5%(78/80);毫针治疗80例,总有效率为82.5%(64/80)。郭万刚等采用计算机赋予随机数,分为腹针组50例和对照组48例。腹针组针刺水分、气海、关元,对照组采用电针腰夹脊穴、肾俞、患侧秩边。结果:腹针组和对照组的痊愈率比较有极显著差异($P<0.01$);腹针组平均治疗18次,电针组平均治疗24次,两组比较有显著差异($P<0.05$)。结果提示,腹针的轻刺激手法对早期腰椎间盘突出症的治疗具有疗效好、疗程短、复发率低等优点。

(刘世敏)

【糖尿病的治疗和实验研究】

1. 实验研究

张虹等为探讨针刺治疗糖尿病视网膜病变(DR)的有效性和可能作用机制,将STZ诱发的DR大鼠46只,随机分为模型对照组(22只)和针刺组(24只),同时设同批次同种属大鼠9只作为空白对照组。针刺组给予电针治疗,模型组与空白组不予治疗。结果显示,针刺治疗后针刺组视网膜电位(F-ERGa、b)、震荡电位(OPs)各子波Op1、Op2、Op3波延迟的峰潜时、振幅得到明显恢复,与治疗前比较有显著或极显著意义($P<0.05$或$P<0.01$);与正常组比较无显著性意义($P>0.05$),而与模型组比较有显著或极显著性意义($P<0.05$,$P<0.01$);针刺组降低OPs波总振幅恢复,与治疗前比较有极显著性意义($P<0.01$),与模型组比较有显著性意义($P<0.05$)。提示针灸治疗DR有肯定的疗效,其作用机理之一是使异常的视觉电生理得到改善。结果显示,针刺治疗后糖尿病大鼠针刺F-ERGa、b、OPb各子波Op1、Op2、Op3波延迟的峰潜时、振幅得到不同程度的恢复,而模型组的上述改变不大,甚至进一步恶化。由视觉电生理理论推测,针刺治疗通过改善糖尿病大鼠视网膜微循环,增强视网膜对缺血、缺氧的耐受能力,减轻高血糖对视网膜的病理学损害,从而起到保护糖尿病大鼠视

功能的作用。

2. 临床观察

张慧岭等为探讨时间因素在针刺治疗中的作用,将83例糖尿病患者按先后次序随机分为两组。对针灸治疗前服用降糖药物的患者,在严格控制饮食的情况下停药3 d后接受针灸治疗。治疗组42例患者,采用逢时(辰时,即上午7～9时)治疗;对照组41例,采用除辰时外的任何时间随到随针治疗本病。结果显示,治疗组有效率为90.5%(38/42),对照组为73.2%(30/41),$P<0.05$。提示逢时针灸治疗的方法疗效较好,可以避免出现口服降糖药物导致的毒副作用,同时具有治疗或预防并发症的特点。韩冰雪研究脉冲电针疗法在针灸治疗中的应用。针对糖尿病合并植物性膀胱电针治疗组10例,取三阴交、水道、天枢、水分、关元、气海,以28号2.0寸毫针刺入,针刺得气后,任取两组穴位电针治疗。糖尿病合并植物性膀胱对照组10例,针灸取穴同上,只单纯针灸治疗,不做脉冲电针治疗。结果显示,治疗组总有效率为85.6%,对照组总有效率为65.4%,两组比较有显著性差异($P<0.05$),说明电针的治疗作用明显优于单纯针灸治疗。胥林波等为观察络脉叩刺对糖尿病周围神经病变的影响,将患者随机分为3组,分别用基础治疗(控制饮食,口服降糖药)、基础治疗加体针、基础治疗加络脉叩刺(叩刺患部的络脉至微红或出血珠后将维生素B_1、维生素B_{12}倒在消毒的干棉球上,反复搽在皮肤针叩刺过的部位)3种方法进行治疗观察。结果经Ridit分析,$\chi^2=32.263$,$P<0.001$,说明3组间有显著的统计学意义,1组与2组比较$\chi^2=35.263$,$P<0.001$,2组与3组比较$\chi^2=41.46$,$P<0.001$,均有显著性差异。结果提示,基础治疗加络脉叩刺效果最好,其次为基础治疗加针刺治疗,单纯基础治疗效果最差。提示络脉叩刺加维生素B_1、维生素B_{12}对糖尿病周围神经病变有较好的疗效。

陈伟江等通过针刺背俞穴的方法治疗糖尿病,同时进行对照观察。56例患者随机分为治疗组和对照组(各28人)。治疗组采用针刺主穴膈俞(双)、胰俞(双)、肝俞(双)、足三里(双)。结合辨证配穴,多饮加肺俞,多食加胃俞,多尿加肾俞。治疗期间两组患者均服消渴丸,并制定糖尿病饮食方案。结果显示,治疗组、对照组在治疗后空腹血糖均下降,其中针刺组下降幅度最大,与对照组比较有显著性差异($P<0.01$),提示针刺加服药对血糖的控制有确切疗效。

何永昌等以电针治疗2型糖尿病胃肠功能障碍,将50例患者随机分为治疗组和对照组(各25例),两组在控制血糖的基础上,分别进行电针和药物治疗。治疗组采用电针治疗(取穴中脘、天枢、足三里、太冲、脾俞、胃俞、胃管下俞等);对照组以西沙必利口服治疗。治疗3周后进行临床疗效和胃电功率及频率变化的疗效比较。结果显示,治疗组与对照组比较,在临床症状和胃电频率变化方面差异无显著性意义($P>0.05$),但治疗组胃电功率提高明显优于对照组($P<0.01$)。提示电针治疗2型糖尿病胃肠功能障碍的机理可能与针灸对自主神经的调节作用有关。成秀梅等辨证针刺治疗糖尿病胃轻瘫,将72例糖尿病胃轻瘫患者随机分为治疗组和对照组(各36例),两组患者均常规口服降糖药物治疗。治疗组采用辨证取穴针刺治疗,对照组口服吗丁啉和维生素B_6治疗。结果显示,治疗组总有效率为97.2%(35/36),与对照组疗效比较差异有显著性意义($P<0.05$)。治疗组在治疗过程中无明显不适反应,对照组服药后头晕3例,口干3例,稀便6例,不良反应发生率为33.3%(12/36)。两组比较差异有非常显著性意义($\chi^2=12.1$,$P<0.01$)。两组患者随访半年结果,治疗组症状复发率为5.6%(2/36),对照组为33.3%(12/36),两组比较差异有非常显著性意义($\chi^2=7.18$,$P<0.01$)。王玲为观察针刺治疗糖尿病胃轻瘫,将80例患者随机分为3组。全部病例均行常规糖尿病治疗方法,如饮食控制、运动疗法、口服降糖药、注射胰岛素等。在常规糖尿病治疗基础上,治疗组(35例)加用针灸治疗;对照1组(25例)加服西药吗丁啉治疗;对照2组(20例)仅按常规控制血糖,均治疗25 d。结果显示,治疗组总有效率为94.2%(33/35),对照1组总有效率为72%(18/25),对照2组总有效率为40%(8/20),治疗组疗效优于2个对照组($P<0.05$,$P<0.01$)。孟玫春等研究针刺治疗糖尿病足,对糖尿病足患者65例分为观察组35例,对照组30例。对照组采用常规治疗,胰岛素控制血糖、抗感染,清创局部换药;观察组在常规治疗基础上采用针刺治疗,取穴阴陵泉、三阴交、太溪、承山和阳陵泉、足三里、绝谷、昆仑两组穴位,交换应用。针灸治疗加电针,

连续治疗1个月。结果显示，无论从临床疗效还是下肢血流动力学指标与对照组相比均有显著差异（$P<0.05$，$P<0.01$），提示采用针灸早期治疗是可行的。李永方等观察固本通络电针法对糖尿病周围神经病变（DPN）患者周围神经电生理的影响，电针组和对照组均采用药物（限达美康、二甲双胍、降糖灵、消渴丸四种之内）控制血糖。将84例DPN患者随机分为电针组和弥可保对照组，观察治疗前后神经传导速度（NCV）、躯体感觉诱发电位（SEP）、穴位皮肤痛阈（PSP）的变化。结果显示以上3项指标的改善，电针组都明显优于对照组（$P<0.05$，$P<0.01$）。提示固本通络电针法可以改善DPN患者的神经功能，是治疗DPN的有效方法。呼永河等观察针刺结合口服中药汤剂治疗糖尿病视网膜病变，将80例患者随机分成治疗组和对照组（各40例），均严格控制饮食，口服降糖药物或皮下注射胰岛素控制血糖。治疗组予针刺太阳、阳白透鱼腰、攒竹等穴和服用中药"明目五子汤"；对照组予静脉滴注维脑路通及口服双密达莫、维生素E，进行对照观察。结果显示，治疗组总有效率为92.5%（37/40），对照组总有效率为55.0%（22/40），疗效相比差异有显著性意义（$P<0.01$）。提示针刺结合中药汤剂治疗糖尿病视网膜病变优于单纯西药治疗。

（张 虹 李 洁）

【针灸对心肌缺血影响作用研究】

陈琦等比较观察了舌下含服、内关穴及非穴位注射硝酸甘油（NTG）改善大鼠心肌缺血的疗效差异。结果：内关穴注射与舌下含服NTG均可明显改善急性心肌缺血引起的ECG改变，且内关穴用药后的ECG恢复时间明显短于舌下含服；研究还发现内关穴注射NTG改善急性心肌缺血作用可通过不经过脊髓的内关-脊神经节-心脏神经反射通路实现。王华等采用放免技术，检测电针内关对急性心肌缺血家兔延髓中β-EP含量的影响，结果发现电针内关可使升高的家兔延髓中β-EP含量明显降低（$P<0.05$）。汪克明等通过电排针刺激心经"神门-通里"段或小肠经"养老-支正"段经脉主干，观察心功能变化。结果：电针心经、小肠经能拮抗脑垂体后叶素所致的心率延缓作用，可显著改善心功能，且以电针心经为著。方志斌等通过观察电针心经循行路线上的3个测试点和电针肺经循行路线上的3个测试点，发现电针心经对心肌收缩功能、心电图、小肠电活动的调节作用比电针肺经显著，有相对特异性。肖延龄等采用分子原位杂交和免疫组化技术，动态检测针刺内关穴前后心肌梗死模型大鼠缺血血管内皮生长因子（VEGF）及VEGF mRNA的表达，认为针刺内关对VEGF及VEGF mRNA的调节，可能是其促进血管新生的途径之一。明彩荣等采用光、电镜等形态学观测手段观察针刺前后缺血性心肌损伤的形态学变化。田岳凤等观察到针刺大鼠手厥阴经（内关、郄门、支沟）穴可使心肌缺血再灌注损伤过程中一氧化氮（NO）及一氧化氮合酶（NOS）含量明显升高、血清肌钙蛋白（cTnT）含量明显降低。丁奇峰等以血清及心肌组织超氧化物歧化酶（SOD）活性和血清及心肌组织丙二醛（MDA）的含量为效应指标，对比研究温通针法和平补平泻针法治疗急性心肌缺血损伤作用，发现温通针法可显著减轻自由基对心肌组织的损伤程度。卢中平等通过对48例行冠脉搭桥术患者的研究发现，针刺能抑制IL-8的释放，减少氧自由基的产生，减轻受氧自由基的攻击程度，从而对缺血再灌注心肌具有保护作用。林亚平等对比观察电针内关与心肌缺血预处理对心肌缺血-再灌注损伤家兔心肌组织中降钙素基因相关肽（CGRP）及前列腺素E_2（PGE_2）的影响，发现电针内关（而非电针足三里）对缺血-再灌注心肌有明显的保护作用。易受乡等将50只家兔随机分为对照组、缺血再灌注模型组、缺血预适应组、内关组和曲池组。结果：电针内关及预适应24 h后两组均能降低CK、LDH、MDA含量，预适应24 h后能明显升高SOD活性，而针刺内关则降低其活性，两组均能升高ATP水平。王超等观察电针大鼠内关穴对心肌缺血再灌注损伤（MIRI）大鼠一氧化氮（NO）、一氧化氮合酶（NOS）与同功酶原生型（cNOS）、诱生型（iNOS）的变化。结果：电针心包经内关穴升高心肌NO含量明显强于电针肺经列缺穴（$P<0.05$）；电针心包经内关穴可使NOS、cNOS含量升高，与模型组比较差异显著，且升高心肌NOS及cNOS活性的效应亦明显强于电针列缺、合谷组（$P<0.05$），各组心肌iNOS变化不明显。田岳凤等还观察到针刺手厥阴经穴对细胞凋亡调控基因bcl-2、bax有促进或抑制的作用。

（邓宏勇）

【针灸对脊髓损伤的影响】

徐晓庆等自行设计一种脊髓损伤动物模型，

以一恒定的外力和打击时间,观察35只大鼠在不同打击深度下的运动功能和病理变化。结果发现,假手术组大鼠苏醒后能站立行走,脊髓结构正常;打击深度为0.5 mm时,动物苏醒后能站立行走,脊髓结构正常;打击深度为0.8 mm时,动物出现不全瘫,数天后能站立行走,脊髓结构破坏较轻;打击深度为1.0 mm时,动物出现全瘫,4周后不能站立行走,脊髓结构破坏;打击深度为1.5 mm时,动物出现全瘫,4周后不能站立行走,脊髓结构破坏严重。说明以打击深度为参数建立的不同程度的脊髓损伤动物模型,可重复性较好。许佳年等采用形态学、原位杂交等技术观察电针对实验性脊髓损伤大鼠运动功能、脊髓组织形态及其神经生长因子(NGF mRNA)表达的影响。结果发现,电针治疗组大鼠运动功能和斜面临界角的恢复较损伤组明显,病理损害程度较损伤组轻,NGF mRNA阳性细胞数的增加较损伤组明显,说明电针可明显促进脊髓损伤大鼠运动功能的恢复,减轻脊髓组织形态的损伤,促进脊髓组织中NGF mRNA的表达,电针可能通过提高损伤脊髓组织中NGF mRNA的表达而起到神经保护作用。

张志英等将成年雄性SD大鼠,随机分为模型组、电针治疗组、甲基强的松龙组和假手术组。采用改良的Allen's捶击法致大鼠T_{10}脊髓损伤,应用原位杂交和免疫组织化学方法及图像定量分析法观察脊髓损伤早期bcl-2 mRNA和蛋白的表达。结果显示,模型组脊髓损伤后6 h bcl-2 mRNA表达有增高趋势,伤后24 h表达增高;伤后6 h bcl-2蛋白表达未见明显变化,伤后24 h表达有增高趋势。电针治疗组bcl-2 mRNA及蛋白表达均高于模型组,与甲基强的松龙组相比差异无显著性意义。提示电针可上调bcl-2 mRNA及蛋白的表达,从而抑制细胞凋亡,保护神经细胞。刘洁等采用不完全性截瘫兔模型60只,随机分为模型组和针灸组,每组于造模后分3批,每批10只,分别于6 h、7 d、15 d处死,电镜下观察线粒体不同时期的动态变化。结果显示,造模形成后6 h针灸能缓解线粒体肿胀,对抗继发性损伤;7 d后针灸组线粒体各项指标优于模型组;15 d后针灸组线粒体形态恢复正常。表明针灸可减轻损伤脊髓神经元内线粒体肿胀变性,维持线粒体有效功能面积及有效个数,促进线粒体进行能量代谢,促进神经元恢复,对抗继发损伤,加快修复。

刘长发等以Wistar大鼠为受试对象,制备脊髓撞击伤模型,应用夹脊电针治疗。结果发现,夹脊电针能明显降低内皮素和血栓素A_2的含量,说明夹脊电针疗法在脊髓损伤的早期过程中可明显抑制内皮素和血栓素A_2合成,改善伤区脊髓组织的微循环,稳定细胞膜结构,阻止微血管内血栓形成或栓塞,减少细胞死亡,组织受伤脊髓组织进一步的继发性损害。郭家松等采用BBB评分法和爬网格试验检测全横断性脊髓损伤及督脉电针治疗后大鼠的运动功能,荧光金逆行标记法检测再生神经元,用生长相关蛋白-43(GAP-43)免疫组织化学法观察脊髓损伤区周围神经元GAP-43的表达。结果显示,督脉电针治疗后大鼠后肢运动功能有明显地恢复,损伤区脊髓组织退变减轻,躯体感觉运动区内锥体细胞层及红核内的神经元密度增大,脊髓组织内GAP-43阳性神经元增多,在脊髓横断头侧端灰质内、躯体感觉运动区及红核内有少量被标记细胞。说明督脉电针治疗可减轻脊髓损伤后的继发性损伤,促进脊髓下行纤维再生和脊髓功能恢复。

(许佳年)

【针灸对胃黏膜损伤的影响】

1. 临床研究

田明等治疗慢性萎缩性胃炎随机分为两组,治疗组50例取足三里、中脘等穴随证加减,并结合中药香砂六君子汤加减内服。对照组45例只服用中药。结果:两组总有效率分别为96.0%(48/50)、75.5%(34/45),两组相比有显著性差异($P<0.05$)。张跃等以清养胃阴为法,取肝俞、胃俞、三阴交、太溪等穴随证加减治疗35例慢性萎缩性胃炎,并与药物治疗30例对照。结果显示,针刺组临床治愈29例(83%),显效4例(11%)、好转2例(6%);对照组治愈15例(50%),显效10例(33%),好转5例(17%);两组治愈率有显著差异($P<0.01$)。

2. 实验研究

(1) 穴位研究　燕平等以乙醇造成大鼠胃黏膜损伤后,动态观察针刺足三里不同组穴对模型胃黏膜组织学及超微结构的影响,以探讨治疗胃病的最佳腧穴组方方法。结果发现,足三里不同配穴均可减轻急性胃黏膜损伤,而在各穴组中,以足三里＋内关＋中脘组效果最好，可考虑做为治疗胃病的基本方。

(2) 机理研究 林亚平等观察了电针足阳明经四白、天枢、足三里穴对胃黏膜损伤大鼠胃窦和延髓内生长抑素(SS)含量的影响及与胃黏膜损伤、胃黏膜血流量的关系，发现胃黏膜血流量在胃黏膜损伤后明显降低，针刺四白、天枢、足三里及非穴点后，均有不同程度升高，尤以足三里和四白组升高明显；胃窦及延髓 SS 模型组较对照组升高($P<0.05$，$P<0.01$)；而针刺四白、足三里组升高不明显，从而认为胃窦、延髓 SS 含量变化与胃黏膜血流量的改变有一定关系，电针足阳明经四白、足三里穴可能通过对胃窦及延髓 SS 含量的改变来影响胃黏膜血流量，促进胃黏膜损伤的修复。徐颖等采用束缚冷应激胃黏膜损伤大鼠模型，通过放射免疫测定法和中枢迷走背核复合体(DVC)微量注射，观察电针对各组外周血、胃黏膜和脑组织的血管活性肠肽(VIP)含量的变化，胃黏膜血流量(GMBF)、损伤指数(LI)和跨壁电位差(PD)的影响，以探讨 VIP 参与电针对胃黏膜损伤大鼠保护作用的机制。结果发现，电针模型组外周血、胃黏膜和脑组织 VIP 含量均增加，GMBF、PD 也明显增加，LI 下降；中枢 DVC 微量注射 VIP 后，外周血和胃黏膜中 VIP 含量增加，故认为 VIP 作为信号分子，通过神经内分泌免疫网络系统对胃黏膜损伤具有整体调控作用。

（王　静）

【针灸对免疫功能的影响】

1. 针刺法

伦新等取肝俞、肾俞、心俞、膈俞、太冲、太溪、神门、血海等穴，用滞针法治疗免疫性不育症 79 例；经 4 个月治疗后总有效率为 91.1%(70/79)，且治疗后男性患者精液的精子密度、精子活率、精子活力均有所提高，认为滞针法对免疫性不育症及其异常精液有明显的改善作用。姜华等用子午流注纳甲法治疗急性缺血性脑血管病 30 例，并与循经辨证取穴组和药物输液治疗对照组(各 30 例)对比，以观察子午流注纳甲法治疗急性缺血性脑血管病的临床疗效及对 IL-6 水平的影响。结果发现，纳甲组的有效率高于药物组，纳甲组的基本痊愈率及显著进步率高于循经取穴组，三组治疗早期，治疗后 IL-6 指标均有改善，三组治疗后与治疗前相比均有显著差异。认为子午流注纳甲法能显著提高治疗急性缺血性脑血管病的临床疗效，而且能降低 IL-6 水平，促进脑神经功能的恢复。周红等将肺癌手术患者分为针药组和全麻组，比较两组 IgG、IgA、IgM 含量、NK 活性及 T 淋巴细胞亚群数，以观察针刺对肺癌手术患者免疫功能的影响。结果发现，针药组患者在术后第二次化疗前 IgG、IgA 均比术前有明显提高，NK 活性下降被抑制，且 T_8、T_3 淋巴细胞亚群数也明显升高，从而认为针刺能调节患者免疫功能。刘晓辉采用针刺及捏脊法治疗婴儿痉挛，并检测患儿治疗前后的 IgG、IgA、IgM，发现治疗后的 IgA 与 IgG 均较治疗前明显升高，而 IgM 变化不明显。刘献祥等进行骨髓源性破骨细胞培养、鉴定及 IL-6 mRNA 基因表达水平的检测，以探讨针灸对骨髓源性破骨细胞形成数和 IL-6 mRNA 表达的影响。发现针刺可有效调节 IL-6 的分泌，使 IL-6 mRNA 表达下降，且可使破骨细胞形成数减少。

2. 艾灸法

徐兰凤等采用常规放疗加艾灸和常规放疗自身前后对照的方法，观察宫颈癌放疗患者血清中免疫调节因子 IL-2、IL-6 及 IL-8 的含量变化，以探讨艾灸提高癌症患者免疫功能的作用机制。结果发现，艾灸可调节提高宫颈癌放疗患者的免疫调节因子，尤其对 IL-2 的作用较为明显。朱苗花等探讨艾灸对宫颈癌放疗患者 T 细胞免疫系统的作用，结果发现艾灸治疗 2 个月后，宫颈癌放疗患者外周血 CD_3^+、CD_4^+ T 细胞数量较艾灸前有明显增加，而 CD_8^+ T 细胞数量下降，差异显著；空白对照组 CD_3^+、CD_4^+ T 细胞数量下降，但尚无显著性差异，同时分别观察 CD_4^+/CD_8^+ T 细胞的比值，艾灸治疗组明显上升，而空白组有下降趋势，但无显著性差异，认为艾灸对宫颈癌放疗患者外周血 T 细胞有保护作用及免疫调节作用。汪慧敏等建立 SD 大鼠子宫内膜异位症模型，用隔药饼灸进行治疗，并和西药丹那唑对照，发现隔药饼灸能降低子宫内膜异位症大鼠 IL-6 水平，和丹那唑比较无显著差异。邱幸生等观察艾灸对 H-22 荷瘤小鼠血清 IL-2、IL-12 水平、NK 细胞活性及腹水瘤细胞活性的影响。结果发现，艾灸能提高荷瘤小鼠血清 IL-12、IL-2 水平，与对照组比较差异有显著性；艾灸也可提高荷瘤小鼠 NK 细胞杀伤率，与移植瘤对照组比较差异有显著性,从而认为艾灸有抑制肿瘤生长的作用,此作用与其提高血清 IL－2、IL－12 水平,增强 NK 细胞杀伤活性有关。谢甦等观察艾灸关元、足三里对 D-半乳糖致衰老小鼠的免疫功能的影响,发现与青年组相比,衰老小鼠血清 IL－2 水平、淋巴细胞转化率、脾脏指数明显升高、血清 IL－6 水平明显升高,差异具有显著性,而经艾灸治疗后的衰老小鼠与模型组相比,血清IL－2水平、淋巴细胞转化率、脾脏指数明显升高、血清 IL－6 水平明显降低,差异具有显著性,提示艾灸可在一定程度上改善衰老机体的免疫衰退或紊乱情况,调节免疫器官功能,提高淋巴细胞转化率,从多个途径增强或改善机体免疫功能。唐照亮等对艾灸抗炎免疫作用的相关实验研究进行系统地总结,认为艾灸抗炎免疫作用的机制为:增强与改善机体的免疫功能,纠正炎症时自由基代谢的紊乱,调整神经递质(NE、5－HT、NO)的失衡,促进内环境稳定。实验结果提示,外周交感神经参与艾灸对免疫的调节,灸疗的部分作用是通过肾上腺皮质系统发挥的,海马可能是灸疗信息中枢整合的重要环节,松果体可能是艾灸抗炎免疫作用的一个高位调节点。

3. 穴位注射法

朱南方等观察拔火罐和穴位注射对反复呼吸道感染患儿和扁桃体炎反复发作患儿的治疗效果及对免疫功能的影响,发现治疗前患儿血清 sIL－2R明显高于正常儿童,经拔火罐和穴位注射治疗后,升高的 sIL－2R 水平有明显回落,且 CD_3^+、CD_4^+、CD_4^+/CD_8^+ 显著升高,CD_8^+ 明显降低,认为拔火罐和穴位注射可提高和改善患儿的免疫功能,并有较高的临床疗效。刘萍等以黄芪注射液穴位注射配合艾灸疗法治疗化疗后白细胞减少症,并观察此法对患者白细胞数量及细胞免疫的影响,发现此法除能明显改善全身虚损症状外,还可明显提高外周血白细胞数,并可提高患者外周血 T 细胞亚群 CD_3^+、CD_4^+ 含量,使CD_4^+/CD_8^+比值升高。

4. 电针法

方建乔等观察电针对胶原诱导性关节炎大鼠痛阈、β-内啡肽、抗Ⅱ型胶原抗体及 IL－1β 水平等的影响,以探索电针镇痛与免疫调节的双重作用及其相关性。结果发现,电针能明显提高胶原诱导性关节炎大鼠的痛阈,对不同时期胶原免疫大鼠的痛阈有显著的即时升高效应,并能相应地增加大鼠脑组织和脾脏中 β-内啡肽的含量;电针不仅能有效地减少造模大鼠的肢体累及率,更明显地降低大鼠的关节炎指数和血清中抗Ⅱ型胶原抗体水平;同时电针能显著抑制胶原诱导的大鼠脾组织中 IL－1β 的水平,从而认为电针在对疼痛和免疫失调相兼疾病的治疗中不仅能镇痛,同时进行相应的免疫调节,针刺镇痛与免疫调节存在一定的相关性。余曙光等将类风湿关节炎(RA)大鼠分为模型组及电针组,探讨 IL－2 在电针介导 T 细胞凋亡中的作用。结果发现,模型组外周血 T 淋巴细胞凋亡率为 29.52%,电针组为 43.88%;模型组血浆 IL－2 明显下降,电针后 IL-2 水平明显高于模型组,且达到正常水平;从而认为电针能够增加外周血 T 淋巴细胞的凋亡率,其机理可能与 IL－2 含量增高有关。刘宏艳等探索针刺治疗更年期综合征的作用机制。结果发现,电针除可使针刺组大鼠下降的 E_2 水平显著回升,异常升高的 FSH、LH 明显下降,升高的下丘脑 5－HT、5－HIAA 含量明显下降,使降低的 NE 含量回升,使升高的 5－HT/NE 比值降至青年对照组水平外,还可明显升高血清 IL－2 水平,提高更年期大鼠的细胞免疫功能。

5. 其他针灸方法

朱莹等采用穴位埋线法治疗溃疡性结肠炎,并观察了此法对患者血清 IL－2 受体(sIL－2R)及 T 淋巴细胞亚群的影响。结果发现,治疗后患者 CD_4^+ 活性明显提高,且治疗前明显高于正常水平的 sIL－2R 显著降低。崔瑾等探讨抗中性粒细胞胞浆抗体(ANCA)与溃疡性结肠炎(UC)的关系以及穴位埋线治疗 UC 的机理,发现模型组 ANCA 阳性率达 65%,穴位埋线后可降低ANCA阳性率($P < 0.05$),炎症程度与 ANCA 阳性率之间存在正相关性,认为穴位埋线能调节免疫功能,减轻肠黏膜血管炎的炎症程度。陈永红等探讨穴位刺血疗法对实验性变应性鼻炎大鼠血清总 IgE、IL－4 的影响,发现实验性变应性鼻炎大鼠 IL－4 含量和血清总 IgE 水平均明显高于正常对照组($P < 0.01$),穴位刺血治疗后外周血 IL－4 含量明显降低,血清总 IgE 水平下降,治疗前后比较有非常显著性差异,与阳性治疗对照组结果相似,认为穴位刺血治疗实验性变应性鼻炎的疗效

机制之一可能与其对外周血 IL-4 含量和 IgE 水平的调控有关。

（王 静）

【针刺镇痛原理的研究】

姬广臣等将 SD 大鼠 24 只分为正常对照组、炎症痛对照组、炎症痛假电针组、炎症痛电针组，每组 6 只。正常对照组大鼠脚掌注射生理盐水，炎症痛各组大鼠脚掌注射 2%角叉莱胶造成炎症痛模型。电针组大鼠在脚掌注射角叉莱胶前电针将致炎侧“足三里”和“昆仑”穴 30 min，假电针组大鼠给予同样处理但不通电。实验采用原位杂交技术，观察脚掌注射角叉莱胶 3 h 后大鼠中脑导水管周围灰质部位 IL-1RI mRNA 表达的变化及针刺对其的影响。结果发现，致炎后 3 h 大鼠痛阈显著降低，大鼠中脑导水管周围灰质部位 IL-1RI mRNA 表达显著增加，假电针组大鼠该部位的 IL-1RI mRNA 表达与炎症痛组相比无显著变化，而电针组大鼠该部位的 IL-1RI mRNA阳性细胞数与假电针组相比显著减少。结果表明，炎症痛可引起大鼠中脑导水管周围灰质部位 IL-1RI mRNA 表达增加，而电针镇痛则抑制炎症痛引起的大鼠中脑导水管周围灰质部位 IL-1RI mRNA 表达。富歆等在佐剂关节炎大鼠模型上，采用辐射热缩腿反射的方法，以痛敏分数作为观察指标，每日分别针刺致炎侧、对照侧的“环跳”和“阳陵泉”，观察电针 24 h 后痛敏分数变化，比较两侧穴位的镇痛效应，比较不同时间间隔（每日或隔日）电针及其与曲马多合用的镇痛效应。结果发现，电针致炎侧、对照侧的“环跳”和“阳陵泉”连续 7 d，大鼠的痛敏分数均显著提高，但电针两侧穴位的镇痛效应比较无显著性差异；每日电针累计 7 次、隔日电针累计 4 次以及这两种电针间隔与曲马多合用，大鼠的痛敏分数均显著提高。说明分别针刺致炎侧、对照侧的“环跳”和“阳陵泉”对关节炎大鼠的镇痛作用相似；隔日电针与小剂量曲马多合用具有显著的协同效应，与每日电针合用曲马多相比，可减少针刺的治疗次数。陈瑾等以急性佐剂性关节炎（AA）大鼠作为炎症痛模型，针刺昆仑穴，观察即时及后效应；采用荧光分光光度测定法检测大脑皮质、脑干、炎症局部 5-羟色胺（5-HT）和 5-羟吲哚乙酸（5-HIAA）含量。结果表明，针刺能提高 AA 大鼠痛阈并能持续 1 h 以上；提高大脑皮质 5-HT 和5-HIAA含量并能持续 30 h 以上；提高脑干 5-HT和 5-HIAA 含量并能持续30 h 以上；降低炎症局部 5-HT 和 5-HIAA 含量并能持续 30 h 以上。说明针刺镇痛有即时效应，也存在较为显著的后效应，外周和中枢的 5-HT、5-HIAA 可能参与了这一过程。方建乔等以Wistar 雄性大鼠经牛Ⅱ型胶原皮内注射接种诱导胶原性关节炎动物模型，在造模后第 3 d 起在“足三里”穴进行电刺激，连续 19 d。采用辐射热甩尾法测定大鼠痛阈，Wood 氏法评估关节炎指数，酶联免疫吸附实验检测关节炎大鼠血清抗Ⅱ型胶原抗体水平和脾脏 IL-1β 含量，放射免疫分析法检测大鼠脑组织与脾脏中 β-内啡肽水平。结果：电针能明显提高胶原诱导性关节炎大鼠的痛阈，对不同时期胶原免疫大鼠的痛阈有显著的即时升高效应，并能相应地增加大鼠脑组织和脾脏中 β-内啡肽的含量。电针不仅能有效地减少造模大鼠的肢体累及率，更明显地降低大鼠的关节炎指数和血清中抗Ⅱ型胶原抗体水平。同时电针能显著抑制胶原诱导的大鼠脾组织中 IL-1β 的水平。说明电针在对疼痛和免疫失调相兼疾病的治疗中不仅能镇痛，同时进行相应的免疫调节，针刺镇痛与免疫调节存在一定的相关性。许建阳等以福氏完全佐剂作为实验性类风湿性关节炎慢性痛模型，并在侧脑室注射孤啡肽，电针选取“太溪”和“足三里”，以免疫组化、生化等为检测方法，检测其痛阈和血清 NO/NOS 等指标。结果表明，电针能明显提高血清 NO 含量，诱导消耗血清 NOS 使之转化为血清 NO，脑室注射孤啡肽抑制电针提高血清 NO 含量，抑制电针诱导消耗血清中 NOS 转化为血清 NO。

闫丽萍等采用玻璃微电极细胞外记录的方法，观察电针足三里穴和内脏痛对大鼠丘脑背内侧核诱发放电的影响，并均以外踝为非穴位对照。结果：电针和内脏痛均可在丘脑背内侧核引导出诱发放电；电针可明显抑制内脏痛诱发的丘脑背内侧核痛放电，并具明显的穴位特异性。说明丘脑背内侧核不仅接受针刺信息的传递，也接受痛信息的传递，并且在针刺镇痛中起着一定的作用。

张露芬等采用电刺激正常人下肢胫后神经获得痛相关成分 $P_{250}-N_{350}$ 复合波作为反映疼痛的客观指标，观察不同镇痛方法对痛相关成分 $P_{250}-N_{350}$ 波幅、潜伏时的变化影响。结果发现，肌肉注射镇痛药曲马多 30 min，痛相关成分 $P_{250}-N_{350}$ 波幅下降至最低水平；针药复合组药物镇痛

效应减弱时 $P_{250}-N_{350}$ 波幅回升，给予针刺，波幅再次下降；单纯针刺组，痛相关成分 $P_{250}-N_{350}$ 明显下降，经统计学处理差异显著；各组潜伏时未见规律性变化。说明针刺镇痛效应与药物镇痛效应基本一致，针药复合镇痛可延长药物镇痛作用时间。

（许佳年）

【现代针灸治疗仪器的临床应用】

针灸治疗仪的应用越来越广泛，在提高针灸疗效中发挥着重要的作用。随着现代科学技术的发展，针灸治疗仪也正在更新换代，其主要采用单片机、虚拟仪器和激光等技术研制针灸治疗仪，使治疗仪在治疗参数、波型、功能等方面更适合针灸临床治疗的需要。

杨文颖等在大量的胃大部切除术中采用韩氏穴位神经刺激仪（HANS仪）辅助硬膜外麻醉取得较好的临床效果。HANS应用两对纽扣式皮肤电极，选择两侧合谷和内关穴，患者在硬膜外麻醉前，先用HANS仪诱导30 min，刺激参数为2/100 Hz疏密波，两对电极同时刺激穴位，刺激强度以患者能够忍受为度，电流范围为8～12 mA，诱导结束后，将一侧双电极移至 T_8、T_9 穿刺点旁2 cm处，调节电流强度达15～25 mA，患者的刺激感均较强，使用30 min后开始硬膜外注药，HANS仪在手术中连续使用至手术结束。采用HANS仪，术中能维持交感和副交感神经的相对稳定，明显缓解术中操作引起牵拉反射对心血管系统的有害影响，增强了术中安全控制力。由于HANS仪在辅助手术过程中具有使用安全、操作简便、副作用小等特点，值得在临床麻醉实践中进一步研究和探讨。

郑力新等应用8031单片机控制系统，研制机能电刺激治疗仪，实现了电脉冲时间间隔、能量、幅波可调的功能。其性能指标时间间隔为0.1～9.9 s；能量80～5 688 μJ，可分为不连续的5×7级；电压幅度为40～120 V，分为不连续5级；代数值0～99，并具有单脉冲和多脉冲的输出方式，为临床应用提供了方便。王宇清等依据中医针灸原理，结合现代电疗学的理论，采用CMOS数字集成电路的核心元件研制了DZL-01型哮喘治疗仪。其具有4种低频频率的方波（15Hz、30Hz、60Hz、120Hz）主要单元电路有振荡器、转换控制器、脉冲宽度调整电路，放大输出及治疗定时报警等电极单元。经两家医院对70例儿童患者取天突和华盖穴治疗后，总有效率达97.5%，为哮喘病的防治增添了一种新的有效技术手段。刘志朋等利用电子和微电子处理器技术，开发了多刺激模式与智能化灸疗技术，研制出多功能针灸治疗仪，其特点为非对称零电荷输出技术，保证了治疗的有效和舒适，自动增益和光耦隔离使输出功率可满足多路电针和体外按摩同时使用，微处理器控制的灸疗技术可以精确控制治疗温度，保证疗效和患者安全。治疗仪电脉冲宽度150～200 μs，其波形为不对称双极性脉冲，脉冲序列为间断连续波、断续波、疏密波、幅度调制波。临床使用结果表明，该仪器对各种疼痛性疾病、颈椎病、肩周炎、面神经麻痹、中风后遗症等都有较好的疗效，为实现针灸疗法的仪器化，进一步推广应用打下了基础。随着国内外VI(virtual instruments)在医疗诊断、治疗等方面已广泛应用的背景下，杨新立等研制了智能化的VI电脑中医脉冲治疗仪，它运用计算机软件替代传统仪器的某些硬件，在智能化的软件及相关硬件的支持下，产生治疗脉冲，具有良好的稳定性和开放性，同时可以观察到动态的治疗波形，该波形的幅度可以在应用界面直接绘制，通过介质（药垫）作用患处，治疗疾病。该治疗仪可通过人机对话方式，可选择“输出通道”、“强度”、“定时控制”、“病例检查”等控制项，进行疾病治疗。在家中就可以得到针灸、按摩等方面的中医治疗，通过网络得到帮助和支持。毛新华等研制半导体激光针灸治疗仪，应用单片机、A/D转换，将激光器的温度、电流、功率等信号送至CPU进行处理。其工作电流为0～700 mA之间可调，波长为830 nm。仪器输出有两种方式：一种是直接用透镜将光束准直后输出，功率为0～100 mW；另一种是光纤输出，功率为0～60 mW，同时能控制激光器的工作温度。经临床使用后表明，该治疗仪对治疗皮肤病、小儿遗尿、中风等疾病具有较好的疗效。刘蔚东根据针灸理论和实践，研制了一种新型的集成化芒针治疗仪，用特定的连续波、疏密波、簇形脉冲波（一种间歇出现的具有正、负极性变化的脉冲波）等电脉冲信号加于银针上刺激人体的相应穴位，进行治疗疾病获得良好效果。

在针灸临床治疗过程中，还采用针灸与各种针灸治疗仪相结合的方法，进一步提高临床疗效。都晓春、衣春光、王乙飞等应用六光道氦氖激光治疗仪治疗类风湿关节炎65例，总有效率为92.3%。该治疗仪通过电流直接刺激人体腧穴，上肢取合谷、内关、阳池，旨在循经取穴，通经活络止痛，下肢取穴足三里、三阴交、解溪、太冲，旨在振奋脾阳、健脾利湿而祛寒湿之邪。上下取穴，疏调全身经络气血，使营卫调和，则风寒湿邪无所依附而痹痛遂解。本治疗仪具有操作方便，无痛苦，对类风湿关节炎的疗效显著，具有通经活络止痛，提高人体免疫功能的作用。齐志良等用针灸配合中频治疗仪治疗坐骨神经痛138例，经2个疗程(20 d)，总有效率为97.8%。取穴为大肠俞、秩边、环跳、阳陵泉、委中、承山、昆仑、足三里及阿是穴，采用提插捻转平补平泻手法，得气并令针感向下肢传导，同时用TDP照射腰部或患臀部，留针30 min，起针后采用CM-3 000电脑中频治疗仪在腰部或臀部压痛点明显处安放电极板，设定处方后启动治疗仪，治疗电流以患者能承受的最大限度为度，每次治疗20 min，严重者可增至40 min，每日1次，10 d为1个疗程。针刺可改善神经分布区微循环，减轻神经根水肿，消除炎症介质，缓解肌肉痉挛，消除或减轻神经周围组织水肿；中频治疗则通过电磁效应，增强神经组织的抵抗能力，以及调理炎症组织的功能，同时通过电流在局部长时间的作用，促进炎症介质的吸收，水肿消退，提高神经对周围炎症刺激的耐受能力，恢复神经的正常功能，改善疾病症状。周群坚采用针灸配合TDP神灯照射治疗顽固性面瘫110例，将患者随机分为治疗组65例和对照组45例。治疗组先用TDP神灯照射患侧乳突区，每次30 min，间隔60 min后再行针灸治疗。主穴取患侧阳白透鱼腰、地仓透颊车、攒竹、下关、合谷；配穴取四白、迎香、承浆、翳风；每次取7～8穴，轮流交替，快速进针使患者产生酸、胀、麻、感后留针30 min，每隔10 min捻针1次，每日1次，每10次为1个疗程，疗程间休息5 d，治疗3个疗程后进行疗效评价。对照组为单纯针灸治疗，取穴、操作及疗程均同治疗组。结果表明，治疗组的有效率为91.8%；对照组的有效率为71.2%，两组有效率比较，$P<0.01$，有显著性差异。说明针灸配合TDP神灯照射治疗顽固性面瘫，疗效肯定，较单纯针灸治疗效果更佳。郑冬青等采用电脑骨质增生治疗仪与针刺疗法相结合治疗神经根型颈椎病52例。针灸取穴风池、大椎、曲池、外关、肩井等，行平补平泻手法，然后将木瓜、甘草、白芍药、麻黄、桂枝、羌活、独活、当归、自然铜、乳香等配制的药物通过骨质增生治疗仪将两片浸透药液的纱布垫敷于患部，再将两极板置于纱布上，给予强度10～20 mA，每次25 min。以上两种疗法综合治疗，每日1次，10次为1个疗程。经临床使用后表明，应用针刺疗法结合无创伤性离子导入治疗方法，可改善颈部软组织血液循环，解除痉挛、消除炎症，减轻或消除神经根症状，达到疏经活络、调和气血、祛瘀止痛的目的。潘光瑞应用针灸配合频谱仪治疗运动损伤，频谱治疗仪可模拟人体频谱的发生，激发体内基本质点的谐振，产生“内生热效应”，改变血流量，调节组织循环，加速修复过程，达到治疗创伤、疾病的目的。经多次试验，针灸结合频谱仪同时照射治疗比单纯采用针刺或频谱仪照射治疗时间(次数)明显缩短。特别对于治疗颈椎病、肩周炎、慢性腰肌劳损、椎间盘脱出、骨质增生、风湿性关节炎、各种坐骨神经痛等疾病效果尤为理想。汤秀芳等采用耳针配合DGW-Ⅱ型超声红外光子治疗前列腺增生60例，并与耳针治疗、红外光子治疗分别对照观察30例。治疗方法：耳针组取耳穴膀胱、前列腺、胃、内分泌，留针30 min，每日1次，5次为1个疗程，休息2 d后再行第2个疗程；超声红外光子组进行特定部位刺激疗法，治疗部位为小腹部(以耻骨联合上缘与脐中线交点处为中心)、会阴穴(阴囊与肛门之间)、直肠内(视患者体型及触诊前列腺体深浅的实际情况，治疗深度应在9 cm左右)，治疗时间为40 min，每次取2个部位或3个部位轮换使用，每日1次，7次为1个疗程；综合治疗组采用耳针配合超声红外光子同时进行治疗，施针法及超声红外光子治疗法如前所述。3组患者均治疗4个疗程，并随访3个月后进行疗效评价及比较。结果表明，综合治疗组总有效率为100%，耳针组为83.3%，红外光子组为76.7%。结果表明，DGW-Ⅱ型前列腺治疗仪是通过超声红外光子治疗的，超声红外波段选择透热效果较好的短波段，可使透热深度达2～3 cm，局部温度可升至40℃左右；低能光子具有较好的穿透性，可达到前列腺的深部组织。超声红外热能与低能光子刺激可使异常增生的腺细胞变性坏死，从而使增生的腺体萎缩变小。耳针与红外光子联合应用，对前列腺增生的治疗起到很好的协同作用，明显地提高了治疗效果。

(杨华元)

【针灸文物保护与针灸图库建设】

中国中医研究院针灸研究所黄龙祥等进行

"针灸文物保护与针灸图库建设"的专题研究，目前基本构建了一个针灸文物鉴定、保护、研究和展示的立体化系统，在针灸文物数字化方面迈出了重要的第一步。

1. 完成三项工作

(1) 修建中国针灸博物馆　这是国内外针灸文物藏品最多、价值最高的博物馆。如中国古代针灸铜人馆藏达7种之多，宋明清代石刻及拓本有数十种，这些不仅具有宝贵的学术价值，而且具有珍贵的文物价值。博物馆还配有"针灸博物馆多媒体演示系统"，可使人们在不同的地方充分了解馆藏文物，满足不同层次观众的求知需求。

(2) 建立中国针灸图库　利用现代信息技术，开发出一个多媒体演示系统，这是历史上第一个针灸文物图的大型数据库，容纳14类共计2 300余幅文物图片，收录的图片几乎涵盖所有的针灸古图种类。

(3) 编辑出版《中国针灸史图鉴》　共2卷，745页，这是目前国内载图最多的大型针灸文物图集，收录了七大类文物图1 998幅，其中相当一部分图片系首次向世人披露。

2. 获得三方面新发现

在上述研究工作中，科研人员还取得了一些颇有价值的新发现与学术进展：

(1) 鉴定与仿制"明正统仿宋针灸铜人"　目前针灸界一般认为，日本东京国立博物馆所藏铜人为现存最早的宋针灸铜人，但本项研究经过严密考证，以十大证据推翻了这一观点，证明藏于俄罗斯圣彼得堡冬宫的铜人是现存最早的针灸铜人，该铜人系明正统仿宋铜人，是考察宋天圣铜人最可靠的依据，也是考察后世针灸铜人源流的关键证据，具有很高的文物价值和学术价值。通过透彻研究，对该铜人进行了成功仿制，并以其为参照，经过对比研究，理清了其他传世针灸铜人的源流和宋以后存世之针灸图，从而澄清了近百年来中外学术界关于明正统仿宋铜人和宋天圣铜人的种种误解。"明正统仿宋铜人"的研究对正确理解宋代国家经穴标准文本《铜人腧穴针灸图经》有重要作用，对当前的针灸经穴国颁标准《经穴部位》的修订也有重要的启示。本项研究也为流失国外的最珍贵的针灸文物——明正统仿宋铜人的回归提供了证据。

(2) 复原"明成化镇江府刻铜人图的鉴定及背人图"　研究证实现藏于日本大阪针灸学校针灸博物馆中的"明堂铜人图"，是明代成化年间镇江府刻制的，是现在最早的铜人图，是以往学术界认为早已亡佚的极为珍贵的铜人图，课题组对缺失的背人图进行了成功的复原，填补了铜人图研究上的一项空白。

(3) 补绘"马王堆出土文献十一脉图"　绘制了马王堆出土文献《阴阳十一脉灸经》与《足臂十一脉灸经》的彩色经脉图，弥补了原文献有文无图的缺憾，是国内外第一套仿古彩绘经脉图，在表现方法与技术手段上也有创新，为今后同类工作提供了新的思路和技术。

上述研究中，科研人员发现了以往在中医针灸文物复制、复原中的方法学上的一些失误，并为今后的针灸文物(特别是针灸铜人、铜人图、明堂图)的复制、复原提供了新的方法与技术支持。

(刘立公)

【古代文献中经脉及其腧穴主治与功效的统计归纳】

经脉及其腧穴的主治与功效，一直是针灸学术界关注的焦点之一。关于经脉的主治，历代均遵循秦汉时期的《灵枢·经脉》篇中有关"是动病"和"所生病"的记载而定，至于该记载是否正确？它们与历代其他相关记载有否矛盾？是否符合历代临床实际？这些问题均无足够的证据加以回答。而腧穴的主治在历代文献中更是内容繁复、杂驳无序，没有一个公认的结论。至于如何根据经脉、腧穴的主治来确定经脉、腧穴的功效，更无令人信服的答案，致使经脉、腧穴的功效问题成为针灸学科发展的障碍之一。

近年来，刘立公等对93种古医籍中有关十四经脉及其腧穴的主治内容进行研究，剔除其中明显抄录前人者，然后运用计算机进行检索、统计、归纳和整理，得出各经脉治疗各种疾病的症次，进而归纳出治疗各类疾病的症次，使经脉主治条理化，最后归纳出各经脉的常用功效，得出一个比较客观、公正的结论，解决了针灸学科发展中的一个难题。

然后将得到的各经脉的常用功效与其他经脉相比较，找出各经脉功效的异同点，并分析其原因。又将各经脉的常用功效与《灵枢·经脉》篇记载的"是动病"、"所生病"相比较，寻找出两者相吻合、较吻合、不吻合的地方，对"是动病"、"所生病"

的内容做出一个较为客观的评价。同样,对各经脉所属各腧穴的统计结果也进行了自动化的归纳整理,得到各腧穴的常用功效。例如,对胃经及其腧穴的主治内容进行检索,共得文献 2 086 条,涉及症名 294 个,总计 5 610 症次。运用计算机进行统计归纳,得到胃经穴的常用功效共 19 项,其名称及症次分别为:健脾和胃 569、疏理下肢 451、调治腹疾 424、安神 330、消肿 326、散寒 228、宣肺 227、健口强齿 212、清热 192、祛风 187、补虚 184、调气 174、疏面理颊 171、清头健脑 158、明目 155、宽胸 134、治阴疗疝 113、化痰利湿 112、镇痉苏厥 103。这 19 项功效可归纳为两大类,其一为治疗胃经循行部位的疾患,其二为补虚、散寒、清热、祛风、化痰利湿。将胃经的上述常用功效与其他经脉的常用功效进行比较,发现了它们之间的相同与不同之处。又将胃经的常用功效与《灵枢·经脉》篇的"是动病"、"所生病"中胃经穴的主治证作比较,可以发现其中 16 证与后世文献记载较吻合,另外 6 证与后世文献尚为吻合,还有 5 证与后世文献不吻合。此外,在上述胃经的 19 项常用功效中,还有 5 项在"是动病"、"所生病"中没有得到体现,即宣肺、祛风、明目、化痰利湿、镇痉苏厥,此可看作是后人对"是动病"、"所生病"的完善和发展。对胃经 45 个穴位的主治也进行了统计、归纳和整理,从而得出各穴的常用功效。例如,足三里共有常用功效 13 项,即健脾和胃、调治腹疾、疏理下肢、补虚、消肿、宣肺、祛风、调气、安神、清热、宽胸、散寒、明目。同时刘氏还发表了有关肺、大肠、胃、脾、心、小肠六条经脉及其 125 个腧穴主治的统计报告。

(刘立公)

【循证医学与针灸临床疗效评价】

刘翼等通过机检和手检获得发表的针灸治疗中风病的临床对照治疗试验(RCT)文献,并按循证医学原则和针灸临床研究规范对文献进行分析评价。结果发现,临床随机对照试验论文发表数量逐年增加,尤以 1995 年后为甚,66 篇论文中,明确诊断标准的占 87.9%,正确使用随机方法的 4.5%,明确疗效评价标准的占 48.5%,33.3%的文献未提及组间可比性。针灸治疗中风病的临床随机对照研究(RCT)质量需待提高,应努力提倡有资金资助的大样本前瞻性的长期的协作性研究。李宁等通过对中国生物医学资料库及手工查阅,选出以针灸为干预措施治疗中风偏瘫的随机对照试验,进行研究方法的质量评估及提取有效数据进行随机效应模型的 Meta 分析。结果:共 9 篇文章进入研究,发现针灸治疗对恢复中风偏瘫患者的偏瘫侧上下肢体的肌力及降低神经功能缺损程度评分指标可能优于西医一般的对症治疗。初步认为针灸治疗中风偏瘫有疗效,但由于目前尚缺乏高质量的随机对照研究支持,针灸治疗中风偏瘫的疗效尚不能作最后结论,需进一步的高质量的临床随机对照研究证实。何竟机检和手检"针刺治疗腰背疼痛"的临床研究文献,并按照循证医学的原则评价针刺治疗腰背疼痛的临床研究文献质量。结果:瑞典卫生技术评估研究所认为,有限的证据提示针刺治疗慢性低位背痛有效(C 级证据)。目前尚没有证据证明针刺对急性低位背痛有效(D 级证据),针刺治疗腰背疼痛的疗效还需要进一步的证实。检索出的关于针刺治疗腰背疼痛的文献显示,针刺对急、慢性腰背疼痛均有很好的疗效(有效率≥90%)。根据循证医学关于文献质量评价的原则分析,目前我国针刺治疗腰背疼痛的临床研究文献确实大多属于 C 级证据甚至 D 级证据。提示目前针刺治疗腰背痛的临床研究在方法学上还存在问题。如何开展高质量的临床研究,将是针灸科研工作者亟待解决的问题。

孙忠人等指出循证医学在针灸研究中的重要性,强调提高针灸科研人员素质,借鉴循证医学的方法指导针灸医学研究;提出建立针灸医学分析系统数据库,充分利用网络资源;统一针灸临床疗效评价标准和多中心随机对照试验;吸取最佳证据,推动针灸医学的发展。

刘慧林等翻译介绍了国际针刺研究小组针对针刺平行随机对照试验通常没有准确报告试验组和对照组的干预方法,为促进标准化,拟订了针刺临床对照试验中干预措施报告的标准(缩写为 STRICTA)。在征求意见过程中,一些期刊编辑协助对此标准进行了修改,使之与随机对照试验报告的标准(CONSORT)格式一致,作为该指南对针刺研究报告的延伸。参与此事的杂志编辑已确定要发表该标准,建议其作者群按照此标准准备论文,并将邀请更多杂志采用该标准。目的是使针刺对照试验的干预措施充分报告,从而有利于对这些研究的严格评价、分析及这些措施的推广。李瑛等分析了目前在 Cochrane 图书馆上发表的有关针灸治疗的 7 篇系统评价来看,结果并不令人满意。针灸传统医学面临着前所未有的机遇与挑战,针灸医学如何借鉴现代医学的方法来提高和完善临床科学研究,如何进行针灸临床疗效评价,如何解决临床研究中的一些具体问题,比如针灸临床研究盲法的应用,对照措施的选择,针刺手法的量化等,以及如何对待传统医学长期人类使用经验是目前必须解决的问题。

(李 洁)

[附] 参考文献

A

艾群,张文,姜国民.滞针术及其复合手法的临床应用.辽宁中医学院学报,2003;5(2):148

B

白淑芳,李淑萍,李玲.针刺对子宫内膜异位症模型鼠镇痛机制的影响.辽宁中医杂志,2003;30(1):77

C

曹锐,吴成举,张柯欣.实验家兔经穴定位的标准化研究系列报道(4):家兔"肺经大肠经"常用经穴测定及脏腑效应验证.辽宁中医杂志,2003;30(4):305

陈汉平.改善方法学,促进针灸临床研究——学习《针灸临床研究指南》体会.中国针灸,2003;(4):191

陈汉平.科学研究与创新是同义词——规划教材《实验针灸学》读后.上海针灸杂志,2003;(9):43

陈汉平.试论针灸学研究与创造性思维.上海针灸杂志,2003;(2):3

陈劼,赖新生.穴位敷贴对过敏性哮喘豚鼠ET、IL-2的影响.上海针灸杂志,2003;(9):23

陈瑾,刘光谱,唐勇.中枢及外周5-HT、5-HIAA在针刺镇痛后效应中的应用.中医药学刊,2003;(9):1446

陈玲琳,刘枫林,赵孝珍.子午捣臼针刺手法配合艾条灸治疗术后肠麻痹38例疗效观察.针灸临床杂志,2003;(9):26

陈铭,蔡宗敏.节气灸与支气管哮喘肺功能变化关系初探.中国针灸,2000;(3):155

陈琦,周华珠,史明仪.内关注射硝酸甘油改善大鼠急性心肌缺血性ECG作用研究.中医药学刊,2003;(2):297

陈伟江,王大力.针刺背俞穴治疗糖尿病28例疗效观察.针灸临床杂志,2003;(8):65

陈永红,吕琳,陈红,等.穴位刺血疗法对实验性变应性鼻炎IL-4和血清总IgE的影响.广西中医药,2003;(1):49

成秀梅,姬承武,孙灵娇.辨证针刺治疗糖尿病胃轻瘫36例.中国针灸,2003;(9):525

程凯,耿恩广.针刺小肠经不同腧穴对听性脑干反应影响的特异性研究.北京中医药大学学报,2003;26(2):79

楮东宁,贾桂娈.敷贴膏治疗支气管哮喘205例临床观察.浙江中西医结合杂志,2001;(8):506

丛国红.苍龟探穴法治疗肩周炎临床观察.辽宁中医杂志,2003;(4):308

崔瑾,熊芳丽,向开维,等.穴位埋线对实验大鼠溃疡性结肠炎ANCA水平的影响.江苏中医药,2003;(6):52

崔龙苹,杨永清,陈汉平,等.针刺对肾上腺切除大鼠模型肺功能影响的研究.针刺研究,1999;(1):44

崔龙苹,杨永清.针刺对过敏性哮喘大鼠的影响.上海针灸杂志,1999;(3):35

D

大久保正树.应用近红外线分光法研究针刺时肌肉组织血容量的变化:不同针法对血流动态的影响.国外医学·中医中药分册,2003;(3):177

戴文军,赖新生.天灸疗法对支气管哮喘患者血浆SP和VIP含量的影响.针刺研究,2001;(2):134

邓良月.经络的研究.医学研究通讯,2004;32(2):26

邓同乐,吕光荣.针刺对哮喘豚鼠血清及肺泡灌洗液中NO水平的影响.云南中医学院学报,2002;(3):5

丁光宏,沈雪勇,褚君浩,等.人体穴位与中医各种灸的红外辐射光谱特性.针刺研究,2002;27(4):269

丁光宏,沈雪勇,褚君浩,等.中医灸与人体穴位红外辐射光谱特性研究.中国生物医学工程学报,2002;21(4):356

丁光宏,沈雪勇,戴建华,等.中医针刺过程中针体受力的动态监测系统研制.生物医学工程学杂志,2003;(1):121

丁奇峰,严兴科,于海英,等.温通针法对急性心肌缺血损伤大鼠血清及心肌组织自由基的影响.中国针灸,2003;(5):295

都晓春,衣春光,王乙飞.六光道氦-氖激光针灸治疗仪治疗类风湿性关节炎65例.吉林中医药,2001;(6):46

F

范刚启,王玲玲,王启才,等.神经系病针灸临床病谱

和治疗方案的优选. 中国针灸,2003;(8):477

范刚启,吴旭,陶月玉,等. 脑梗死上肢瘫针刺治疗方案的优选及其对 TXB_2、6-Keto-$PGF_{1\alpha}$ 的影响. 中国针灸,2003;(10):567

方建乔,阚方巨. 电针对胶原性关节炎大鼠的镇痛效应和抗体、IL-1β 水平的影响. 浙江中医学院学报,2003;(1):57

方向明,周维鸿. 艾灸对支气管哮喘者 RCD 及 IgG、IgE 的影响. 辽宁中医杂志,1999;(1):31

方向明. 内皮素在艾灸治疗哮喘豚鼠中的作用. 辽宁中医杂志,2001;(6):367

方向明. 血清 sIL-2R 在艾灸治疗哮喘豚鼠中的作用. 辽宁中医杂志,2001;(5):315

方向明. 一氧化氮和 M 受体在艾灸治疗实验性豚鼠哮喘病中的作用及其相互关系的研究. 针刺研究,2002;(1):40

方向明. 一氧化氮和β受体在艾灸治疗实验性豚鼠哮喘病中的作用及其相互关系的研究. 针刺研究,2000;(4):258

方志斌,王月兰,周逸平,等. 电针心经对心肌缺血家兔心肌收缩功能、心电及小肠电活动的影响. 中国中医药科技,2003;10(1):1

冯国湘,吴清明. 针刺开"四关"加百会穴温针灸治疗原发性高血压的临床研究. 中国针灸,2003;23(4):193

符文彬,陈秀华. 眼针控制哮喘急性发作的临床观察. 上海针灸杂志,2002;(5):20

傅莉萍,沈小珩,宋伟. 针药结合治疗甲状腺机能亢进症临床观察,上海针灸杂志,1999;18(2):7

富歆,王彦青,吴根诚. 不同条件电针及其与曲马多合用对佐剂关节炎大鼠镇痛作用的比较. 上海针灸杂志,2003;(7):14

G

葛薇,董玉臣,王薇. 针刺治疗产后缺乳 93 例疗效观察. 针灸临床杂志,2003;(5):56

管遵惠. 热针对哮喘及类风湿性关节炎患者免疫球蛋白的影响. 中国中医药科技,1999;(10):54

郭海燕. 耳穴按摩治疗甲状腺功能亢进 32 例. 中国针灸,1999;(11):672

郭家松,曾园山,陈玉玲,等. 督脉电针治疗大鼠全横断性脊髓损伤的实验研究. 中国针灸,2003;(6):351

郭万刚,马林儒,弓利凤,等. 腹针为主治疗腰椎间盘突出症 50 例疗效观察. 中国针灸,2003;(3):145

郭锡全,赖新生,李伊为. CO_2 激光灸对哮喘豚鼠肺组织炎症的影响. 上海针灸杂志,2002;(3):33

H

韩艾. 针刺对支气管哮喘患者细胞免疫功能的影响. 针灸临床杂志,2000;(4):53

韩冰雪. 脉冲电针疗法在针灸治疗中的应用. 辽宁中医杂志,2003;(7):572

韩济生,李晓东,刘亦鸣. 经皮神经电刺激治疗超重和肥胖症的初步研究. 北京大学学报(医学版),2003;(3):277

何金森,庞煜,孙克兴,等. 针刺治疗甲亢性眼病的临床研究. 福建中医学院学报,2001;(11):23

何竟. 针刺治疗腰背痛的临床研究现状和思考. 华西医学,2003;(3):301

何玲,江婵娟. 耳穴贴压在临床减肥中的应用. 陕西中医学院学报,2003;(3):37

何玲. 背腧穴临床应用方法探讨. 陕西中医,2003;24(1):62

何永昌,刘剑辉,李泳瑶,等. 电针治疗 2 型糖尿病胃肠功能障碍 25 例近期疗效观察. 新中医,2003;(2):46

贺晓慧,贾孟辉. 试论针刺"经络搭桥法". 陕西中医,2003;24(9):833

侯玉铎. 历代医家对单式针刺手法分类. 河南中医学院学报,2003;(3):77

呼永河,吴深涛,李静. 针药结合治疗糖尿病视网膜病变 40 例临床观察. 中国针灸,2003;(5):259

胡翔龙,汪培清,许金森. 人体体表循经红外辐射轨迹的热源及其形成机理的探讨. 针刺研究,2002;27(4):258

胡翔龙,许金森,叶蕾,等. 人体体表循经红外辐射轨迹的加热诱发. 红外与毫米波学报,2002;21(1):6

胡志光,尹钢林. 针刺对支气管哮喘患者 T 细胞亚群和 IL-4 的影响. 中国针灸,1999;(2):111

黄铁军,张吉,詹秀丽. 电针对哮喘豚鼠血及肺泡灌洗液中肿瘤坏死因子、内皮素水平的影响. 针刺研究,1999;(4):300

黄铁军,张吉. 针刺对哮喘患者外周血单个核细胞培养上清中 IL-4 分泌活性、血清总 IgE 水平的影响. 针刺研究,2000;(4):292

J

姬广臣,俞瑾,董志强,等. 电针镇痛时炎症痛大鼠 PAG 部位Ⅰ型白细胞介素-1 受体 mRNA 表达的变化. 针刺研究,2003;(2):111

姜华,王满侠,郭健,等. 子午流注纳甲法治疗急性缺血性脑血管病及对 IL-6 水平的影响. 甘肃中医学院学报,2003;(1):45

金伟,杨金山. 电针与推拿并用治疗单纯性肥胖的临床观察. 中医药学报,2003;(3):29

K

康晓娥,卓玉翠,赵福气,等. 化脓灸对支气管哮喘发

作期血浆中白三烯 C_4 的影响. 湖南中医杂志,2000;(3): 33

L

赖洪康,吴清和. 自血混合丙球穴注疗法对哮喘豚鼠肺组织和支气管作用的光镜观察. 针刺研究,2001;(1): 19

赖新生,李月梅,张家维. 天灸对哮喘患者血清可溶性IL-2受体及T淋巴细胞亚群的影响. 中国针灸,2000;(1): 33

雷红,代维. 电针对单纯性肥胖患者血清Leptin(瘦素)的影响. 上海针灸杂志,2003;(8): 5

雷龙鸣,王泽涛. 从系统观论述中风偏瘫针灸治疗方案的优化组合. 针灸临床杂志,2003;(4): 3

李洪,朱红梅. 壮医药线点灸配合消瘿汤治疗甲亢50例疗效观察. 辽宁中医杂志,2000;27(7): 317

李健强. 针刺"从卫取气"的临床体会. 中国针灸,2003;(4): 227

李静茁,王晓燕,王巍. 针刺减肥210例. 陕西中医,2003;24(1): 67

李宁,冯宾,邹军,等. 针灸治疗中风偏瘫的荟萃分析. 成都中医药大学学报,2002;(2): 37

李小军. 督脉穴为主治疗帕金森病临床分析. 中国针灸,2003;(8): 445

李晓泓. 针灸"治未病"与"针灸良性预应激假说". 北京中医药大学学报,2003;26(3): 382

李瑛,梁繁荣,李洁. 循证医学与针灸临床疗效评价. 中国针灸,2003;(2): 113

李永方,李尚丽,温娟,等. 电针治疗糖尿病周围神经病变的神经电生理观察. 针刺研究,2003;(3): 224

李月梅,赖新生,苏宁. 穴位贴敷对哮喘豚鼠引喘潜伏期及肺组织病理变化的影响. 广州中医药大学学报,2001;(2): 137

李月梅,赖新生. 辨证贴药对过敏性哮喘患者IL-5及ECP的影响. 中国针灸,2002;(2): 119

李忠仁. 针灸学术发展的动力是科学实验. 南京中医药大学学报,2004;(1): 1

林亚平,易受乡,邓元江,等.《实验针灸学》实验教学改革的探讨. 湖南中医药导报,2003;(7): 79

林亚平,易受乡,严洁,等. 针刺内关对心肌缺血-再灌注损伤家兔CGRP和PGE_2的影响. 中国中医药信息杂志,2003;10(8): 26

林亚平,易受乡,严洁,等. 电针足阳明经穴对胃黏膜损伤大鼠胃黏膜血流量及生长抑素的影响. 中国中西医结合消化杂志,2003;(2): 75

刘长发,杨春壮,姚素媛,等. 夹脊电针对急性脊髓损伤的伤段脊髓组织中内皮素和血栓素A_2的影响. 针灸临床杂志,2003;(2): 52

刘丹,樊爽,慈玉莹. 针刺对肾性高血压大鼠6-酮-前列腺素F_1及血栓素B_2影响的研究. 针灸临床杂志,2003;19(8): 69

刘宏艳,王滨,吴高媛. 电针对更年期大鼠神经内分泌免疫网络的影响. 江苏中医药,2003;(1): 49

刘慧林,刘雪梅,史宗道. 针刺临床对照试验中干预措施报告的标准: STRICTA(建议). 中国循证医学杂志,2003;(3): 231

刘洁,胡湘明,吴晓英. 针灸对不完全性截瘫兔损伤脊髓神经元内线粒体影响的动态研究. 中国针灸,2003;(12): 743

刘孔江. 针刺在中风ICU中的早期干预和思路. 中国针灸,2003;(10): 615

刘立公,顾杰,沈雪勇. 古代文献中小肠经及其腧穴主治的统计报告. 上海针灸杂志,2003;(12): 38

刘立公,顾杰,沈雪勇. 古代文献中心经及其腧穴主治的统计报告. 上海针灸杂志,2003;(10): 41

刘立公,顾杰. 古代文献中大肠经及其腧穴主治的统计报告. 上海针灸杂志,2003;(2): 44

刘立公,顾杰. 古代文献中肺经及其腧穴主治的统计报告. 上海针灸杂志,2002;(6): 38

刘立公,顾杰. 古代文献中脾经及其腧穴主治的统计报告. 上海针灸杂志,2003;(8): 42

刘立公,顾杰. 古代文献中胃经及其腧穴主治的统计报告. 上海针灸杂志,2003;(4): 41

刘明清,黄启嵩,尤斌. 化脓灸治疗支气管哮喘的临床疗效观察. 中国针灸,2002;(8): 537

刘萍,刘艳,唐强. 穴位注射配合艾灸治疗化疗后白细胞减少症的临床研究. 辽宁中医杂志,2003;(3): 213

刘蔚东. 集成化芒针治疗仪电路的研究. 电子技术应用,1997;(12): 30

刘伍立,欧阳建军,岳增辉,等. 针刺治疗脑卒中后痉挛瘫痪的思路与方法. 中国针灸,2003;(6): 361

刘献祥,沈霖,吴明霞,等. 针灸对骨髓源性破骨细胞形成数和IL-6 mRNA表达的影响. 中医杂志,2003;(2): 105

刘晓辉. 针刺对婴儿痉挛血清免疫球蛋白的影响. 中医药学刊,2003;(4): 630

刘鑫,戴爱国,周继鹏,等. 针刺对哮喘豚鼠肺内嗜酸细胞凋亡及Fas表达的影响. 上海针灸杂志,2003;(7): 3

刘旭光,宋开源,郝亮. 艾灸对实验性RA大鼠热休克蛋白(HSP70)表达的影响. 中医药学刊,2003;21(7): 1034

刘雪梅,张鸣明,刘慧林. 利用CONSORT和STRICTA提高针刺对照试验报告的质量. 中国针灸,2003;(12): 699

刘翼,李宁,等. 针灸治疗中风病的临床随机对照试验文献质量评价. 华西医学,2002;(3): 291

刘志诚，孙凤岷，孙志，等. 针刺对肥胖大鼠瘦素和胰岛素含量的影响. 现代中西医结合杂志，2003；(5)：460

刘志诚，孙凤岷，徐斌，等. 针刺对肥胖大鼠弧束核作用的研究. 中医药通报，2003；(1)：52

刘志诚，孙凤岷，赵东红，等. 针刺对单纯性肥胖瘦素和胰岛素抵抗的影响研究. 中医药学刊，2003；(1)：40

刘志诚，孙凤岷，赵东红，等. 针刺对肥胖大鼠神经肽及其基因表达的影响. 针刺研究，2003；(3)：192

刘志诚，孙凤岷，赵东红，等. 针刺对肥胖大鼠脂肪组织β-肾上腺素能受体基因表达的影响. 中医杂志，2003；(7)：503

刘志诚，孙凤岷，赵玫，等. 针刺对肥胖大鼠室旁核的影响研究. 中医药学刊，2003；(7)：1031

刘志朋，殷涛. 多功能中医针灸治疗仪的研制与应用. 生物医学工程与临床，2002；(2)：106

龙海鹏，陈有国，罗雅萍，等. 芒针温灸配穴位注射治疗腰椎间盘突出症 80 例. 中国针灸，2003；(8)：38

卢中平，王祥瑞，孙大金，等. 电针刺激对缺血再灌注心肌保护中 IL-8 的作用机制. 针刺研究，2003；(3)：210

陆明霞，于建春，于涛. 针刺单穴对快速老化模型鼠衰老相关基因表达的影响. 中医杂志，2003；44(6)：424

吕金仓，白亚平，宋敏花. 曲池穴滞针手法治疗发热. 中国针灸，2003；(8)：466

伦新，李滋平，荣莉. 滞针法治疗免疫性不育症 79 例的临床观察. 上海针灸杂志，2003；(8)：3

罗海鸥，唐勇，蒲艺. 不同穴位配伍针刺对消化性溃疡患者血浆内皮素的影响. 新中医，2003；35(5)：51

罗会新. 综合方法治疗甲状腺机能亢进症. 天津中医，2002；19(2)：76

罗明. 针刺治疗内分泌突眼症 50 例. 针灸临床杂志，2002；18(2)：15

M

马闯. 浅谈针刺手法的基本功锻炼. 针灸临床杂志，2003；(8)：67

马瑞玲. 金元之后针刺辅助手法临证应用渊源考释. 中医药学刊，2003；(4)：558

马淑兰，杨永清，崔龙苹，等. 针刺血清对高嗜酸粒细胞血症大鼠外周血嗜酸粒细胞数目的影响. 针刺研究，2002；(2)：145

马铁明，于红. 浅议针刺手法. 辽宁中医学院学报，2003；(2)：145

孟玫春，齐云华，毛丽妲. 针刺治疗糖尿病足. 中国临床康复，2003；(12)：1839

明彩荣，白娟，任路，等. 针刺对大鼠急性心肌缺血模型形态学的影响. 辽宁中医杂志，2003；(4)：325

沐榕，陈美爱，邱登科. 针刺为主治疗甲状腺机能亢进稳定期浸润型突眼症的临床观察. 中国中西医结合杂志，2000；20(3)：227

O

欧阳钢，王玲玲，卓铁军. 针刺不同穴位对原发性骨质疏松症骨密度的影响. 中医药信息，2003；20(3)：35

P

潘光瑞. 针灸配合频谱仪治疗运动损伤. 中国学校体育，2003；(6)：52

潘海根，刘霞，袁浩明. 穴位注射甲钴胺在腰椎间盘突出症中的应用. 中国针灸，2003；(4)：210

Q

齐志良，高海燕. 针灸配合中频治疗仪治疗坐骨神经痛 138 例. 中医外治杂志，2001；(6)：23

邱幸生，陈凯，佟丽，等. 艾灸神阙穴对移植瘤小鼠血清白细胞介素-12 及 NK 细胞活性的影响. 中医杂志，2003；(3)：186

S

沈虹，胡大文，唐纯志，等. 穴位贴敷对支气管哮喘患者血浆 SP 和 VIP 含量的影响. 河南中医，2002；(3)：20

沈利华，吴萍玲，邱潮林. 穴位注射对支气管哮喘免疫应答的研究. 现代中西医结合杂志，2001；(15)：1407

沈雪勇，丁光宏，褚君浩，等. 传统艾灸与替代物灸和人体穴位红外辐射光谱比较. 红外与毫米波学报，2003；22(2)：123

盛丽，张丽，蒋中越. 磁化针治疗神经性皮炎 48 例疗效观察. 新中医，2003；35(3)：44

石成银，肖键. 重浅快摇针刺疗法治疗急性软组织损伤. 中医外治杂志，2003；(5)：43

孙克兴，庞煜，魏建子，等. 针药结合治疗 Graves' 病眼征的临床观察. 上海针灸杂志，2000；19(3)：5

孙克兴，魏建子，王静，等. 针药结合对 Graves' 眼病患者甲亢刺激抗体影响. 上海针灸杂志，2002；(2)：3

孙克兴，魏建子，王静，等. 针药结合对 Graves' 眼病患者血清眼外肌抗体依赖细胞介导的细胞毒作用. 上海中医药杂志，2001；(8)：38

孙忠人，王胜，佟帅，等. 循证医学在针灸研究中的应用. 上海针灸杂志，2003；(4)：36

T

汤德安，郭义. 实验针灸学学科建设思路探讨. 中国针灸，2003；(12)：749

汤秀芳. 耳针配合超声红外光子治疗前列腺增生临床观察. 中国针灸，2000；(9)：531

唐照亮，宋小鸽，章复清，等. 艾灸抗炎免疫作用机制的实验研究. 安徽中医学院学报，2003；(2)：31

陶硕. 传统补泻手法与刺激强弱关系之我见. 针灸临床杂志,2003;(4):55

田明,单玉莲,任艳青. 针药并用治疗慢性萎缩性胃炎50例. 湖北中医杂志,2003;(3):34

田元生,杨维乾,曹金梅. 穴位埋线配合中药治疗甲亢138例疗效观察. 中国针灸,2002;22(9):585

田岳凤,吴富东,乔海法,等. 针刺手厥阴心包经穴对心肌缺血再灌注损伤凋亡调控基因表达的影响. 中国中医基础医学杂志,2003;(9):57

田岳凤. 针刺手厥阴心包经穴对心肌缺血再灌注损伤NO及NOS的影响. 山东中医药大学学报,2003;(2):150

童晨光,衣华强,谷世喆. 小肠俞募穴与小肠特异性联系通路的荧光双标法研究. 南京中医药大学学报,2003;19(1):41

童稳圃,周红,施伶俐. 针刺对肺癌手术患者自然杀伤细胞活性的影响. 上海针灸杂志,2003;(6):27

W

汪慧敏,冯素云. 隔药饼灸对子宫内膜异位症大鼠血清IL-6水平影响的研究. 福建中医学院学报,2003;(4):21

汪慧敏. 腹八针为主减肥35例. 实用中医药杂志,2003;(7):371

汪克明,周逸平,周美启,等. 电针心经、小肠经对急性心肌缺血大鼠心功能的影响. 安徽中医学院学报,2003;(4):24

汪培清,胡翔龙,许金森,等. 人体体表十四经脉循行路线的红外热像显示. 针刺研究,2002;(27)4:260

王长海,杨兰文,王宏才,等. 针刺治疗突发性耳聋及其对血液流变学的影响. 中国针灸,2003;(2):87

王超,严洁,常小荣,等. 电针内关穴对大鼠心肌缺血再灌注损伤中一氧化氮及其合酶的影响. 湖南中医学院学报,2003;(5):54

王广军,郭义,王秀云. 刺络放血疗法临床应用总结. 天津中医药,2003;20(4):43

王华,张红星,吴绪平,等. 电针内关对急性心肌缺血家兔延髓β-EP含量的影响. 湖北中医学院学报,2003;(1):16

王丽平,边垠,周炜. 针刺对脑梗死患者血小板线粒体的影响. 中国针灸,2003;(2):103

王麟鹏,周德安,程海英,等. 贺氏三通对急性脑梗死患者血浆t-PA和PAI-1的影响. 中国针灸,2003;(11):681

王玲. 针灸治疗糖尿病胃轻瘫35例临床观察. 新中医,2003;(7):50

王茉蕾,王乐. 针刺配合推拿治疗单纯性肥胖症150例经验总结. 中医药学报,2003;(1):31

王琴玉. 关于腧穴间作用协同与拮抗的思考. 中国针灸,2001;(9):537

王琴玉,唐巍. 针刺对肾血管性高血压大鼠的降压效应. 上海针灸杂志,2003;22(3):6

王顺,赵泉林,周振坤. 声电锓针的临床应用. 中国针灸,1999;(12):755

王顺,周振坤,胡丙成,等. 头部电针透穴疗法治疗帕金森氏病的临床研究. 中国针灸,2003;(3):129

王熙,张柯欣,郑利岩,等. 实验家兔经穴定位的标准化研究系列报道——家兔"心包经三焦经"常用经穴测定及脏腑效应验证. 辽宁中医杂志,2003;30(5):390

王晓娟,刘广霞. 针灸减肥思路探讨. 针灸临床杂志,2003;(7):3

王新华,单振国. 半导体激光针灸治疗仪的研制. 电子技术应用,1997;(7):27

王秀媛,成述昌,姜军. 二氧化碳激光照射对哮喘患者通气功能的影响. 中国疗养医学,2000;(3):17

王宇清,姚兰,姚录成. DZL-01型哮喘治疗仪. 医疗仪器装备,1998;(2):16

我国针灸文史研究喜结硕果. 中国中医药报,2003-11-26(1)

吴成举,曹锐,郑利岩,等. 实验家兔经穴定位的标准化研究系列报道(6):家兔"心小肠经"常用经穴测定及脏腑效应验证. 辽宁中医杂志,2003;30(6):488

吴耀持. 穴位注射治疗腰椎间盘突出症的临床研究. 上海针灸杂志,2003;(12):13

X

夏卫东,傅珍春. 针刺腧穴对脉图参数影响分析——针刺脾经合穴对左右手关脉图参数影响. 浙江中医杂志,2003;(7):306

肖少卿. 针刺镇痛作用机理及其临床应用简介. 南京中医药大学学报,2003;19(4):229

肖延龄,杜元灏,李谈,等. 针刺内关穴对心肌梗死模型大鼠缺血VEGF及VEGF mRNA的影响. 中国中医基础医学杂志,2003;9(2):51

谢甦,李丽红,吕明庄. 艾灸关元、足三里对衰老小鼠免疫功能影响的实验研究. 贵阳中医学院学报,2003;(2):44

谢新才,刘红,宋欣伟. 贺氏针灸三通法治疗颈椎病265例临床观察. 北京中医,2003;22(4):42

辛昕,张媛媛,谢春回. 综合疗法治疗肥胖症56例. 江苏中医药,2003;(5):37

胥林波,龙绍疆,陈晓莉. 络脉叩刺治疗糖尿病周围神经病变的疗效观察. 现代中西医结合杂志,2003;(6):586

徐炳国,刘志诚. 单纯性肥胖病的针灸辨证论治. 浙江中医杂志,2003;(1):20

徐朝霞，郑利岩，甄希成，等. 实验家兔经穴定位的标准化研究系列报道(2)：家兔“肝经胆经”常用经穴测定及经穴脏腑效应验证. 辽宁中医杂志，2003；30(2)：142

徐兰凤，喻志冲. 艾灸对宫颈癌放疗患者免疫调节因子的影响. 中国针灸，2003；(1)：41

徐晓庆，肖达，睢久红，等. 急性脊髓损伤动物模型的建立. 中国修复重建外科杂志，2003；(1)：22

徐颖，申国明，吕磊，等. 血管活性肠肽参与电针对大鼠胃黏膜损伤的保护作用. 中国中西医结合消化杂志，2003；(4)：215

许佳年，肖达，睢久红，等. 电针抗脊髓损伤的实验研究. 上海针灸杂志，2003；(5)：30

许建阳，王发强，王莉，等. 电针合侧脑室注射孤啡肽对实验性RA痛阈和血清NO/NOS的影响. 成都中医药大学学报，2003；(1)：30

许金森，胡翔龙，汪培清，等. 针刺对人体体表循经红外辐射轨迹的影响. 针刺研究，2002；27(4)：255

许金森，汪培清，胡翔龙，等. 冷负荷对人体体表循经红外辐射轨迹影响的初步观察. 中国临床康复，2002；6(7)：967

许荣正. 针刺睛明致眼球暴突预防及对策. 针灸临床杂志，2003；(9)：22

许小洋，胡翔龙，吴宝华. 督脉循行线下深部组织氧分压的实验观察. 针刺研究，2002；27(4)：252

许云祥，张家维. 针灸治疗血管性痴呆研究思路. 针灸临床杂志，2003；(2)：2

Y

闫丽萍，马骋，项晓人，等. 电针对大鼠丘脑背内侧核痛敏神经元放电的影响. 中国中医药科技，2003；(3)：129

燕平，冀来喜，郝重耀，等. 腧穴组方对急性胃黏膜损伤大鼠胃黏膜形态学的影响. 中国针灸，2003；(4)：217

杨华元，肖元春，刘堂义，等. 隔物灸的近红外光谱辐射特性测定. 上海针灸杂志，2003；22(9)：15

杨慧，高炳庆，卢晓风. 面神经再生液的双向凝胶电泳分析及针刺对再生液的影响. 中国中西医结合耳鼻咽喉科杂志，2003；11(2)：53

杨文颖，杨忠颖. 韩氏穴位神经刺激仪在胃大部切除术中应用体会. 长春中医学院学报，2003；19(6)：27

杨新立，孙景海，李龙吉，等. 电脑中医脉冲治疗仪的研制. 第四军医大学学报，2001；(8)：768

杨永清，崔龙苹，马淑兰，等. 过敏性哮喘大鼠针刺血清的抗哮喘作用. 上海针灸杂志，2002；(2)：42

杨永清，崔龙苹. 肾上腺切除哮喘大鼠针刺血清的抗哮喘作用研究. 针刺研究，2001；(2)：114

易受乡，杨昱，林亚平，等. 电针内关对家兔心肌缺血再灌注损伤延迟保护作用的研究. 中国中医药信息杂志，2002；(10)：29

余玲. 浅谈针刺补泻手法. 针灸临床杂志，2003；(1)：45

余曙光，刘旭光，唐勇，等. IL－2在电针介导RA大鼠T细胞凋亡中的作用. 中医药学刊，2003；(7)：1055

俞昌德，吴炳煌，洪安辉，等. 头针加药物治疗早期脑梗死患者的疗效观察. 中国针灸，2003；(2)：67

袁民，王瑞华，傅莉萍. 五十营针刺疗法治疗甲状腺机能亢进症. 中国针灸，2000；(12)：719

Z

张德基，张俊，张莺. 穴位埋线结合小剂量药物治疗甲亢35例. 中国针灸，2002；22(10)：674

张长琳. 经络现代科学研究50年——“功能”与“结构”之谜. 自然杂志，2000；(1)：11

张海翔，杨光，徐丽，等. 量化针刺手法对急性闭角型青光眼F值的影响. 中国针灸，2003；(8)：439

张汉檪，祝维峰. 针刺治疗帕金森病运动障碍的临床疗效. 中国针灸，2003；(12)：709

张汉民，李俊雄，俞瑜，等. 自血混合丙球穴注对哮喘豚鼠肺组织中受体的影响. 中国中医基础医学杂志，2001；(8)：27

张虹，廖方正，蔡定均，等. 针刺对糖尿病大鼠F－ERG和OPs的影响研究. 中医药学刊，2003；(4)：509

张慧岭，薄丽亚. 逢时针灸治疗糖尿病临床观察. 中国针灸，2003；(1)：13

张建斌，姜亚军，芦慧霞，等. 刺络放血疗法对脑梗死恢复期患者凝血系统的影响. 中国针灸，2003；(1)：44

张柯欣，王熙，曹锐，等. 实验家兔经穴定位的标准化研究系列报道(7)：家兔“任脉督脉”常用经穴测定及脏腑效应验证. 辽宁中医杂志，2003；30(7)：568

张露芬，严洁，程金莲，等. 不同镇痛方法对体感诱发电位痛相关成分P_{250}－N_{350}变化的比较实验观察. 北京中医药大学学报，2003；(2)：76

张路. 针刺脾胃经和任脉经穴治疗胃肠实热型单纯性肥胖症40例. 北京中医，2003；(1)：41

张士杰. 中国针灸新世纪发展之管见. 中国针灸，2003；(6)：315

张淑君，邵素菊. 多种热补手法治疗气虚血瘀型中风的对照研究. 北京中医药大学学报(中医临床版)，2003；(1)：37

张勇，张翠平，牛志勇. 从补虚泻实探讨手法实质. 中国针灸，2003；(3)：155

张跃，龚峰. 针刺清养胃阴法治疗萎缩性胃炎35例. 南京中医药大学学报，2003；(3)：175

张志英，余安胜，严振国. 电针对脊髓损伤早期bcl－2 mRNA及蛋白表达的影响. 中国针灸，2003；(8)：473

赵辉，张宁苏，杨德治. 针刺治疗单纯性肥胖126例分析. 实用中医内科杂志，2003；(2)：143

赵宗辽. 押手在针刺治疗中的作用. 陕西中医学院学报,2003;(1):26

针灸文物保护取得重大成果. 健康报,2003-11-28(1)

甄希成,郑利岩,徐朝霞,等. 实验家兔经穴定位的标准化研究系列报道(3):家兔"肾经膀胱经"常用经穴测定及脏腑效应验证. 辽宁中医杂志,2003;30(3):211

郑冬青,王秀芹. 针灸与骨质增生治疗仪治疗神经根型颈椎病. 针灸临床杂志,2001;(7):16

郑力新,陈云辉,林雄. 机能电刺激治疗仪. 电子技术,1997;(2):21

郑利岩,甄希成,徐朝霞,等. 实验家兔经穴定位的标准化研究系列报道(1):家兔"脾经胃经"常用经穴测定及脏腑效应验证. 辽宁中医杂志,2003;30(1):60

中国针灸博物馆开馆迎宾. 中国中医药报,2003-11-28(1)

周红,童稳圃,施伶俐. 针刺对肺癌手术患者 T 淋巴细胞免疫功能的影响. 上海针灸杂志,2003;(1):34

周红,童稳圃,施伶俐. 针刺对肺癌手术患者免疫球蛋白的影响. 上海针灸杂志,2003;(8):28

周群坚. 针灸配合 TDP 神灯照射治疗顽固性面瘫 65 例疗效观察. 中华新医学,2003;(22):2043

周愉,沈雪勇,魏建子,等. 红外灸对垂体后叶素致家兔心动过缓和心肌缺血的影响. 辽宁中医杂志,2002;29(9):569

周钰,魏建子,沈雪勇. 太渊穴伏安特性昼夜节律研究. 中国中医基础医学杂志,2003;9(2):56

朱苗花,徐兰凤,喻志冲,等. 艾灸对宫颈癌放疗患者外周血 T 细胞亚群的影响. 南京中医药大学学报,2003;(1):44

朱南方,陈秉孟,李蔷华,等. 拔火罐与穴位注射对反复呼吸道感染患儿 sIL-2R 的影响. 中医药学刊,2003;(6):869

朱南方,陈秉孟,赵春玲,等. 拔罐并穴位注射治疗扁桃体炎反复发作及其对 sIL-2R 的影响. 中国中医急症,2003;(3):217

朱南方,关克涛,赵春玲,等. 拔火罐和穴位注射对反复呼吸道感染患儿 T 细胞亚群的影响. 中国中医药科技,2003;(3):136

朱南方,关克涛,赵春玲,等. 拔火罐穴位注射对反复扁桃体炎 T 淋巴细胞亚群的影响. 中医药学刊,2003;(5):660

朱沁,李胜利,闵晓俊,等. 针灸配合自主牵引治疗腰椎间盘突出症的临床研究. 中国针灸,2003;(10):571

朱沁,张丽萍,李胜利,等. B 超动态观察针灸配合自主牵引治疗腰椎间盘突出症. 上海针灸杂志,2003;(4):12

朱新安,任宇丁,肖辉. 两种艾灸法对二肾一夹型高血压大鼠血压和血管内皮细胞内分泌功能的影响. 针灸临床杂志,2003;19(10):51

朱莹,袁伟建,姚红艳. 穴位埋线对溃疡性结肠炎患者血清 IL-2 受体及 T 淋巴细胞亚群的影响. 中国中西医结合杂志,2003;(1):58

朱宇丹,张毅明. 针刺治疗高血压病临床观察. 上海针灸杂志,2003;22(2):34

壮健,孙秀芳,徐孝萍,等. 哮喘膏贴敷对哮喘豚鼠 Th_1/Th_2 类细胞因子的影响. 四川中医,2003;(6):13

邹伟,王茉蕾,于学平,等. 针刺对急性高血压脑出血大鼠血浆 ET 和 CGRP 调整作用. 针灸临床杂志,2003;19(2):50

(十一) 推 拿

【概述】

2003年在期刊上发表关于推拿的论文有500余篇,内容以临床研究及经验总结者多,涉及面较广。

1. 基础实验

张宏等通过观测人体及动物体内β-内啡肽含量的变化探寻静力推拿功法训练调身、调息、调心的内在机制,发现静力推拿功法训练能够激活内源性β-内啡肽系统。王松伟等研究推拿手法作用于人体后的温度变化,观察到推拿手法有明显的升温效应。连宝领等探讨背腰部保健推拿对老年人免疫功能的影响,采用免疫浊度法测定血清免疫球蛋白IgG、IgA、IgM、补体C_3及C_4,用双抗体夹心酶联免疫吸附(ELISA)法测定sIL-2R、IL-6、IL-8,发现背腰部保健推拿对背腰痛老年人的免疫功能改善有促进作用。殷明等观察推拿对小儿哮喘缓解期甲襞微循环的影响,发现推拿有改善小儿甲襞微循环的作用。洪明星等在推拿具有良好降压作用的基础上探讨其机制,提出推拿可能是以机械方式作用于血管内皮,通过增加NO的合成与释放,降低平滑肌细胞对血管内皮收缩因子的反应,降低血管外周阻力而达到降压目的。

2. 伤骨科推拿

邓明采用推拿手法治疗肩周炎,其治法有指按法、㨰肩法、弹拨法、关节运动法。结果:69例均有效,其中重度30例,痊愈占83.3%(25/30),显效占16.7%(5/30);中度39例,痊愈占94.9%(37/39),显效占5.1%(2/39)。西宗凤等运用推拿配合针刺治疗冈上肌肌腱炎,设治疗组和对照组,治疗组在按摩的基础上加针刺疗法,两组均隔日治疗1次,7次为1个疗程,共观察1~2个疗程。结果:治疗组痊愈占52.9%(27/51),显效占29.4%(15/51),总有效率为100%(51/51);对照组痊愈占36.4%(12/33),显效占27.3%(9/33),总有效率为90.9%(30/33)。两组比较,$P<0.01$。周杰以手法为主治疗髂胫束损伤,其手法有松解阔筋膜张肌、松解髂胫束,再结合热醋外敷、局部用药等。83例患者经1~2个疗程治疗,疗效优占37.3%(31/83),良占56.6%(47/83),总有效率为98.8%(82/83)。袁培英应用按摩疗法治疗梨状肌损伤综合征21例,痊愈占57.1%(12/21),总有效率为95.2%(20/21)。王少杰等用手法治疗颞颌关节紊乱症21例。① 基本手法:用拇指于患者双侧下关、颊车、听宫、太阳等穴位点、按、揉,以患者感到酸痛或麻痛为度,再用拇指沿两侧咀嚼肌及翼外肌,交替上下前后推揉,以患者感觉轻微的酸痛,可以忍受为度。② 整复手法:用勾、拔、摇、戳、归、挤法。结果:痊愈占52.4%(11/21),总有效率为85.7%(18/21)。

3. 内妇科推拿

邝杰思等在86例肠易激综合征患者中进行西药得舒特以及得舒特结合推拿相比较的随机试验,将治疗前后的患者临床表现用量表来统计分析。结果:两种治疗方法均可改善患者主要临床症状,推拿组明显改善者占全组的83.7%,非推拿组症状明显改善者数目为69.7%,两组比较有显著的统计学差异($P<0.05$)。廖品东等将64例轻中度原发性高血压住院患者随机分为药物加推拿组和单纯药物组,观察治疗1个月后血压、心率、降压谷峰比值、临床症状及西药用药量的变化。结果:两组临床症状均获改善,血压降幅、降压谷峰比值、心率和用药量等治后均较治前有统计学差异。而药物加推拿组的部分指标变化更令人满意。龚小琦采用历史对照法,将96例内科腹痛患者分为两组:穴位推拿组38例,采用推拿大横穴方法;654-2注射组58例,采用肌肉注射654-2(10 mg),观察其疗效。结果:两种不同方法疗效经χ^2检验,无显著性差异($P>0.05$);比较两组治疗后2 min以内、2~5 min和5 min以上3个时间内的有效人数,穴位推拿组在2 min、5 min内有效人数为30例,明显多于654-2注射组,经χ^2检验有显著性差异($P<0.01$)。王君等采用"三阳开泰"推拿疗法为主,结合"通调三阳"、"交泰阴阳"进行肌紧张性头痛的治疗。结果:痊

愈占44.6%(25/56),显效占28.6%(16/56),总有效率为91.1%(51/56)。

4. 小儿推拿

张蔚将112例乳糖不耐受腹泻患儿随机分为治疗组60例(用去乳糖饮食疗法合并小儿推拿法治疗)及对照组52例(用单纯去乳糖饮食疗法)。结果:治疗组对缓解急性腹泻患儿腹胀、发热等症状及缓解慢性、迁延性腹泻患儿腹泻、腹胀、发热等症状较对照组迅速($P<0.05$);治疗组对慢性、迁延性腹泻的治愈率为95.0%(57/60),高于对照组的84.6%(44/52),$P<0.05$。宋世庆运用推拿配合中药治疗小儿脑性瘫痪65例,显效占89.2%(58/65),总有效率为100%(65/65)。王云海运用推拿手法治疗小儿肌性斜颈43例。① 推拿患侧上肢外侧,由远端推向颈部5～7遍。② 按揉、提捏、弹患侧胸锁乳突肌,重点在胸锁乳突肌的起止部、肿块或挛缩处。③ 向健侧侧屈颈项约5～7次,向患侧旋转颈项5～7次,并将颈向上拔伸3～4次。隔日推拿1次,每次15～20 min,20次为1个疗程,共治疗3个疗程。结果:痊愈占79.1%(34/43),总有效率为95.3%(41/43)。孙国荣报道推拿治疗小儿脾虚泄泻,显效占75.0%(30/40),总有效率为100%(40/40)。岳国强治疗小儿夜啼116例的推拿方法有补脾经、清心经、揉小天心、揉外劳宫、揉足三里,摩腹及辨证选穴等。结果:痊愈占53.4%(62/116),总有效率为93.1%(108/116)。

5. 足部按摩

逯紫千等以足底按摩为主结合针灸治疗急性期颈椎病,将157例患者分足底推拿加针刺组(A)和推拿组(B)。结果发现,颈椎病急性期A组疗效明显优于B组,$P<0.05$。梁建新运用足部反射区疗法治疗慢性疲劳综合征,双脚共按摩30 min,每日1次,10次为1个疗程。结果:痊愈占70.0%(35/50),总有效率为100%(50/50)。

6. 推拿教学

徐俊等研究推拿手法技能体测评价法的评价质量。采用随机双盲法试验,两位评价者对15位学员的3种手法进行前后两次评价,分析平均评分数之间差异、重测信度系数和评价者之间的相关信度系数。发现评价者自身前后评价结果有着较好的重复性,重测信度系数较高。评价者之间评分结果基本接近,第1次相关信度系数明显优于第2次。认为体测法是一种可信、有效的推拿手法技能评价方法,适宜15～20例样本。评价者评价标准差异是产生体测法评分误差的根本原因,评价样本数、环境和评价者状态也是影响体测评价信度的重要原因。

(严隽陶　许　军)

【推拿治疗紧张性头痛】

谢菊英等观察针刺加推拿治疗发作性紧张性头痛(ETTH)的疗效及对颅底主要动脉平均血流速度(Vm)的影响。结果:治疗组总有效率为97.3%(36/37),对照组为69.7%(23/33),两组比较,$P<0.01$。治疗组治疗前后大脑中动脉(MCA)Vm比较差异有显著性意义($P<0.01$),治疗组治疗后和正常人组颅底主要动脉Vm比较差异无显著性意义($P>0.05$)。认为针刺加推拿对ETTH具有很好的疗效,并对ETTH患者颅周肌肉功能障碍和颅底主要动脉异常血流速度具有良性调节作用。王君等采用"三阳开泰"推拿疗法为主,结合"通调三阳"、"交泰阴阳"进行肌紧张性头痛的治疗。结果:痊愈占44.6%(25/56),显效占28.6%(16/56),总有效率为91.1%(51/56)。江勇等将110例紧张性头痛患者随机分为针推组50例,采用针刺结合推拿治疗;针刺组30例,单纯采用针刺治疗;推拿组30例,单纯采用推拿治疗。结果:针推组(痊愈率46%、有效率100%)优于针刺组(26.7%、80%)和推拿组(23.3%、76.7%),$P<0.05$。唐应生对78例诊断明确的肌紧张性头痛患者(78例中74例有不同程度的颈椎X线改变,占总病例数的95%)采用头颈部推拿治疗。结果:痊愈占76.9%(60/78),显效占15.4%(12/78),总有效率为100%(78/78)。认为颈椎关节病变及退行性变可能是引起该病的主要原因,头颈部推拿应作为治疗的首选方法。王荣金等采用经风池穴阻滞加推拿治疗肌紧张性头痛28例,其治法有定位针灸、神经阻滞和推拿治疗。患者取坐位,充分暴露后颈,术者站在患者背后,以双手拇指抵住肩胛骨内上方边缘,用力向脊柱方向弹拨100次,然后用双手拇指作十字样交叉梳理颈部肌肉100次,再用点揉或搽法按摩颈部10分钟,最后拇指从上至下用力按压第1至第7颈椎棘突2遍完毕;术后患者静坐或静卧30 min,1 d 1次,3个疗程后统计疗效。

结果：疗效优占 75.0%(21/28)，良占 17.9%(5/28)，优良率为 92.9%(26/28)。

（许　军　严隽陶）

【推拿治疗颈性眩晕】

戴春玲等采用推拿为主配合牵引治疗颈性眩晕 160 例。复位手法：以患者颈椎棘突左偏为例，患者端坐，颈前屈 30°左右，术者立于患者背后，右肘部托住患者下颌部，左手夹住患者枕部，左手拇指抵偏歪棘突，双手协同牵引颈部向前向上，同时把患者头部作被动右向旋转至最大限度后，右手适当发力向右旋转颈部，同时左手拇指推偏歪棘突向右，可听到复位响声。结果：痊愈占 76.9%(123/160)，总有效率为 96.3%(154/160)。施敖听采用推拿配合针灸治疗颈性眩晕 56 例，其治法：① 推拿方法：放松法和复位法。② 针刺疗法：推拿与针刺治疗，每日 1 次，10 次为 1 个疗程。结果，痊愈占 28.6%(16/56)，显效占 35.7%(20/56)，总有效率为 89.3%(50/56)。王文刚等分析颈性眩晕的发病机理，提出应以推拿疗法为主，结合颈椎牵引治疗本病，并对其治疗方法进行了探讨。朱恪材运用吴毅文的经验推拿手法治疗本病，认为此手法能疏通经络、缓解椎动脉的痉挛和解除对交感神经的刺激，从而达到明显改善临床症状和体征，以至临床治愈的目的。赵伟忠将 63 例颈性眩晕患者分为针刺组、推拿组、针推组 3 组，分别进行治疗。结果：针推组治愈率和有效率分别为 69.7%和 90.9%，明显高于针刺组和推拿组(均 $P<0.01$, $P<0.05$)，且针推组疗程亦明显短于其他两组。高翔等采用卧位整脊疗法治疗 134 例椎动脉型颈椎病病例为观察组，采用传统中医推拿手法治疗 97 例为对照组。对两组患者治疗前后的颈性眩晕症状与功能评估等方面进行疗效分析。结果显示，卧位整脊疗法在改善颈性眩晕症状与功能方面优于对照组($P<0.05$)，且临床治疗过程中未见不良反应，表明卧位整脊疗法治疗椎动脉型颈椎病的设计是合理的。

（许　军　严隽陶）

【推拿治疗糖尿病】

褚海林等对口服降糖药作用不明显的 2 型糖尿病 60 例患者，采用服药结合推拿治疗为治疗组，另设 60 例单用口服降糖药者为对照组。推拿操作：① 用指按揉膈俞、胰俞(第 8 胸椎棘突下旁开 1.5 寸)、肝俞、胆俞、脾俞、胃俞、肾俞、三焦俞，每穴 1 min。② 用㨰法在背腰部脊柱两侧施术，约 10 min。③ 用拇指平推法推督脉，从大椎到腰阳关 5 遍。④ 用一指禅推法推脊柱两侧足太阳膀胱经第一侧线，从肺俞到三焦俞，往返 5 min。⑤ 用捏脊法沿背部督脉以及太阳膀胱经由下往上操作 5 遍。⑥ 按揉四肢部穴位及足三里、三阴交、阴陵泉，每穴 1 min。⑦ 横擦骶部八髎穴。⑧ 摩腹，顺逆交替操作 10～30 min(建议患者自我推拿)。推拿隔日 1 次，每次操作在 45 min 左右(不包括自我推拿)，两组疗程均为 3 个月，治疗组经推拿治疗后血糖明显下降时，适当减少口服降糖药剂量。结果：治疗组总有效率为 80%(48/60)，对照组总有效率为 60%(36/60)，组间比较，$P<0.05$。周昭推拿治疗糖尿病的方法有：按揉背部胰俞、肾俞，并擦背部膀胱经及横擦胰俞、肾俞，以透热为度，一指禅推中脘、气海、关元，摩腹，然后用手掌平推左胁肋，按揉血海、足三里、三阴交，捏揉足底内缘、足部胰反射区，最后擦涌泉，以透热为度，再加辨证施术。治疗期间，隔日检测 1 次尿糖，1 个疗程后复查血糖。结果：显效占 48.6%(35/72)，总有效率为 88.9%(64/72)。金涛等应用推拿手法治疗非胰岛素依赖型糖尿病 32 例，其治法有背腰部膀胱经路线的推、揉、点压法，拿揉下肢、摩腹、按揉前臂三阴经、提拿肩井等。结果：痊愈占 28.1%(9/32)，总有效率为 93.8%(30/32)。章家福用药物配合推拿(观察组)治疗 237 例 2 型糖尿病，并设药物组(对照组)治疗 219 例。结果：观察组总有效率为 89.5%(212/237)，对照组总有效率为 78.5%(172/219)。夏秋采用电针膻中、章门配合推拿治疗 30 例糖尿病。其推拿为按结肠走行部位推、拿、摩、点，配合四肢肌肉的按摩。结果：治疗前后空腹血糖及血浆胰岛素含量的变化经 t 检验，$P<0.05$ 或 $P<0.01$。肖劲用足部按摩治疗糖尿病性周围神经病变。取穴：足部反射区（大脑、脑干、小脑、脑垂体、肝、肾、肾上腺等），足部穴位(太白、太溪、太冲、三阴交、涌泉)。每日 1 次，6 次为 1 个疗程，疗程间休息 2 d，共治疗 3 个疗程。结果：显效占 30.0%(12/40)，总有效率为 87.5%(35/40)。

（许　军　严隽陶）

【推拿治疗小儿腹泻】

刘丽娜等用补脾胃、清(补)大肠、板门推向横纹、运土入水、运内八卦、摩腹、推上七节骨、揉龟尾、捏脊治疗小儿腹泻。寒湿泻加推三关、推外劳宫,湿热泻加退六腑、清天河水,伤食泻加揉板门、揉中脘,脾虚泻加补肾经、揉足三里,久泻不止加按揉百会。结果:痊愈占88.2%(82/93),总有效率为97.8%(91/93)。成锦舟等将本病100例随机分为两组:治疗组50例,用推脾土、清大肠、揉脐、揉丹田、揉龟尾、推上七节骨等,腹泻每次达10余次以上者加用维生素B_1(0.03 ml)注射两足三里;对照组50例,采用上法后,加用TDP照射或中药煎水外用,热敷腹部10 min(有热证者不用)。结果:治疗组痊愈占60.0%(30/50),显效占32.0%(16/50),总有效率为92.0%(46/50);对照组痊愈占60.0%(30/50),显效占34.0%(17/50),总有效率为94.0%(47/50);两组间无显著性差异。唐明等报道推拿治疗小儿腹泻80例,全部治愈。① 寒泻:推三关、分阴阳、推脾土、揉脐、揉龟尾、推天门入虎口、运水入土、揉外劳宫。然后医者将两大指拿住患儿两太阳穴,两中指拿住脑后两风池穴。四指用力揉按少顷,令患儿大哭,即有汗出。② 热泻:退六腑、分阴阳、水底捞明月、推脾土、揉肚脐、龟尾、推涌泉。③ 水惊泻(伤食):按摩中脘部、推脾经、推板门、推天门入虎口、退六腑,推天柱骨、推大肠、二扇门、小天心、点腰眼等。滑文峰用特定穴位治疗小儿腹泻,治愈率达98.2%(215/219)。治法有腹部直推、背部直推、揉脐及龟尾,并推上七节骨等。郑兆俭推拿治疗小儿迁延性腹泻35例为治疗组,对照组30例(用西医常规综合治疗方法)。推拿方法有摩腹、揉脐、推上七节骨、揉龟尾等。结果:治疗组痊愈占40.0%(15/35),总有效率为91.4%(32/35);对照组痊愈占40.0%(12/30),总有效率为66.7%(20/30);组间比较,$P<0.05$。朱曙光以推拿配合暖脐膏治疗小儿泄泻66例为观察组,对照组(口服汤药)46例。观察组分为伤食泻、风寒泻、湿热泻、脾虚泻4型推拿,再以中药吴茱萸、肉桂、苍术研末,用蜂蜜调成糊状,敷于脐上,每日1次。结果:观察组痊愈占90.9%(60/66),总有效率为100%(66/66);对照组痊愈占52.2%(24/46),总有效率为82.6%(38/46);组间比较,$P<0.01$。

(郑贤国　何永瑞)

【推拿手法及其机理的实验研究】

张宏等通过观测人体及动物体内β-内啡肽含量的变化探寻静力推拿功法训练调身、调息、调心的内在机制。将96只大鼠随机分为动力训练组、静力训练高负荷组、静力训练中负荷组、静力训练低负荷组、绑缚组和正常组6组,训练6周后,分别检测安静和运动后即刻下丘脑、垂体、血浆β-内啡肽含量;将36名男性大学生分为静力推拿功法训练组和动力训练组,共训练12周。在训练前、训练6周、训练12周时分别检测安静和运动后血浆β-内啡肽含量。结果发现,静力推拿功法训练提高了安静状态和运动后即刻中枢及外周β-内啡肽含量。王松伟等对32例观察对象施用推拿手法后,通过运用远红外热像仪对推拿部位施用手法前后进行温度检测,观察其在不同时段的升温效应。结果:32例观察对象在施用推拿手法后,施用手法部位温度均有不同程度的升高,并有一定的持续时间。陈立等将32只家兔随机分为对照组、模型组和治疗组,后两组家兔每日1次保持颈椎低头屈曲45°位5 h,治疗组分别于造模开始及造模2个月后施以推拿手法。取$C_{5\sim6}$椎间盘生化测定椎间盘的蛋白多糖总量、硫酸软骨素和硫酸角质素比值及透明质酸含量,比较各组间可能存在的差异。结果显示,对照组蛋白多糖总量和成分含量均无显著变化,模型组和治疗组蛋白多糖总量及硫酸软骨素和硫酸角质素比值明显下降,治疗组家兔颈椎间盘蛋白多糖含量明显高于模型组,但各成分含量无明显差异。表明推拿手法能够一定程度减少异常应力环境下颈椎间盘中蛋白多糖的丢失,其作用的机制可能与抑制蛋白多糖降解有关。连宝领等采用免疫浊度法测定血清免疫球蛋白IgG、IgA、IgM、补体C_3及C_4,用双抗体夹心酶联免疫吸附(ELISA)法测定sIL-2R、IL-6、IL-8,分别检测A组保健推拿组30例和B组电动按摩组20例1个疗程前后老年背腰酸痛患者外周血清免疫球蛋白IgG、IgA、IgM、补体C_3及C_4、sIL-2R、IL-6、IL-8的水平。结果:保健推拿组sIL-2R的水平在1个疗程结束后与疗程前比较有显著性差异($P<0.01$),与B组电动按摩组比较有显著性差异($P<0.01$),而其他所检测的免疫指标无明显差异。詹强等临床观察分别选取60名健康青年人和68名健康老年人,随机分为青年对照组、青年治疗组、老年对照组和老年治疗组。治疗组给予足部反射区推拿法治疗。分别于治疗前、后测定血清IL-1β、IL-6水平。动物实验选用20只36月龄SD大鼠,随机分为对照组和治疗组,治疗组给予足部反射区推拿法治疗。各组于实验结束后

测定脾脏、垂体的IL－1β、IL－6 mRNA表达水平。比较上述各组间可能存在的差异。结果：老年组血清IL－1β、IL－6水平较青年组明显为高（$P<0.05$）；治疗后，老年治疗组血清IL－1β、IL－6水平明显降低（$P<0.05$）；青年对照组和治疗组无显著变化（$P>0.05$）。与对照组相比较，大鼠治疗组脾脏IL－1β、IL－6 mRNA表达水平显著降低；垂体中IL－1βmRNA表达水平降低，而IL－6mRNA表达未见明显改变。陈丽贤等通过对16例慢性颈痛患者进行研究，颈脊柱推拿选定$C_{5\sim7}$水平，用插入颤搐方法和肌电描记法评定肘屈肌在最大范围内随意收缩时二头肌激活作用。颈活动度和压痛阈用关节角度计和痛觉计进行测量。结果：治疗前，患者表现典型的二头肌抑制，颈部活动侧面受限，压痛敏感性增高。颈脊柱推拿后，二头肌抑制明显下降并伴随二头肌肌力增强，颈部活动度和压痛阈显著提高。殷明等按田牛加权评分标准，对35例哮喘缓解期甲襞微循环异常的患儿，于推拿前后使用微循环分析仪，进行甲襞微循环检测。结果：推拿后积分值（形态、流态、管周状态、综合积分）明显降低，差异有显著性（$P<0.01$）。洪明星等将58例轻中度原发性高血压患者分为药物加推拿和单纯药物组，观察治疗前后血浆一氧化氮（NO）浓度，红细胞膜钠泵（$Na^+-K^+-ATPase$）及钙泵（$Ca^{2+}-Mg^{2+}-ATPase$）活性变化。结果：两组NO下降，$Na^+-K^+ATPase$及$Ca^{2+}-Mg^{2+}-ATPase$升高，且前两者存在组间差异。认为推拿可能是以机械方式作用于血管内皮，通过增加NO的合成与释放，降低平滑肌细胞对血管内皮收缩因子的反应，降低血管外周阻力，从而达到降压目的。

（许　军　严隽陶）

［附］ 参考文献

C

陈立，詹红生，应航，等．推拿对异常应力下兔颈椎间盘蛋白多糖变化的影响．中医正骨，2003；(2)：3

陈丽贤，陈淑曼，黄敏仪，等．颈脊柱推拿对减轻慢性颈痛患者肘屈肌抑制机制研究．中国临床康复，2003；(2)：198

成锦舟，罗伟，唐中华．推拿疗法治疗小儿腹泻50例．湖北中医杂志，2003；(10)：50

褚海林，王恩萍．推拿结合西药治疗2型糖尿病60例．浙江中医学院学报，2003；(4)：72

D

戴春玲，忙烈．推拿治疗颈性眩晕160例报告．内蒙古中医药，2002；(6)：26

邓明．推拿手法治疗肩周炎69例．湖北中医杂志，2003；(7)：52

G

高翔，李鑫，王拥军，等．卧位整脊疗法治疗椎动脉型颈椎病的临床研究．中医正骨，2003；(8)：14

龚小琦．推拿大横穴治疗内科腹痛的临床观察．南方护理学报，2003；(2)：53

H

洪明星，刘元华，刘明雪，等．推拿降压机制的临床研究．中华推拿疗法杂志，2003；(1)：8

滑文峰．特定穴位治疗小儿腹泻．按摩与导引，2002；(3)：55

J

江勇，王敏华，王敏，等．针刺推拿治疗紧张性头痛临床研究．针灸临床杂志，2003；(4)：7

金涛，周小波．推拿治疗糖尿病32例疗效观察．中华推拿疗法杂志，2002；(1)：41

K

邝杰思，申朝霞．中医推拿治疗肠易激综合征的疗效评价．现代中西医结合杂志，2003；(13)：1354

L

连宝领，陈斌，朱鼎成，等．背腰部保健推拿对老年人免疫功能的影响．按摩与导引，2002；(6)：8

梁建新．足部反射疗法治疗慢性疲劳综合征50例．中国中医药信息杂志，2003；(7)：74

廖品东，刘明雪，薛卫国，等．推拿对高血压的降压作用观察．中华推拿疗法杂志，2002；(1)：9

刘丽娜，任广东，赵景军．推拿法治疗小儿腹泻93例．针灸临床杂志，2003；(3)：52

P

逄紫千，高玲，刘洪恩，等．以足底按摩为主治疗急性

期颈椎病疗效观察. 中华推拿疗法杂志,2002;(1):55

S

施敖听. 推拿配合针刺治疗颈性眩晕56例. 中华推拿疗法,2003;(1):47

宋世庆. 推拿配合中药治疗小儿脑性瘫痪65例. 四川中医,2003;(2):75

孙国荣. 推拿治疗小儿脾虚泄泻40例. 辽宁中医杂志,2003;(3):217

T

唐明,李治双.《万育仙书》推拿法治疗小儿腹泻80例. 辽宁中医杂志,2002;(4):228

唐应生. 紧张性头痛病因的临床探讨. 中国综合医学杂志,2003;(9):144

W

王君,杨光. 推拿治疗肌紧张性头痛的疗效观察. 中华推拿疗法杂志,2003;(2):26

王荣金,胡汝云. 风池穴阻滞加推拿治疗肌紧张性头痛28例. 中国临床康复,2002;(6):852

王少杰,崔晓光,马桂荣. 手法治疗颞颌关节紊乱症21例. 中国民间疗法,2003;(1):33

王松伟,杨铭,胡永善,等. 推拿手法升温效应的临床研究. 中华推拿疗法杂志,2003;(2):8

王文刚,庄海春,武雪宇. 推拿治疗颈性眩晕的临床探析. 中华推拿疗法杂志,2003;(1);53

王云海. 推拿治疗小儿肌性斜颈43例. 上海中医药杂志,2003;(4):33

X

西宗凤,袁淮平. 按摩配合针刺治疗冈上肌肌腱炎的疗效观察. 中医外治杂志,2003;(2):24

夏秋. 电针膻中、章门配合推拿控制糖尿病及其并发症. 现代康复,2001;(2):142

肖劲. 足部按摩治疗糖尿病性周围神经病变40例. 中国民间疗法,2003;(2):27

谢菊英,李志. 针刺加推拿治疗发作性紧张性头痛37例总结. 湖南中医杂志,2003;(1):3

徐俊,李蔚江,吴信忠,等. 推拿手法技能体测评价法的研究. 中华推拿疗法杂志,2003;(2):5

Y

殷明,陈秀珍,吴艳明,等. 推拿飞经走气对小儿哮喘缓解期甲襞微循环的影响. 按摩与导引,2002;(6):6

袁培英. 按摩治疗梨状肌损伤综合征21例. 中国民间疗法,2003;(3):28

岳国强. 推拿治疗小儿夜啼116例临床分析. 中医外治杂志,2003;(2):36

Z

詹强,孙波,倪克锋,等. 足部反射区推拿疗法对IL-1β、IL-6基因表达的影响. 中华推拿疗法杂志,2003;(1):4

张宏,严隽陶,徐俊,等. 中国传统静力推拿法训练对β-内啡肽影响的实验研究. 中华推拿疗法杂志,2002;(1):6

张蔚. 小儿推拿法治疗婴幼儿乳糖不耐受腹泻60例临床观察. 新中医,2003;(1):49

章家福. 推拿治疗2型糖尿病疗效分析. 中国临床康复,2003;(1):123

赵伟忠. 针推为主治疗颈性眩晕63例疗效分析. 上海针灸杂志,2003;(8):24

郑兆俭. 推拿治疗小儿迁延性腹泻35例疗效观察. 浙江中医学院学报,2002;(2):56

周杰. 手法为主治疗髂胫束损伤83例. 江苏中医药,2003;(6):44

周昭. 推拿治疗糖尿病72例临床分析. 湖南中医药导报,2003;(6):48

朱恪材. 吴氏手法治疗颈性眩晕140例. 中国临床康复,2003;(11):1712

朱曙光. 推拿配合暖脐膏治疗小儿泄泻疗效观察. 中医外治杂志,2002;(5):40

(十二) 气　功

【概述】

2003年度，气功领域发生的重大事件有：为规范医疗气功知识与技能考试管理，根据《医疗气功管理暂行规定》制定的"医疗气功知识与技能考试暂行办法"于2003年10月1日起实施等，这些法规对气功事业的发展有重要意义。本年度，在期刊上公开发表气功专题文章约200篇；其中理论探讨约占30%，功法介绍约占30%，养生应用约占28%，临床应用约占10%，实验研究约占2%。

1. 理论探讨和功法介绍

张天戈探讨了中国医疗气功的发展与社会文化背景。李小青认为气功是一种内炼的方法，它应具备内炼方法所应有的一般的共同特征，是通过个性即鲜明的中国特色表现出来的。张洪林则探讨了"伪气功"产生和泛滥的原因及伪气功之"气"，并对"硬气功"的真相作了揭示。刘天君认为，调身、调息、调心是气功锻炼的基本操作内容，形形色色的气功功法均由此"三调"所组成，其区别只是"三调"的组成搭配不同，但"三调"缺一不可，气功锻炼所要求的气功境界是"三调"操作融为一体的境界，其过程即是从"三调"入手而步入"三调"合一境界的操作过程。徐传银探讨了气功锻炼中调息的生理效应。认为调息指调整呼吸，使之细、匀、深、长，这种有意识的独特的呼吸形式对练习者产生了积极的生理效应：降低人体代谢率，增加人体贮能；协调自主神经功能，改善内脏生理活动；增强心血管功能，按摩内脏，旨在为气功锻炼产生强身健体、祛病延年的作用提供部分生理学佐证。王米渠等从OMIM检索中国气功呼吸练习的相关基因的应答，结果发现：① 气功是通过适当的呼吸方式，在某种心理状态下，采用某些姿势或行为以诱导或抑制个体遗传系统中的某些基因的表达而达到治病、防止衰老或延年益寿的目的。② 呼吸是诱导或抑制与衰老或寿限相关最多的基因。③ 在习练的过程中所应采用的呼吸方式及环境，应根据个体基因组当时的状态，即携带的缺陷型基因、基因系统所处的时态（年龄）、功能基因组的甲基化或醣基化情况、拓扑异构酶的活跃状况等而异。

功法介绍方面，胡志金介绍的"武当顺气功"有推风拿月、双推掌、顺气插手、双推拳及收式。此外，还有李康介绍的"三丰派丹法与道家柔气功"等。周鹤龄探讨了气功养生延年益寿的方法。陈文华探讨了"健身气功"的创编原则。石开报道了"编创健身气功新功法科研课题暨汇报展示会"的概况，并归纳了近年来健身气功新功法的编创过程，已设专条介绍。

2. 气功临床应用

魏清琳等选择单纯性肥胖症216例，随机分为气功加刮痧治疗组160例，针灸对照组56例，观察相关指标的变化。结果：总有效率分别为96.3%（208/216）、85.7%（48/56）；组间比较，$P<0.05$，已设专条介绍。余之顺介绍了气功治愈高血压病的方法。彭进等探讨了气功推拿治头痛的方法。认为顽固性头痛的治疗以疏通经络、补脾益肾、调和气血为原则，重在发作时以"通"为宗的气功推拿手法加以施治；灵活的加减以应症状和病经所在。机体信息调整和能量输入是气功推拿的主要机理。医患之间动静结合、能量、信息、真气同步协调是取得疗效的关键。陈世忠等报道用腕踝针配合气功掌治疗颈椎病60例。托马斯·海思进行气功作为精神病辅助治疗的研究。结果发现，气功组（气功配合西药）有较好的效果，与对照组（画画配合西药）比较观察，各有所长，气功更有优势。吴冰等将气功的"调息"方法引入中长跑教学，并将实验的过程、方法及结果加以整理，与中长跑传统教学法进行比较，结果显示气功"调息"法的效果明显。

3. 练功偏差的研究

单怀海等比较分析气功所致精神障碍84例、气功所致精神分裂样障碍44例和精神分裂症37例的近期疗效。结果：精神分裂症的发作次数明显多于气功所致精神障碍。精神分裂症和气功所致精神分裂样障碍者的精神功能减退比气功所致精神障碍者明显。认为气功所致精神分裂样障碍近期治疗效果比精神分裂症要好,但停止治疗和继续练功也可能导致疾病复发。此外,还有程烈等的"气功所致精神障碍 40 例临床分析"、李晓燕等的"气功所致精神障碍 21 例临床资料分析与随访"、申永敢的"气功偏差所致精神障碍的随访研究"等。朴铁峰等则探讨了气功所致精神障碍的诊断归属。

4. 气功实验研究

宗文斌等探讨帕金森病患者在临床治疗前后辅助练习医疗气功认知电位 P300 的变化。使用丹麦 Dantec Concerto SEEG－16 道电生理仪器以及"听觉靶-非靶刺激疗列"为诱发条件,对 33 例药物治疗中期的帕金森病患者作医疗气功辅助治疗 3 个月,观察练习医疗气功前后的 P300 电位的变化。结果:帕金森病组 P300 与正常对照组存在多项指标差异,P3 潜伏期延迟尤甚。帕金森病组功前靶潜伏期 P2(197±25)ms、N2(258±25)ms、P3(348±28)ms,正常对照组上述指标分别为(171±31)ms、(235±27)ms、(313±25)ms;帕金森病组功前非靶潜伏期 N1(129±27)ms、P2(226±26)ms,正常对照组上述指标分别为(99±12)ms、(200±33)ms;帕金森病组功前靶波幅 P2(4.5±1.8)μV、P3(7.8±1.7)μV,正常对照组上述指标分别为(6.2±2.7)μV、(5.3±2.9)μV;统计学处理以上指标差异均达显著性或极显著性意义($P<0.05$ 或 <0.01)。还观察到靶潜伏期 N2 正常对照组(235±27)ms,帕金森病组功前(258±25)ms,功后(240±21)ms,$F=7.5$,$P<0.05$;靶潜伏期 P3 正常对照组(313±25)ms,帕金森病组功前(348±28)ms,功后(323±25)ms. $F=14.1$,$P<0.01$;显示练习医疗气功后其 N2、P3 潜伏期缩短;与此同时,患者的临床症状也获得改善。认为帕金森病患者有认知功能改变,在药物治疗的同时,辅助医疗气功治疗可使其获得进一步的改善。

(方东行　郭常典)

【气功配合刮痧治疗单纯性肥胖症】

魏清琳等选择单纯性肥胖症 216 例,随机分为气功加刮痧治疗组 160 例,针灸对照组 56 例;辨证分为胃热湿阻、脾虚湿困、脾肾两虚 3 型。治疗组采用气功加刮痧治疗。① 松静调心。采用坐式或直立位,静心时间 15～30 min。结束时,以右手拇指置于肚脐上,顺时针方向轻柔 36 次。每天早晚各练习一次(要点:自然放松)。② 胸腹呼吸功。一手压在胸部,一手压在上腹,吸气时压腹、挺胸;吐气时挺腹、压胸,每日 1 次,每次 36 遍(要点:缓慢、呼吸均匀、稍长)。③ 龙游功。双手合十,自头部向下左右移动的轨迹形成 3 个完整相切的圆,臀部随身体下降摆动 3 次,随身体上升摆动 3 次,腰部呈左右摆动,双手动作自上而下左右各 18 次(要点:动作自然,双手画圆要准确,均匀呼吸)。④ 刮痧。主穴区:腹部、督脉及膀胱经。配穴区:肥胖部位、足三里、梁丘、大肠俞、血海、三阴交、上巨虚、下巨虚等。首先从风府穴至长强,沿督脉刮拭;膀胱经自上(大杼)而下(白环俞)刮拭;腹部剑突至肚脐自上而下由轻而重刮拭,脐周则以脐为中心由轻而重向外刮拭;四肢由近端向远端刮,穴位用角刮(要点:实证选用泻法,虚证选用补法)。气功治疗 20 d 为 1 个疗程,隔日接受医生指导 1 次;每疗程刮痧治疗 6～10 次。对照组采用针灸治疗,隔日 1 次,15 次为 1 个疗程,2 个疗程后,参考 1987 年全国中西医结合肥胖病研究学术会议确定的单纯性肥胖疗效判断标准及刘志诚等所定标准进行判定。结果:治疗组痊愈占 11.6%(25/216),显效占 46.3%(100/216),总有效率为 96.3%(208/216);对照组痊愈占 16.1%(9/56),显效占 53.6%(30/56),总有效率为 85.7%(48/56);治疗组总有效率高于对照组($P<0.05$)。认为气功治疗肥胖症重在调心、调息、调身。调心即通过意识思维的调节,引导患者正确认识肥胖与生存质量的关系;调身则重在形体锻炼;调息则伴以培补脾肾为治本之法。刮痧则能通过刮拭与疾病相关的经络穴位,促进血液循环、扩张皮肤毛细血管达到治疗目的。

(文　耘　张鸣贵)

【健身气功新功法的编创】

石开报道了近年来健身气功新功法的编创过程。2001 年 10 月,编创健身气功新功法的工作被列为国家体育总局科研课题之一。2002 年 2 月,在北京举行了竞标会,五禽戏、易筋经、八段锦和六字诀 4 个功法的研究课题中标。课题组先后在北京、上海、湖北等地举办了传统功法观摩研讨会。

1. "健身气功·五禽戏"的编创

五禽戏的起源可追溯到远古时代,在东汉时期,由名医华佗编成。上海体育学院承担了编创"健身气功·五禽戏"的任务后,对五禽戏功法进行了挖掘、整理、研究，经反复推敲、试练、修改，按照传统五禽戏的风格、特点，博采众家之长，编创出功理科学、内容充实、动作规范、简便易学、健康安全、效果显著的新功法。该功法在动作数量上沿用了陶弘景《养性延命录》中记载的10个动作，全套动作约为15 min，按照《三国志·华佗传》的记载，顺序仍为虎、鹿、熊、猿、鸟。考虑到体现时代特征和科学的健身理念，结合形体美学、人体运动学，新功法在仿效虎之威猛、鹿之安舒、熊之沉稳、猿之灵巧、鸟之轻捷方面，力求蕴含五禽神韵，形神兼备，意气相随，内外合一。经过对323名中老年群众教学试验，跟踪测试3个月，表明该新功法具有积极的健身效应，习练者心血管功能、呼吸功能明显改善，握力与练习前有明显提高，体力、关节灵活度有所改善，精神状态、自信心有所增强和提高。

2. "健身气功·易筋经"的编创

易筋经的早期萌芽可能是秦汉时期的佛道养生术，相传易筋经的创编者为达摩。武汉体育学院承担了编创"健身气功·易筋经"的任务。当新功法雏形编创出来后，邀请少林、武当、峨眉等流派的功法代表再次研讨、修改，然后进行教学试验和科研测试，还在健身气功活动站对357人进行教学试验。新功法的特色为：以动为主，以形导气；动作舒展，伸筋强骨；意随形走，不求意念；呼吸自然，柔和流畅；注重脊柱的旋转、屈伸，以调节或改善人体生理机能。测试结果初步显示，该新功法对习练者的呼吸系统、柔韧性、平衡、肌肉力量均有良好的改善。对中老年一些常见病有积极的康复效应，有效率达50%以上；心理试验结果显示，对习练者的情绪有积极影响，可以降低焦虑和抑郁程度。

3. "健身气功·六字诀"的编创

六字诀可追溯于《吕氏春秋》和《庄子》中关于呼吸养生的记载。中国中医研究院西苑医院和首都体育学院共同承担了编创"健身气功·六字诀"的任务。他们首先收集文献，理清历史脉络及发展趋向，编辑了《六字诀课题文献辑要》，先后对十几家功法流派进行了走访与研究。为解决六字诀的定音及发声规律问题，课题组又分别请教了中国社科院语言所、北京大学中文系、中国社科院宗教所、中国中医研究院、中国戏曲学院、中国藏语系高级佛学院等的研究人员，对六字诀在不同时期、不同方言的不同发音等有关理论问题进行了广泛征询和研讨，前后反复修改了6次，在北京市和无锡市的8个健身气功活动站开展了教学试验工作。该新功法的特色是：吐纳辅以导引，内练脏腑，外练筋骨；功法动作缓慢柔和，圆转如意，连绵不断，强调心息相依，形神合一，动中求静，静中有动，气在人中，人在气中，意随气行，以形导气，安全有效，简单易学，适于普及和推广。经试验后身心综合评价的结果显示，练功前后受试人群的总体生存质量有明显提高，生理和心理有改善趋势，注意力集中改善显著，人际关系和家庭关系明显改善。对中老年人常见病的康复有效。

4. "健身气功·八段锦"的编创

传统八段锦流传年代早于宋代，在明清时期有了较大发展。北京体育大学承担了编创"健身气功·八段锦"的任务，共收集了从南宋至今的立势八段锦共64个版本，本着"去粗取精"、"与时俱进"、"天人合一"、"意气形合"的基本思路和编创原则，完成新功法的雏形，对练习时间、强度、呼吸、节奏等反复推敲提炼，在哈尔滨市的9个健身气功活动站进行了近3个月的教学试验。试验初步表明，该新功法对中老年人的呼吸系统功能、上下肢力量、平衡能力、关节及神经系统灵活性有明显提高；心血管功能状态和冠状动脉硬化、骨质疏松症等疾病初步得到改善；在一定程度上可以提高细胞免疫功能，使机体的抗衰老能力得到增强，对延年益寿有良好的作用。

（文 耘 张鸣贵）

［附］ 参考文献

C

陈世忠，陈奕强. 腕踝针配合气功掌治疗颈椎病60例. 中国民间疗法，2003；(9)：24

陈文华. 关于"健身气功"创编原则之我见. 按摩与导引，2003；(6)：59

程烈，任婉文，韩耀静. 气功所致精神障碍40例临床分析. 浙江中西医结合杂志，2003；(10)：628

G

国家中医药管理局. 医疗气功知识与技能考试暂行办法. 中医药管理杂志,2003;(4):62

H

胡志金. 武当顺气功. 武当,2003;(7):54

L

李康. 三丰派丹法与道家柔气功. 武当,2003;(6):44

李小青. 气功概念刍议. 中医文献杂志,2003;(4):21

李晓燕,李晓菊,罗捷,等. 气功所致精神障碍 21 例临床资料分析与随访. 四川精神卫生,2003;(2):81

刘天君. 气功锻炼的基本操作——调身. 养生大世界,2003;(11):44

P

彭进,赵卫. 气功推拿治疗顽固性头痛初探. 按摩与导引,2003;(3):17

朴轶峰,张风林. 气功所致精神障碍诊断归属的意见. 临床精神医学杂志,2003;(6):361

S

单怀海,陶明毅,徐一峰,等. 气功所致精神分裂样障碍随访对照研究. 临床精神医学杂志,2003;(1):10

申永敢. 气功偏差所致精神障碍随访研究. 辽宁医学杂志,2003;(5):277

石开. "1568 工程"的曙光—记《编创健身气功新功法科研课题暨汇报展示会》. 现代养生,2003;(1):4

T

托马斯·海思. 气功作为精神病辅助治疗的研究. 云南中医学院学报,2003;(3):56

W

王米渠,林乔,吴斌. 中华养生术相关基因分析:气功调息的基因应答. 甘肃中医学院学报,2003;(3):1

魏清琳,涂桂芳,张红晓,等. 气功配合刮痧治疗单纯性肥胖症 160 例疗效观察. 甘肃中医,2003;(4):20

吴冰,米力云. 气功"调息"方法在中长跑教学中的应用. 甘肃教育学院学报(自然科学版),2003;(2):91

X

徐传银. 气功锻炼中调息的生理效应初探. 安徽体育科技,2003;(1):123

Y

余之顺. 气功治愈高血压病的方法. 中国医学研究与临床,2003;(7):70

Z

张洪林. 揭开硬气功的真相. 家庭中医药,2003;(12):41

张洪林. 伪气功产生和泛滥的原因. 家庭中医药,2003;(10):40

张天戈. 谈中国医疗气功的发展与社会文化背景. 现代养生,2003;(1):19

周鹤龄. 气功养生延年益寿. 现代养生,2003;(10):24

宗文斌,路英智,李峰. 治疗中期的帕金森病患者辅助练习医疗气功前后认知电位 P300 变化的观察. 中国临床康复,2003;(22):3090

(十三) 护　理

【概述】

随着医学模式的转变，以"患者为中心"的系统化整体护理模式已经在护理领域得到广泛应用，具有时代特色的中西医护理学已逐步形成。

1. 中西医结合护理理论及运用

中西医结合护理是中西医结合医学的一部分。陈锦秀认为，中西医结合护理是我国独有的护理专业体系，尤其是在急重症的护理中发挥着重要的作用。王灵芝主张针对中西医结合病房病种杂、老年病居多的特点，抓住教育时机，分别施以不同的宣教对策，扩大护士在治疗、预防和保健中的职能和作用。黄和平等在中西医结合治疗肝硬化腹水的同时，配合积极的中西医结合护理措施，疗效优于对照组($P<0.05$)，体现了健康教育护理在治疗中的积极作用。方晓红介绍中西医结合治疗异位妊娠的护理体会，包括用药前的病情观察，各项检查，患者心理护理；用药期间病情变化主要毒副反应及生命体征观察；用药后的疗效观察等护理要点。黄惠珍报道中西医结合对新生儿黄疸的护理。

2. 整体护理的运用

(1) 理论探讨　具有中医特色的系统化、整体化护理应在中医整体观念指导下开展。张思明提出护士素质的提高是开展中医院整体护理的前提，观念程度是整体护理的关键，应注意中医护理与整体护理在理论及实践上的相结合。柏树梅等指出，应注重中西医结合整体护理的理论基础知识学习，加强应用护理程序的培训力度，做好护患沟通，完成好护理病历、护理评价、各科综合能力的考核等环节，是培养现代护理模式实用人才的必要手段和创造出具有中医特色的整体化护理模式的前提。

(2) 实践应用　系统化、整体化护理模式已经广泛地应用于医疗实践。王日平介绍以积极的临床护理配合医生治疗中风病，对提高成活率和治愈率，减少病残率都有非常重要的意义。王红霞等针对中风患者语言和肢体活动障碍的情况，介绍了具体的护理方法。海和平指出，对中风后遗症患者应从起居、情志、饮食、服药、对症等多方面进行护理，才能有效的提高患者康复率。姚君等从老年性便秘的病因着手，根据不同的中医证型配合调畅情志，加强饮食调护和体育锻炼，适当配合润肠通便剂以及关注灌肠后的护理，取得较好的效果。蒲慧琴介绍了几种有利于排便的食物，具有一定的防护作用。

周毓萍、赵德芬等报道用中药制剂佛手活络酊剂、防褥散、地榆三黄酊、龙血竭粉等来防治褥疮，表明了随着中西医结合护理学的发展，中医药在护理领域的应用更加广泛。

(周文泉　罗增刚)

【褥疮的护理】

范吾凤等用自制红花酊(红花、冰片适量，置于75%酒精中浸泡)湿敷治疗褥疮23例，庆大霉素湿敷对照组20例。每日1次，7 d为1个疗程。结果：治疗组和对照组治愈率分别为82.6%(19/23)和55.0%(11/20)，总有效率分别为100.0%和80.0%(16/20)，组间比较，$P<0.05$。安继奋等用桂林西瓜霜喷剂治疗溃疡期褥疮15例，外科常规换药对照组15例。结果：治疗组和对照组治愈率分别为86.7%(13/15)和46.7%(7/15)，总有效率分别为100%和66.7%(10/15)，组间比较，$P<0.05$。于淑花等用生肌愈创膏(三七、象皮、五倍子、儿茶、血竭、紫草、生乳香、生没药、白芷超微粉碎成120目粉，以蜂胶液适量调成软膏)治疗褥疮60例(褥疮78处)，碘伏外搽对照组56例(褥疮69处)。结果：治疗组和对照组治愈率分别为85.9%(67/78)和40.6%(28/69)，显效率分别为7.7%(6/78)和26.1%(18/69)，总有效率分别为98.7%(77/78)和84.1%(58/69)，组间比较，$P<0.01$。李雪梅用生肌散(甘石、乳石、滑石、血竭、朱砂、冰片)治疗褥疮30例，对照组30例用磺胺灭啶银。结果：治疗组和对照组治愈率分别为90.0%(27/30)和3.3%(1/30)，总有效率分别为100%、46.7%(14/30)，组间比较，$P<0.01$；治疗组平均愈合时间(23±18.5)d，对照组平均(47.2±36.2)d，观察组愈合

时间明显缩短($P<0.01$)。于真健外用防褥散(象皮、珍珠、苍术、白芷、檀香、滑石、冰片)涂擦于患者褥疮易发部位的肌肤外表,每日 2 次,观察 250 例;对照组 250 例,按 2 级常规护理,白天每隔 2 h、夜间每隔 4 h 给患者翻身。结果:两组总有效率分别为 97.6%(244/250)和 86.0%(215/250)。何俊安根据褥疮大小将回生膏(当归、象皮粉、雏鸡、桑寄生、续断、红花、水蛭粉、清油、广丹)摊于略大于褥疮的厚实无菌的牛皮纸上,约1 mm 厚,严密覆盖创面,每日换药 1 次,如有组织及筋膜坏死者可先行修剪。结果:40 例患者中 32 例痊愈,8 例显效;平均治愈时间为 17.5 d,其中最长 25 d,最短 10 d。周毓萍应用佛手活络酊剂(当归、川芎、黄连、黄柏、红花、益母草等)涂擦皮肤受压部位及清洗创面,每日 6 次,充分暴露创面,同时防止创面继续受压。共治 12 例,10 d 后痊愈 10 例,显效 2 例。

(徐　敏　陈卓君)

【妇女更年期综合征的护理】

万喜红针对更年期综合征的病理特点施行辨证施护。① 仔细询问发生经过与月经的关系等。② 做好精神护理,针对诱因、症状、体征进行安慰和开导。③ 针对激动兴奋、潮热出汗等症状,做好皮肤护理。④ 由于更年期妇女肾气渐衰,阴阳失衡,易发生气血逆乱,导致癥瘕积聚,因此要定期进行妇科检查。⑤ 动员患者参加体育活动,根据年龄特点培养新的兴趣,保持乐观,减轻孤独感。李和平就本病的饮食调护作了报道。① 合理饮食:保持低脂、低糖饮食,以防更年期高血压水肿;高钙、高铁饮食可有效防止骨质疏松;高维生素饮食可增强机体抵抗力,强化血管和神经功能,延缓衰老;高蛋白质饮食可维持智力活动。② 饮食治疗:低度红葡萄酒对烦闷、失眠者有一定镇静作用,也有保健养颜之功效;食用醋、酸奶以及食用菌汤可防止动脉粥样硬化,增加抵抗力。王予东等认为社区加强对更年期妇女的健康教育可以减少或防止本病的发生;宣传妇女更年期的一系列症状和异常表现,告知如何做好心理调适,建立良好的生活习惯,合理调整营养,选用不影响内分泌功能的避孕措施。

(钧　平)

[附]　参考文献

A

安继奋,王春萍. 桂林西瓜霜喷剂治疗溃疡期褥疮的疗效观察. 护理研究,2003;(4):401

B

柏树梅,朱云霞. 整体护理病房临床带教初探. 实用中医药杂志,2003;(2):98

C

陈锦秀. 中西医结合护理专业的特色与前景. 福建中医学院学报,2003;(1):51

F

范吾凤,刘杰,王式鲁. 自制红花酊湿敷治疗褥疮疗效观察. 现代中西医结合杂志,2003;(15):1617

方晓红,蒋丽华. 中西医结合治疗异位妊娠的护理. 时珍国医国药,2003;(4):251

H

海和平. 中风后遗症护理体会. 实用中医药杂志,2003;(8):442

何俊安. 回生膏治疗褥疮 40 例. 中医外治杂志,2003;(3):40

黄和平,赵敏. 中西医结合治疗肝硬化大量腹水 30 例观察及护理. 时珍国医国药,2003;(3):166

黄惠珍,严金莲. 中西医结合治疗新生儿黄疸的护理与疗效观察. 时珍国医国药,2003;(4):252

L

李和平. 更年期综合征的饮食调护. 现代中西医结合杂志,2003;(19):2106

李雪梅. 生肌散治疗褥疮 30 例疗效观察. 现代中西医结合杂志,2003;(3):271

P

蒲慧琴. 浅谈便秘患者的护理体会. 甘肃中医,2003;(3):38

W

万喜红. 更年期综合征的辨证施护. 时珍国医国药,2003;(1):57

王红霞,刘金风. 中风后遗症患者的家庭护理. 中国民间疗法,2003;(4):59

王灵芝. 中西医结合病房健康教育的体会. 浙江中西医结合杂志,2003;(3):195

王日平. 中风患者的整体调护. 光明中医,2003;(4):29

王予东,丁勇,薛颖. 社区更年期妇女的健康教育. 现代中西医结合杂志,2003;(15):1693

Y

姚君,刘翠英. 老年性便秘的辨证施护. 中国民间疗法,2003;(8):59

于淑花,张俊生,郑丽娟. 生肌愈创膏治疗褥疮临床观察. 中国中医急症,2003;(3):225

于真健. 防褥散外用预防褥疮500例. 浙江中医学院学报,2003;(2):50

Z

张思明. 中医特色整体护理体会. 湖南中医杂志,2003;(4):46

赵德芬,井光宗. 地榆三黄酊外敷治疗褥疮. 中国民间疗法,2003;(5):23

周毓萍. 佛手活络酊剂防治褥疮的护理体会. 甘肃中医,2003;(6):39

三、中　　药

(一) 中药现代化

【中药现代化的研究思路与方法】

1. 中药现代化的内涵

国务院发展研究中心等在“中药现代化产业推进战略研究”中提出：“中药产业现代化的实质是体制和机制的现代化以及科学技术的现代化。”其内涵包括：① 中药的发展遵循自然科学发展的规律。② 中药理论可以用现代化科学语言表达。③ 中药理论和方法与现代科学理论和方法相结合。④ 中药的工艺、质量被采用现代化科学的方法和技术检验。⑤ 中药产业结构不断优化升级。⑥ 中药的生产、经营和管理适应现代社会经济和发展。

任德权认为中药现代化包括成药、饮片、药材的现代化，中药业的现代化包括中药工业、中药农业、中药商品的现代化。

王阶等在中药研究与中医药国际化发展策略中提出，中药现代化是在继承和发扬中医药理论和经验的基础上，借鉴国际通行的医药标准和规范，运用现代科学技术研究、开发、生产、经营、使用和监督管理中药。

肖培根认为中药现代化是指将传统中药的特色优势与最新的现代化科学化技术密切结合，大力开发基于传统中医药理论和经验，严格按照GAP、GLP、GCP、GMP等标准规范所生产的具有“三效”(高效、速效、长效)、“三小”(剂量小、毒性小、副作用小)以及“三便”(便于储存、便于携带和便于使用)等特点，并达到国际医药主流市场的标准要求和广泛流通的现代中药。

2. 中药现代化方法与思路

(1) 重视中药基础研究　许招懂认为中药现代化需要走二次开发之路，即在中医药理论指导下，用现代科学技术开展中药基础研究，包括中药药效物质基础(化学成分)、药理作用和作用机制、中药药性理论、中药方剂配伍规律等。在中医药理论指导下，对古方、验方进行拆方试验，开发出更好的新药。对中药提取、分离、浓缩、干燥技术进行改革创新。实现中药质量标准规范化，开展中药新的药用成分或部位和新的临床适应症的研究，开发有自主知识产权的中药产品，并做好专利申请工作。注意中药成分复杂性与作用多靶点的特点，注意开展“老药新用”的研究工作。

张伯礼认为在现代中药的基础研究中提出：① 运用传统理论和现代植物化学研究方法，开展对中药的四气、五味、升降浮沉、归经、反胃、七情和合、配伍及禁忌等中药理论研究，揭示其内在规律和科学基础，构建现代中药理论体系。② 从中药的药材、有效部位和有效成分进行高效、现代的分离、分析及鉴定研究，分别进行药理活性筛选以及多靶点的效应对比研究，以整体动物、组织器官、细胞、亚细胞及分子生物学四个药理水平的作用进行研究，基本明确主要化学组分的主要药理作用。③ 开展药效化学基础、配伍和作用原理的研究。④ 进行中药生产关键技术理论的研究，包括中药基源的基因组学、绿色药材及基地的规模栽培、药材炮制规范、现代提取和制剂以及包装工艺等关键技术等。

肖培根等认为以群落学、统计学、3S技术(遥感RS、地理信息系统GIS、全球定位系统GPS)技术和计算机信息系统等手段，建立全国中药资源检测体系和保护体系，为中药企业和国家主管部门科学宏观管理提供依据。冯年平等指出，许多中药中的化学成分经过生物转化变成代谢产物后才具有生物活性，因此应重视将原型成分的代谢动力学研究与代谢产物的研究结合起来，并比较复方及其组方药之间的差异，以便更好地阐明中药复方作用的物质基础及其配伍原理和作用机制。通过代谢及作用机制的研究，了解体内过程及药物的安全性，能为中药新型给药系统的研究提供理论依据，也对中药的现代化有着重要意义。

蒋文跃则认为成分清楚、机制明确及高效、速效并非是现代中药所必需的特征，分离寻找药效物质基础不是当前中药现代化的首要任务。在成分未完全明了的基础上进行中药质控和建立具有中医特色的药效评估体系是中药现代化的关键。

(2) 加速中成药的现代化 姚新生认为中药现代化是中药国际化的前提。其初步目标是对批准上市销售的约6 000种中成药制剂分期分批整理，做到标准化、规范化，注入新的科学内涵，获得知识产权保护。凡处方雷同、没有新意者一律不予批准生产。其高级目标是在中医药临床经验基础上，借鉴日本汉方药规范化、标准化的经验和欧洲发展植物疗法的经验、结合中国国情，对传统中药(含复方制剂)采用现代科学方法进行发掘、整理、提高，搞清其治疗疾病作用的物质基础和作用原理。许招懂提出从原药材质量标准控制、应用高新技术改进生产工艺及装备、加速新辅料的推广、用信息化改造中成药传统生产模式等四个方式论述中成药生产改革，强调先进单元技术的优化与集成应用及中成药生产全过程的信息化管理。黄继杰也认为中药现代化应对中药或中成药的主要成分制定出量化的质量标准、含量测定标准，使药品有定性定量的检测标准，用现代技术手段测出其溶解度、吸收度，浓缩其有效成分，开发新剂型，提高生物利用度。

(3) 推进中药企业和产业的现代化 李国驹认为中药企业是实施中药现代化的最重要实施者。中药现代化的关键是中药疗效现代化。中药企业应通过新药研制或现有产品的二次改造，生产出独特疗效的产品。瞿海斌等提出了加速建立现代化中药制造工业的观点，认为应研发和推广中药制药新技术与新工艺，重视采用数字化检测与控制技术，提高中药制药装备的自动化水平，发展形成具有自主知识产权的中药制药设备设计和制造成套技术；尽快研发制药过程全程质量控制技术，引进集成制造技术理念改造中药传统生产方式，推进中药工业的技术进步。

肖培根等认为在大力推进中药产业现代化的同时，应积极开展中药知识经济方面的研究，如中药资源的宏观调控和可持续发展；利用基因组学鉴别中药。阐明有效成分、有效部位和复方成分的作用机理等；开展人工智能和中药信息学研究，从中挖掘出有用的规律和线索；以多学科、多途径的发展模式来研究复方的多层次、多环节和多靶点的整合作用机理。

季伟苹认为中药行业应组建自行销售产品或服务的网点，发展成药品零售连锁经营模式；制药厂可采用多种合作形式向下游发展，加速GAP生产基地建设，控制重要原材料的生产、初加工和专业运输；加强体制创新，积极培育龙头企业，采取兼并、资产重组、项目联结、委托加工、分组核算等方式，形成竞争力强的企业集团；拓展新的销售渠道和市场，引进新的技术和管理方法，藉此来加速中药产业现代化的进程。

(4) 其他发展策略 郭治昕等探讨了中国中药在世界各主要国家的立法管理及认知情况，认为应营造中医药文化的国际化，使中医药成为国际共享医药；完善从药品种植(GAP)、非临床及临床(GLP、GCP)、生产过程(GEP、GMP)，以至销售(GSP)的标准化链条，开展对国际濒危动植物的保护、替代工作；掌握规则，畅通国际化渠道，注意“入国问禁”的原则，尽量减少或避免中药国际化过程中的有形或无形障碍物；建立和推广中国中药的国际标准，达到影响世界、实现双向接轨的目标。

中国科协青年科学家论坛第71次活动纪要——中药研究与中医药国际化发展策略中提出，实现中药现代化的途径和方式可以是中医药模式、植物药模式乃至化学药模式，并认为中药现代化目标和关键是临床疗效。中医药现代化国际化的模式和目标以及中药进军国际市场的途径和策略是多种多样。中药作为药品，除了力求得到美国FDA的认证，进入欧美等发达国家的主流医药市场外，不能忽视中药作为食品补充剂进入全球市场，特别是海外华人市场，这可能是中药国际化最便捷、最有利的途径；更不能忽视与中国历史文化背景相同或相似的东亚地区，其可能成为中医药走向世界主流医药市场的最佳起跳板。与会者提出，为针对美国FDA的申报程序制定相应策略，应采取以下措施：组织一套高效、多学科、拥有部分具备国外相关领域工作背景的人员参与的工作小组；选择西药的治疗弱项、中药的治疗强项作为产品主项基础；选择简单的草药配方，不宜选择含动物药的配方；注意知识产权的保护，确定“产品”后应尽快申请国外专利，在专利受理后方能立项；尽量收集现有的中文临床前和临床资料；制定合理、可行的开发方案；争取获得国外制药公司和金融机构的参与;采用国际标准完成临床前研究;把握合适的时机向所在国药品管理机构递交临床申请或新药证书。此外,在向国际市场推出植物新药的同时,一定要建立持续的、强有力的融资能力,尤其是境外资金;要借助国外公司资源使项目在境外"生根发芽",提高新药开发、注册、生产和销售中"本土化"程度,以使项目尽快进入"国际游戏规则"。

另外,綦成元等认为国家从2000年实施现代中药产业化专项后,促进了传统中药产业走向世界的步伐,但中药知识产权保护不力、新药及相关生产证书审批时间过长、缺乏先进技术在中药产业基础研究的应用、对中药材标准规范种植的重要性认识不足以及产业布局不合理,将影响中药产业现代化的进程。段昭侠认为应采用现代生物工程技术对"道地药材"资源及珍贵和濒危动植物中药材种源进行保护、鉴别、优化和可持续利用和转化的研究;按国际认可的标准,借鉴、引进现代药剂学的新理论、新辅料和技术,优化和改造传统的中药制剂,并加强对中药复方和专方专药的研究。郭准认为应重视中药基础科研开发,实施GMP,促进中药管理现代化,建立健全中成药质量控制标准,努力开拓中药进入国际市场的渠道。张秋霞等认为实施《中药材生产质量管理规范》(GAP)是促进中药现代化国际化发展的重要基础,将有效保护中药资源、推动中药材种质资源的发展。建立GAP基地是企业出口创汇的必要基础条件。

(沈施德)

【中药配伍研究与中药现代化】

1. 中药配伍的研究现状

近年来,中药配伍的研究内容涉及到复方、拆方和药对的药效学、作用机理、药代动力学和物质基础研究,研究领域涉及到化学、制剂、药理、毒理、炮制和中药理论等学科,研究手段涉及到细胞重组、分子生物学和基因组学等方法。

(1) 中药配伍的化学研究　吴笛等认为主要集中在配伍后对已知成分溶出率的影响,对有害成分溶出率的影响及产生新的化学成分或使某些成分发生变化方面。鲁佳惠等也认为中药配伍的化学研究包括对配伍前后主要成分的分析及配伍比例变化对已知成分溶出率影响的研究。崔建敏等认为复方化学成分的研究主要有三种:以单味药有效成分为指标对全方制剂进行定量和定性;采用植物化学方法对全方成分进行系统提取、分离;以药效为标准追踪复方活性部位与有效成分。

(2) 中药配伍的药理研究　主要集中在以药对、复方和拆方为主要研究对象的配伍研究,其中以经典方和常用药对配伍后增效减毒或减毒存效方面的研究报道最多。如:秦林等对张仲景的乌头汤中川乌和白芍配伍后的增效作用研究;李建荣等对临床常用药对黄连与黄芩配伍后的减毒作用研究。研究已由原来的探讨药效学为主,转向作用机制、配伍规律、方剂组成等多方位的研究;由过去的单一指标药效向多指标药效研究发展。除利用整体实验研究中药药理外,有关中药对膜电位、离子通道、基因表达、细胞因子、受体等生物活性物质影响的研究已较广泛地被应用。基因探针、细胞重组技术等用于中药对基因表达与调控影响的研究已成为研究热点。计算机自动控制、图像分析处理和多媒体等多种现代技术已应用于中药药效学实验数据的处理,但尚处于初级阶段。

(3) 中药配伍的药代动力学研究　鲁佳惠等认为本研究尚处于方法学的摸索阶段。由于中药多成分的特殊性,同一个药,不同的作用或其涉及的有效成分在体内有不同的药动学过程,所以中药药代动力学研究远比西药的药代动力学研究要复杂得多。卢弘等已开始尝试将正常与模型动物的体内过程进行对比研究。

2. 配伍研究存在问题

目前中药配伍理论及文献的研究缺乏深度和广度,在学术思想上无突破性进展。甘师俊等报道多种化学成分构成不同的配伍组合,达到最佳药效是中药对疾病具有独特疗效的优势所在。而中药成分的多样性和复杂性,加之中药在煎煮过程中动态的化学变化,使成分与方剂的整体药效的关系尚不十分明确。由于受到适合中医"证"的动物模型、复方整体药效学研究手段和评价标准及复方物质基础研究方面的限制,致使药对及经典方的研究停留在拆方-验证药效研究等低水平重复的阶段。此外,在传统方剂配伍后毒副作用的研究较薄弱,对药物有毒无毒的记载及毒力强弱的分级缺乏量化标准。

3. 中药配伍研究与中药现代化进程的相关性

鲁佳惠等认为,配伍理论是中药理论的重要

组成部分，是中药现代化的理论基础，只有在中药理论指导下创制、研究应用的药物，才是名符其实的中药，用西医的标准评价中药中的有效成分或药效，中药必将失去自身的光彩，只有国际医药界接受现代科学语言对中医药理论的表述，作为一个独立的医疗体系被国际社会接受，中药的现代化才可能迈出关键性的一步。

4. 中药配伍合理性研究的可行性

甘师俊等认为，中药要实现现代化，进入国际医药市场，必须用科学数据来阐明中药药性理论、中药方剂的药效及作用机制，证明中药传统配伍的合理性及必然性。中药配伍后改变了药物配伍前的功能，提高了疗效，降低了药物的毒副作用。经600多个方剂配伍的研究结果显示，有其组方原则和配伍法度，方中各药在相辅相成共同发挥药效的同时，其化学成分不是简单的相加，可能有新成分产生或在煎煮过程中发生一些动态变化。方剂中不仅存在着一味中药和另一味中药之间的双边关系，也存在着一味中药和多味中药的多边关系。应利用现代科学技术，逐层进行研究，弄清配伍的实质和古方的内涵，验证中药传统配伍的合理性。

（李建荣）

［附］ 参考文献

C

崔建敏，关天曾. 中药配伍变化与现代研究. 辽宁中医杂志，2003；(2)：150

D

段昭侠. 中药现代化研究之成见. 黑龙江中医药，2003；(2)：53

F

冯年平，狄斌，刘文英. 药物代谢研究与中药现代化. 中医药现代化，2003；(2)：5

G

甘师俊，李振吉，邹建强. 中药现代化发展战略. 科学技术文献出版社，1998. 53

郭治昕，赵利斌，蒋建兰，等. 中药国际化现状及对策. 中草药，2003；(2)：97

郭淮. 全面提升中药质量，推进中药国际化进程. 中国中药杂志，2003；(5)：478

H

黄继杰. 中药现代化的有益尝试. 中药研究与信息，2003；(5)：14

J

季伟苹. 加入WTO对我国中药行业的影响及战略对策. 中成药，2003；(10)：835

蒋文跃. 寻找物质基础非当前中药现代化关键. 中草药，2003；(1)：1

瞿海斌，程翼宇，王跃生. 论加速建立现代化中药制造工业的若干制药工程技术问题. 中国中药杂志，2003；(10)：904

L

李国驹. 试论中药的现代化研究与中药企业现代化. 中药药理与临床，2003；(1)：48

李建荣，高晓山. 黄连及黄连配伍对大鼠离体血红细胞渗透脆性的影响. 中国实验方剂学杂志，1999；(2)：31

卢弘，邢东明，孙虹，等. 金森脑泰注射剂中葛根素在正常和缺血再灌注模型大鼠体内的药代动力学研究. 中国药学杂志，2002；(1)：41

鲁佳惠，江滨，曾元儿. 中药配伍的研究进展. 时珍国医国药，2003；(7)：419

Q

綦成元，任志武，沈竹林，等. 实施现代中药产业化专项 提高中药创新能力 促进产业健康发展. 中医药现代化，2003；(5)：1

秦林，彭新，李晓丽，等. 川乌配伍白芍对实验性疼痛的影响. 中国中药杂志，1999；(10)：629

R

任德权. 中药现代化的几个问题. 中成药，2003；(1)：1

W

王阶，肖小河，贾伟. 中药研究与中医药国际化发展策略——中国科技青年科学家论坛第71次活动纪要. 中国中药杂志，2003；(6)：586

吴笛，刘法锦，廖彩震. 中药配伍对化学成分的影响. 中成药，2003；(2)：153

X

肖培根,陈士林. 国家中药资源宏观管理系统的建立——中药现代化的基础. 中国中药杂志,2003;(1):4

肖培根,刘勇. 中药现代化的战略刍议. 药学学报,2003;(7):485

肖培根. 21世纪中药研究的几个特点. 中药新药与临床药理,2003;(2):75

许招懂. 论中成药生产的改革创新. 中医药现代化,2003;(3):6

许招懂. 中药现代化需要走二次开发之路. 中药研究与信息,2003;(6):13

Y

姚新生. 中药活性成分研究与中药现代化. 中药新药与临床药理,2003;(2):73

Z

张伯礼. 重视现代中药的基础研究. 中药新药与临床药理,2003;(2):77

张秋霞,丁宁. 实施GAP,生产"绿色"中药实现中药现代化. 中草药,2003;(8):封3

(二)中药资源

【概述】

中药资源是中医药事业发展的物质基础。中药资源的开发、保护和利用又是一项复杂的系统工程,涉及多部门、多学科。2003年对中药资源研究的广度与深度都有显著进展。

1. 中药资源的管理

目前中药资源面临可持续发展和生物多样性受破坏的挑战,必须宏观调控中药资源的利用和保护之间的矛盾,做好与自然环境之间的协调发展。肖培根等提出建立国家中药资源宏观管理系统。以群落学、统计学、"3S"(RS:遥感、GIS:地理信息系统、GPS:全球定位系统)技术和计算机信息系统等高新技术手段为支柱,建立全国中药资源监测体系和保护体系。中药资源宏观管理系统由4部分组成:① 数据库系统(中药资源信息数据库存储、中药资源信息的地理信息系统存储)。② 分析系统。③ 规划和评价系统。④ 决策和管理系统。这一围绕全国重点中药资源使用、保护、蕴藏和耗损为主的宏观管理系统,将为中药企业及国家主管部门科学宏观管理提供依据。

2. 野生中药资源的调查与保护

在查清资源种类及分布情况的基础上提出合理开发、有序利用和保护措施的建议。

(1) 药用植物资源的调查　2003年对陕西药用植物资源、青藏高原珍稀濒危药用植物资源、新疆沙生药用植物资源、怒江州药用植物资源、凤阳山-百山祖保护区药用蕨类植物资源、广东省耳草属及野牡丹科药用植物资源、秦岭巴山区马先蒿属药用植物资源、贵州淫羊藿属植物资源、东北地区及中西部地区甘草资源、三峡库区药用植物资源、川产女贞属苦丁茶资源、桉属药用植物资源、甘肃丹参及大紫丹参资源、土茯苓及贯叶金丝桃资源、羌活及独活资源等均有调查报告。在濒危资源保护方面以羌活为例:周毅等报道,羌活资源面临严重危机,独特的生物学特性、分布区域狭窄、恶劣的气候环境和生态破坏、缺乏资源保护措施、过度采挖、可持续利用研究滞后等因素是导致资源危机的根源。可通过建立资源保护区和种质资源圃、加强资源保护立法和宣传、加强引种栽培技术研究、强调产品开发与资源保护并重、加强药材质量标准制定及监控等措施对资源进行保护与恢复。在资源开发利用方面以甘肃丹参为例:赵建邦报道,甘肃丹参原植物近年在甘肃岷县、渭源等地已引种成功。甘肃丹参根系粗壮、生物量较大、有效成分含量高,显示了进一步发掘与推广应用的潜力。

(2) 药用动物资源的调查　李建平等较全面地介绍了中国动物药概况。姜大成等报道了吉林药用动物资源调查概况,确知吉林省现有药用动物资源包括128科,324种,多数分布在长白山区。其中属于国家一类保护动物13种,如丹顶鹤、梅花鹿等;二类保护动物33种,如中国林蛙、水獭、黑熊等。并详述了资源分布地区和环境,提出保护建议。张月云等报道,我国野生蛤蚧资源丰富,蕴藏量大,广西是产蛤蚧数量最多的省份,是我国蛤蚧的主产区。广西全区总面积的一半以上都有蛤蚧分布,其中以南宁、百色、河池三个地区蛤蚧分布面积最广,数量也最多。由于长期以来大量的人工捕捉和人为造成的自然环境急剧恶化,致使蛤蚧资源大幅度减少,原来生活在稍平缓石山地带的蛤蚧大多数绝迹,现存的蛤蚧多藏身在人无法攀爬的悬崖绝壁的石缝处。为确保蛤蚧资源的可持续利用,除进行人工养殖研究制定出蛤蚧养殖规范化的标准操作规程外,并建议国家在主产区物色蛤蚧活动频繁、受人为破坏程度小、植被茂密的石山建立野生蛤蚧自然保护区。

(3) 药用矿物资源调查　张雅聪等对甘肃省矿物资源概况进行调查,结果发现,甘肃矿产品种齐全,类型多,藏量丰富,部分品种藏量居全国前列。已探明的矿种有60余种,已开发利用的有30多种。常用的矿物药资源甘肃都有出产,如:朱砂、磁石、禹余粮、皂矾、石膏、龙骨、芒硝、硼砂、赤石脂、雄黄、硇砂等。其中石膏资源极为丰富,遍及各个地区。除常用矿物药外,麦饭石、姜石等也有分布,可作为研究开发的品种。

(4) 与中药资源保护有关的建议和方法　① 马小军等建议,利用原产地域产品保护制度打造道地药材保护体系。道地药材是中药家族中的一大亮点,但缺乏针对性较强的保护办法。1999年颁布实施的原产地域产品保护制度,目前是保护道地药材的最好方法。② 王良信建议,研究野生药材的生产管理,并使其规范化,从而制定出野生药材规范化采收规程和质量管理标准。例如吉林省汪清县已经制定出野生五味子的SOP。③ 陈士林等进行了川贝母野生抚育之群落生态研究。认为野生抚育可使野生药材资源随着人类的发展与延续而持续发展,造成一种可持续利用的优良环境。其中植物群落研究是中药材野生抚育的必要条件,因为自然界中的生物不是个体和单种种群形式独立任意地分布在地球上的,而是以群落规律共同生活在一起的,中药品种70%来源于野生资源。因此,中药材野生抚育可发展成一种新兴的中药生态产业模式。④ 野生变家种试验,2003年对红景天、雪上一枝蒿、金莲花、小红参等野生资源日趋枯竭的品种进行引种栽培。现以金莲花为例:丁万隆等报道,金莲花在北京平原地区引种4年基本上是成功的,其花的产量和总黄酮含量都较野生金莲花高,至少可进行4年以上的连续栽培而不减产,产量可达450 kg/hm^2。雾灵山的金莲花引种到北京平原地区,可一年开花,结籽两次,第2次抽茎率达40%以上。若加强田间管理特别是增施肥料和及时防治病虫害,有望大幅度提高产量。现已总结出一套较为完整并切实可行的人工栽培技术,适宜大面积推广应用。⑤ 珍稀濒危药用植物组织培养和快速繁殖研究。现以金铁锁为例:金铁锁属国家二级保护植物,由于种子少,在人工条件下萌发率为37%~56%,分布区自然条件恶劣,自然繁殖力低,在物种竞争中处于明显弱势。目前金铁锁完全依靠自然生长,野生采挖,致使资源无序利用,自然蕴藏量下降。杨耀文等为有效保护其野生资源,进行组织培养和快速繁殖研究。现已探索出适宜幼嫩茎段外植体分化成苗、增殖、迅速生根的最佳培养基,并用正交实验探讨了不同生长调节物质对其增殖的影响和筛选出最佳培养条件。

3.《中药材生产质量管理规范》(GAP)和《中药材标准生产操作规程》(SOP)的研究、制定与实施

周荣汉在中国药材GAP研究促进会第二届理事会发言中指出:"中药材GAP自1998年以来,经过起草、修订、发布与实施,目前已进入检查、认证阶段。""截止2003年6月,第一批8家企业已经过检查,待审核、认证,它们是:天士力药业商洛丹参基地、吉林西洋参集团靖宇西洋参基地、宛西制药西峡山茱萸基地、上海华宇药业西红花基地、三九集团雅安鱼腥草基地、云南特安呐药业文山三七基地、北京同仁堂吉林人参基地、广州白云山中药厂阜阳板蓝根基地。"近大报道:"从2003年11月1日起对中药材生产实行认证,并且国内已4家中药材生产基地,取得了这种认证资格。"邹健强报道:"至2003年5月各省(市、自治区)参与中药现代化基地建设工作的地、市、州、县已近200个,建立中药材GAP示范基地300多个。"许多企业正积极、稳妥地推行GAP,相信不久将会有更多的企业申请检查认证。不少专家撰文对中药材生产企业的建设、中药材生产基地的建设、管理及运营模式进行探讨并提出具体建议,将使基地建设的机制不断得到完善和提高。根据中药材GAP指导原则,在系统整理、总结各中药材规范化种植过程的各种技术资料的基础上,进行必要的科学实验研究和评价,制定出各中药材规范化生产标准操作规程(SOP),其内容包括:产地自然条件;物种和品种类型;育苗;种植与田间管理;主要病、虫、草害防治;采收与加工;留种技术;质量标准;包装;运输及贮藏;人员和设备及文件管理等。2003年对三七、阳春砂、鱼腥草、宁夏枸杞、地黄、金银花、连翘、黄芩、药用牡丹等药材的标准生产操作规程(试行稿)均有报道。其中三七生产各环节的标准操作规程报道尤为详细。

4. 药用植物种质资源和良种选育的研究

罗光明等指出"中药产业的发展必须从源头抓起,种质资源和良种选育的研究凸显重要地位。"黄璐琳等指出:"各种药用植物育种的共同目标是优质、高产、稳产、熟期适当、抗性强、适应生产。"

(1) 种质资源的调查收集与保存　主要是深入到药材传统产区,调查本地区已种数十年、数百年甚至更长时间的品种、农家品种及相关各种类型,同时也调查外地的品种资源。经过系统整理分析,查明各品种的优缺点,很可能从中挖掘出尚未被人们重视的、没有充分利用的优良品种,是获得良种的捷径之一。例如温学森等报道:地黄已有1 000多年栽培历史，近年从全国主产区收集地黄样品30余种，通过在相同条件下栽培，分离出20余个形态显著不同的栽培品种。由于地黄为典型异花受粉植物，杂交后代“疯狂”分离，难以保持亲本的优良性状，生产上主要采取营养繁殖。因此地黄的种质资源保存，只能采取营养体保存的方法。又如李欣等通过对黄芩种质资源的调研、收集和整理，利用现代分子生物学方法检测该种群间、种群内的遗传差异，筛选出优质的黄芩品种，为黄芩的引种栽培、资源保护和选种育种提供了有力的保证。

(2) 品种选育　一是通过系统选育的途径从野生或栽培品种中筛选；二是通过杂交育种获得优良品种。例如郭巧生等对射阳县药用白菊花新品种进行品种选育研究。在多年研究基础上，以筛选出的小白菊、红心菊、大白菊、长瓣菊4个性状稳定的栽培类型为对象，在完全随机田间试验设计的基础上采用平行比较的方法，以白菊花的产量、内在质量及商品性状等为指标进行比较分析。从生产实际和经济效益角度出发，栽培高品质、高产量的白菊花以小白菊为首选，其次为红心菊，大白菊和长瓣菊则不宜推广，因为其无论是在产量上还是在品质上都无法与小白菊和红心菊相比。迄今在射阳县白菊花主产区小白菊和红心菊的栽培面积已达80%以上。

(3) 引种驯化　将外地或国外的优良品种或类型引入本地，进行引种试验。如张艳丽等报道：贵州施秉县牛大场镇引种原产地福建柘荣县的太子参，先后建立了4个种植园。经测试太子参中总皂苷和多糖含量与原产地太子参中的含量相当。表明贵州种植太子参是可行的。又如李荣英等报道：云南西双版纳于20世纪70年代从柬埔寨引进一批长粒胖大海试种，现已结果多年，并成功的繁殖了后代，已经成片种植。对引种产品和进口商品作了化学成分及药效学、生药学的比较研究，证明两者质量基本相同，可以认为已引种成功。

除上述途径外，目前，辐射诱变、细胞杂交、组织培养技术、分子标记技术、转基因技术等已在作物育种中得到应用。例如张磊等进行了四倍体菘蓝转抗虫基因研究，建立了以6-BA和NAA为主要激素组合的四倍体菘蓝离体分化再生系统和农杆菌介导的转化系统。将外源半夏凝集素基因(PTA)转入四倍体菘蓝以获得鳞翅目昆虫抗性。说明基因工程技术的发展为培养抗虫植物品种提供了新的手段。又如王志安等报道，浙江省中药研究所从薯蓣中高皂素含量种质的单株筛选入手，通过组织培养快速繁殖，获得可稳定遗传的高皂素含量的薯蓣新品种。

周荣汉建议，针对目前优良种质资源匮乏与种子品质低劣等问题，有实力的企业可建立自己的良种繁殖试验场，大力收集国内外药用动植物种质原始资料，进行选育，有计划、有规模地繁殖与供应种苗。

5. 药用植物病虫害防治研究

程惠珍等报道，为生产绿色药材提供新技术，以生物防治为主的综合防治措施是解决中药免受农药污染的有效途径。现已完成以下几方面的研究：① 应用管氏肿腿蜂防治蛀茎性害虫，特别是天牛科昆虫的幼虫和蛹的外寄生天敌。② 研制木霉制剂用于药用植物的病害防治。现已证明木霉对黄芪根腐病、北沙参菌核病、西洋参立枯病均有防治效果。并有对人畜无毒、产品无农药残留、不污染环境等优点。③ 应用农抗120防治人参疫病，农抗120是刺孢吸水链霉菌北京变种的代谢产物，是一种新型农用抗生素，对人参疫病菌有很强的抑制作用。④ 应用昆虫病原线虫防治枸杞负泥虫。叶鹏盛等报道，丹参根腐病是由腐皮镰刀菌浸染所致的一种土传病害，通过室内拮抗试验和田间防病增产试验，筛选出对腐皮镰刀菌有较强拮抗作用的哈炎木霉T23、桔绿木霉T56等菌株，田间试验结果T23、T56对丹参根腐病防治效果分别为52.3%和55.7%。张江涛等报道了汉中市佛平县栗子坝乡山茱萸种植园对山茱萸芳香木蠹蛾的防治。张桂芳等报道了广佛手主要病害的综合防治。均采用了预防为主，综合防治的原则，将农业防治、生物防治和药剂防治相结合。使用低残化学农药，最大限度降低乃至杜绝化学农药的使用。此外化橘红虫害、太子参常见病害、白花前胡主要病虫害、石斛兰的主要病害、菊花的虫害、罂粟霜霉病、怀山药病毒病等的防治也有报道。

6. 中药材采收期及加工方法的研究

中药材生产基地已重视根据中药材单位面积产量、有效成分的积累动态、参考传统采收经验、季节变换因素等研究确定出各中药材的采收期；

并参考传统的产地加工经验,开展不同加工方法的比较研究,制定出各中药材产地加工的具体操作方法,这方面的报道甚多。例如石志刚等报道了宁夏枸杞采收制干SOP探讨与研究的结果,认为正确掌握采收的最佳时机和适宜的制干方法是影响宁夏枸杞品质质量和产量的关键因素。6月下旬至7月上旬,部分果实进入果熟初期且较为阶段性,此期一般9～10 d采一蓬;7月中旬至8月下旬,大部分果实进入果熟初期,而且较为集中,交替出现高峰,一般5～6 d采一蓬;9月中旬以后,果实进入成熟初期较为缓慢,一般10～12 d采一蓬。鲜果制干,目前采用热风烘干法,此法生产的枸杞品质最好、效率最高。又如林余霖等报道,肚倍采收期由获取最大的产量因素来决定,应选择在7月12日之后的数日内,过早采收人为缩短虫瘿的生长时间,造成减产;过晚采收,倍子成熟爆裂,同样会减产。

除上述六项涉及的内容外,对药用动植物的生态环境,生物学特性、种植技术(如种植密度、施肥水平等)、农药及重金属残留等研究,报道亦多。

(洪　恂)

【云南省药用植物资源的研究】

1. 葛属药用植物资源的研究

中国产葛属植物约11种,郑水庆等在云南省的昆明、大理、巍山、丽江、永胜、思茅和西双版纳等地区采集标本并分类鉴定,确定了其中9种,分别为:① 野葛 *Pueraria lobata* (Willd.) Ohwi 分布于昆明、大理、宾川、鹤庆、丽江、楚雄、思茅、文山、景洪、屏边、昭通等地区。② 粉葛 *P. thomsonii* Benth. 分布于滇中、西双版纳、思茅、丽江、贡山、大理、巍山、临沧、蒙自、屏边、马关等县。③ 山葛 *P. montana* (Lour.) Merr. 分布于滇东南、普洱、景洪、勐海等县。④ 峨眉葛 *P. omeiensis* Wang et Tang 分布于峨山、师宗、盈江、马关、勐海、昭通、金沙江地区。⑤ 密花葛 *P. alopecuroides* Craib 产于滇南(思茅、个旧、蒙自、景洪等县)。⑥ 食用葛 *P. edulis* Pamp. 分布全省各地。⑦ 苦葛 *P. peduncularis* (Benth.) Grah. ex Benth. 分布于昆明、鲁甸、威信、镇雄、剑川、鹤庆、金泽、禄劝、大姚、嵩明、楚雄、峨山、新平、广通、永胜、宾川、大理、景东、临沧、巍山、腾冲、蒙自、绿春、勐海、景洪等县。⑧ 三裂叶葛 *P. phaseoloides* (Roxb.) Benth. 产于滇南。⑨ 黄毛葛 *P. calycina* Franch. 产于丽江、鹤庆、宾川、永胜等地区。

按《中华人民共和国药典》规定,野葛和粉葛为主流商品,苦葛有毒,不宜入药。郑氏等对葛根属植物中异黄酮成分测定结果表明,野葛中葛根素及总黄酮的含量明显高于葛属的其他种植物,其次为粉葛;峨眉葛、食用葛、密花葛、三裂叶葛、山葛和黄毛葛中的葛根素和总黄酮的含量明显低于野葛,大豆苷、大豆苷元的含量差异不明显,作为葛根入药欠妥,但有开发价值;苦葛气味刺激,其根含有大量皂苷类成分,已分离出3个三萜成分,其药理作用正在研究之中。

2. 金铁锁属植物资源的研究

金铁锁 *Psammosilene tunicoides* W. C. Wu et C. Y. Wu 为石竹科 Caryophyllaceae 金铁锁属植物,本属为单种属。谢晖等报道金铁锁特产于我国西南地区,在云南省主要分布于德钦、中甸、丽江、永胜、鹤庆、洱源、宾川、保山、富明、昆明、会泽、东川、寻甸、红河等地。其自然繁殖方式为有性繁殖,一枚果实中仅有一粒种子,因分布区自然条件恶劣,萌发率低,自然更新力较差,因此已成为濒危物种列于《中国植物红皮书》中。金铁锁是云南白药的主要组成成分之一,目前已应用新技术新方法对其进行组织培养、人工种植和地上部分药用的研究。

3. 千金拔属植物资源的研究

李宗顺等发现在新平县有宽叶千拔 *Flemingia latifolia* Benth. 和云南千金拔 *F. wallichii* Wight et Arn. 两种,分布于杨武镇、平甸乡和峨德等海拔1 300～1 600 m山地。宽叶千金拔年产量约200 t以上,已成为主流品种。该两种原植物均经中国科学院昆明植物研究所鉴定。与原有的蔓性千斤拔相比,所含化学成分相似。

4. 丽江山慈姑栽培技术及组织培养研究

丽江山慈姑 *Iphigenia indica* Kunth et Benth. 为百合科植物,主要分布于西藏、四川和云南中部及西北部,是提取秋水仙碱的主要原料,长期以来都是靠野生资源。为了可持续利用,2000年在主产区云南丽江地区进行栽培试验研究。袁理春等报道了丽江山慈姑的栽培技术,用种子繁殖可快速扩大其种球来源,提高繁殖系数,降低成本，保证鳞茎的繁殖速度和质量。所以丽江山慈姑的栽培应以种子繁殖为主，提高种子的萌发率及种苗的成活率为研究重点，再进一步用已成熟的一年生鳞茎为栽培材料进行规模化生产。

马玉芳等通过研究，筛选出丽江山慈姑原鳞茎的诱导、增殖及生根培养基配方，建立了丽江山慈姑的快速繁殖体系，实现了大规模的组织培养生产。

5. 雪上一枝蒿栽培技术研究

雪上一枝蒿是毛茛科短柄乌头 *Aconitum brachypodum* Diels 的根，是云南会泽地区独特的名贵药材，特别喜冷凉环境，耐寒，最适宜生长在海拔 3 000 m 以上的高寒地带，主要产于地处乌蒙山主峰会泽大海梁子 3 000～3 500 m 海拔独特的气候和地理环境，因此成分、药理作用优于其他产地的产品。但由于历史和自然原因等，野生种群将灭绝。为此，在海拔 3 000 m 以上的高寒山区大海乡进行不同区域的人工栽种驯化技术试验，以保持地道药材品质。李培清对栽培技术的三种成功经验及关键要点作了较详细的报道。

6. 小红参栽培技术研究

小红参 *Galium yunnanensis*（Franch.）Diels 为茜草科植物。根有活血止血、祛瘀生新的功能。目前还没有大面积种植，以采挖野生品为主，资源蕴藏量逐年下降。刘爱民在了解其生态条件的基础上进行栽培试验，通过种子繁殖，再辅以分株和扦插繁殖，在短期内能够培育大量种苗，从而实现规模化生产。人工精心栽培，可显著提前收获期，并能提高产品的产量和质量。

7. 抗辐射作用生物资源研究

对高危人群积极有效的辐射防护方法是长期摄入抗辐射保健食品。云南省生物资源丰富，挖掘并开发具有抗辐射作用的保健食品，具有十分有利的条件。为此，赵春等对云南省部分既是食品又是药品如红景天、红雪茶、白雪茶、普洱绿茶、螺旋藻、三七皂苷等进行不同组合配方，配制成 A、B、C 三个样品，于照射前后给予受试动物，观察受试动物对 $^{60}Co-\gamma$ 射线照射后的检测，观察受试样品有无抗辐射效应。方法是将小鼠随机分成正常对照组、辐射对照组、受试物（A、B、C 三个样品组）进行测试，检测各组小鼠的白细胞（WBC）数、骨髓嗜多染红细胞微核数及照射后 30 d存活率。结果显示：A、B、C 三个样品组可显著降低 5.0 Gy γ 射线诱发小鼠骨髓嗜多染红细胞微核发生率（$P<0.01$），可提高 8.0 Gy 受试小鼠 A、C 样品组 30 d 存活率，延长平均存活时间。A 样品还对 γ 射线造成的 WBC 损伤具有明显保护作用，为研发、筛选云南具有抗辐射作用的保健食品奠定了基础。

（方　法）

【三七的栽培技术与砷、铅残留量的研究】

1. 栽培技术研究

萧凤回等在回顾云南三七人工种植和培育的历史及人参属植物人工栽培种遗传育种的研究后，提出三七栽培群体遗传改良的策略：① 扩大种质资源库，加强种质资源的整理和评价基础研究。② 以系统育种方法为育种前期主要手段，重视杂交育种方法的适时利用。③ 应用组织培养、单倍体育种、多倍体育种、转基因育种、分子标记辅助育种等现代生物技术。冯光泉等根据三七组成元素，选择其中主要的 12 种，配制成 14 种不同的缺素营养液，经一年观察，在缺 N、K、Ca、Mg、B 及全缺时植株容易死亡，特别是在缺 K、Ca 时表现为很快。发现 N、K、Ca、Mg 为三七的主要特征元素，缺乏时生长严重受阻；在全缺的条件下，种苗依赖种子提供养分生长的临界期为 2 个月左右。王勇等指出，三七的病害多达 20 余种，其中三七根腐病是一个主要病害，系土壤传播和种苗带菌人为传播，施肥技术和水平不佳也可造成根系损伤，为病原的入侵创造有利条件。应在栽培、防治上采取多种综合措施。选用未栽过或 10 年以上未栽过三七的地块和无病的种苗，在移栽时进行种子、种苗的消毒处理，以多菌灵、福美双 600 倍液或多抗毒素 400 倍液进行浸种处理。王勇等发现，当旱季向雨季、由雨季转入旱季的一段时期内或在雨季中连续 2～3 周未降雨时锈腐病发病率会突然升高。一般中低海拔地区的锈腐病发病率比高海拔地区的发病率高 10.1%。

范昌等认为综合治理病虫害是三七 GAP 种植的关键。包括基础措施、常规措施和选择措施。① 基础措施：选择适合土壤，不含有害物及重金属含量低于规定标准，深翻透晒，搭棚透光度适宜均匀，选用抗病和无病虫种苗，合理密植，四周开挖排水沟等。② 常规措施：进行种子、种苗、土壤、种植园消毒,清除病残体及杂草等。③ 选择性措施:根据不同的防治对象,选择对其有效的农药品种进行防治;适时进行防治,把病虫害控制在初发阶段,治虫务必除净,避免雨天或中午前后气温较高时施药;严格按照规定的剂量和稀释度,喷雾须均匀周到、不漏株;选择不同特性的药剂混合施用,扩大防治对象,延缓抗药性,降低残毒。

另外,王朝梁等、陈中坚等、冯光泉等、崔秀明等、陈昱君等分别介绍了三七农药使用准则、三七良种生产标准操作规程、三七大田栽培标准操作规程、三七施肥标准操作规程、三七主要病害防治技术标准操作规程、三七害虫及有害动物防治技术标准操作规程(均为草案)。

2. 砷、铅残留量研究

张文斌等通过采集砷矿区5个点和GAP基地11个点的三七及其栽培土壤进行砷含量分析,前者严重超标,后者在规定指标内,提示三七GAP基地应布局在非砷矿区。

冯光泉等按中药材GAP对生产基地的要求,开展公路铅污染对三七质量影响的研究,结果发现公路沿途土壤与三七植株中的铅残留量无明显关系。

(方　法)

【甘草资源研究与保护】

1. 东北地区

王继承等采用调查走访和现地样方取样测定相结合的方法,对内蒙古东部、吉林、黑龙江和辽宁等4个省区下辖的32个市县甘草资源进行考察发现,野生甘草分布面积在逐年缩小,药材储量在下降,在距离地面1.2 m以内土层中很难挖到主根。单位面积药材储量相对较多的县市为:内蒙古的元宝山区、翁牛特旗、克什克腾旗;吉林的白城、通榆;黑龙江的安达。单位面积储量最少的县市为内蒙古的巴林右旗、科尔沁右翼前旗、辽宁省大部分地区、黑龙江齐齐哈尔。资源蕴藏量相对较大的区域为科尔沁草原区,其次为蒙东-辽西半干旱丘陵区,最少的是松嫩平原区。质量以黑龙江安达县、吉林白城市、通榆县和内蒙古元宝地区为最高,内蒙古敖汉旗、通辽市和吉林大安市等地相对较低,其中以辽宁省建平县最低。考察中发现,很多地方的地上植株长势良好,但甘草根系已严重破坏。实行承包管护是保护甘草资源的有效措施。

2. 中西部地区

魏胜利等对中国中西部地区的野生甘草和人工种植甘草资源状况进行调查研究,范围涉及内蒙古、宁夏、甘肃、陕西4省区25个旗县。① 内蒙古:主要分布于伊克昭盟的达拉特旗、杭锦旗、鄂托克前旗、乌审旗,巴彦淖尔蒙的磴口、临河以及阿拉善盟的阿拉善左旗、阿拉善右旗。比较连成片的分布于杭锦旗的浩绕紫达木苏木、巴音乌素苏木、独贵塔拉镇,鄂托克前旗的上海庙牧场、三段地乡,乌审旗的巴图湾一带。② 宁夏:主要分布于惠农、平罗、盐池、灵武和同心县。其中比较连成片的分布于盐池县的高沙窝、苏步井,灵武的马家滩,以及同心县的红寺堡和韦州一带。③ 陕西:主要分布于安塞、志丹、吴旗以及三边地区和榆林地区,比较连续成片的分布于三边地区。④ 甘肃:主要分布于环县、庆阳、合水、西峰、华池以及河西走廊,均为零散分布。魏氏等参照生态学标准的调查方法,结合实地访问和群落的人为干扰等进行分析,密度盖度大且连续分布、面积较大的群落主要分布在内蒙古杭锦旗、鄂托克前旗以及宁夏的盐池和灵武,宁夏同心及甘肃黄土高原区异常稀少。在分布区内选择最有代表性的地段测定,单位面积储量以杭锦旗最高,陕西定边、宁夏灵武次之,宁夏同心、甘肃环县较小;质量以内蒙古乌审旗、杭锦旗和鄂前旗为高,宁夏同心为最低。宁夏盐池虽已封禁3年,但单位面积储量和甘草质量仍相对较低,说明资源的破坏效应具有一定的延续性。

3. 新疆地区

李晓瑾等考察后指出,新疆境内生长有乌拉尔甘草等及其变种16种,但列入国家药典的仅有乌拉尔甘草(*Glycyrrhiza uralensis* Fisch.)、胀果甘草(*G. Inflata* Bat.)、光果甘草(*G. Glabra f. brunnera.* X. Y. Li.)。约95%的县市有甘草的分布。

乌拉尔甘草:环境适应幅度最大,分布最广,北疆的阿勒泰、塔城、博尔培拉、伊犁、克拉玛依、石河子、昌吉、乌鲁木齐到东疆的吐鲁番、哈密,直至南疆的巴音郭勒、阿克苏、克孜勒苏、喀什、和田等53个县市均有生长,以北疆额尔齐斯河、乌仑古河沿岸、伊犁河谷、准噶尔盆地南缘玛纳斯河流域三角洲最为集中。

光果甘草：环境适应幅度小，耐盐碱性较差，多分布在富水地带，如北疆塔城、伊犁、昌吉、博尔培拉、石河子、东疆的吐鲁番以及南疆各地。

胀果甘草：喜温、耐旱、抗盐碱、耐沙埋，分布于天山以南暖温带，如和田、喀什、克孜勒苏、阿克苏、巴音郭勒、哈密等44个县市，以塔里木河、孔雀河、叶尔羌河、和田流域最为集中。是新疆商品甘草的重要来源。

新疆甘草除了上述3种外，还有粗毛甘草、黄甘草、宽果甘草、大叶甘草、斋桑甘草、石市甘草、圆果甘草等，由于标准不统一，很难评出质量优次。按《中华人民共和国药典》(2000版)标准检测，新疆甘草的甘草酸含量普遍较高(3%～7%)，几乎不含有害成分，远远超过国际绿色标准。

李氏等指出，新疆甘草的分布面积和蕴藏量在逐年减少，1988年为90万 hm^2 和100万 t，2001年为55万 hm^2 和65万 t。此种现象也存在于东北地区、中西部地区，王氏、魏氏等认为为了保护野生甘草资源，应制定相关管理制度，适时合理的封育措施，实行谁管护、谁负责、谁受益；建立规范化、集约化种植基地，应用生物工程技术建立优质的甘草栽培技术体系和优良种质资源保护体系，尽早实现人工种植甘草取代野生甘草。周成明已报道了乌拉尔甘草规范化栽培技术要点。

(沈施德)

【苦丁茶的品种和资源研究】

苦丁茶应用的历史悠久，药源地域广，在降血脂、降血压、抗脂质过氧化作用等方面有一定开发前景，但各地使用的品种不一。

张灿坤经调查及收集资料统计出共有5科16个品种以及1个变种的植物在作苦丁茶使用；又通过7个省市的市场调查及对收到的标本进行鉴定，全国当前有4科11种植物的叶在不同地区作为苦丁茶中药饮片使用，这些植物包括冬青科枸骨、大叶冬青；木樨科女贞、紫茎女贞、牛矢果；金丝桃科的苦丁茶、毛叶黄牛木；紫草科的厚壳树等。其中四川使用较多的是木樨科，云、广等地多使用冬青科和金丝桃科，华东、华中地区以使用冬青科为主。

王世清等考证，贵州苦丁茶多来源于木樨科女贞属植物，未见日本毛女贞 *Ligustrum japonicum* Thunb. var. *pubescens* Koidz. 分布。经对贵州苦丁茶市场商品调查表明，主流品种应为粗壮女贞 *L. robustum* Bl. 及光萼小蜡 *L. sinense* Lour. var. *myrianthum* (Diels) Hoefk，还可能来源于紫茎女贞(变紫女贞) *L. purpurascens* Y. C. Yang、序梗女贞 *L. pedunculare* Rehd. 等。建议以粗壮女贞作为贵州苦丁茶药用及饮用的标准依据。黄林芳等对四川产女贞属苦丁茶资源、分布、生境及药用情况做了调查。结果表明在四川广泛使用的苦丁茶来源于4种植物：① 变种女贞，在成都平原、川南、川东广布。② 丽叶女贞 *L. henryi* Hemsl.，主要分布在川南、川东北和重庆地区。③ 总梗女贞(序梗女贞)，分布于峨眉、青城山、邛崃、万源、雅安、叙永、洪雅、马边、奉节、南川、石柱等四川大部分地区。④ 女贞 *L. lucidum* Ait. 分布于四川大部分地区。其中变紫女贞和丽叶女贞为主流品种并形成商品。

李维林等对苦丁茶进行了本草考证，认为苦丁茶的主流品种有两种：一种产于江苏、安徽、浙江等地，基原植物为枸骨 *Ilex cornuta* Lindl. ex Paxt.；一种产于海南、广东、广西、湖南等地，基原植物为大叶冬青 *I. latifolia* Thunb.。

吴赵云等认为苦丁茶植物来源有3个：① 冬青科冬青属为主的枸骨、大叶冬青、苦丁茶冬青等。② 木樨科女贞属植物为主的变紫女贞、女贞、日本毛女贞等。③ 上述两类的混淆品，如木樨科牛矢果等。经考证，冬青科大叶冬青与苦丁茶冬青应为苦丁茶的正品。张树人、叶端炉等也认为冬青科植物大叶冬青的嫩叶为正品苦丁茶。杨杏林等报道嫩枸骨叶和茶叶同炒焙成的苦丁茶为正品。吴氏等指出，上海市场按《上海市中药材标准》(1994版)规定苦丁茶为大叶冬青干燥叶。从苦丁茶的本草及近代文献考证来看，冬青科冬青属植物应作为苦丁茶产品正品来源，西南地区应用苦丁茶之称有待商榷。枸骨叶已为国家药典收载，若制成茶形式可取名“枸骨茶”。目前可暂时将苦丁茶 *Ilex kudingcha* C. J. Tseng 与大叶冬青 *Ilex latifolia* Thunb. 并收为药材苦丁茶的植物来源，待今后视其成分、药理作用不一再行分开。并建议将苦丁茶中文植物名改为“苦丁茶冬青”以有所区别。

杨杏林等建议首先应确定苦丁茶的品种质控标准，在多种苦丁茶的比较中寻找出1～2种药理作用明确、临床疗效较好的品种进行有效成分和作用机理的研究，使其脱离代茶品的定位，发挥有效药性作用。

(沈施德)

[附] 参考文献

C

陈士林,贾敏如,王瑀,等.川贝母野生抚育之群落生态研究.中国中药杂志,2003;(5):388

陈昱君,冯光泉,王勇,等.三七害虫及有害动物防治技术标准操作规程(草案).现代中药研究与实践,2003;(增刊):49

陈中坚,冯光泉,崔秀明,等.三七良种生产标准操作规程(草案).现代中药研究与实践,2003;(增刊):39

陈中坚,孙玉琴,冯光泉,等.三七施肥标准操作规程(草案).现代中药研究与实践,2003;(增刊):45

程惠珍,丁万隆,陈君.生物防治技术在绿色中药材生产中的应用.中国中药杂志,2003;(8):693

崔秀明,王朝梁,陈中坚,等.三七大田栽培标准操作规程(草案).现代中药研究与实践,2003;(增刊):42

D

丁万隆,陈震,陈君,等.北京平原地区金莲花引种栽培研究.中草药,2003;(10):附1

F

范昌,陈昱君,范俊君.三七病虫害综合治理是三七GAP种植的关键.现代中药研究与实践,2003;(增刊):25

冯光泉,陈昱君,王勇,等.三七主要病害防治技术标准操作规程(草案).现代中药研究与实践,2003;(增刊):47

冯光泉,崔秀明,王朝梁,等.三七育苗技术标准操作规程(草案).现代中药研究与实践,2003;(增刊):39

冯光泉,金航,陈中坚,等.不同营养元素对三七生长的影响研究.现代中药研究与实践,2003;(增刊):18

冯光泉,张文斌,刘云芝.公路铅污染对三七药材中铅残留量的影响研究.现代中药研究与实践,2003;(增刊):34

G

郭巧生,何先元,刘丽,等.药用白菊花新品种选育研究.中国中药杂志,2003;(1):28

H

黄林芳,万德光,万仁英.川产女贞属苦丁茶的资源调查及鉴别.现代中药研究与实践,2003;(1):56

黄璐琳,胡尚钦,江怀仲,等.浅谈药用植物良种选育的目标和常规途径.中医药现代化,2003;(2):59

J

姜大成,李洪波,邓明鲁.吉林省濒危野生药用动物资源及其保护.长春中医学院学报,2003;(3):36

近大.GAP认证　任重道远.中药研究与信息,2003;(12):1

L

李建平,林喆,邓明鲁.中国动物药概况(续).中药研究与信息,2003;(9):24

李培清.云南会泽野生独特濒危中药材雪上一枝蒿栽培技术及关键要点.云南中医中药杂志,2003;(4):40

李荣英,巫金华.长粒胖大海在西双版纳引种成功和存在问题.中药材,2003;(8):545

李维林,郭荣麟,傅晖,等.苦丁茶、功劳叶和枸骨的本草考证.中药材,2003;(8):595

李晓瑾,杨卫东,文浩.简析新疆甘草资源现状.中药研究与信息,2002;(2):26

李欣,黄璐奇,邵爱娟,等.黄芩种质资源的研究概况.中医药现代化,2003;(6):54

李宗顺,罗学旺,杨洪昌,等.云南省新平县两种千斤拔的初步探讨.中药材,2002;(6):396

林余霖,程惠珍.肚倍的发育与单宁酸积累规律的研究.中国中药杂志,2003;(2):125

刘爱民.小红参栽培技术研究.中药研究与信息,2003;(12):21

罗光明,邓子超,杨士林,等.药用植物优良品种选育研究现状.中药研究与信息,2003;(9):15

M

马小军,裴小颖,王志本.利用原产地域产品保护制度打造道地药材的保护体系.中国中药杂志,2003;(12):1105

马玉芳,许继宏.丽江山慈菇的组织培养及育种技术研究.中草药,2003;(5):463

S

石志刚,焦恩宁,李润淮,等.宁夏枸杞采收制干SOP探讨与研究.中医药现代化,2003;(5):67

W

王继承,刘春生,王文全.中国东北地区甘草资源考察报告.中国中药杂志,2003;(4):308

王良信.关于中药材生产企业建设的一些思考.现代

中药研究与实践,2003;(3):3

王世清,郑亚玉.贵州苦丁茶品种考证及资源调查(一).中国民族民间医药杂志,2002;(2):107

王世清,郑亚玉,潘文刚,等.贵州苦丁茶显微鉴定及成分研究(二).中国民族民间医药杂志,2002;(3):177

王勇,陈昱君,范昌,等.三七锈腐病的发生规律调查研究.现代中药研究与实践,2002;(增刊):27

王志安,许炫壬.运用组织培养技术筛选盾叶薯蓣新品种.现代中药研究与实践,2003;(1):13

魏胜利,王文全,王海.我国中西部地区甘草资源及其可持续利用的研究.中国中药杂志,2003;(3)202

温学森,魏建和,杨世林,等.地黄种质资源的离体保存研究.中国中药杂志,2003;(1):17

吴赵云,包雪声,顺庆生,等.苦丁茶的本草及植物来源考证.上海中医药杂志,2002;(11):43

X

萧凤回,段承俐,文国松,等.三七栽培群体遗传改良研究及策略.现代中药研究与实践,2003;(增刊):10

肖培根,陈士林.国家中药资源宏观管理系统的建立——中药现代化的基础.中国中药杂志,2003;(1):4

谢晖,钱子刚,杨耀文.云南金铁锁的生物学特性及其保护的初步研究.云南中医学院报,2003;(1):8

Y

杨杏林、范海鹰.中药苦丁茶的研究开发述评.内蒙古中医药,2003;(3):35

杨耀文,钱子刚,谢晖,等.珍稀濒危药用植物金铁锁的组织培养和快速繁殖研究.中医药现代化,2003;(4):56

叶端炉,吴敏姿.苦丁茶及其混淆品种的鉴别.时珍国医国药,2001;(7):612

叶鹏盛,曾华兰,江怀仲,等.丹参根腐病及其微生物防治研究.中医药现代化,2003;(2):63

袁理春,吕丽芬,陈保生,等.丽江山慈菇栽培技术.中药材,2003;(6):396

Z

张灿坤.苦丁茶的原植物及商品调查.中药材,1994;(3):14

张桂芳,林小桦,贺红.广佛手主要害虫及综合防治.现代中药研究与实践,2003;(5):9

张江涛,刘沛东,刘晓峰,等.山茱萸芳香木蠹蛾的发生和防治.中医药现代化,2003;(4):66

张磊,许铁峰,谭秋敏,等.四倍体菘蓝抗虫基因研究.中草药,2003;(3):258

张树人.苦丁茶及其伪品的形状鉴别.时珍国医国药,2001;(7):613

张文斌,刘云芝,冯光泉.土壤砷污染对三七药材中砷残留量的影响.现代中药研究与实践,2002;(增刊):32

张雅聪,李成义,张馨元.甘肃省矿物资源调查.甘肃中医,2003;(5):59

张艳丽,杨玉琴,高言明.贵州引种太子参的品质分析.中药材,2003;(7):479

张月云,黄健吾,谢保令.蛤蚧野生资源的保护与可持续利用.吉林中医药,2003;(7):45

赵春,张雪辉,王琦.云南生物资源辐射作用观察.云南中医中药杂志,2003;(4):28

赵建邦.甘肃丹参(甘西鼠尾草)的研究与应用评价.中药材,2003;(7):529

郑水庆,曹明.云南葛属药用植物资源调查.中草药,2002;(8):755

周成明.乌拉尔甘草规范化栽培技术要点(SOP).中药研究与信息,2003;(2):25

周荣汉.继续促进中药材GAP的全面实施.现代中药研究与实践,2003;(6):3

周毅,蒋舜媛,马小军,等.羌活资源危机和保护.中草药,2003;(10):附12

邹建强.中药现代化科技产业(国家)基地工作交流会纪要.中医药现代化,2003;(5):71

(三) 药 材 鉴 定

【概述】

随着现代自然科学技术的发展,许多新学科的理论和实验技术不断渗透到中药鉴定领域。使中药鉴定的研究手段和技术方法都有了很大的改变和进步。近年来中药鉴定的研究对象由以往的种间差异深入到种下分类单位的差异,研究对象已经增加,研究视野已经拓宽,目的是更严格的控制中药材质量。2003年在中药材基源鉴定、真伪鉴别、鉴定方法等方面的研究广度和深度均有进展。

1. 中药材基原鉴定

要从源头上抓中药质量,首先要弄清来源,已成为中药工作者的共识。例如李宜平等对蛤蟆油动物基原进行探讨。经查阅历代本草著作及相关的历史文献资料与近代国内外对中国林蛙有关研究的报道,进行整理、分析、总结。认为,本草著作中记载的山蛤原动物为中国林蛙;中国林蛙是独立的种,而不是欧洲林蛙的一个亚种;中国林蛙有4个亚种,分别为中国林蛙指名、兰州、康定、长白山亚种,其中长白山亚种体型粗壮肥大,雌蛙输卵管粗长,吸水力强,膨胀度大,质量上乘,其产地亦与清代有关记载相符。因此,中国林蛙长白山亚种 *Rana chensinensis changbaishanensis* Wei et Chen 应为蛤蟆油的正品原动物。又如邢旺兴等对乌骨藤进行辨考,乌骨藤是一种很有前途的抗癌中药,但存在同名异物现象,不同地区作乌骨藤药用的植物来自番荔枝科和萝藦科,至少有10种之多。经查阅相关文献的名称与功能记载,确定乌骨藤应为萝藦科植物通光散 *Marsdenia tenacissima* (Roxb.) Wight et Arn. 并建议植物名称使用通光散,药材名称使用通光藤,避免引起同名异物的错误。

2. 生药鉴定

使用传统方法和现代新方法对药材的性状、组织、成分等方面进行观察与测试,所得结果为区别药材真伪、制定质量标准、开发新药源提供参考依据。

(1) 单一品种的生药鉴定　如千层塔是一种前景广阔的治疗老年痴呆症的临床有效药物。罗光明等对其原植物蛇足石杉 *Huperzia serrata* (Thunb.) Trev. 作了性状及组织显微鉴定。其他如山海螺及水八角的显微及紫外光谱鉴别、欧亚旋覆花及墨旱莲的性状及显微鉴别、臭冷杉的组织学研究、天山堇菜及狗屎兰花的生药研究、长序缬草及梓木草的形态与组织鉴定、薄叶驴蹄草及凉粉草的显微鉴别等均有报道。

(2) 两种或两种以上同属品种的生药比较鉴别　如乔非等对外形相似容易混淆的暖地大叶藓 *Rhodobryum giganteum* (Hook.) Par. 及大叶藓 *R. roseum* Weis. 进行了组织显微方面的比较研究,暖地大叶藓的叶中肋无厚壁细胞且叶缘具双刺锐齿,而大叶藓的中肋有厚壁细胞且叶缘为单列锐齿。上述特征可以作为鉴别两者的依据。又如刘梅等对常有混用现象的夏天无 *Corydalis decumbens* (Thunb.) Pers. 和延胡索 *C. yanhusuo* W. T. Wang 进行鉴别。以延胡索乙素和原阿片碱对照品为参照,应用 HPLC 指纹图谱鉴别。结果表明两者的指纹图谱不同,可快速区别出这两种药材。除上述两例外,三种香茶菜茎叶表面的扫描电镜鉴别、五种淫羊藿粉末的显微鉴别等亦有报道。

(3) 不同科属品种的生药鉴定　如辛宁等对广西产4种甜茶即蔷薇科植物甜茶 *Rubus suavissimus* S. Lee(瑶山甜茶)、壳斗科植物多穗柯 *Lithocarpus polystachyus* (Wall.) Rehd. (百色甜茶)、胡桃科植物黄杞 *Engelhardtia roxburghiana* Wall. (桂平甜茶)、茜草科植物牛白藤 *Hedyotis hedyotidea* (DC.) Hand. - Mazz. 进行性状、显微、理化鉴别,4种药材均特征各异,确系同名异物应分别命名。又如陕西、甘肃等地有用蓼科植物毛脉蓼的块根(红药子)及虎耳草科植物鬼灯檠的根茎作黄药子用(黄药子原植物为薯蓣科植物黄独),陕西部分地区又以鬼灯檠的根茎作红药子用。黄药子、红药子、鬼灯檠功效不同。因此,周军对三者作了性状、显微及理化鉴别,避免混用。此外如葫芦科绞股蓝与葡萄科乌蔹莓药用部分的显微鉴别等亦有报道。

(4) 同一品种不同产地药材的生药鉴定　如张巧艳等应用计算机图像处理及其聚类分析,研究不同产地蛇床子性状的变异。从计算机图像分析结果可以看出,不同产地蛇床子的性状与大小有较大的差异。根据药材性状的图像处理参数,将其分为3个类型:① 小粒型:产于黑龙江肇东、河北正定。② 大粒型:产于浙江、江苏等长江以南地区。③ 中粒型:地理位置介于上述两者之间,产于江苏徐州、山东及陕西等地。这与蔡金娜等根据不同产地蛇床子中化学成分的变异,将其分为三个化学型是一致的。

3. 中药材真伪鉴别研究

王东辉等报道,近年来伪劣中药材的市场特点是:纯劣中药材品种减少,多以掺假形式出现。由以往的造假为主,转为掺假为主;掺假品种有由贵细药材向普通大路药材发展的趋势。已发现掺假的品种有:土茯苓、白花蛇舌草、山药、防己、银柴胡、柴胡、菟丝子、酸枣仁、佛手、川贝母、牛蒡子、合欢皮、肉苁蓉等;掺假后的药材多以饮片的形式出现,因中药材个货相对容易鉴别。本年度有关中药材伪品的报道仍然较多,不少伪劣品过去也曾出现过,未能杜绝。

(1) 名贵药材的真伪鉴别　如天麻、三七、肉桂、沉香、冬虫夏草、鹿茸等的伪品均有出现,尤以冬虫夏草的报道为多。为正确鉴别冬虫夏草,宋良科对冬虫夏草及其类似品进行鉴别研究。经过实地调查和查阅大量文献发现类似品有7种之多,其中一种江安虫草从未公开报道。现已将7种类似品的特征做成检索表并与正品比较,可供鉴定参考。7种类似品中古尼虫草、江安虫草、亚香棒虫草性状与正品最相似,这三种虫草分布的海拔高度均较低,寄主均为蝙蝠蛾科昆虫的幼虫,值得进一步研究以扩大虫草的药用资源。

(2) 普通植物类药材的真伪鉴别　本年度有报道的达50种以上。根与根茎类药材有:大黄、土茯苓、乌药、南板蓝根、黄药子、山药、天花粉、太子参、巴戟天等;皮类药材有:五加皮、地骨皮等;果实种子类药材有:沙苑子、菟丝子、女贞子、山茱萸、乌梅等。现以南板蓝根及其混伪品的鉴别为例。许华等报道,在"非典"期间对南板蓝根(马蓝 *Strobilanthes cusia* (Nees) O. Ktze. 的干燥根及根茎)加大监督检查力度,发现有将球花马蓝 *S. pentstemonoides* (Nees) T. Anders.、疏花马蓝 *S. divaricatus* (Nees) Anders.、少花马蓝 *S. oliganthus* Miq.、广西马蓝 *S. guangxiensis* S. Z. Huang 的干燥根及根茎销售供药用,现已从饮片外观性状和薄层色谱试验总结出较好的鉴别方法。4种混用品不含靛蓝和靛玉红故不能混用。

(3) 动物类药材的真伪鉴别　如乌梢蛇、蕲蛇、玳瑁、鹿茸、蟾酥、僵蚕等的混伪品均有出现,现以僵蚕为例。胡大泽等对僵蚕及其伪品地蚕作了性状、显微、理化鉴别。僵蚕为动物家蚕4～5龄幼虫感染白僵菌而致死的干燥体;地蚕为唇形科植物甘露子 *Stachys sieboldii* Miq. 的地下干燥块茎。两者的外部形态、断面特征及理化反应均差别明显。

(4) 掺杂中药材鉴别　以金银花掺假的报道为多。如辛卫建等报道,在收购金银花药材时发现掺糖水、掺食盐水、掺黄豆粉、掺扁豆花、掺胡萝卜丝、掺贝壳粉等现象,可用手感、口尝、水试等方法鉴别。

4. 药材鉴别方法的使用与研究

(1) 传统鉴定方法的使用与进展　目前在中药鉴定过程中传统的四种方法仍使用广泛,尤以显微鉴定报道最多,对皮类、叶类药材微观构造及纤维、晶体的微观特征均有专题研究。除用光学显微镜观察外,电子显微镜、扫描电子显微镜、放射自显影等技术的使用,促进了显微鉴定的深入,使研究者观察到一些细微特征。如邵邻相等取香茶菜、大萼香茶菜、显脉香茶菜3种新鲜香茶菜的茎叶进行扫描电镜观察,结果显示3种香茶菜有共同特征,即气孔椭圆形、腺鳞四细胞组成等。但每种香茶菜茎叶都有各自独特的细微构造,尤其在表皮细胞形状、非腺毛和气孔的形态及着生位置等方面有着显著差异,这些差异为鉴别香茶菜属植物提供了新的依据。

(2) 现代鉴定技术的使用与研究　近几年来,国内外药学工作者对中药材的化学指纹图谱和基因指纹图谱进行了广泛深入的研究,所设计的方法种类繁多,多种色谱、光谱和波谱技术、各种联用技术以及DNA指纹图谱技术在本年度的中药鉴定工作中均有应用,其中报道较多的是薄层色谱法(TLC)、高效液相色谱法(HPLC)、气相色谱法(GC)及随机扩增多态性DNA(RAPD)、任意引物聚合酶链式反应(AP-PCR)技术等。

在指纹图谱数据处理方面,如系统聚类分析、模糊聚类分析、人工神经网络识别系统等的应用也同时报道。李晓波等指出:对于单一来源的中药材,可通过多产地(或栽培地)的样品分析、比较确定特征性指纹;对多来源的中药材应先鉴定药材品种,各品种分别研究其指纹图谱,通过比较,找出各品种之间指纹图谱的共性和特性,采用其共性指纹标定该类药材的质量,采用其特征指纹标定药材品种和该药材的质量。现将多种现代鉴定技术的使用举例如下:① 李磊等以不同产地正宗丹参和市场上充作丹参的其他鼠尾草属植物为分析对象,选择适宜的水溶性成分萃取法和HPLC分析条件,构建丹参HPLC指纹图谱,并进行归一化处理,将相同条件下的指纹条形码图谱相互进行比较。结果表明,所建立的构建丹参水溶性成分HPLC指纹条形码图谱的方法有较好的重现性和稳定性。其他鼠尾草属植物的指纹图谱与丹参有较大差异。说明指纹条形码图谱技术能对丹参的地道性进行鉴别,并对有关成分进行半定量,从而能对丹参品质进行全面鉴定。② 张海霞等采用顶空气相色谱-质谱(HSGC-MS)计算机联用技术,分别测定肉桂、桂皮、柴桂的指纹图谱并加以比较。此方法所获结果可以有效地鉴别肉桂及其混淆品桂皮和柴桂。具有快速、准确、操作简单、不需对样品进行提取分离、可直接进行测定的特点。可广泛用于含挥发性成分中药材的品种与质量监控。③ 张铭光等选用裂解色谱法(PGC)测定不同产地的广藿香药材的指纹图谱,用模糊聚类法(FPS)分析图谱数据,具有快速、准确、重现性好的特点。裂解色谱实用面广,对一些不能直接用气相色谱测定的药材如板蓝根、地黄、芦根等也能用裂解色谱测定,这给中药材品质鉴定带来很大方便。④ 刘小平等应用粉末X射线衍射Fourier指纹图谱鉴定法,分析计算7个白花蛇舌草样品和1个混淆品水线草样品,获得了标准X射线衍射Fourier图谱及特征标记峰值。实验结果显示,水线草与白花蛇舌草是同属植物,有相似的化学成分,通过比较实验数据,可见其衍射峰值与其他样品有一定差异,可以进行区别。而不同产地的白花蛇舌草其特征峰强度有所不同,表明其所含成分的含量有差异。说明不同地域及生态环境可影响所含化学成分,因此有必要对其标准化种植进行系统科学研究。⑤ 张波等利用梯度聚丙烯酰胺凝胶电泳(PAGE)法分离不同来源的桃仁蛋白质,由梯度凝胶照片可见谱带清晰,分辨率极高,很容易将来源于桃和山桃的桃仁区分开来。梯度PAGE是含蛋白中药材鉴定的好方法。⑥ 王宜祥等利用傅里叶变换红外光谱仪借助OMNI采样器,直接快速准确地测定冬虫夏草 *Cordyceps sinensis* (Berk.) Sacc. 和古尼虫草 *C. gunnii* (Berk.) Berk. 的子座上部表皮及横切面、子座底部表皮及横切面、虫体腹部表皮、虫体背部表皮和虫体横切面的红外光谱,经过Kubelka-Munk函数转换,使红外光谱吸收峰的强度与药材中的有效成分成正比,因而可以从红外吸收图谱总体吸收峰的情况鉴别出冬虫夏草及古尼虫草。⑦ 林慧彬等对山东四种菟丝子作了RAPD分析。结果表明,8种引物能有效区别4种菟丝子样品;线茎亚属的菟丝子和南方菟丝子有3条相同的扩增带,分子量分别为1.3 kb、1.45 kb、1.53 kb;单柱亚属的金灯藤和啤酒花菟丝子在1.48 kb显示清晰的DNA谱带。同一亚属的菟丝子RAPD结果较接近,具有较近的亲缘关系。寄生于不同植物上的同种菟丝子显示出DNA扩增片段的多态性,表明寄主植物对菟丝子的基因组有一定影响。上述RAPD分析可以作为性状相近的几种菟丝子以及不同寄主上的同种菟丝子的鉴别依据。⑧ 田兰等采用高效液相色谱法对32个白术样品进行测定,并将获取的指纹图谱采用聚类分析和逐步判别分析进行化学模式识别研究,根据研究结果将32个样品分为优等品、一般品和伪品三个等级,初步建立评价白术真伪优劣的新方法。

除上述8例外,李宗孝等采用振荡技术可获得中药的化学振荡指纹图谱。该图谱是中药中所有成分共同作用的结果,是中药特性的体现,它综合考虑了混合体系多组分的相互影响,使复杂的问题变得简单。从实验结果来看,不同种的中药具有形状迥异的特征图谱,同种中药产地不同,其振荡图谱形状却不变。因此,振荡指纹图谱是鉴别中药的又一种方法。

5. 中药品种的本草考证

本年度对溲疏、虎刺、天雄、仙桃草、蝼蛄、蒙药占巴的本草考证及对苏颂外类药图的辨认等均有报道。现以祁振声对溲疏原植物的本草考证为例,祁氏认为:《神农本草经》记载的溲疏,唐代以后便已失传,北宋至晚清对其原植物的考证多属牵强附会；近代有的学者考证为虎耳草科的 *Deutzia scabra* Thunb. 也殊难置信。他从植物形态特征、物候期、产地及生境等方面作了详细考证，并以忍冬的药用功效作间接佐证，确认忍冬科植物粘毛忍冬 *Lonicera fargesii* Franch. 和葱皮忍冬 *L. ferdinandii* Franch. 即《神农本草经》至《唐本草》记载的溲疏原植物。

除用文字叙述对本草记载的中药作品种考证外，孙启明将 20 幅苏颂外类药图配上 20 幅现代药图并标出拉丁名称作为对照，用"以图鉴图"的办法，辨认其原植物属性，以此与本草学界及植物学界有关学者进行探讨。

（洪 恂）

【三七的真伪鉴别】

1. 三七与温莪术的比较鉴别

三七用途广泛，价值较贵，是一味珍贵的中药。由于其外形颇似温莪术，常被一些不法商贩投机取巧，用温莪术加工雕刻而冒充之。为此，仇越敏对三七与温莪术进行了比较。（见表 1）

表 1 三七与温莪术的比较鉴别

项目		三七	温莪术
来源		五加科植物三七 *Panax notoginseng*（Burk.）F. H. Chen 的干燥根	姜科植物温莪术 *Curcuma wenyujin* Y. H. Chen et C. Ling 的干燥主根茎
性状鉴别	外形	呈类圆锥形或纺锤形。顶端有茎痕，周围有瘤状突起	呈圆锥形或长卵圆形。顶端多钝尖，无茎痕，周围无瘤状样突起
	断面	灰绿色、黄绿色或灰白色	黄褐色至黄棕褐色
	气味	气微、味苦回甜	气微香，味微苦而辛
显微鉴别		可见少量草酸钙簇晶，导管以网纹多见	无草酸钙簇晶，导管多为螺纹、梯纹
理化鉴别		含有多种皂苷成分，其粉末水浸出液，经用力振摇后，可产生持久性泡沫	含有挥发油，不含皂苷成分，其粉末用同样方法不能产生持久性泡沫
主治功效		有散寒止血，消肿定痛的功效；用于咯血、吐血、衄血、便血、外伤出血、胸腹刺痛、跌打肿痛等症	有引气破血，消积止痛的功效；用于癥瘕痞块、瘀血经闭、食积胀痛等症
产地		广西、四川、贵州	浙江、台湾

2. 现代鉴别方法在三七鉴别中的应用

崔秀明等采用 HPLC 方法，测定三七、人参、西洋参、姜状三七、三七不同部位及其 2 种混淆品的指纹图谱。结果：三七与人参、西洋参、姜状三七及其 2 种混淆品的指纹图谱有明显区别，三七不同部位也有差异。HPLC 皂苷指纹图谱鉴别三七及其混淆品具有重复性好、特征性强、方法简便等特点，可作为三七药材的鉴别方法。王雁等建立了三七药材的高效液相指纹图谱（HPLC－FP），为三七的鉴定与合理应用提供依据。结果，通过对三七的 HPLC 指纹图谱的特征峰数据进行的聚类分析，21 个不同产地、不同规格的三七样品被聚为 4 类，即地道药材优级品、地道药材、市售一般品和次品。通过相似度计算，21 个三七样品的相似度均在 0.9～1.0 之间，8 个常见伪品的相似度均小于 0.9。表明：该色谱图可作为三七的 HPLC－FP，用于三七的真伪鉴别和质量评价。高增平等经过对 10 批三七药材进行测定，制定了其指纹图谱检测标准及相应的技术参数（10 批平均值），非共有峰占总峰面积的百分比均小于 10%。翟为民等报道，从人参、西洋参及三七参指纹图谱可以看出，人参皂苷 Rg_1 和人参皂苷 Re 的峰高比值具有较明显的指纹特征，可作为此 3 种参鉴别的主要指标，比值分别为人参 Rg_1 ∶ Re＝10 ∶ 13；西洋参 Rg_1 ∶ Re＝10 ∶ 65；三七参 Rg_1 ∶ Re＝65 ∶ 10。

曹晖等通过对三七核 18SrRNA 基因和叶绿体 matK 基因测序及将其 DNA 序列建为一个标准对照，如要鉴定一个商品三七药材品种基原时，只要所测其基因序列与已知对照序列相吻合，即说明该药材为正品；反之，是伪品。采用 PCR 直接测序技术测定三七及其 4 种伪品的 18SrRNA 基因和 matK 基因核苷酸序列,并作序列变异分析。结果三七和竹节参 *Panax japonicus* 的 18SrRNA 基因序列长度相同,均为 1 809 bp;matK 基因长度亦相同,为 1 259 bp。三七的伪品:蓬莪术 *Curcuma phaeocaulis*、温莪术 *C. wenyuwn*、桂莪术 *C. kwangsiensis* 的 18SrRNA 基因长度均为 1 811 bp、matK 均为 1 548 bp。根据排序比较,三七与 4 种伪品间的 DNA 序列存在很大差别。所以通过序列差异比较分析,DNA 测序技术可成为三七正品基原鉴定的准确、有效手段。

(沈施德　黄　燕)

【RAPD 技术在中药鉴定中的应用】

随机扩增多态性 DNA(RAPD)分析技术,近年来报道较多。如杨美华等用 RAPD 方法对正品和伪品大黄进行指纹图谱的研究,为其基原鉴定提供分子依据。通过对 RAPD 反应的试验体系进行优化,并采用个体筛选的方法筛选了 121 个引物、BSA 的方法筛选了 64 个引物,则分别得到了 2 个具有正品大黄特征性条带的引物,而且 BSA 方法筛选种的特征性条带的引物的效率比个体筛选引物的效率高。为了证实筛选的 4 个引物(A_8、A_{10}、AG_{12}、Z_{11})扩增的特征性是否为正品大黄所专有,将这些引物分别应用于正品与伪品大黄的各个种及其个体间的扩增,结果证实了上述的扩增结果为正品大黄所专有。此外,几乎每个种都有其特有的 DNA 指纹图谱,扩增片段通常在 0.3～2.0 Kb,不仅能区别正品和伪品大黄,而且能区别正品大黄的 3 个种。表明 RAPD 方法可靠、准确、快速、重现性好,达到了从分子水平上鉴定正品和非正品大黄基原的目的。陈京荔等采用 20 个 10 bp 随机引物对 19 个地黄不同品种的基因组 DNA 进行 RAPD 分析,以探讨地黄不同品种的遗传多样性和亲缘关系,为地黄育种提供依据。实验结果显示,20 个引物共扩增出 163 个位点,其中多态性位点 114 条,占总扩增条带数 69.9%。根据 SPSS10.0 分析软件中的 Jaccard 相似系数矩阵绘制遗传关系树系图,19 个地黄品种分别为北京系列、85－5 系列、郭里茂等 4 个类型,表明了分子标记的方法可以作为地黄的品种选育中鉴别和选择原始材料的工具。从遗传关系类聚中北京系列的 8 个品种首先聚在一起,85－5 系列中 5 个品种较早地聚在一起,表明其类内具有较近的亲缘关系,为地黄的育种材料的选择提供了参考。党荣理等利用 RAPD 技术对新疆产木贼麻黄、中麻黄、兰麻黄等 3 种药用麻黄作分析,并用无药用价值的膜果麻黄作对照,建立 3 种药用麻黄指纹图谱,进行遗传多样性分析。通过 20 个 10 碱基随机引物对其进行扩增。通过计算遗传相似性系数,建立 UPGMA 聚类图,共扩增出 189 个多态位点,建立了他们基因组 DNA 指纹图谱。实验证明物种间遗传差异明显,具有丰富的遗传多样性,膜果麻黄与其他 3 种药用麻黄差异较大;在药用麻黄中,木贼麻黄相对独立,中麻黄与兰麻黄遗传距离较近,且具有较为相同的遗传关系。从有效成分看,3 种药用麻黄左旋麻黄素占 80%,右旋麻黄素占 20%,而膜果麻黄不含有效成分。高文远等对来自不同产地的 18 个当归样品进行 RAPD 分析,从 DNA 分子水平上探讨其生物学基础,提取其基因组 DNA,并进行 RAPD 分析,对筛选出的 10 个引物的 RAPD 结果进行聚类分析,得出 18 个当归样品的聚合树状图。实验结果显示,地理分布距离越小,当归的遗传差异越小,反之,差异越大。但生态环境特别是小生境对当归遗传差异的作用亦不可忽视。RAPD 分子标记技术对解释道地药材与非道地药材之间的地理-生态-遗传的差异是十分有效的手段,从分子生物学角度研究当归药材道地性提供了新的启示。郭兰萍等运用 RAPD 方法在分子水平上对南北苍术的划分进行初步探讨。用 40 个引物对 7 个居群的南苍术、北苍术及关苍术进行 RAPD 分析。聚类分析显示,苍术有以地域为界聚类的倾向,且南苍术首先与关苍术聚类后再与北苍术聚类。实验证明苍术的道地性是在遗传和生态两因素长期复杂作用下,形成了一个在遗传、化学等方面具有稳定差异的地方居群。表明苍术的化学成分、遗传分化和地理分布有一定相关性,以地域为界划分南北苍术有一定道理。

事实证明,包括 RAPD 分析在内的 DNA 分子遗传标记技术可作为中药分类鉴定的一种有益的辅助手段;包括 RAPD 在内的现代分子生物学技术,是筛选和寻找药用植物重要性状的分子标记,开展中药材分子标记育种、中药材品质人工调控及生产基因工程药物,将是 21 世纪生药学的新课题。

(王荣根)

【中药品种的研究】

1. 苍耳

吴志瑰等通过考证发现,苍耳的古籍别名虽然众多,但并未流传成常用名。唐代《千金方·食治》最先使用的药材名为"苍耳"或"苍耳子",该名沿用至今,成为正名。古人药用苍耳与《中华人民共和国药典》(2000 版)收载的菊科植物苍耳(*Xanthium sibiricum* Patrin ex Widder)是相一致的。现代苍耳属的资源尚有蒙古苍耳(*X. mongolicum* Kitag.)、偏基苍耳(*X. inaequilaterum* DC.)等,能否药用有待进一步的研究。

2. 天竺黄与竹黄

由于《中药学》教材中收载和临床处方书写、调配中的"天竺黄"与"竹黄"常常混淆,杨卫平等从本草、药材形状、理化鉴别、化学成分、性味、功效及临床应用等方面进行考证,认为中药天竺黄与竹黄是完全不同的两个品种。天竺黄来源为禾本科植物青皮竹 *Bambusa textilis* Mc - Clure、华思劳竹 *Schizostachyum chinense* Rendle 等节间贮积的伤留液,经干涸、凝结而成的块状物。竹黄来源为肉座菌科真菌竹黄 *Shiraia bambusicola* P. Henn. 的干燥子座及孢子。

3. 干姜与生姜

干姜与生姜为两味常用中药,是姜科植物姜 *Zingiber officinale* Rosc. 的根茎。长期以来,干姜与生姜入药存在混乱现象,特别是干姜各地常用品种来源有:① 四川等地"药姜"根茎之干燥品。② 北方山东等地生姜的干燥品。③ 母姜(老姜,即姜之母根)的干燥品。为此,玄振玉等对姜的入药历史源流进行了考证,认为姜的药用历史可分作 3 个时期:东汉《神农本草经》以前,干姜与生姜效用不分,干姜是作为姜的一个别名;东汉末年至明代《本草纲目》之前,生姜晒干以干姜入药,细分又有去皮与不去皮之别;明代《本草纲目》之后,各家本草多受其影响,即认为"干姜以母姜造之"。

4. 白前、白薇、徐长卿

中药材来源于萝藦科牛皮消属的植物有很多种,《中华人民共和国药典》只收载了白前、白薇、徐长卿 3 种,且这 3 种植物虽来源同属,形态、性状相似,但所含化学成分不同,作用也各有特点。吴顺俭等报道白前来源于萝藦科牛皮消属植物柳叶白前 *Cynanchum stauntonii* (Decne.) Schltr. ex Levl. 和芫花叶白前 *C. Glaucescens* (Decne.) Hand. - Mazz. 的干燥根茎及根,白前含有三萜皂苷成分,为降气化痰止咳药;白薇来源于萝藦科牛皮消属植物白薇 *C. atratum* Bge. 或蔓生白薇 *C. versicolor* Bge. 的干燥根及根茎,含有挥发油、强心苷成分,为清热凉血利尿药;徐长卿来源于萝藦科牛皮消属植物徐长卿 *C. paniculatum* (Bunge) Kitag. 的干燥根及根茎,含有牡丹酚成分,为祛风化湿、止痛止痒药。

5. 关木通与川木通

王新香报道关木通与川木通虽然功效相同,但其来源不同,关木通为马兜铃科植物东北马兜铃 *Aristolochia manshuriensis* Kom. 的干燥茎,川木通为毛茛科植物小木通 *Clematis armandi* Franch. 或绣球藤 *C. montana* Buch. - Ham. 的干燥藤茎,性状、成分、毒性也有较大的差异,不能混为一物统称木通,而应以《中华人民共和国药典》(2000 版)为标准将关木通、川木通分为两种药物来应用。

6. 藏药加哇

由于藏药加哇同名异物、同物异名现象较多,严重影响藏医用药的临床疗效。故李涛等对加哇进行了本草学考证,表明历代本草文献中所载加哇原植物为伞形科棱子芹属植物西藏棱子芹 *Pleurospermum hookeri* C. B. *Clarke var. thomsonii* C. B. Clarke 药用根和根茎,是藏药加哇的主流品种。其他伞形科植物的相似品种在部分地区仍有作加哇应用,但药理作用和临床疗效是否与西藏棱子芹有差异,有待进一步的研究。

7. 贯众

文献记载在中国曾经作贯众药用的原植物多达 11 科 18 属 58 种植物,20 世纪 80 年代至 90 年代初有些植物已不再应用,实际作贯众药用的原植物有 27 种(有 6 科 10 属)。高增平等调查了 16 个省市使用贯众原植物的情况,比 80 年代明显减少(从 27 种下降至 7 种),但大部分地区应用的贯众不是《中华人民共和国药典》所载的绵马贯众,而是乌毛蕨科狗脊蕨属植物单芽狗脊蕨(*Woodwardia unigemmata*)和狗脊蕨(*W.*

japonica)的干燥带叶柄残基的根茎。建议对狗脊类药材进行深入研究,以指导临床用药。

8. 牛膝

卢伟等为弄清海峡两岸牛膝类中草药的品种,对闽台牛膝类中草药进行调查,结果显示闽台牛膝类中草药有 6 个品种,基源为 6 科 8 属 14 种植物,用药品种存在交叉、误用、混用的现象。如:① 怀牛膝和川牛膝是闽台市售的主流品种,怀牛膝为苋科牛膝的根,而川牛膝是同名异物品,福建市售为苋科川牛膝的根,台湾市售则为爵床科腺毛马蓝的根及根茎,两者为不同科植物,且成分、功效有所区别。② 福州地区的习用品味牛膝与台湾市售的川牛膝是同物异名品,而台湾市售的杜牛膝与福建市售的川牛膝是同物异名。③ 土牛膝为闽台民间常用药,来源于 5 科 6 属 10 种植物,药材的性状、功效和主治不相同,不能混用。所以应对闽台牛膝类中草药进行研究,便于两岸交流。

9. 虎刺

晁志等通过考证后认为,最早记载于《证类本草》的"虎刺",并非《开宝本草》中的"伏牛花",李时珍在《本草纲目》中将其归并于"伏牛花"项下是不正确的。虎刺的原植物应为茜草科的虎刺 *Damnacanthus indicus* Gaertn. f. 。

10. 溲疏

溲疏是失传已久的传统中药,宋代以来对其原植物的考订均属牵强附会。为此,祁振声从植物形态特征、物候期、产地及生境等方面进行了考证,并以忍冬的药用功效作间接佐证,确认忍冬科粘毛忍冬(*Lonicera fargesii* Franch.)和葱皮忍冬(*L. ferdinandii* Franch.)即《神农本草经》至《唐本草》记载的溲疏原植物。

11. 蒙药占巴

蒙药占巴有利尿、消肿、排脓、止泻、止渴的功效。由于存在同物异名和同名异物的现象,在临床上产生了混用的品种。宝音图等通过考证认为,蒙医用的占巴主要来源 1 科 3 属 7 种植物,而正品占巴的原植物是额日-占巴为蜀葵 *Althaea rosea* (L.) Cavan. 、额木-占巴为大花葵 *Malva sylvestris* L. var. *mauritiana* L. 、萨嘎日木嘎-占巴为冬葵 *M. verticillata* L. 。

12. 乌骨藤

以乌骨藤含有的独特化学成分制备而成的中药消癌平,用于治疗肝癌、胃癌等各种晚期恶性肿瘤已获良好疗效,是一种很有前途的抗癌中药。但乌骨藤存在严重的同名异物现象,分别来自番荔枝科和萝藦科,至少有 10 种之多。为了弄清乌骨藤的基原,邢旺兴等经过多方面的考证,认为乌骨藤应为萝藦科植物通光散 *Marsdenia tenacissima* (Roxb) Wight et Arn. 。

(丁丽玉)

[附] 参考文献

B

宝音图,布日额,赵百岁. 蒙药占巴的本草考证 . 中药材,2003;(2): 119

C

蔡金娜,周开亚. 中国不同地区蛇床的 rDNAITS 序列分析. 药学学报,2000;(1): 56

曹晖,刘玉萍,伏见裕利,等. 三七及其伪品的 DNA 测序鉴别. 中药材,2001;(6): 398

晁志,张宏伟. 虎刺的本草考证. 中药材,2003;(10): 762

陈京荔,黄璐琦,邵爱娟,等. 地黄不同品种的 RAPD 分析. 中国中药杂志,2002;(7): 505

崔秀明,董婷霞,陈中坚,等. 三七及其混淆品的 HPLC 指纹图谱鉴定 . 中草药,2002;(10): 941

D

党荣理,马永红,吴霞,等. 新疆产麻黄的 RAPD 分析. 中草药,2003;(9): 861

G

高文远,秦恩强,肖小河,等. 当归药材道地性的 RAPD 分析. 中草药,2001;(10): 926

高增平,陆蕴如,王宝华. 三七药材指纹图谱研究 . 中国实验方剂学杂志,2003;(1): 11

高增平,王宝华,江海龙,等. 商品贯众的品种调查.

中医药学刊,2003;(5):824

郭兰萍,黄璐琦,王敏,等.南北苍术的RAPD分析及其划分的初步探讨.中国中药杂志,2001;(3):156

H

胡大泽,赵永生,杨丽花.僵蚕及其伪品地蚕的鉴别.现代中药研究与实践,2003;(6):56

L

李磊,黎先春,王小如,等.丹参品质鉴定和评价的PHLC指纹条形码技术.中草药,2003;(7):649

李涛,王天志.藏药加哇的品种考证.中草药,2003;(6):567

李晓波,屠鹏飞.中药材指纹体系.中草药,2003;(5):385

李宜平,张晋纲,刘森,等.蛤蟆油动物基原问题探讨.中国中药杂志,2003;(1):15

李宗孝,原春兰.用振荡指纹图谱鉴别中药.现代中药研究与实践,2003;(5):24

林慧彬,林建群,林建强.山东4种菟丝子的RAPD分析.中药材,2003;(1):8

刘梅,汤树良,张文惠.HPLC色谱指纹图谱鉴别夏天无和延胡索药材.中药材,2003;(9):629

刘小平,李惠,徐星海,等.白花蛇舌草的X射线衍射Fourier指纹图谱鉴定.中药材,2003;(7):488

卢伟,潘历辉.闽台牛膝类中草药的品种整理与鉴定.福建中医学院学报,2003;(3):24

罗光明,陈根顺,赖学文,等.千层塔的组织及显微鉴定.中药材,2003;(11):783

Q

祁振声.溲疏原植物的本草考证.中药材,2003;(1):41

乔菲,徐纪民,张继,等.回心草(暖地大叶藓)的鉴别.中药材,2003;(7):487

仇越敏.三七与伪品温莪术雕刻品的鉴别.黑龙江中医药,2003;(1):55

S

邵邻相,杨菊林,郭水良,等.3种香茶菜茎叶表面的扫描电镜观察.中草药,2003;(10):947

宋良科.冬虫夏草及其类似品的鉴别.现代中药研究与实践,2003;(3):33

孙启明.苏颂外类药图辨认简释.中药材,2003;(3):205

T

田兰,毕开顺,孙稳健,等.白术的化学模式识别.中国中药杂志,2003;(2):143

W

王东辉,路翠云.近年来伪劣中药材的市场特点及鉴别方法.时珍国医国药,2003;(3):153

王新香.药用关木通与川木通的区别.时珍国医国药,2003;(6):355

王雁,毕开顺.三七HPLC指纹图谱的建立.中国中药杂志,2003;(4):316

王宜祥,楼金淦,程存归.FTIR直接鉴定冬虫夏草及其伪品古尼虫草.中草药,2003;(8):附4

吴顺俭,祁怀军,朱茂礽.白前、白薇、徐长卿同属异用辨.北京中医,2003;(2):34

吴志瑰,褚小兰,范崔生.苍耳的本草考证.江西中医学院学报,2003;(1):64

X

辛宁,朱华,廖月葵.广西产4种甜茶的生药鉴定.中药材,2003;(8):549

辛卫健,李金英,李卫红,等.金银花掺伪的鉴别.吉林中医药,2003;(7):13

邢旺兴,陈斌,宓鹤鸣,等.乌骨藤辨考.中药材,2003;(7):524

许华,杜仁中,杨培敏,等.南板蓝根及其混伪品的鉴别.现代中药研究与实践,2003;(6):54

玄振玉,刘明岭.干姜、生姜药用源流考辨.上海中医药杂志,2003;(2):48

Y

杨美华,张大明,刘健全,等.正品和伪品大黄的RAPD指纹图谱鉴定研究.中草药,2003;(6):557

杨卫平,王世清.天竺黄与竹黄品种考证——兼议《中药学》教材中相关错误.贵阳中医学院学报,2003;(1):22

Z

翟为民,袁永生,周玉新,等.人参、西洋参及三七参指纹图谱鉴别.中国中药杂志,2001;(7):481

张波,谭峰,黄开颜,等.梯度PAGE鉴别桃仁.中药材,2003;(3)176

张海霞,陈建伟,吴志平,等.肉桂及其混淆品HSGC-MS的实验比较研究.中草药,2003;(1):76

张铭光,袁敏,袁鹏,等.广藿香裂解色谱指纹图谱及其聚类分析.中草药,2003;(8):749

张巧艳,秦路平,郑汉臣,等.不同产地蛇床子的计算机图像处理及其聚类分析.中药材,2003;(4):252

周军.黄药子、红药子、鬼灯檠的鉴别.现代中药研究与实践,2003;(3):34

(四)中药化学

【概述】

在 2003 年国内主要药学类期刊中，中药化学方面公开发表的论文有 1 000 余篇，报道了从常用中药、民间草药、民族药物、海洋生物以及中药复方中分得的 1 500 多种化学成分，其中新成分(包括新化合物和新天然产物)约 280 多个，研究范围涉及到 90 多个科的近 200 种植物、动物以及海洋生物，其中以药用植物研究为主，本年度主要研究过的药用植物归纳如下(见表 2)。

表 2　2003 年中药化学研究的药用植物种类

科　名	种　名
姜科	大高良姜、滑叶山姜
萝藦科	翅果藤、青蛇藤、宽叶秦岭藤
苦木科	毛叶楠臭椿
西番莲科	镰叶西番莲
豆科	决明、水罗伞、厚果崖豆藤、苦马豆、胡芦巴、鸡血藤、贺兰山黄芪、海南黄檀、苦豆子、中间锦鸡儿、鬼箭锦鸡儿、补骨脂、铁刀木
牻牛儿苗科	毛蕊老鹳草
楝科	印楝、酸炸树
菊科	香青、毛大丁草、马兰、红花、大蓟、腺梗豨莶、鬼针草、卵叶三脉紫菀、北苍术、葎草、紫菀、野马追、咸虾花、黄帚橐吾、网脉橐吾
山茱萸科	山茱萸
防己科	苍白秤钩风
兰科	天麻、细茎石斛、流苏石斛
石杉科	蛇足石杉、东北石杉
龙胆科	青叶胆、抱茎獐牙菜
败酱科	缬草、黄花败酱、糙叶败酱
肉座菌科	竹菌
伞形科	福参、竹叶柴胡、当归
紫茉莉科	紫茉莉
木樨科	小叶丁香、女贞小蜡树、紫丁香、连翘
大戟科	甘遂、雀儿舌头、乌桕、余甘子、白背叶
马鞭草科	白花牡丹、臭牡丹
芸香科	胡柚皮、疏毛吴茱萸、刺异叶花椒
清风藤科	卡儿乌头
马钱科	紫花醉鱼草、醉鱼草
百合科	芦荟、大蒜、菝葜、穿鞘菝葜、滇黄精、天目藜芦、兴安藜芦、广西血竭

(续 表)

科　名	种　名
扁海绵科	棕色扁海绵
葡萄科	显齿蛇葡萄、三叶青
十字花科	板蓝根、南葶苈子
木贼科	问荆
漆树科	广枣
茄科	地骨皮
金丝桃亚科	近无柄金丝桃
鹿蹄草科	紫背鹿蹄草、普通鹿蹄草
瑞香科	瑞香狼毒
水龙骨科	石韦
小檗科	宽苞十八功劳
山茶科	油茶、亮叶杨桐
桃金娘科	丁香
橄榄科	乳香
锦葵科	木芙蓉叶
荨麻科	长叶水麻
蓼科	拳参、虎杖、大黄、苦荞麦
五味子科	滇藏五味子、球蕊五味子
列当科	盐生肉苁蓉
薯蓣科	黄独、山药
蔷薇科	白叶莓、灰毛泡、悬钩子、硕苞蔷薇、野蔷薇、枇杷叶
卷柏科	旱生卷柏
杜鹃花科	烈香杜鹃
樟科	乌药
天南星科	天南星、半夏、千年健
石竹科	多荚草、金铁锁
夹竹桃科	水甘草
麦角菌科	冬虫夏草
虎耳草科	秦岭岩白菜、赶黄草
银杏科	银杏
番荔枝科	番荔枝、圆滑番荔枝、景洪暗罗
鳞毛蕨科	绵马贯众
报春花科	黄连、金钱草、羽叶点地梅
铁钉菜科	褐藻铁钉菜
松节藻科	红藻红节藻
帘哈科	文蛤

(续　表)

科　名	种　名
苦苣苔科	石胆草
松科	马尾松
仙人掌科	仙人掌
鸡趾草科	露水草
鼠李科	酸枣仁
川续断科	白花刺参
无患子科	无患子
口蘑科	构菌、北风菌
大风子科	山桐子
罂粟科	罂粟、五脉绿绒蒿
柳叶菜科	柳兰
梧桐科	长柄梭罗
旋花科	牵牛子、马蹄金、搭棚藤
冬青科	四季青、苦丁茶
野牡丹科	地埝、药囊
葫芦科	南瓜、绞股蓝
鸢尾科	薄叶鸢尾
毛茛科	乌头、中坝鹅掌叶、升麻
唇形科	冬凌草、紫花野芝麻、罗勒、甘西鼠尾、腺花香茶菜、粘毛黄芩、滇黄芩
远志科	黄花倒水莲、细叶远志、蝉翼藤
桑科	光叶桑、穿破石、桑椹
球子蕨科	荚果蕨贯众
五加科	人参、西洋参
玄参科	短腺小米草、短管兔耳草、北刘寄奴
多空菌科	黄鳞多空菌
蒺藜科	蒺藜

本年度中药化学研究方面发表的文章仍以中药化学成分的提取分离、结构鉴定研究为主，所涉及的结构类型基本涵盖了天然产物的所有结构类型，其中以黄酮类成分研究报道为最多，占三分之一，其次为三萜类、皂苷类、蒽醌类、甾醇类等，在中药化学方面的研究呈现以下几个方面的特点。

1. 重视中药复方化学和物质基础研究

以药理活性作用为研究考察指标，利用各种化学和色谱手段对复方进行追踪，进行有效部位的筛选和有效成分的分离鉴定，如张宪平等利用大孔树脂吸附技术将茵陈蒿汤分为5个部位，通过对 CCl_4 致急性肝损伤小鼠血清中 ALT、TP、ALB 的测定，筛选出具有保肝降酶作用的活性部位，并从活性部位中分得5个蒽醌类化合物，分别鉴定为大黄酚、大黄素甲醚、大黄素、芦荟大黄素、芦荟大黄素-8-O-β-D-吡喃葡萄糖苷，均首次从茵陈蒿汤中分得。何祥久等从瓜蒌薤白白酒汤活性部位中先后分离出4个黄酮类化合物，4个呋甾皂苷类化合物，7个螺甾皂苷类化合物，10个含氮及其他类化合物，并且发现其中多种成分具有抑制血小板聚集作用。石钺等先后从银翘散抗流感有效部位群(EFY)中分离出十余种化合物，其中包括一个新的黄酮二糖苷类，并且根据活性筛选结果，发现银翘散抗病毒有效部位群中的主要成分是木脂素类和黄酮类，且牛蒡子和甘草在9味药中起着主要的作用。

2. 加强中药化学成分活性作用研究

结合活性作用对中药化学成分进行研究的报道较前2个年度有所增加，如戴斌等报道的“水罗伞的化学成分”中分离鉴定的化合物水黄皮素具有益智作用。黄孝春等的“苍白秤钩风化学成分的研究”中分离、鉴定了(2,3)反式-N-对羟基苯乙基阿魏酰胺、1,5-二羟基-3-甲基-蒽醌、商陆酸-3-O-β-D葡萄糖醛酸-28-O-β-D-葡萄糖苷、商陆酸-3-O-β-D-葡萄糖-28-O-β-D-葡萄糖苷、商陆酸-3-O-β-D葡萄糖醛酸苷、商陆酸-3-O-β-D葡萄糖苷等9个化合物，同时药理实验表明化合物(2,3)反式-N-对羟基苯乙基阿魏酰胺具有较好的免疫增强活性，化合物商陆酸-3-O-β-D-葡萄糖-28-O-β-D-葡萄糖苷、商陆酸-3-O-β-D葡萄糖醛酸苷、商陆酸-3-O-β-D葡萄糖苷也具有一定的免疫增强活性。张庆林等报道从蛇床子中分离得到3种活性成分，分别为欧芹属素乙、爱得尔庭、9-异丁酰氧基-O-乙酰基哥伦比亚苷元，体外实验表明3种化合物对耐药的肿瘤细胞KBV 200具有明显的逆转作用，为逆转肿瘤细胞多药耐药活性成分。肖凯等进行了蓼科植物拳参的水溶性成分的研究，并测试其DNA裂解活性的研究，从拳参根茎中分得10个化合物，其结构分别为没食子酸、色氨酸、2,6-二羟基苯甲酸、(+)-儿茶素、绿原酸、(-)-表儿茶素-5-O-β-D-吡喃葡萄糖苷、(+)-儿茶素-7-O-β-D-吡喃葡萄糖苷、1-(3-O-β-D-吡喃葡萄糖基-4,5-二羟基-苯基)-乙酮、(+)-儿茶素-5-O-β-D-吡喃葡萄糖苷和(-)-表儿茶素，活性试验结果表明化合物没食子酸、(+)-儿茶素、(-)-表儿茶素-5-O-β-D-吡喃葡萄糖苷、(+)-儿茶素-7-O-β-D-吡喃葡萄糖苷、(+)-儿茶素-5-O-β-D-吡喃葡萄糖苷和(-)-表儿茶素具有很强的DNA裂解活性。

3. 挥发油中化学成分的分析

有关中药挥发油中化学成分的分析仍占有相当篇幅，大多是采用GC-MS的方法，也有一定的新发现，如李霞等用气相色谱分析出麸炒北苍术挥发油中的56种成分，经质谱鉴定了其中的20种化合物，发现了两种薁类化合物，系各种苍术挥发油中首次发现；史高峰等采用毛细管色谱-质谱连用技术，首次在藏药短管兔耳草挥发油中分析鉴定了41种化合物，占总挥发油的77.32%。

4. 为了寻找某些中药新的天然活性产物，或是更深入地了解中药有效成分的作用机制，一些学者进行了中药成分代谢产物研究

于能江等从灵芝子实体上一共生真菌的发酵菌丝体中分得4个脑苷类化合物，以期能发现新的抗肿瘤活性成分；叶敏等研究桔梗细胞悬浮培养体系对抗癌天然活性成分斑蝥素的生物转化，分离得到两个转化产物，经鉴定均为新化合物；陈继永等研究肠内菌群对七叶皂苷体外代谢转化，从人肠菌培养液中分离得到七叶皂苷的4个代谢产物，其中两个为新天然产物，并据此推断了七叶皂苷的肠道菌代谢途径。

5. 海洋天然产物活性成分研究

孙艳秋等首次从我国南海海绵 *Faciospongia rimosa* 中分得7个化合物；汤海峰等采用稻瘟霉模型生物活性追踪方法，应用多种层析手段，从褐藻铁钉菜 *Ishige okamuria* 中分离得到6个化合物，其中1个新化合物和1个新天然产物；徐效华等从软珊瑚 *Sarcophyton crassocaule* 中分离得到1种结构新颖的Cembrane型二萜；蓝文健等也从软珊瑚首次分离得到两个甾醇苷，其中1个为新化合物。

6. 开展植物中环肽成分的研究

丁中涛等从石竹科金铁锁根中分得3个环二肽，其中两个新天然产物为环(脯-缬)和环(脯-丙)。

7. 关于多糖方面的研究

由于天然产物多糖具有抗肿瘤、增强免疫和

降低血糖等活性,因此受到越来越多学者们的关注,如王习达等分离纯化得到铜绿微囊藻酸性多糖,并通过理化和光谱分析其性质和化学结构,结果表明铜绿微囊藻酸性多糖是一种新型的α型吡喃糖;陈云龙等从细茎石斛水溶性多糖提取物中首次分离得到8种均一多糖,其中一种为β-D-吡喃型葡萄甘露聚糖;王俊玲等采用水提醇沉法提取得到3种芦荟多糖,其中一种为均一组分;赵国华等研究了山药多糖RDPS-I的结构和抗肿瘤活性,结果表明RDPS-I是由葡萄糖、甘露糖和半乳糖构成的杂多糖,具有很强的体内抗肿瘤活性。

(佘桂新　陈炎明)

【75 种中草药中的新成分】

一年来,中国学者在75余种中草药中发现了约132个新成分。如表3。

表3　75种中药的新成分

中草药及原植物名	新成分名称	分子式	熔点(℃)和旋光度	生物活性	报道者
1. 当归 *Agelica sinensis* (Oliv.) Diels.	Homosenkyunolide H	$C_{13}H_{18}O_4$			黄伟晖,等
	Homosenkyunolide I	$C_{13}H_{18}O_4$			
2. 水甘草 *Amsonia sinensis* Tsiang.	水甘草酸	$C_{20}H_{24}N_2O_4$	278～280 $[\alpha]_D$－16.7		王爱国,等
3. 福参 *Angelica morri* Hayata.	(±)-亥茅酚		205.5～206 $[\alpha]_D$ 0.00		孙视,等
4. 圆滑番荔枝 *Annona glabra* Linn.	Glabrencin A			抗肿瘤活性	孙兰,等
	Glabrencin B				
	Annonebinide B	$C_{40}H_{62}O_4$	283～285		田丽娟,等
5. 宽叶秦岭藤 *Biondia hemsleyana* (Warb.) Tsiang.	3,5-二羟基二十烷酸羽扇豆醇酯	$C_{50}H_{88}O_4$	68～70 $[\alpha]_D$＋27.2		谭兴根,等
	2-羟甲基-5-甲氧基苯基-O-β-D-吡喃葡萄糖苷	$C_{14}H_{20}O_8$	149～152		
	秦岭藤苷 C	$C_{33}H_{54}O_{12}$			
	秦岭藤苷 D	$C_{39}H_{64}O_{17}$	246～248		
6. 中间锦鸡儿 *Caragana intermedia* Kuang et H. C. Cu.	2(S)-7,3′,5′-三羟基二氢黄酮	$C_{15}H_{12}O_5$	223～225 $[\alpha]_D$－22.88		施蛟,等
7. 酸渣树 *Carapa guianensis* Aubl.	(－)-epicatechin-3-O-(3,5-di-O-methyl) gallate	$C_{24}H_{22}O_{10}$	110～111 $[\alpha]_D$－142.8		漆淑华,等
8. 铁刀木 *Cassia siamea* Lam.	2-甲基-5-(2′-羟丙基)-7-羟基色酮-2′-O-β-D-吡喃葡糖苷	$C_{19}H_{24}O_9$	232～233		吕泰省,等
9. 兴安升麻 *Cimicifuga dahurica* Thurez Maxim.	兴安升麻苷 C	$C_{37}H_{58}O_{12}$	172～173 $[\alpha]_D$－48.0		刘勇,等
	兴安升麻苷 D	$C_{37}H_{56}O_{12}$	160～162 [α]D－56.3		

（续 表）

中草药及原植物名	新成分名称	分子式	熔点(℃)和旋光度	生物活性	报道者
10. 升 麻 *Cimicifuga foetida* L.	西麻苷Ⅰ	$C_{36}H_{58}O_{11}$	155～157 $[\alpha]_D-65.4$		潘瑞乐，等
	西麻苷Ⅱ	$C_{36}H_{58}O_{10}$	203～205 $[\alpha]_D+35.6$		
	西麻苷Ⅲ	$C_{36}H_{56}O_9$	174～176 $[\alpha]_D-57.2$		
	7,8-二脱氢-27-脱氧升麻亭	$C_{37}H_{54}O_{10}$	260～262	抗骨质疏松	赵晓宏，等
11. 大蓟 *Cirsium japonicum* DC.	8,9,10-triacetoxy-heptadeca-1-ene-11,13-diyne	$C_{23}H_{32}O_6$	$[\alpha]_D-19.5$		植飞，等
	ciryneone F	$C_{16}H_{22}O_3$	$[\alpha]_D+24.9$		
	cireneol G	$C_{17}H_{30}O_2$	$[\alpha]_D+12.7$		
	ciryneol H	$C_{17}H_{25}ClO_2$	$[\alpha]_D-6.8$		
12. 圆裂短足软珊瑚 *Cladiella krempfi*	3-O-[β-D-吡喃阿拉伯糖苷]-孕甾-5(20)-二烯-3β-醇	$C_{26}H_{40}O_5$	224～226 $[\alpha]_D+217.6$		蓝文健，等
13. 石胆草 *Corallodiscus flabellata*	3,4-二羟基苯乙醇-8-O-[β-D-芹糖基(1→3)]-β-D-葡糖苷	$C_{19}H_{28}O_{12}$	142～143 $[\alpha]_D-61.6$		郑晓珂，等
	3,4-二羟基苯乙醇 8-O-[4-O-咖啡酰基-β-D-芹糖基(1→3)-β-D-葡糖基(1→6)]-β-D-葡糖苷	$C_{35}H_{44}O_{20}$	154～156 $[\alpha]_D-65.6$		
	3,4-二羟基苯乙醇-8-O-[β-D-芹糖基(1→3)-β-D-葡糖基-(1→6)]-β-D-葡糖苷	$C_{25}H_{38}O_{17}$	148～150 $[\alpha]_D-70.5$		
	3,4-二羟基苯乙醇-8-O-[β-D-芹糖基(1→2)]-β-D-葡糖苷	$C_{19}H_{28}O_{12}$	144～145 $[\alpha]_D-59.3$		
	3,4-二羟基苯乙醇-8-O-[(5-O-香草酰基)-β-D-芹糖基(1→2)]-β-D-葡糖苷	$C_{27}H_{34}O_{15}$	148～150 $[\alpha]_D-54.8$		
14. 大叶仙茅 *Curculigo capitulata* (Lour.) Ktze.	4,4′-dimethoxy-3′-hydroxy-7,9′;7′,9-diepoxylignan-3-O-β-D-glucopyranoside	$C_{26}H_{32}O_{11}$	$[\alpha]_D-54.69$		李宁，等

(续　表)

中草药及原植物名	新成分名称	分子式	熔点(℃)和旋光度	生物活性	报道者
15. 仙茅 *Curculigo orchioides*	3β,11α,16β-三羟基环阿尔廷烷-24-酮-3-O-[β-D-吡喃葡糖(1→3)-β-D-吡喃葡糖(1→2)-β-D-吡喃葡糖]-16-O-α-L-阿拉伯糖苷	$C_{54}H_{76}O_{23}$	$[\alpha]_D$+5.59		李宁,等
	(24S)-3β,11α,16β,24-四羟基环阿尔廷烷-3-O-[β-D-吡喃葡糖(1→3)-β-D-吡喃葡糖(1→2)-β-D-吡喃葡糖]-24-O-β-D-吡喃葡糖苷	$C_{54}H_{92}O_{24}$	$[\alpha]_D$−9.33		
16. 郁金 *Curcuma longa*	环二十二酸内酯	$C_{22}H_{42}O_2$			易进海,等
	6-methyl-7-(3-oxobutyl)-bicyclo[4,1,0]heptan-3-one	$C_{12}H_{18}O_2$			
17. 露水草 *Cyanotis arachnoidea* C. B. Clark.	22-羰基筋骨草甾酮C	$C_{27}H_{42}O_7$	144～147		谭成玉,等
	22-羰基-β-蜕皮甾酮		102～106		
	11α-hydroxyrubrosterone	$C_{19}H_{26}O_6$	251～253 $[\alpha]_D$+1.07		
18. 石斛 *Dendrobium fimbriatum* Hook.	流苏菲	$C_{16}H_{10}O_5$	272～273		毕志明,等
19. 南葶苈子 *Descurainia sophia* (L.) Webb ex Prantl.	槲皮素-7-O-β-D-吡喃葡萄糖基(1→6)-β-D-吡喃葡萄糖苷	$C_{27}H_{30}O_{17}$	220		孙凯,等
20. 苍白秤钩风 *Diploclisia glaucescens*	Paristerone C-20,22-monoacetonide	$C_{30}H_{48}O_7$	108～110 $[\alpha]_D$+48.7		黄孝春,等
21. 竹菌 *Engleromyces goetzei* P. Henn.	(2S,3S,4R,10E)-2-[(2′R)-2′-hydroxytetracosanoyl amino]-10-octadecene-1,3,4-triol	$C_{42}H_{83}NO_5$	$[\alpha]_D$+11.1		占扎君,等
22. 吴茱萸 *Evodia rutaecarpa* (Juss.) Benth.	丙酮基吴茱萸碱	$C_{22}H_{21}N_3O_2$	163～164		左国营,等
23. 水罗伞 *Fordia cauliflora* Hemsl.	水罗伞甲素 水罗伞乙素	$C_{18}H_{12}O_4$ $C_{18}H_{12}O_5$	170～171 182～183		戴斌,等
24. 连翘 *Forsythia suspensa* (Thunb.) Vahl.	连翘酸-1′-O-β-D-葡萄糖苷				刘悦,等
25. 北风菌 *Pleurotus ostreatus* (Jacq.:Fr.) Kummer	3β-D-glucopy-ranosyl-22E,24R-ergosta-7,22-diene-5α,6β,9α-triol	$C_{34}H_{56}O_9$	275～277 $[\alpha]_D$−90.6		占扎君,等

（续 表）

中草药及原植物名	新成分名称	分子式	熔点(℃)和旋光度	生物活性	报道者
26. 乌拉尔甘草 *Glycyrrhiza uralensis*	3-O-[β-D-葡萄糖醛酸甲酯-(1→2)-β-D-葡萄糖醛酸]-24-羟基-甘草内酯	$C_{43}H_{62}O_{17}$	$[\alpha]_D$+3.5		朱绪民，等
27. 绞股蓝 *Gynostemma pentaphyllum* (thunb.) Makino.	3-O-β-D-吡喃葡萄糖基 2α,2β,12β,20(S)-3-羟基-达玛烷 24-烯 20-O-β-D-吡喃葡萄糖苷	$C_{42}H_{72}O_{14}$	207～209 $[\alpha]_D$+3.8		刘欣，等
28. 多序岩黄芪 *Hedysarum olybotrys* Hand.-Mazz.	红芪木脂素 A		160～164 $[\alpha]_D$+4.0		海力茜，等
29. 山芝麻 *Helicteres angustifolia* Linn.	3β-羟基-27-苯甲酰氧基齐墩果酸甲酯	$C_{38}H_{54}O_5$	102～104 $[\alpha]_D$+230.5		郭新东，等
	3β-D-对羟基-反-肉桂酰-齐墩果酸	$C_{39}H_{54}O_5$	294～296 $[\alpha]_D$+134.5		
30. 蛇足石杉 *Huperzia serrata* (Thunb.) Trev.	8β-羟基马尾杉碱乙	$C_{16}H_{23}NO_3$	281～283 $[\alpha]_D$−205		袁珊琴，等
	11α-过氧羟基马尾杉碱乙	$C_{16}H_{23}NO_4$	164～166 $[\alpha]_D$−2.906		谭昌恒，等
	7-过氧羟基马尾杉碱乙	$C_{16}H_{23}NO_4$	188～190 $[\alpha]_D$−1.784		
31. 美丽金丝桃 *Hypericum bellum* Li.	Compound Ⅲ				罗蕾，等
32. 真菌 *Hypomyces* (Fr.) Tul. sp.	Hypomycin C	$C_{30}H_{22}O_{10}$	245～248		沈云修，等
	Hypomycin D	$C_{30}H_{22}O_{10}$	302～307		
33. 水冬瓜 *Idesia polycarpa var vestita* Diels.	去甲松柏苷	$C_{15}H_{20}O_8$			周燕，等
34. 板蓝根 *Isatis indigotica* Fort.	[E]-2-[(3,-吲哚)腈基亚甲基]-3-吲哚酮	$C_{18}H_{11}N_3O$	213～215		李彬，等
35. 褐藻铁钉菜 *Ishige okamurae* Yendo.	3β,28ξ-二羟基-24-乙基-5,23Z-胆甾二烯	$C_{29}H_{48}O_2$		具有肿瘤细胞毒性	汤海峰，等
	1-O-(8Z-十四碳烯酰基)甘油酯				
36. 腺花香茶菜 *Isodon adenanthus* (Diels) Kudo.	腺花香茶菜素 N	$C_{24}H_{34}O_8$	125～126 $[\alpha]_D$−46.7		项伟，等
	腺花香茶菜素 O	$C_{22}H_{32}O_6$	230～231 $[\alpha]_D$−133.3		
	腺花香茶菜素 P	$C_{22}H_{32}O_6$	$[\alpha]_D$−51.7		

(续 表)

中草药及原植物名	新成分名称	分子式	熔点(℃)和旋光度	生物活性	报道者
37. 白叶香茶菜 *Isodon leucophyllus* (Dunn) Kudo.	13-羧基布卢姆醇 C	$C_{13}H_{20}O_4$	$[\alpha]_D$+57.76		赵爱华,等
38. 网脉橐吾 *Ligularia dictyoneura*	Ligudicin A	$C_{15}H_{22}O_2$			檀爱民,等
	Ligudicin C				
39. 女贞小蜡树 *Ligustrum sinense* Lour.	小蜡苷 I	$C_{26}H_{34}O_{12}$	$[\alpha]_D$−46.67		欧阳明安
40. 地骨皮 *Lycium chinense* Mill.	地骨皮苷甲	$C_{18}H_{26}O_{12}$			魏秀丽,等
41. 金钱草 *Lysimachia christinae* Hance.	金钱草素	$C_{26}H_{28}O_{14}$	186～188		崔东滨,等
42. 黄连 *Lysimachia davurica* Ledeb.	正十八烷酸二十六酯		79～82		田景奎,等
43. 五脉绿绒蒿 *Meconopsis quintuplinervia* Regel.	五脉绿绒蒿碱	$C_{19}H_{21}NO_4$	192～194 $[\alpha]_D$−52.8		尚小雅,等
44. 紫茉莉根 *Mirabilis jalapa* L.	二十三碳酸单甘油酯				危英,等
45. 白花刺参 *Morina nepalensis var. alba* Hand.-Mazz.	刺参苷 K	$C_{40}H_{64}O_{12}$	177～179 $[\alpha]_D$+0.88		滕荣伟,等
	刺参苷 L	$C_{53}H_{86}O_{23}$	215～217 $[\alpha]_D$−4.30		
	monepaloside G	$C_{52}H_{84}O_{21}$	204～206 $[\alpha]_D$+0.59		
	monepaloside H	$C_{52}H_{83}O_{21}$	198.5～200		
	monepaloside I	$C_{58}H_{94}O_{26}$	217～219.5 $[\alpha]_D$+8.96		
	monepaloside J	$C_{59}H_{95}O_{27}$	212～215 $[\alpha]_D$+16.52		
46. 山海绵 *Mycale parishi*	N-2-羟基-1-羟甲基-3-十七烯基-二十五脂肪酸酰胺	$C_{43}H_{85}NO_3$	81～83		曾向潮,等
47. 无柄新乌檀 *Neonauclea sessilifolia* (Roxb.) Merr.	3β,15α,21β,23-tetrahydroxy-12-oleanen-28-oic acid	$C_{30}H_{48}O_6$	296～298 $[\alpha]_D$+46.6		康文艺,等
	3β,6α,21β,23-tetrahydroxy-12-oleanen-28-oic acid	$C_{30}H_{48}O_6$	286～288 $[\alpha]_D$+93.3	有微弱的抑菌作用	

(续 表)

中草药及原植物名	新成分名称	分子式	熔点(℃)和旋光度	生物活性	报道者
48. 仙人掌 *Opuntia vulgaris* Mill	4-乙氧基-6-羟甲基-α-吡喃酮	$C_8H_{10}O_4$	94.5～96.8		邱鹰昆,等
	仙人掌素 B	$C_{17}H_{13}NO_3$	213		蒋建勤,等
49. 黄花败酱 *Patrinia scabiosaefolia* Fisch.	齐墩果酸-3-O-β-D-葡萄吡喃糖基(1→3)-α-L-阿拉伯吡喃糖苷	$C_{41}H_{65}O_{12}$	224～226		姜泓,等
50. 糙叶败酱 *Patrinia scabra* Bge.	4-[1-乙氧基-1-(4′-羟基-3′-甲氧基)苯基]甲基-2-(4-羟基-3-甲氧基)苯基-3-羟甲基四氢呋喃	$C_{22}H_{28}O_7$	114～116		李廷钊,等
51. 余甘子 *Phyllanthus emblica* L.	3-乙基没食子酸		＞300		张兰珍,等
52. 马尾松 *Pinus massoniana* Lamb.	Massonianoside D	$C_{26}H_{34}O_{10}$	94～95 $[\alpha]_D-10.3$		冯卫生,等
	Massonianoid A	$C_{26}H_{30}O_{10}$	142～144 $[\alpha]_D-60.19$		
53. 晚香玉球 *Polianthes tuberosa* L.	晚香玉苷 A	$C_{38}H_{64}O_{14}$	$[\alpha]_D-24.51$		金建明,等
54. 景洪暗罗 *Polyalthia cheliensis* Hu.	1α-乙酰氧基对映桧醇	$C_{17}H_{28}O_3$	$[\alpha]_D-11.2$		朱伟明,等
55. 多荚草 *Polycarpon prostratum* (Forssk) Aschers.	多荚草皂苷 I	$C_{37}H_{58}O_9$			丁中涛,等
	多荚草皂苷 J	$C_{35}H_{56}O_8$			
56. 黄花倒水莲 *Polygala fallax* Hemsl.	1-羟基-2,4-二甲氧基山酮	$C_{15}H_{12}O_5$	165～169		朱丹妮,等
	6-羟基-1-甲氧基-2,3-亚甲二氧基山酮	$C_{15}H_{10}O_6$	228～230		
57. 细叶远志 *Polygala tenuifolia* Willd.	4-C-β-D-吡喃葡糖-1,3,6-三羟基-7-甲氧基氧杂蒽酮苷	$C_{20}H_{19}O_{11}$	182～186		汪豪,等
58. 羽叶点地梅 *Pomatosace filicula* Maxim.	羽叶点地梅甲苷	$C_{60}H_{98}O_{27}$	$[\alpha]_D-150$		廖志新,等

(续 表)

中草药及原植物名	新成分名称	分子式	熔点(℃)和旋光度	生物活性	报道者
	环(脯-缬)	$C_{10}H_{16}N_2O_2$	186～188		丁中涛,等
	环(脯-丙)	$C_8H_{12}N_2O_2$	178～181		
59. 金铁锁 *Psammosilene tunicoides* W. C. Wu et C. Y. Wu.	3-O-β-D-galactopyranosyl-(1→2)-[β-D-xylopyranoxyl-(1→3)]-β-D-6-O-methylglucuronopyranosyl-quillaic acid	$C_{48}H_{74}O_{20}$	225～228 $[\alpha]_D$ +12.31		钟惠民,等
	3-O-β-D-galactopyranosyl-(1→2)-[β-D-xylopyranoxyl-(1→3)]-β-D-6-O-ethylglucuronopyranosyl-quillaic acid	$C_{49}H_{76}O_{20}$	232～235 $[\alpha]_D$ −106.98		
60. 甘西鼠尾 *Salvia przewalskii* Maxim.	甘西鼠尾新酮 A	$C_{36}H_{28}O_6$	188～189		陈万生,等
61. 无患子 *Sapindus mukorossi* Gaertn.	Sapimukoside A	$C_{47}H_{76}O_{16}$	172～174 $[\alpha]_D$ +21.21		滕荣伟,等
	Sapimukoside B	$C_{42}H_{68}O_{12}$	155.5～157 $[\alpha]_D$ −46.67		
62. 软珊瑚 *Sarcophyton crassocaule*	Sarcocrassolide B	$C_{20}H_{28}O_4$	94～96 $[\alpha]_D$ +27.8	细胞毒性	徐效华,等
63. 果叶马尾藻 *Sargassum carpophyllum* J. Agargh.	A-失碳甾体羧酸酯	$C_{31}H_{48}O_4$			汤海峰,等
64. 蝉翼藤 *Securidaca inappendiculata* Hassk.	Securixanthone C	$C_{14}H_{10}O_6$	186～188	抗氧化作用	杨学东,等
	Securixanthone D	$C_{15}H_{12}O_5$	202～204		
65. 大豆	6″-β-D-阿拉伯糖-染料木素葡萄糖苷	$C_{26}H_{32}O_{14}$			徐德平,等
	6″-β-D-木糖-染料木素葡萄糖苷	$C_{26}H_{32}O_{14}$			
66. 沐浴海绵 *Spongia zimocca aubspecles irregularia*	Zimoclactone A	$C_{19}H_{24}O_6$	252～253 $[\alpha]_D$ −34.3	细胞毒性	苏镜娱,等
67. 川东獐牙菜 *Swertia davidi* Franch.	川东獐牙菜素 B	$C_{17}H_{16}O_6$	269～270	较强的抗氧化活性	谭桂山,等

(续 表)

中草药及原植物名	新成分名称	分子式	熔点(℃)和旋光度	生物活性	报道者
68. 红豆杉 *Taxus chinensis*	14β-羟基巴卡亭Ⅵ	$C_{37}H_{46}O_{15}$	241～243 $[\alpha]_D+9.42$		王福生,等
	1β-羟基-2α,7β-二去乙酰基巴卡亭Ⅰ	$C_{28}H_{40}O_{12}$	$[\alpha]_D+63.83$		
69. 偏翅唐松草 *Thalictrum delavayi* Franch.	5-hydro-N-methylcorydalidine	$C_{12}H_{15}NO_4$	230～231		汪冶,等
	1-(4-methoxybenzyl)-2-N-methyl-6-hydroxyl-5,7-dimethoxy-isoquinoline	$C_{20}H_{22}NO_4$			
70. 胡芦巴 *Trigonella foenum-graecm* Linn.	皂苷 A	$C_{45}H_{72}O_{17}$	208～211 $[\alpha]_D-67.42$		徐学民,等
71. 弯蕊开口箭 *Tupistra wattii* Hook. f.	弯蕊皂苷元 B	$C_{27}H_{44}O_9$	>300 $[\alpha]_D-65.1$		沈平,等
	弯蕊皂苷元 C	$C_{27}H_{42}O_9$	>300 $[\alpha]_D-20.8$		
72. 酸枣仁 *Ziziphus jujuba* Mill *var. spinosa* (Bunge). Hu ex. H. F.	酸枣仁皂苷 E		171～174		白焱晶,等
73. 古蔺雪胆 *Hemsleya penxianensis var. gulinensis*	雪胆皂苷 A	$C_{42}H_{68}O_{13}$	245～250 $[\alpha]_D+18.52$		林玉萍,等
	雪胆皂苷 B	$C_{51}H_{82}O_{18}$	198～200 $[\alpha]_D+16.62$		
74. 三七 *Panax notoginseng* (Bur.) F. H. Chen.	Cyclo-(Leu-Thr)	$C_{10}H_{18}N_2O_3$			谭宁华,等
	Cyclo-(Ile-Val)	$C_{11}H_{20}N_2O_2$			
	Cyclo-(Leu-Ser)	$C_9H_{16}N_2O_3$			
	Cyclo-(Leu-Tyr)	$C_{15}H_{20}N_2O_3$			
	Cyclo-(Val-Pro)	$C_{10}H_{16}N_2O_2$			
	Cyclo-(Ala-Pro)	$C_8H_{12}N_2O_2$			
	Cyclo-(Phe-Tyr)	$C_{18}H_{18}N_2O_3$			
	Cyclo-(Phe-Ala)	$C_{12}H_{14}N_2O_2$			
75. 巨花雪胆 *Hemsleya gigantha*	雪胆素 G				陈亚,等
	巨花雪胆皂苷 B				

(佘桂新 陈炎明)

【32种中药中的挥发油成分的研究】

1. 乌药

乌药为樟科植物乌药 *Lindera aggregata* (Sims) Kosterm. 的块根，乌药中的挥发油成分是乌药的有效成分。杜志谦等对不同产地浙江、江西、福建、安徽产乌药进行了挥发油成分的比较。结果：4种产地的乌药所含挥发油化学成分大致相同，但相对含量有一定的差异；已鉴定的化合物组成占色谱总馏出峰面积的比例，浙江乌药89.01%、江西乌药81.02%、福建乌药82.43%、安徽乌药85.22%。

2. 黑藁本

黑藁本(蕨叶藁本 *Ligustcum pteridophyllum* Franch.)是云南地区性习用的中药藁本地方品种之一。叶晓雯等对其挥发油化学成分进行了研究，检测出45种化合物，鉴定了30种挥发油成分，主要成分为肉豆蔻醚(83.95%)、芹菜脑(7.64%)、揽香脂素(1.73%)、芳樟醇(0.50%)，为黑藁本的合理应用和开发云南省资源提供了依据。

3. 迷迭香

迷迭香 *Rosmarinus officinalis* L. 为唇形科迷迭香属植物，新鲜植物的枝叶中含有0.48%～0.52%的挥发油成分。赵文军等从迷迭香芳香油中共鉴定出31种化合物，主要有1,8-桉叶素、α-蒎烯、樟脑、莰烯、柠檬烯和马鞭草烯酮、醋酸龙脑酯。

4. 山茱萸

李建军等对河南西峡产的山茱萸进行了分析，共分离出48个峰，并从中鉴定了28种成分，占挥发油含量的70%，其中芳香类化合物居多，占总馏出峰面积的28%，其次为酯类(11.59%)、酸类(8.78%)、醛类(4.14%)、醇类和酮类。

5. 马兰

马兰 *Kalimeris indica* (L.) Sch.-Bip. 为菊科马兰属植物的带根全草，具有清热解毒、散瘀止血、温肺止咳等功能。康文艺等用GC-MS分析了贵阳小河地区野生马兰挥发油的化学成分，共鉴定了63种成分，占全油的55.98%，主要为萜类化合物、脂肪族化合物和芳香族化合物等，这些研究对开发和综合利用马兰药用资源等方面提供了科学依据。

6. 乳香

乳香为橄榄科植物卡氏乳香树 *Boswellia carterii* Birdw. 及同属其他数种植物皮部切伤后渗出的油胶树脂，具有活血行气止痛，消肿生肌之功效。夏华玲等对乳香的挥发油成分进行了分析，总离子流图共70个峰，共鉴定了46种成分，占挥发油总成分的65.70%。其主要成分为乙酸辛酯(44.92%)、异丁酸橙花叔酯(13.27%)、辛醇-1(6.49%)。

7. 烈香杜鹃

烈香杜鹃 *Rhododendron anthopogonoides* Maxim. 是杜鹃花科杜鹃花属植物，其枝、叶、花含有芳香油，可作高级香料或日用化妆品等，并具有清热解毒、止咳平喘、健胃消肿、强身抗老等功能。张继等采用GC-MS法对烈香杜鹃的挥发油成分进行了研究，结果分离出94个组分，主要挥发油成分为3,7-环葵烷-1-酮(15.53%)、3-苯基-2-丁酮(13.11%)、1-(1,3-二甲基丙氧基)苯(10.80%)，化合物类型以烃、酮、醇、芳香和芳香杂环化合物为主。

8. 破铜钱

破铜钱 *Hydrocotyle sibthorpioides* Lam. 为伞形科植物破铜钱的全草，具有清热利湿、祛痰止咳的功效。康文艺等对其挥发油成分进行分析，鉴定出42种成分，总含量约占全油的87.41%，分析结果表明破铜钱挥发油成分非常复杂，主要包括萜及萜醇类化合物、脂肪族化合物和芳香族化合物等。其中苯丙腈含量最高为57.28%，具有毒性和腐蚀性，应当引起注意。

9. 罂粟籽油

罂粟果实的乳汁主要含有吗啡，而罂粟油是新鲜罂粟果实的种籽经压榨后形成的油不含吗啡。有关罂粟籽油的文献报道极少，故陈永宽等对其挥发性成分进行了研究，共鉴定了55种化学成分，主要为2,4-壬二类醛(27.80%)、2,4-癸烯醛(13.16%)、已醛(4.46%)、(Z,Z)-9,12-十八二烯酸(3.28%)和(Z)-2-庚烯醛(3.06%)。

其他成分的含量都低于3%。

10. 马尾松针叶

松针叶含有多种化学成分，具有活血、祛风、燥湿止痒的功能。李萍等采用超临界CO_2提取技术对马尾松针叶中化学成分进行了提取，GC-MS联用技术对萃取物进行了分析，共分离出22个峰，鉴定了18个主要色谱峰，占挥发油组分的81.82%，其主要含饱和脂肪醇、酸，不饱和脂肪酸类成分，占总组合的64.93%，其余主要成分是萜烯类化合物，并确定了化合物的相对含量，为开发松针药用资源提供了依据。

11. 赶黄草

赶黄草 *Penthorum chinense* Pursh. 是虎耳草科扯根菜属多年生草本植物，为苗族传统药物，主治黄疸、水肿、活血、行经。冯长根等首次报道了赶黄草挥发油的化学主要为酮和酯类化合物，其中酯类占总含量的38.15%，酮类占总含量的30.55%，酸类占总含量的12.59%，醇类占总含量的10.82%。

12. 黄帚橐吾

黄帚橐吾 *Ligularia virgaurea* (Maxim.) Mattf. 为菊科千里光族橐吾属植物，民间常用来治疗咳嗽、消炎等。唐艳丽等对其挥发油成分进行了研究，共鉴定出41个化合物占总挥发油的72.73%，其中单萜化合物的含量最大，占总挥发油的24.64%，其次为有机酸(15.06%)、芳香族化合物(13.18%)、倍半萜(7.55%)、烷烃类(3.13%)。

13. 山茨菇

谢宇蓉分析了山茨菇(*Asarum sagittarioides* C. F. Liang)挥发油的化学成分，鉴定了40个组分，其中β-金合欢烯7.56%、橙花叔醇6.85%、芳樟醇5.62%、肉桂酸酯类5.10%、异石竹烯3.29%、芹菜脑3.89%、冰片1.45%。

14. 紫花前胡

张斐等用毛细管气相-质谱(GC-MS)仪对湖南邵阳产的紫花前胡 *Peucedanum decursivum* (Miq.) Maxim. 挥发油进行了分析，结果鉴定的成分中萜类化合物占24.37%，芳香族化合物占15.41%，醛类占11.52%，环烷烃类占23.68%，而挥发油的主要成分α-蒎烯、(1S)-6,6-二甲基-2-亚甲基双环[3,1,1]庚烷。

15. 红丝线草

红丝线草 *Peritrophe roxburghiana* (Schult.) Brem. 为爵床科九头狮子属植物，药理研究具有扩充血管和降低血压的作用。徐玉琳等对红丝线草的挥发油成分进行了分析，分离出63个化学组分峰，鉴定了29个化学成分和相对含量，其中主要成分为六氢假紫罗兰酮(32.14%)。

16. 疏毛吴茱萸

滕杰等对疏毛吴茱萸 *Evodia rutaecarpa* (Juss.) Benth. var. *bodinieri* (Dode) Huang. 的果实挥发油成分进行了研究，检测出193个峰，鉴定了41种化合物，占总挥发油含量的71.68%，主要为单萜烃类、单萜醇类、倍半萜烯类和酯类化合物，其主成分β-揽香烯含量为10.20%，而近年来β-揽香烯具有抗癌作用已引起了人们的极大重视。

17. 山海螺

山海螺为桔梗科植物羊乳 *Codonopsis lanceolata* Benth, et Hook. 的根，具有抗肿瘤和止咳作用。余雄英等对山海螺进行了定性和定量分析，共分离出85个峰，鉴定了26个化合物成分，主要含有机酸和酯，其中十六烷酸占23.03%、十六烷酸乙酯占3.55%。

18. 太白茶

王晓玲等首次报道了对太白茶(*Thamnolia subuli* W. Cuib)挥发油成分的分析，共鉴定了31个组分，占挥发油总量的61.23%，其中含量最高的为正碳十六烷酸(28.52%)。

19. 肉桂

邱琴等对福建宁德和云南文山产肉桂挥发油成分进行了研究，采用不同类型的毛细管柱进行分析，找出最佳分析条件。结果：福建宁德产肉桂共鉴定出37个成分，占挥发油总成分的78%以上；云南文山产肉桂共鉴定出44个成分，占挥发油总成分的72%以上；两地肉桂挥发油中的相同化合物共有 17 种,其中含量较高的有反式-肉桂醛(福建 76.13%,云南 71.65%)、顺式-肉桂醛(福建 2.01%,云南 1.38%);两地肉桂挥发油中有多种成分与含量有显著差别。

20. 益智

杨培民等对益智(*Alinia oxyphylla* Miq.)不同药用部位(壳和种仁)挥发油成分进行了含量测定,发现益智壳中含有 0.38%的挥发油,其含量是益智种仁含量(1.77%)的 1/5 强;经高效液相色谱分析,壳与种仁的挥发油组成基本相同。

21. 胡柚皮

赵雪梅等对资源丰富的胡柚皮挥发油成分进行了研究,分离鉴定了 28 种化合物,占总组分的 93.02%,多为萜烯类化合物,其中主要成分为苧烯(相对含量 35.29%)。且实验研究发现胡柚皮挥发油具有较好的抗菌活性,为天然抗菌药物的开发提供了依据。

22. 蓝桉

蓝桉 *Eucalyptus globulus* Labill. 为桃金娘科植物,在民间广泛应用,具有治疗感冒、抗菌消炎、抗癌的作用。刘玉明等对蓝桉果实的挥发油成分进行了研究,共鉴定了 31 个色谱峰,占所鉴定成分总量 93.70%。

23. 四季青

廖立平等对四季青(*Ilex purpurea* Hassk.)叶挥发油成分进行了分析,结果鉴定了 18 个化合物,占总挥发油含量的 93.39%,其中含量较大的成分有 2-甲基-1-戊烯-3-醇(28.50%)、十六碳酸(23.91%)、苯甲醇(4.87%)、3-羰基-α-紫罗兰醇(3.86%)。

24. 十八症

十八症为胡椒科胡椒植物光轴味苎叶蒟 *Piper boehmeriaefolium* var. tonkinense C. DC. 分布广东、广西、云南等地,具有祛风散寒、散瘀止痛的功能。刘建华等对十八症的挥发油成分进行分析,分离提取 83 个成分,检出 53 个化合物,占总挥发油总量的 79.86%,δ-杜松烯 8.08%、L-龙脑 8.08%、β-水芹烯 7.72%,T-紫穗槐醇 7.53%、莰烯 7.14%、萜品烯-4-醇 4.67%、β-蒎烯 4.56%。

25. 丁香

丁香水煎剂对于能引起免疫功能低下,尤其是器官移植和艾滋病患者发生肺炎的人巨细胞病毒,有明显的抑制作用。邱琴等从广东饶平产丁香中分离出 26 个峰,鉴定了 22 个成分,其主成分为丁香酚,相对含量高达 80.33%,其次为 2-甲氧基-4-(2-丙烯基)-苯酚乙酸酯(相对含量为 3.05%)和 3,7,11-三甲基-2,6,10-十二碳三烯-1-1 醇(相对含量为 2.54%)。

26. 补骨脂

廖坤等采用固相微萃取-色谱-质谱(SPME/GC/MS)联用技术对 9 个不同产地的补骨脂挥发性成分进行了分析,分别分离鉴定出 87 种成分,不同产地的补骨脂挥发性成分种类和相对含量各不相同,在已鉴定的组分中,烃类化合物和烃类含氧有机化合物(包括醇、醚、醛、酮、酸、酯类)分别约占 40%和 60%,共同组分有 23 种,其中石竹烯、石竹烯氧化物、异补骨脂素、补骨脂素和补骨脂酚是补骨脂的主要挥发性成分。

27. 白背叶根

白背叶根 *Mallotus apelta* (Lour) Muell. -arg. 具有清热利湿、解毒止血、止痛等功效。李吉来等分析了白背叶根中挥发性成分,共分离出 51 个组分,鉴定出其中的 30 个化合物,占出峰面积的 86.23%。其主要成分为有机脂肪酸、酮、醛、醇等,含量较高的有棕榈酸(54.16%)、十五烷酸(5.25%)、广藿香醇(4.48%)、肉豆蔻酸(4.19%)。

28. 八棱麻

八棱麻 *Sambucus chinensis* Lindl. 为民间草药,其茎叶能活血散瘀、祛风除湿、通经活络。蒋道松等对八棱麻的挥发油成分进行分析,已鉴定的成分占总量的 98.01%,其中 1-甲氧基-4-(2-烯丙基)苯含量最高(占总量的 35.65%),其次为 3-甲基-丁酸(占总量的 30.51%)。

29. 香青

滑艳等从甘肃产香青 *Anaphalis sinica* Hance 挥发油中分出 111 种成分,鉴定出 80 种化合物，占总挥发油的72.1%。香青中主要含有大量的萜类化合物、芳香族化合物及脂肪族化合物等。另外香青中含有5种薁型衍生物，均具有抑菌、抗肿瘤、杀虫等活性，具有重要的药用价值。

30. 千斤拔

刘建华等从千斤拔 *Radix Flemingiae philippinensis* 挥发性成分中共提取60个化合物，检测出39个，占挥发油总量的78.98%，其中含量最高的是 Italicene 30.14%，含雪松烯类物质分别为α-雪松烯5.35%，γ-雪松烯5.01%，β-雪松烯5.19%。

31. 藏茴香

藏茴香，藏名郭扭，为伞形科植物葛缕子 *Carum carvi* L. 的果实。谭睿等从藏茴香药材中共鉴定出20种化合物，占挥发油总量的92%以上，其中香芹酮的相对含量达52%。

32. 姬松茸

邢增涛等利用顶空 GC-MS 技术对姬松茸 *Agaricus blazei* Murill 新鲜子实体和固体发酵的菌丝体挥发性风味物质进行了分析，在子实体中检测出7种主要的挥发性风味物质，其中以苯甲醛和苯甲醇为主，相对含量分别达到43.20%和28.98%；在菌丝体中检测出16种主要的挥发性风味物质，其中苯甲醛相对含量最高，达38.50%。姬松茸具有抑制肿瘤、降低血脂、抗癌和抗凝血作用，而苯甲酸和苯甲醇是姬松茸中的主要风味物质。

（郁韶明　黄　燕）

【虎杖化学成分的研究】

虎杖为蓼科多年生草本植物虎杖 *Polygonum cuspidatum* Sieb. et Zucc. 的根茎和根。虎杖味苦微寒，具有利胆退黄、清热解毒、活血祛淤、祛痰止咳等功效，是临床上常用中药，主要用于湿热黄疸、淋浊带下；痈疮肿毒、烧烫伤、血瘀经闭痛经、跌打损伤、癥瘕，肺热咳嗽等病证。

由于近年来的药理研究表明，虎杖不仅具有抗菌、抗病毒作用，而且具有抗肿瘤作用，已引起人们的关注。

肖凯等利用反相色谱的方法，对虎杖根茎的60%丙酮提取物进行分离纯化，得到10个化合物，经鉴定结构分别是：① 没食子酸。② 色氨酸。③ 2,6-二羟基苯甲酸。④ (+)-儿茶素。⑤ 大黄素。⑥ 大黄素-8-O-β-D-吡喃葡萄糖苷。⑦ (+)-儿茶素-5-O-β-D-吡喃葡萄糖苷。⑧ 1-(3-O-β-D-吡喃葡萄糖基-4,5-二羟基-苯基)-乙酮。⑨ tachioside。⑩ isotachioside。其中的①、②、③、⑧、⑨、⑩为首次从该植物中分得。采用改进的 Hecht 法进行生物活性测定，化合物①、④、⑦显示很强的 DNA 裂介活性。肖氏等又采用同样的方法分得6个水溶性化合物，确定它们的结构分别是：白藜芦醇(Ⅰ)、白藜芦醇-3-O-β-D-吡喃葡萄糖苷(Ⅱ)、2,3-二氢-2-(4′-O-β-D-吡喃葡萄糖基-3′-甲氧基-苯基)-3-羟甲基-5-(3-羟基丙基)-7-甲氧基苯唑呋喃(Ⅲ)、2,6-二甲氧基-苯-1-O-β-D-吡喃葡萄糖苷(Ⅳ)、5,7-二羟基-异苯唑呋喃(Ⅴ)、5,7-二羟基-异苯唑呋喃-7-O-β-D-吡喃葡萄糖苷(Ⅵ)。其中化合物Ⅲ～Ⅵ为首次分得，6个化合物均未显示出 DNA 裂介活性，Ⅱ对 KB 和MCF-7细胞表现出较弱的细胞毒性。刘晓秋等对虎杖乙酸乙酯萃取物，采用硅胶柱及薄层色谱分离法得到5个化合物，经光谱分析鉴定出他们的结构依次是：7-羟基-4-甲氧基-5-甲基-香豆素(Ⅰ)、5,7-二羟基-1(3H)-异苯并呋喃酮(Ⅱ)、6-羟基芦荟大黄素(Ⅲ)、大黄素甲醚-8-O-β-D-葡萄糖苷(Ⅳ)、白藜芦醇(Ⅴ)。其中Ⅱ为首次分离得到的化合物。

王磊等优选了最佳提取条件(50%乙醇回流30 min)，并采用反相 HPLC 法，建立了虎杖药材中白藜芦醇含量测定的方法，同时对不同来源商品药材的含量进行了比较。结果提示，该方法简单、准确、重现性好，可作为虎杖质控的方法之一；不同来源商品药材中白藜芦醇含量有差异(1.20%～3.36%)，但并不十分悬殊。梁成方等考察了广西各产地虎杖的品质。经反相 HPLC 法测定，其结果是白藜芦苷的含量最高达3.534 mg/g，最低为1.819 mg/g，表明各产地虎杖品质是不相同的。周建军等采用 HPLC 法，对陕西汉中地区的虎杖中白藜芦醇苷及苷元进行含量测定，结果表明白藜芦醇苷的含量为2.5%、白藜芦醇的含量为0.43%。张建超等以正交实验设计，双波长薄层扫描测定含量，优选出虎杖中白藜芦醇的最佳提取分离工艺，即醇提工艺为95%乙醇15倍量，回流3次，每次2 h；水提工艺为10倍量水，回流3次，每次2 h。刘瑞源等依次用乙醇提取、聚酰胺吸附及乙醇洗脱从虎杖中提取蒽醌苷，同时观察了提取温度和提取液乙醇浓度对提取率的影响，研究结果显示：增加温度及提取液乙醇浓度有利于提高蒽醌苷的提取率。曾里等对虎杖有效成分蒽醌类衍生物的提取分离方法进行优化，实验表明用70%乙醇从未经酸解的虎杖中提取蒽醌，具有最高的提取率。

（潘颖宜）

【中药中微量元素的研究】

中药的疗效不仅与其有机成分有关，还与其所含的微量元素的种类及含量有密切的关系。

1. 对不同品种微量元素的比较

席荣英等对菊科高莴苣和多裂山莴苣中的微量元素含量进行了比较。结果：高莴苣中的 Fe、Cu 含量远远高于多裂山莴苣的含量；高莴苣中的 Zn、Mn、Mg、Ce 含量则低于多裂山莴苣；Se 的含量基本持平；Mo 的含量两者无差异。吕文英等则比较了葵花粉和茶花粉中 8 种微量元素含量，结果 Mn 在茶花粉中的含量是葵花粉的 16 倍，且 K、Mg、Na、Cu 的含量茶花粉均高于葵花粉，Fe、Zn 的含量两种花粉差别不大，只有 Ca 的含量葵花粉高于茶花粉。丁航等对湛江市不同茶场出品的红绿茶茶水中的微量元素进行分析。结果：Ca、Mg、Mn 含量都很高，Zn、Fe、Cu、Na、Ni 含量其次，对人体有害的 Pb、Cd 含量很低；红、绿茶茶水中的微量元素含量也不同，绿茶中 Mn 含量明显高于红茶水，这可能与绿茶能抑制脂质过氧化和抑制癌变的功效相关。吕文英等对中药金银花、连翘、大青叶中 8 种无机元素进行测定，结果均含有丰富的 Fe、Ca、Mg、Mn、K、Na 元素，而现代研究已发现多种金属络合物有抗菌、抗病毒、抗炎、抗肿瘤作用，而金银花、连翘、大青叶等中草药具有抗菌、抗病毒、抗炎、解毒等作用与这些金属在人体内生成金属络合物有关。

2. 对相同品种不同部位微量元素的比较

赵云涛等对海螵蛸入药部分和废弃部分 8 种无机元素进行分析。结果：入药部分和废弃部分 Ca 含量丰富(分别为 742.13 mg/g 和 659.76 mg/g)；入药部分 Cu、Fe 含量较废弃部分高(分别为 9.41 μg/g、91.86 μg/g 和 2.35 μg/g、2.57 μg/g)；废弃部分含 Zn 丰富(353.62 μg/g)数倍于入药部分(64.65 μg/g)。说明海螵蛸入药部分和废弃部分均具有良好的开发前景。席荣英等对乌梅不同部位微量元素进行分析，表明乌梅叶和果中含有丰富的微量元素，其中 Fe、Mg 含量较高，Cu、Zn、Mn、Se、Ge、Mo 含量较低；除 Fe、Cu 外，叶中其他元素的含量均高于果中的含量，而叶中的 Se 的含量比较高。鹿茸根据其外部形态特征可分为二杠和三杈，中医普遍认为二杠鹿茸的营养价值要高于三杈鹿茸，李泽鸿等对 8 副二杠鹿茸与三杈鹿茸中的营养元素进行了测定，结果：二杠鹿茸与三杈鹿茸中的营养元素含量均很高；但含量有一定的差异，三杈鹿茸中的 Ca、Fe、Cu 含量全部高于二杠鹿茸中的含量，三杈鹿茸中的 Mn、Zn 含量均低于二杠鹿茸中的含量。这为合理利用二杠鹿茸与三杈鹿茸提供了依据。

3. 对不同产地、不同采收期、不同栽培法品种微量元素的比较

周红英等测定了宁夏、内蒙、河北、山东 4 地枸杞子药材中 Zn、Cu、Mn、Pb、As 这 5 种微量元素含量。结果：河北、山东产枸杞子中有益金属 Zn、Cu、Mn 及有害金属 Pb、As 含量均高于宁夏、内蒙，但无显著差异；宁夏枸杞子中 Zn/Cu 较其他产地略高。唐启令等测定不同采收期荆芥中微量元素的含量，结果荆芥中微量元素含量丰富，在不同采收期含量变化较大，初花期最高，盛花期次之。所以荆芥采收以花开穗绿时为宜。张丽艳等比较了贵州栽培太子参与原引种产地太子参中微量元素的含量差异，结果贵州栽培太子参的微量元素 Zn、Fe、Mg、K、Rb、Ca 含量明显高于原引种产地太子参，而有害元素 Pb、Cd 含量低于原引种产地太子参。

4. 对其他中药微量元素的比较

阿布来提·阿布都热西提测定了维药刺糖中的 Ca、Zn、Fe、Cu、K、Na、Co、Ni、Mg、Mn、Cr 等 11 种微量元素的含量，结果表明刺糖含有丰富的人体必需的微量元素，具有较高的药用价值。张燕等对新疆银蒿中的 7 种微量元素进行了测定，结果银蒿中 Ca 的含量最高，Zn、Na、Fe 的含量次之，为银蒿的进一步开发利用提供了依据。于笑宇等对铁皮枫斗胶囊中 8 种微量元素含量进行分析，结果其的微量元素 Zn、Cu、Mg、Ca、Fe、Mn 含量极为丰富，含量依次为 Ca＞Mg＞Fe＞Mn＞Zn＞Cu。民间草药半边具有显著的体内外抗肿

沈阳药科大学学报,2003;(1):48

吕泰省,易杨华,袁红英,等.铁刀木中一个新的色酮苷.药学学报,2003;(2):113

吕文英,吕品.葵花粉和茶花粉中8种无机元素含量.微量元素与健康研究,2003;(2):35

吕文英,吕品.中药金银花连翘大青叶中8种无机元素的测定.微量元素与健康研究,2003;(6):26

罗蕾,李祖强,马国义.美丽金丝桃中的一个新桥环化合物.云南植物研究,2003;(5):620

O

欧阳明安.女贞小蜡树的木脂素及黄酮类配糖体成分研究.中草药,2003;(3):196

P

潘瑞乐,陈迪华,斯建勇,等.升麻地上部分化学成分的研究.药学学报,2003;(4):272

朴光春,吕惠子,元海丹,等.中药万年蒿中微量元素和维生素的含量测定.微量元素与健康研究,2003;(1):31

Q

漆淑华,吴大刚,马云保,等.酸渣树中一个新的黄烷类化合物.植物学报,2003;(9):1133

邱琴,崔兆杰,韦栋梁,等.肉桂挥发油化学成分的研究.上海中医药大学学报,2003;(3):49

邱琴,崔兆杰,赵怡.丁香挥发油化学成分的GC-MS分析.中药材,2003;(1):25

邱鹰昆,窦德强,裴玉萍,等.仙人掌中一个新α-吡喃酮成分的研究与结构鉴定.药学学报,2003;(7):523

S

尚小雅,石建功,杨永春,等.藏药五脉绿绒蒿中的生物碱.药学学报,2003;(4):276

沈平,王三龙,杨崇人,等.弯蕊开口箭中的多羟基甾体皂苷元.植物学报,2003;(5):629

沈云修,刘为忠,荣先国,等.一株产生苝醌类化合物真菌的化学成分研究. 药学学报,2003;(11):834

施蛟,陈博,孙志华,等.中间锦鸡儿黄酮类成分的研究.药学学报,2003;(8):599

石钺,石任兵,刘斌,等.银翘散抗流感病毒有效部位群化学成分的分离与鉴定.中国中药杂志,2003;(5):420

石钺,石任兵,刘斌,等.银翘散抗流感病毒有效部位群中的黄酮二糖苷.中草药,2003;(8):676

史高峰,杨云裳,鲁润华,等.藏药短管兔耳草挥发性化学成分的研究.天然产物研究与开发,2003;(4):319

苏镜娱,林翠梧,曾陇梅,等.新的19-降海绵烷二萜的分离与结构鉴定.高等学校化学学报,2003;(5):817

孙凯,李铣.南葶苈子的化学成分.沈阳药科大学学报,2003;(6):419

孙兰,朱久香,余竞当,等.圆滑番荔枝种子化学成分研究.药学学报,2003;(1):32

孙视,许玲玲,孔令义,等.福参活性成分色原酮的研究.中国药科大学学报,2003;(2):125

孙艳秋,宋国强,刘松柏,等.中国南海海绵 *Faciospongia rimosa* 化学成分研究.中国海洋药物,2003;(3):1

T

谭昌恒,马晓强,周慧,等.蛇足石杉中两个新的过氧羟基取代的石松生物碱.植物学报,2003;(1):121

谭成玉,王金辉,李铣,等.露水草的化学成分.药学学报,2003;(10):760

谭桂山,许康平,李福双,等.川东獐牙菜一个呫酮的研究.药学学报,2003;(12):931

谭宁华,王双明,杨亚滨,等.三七环二肽成分和人参内酰胺成分.云南植物研究,2003;(3):366

谭兴根,张晓容,彭树林,等.宽叶秦岭藤根部的化学成分.高等学校化学学报,2003;(3):436

潭睿,王波,陈士林.气相色谱-质谱法分析藏茴香药材挥发油成分.中药材,2003;(12):869

檀爱民,何红平,杨红,等.网脉橐吾的倍半萜类成分.药学学报,2003;(12):924

汤海峰,易杨华,姚新生,等.果叶马尾藻中一个新的甾体成分.中国海洋药物,2003;(2):28

汤海峰,易杨华,姚新生,等.褐藻铁钉菜化学成分的研究(Ⅱ).中国海洋药物,2003;(4):8

唐启令,姜霁芳,曲永娟.原子吸收分光光度法测定荆芥中微量元素含量.时珍国医国药,2003;(8):468

唐艳丽,邓雁如,汪汉卿.黄帚橐吾挥发油化学成分的研究.中国中药杂志,2003;(7):627

滕杰,杨秀伟,陶海燕,等.疏毛吴茱萸果实挥发油成分的气-质联用分析.中草药,2003;(6):504

滕荣伟,倪伟,华燕,等.无患子中两个新的大戟烷型三萜皂苷.植物学报,2003;(3):372

滕荣伟,郑庆安,王德祖,等.白花刺参中两个新三萜皂苷.植物学报,2003;(1):126

田景奎,邹忠梅,徐丽珍,等.黄连花化学成分的研究.中国药学杂志,2003;(11):836

田丽娟,杨念云,孟正木,等.圆滑番荔枝的化学成分研究.中国药学杂志,2003;(4):258

W

汪豪,童玉新,叶文才,等. 细叶远志的化学成分研究.中国中药杂志,2003;(9):828

汪治,杨小生,罗波,等.偏翅唐松草化学成分的研

究. 植物学报,2003;(4):502

王爱国,冯孝章. 水甘草化学成分的研究. 中草药,2003;(5):390

王德淑,张敏. 茯苓中微量金属元素的测定. 现代中药研究与实践,2003;(4):30

王福生,彭丽艳,赵昱,等. 中国红豆杉枝叶中的紫杉烷二萜. 云南植物研究,2003;(3):369

王福生,彭丽艳,赵昱,等. 中国红豆杉中一个新的紫杉烷二萜. 云南植物研究,2003;(4):507

王俊玲,齐祥明,宗志敏,等. 芦荟多糖的分离纯化及性质研究. 天然产物研究与开发,2003;(2):130

王磊,黄澜,张勉,等. 虎杖商品药材中白藜芦醇苷的含量测定. 中国中药杂志,2002;(5):344

王习达,吴国荣,陈景耀,等. 铜绿微囊藻酸性多糖的分离、纯化与结构研究. 中药材,2003;(12):865

王晓玲,杨伯伦,杨得锁. 太白茶挥发油化学成分的研究. 中医药学报,2003;(4):23

危英,危莉. 江南越橘叶中微量元素含量测定. 微量元素与健康研究,2003;(5):28

危英,杨小生,郝小江. 紫茉莉根的化学成分. 中国中药杂志,2003;(12):1151

魏秀丽,梁敬钰. 地骨皮的化学成分研究. 中草药,2003;(7):580

X

席荣英,白素平,王翠红. 乌梅不同部分微量元素分析. 微量元素与健康研究,2003;(2):28

席荣英,郭兰青,周跃. 高莴苣和多裂山莴苣的微量元素含量比较. 微量元素与健康研究,2003;(3):21

夏华玲,赵新杰. 乳香挥发油化学成分的 GC-MS 分析. 中草药,2003;(2):119

项伟,韩全斌,黎胜红,等. 腺花香茶菜中的对映——贝壳杉烯类二萜化合物. 植物学报,2003;(11):1386

肖凯,宣利江,徐亚明,等. 虎杖的化学成分研究. 中国药学杂志,2003;(1):12

肖凯,宣利江,徐亚明,等. 虎杖的水溶性成分研究. 中草药,2003;(6):496

肖凯,宣利江,徐亚明,等. 拳参的 DNA 裂解活性成分研究. 中草药,2003;(3):203

谢宇蓉. 山柰菇挥发油化学成分气相色谱-质谱联用分析. 时珍国医国药,2003;(1):3

邢增涛,郭倩,冯志愿,等. 姬松茸中挥发性风味物质的 GC-MS 分析. 中药材,2003;(11):789

徐德平,肖凯,谷文英,等. 大豆胚芽中新异黄酮化合物的研究. 中草药,2003;(12):1065

徐乃玉,顾振纶. 中华大蟾蜍皮无机元素初步分析. 中成药,2003;(9):748

徐效华,孔垂华,林长江,等. 软珊瑚 *Sarcophyton crassocaule* 中 Cembrane 型二萜的分离与鉴定. 高等学校化学学报,2003;(6):1023

徐学民,王箭,杨红,等. 胡芦巴中皂苷成分的研究 Ⅰ. 新皂苷 A 及其次生苷的分离纯化和化学结构测定. 中草药,2003;(8):678

徐玉琳,王俊华,陈佃. 红丝线草挥发油化学成分气相-质谱联用技术分析. 时珍国医国药,2003;(4):206

Y

杨培民,刑书东. 益智不同药用部位挥发油的含量测定. 南京中医药大学学报,2003;(2):100

杨学东,徐丽珍,杨世林. 蝉翼藤茎中的两个新𠮿酮成分. 植物学报,2003;(3):368

叶敏,戴均贵,果德安. 桔梗细胞悬浮培养体系对斑蝥素的生物转化研究. 中草药,2003;(10):869

叶晓雯,李云森,唐传劲,等. 云南地区性习用中药藁本品种——黑藁本挥发油化学成分的分析. 中国民族民间医药杂志,2003;(4):231

易进海,陈燕,李伯刚,等. 郁金化学成分的研究. 天然产物研究与开发,2003;(2):100

于能江,王春兰,郭顺星. 灵芝—共生真菌的脑苷类成分研究. 中草药,2003;(3):206

于笑宇,陈晓红,金米聪. 铁皮枫斗胶囊中 8 种微量元素含量分析. 微量元素与健康研究,2003;(3):24

余雄英,任启生,宋新荣. 山海螺挥发油的 GC-MS 分析. 中国中药杂志,2003;(5):467

袁珊琴,赵毅民. 蛇足石杉中一个新的 Phlegmariurine 型生物碱. 药学学报,2003;(8):596

Z

曾里,袁佩. 虎杖蒽醌提取分离方法的优化研究. 中国药业,2003;(9):45

曾向潮,徐石海,杨凯,等. 山海绵 *Mycale parishi* 化学成分研究. 中药材,2003;(10):715

占扎君,孙汉董,吴厚铭,等. 竹菌化学成分的研究. 植物学报,2003;(2):252

占扎君,王莹,杨升平,等. 北风菌中甾体和甾体苷类化合物. 植物学报,2003;(6):756

张斐,陈波,姚守拙. GC-MS 研究紫花前胡挥发油的化学成分. 中草药,2003;(10):883

张继,马君义,杨永利,等. 烈香杜鹃挥发性成分的分析研究. 中草药,2003;(4):304

张建超,高新周,易德亮. 虎杖中白藜芦醇苷提取分离工艺研究. 时珍国医国药,2003;(4):封三

张兰珍,赵文华,郭亚健,等. 藏药余甘子化学成分研究. 中国中药杂志,2003;(10):940

张丽艳,杨玉琴,任永全,等. 贵州栽培太子参与原引种产地太子参的微量元素分析. 微量元素与健康研究,

2003;(4)：28

张庆林，赵精华，毕建进，等. 蛇床子中3种逆转肿瘤细胞多药耐药活性香豆素. 中草药，2003;(2)：104

张宪平，王威，闫喜英，等. 茵陈蒿汤保肝作用物质基础的研究. 中草药，2003;(8)：692

张燕，买买提·吐尔逊. 银蒿中7种微量元素含量分析. 微量元素与健康研究，2003;(3)：22

赵爱华，彭丽艳，王宗玉，等. 白叶香茶菜中的紫罗兰酮衍生物. 云南植物研究，2003;(4)：503

赵国华，李志孝，陈宗道. 山药多糖 RDPS-Ⅰ的结构分析及抗肿瘤活性. 药学学报，2003;(1)：37

赵文军，吴雪萍. 迷迭香芳香油提取及成分分析. 中草药，2003;(10)：884

赵晓宏，陈迪华，斯建勇，等. 升麻地上部分新的三萜皂苷类成分. 中国中药杂志，2003;(3)：230

赵晓宏，陈迪华，斯建勇，等. 升麻中新三萜皂苷类成分研究. 中国中药杂志，2003;(2)：135

赵雪梅，叶兴乾，朱大元，等. 胡柚皮挥发油的化学成分和抗菌活性初步研究. 中国中药杂志，2003;(11)：1087

赵云涛，李琨，黄燕，等. 海螵蛸入药部分和废弃部分8种无机元素分析. 微量元素与健康研究，2003;(2)：26

郑晓珂，李军，冯卫生，等. 石胆草中苯乙醇苷的分离与结构鉴定. 药学学报，2003;(2)：116

郑晓珂，李军，冯卫生，等. 石胆草中两个新的苯乙醇苷类成分. 药学学报，2003;(4)：268

植飞，孔令义，彭司勋. 大蓟化学成分的研究. 药学学报，2003;(6)：442

钟惠民，华燕，倪伟，等. 金铁锁的两个新三萜皂苷. 云南植物研究，2003;(3)：361

周红英，张颖，李同德，等. 不同产地枸杞子微量元素测定. 微量元素与健康研究，2003;(3)：19

周建军，张宏杰，杨培君，等. 汉中地区虎杖中白藜芦醇苷及苷元含量的测定. 中草药，2002;(5)：414

周燕，周真明，曹沛，等. 水冬瓜果肉的非油脂化学成分. 天然产物研究与开发，2003;(1)：13

朱丹妮，李丽，朱瑶俊，等. 黄花倒水莲化学成分研究. 中国药科大学学报，2003;(3)：222

朱伟明，宁显江，康文艺，等. 景洪暗罗中一个新的对映桉烷型倍半萜. 中草药，2003;(6)：487

朱绪民，邸迎彤，彭树林，等. 乌拉尔甘草中的化学成分. 中草药，2003;(3)：199

左国营，何红平，王斌贵，等. 吴茱萸果实的一种新吲哚喹唑啉生物碱——丙酮基吴茱萸碱. 云南植物研究，2003;(1)：103

(五)中药药剂

【概述】

中医药事业的发展对中药制药技术的进步提出了更高的要求,2003年中药制剂领域围绕实现中药现代化的总体目标,开展了广泛而深入的研究,内容涉及中药制药全过程的各个环节,关注的热点问题依然是中药制药技术的优化,中药制剂成型工艺的改进,中药新制剂的创制等,研究结果对于提高中药产品的质量,保证中药临床用药的安全、有效、稳定,加快推进中药现代化的进程具有重要的作用。

1. 中药制药技术的优化

李冬梅等探讨壳聚糖絮凝法代替乙醇沉淀法用于脑清口服液的制备,实验过程考察两种澄清法的沉淀效果、滤过难易、对主要有效成分含量影响和制剂的稳定性。结果表明,壳聚糖絮凝法与醇沉法同样能使药液澄清,并能更有效地保留药液中的有效成分,增加制剂的稳定性,缩短生产周期,降低生产成本。王玉华等采用正交设计法,以提取时间、加水量、提取次数作为参考因素,确定四物汤中提取多糖的最佳工艺。结果表明,提取时间与提取次数对多糖的提取量具有显著影响,四物汤加水提取2次,第1次加水10倍量,第2次加水8倍量,分别煎煮1 h和0.5 h为最佳提取工艺。王溶溶以乙醇为溶剂,用动态逆流连续循环的方法,对鸡血藤药材的提取工艺进行研究探讨,并同传统回流工艺进行提取效率比较。结果表明动态逆流连续循环方法的溶剂用量比回流工艺减少一半,鸡血藤中有效成分鸡血藤醇的转移率可达84%以上。张学兰等用半仿生提取法,以提取物中小檗碱、肉桂酸总生物碱、挥发油、干浸膏得率为考察指标,选择交泰丸方药提取时药材的最佳组合方式。结果表明,交泰丸方药提取时,黄连、肉桂分别提取的效果较好。杜瀛琨等以乌头碱、总生物碱和干浸膏得率为考察指标,采用均匀设计法优选通痹止痛胶囊半仿生提取的最佳工艺条件。结果表明,3次煎煮用水的pH值依次为2.0、7.0、10.0,加水18倍量,煎煮3 h为最佳提取条件。黄瑞松等以齐墩果酸和丹参酮ⅡA的提取率为考察指标,比较乙醇渗漉法与乙醇回流法对妇舒宁颗粒的提取效率,并采用正交试验法确定回流法提取的最佳工艺条件。结果表明,回流法的提取效果优于渗漉法,药材粉碎成10目粗粉,加90%乙醇回流3次,每次回流1 h,乙醇用量分别是药材量的6倍、5倍、5倍为最佳提取工艺。韩正洲等以钩藤总碱的提取率和干浸膏得率为考察指标,采用均匀设计法确定正天胶囊的最佳醇提工艺参数;以芍药苷的提取率和干浸膏得率为考察指标,采用正交试验法确定正天胶囊的最佳水煎工艺条件。结果表明,最佳醇提的工艺条件为90%乙醇8倍量浸渍72 h;最佳水煎工艺条件为加14倍量水,煎煮3次,时间分别是2 h、1 h、1 h。采用上述最佳工艺条件能充分提取正天胶囊中药材所含的有效成分。贾永艳等以葛根素的提取率为考察指标,采用正交试验法,确定头痛灵胶囊的最佳水煎工艺条件;以挥发油体积为指标,优选头痛灵胶囊的挥发油提取工艺。结果表明,水煎最佳工艺条件为10倍量水,煎煮2次,每次1.5 h;挥发油提取最佳工艺条件为将处方中相关药物粉碎成粗粉,加12倍量水,水蒸气蒸馏5 h。王地等以调肝颗粒为研究对象,用干燥时间、干燥温度及其对干燥物质的影响,评价不同的干燥方法;以喷雾干燥过程中药粉的粘壁量、药粉制粒后的吸湿性为指标,考察不同辅料对干燥效果的影响。结果表明,喷雾干燥法所得颗粒性状最优,β-环糊精和乳糖均有改善药液粘壁的作用。朱盛山等通过观察不同提取工艺样品的镇咳和平喘作用,采用药效学方法筛选喘平方的提取工艺。结果表明,离子交换树脂法较酸水-乙醇提取法的平喘效果好,单味药提取与复方提取的差异不大。宋丽岩等将Ⅱ型ZTC1+1天然澄清剂用于双黄连口服液的提取过程,以代替传统的醇沉工艺,也收到较好的应用效果。

2. 中药制剂成型工艺的改进

富志军等通过筛选合适的辅料及其配比,改善复方中药长乐颗粒剂的成型性及引湿性。结果表明,经过颗粒吸湿性、流动性等粉体学性质考察，辅料的加入以浸膏粉：微晶纤维素：可溶性淀粉的配比为2：1.5：1.5为最佳配伍，此比例制成的长乐颗粒剂，抗湿性强，外观均匀。杜守颖等研究优选救脑滴丸成型的处方组成与工艺，以滴丸成型情况、滴速、硬度为指标，对冷却剂种类、药物与基质及基质之间配比、熔融温度、滴制温度、冷却剂温度进行考察。结果表明，选用甲基硅油(黏稠度100)作为冷却剂；药物与基质的配比为药：基质＝1：2；基质之间配比为聚乙二醇4 000：聚乙二醇6 000＝5：5；熔融温度70℃；滴制温度85℃；冷却剂温度1～5℃为优选确定的成型工艺条件。郭涛等以PVPP为崩解剂、MCC为填充剂、CMC－Na为溶胀性辅料、1％HPMC水溶液为黏合剂制备麝香保心分散片。结果该片剂在(20±1)℃的水中15 s内可完全崩解且分散均匀，其指标性成分人参皂苷的溶出速率明显高于麝香保心丸。王丹等以吐温－80胶团为杂质载体选择性吸附和包裹丹参粗滤液中的杂质，选用截留分子量50 000的中空纤维超滤膜进行超滤制备丹参注射液，并利用吸收度、原儿茶醛的含量及注射液澄明度的稳定性为综合评价指标，结果胶团超滤法制备丹参注射液明显优于普通超滤工艺。王沛等采用正交设计法，对回乳胶囊中香附挥发油进行β-环糊精包合工艺的优选，并确定最佳工艺条件。结果香附油与β-环糊精的用量比为1：8，温度控制在40℃，转速为800 r/min，包合时间为3 h，挥发油利用率较高。挥发油包合后，再与处方中其他药物混合制成胶囊，可大大减少挥发油的损失，提高药物的疗效。代龙等以小儿退热栓中主要成分黄芩苷的体外溶出度为指标，优选小儿退热栓的基质。结果表明，S－40、甘油明胶、聚乙二醇、半合成山苍子油四种基质中，S－40的释药速度与释药量最优，其20 min释药85％，30 min释药近100％。倪健等研究影响舒胸滴丸制备的各种因素，以滴丸圆整度和丸重为指标，采用正交试验法优选确定最佳成型工艺条件。结果表明，以聚乙二醇4 000为基质，甲基硅油为冷却液，以内径为4.1 mm，外径为6.1 mm的滴管，20～30滴/min滴入120 cm长的冷却柱中，采用梯度冷却(梯度冷却液的温度分布为40～50℃，10～30℃，0～4℃)所制得的滴丸成品率高，圆整度和丸重也符合要求。陈大为等利用挤出滚圆法制备灯盏花素骨架型缓释微丸，采用单因素考察和正交设计筛选确定最优处方。结果表明，在研究条件下制得的微丸大小均匀，载药量大且药物含量均匀，能达到缓释12 h的试验设计要求，用挤出滚圆法制备的工艺简单。王宁等以颗粒流动性、片剂的崩解时间、片剂的硬度和片剂中有效成分的溶出速度为指标，采用正交设计综合评分法优化干法制粒制备救心速释片的处方和制备工艺。结果优化所得处方为微晶纤维素30％，羟丙纤维素10％，羧甲基淀粉钠5％，糊精25％，该处方制成的救心速释片崩解时间为31 s，硬度为38 N，有效成分的溶出参数T50为2.16 min，具有明显的速释特征。郑颖等采用正交试验法，以挥发油的包结率为指标，确定干姜挥发油N－LOK变性淀粉包合物制备的最佳工艺条件。结果表明，挥发油：N－LOK变性淀粉(V/m)1：4，包合温度为40℃，超声时间为45 min为最佳工艺，包合前后挥发油成分无明显变化，操作简单。刘涛等通过崩解，耐温湿实验比较薄膜包衣及糖衣对银杏叶片理化性质的影响，通过正交试验探索薄膜包衣的最佳工艺条件。结果表明，优选条件下生产的银杏片各项指标均合格，并提高了该片剂贮存期间的稳定性。袁华隆等采用正交试验法研究确定血塞通滴丸的最佳成型工艺。结果表明，应用聚乙二醇6 000为基质，冷却温度10～15℃时，血塞通滴丸的质量最好。赵文昌研究解决冰硼含片在大生产中口感、可压性、稳定性等问题，采用辅料在基本片中的不同配比，粘合剂用量的变化，确定了适合于大生产的工艺处方与制备方法，制成的片剂平均收率为91.04％。

3. 中药新制剂的创制

陈修毅等研究制备人参总皂苷磷脂复合物及其包衣微丸。采用正交试验法优化人参总皂苷磷脂复合物的制备工艺和微丸素丸的制备工艺，并采用微型流化床包衣制备，以HPMC为包衣材料，将微丸包裹薄膜衣。结果人参总皂苷与磷脂的复合率可达100％，微丸的综合质量评价指标达到优秀。包衣微丸的溶出度也符合要求。张兴德等制备感冒退热滴丸并优化制备工艺条件。结果表明，采用PEG 6 000与PEG 4 000之比为4：1的混合基质，滴头型号采用3号滴头，冷却剂控制温度为10～12℃，可制成理想的滴丸剂。刘建平等研究由黄柏、龙胆草、青黛等药物组成的口腔溃平膜剂的制备，优选了最佳处方组成并建立了膜剂中盐酸小檗碱含量的测定方法。结果该膜剂的最佳处方组成为中药提取液 40 ml,PVA05－88∶PVA17－88＝4∶1.5,甘油 8%,CMC－Na 0.25 g。用上述处方制成的膜剂,其外观、可塑性、黏附性、抗拉强度和融化时间等指标均符合要求。董世波等借国外专利方法研制冰硼散口腔用糊剂,将药物细粉、黏附和黏度增强剂、非离子型表面活性剂和凡士林分散于液状石蜡中制备而成,并以粘着力、吸水值和赋形性为指标优选高分子材料的种类、比例和用量。结果,该制剂的最佳处方为冰硼散 5.0 g,羟丙基甲基纤维素 21.0 g,卡波姆 14.0 g,甘油单硬脂酸酯 3.0 g,凡士林 5.0 g,液状石蜡加至 100.0 g。冰硼口腔糊剂对家兔试验性口腔溃疡面愈合时间显著快于冰硼散。张向荣等采用均匀设计法优化处方组成,以羟丙基甲基纤维素为缓释骨架,十八醇为助漂剂,乳糖和微晶纤维素为稀释剂,湿法压片,制备总丹酚酸胃内滞留缓释片。结果制成的片剂体外释放 8 h,漂浮达 12 h,其释放机理符合零级释放动力学。宋洪涛等采用离心造粒法制备麝香保心微丸,并应用均匀设计法对影响微丸收率的主要因素进行筛选优化。结果,在优化条件下采用离心造粒法可制得表面较为光滑,圆整度较高的麝香保心微丸,其粒径 700～1 000 μm 的微丸收率可达 90.4%。

中药药剂的理论与应用研究,涉及的范围广泛,中药制药技术的优化,中药制剂成型工艺的改进,中药新制剂的创制等是该领域研究的重要内容。本年度的研究报告,不仅有助于解决中药制药过程中出现的具体问题,也能为今后开展深入的研究提供启发和思路。

(陶建生)

【中药制药领域中微波萃取技术的研究与应用】

微波萃取技术是中药浸提过程中可采用的一种有效的强化措施,具有提取速度快,效率高,耗能少,有利于环境保护等特点,近年来,在中药制药过程中的研究与应用有较多的报道,大量的实践不仅显示了采用微波萃取技术的极大优越性,而且也为该技术在中药制药领域的进一步推广应用提供了科学依据。

王娟等以总皂苷和异秦皮啶的含量为指标,通过均匀设计法,在小试设备上采用连续微波辐射方式进行刺五加提取工艺研究,并优化确定操作条件。结果表明,微波功率,微波辐射时间,溶剂浓度,溶剂用量,原料粉碎度,原料浸泡时间等工艺参数对刺五加中有效成分的提取具有交互作用。优选出的最佳工艺条件为微波功率 510 W,微波辐射时间为 30 min,溶剂乙醇的浓度为 85%,固液比例 1∶5,原料粉碎度 40 目,浸泡时间30 min。与传统回流法相比,微波辅助萃取具有溶剂用量少,萃取时间短,干浸膏中有效成分含量高的优点。王娟等也以总蒽醌和二苯乙烯苷的含量为指标,采用同样的研究方案和实验方法,进行何首乌微波萃取的工艺研究和操作条件优化,同样得到类似的研究结果。赵勇等将微波技术用于从秦艽中提取龙胆苦苷,采用正交试验法考察微波输出功率、药材粒径、浸提时间 3 个因素对提取效率的影响,并优选确定最佳提取方案。结果表明,微波提取的最佳工艺条件为 720 W,秦艽药材粉末 40 目,浸提时间 3 min,在该条件下从秦艽中提取龙胆苦苷的提取效率高,明显优于常规水煎法。研究结果还提示,微波提取时,药材粒径对龙胆苦苷的浸出量有非常显著的影响。张瑞忠采用正交试验法,考察微波提取法从黄芩中提取黄芩苷的影响因素。结果表明,微波提取法的提取效率优于常规煎煮法,其中药材粒径对黄芩中黄芩苷的浸出量有非常显著的影响。刘伟等采用微波提取法和常压蒸馏法分别提取小茴香、乳香、荆芥穗中的挥发油,并进行平行比较。结果表明,同量小茴香在挥发油产率相同的情况下,微波提取的速度是水蒸气蒸馏提取的 15 倍;同量乳香在挥发油产率相同的情况下,微波提取的速度是水蒸气蒸馏提取的 10 倍,同量荆芥穗在挥发油产率相同的情况下,微波提取的速度是水蒸气蒸馏提取的 20 倍。朱晓薇等研究将微波技术用于丹参、槐花、甘草提取的可行性,并与回流提取法作平行比较。结果表明,丹参、槐花、甘草微波提取 40 s,提取液中相关成分的浸出量与回流法提取 2 h 相当,微波技术用于中药提取,可大大缩短提取时间。王巧娥等研究微波萃取技术提取甘草中甘草酸,采用正交试验法确定最佳工艺条件,提取效率与索氏提取法,室温冷浸法作平行比较。结果表明,微波提取的最佳条件为 0.5% 的氨水,微波输出功率 2 000 W,体系温度升至 60℃后保温提取 40 min。微波萃取 54 min 与索氏提取 4 h,室温冷浸44.3 h 的甘草酸得率相当。韦藤幼等用 75% 乙醇溶液润湿干金银花,然后在微波加热下快速气化进行热处理,最后再用热水洗涤两次,每次 10 min,该法从金银花中提取绿原酸,与传统醇提法相比,提取时间缩短6倍，绿原酸的提取率提高1%。沈岚等采用分光光度法测定大黄提取液中总蒽醌的含量，比较研究微波萃取法和索氏提取法、超声提取法、水煎法的提取效率。结果表明，微波萃取法从大黄中提取总蒽醌的提取效率最高，是索氏提取法的15倍，超声提取法的3.5倍，水煎法的1.5倍。傅荣杰等对近年来微波提取技术在中药及天然产物提取中的应用作了综述，文中介绍了微波萃取的原理、特点，并叙述了中药中生物碱类、蒽醌类、黄酮类、皂苷类、多糖、挥发油、色素等成分提取应用的实例。

（陶建生）

【大孔吸附树脂分离纯化技术在中药制药中的应用】

大孔吸附树脂分离纯化技术在中药制药过程中的应用具有明显的优点，近年来一直受到医药学界广泛的重视。大量的研究报告证明，该技术的进一步研究完善和在中药中的推广应用，有助于提高中药制药的技术水平和保证中药制剂的质量与临床疗效。

何大雄等采用D101型，D201型，AB-8型3种大孔吸附树脂对葛根总黄酮进行吸附纯化，以总黄酮收率，总黄酮纯度为综合评价指标。结果表明，AB-8型树脂的综合性能最好，适合于葛根总黄酮的分离纯化，其静态饱和吸附量以干树脂计为133.9 mg/g，静态脱吸附率为94.2%，70%的乙醇为洗脱剂的洗脱率为92.4%，饱和吸附的洗脱量为82 mg/g，稳定性实验中第11个周期总黄酮收率为91.3%，纯度为86%。都述虎等以茅莓总皂苷的洗脱率和纯度为考察指标，研究大孔吸附树脂富集，纯化茅莓总皂苷的吸附性能和洗脱参数。结果表明，茅莓提取液19.3 ml（0.77 mg/ml）上大孔吸附树脂柱（干重2.68 g，1 cm×20 cm），用蒸馏水100 ml，50%乙醇100 ml依次洗脱，茅莓总皂苷富集于50%乙醇洗脱液部分，除杂效果好。通过大孔吸附脂富集纯化后，茅莓总皂苷的洗脱率在79.2%以上，总固物中茅莓总皂苷含量可达55.3%。汪程远等以梓醇和葡萄糖为测定指标，比较6种大孔吸附树脂对生地黄水提物中苷类和糖类成分的分离效果。结果表明，选用非极性大孔吸附树脂HPD100，先用水洗脱地黄中糖类成分，后用30%乙醇洗脱地黄中苷类成分，可达到很好的分离效果，并适用于工业化生产。刘倩等探讨大孔吸附树脂AB-8对甘草酸的吸附性能及影响因素，并采用正交试验法选择最佳工艺条件。结果表明，以流速1 ml/min，pH6.4～7.4，原液浓度10 mg/ml的组合上柱，甘草酸的精制效果最好，产品纯度可达95%以上。赵骏等进行AB-8树脂和D101树脂纯化桑叶多糖的比较研究，桑叶水煎液分别用两种大孔吸附树脂洗脱分离，用分光光度法分别测定洗脱液中水溶性桑叶多糖的含量。结果表明，两种树脂纯化多糖的效果无显著差异，产率也同样比较稳定。黄雪松等采用气相色谱法测定三裂叶蟛蜞菊倍半萜内脂A和B，并以两种内脂的含量、洗脱率、精制度为考察指标，研究D101大孔吸附树脂分离纯化的条件及工艺参数。结果表明，通过D101大孔吸附树脂处理后，两种内脂的洗脱率可达90%，50%乙醇洗脱部分中两种内脂的含量为总固物的4.01%～4.09%。才谦等采用70%乙醇冷浸，AB-8型大孔吸附树脂分离纯化龙胆中水溶性的裂环烯醚萜苷类成分。结果表明，该法可使龙胆提取物中龙胆苦苷得到富集，含量可达到28.69%。刘太华等以蒿属香豆素为指标，考察大孔吸附树脂富集茵陈蒿汤中蒿属香豆素的最佳工艺条件。结果表明，提取液上大孔吸附树脂柱，吸附30 min后，以5倍树脂量的蒸馏水洗去杂质，再以3～4倍树脂量的70%乙醇洗脱为最佳工艺，此工艺条件可较好地富集茵陈蒿汤中的主要有效成分蒿属香豆素。彭国平等采用超滤与树脂吸附技术联用，进行精制枳实、桃仁、赤芍药、生地黄、栀子等五味中药提取物的研究。结果表明，药液先进行树脂吸附，再经超滤器分离，可使中药提取物得到满意的精制效果。这种膜技术与树脂法的联用技术在中药复方的精制方面也有较好的应用前景。张崇禧等以人参总皂苷的得率为考察指标，确定D101型大孔吸附树脂富集纯化人参总皂苷的性能，洗脱参数和大孔树脂在不同条件下的再生使用。结果表明，以体积分数为50%乙醇洗脱大孔吸附树脂吸附的人参总皂苷，洗脱率为90%以上，纯度为60%，可获得最佳的富集纯化效果。袁海龙等采用顶空气相色谱法，对正己烷、苯、甲苯、对二甲苯、邻二甲苯、苯乙烯及二乙烯苯进行检测，以建立中药用D101型大孔吸附树脂处理后有机溶剂残留物的检测方法。结果表明，该方法操作简便，准确可靠，可达到有效的控制目的。陆宇照等采用气质联用及气相色谱法进行了类似的检测，也获得了满意的效果。刘友平等从提取液、树脂、洗脱等三个方面对大孔吸附树脂纯化中药有效成分的影响因素进行综述,认为通过大孔吸附树脂吸附量、解吸率、吸附动力学试验等指标,可以综合评价纯化效果,并可寻求最佳工艺条件。李平华等、徐先祥等、冯颖分别对近年来大孔吸附树脂在中药有效成分分离纯化中的研究进展、在皂苷分离纯化中的应用、在中药制剂中的应用进行了综述。

(陶建生)

【LC/MS联用技术在中药及其制剂分析中的应用】

1. LC/MS技术的原理及特点

液相色谱法是一种效率极高的分离手段,可以将复杂混合物中的组分区分开来,但对于组分的定性鉴别确定结构的能力有限。而质谱却是一种强有力的定性鉴别和结构分析方法。液相-质谱联用技术(HPLC/MC)就是借助计算机技术,实现在线分析的技术,使其两者互相取长补短,获得两种仪器单独使用时所不具备的更快更有效的功能。

液相色谱质谱联用技术具有下列优点:① 使用的范围宽,可测定的分子量(m/z)一般可达4 000,适合于多种结构的化合物分析。② 可用于强极性化合物的分析。③ 采用软电离技术,可产生准分子离子,易于确定分子量。④ 采用碰撞诱导离解的多级质谱(LC/MS^n)可提供丰富的结构信息。因此,液相色谱—质谱联用技术在药学、临床医学、生物学、化工等许多领域的应用越来越广泛,可以对体内药物及代谢产物、药物合成的中间体、基因工程产品等进行定性鉴定和定量测定,解决单纯用高效液相色谱或质谱不能解决的许多问题。

2. LC/MS技术在中药及其制剂质量控制中的应用

(1) 刺五加 *Acanthopanax seticosus* (Rupr. et Maxim.) Hams　余静等采用HPLC/UV/MS法分别对刺五加药材水溶性和脂溶性成分进行指纹图谱研究,并对其主要成分进行定性;采用岛津ODS C18(4.6 mm×150 mm,5 μm)柱和Agilent ZORBAX SB-C18柱(20 mm×4.6 mm,5 μm),分别用0.5%冰醋酸乙腈、0.5%冰醋酸、乙腈、0.1%甲酸为流动相梯度洗脱,流速:1 ml/min。结果得到分离度和重现性均较好的刺五加药材HPLC/UV及HPLC/MS指纹图谱,并分别对指纹图谱中的色谱峰进行了初步定性归属。水溶性成分指纹图谱中5个色谱峰(初步定性为丁香苷、绿原酸、刺五加苷D、刺五加苷E及异绿原酸等)和脂溶性成分指纹图谱中8个色谱峰(初步定性为丁香苷、绿原酸、刺五加苷B_1、咖啡酸、芥子醛、异绿原酸、阿魏酸葡萄糖苷等)。本方法可用于刺五加药材的指纹图谱定性,并为其质量控制提供参考。

(2) 茯苓 *Pora cocos* (Schw.) Wolf 多菌科真菌的菌核　丁岗等利用RP-HPLC、线性梯度洗脱筛选最佳测试条件,并应用LC/MS技术指认指纹图谱中的主要色谱峰。获得了较为理想的茯苓三萜酸类成分HPLC指纹图谱,其中9个色谱峰(分别为去氢土莫酸、土莫酸、猪苓酸C、3-表去氢土莫酸、3β-乙酰氧基-16α-羟基羊毛甾-8,24二烯-21-酸、去氢茯苓酸、茯苓酸、3β-羟基-羊毛甾-7,9(11),24三烯-21-酸,3β-羟基-羊毛甾-8,24二烯-21-酸等)被指认。确定测试的最佳条件可较全面地反映茯苓中的三萜酸类成分,为茯苓药材的质量控制提供有效手段。

(3) 银杏 *Ginkgo biloba* L. 的成熟种子　王颖等采用LC/DAD/DSI/MS联用技术,鉴别了已知的银杏内酯A,B,C,J,M以及白果内酯,并发现了3个微量未知化合物。根据UV,IR,MS和NMR光谱数据,鉴定了其中2个新化合物的结构,分别为1,10-二羟基-3,14-二去氢银杏内酯和10-羟基-3,14-二去氢银杏内酯,并命名为GK和GL,可用于银杏有效成分的控制。而银杏酸是银杏中的主要毒性成分,有免疫毒性和胎盘毒性作用,是银杏提取物的限量成分。仰榴青等采用LC/DAD/ESI/MS对银杏酸进行定性鉴定。银杏叶经正己烷提取、硅胶柱色谱净化处理,HPLC测定。色谱分析条件:色谱柱为Inertsil ODS-2,流动相为甲醇-3%HAc溶液(92∶8),流速1.0 ml/min^{-1},柱温40℃,紫外检测波长310 nm。结果银杏叶中存在5种银杏酸C13∶0,C15∶0,C15∶1,C17∶1和C17∶2,其中C15∶1和C17∶1约占银杏酸的85%。银杏叶提取物经硅胶柱色谱处理后,其HPLC谱中除银杏酸峰外,几乎无其他杂质峰。平均回收率97.0%,RSD为1.7%(n=6)。该方法准确、简便、可靠,可用于银杏酸的定量分析及限量控制。为了更有效控制毒性物质银杏酸的量,王颖等对银杏总酸中的有关成分作了进一步探索。采用 LC/DAD/API/MS 联用技术分析，鉴别出 4 种银杏酸的主要成分白果新酸、白果酸、氢化白果酸和氢化白果亚酸，同时发现 2 个未知成分。根据 2 个未知化合物的 UV 光谱及质谱的裂解规律，推测为银杏酸的同系物。

(4) 三七 *Rubia cordifolia* L. 的根　王颖等以 LC/MS 技术测定了中药三七(包括药材，中间体及针剂成品)的指纹图谱。在实验条件下，三七供试品对质谱的正负离子检测都有较好的信导响应，且质谱检测到的色谱峰明显多于 UV。由质谱检测器记录的三七针剂成品的总离子流图，根据化合物的质荷比，采用提取离子色谱(EIC)，对图中的各主要色谱峰进行了分子量归属，为其质量控制提供了有效的手段。

(5) 乌头(及附子) *Aconitum carmichaeli* Debx. 的块根及子根的加工品　乌头中的乌头碱、次乌头碱等双脂类生物碱，是其毒性成分。因此有必要对这类药材及含有这些药材成分的中成药进行监控，以确保乌头碱含量符合安全标准。王兆基等采用 LC/MS/MS 联用法测定乌头属药材及有关中成药中乌头碱、次乌头碱和中乌头碱含量的方法。应用优化后的技术条件及采用多反应监测扫描方式，结果表明分析样品中各乌头碱浓度在 0.5～40 mg/L 范围内，色谱峰面积与浓度有良好的线性关系。此法亦应用于 14 个不同的乌头属药材及 10 个不同的中成药样品的乌头碱含量检测，为其的质量控制提供了方法。

(6) 马钱子　由于马钱子中含有的生物碱具有很强的毒性，因此检测服药后人体体液中士的宁、马钱子碱及其主要代谢物，对于合理用药有重要指导意义。郭继芬等采用液相色谱-电喷雾离子阱质谱联用法，对体液样品进行了鉴定。根据色谱和质谱行为，推测士的宁在人体内的主要代谢产物为葡萄糖苷酸结合物，马钱子碱的代谢途径为去甲基化。最低检测限为 5 ng。本法快速、简捷，尤其适合于毒物检测等相关部门的分析检测用。

(7) 苦参 *Sophora flavsecens* Ait.　马仁玲等采用高效液相色谱/电喷雾离子化质谱联用技术对苦参药材不同的提取方法进行研究。氯仿-浓氨溶液提取法，水溶液提取法，水-甲醇溶液提取法获取生物碱和黄酮依次为 9 种、8 种和 12 种。本法首次采用 LC/ESI/MS 联用技术对苦参药材的提取方法进行了研究，为中药苦参指纹图谱的建立提供了依据。

(8) 蝎毒　蝎毒是一种生物活性物质，具有较高的药用价值，蝎毒粗液经柱层析分离出蝎毒素约 30 种，主要为多肽类物质，有抗肿瘤和镇痛的作用，其二级提取物有很强的抗癌活性。张振中等采用 LC/MS 方法分离，表明蝎毒的二级提取物仍是多肽的复杂混合物，分子量在 3 000～4 000的有 13 种成分，分子量在 7 000～8 000 的有 7 种成分，分子量为 4 169 和 5 566 的各为一种成分。该法效果好，分子量定量准确，可用于质量控制。

(9) 金银花　*lonicera japonica* Thunb 的花蕾　张尊建等采用 HPLC/UV/MS 法对忍冬和山银花药材进行指纹图谱的研究，并对其主要成分进行定性。用 Agilent ZORBAX SB - C18 柱(150 mm×4.6 mm，5 μm)，甲醇和 0.1%甲酸为流动相梯度洗脱，流速：1 ml/min。结果得到分离度和重复性均较好的忍冬和山银花药材 HPLC/UV 和 HPLC/MS 指纹图谱，分别对忍冬指纹图谱中 8 个色谱峰(熊果酸、绿原酸、十三烷酸、香芥酸、3-甲基-4-羟基肉桂酸、丁香酚、异绿原酸)和山银花图谱中 5 个色谱峰(绿原酸、咖啡酸、香芥酸、丁香酚、异绿原酸)进行了初步定性，并比较了 2 种药材指纹图谱的差异。本方法可用于忍冬和山银花药材指纹图谱的测定。

(10) 桂枝汤　戴德舜等利用 LC/MS 联用技术对桂枝汤 A 部分及组成桂枝汤的五味单味药的 A 部分进行了多维全息化学特征谱的指认，通过质谱的质荷比(M/Z)值及高效液相色谱中峰保留时间的相互对照，将桂枝汤 A 部分中的主要成分进行了归属，方法重现性好，准确性高，有利于桂枝汤的质量控制。

(11) 人参四逆汤　徐暾海等利用 ESI/MS^n、LC/MS、MALDI - TOF/MS 等技术，从人参四逆汤水煎液中分析和鉴定了 10 种二萜类生物碱：苯甲酰中乌头碱、苯甲酰乌头碱、苯甲酰次乌头碱、尼奥灵、付子灵、14-乙酰基塔拉地萨敏、苯甲酰次乌头碱亚油酸酯、苯甲酰去氧乌头碱亚油酸酯、苯甲酰次乌头碱棕榈酸酯、塔拉地敏和人参皂苷 Ra_1、Ra_2、Rb_1、Rb_2、Rb_3、Rc、Rd、Re、Rg_1、Rg_2、Rg_3、Rf 等 12 种人参皂苷。脂肪酸酯型生物碱和苯甲酰类生物碱的提取组分有抗血性休克作用和弱的正性肌力作用，人参皂苷的提取组分具有明显的负性肌力作用,通过对其成分的研究,有利于改善工艺,改进其质量标准。

3. LC/MS技术应用的展望

综上所述,LC/MS联用技术,可同时发挥色谱的分离功能和质谱的鉴定功能,为中药材及其制剂的质量控制,提供了一种崭新的方法。它有助于解决中成药及中药材生产中存在的质量标准参差不齐的问题,为中药生产现代化过程中药材及其制剂质量标准制定和探索,提供一种有益的方法,并有希望成为中药材质量标准研究以及中药材的质量控制分析的一种有价值的新方法。

(王新宏)

【中药治疗"非典"及其并发症新药的研究现状分析】

严重急性呼吸综合征(Severe Acute Respiratory Syndrome, SARS)是一种传染性很强的呼吸系统疾病。何为群、郭汝宁、刘贺之、李永华等均报道,2003年4月8日我国将该疾病正式命名为传染性非典型肺炎(Infection Atypical Pueumoina, IAP),并列为法定管理传染病。以广东、香港和北京发病人数较多,波及26个省、直辖市、自治区。其致病原是冠状病毒,而世界卫生组织(WHO)已正式将此病毒命名为SARS病毒。冠状病毒属核糖核酸(RNA)病毒,该病毒具有较高的变异性,且易发生同源或异源重组而产生新型冠状病毒。

肖培根等报道针对SARS病毒病原、病证病情和发病机理,中西医结合采取新技术新方法,研究临床有效的中药复方和单味药制剂,或中药的药理活性及其成分,以进一步确定药效,研制成新药。将对防治和控制SARS在世界的疫情流行提供有力措施。

1. SARS的中西医结合治疗

在西药治疗的基础上,结合中医辨证及使用相应的中药复方、单方,对SARS并发症治疗取得了满意的疗效。如李彦等报道,中药清开灵注射液、鱼腥草注射液、板蓝根冲剂、新雪颗粒、金莲清热颗粒、灯盏细辛注射液、复方苦参注射液、香丹注射液等8个中成药对于非典型肺炎的不同病理环节能够明显改善非典症状。林棉等将清开灵注射液作为中西医结合治疗非典型肺炎的基础用药,配合其他药物进行综合治疗。清开灵注射液和鱼腥草注射液及板蓝根冲剂,主要针对肺部急性炎症,对肺指数、炎性因子、炎性渗透有明显改善作用。新雪颗粒、金莲清热颗粒主要针对高烧症状,见效快。清开灵和灯盏细辛注射液主要针对急性呼吸窘迫综合征(ARDS)。清开灵、复方苦参以及香丹注射液主要针对多脏器官损伤,对内毒素引起的多脏器官损伤有明显保护作用。早期使用中医药,可以阻断病情的进一步发展,也可明显减轻发烧、呕吐、腹泻、食欲减退等症状,还可缩短发烧时间和病程,减少后遗症。在SARS后期为促进病灶吸收,防止肺纤维化的形成,可选用复方丹参注射液治疗。

2. SARS的药物研究政策及中药药品

曲风宏等报道,针对2003年的SARS疫情,由国家食品药品监督管理局(SFDA)牵头组成药物攻关组,紧急建立药物审批绿色通道。对非常时期申报的防治传染性非典型肺炎药品,首先向全国防治非典型肺炎指挥部科技攻关组提出申请,由药物攻关组组织专家审定。被药物攻关组确定的项目,研究工作应符合SFDA颁布的《防治非典型肺炎药物研究的基本技术要求》。据《人民日报》2003年7月2日报道,SFDA批准"连花清瘟胶囊"和"复方鳖甲软肝片"进行临床研究。连花清瘟胶囊主要用于非典早期发热患者,复方鳖甲软肝片主要用于非典所致的肺部炎症吸收或肺纤维化。刘燕玲等报道复方鳖甲软肝片申报新药研究前,曾用于SARS诱发的肺纤维化66例,据临床观察证明,用药4周后,胸片、CT检查纤维化均有不同程度的减轻或消失。张东伟等通过动物实验发现,复方鳖甲方(由鳖甲、当归、三七、冬虫夏草、黄芪、板蓝根、连翘等组成)能明显改善盐酸博莱霉素所导致的肺纤维化大鼠的HRCT影像,降低肺组织纤维性病变。

3. SARS的药物研究展望

广东省是SARS的首发疫情地区,部分中医医院应用中西医结合的方法治疗SARS,西医方面主要采用营养支持、吸氧、呼吸机辅助通气、抗感染、免疫调节、激素抗炎及对症处理等措施。中医按"温病"卫气营血和三焦辨证,根据临床分期分型,从防治有效的中医方剂,中药以及民间经验中精选出具有清热解毒,活血化瘀以及益气养阴的中草药，寻找有效的抗SARS新药，取得了较为满意的疗效。

岳茂兴等认为，SARS重症患者的临床发病过程的特点是：SARS病毒侵入人体引起机体损伤→应急反应→全身炎症反应综合征（SIRS）→急性呼吸窘迫综合征（ARDS）→MODS→多脏器衰竭（MOF）。从中药新药研究用于治疗SARS及其并发症的临床角度，并结合现有的，以及已经在SARS患者治疗的过程中获得的药物复方、单方进行分析，针对其作用特点进行思考是十分必要的。

(1) 临床定位　刘兴山等总结已有30余篇报告的相关中医药治疗SARS的临床报告，绝大多数是用中西医结合的方法。中医治疗SARS疗效确切，具有西医所没有的优势：① 中医药理论与实践在预防SARS中发挥了作用。② 中医药早期干预，可阻断病情进一步发展。③ 中医药可明显减轻患者中毒等临床症状。④ 能缩短发热时间和病程，提高临床疗效。⑤ 促进炎症吸收，减少后遗症。⑥ 减少激素使用量及西药的毒副作用，减少全身并发症。

张纾难、张瑞麟、赵春惠等报道中西医结合治疗SARS，能改善临床症状、减少激素用量和缩短疗程，不良反应减少，也能加快患者免疫功能恢复，促进肺部炎症吸收，改善预后，降低病死率，比单纯西医治疗有明显的优势。李秀惠等报道与西医治疗组相比较，中西医结合治疗能显著改善重型SARS患者的临床症状，提高机体T淋巴细胞免疫功能，从而降低患者的病死率。王丽报道过去肺纤维化仅发生在ARDS晚期，而最近的研究表明ARDS早期即发生纤维化，而早期积极逆转肺纤维化有可能成为ARDS有效的治疗手段。李秀惠等报道积极采用中西医结合方法可以有效防治SARS所致的肺纤维化，并有助于实现逆转。何晓蕴报道早期积极的中西医结合治疗，可改善病情，缩短病程，减少肺纤维化的形成。因此，中药新药的研究不能脱离临床用药的实际状况，应在西医治疗的基础上，探索中药治疗的合理性，确定中药治疗SARS的临床分型分期或阶段，以明确临床的合理定位。

(2) 给药途径　对SARS的重症患者而言，通过肌肉注射或静脉注射（静脉滴注）途径给药是十分必要的，既符合临床实际，也容易取得临床疗效。对中药复方、单方在药学方面所采用的工艺路线及质量标准是决定药物能否采取这二种途径给药的关键因素，整体动物的药效试验应为支持治疗SARS所采用的这二种途径给药方式提供相应的技术支持和科学依据。

(3) 临床研究与评价　已经在SARS患者身上使用的中药复方、单方，而且是取得较好临床疗效的，为能够进一步进行临床研究与评价提供了初步的技术支持。但是，需要遵循GCP要求进行规范的临床研究来予以证实，应结合并分析已有的临床疗效特点，选择合理的观察指标、疗程、剂量，并建立相关公认的评价标准，以便获得真实、可靠、有效、安全的数据，继而证实这些药物的临床应用范围。

(4) 研究现状分析　目前尚未有通过对SARS患者临床研究而获得SFDA批准用于治疗SARS的中药新药。原因有：① 政府以及卫生药监等相关部门已经重视并加强对SARS的病原、传播途径、患者的监管及治疗等，再次爆发大规模流行的可能性很小，患者来源有限，影响了对SARS患者的临床观察。② 初步认为SARS是一种自限性疾病，而且已经加强对SARS的基础研究工作，从而可以获得更多有关SARS的生物学特性以益于加强防治。③ 随着对SARS研究的不断深入，其新药研究相关技术要求也随之进行修订完善，开发治疗SARS中药新药的技术难度也相应提升。

（吕佳康）

[附] 参考文献

C

才谦，刘涛，付玉芹，等. 大孔吸附树脂法富集龙胆中裂环烯醚萜苷类成分的研究. 中成药，2003；(4)：271

陈大为，张彦青，邹艳霜，等. 灯盏花素缓释微丸制备工艺与处方优化的研究. 中草药，2003；(11)：990

陈修毅，王东凯，顾艳丽，等. 人参总皂苷磷脂复合物包衣微丸的制备. 中国药学杂志，2003；(6)：438

D

代龙,刘国飞,周小明. 小儿退热栓基质的优选. 中药新药与临床药理,2003;(6): 411

戴德舜,曹进,王义明,等. 桂枝汤A部分有效成分指纹图谱归属(二). 中国实验方剂学杂志,2001;(3): 1

丁岗,王振中,章晨峰,等. 茯苓中三萜酸类成分HPLC指纹图谱的初步研究. 中国中药杂志,2002;(10): 756

董世波,张志军,盏平. 冰硼口腔糊剂的研究. 中成药,2003;(9): 703

都述虎,饶金华. 大孔吸附树脂富集纯化茅莓总皂苷工艺研究. 中成药,2003;(3): 185

杜守颖,凌守静,吴清,等. 救脑滴丸成型工艺的研究. 中国中药杂志,2003;(10): 932

杜瀛琨,赵冬霞,马云淑. 用均匀设计法优选通痹止痛胶囊的半仿生提取工艺条件. 云南中医学院学报,2003;(1): 1

F

冯颖. 大孔吸附树脂新工艺在中药制剂中的应用. 中医药学刊,2003;(2): 315

傅荣杰,冯怡. 微波萃取技术在重要及天然产物中的应用. 中国中药杂志,2003;(9): 804

富志军,林以宁,亢俊伟. 长乐颗粒剂成型工艺的初步研究. 中成药,2003;(7): 532

G

郭继芬,陈笑艳,钟大放,等. 液相色谱-电喷雾离子阱质谱法检测体液中的士的宁、马钱子碱及其主要代谢产物. 药物分析杂志,2001;(3): 167

郭汝宁,彭国文,何剑峰,等. 广东省1 164例社区传染性非典型肺炎病例流行病学分析. 华南预防医学,2003;(6): 38

郭涛,宋洪涛,赵明宏,等. 麝香保心分散片的制备和人参总皂苷的体外溶出度研究. 解放军药学学报,2003;(1): 34

H

韩正洲,高崇凯,李宇,等. 正天胶囊提取工艺的研究. 中成药,2003;(9): 696

何大雄,朱叶超. 大孔吸附树脂分离纯化葛根总黄酮的研究. 中国药学杂志,2003;(1): 35

何为群,刘晓青,陈思蓓,等. SARS合并ARDS临床分析. 广东医药,2003;(6): 95

何晓蕴,侯一军,张艳蕾,等. 中西医结合治疗SARS的探讨. 中国中西医结合急救杂志,2003;(9): 271

黄瑞松,莫可丰,苏青,等. 正交试验法优选妇舒宁颗粒的乙醇提取工艺. 中药新药与临床药理,2003;(3): 196

黄雪松,黄荣春. 大孔树脂富集三裂叶蟛蜞菊倍半萜内脂A和B的研究. 中草药,2003;(8): 701

J

贾永艳,李来生,周毅生,等. 用正交试验法优选头痛灵胶囊的制备工艺. 河南科学,2003;(6): 719

L

李冬梅,路绪文,苏芳. 壳聚糖絮凝法用于脑清口服液澄清工艺的探讨. 中成药,2003;(6): 448

李平华,王兴文. 大孔吸附树脂在中药有效成分分离纯化中的研究进展. 云南中医学院学报,2003;(3): 43

李秀惠,胡建华,张可,等. 中西医结合治疗51例重型SARS临床疗效观察. 中国中西医结合急救杂志,2003;(5): 259

李彦,薄敏敏,张霆,等. 中医药抗击SARS大事记. 天津中医药,2003;(3): 112

李永华,庄辉. 传染性非典型肺炎的病原学研究进展. 解放军药学学报,2003;(5): 342

林棉,黄振炎,杨凤仙,等. 中西医结合治疗传染性非典型肺炎20例疗效观察. 新中医,2003;(8): 3

刘贺之,魏荣,樊燕凌,等. 传染性非典型肺炎(SARS)的诊断及其药物治疗进展. 解放军药学学报,2003;(3): 206

刘建平,赵陆华,李志强. 口腔溃复平膜剂的研究. 中成药,2003;(2): 102

刘倩,仰榴青,吴向阳,等. 大孔吸附树脂纯化甘草酸的研究. 中药材,2003;(5): 357

刘太华,毕元,肖小河,等. 大孔吸附树脂富集茵陈蒿汤中蒿属香豆素的工艺研究. 中草药,2003;(7): 603

刘涛,温利明,沙琦,等. 银杏叶片薄膜包衣的生产工艺研究. 中国药学杂志,2003;(7): 545

刘伟,依强. 微波提取小茴香乳香荆芥穗挥发油的实验研究. 中医药学刊,2003;(3): 479

刘兴山,王喜臣. 传染性非典型肺炎(SARS)的中医药研究进展. 长春中医学院学报,2003;(3): 115

刘燕玲. 抗肺纤维化中药进入临床试验. 健康报,2003年6月30日

刘友平,鄢丹,秦春梅. 大孔吸附树脂纯化中药有效成分的影响因素. 中药新药与临床药理,2003;(3): 212

陆宇照,杨祖荣,李谨,等. 中药用D-101型大孔树脂苯系列残留物分析研究. 云南中医学院学报,2003;(2): 17

M

马仁玲,周红华,于喜水,等. 苦参药材提取物的LC/MS研究. 中成药,2003;(10): 831

N

倪健,阎萍.舒胸滴丸制备工艺研究.中草药,2003;(12):1087

P

彭国平,朱国元,郭立玮,等.超滤与树脂吸附技术联用精制五种提取物的研究.中成药,2003;(1):17

Q

曲风宏,王珂.从"传染性非典型肺炎"重大突发事件谈我国药物创新体系的建立.中国新药杂志,2003;(6):401

S

沈岚,冯年平,韩朝阳,等.大黄微波萃取法与常用提取方法的比较研究.中成药,2003;(8):614

宋洪涛,郭涛,张晓红,等.离心造粒法制备麝香保心微丸的研究.中草药,2003;(1):23

宋丽岩,崔淑霞,杨瑶君.双黄连制剂工艺中澄清剂的应用.中医药信息,2003;(2):53

W

汪程远,张洁,孟莉,等.大孔吸附树脂分离纯化地黄中苷类与糖类.中药材,2003;(3):202

王丹,龚涛,孙冰,等.胶团超滤法制备丹参注射液.中成药,2003;(6):441

王地,贾富霞,关怀,等.调肝颗粒剂提取物干燥工艺的研究.中成药,2003;(8):617

王娟,沈平孃,沈永嘉.均匀设计优选微波辅助萃取刺五加中有效成分的研究.中成药,2003;(1):11

王娟,沈平孃,沈永嘉.均匀设计优选微波辅助萃取何首乌中有效成分的研究.中草药,2003;(4):314

王丽.急性呼吸窘迫综合征早期肺纤维化的研究进展.国外医学·呼吸系统分册,2003;(1):50

王宁,王建心,宋崎,等.正交设计多指标综合评分法优化救心速释片处方.中成药,2003;(3):179

王沛,徐晶,李艳玲,等.回乳胶囊中香附油的包合工艺研究.中医药学刊,2003;(12):2173

王巧娥,沈金灿,于文佳,等.甘草中甘草酸的微波萃取.中草药,2003;(5):407

王溶溶.鸡血藤动态逆流连续循环提取工艺的研究.中成药,2003;(5):358

王颖,陈新发,盛龙生,等.三七注射液指纹图谱的LC/MS测定.中药新药与临床药理,2001;(3):160

王颖,楼凤昌,盛龙生,等.银杏内脂提取物中微量成分的 LC/DAD/DSI/MS 分析及结果测定.药学学报,2001;(8):608

王颖,盛龙生,楼凤昌,等.银杏总酸中有关成分的LC/DAD/API/MS 分析.中国药科大学学报,2001;(5):371

王玉华,赵国丁,荀雅书,等.四物汤中多糖提取工艺筛选.中成药,2003;(5):351

王兆基,何绍基,徐树棋,等.液相色谱/质谱/质谱联用法测定法测定乌头属药材及中成药中乌头类生物碱含量.分析化学,2001;(4):391

韦藤幼,赵群莉,阮莉姣,等.微波预处理法提取金银花中的绿原酸.中成药,2003;(7):534

X

肖培根,王永炎,陈鸿珊.防治 SARS 中药的研究线索.中国中药杂志,2003;(6):481

徐暾海,宋风瑞,赵洪峰,等.人参四逆汤的研究.中国医药学报,2002;(7):406

徐先祥,夏伦祝,高家荣.大孔吸附树脂在皂苷分离纯化中的应用.中国中医药信息杂志,2003;(1):79

Y

仰榴青,吴向阳,陈钧,等.银杏酸的高效液相色谱法测定.药学学报,2002;(7):555

余静,李茜,沈文斌,等.刺五加 HPLC/UV/MS 指纹图谱研究.中国药科大学学报,2003;(2):148

袁海龙,李仙义.D-101 型大孔树脂残留物的顶空进样法分析研究.中药新药与临床药理,2003;(2):121

袁华隆,梁程,周家明,等.血塞通滴丸成型工艺设计研究.中成药,2003;(10):787

Z

张崇禧,郑友兰,张春红,等.大孔吸附树脂人参总皂苷工艺及再生使用的研究.中国药学杂志,2003;(9):661

张东伟,王继峰,牛建昭,等.复方鳖甲方对肺纤维化大鼠高分辨率 CT 影响的实验研究.北京中医药大学学报,2003;(5):26

张瑞麟,焦强,王保国,等.中西医结合治疗 49 例 SARS 临床对照研究.中国中西医结合杂志,2003;(9):50

张瑞忠.微波技术在黄芩苷提取中的应用.现代中药研究与实践,2003;(3):47

张纾难.中西医结合治疗 SARS 所致肺纤维化疗效总结及其临床特点的分析.中国全科医学,2003;(7):576

张向荣,王岩,尹凤强,等.总丹酚酸胃内滞留缓释片的研制.中成药,2003;(5):349

张兴德,刘汉清.感冒退热滴丸制备工艺研究.内蒙古中医药,2003;(6):34

张学兰,张兆旺.交泰丸方药半仿生提取药材组合方式的比较研究.中成药,2003;(7):526

张振中,饶耀刚,韩俊,等.LC/MS联用技术测定蝎毒活性成分的分子量.中国药科大学学报,2000;(2):108

张尊建,余静,杨春华,等.忍冬、山银花HPLC/UV/MS指纹图谱研究.中成药,2003;(11):863

赵春惠,李秀惠,张可,等.77例SARS患者中西医结合治疗随机对照研究.中国中西医结合急救杂志,2003;(4):197

赵骏,连娜,王跃飞,等.AB-8树脂和D-101树脂纯化桑叶等多糖的比较.天津中医学院学报,2003;(2):21

赵文昌.冰硼含片工艺研究.中成药,2003;(9):699

赵勇,尚平平,孙文基.微波技术在秦艽浸提中的应用.中药材,2003;(1):37

郑颖,刘汉清,薛明,等.干姜挥发油的N-LOK变性淀粉包合物制备工艺研究.江苏中医药,2003;(4):42

朱盛山,刘强,郭丽冰,等.喘平粉雾剂提取工艺筛选研究.中国实验方剂学杂志,2003;(5):3

朱晓薇,郭俊华,陈志娟,等.中药微波提取的初步研究及微波提取特点分析.天津中医药,2003;(4):65

(六)中药炮制

【概述】

2003年有关中药炮制研究论文的内容有所变化，其中对于中药炮制的现状分析、存在问题及其解决措施的探讨和经验论述较多，实验研究论文的数量减少。

1. 中药炮制工艺的研究

张艳焱等采用HPLC法，比较了黄褐毛忍冬花蕾、白花、黄花生晒品及蒸晒品中绿原酸的含量，结果，三者生晒品的含量分别是0.54%、0.81%和0.57%；蒸晒品的含量分别为2.14%、1.65%和2.04%。表明蒸晒法较生晒法炮制的黄褐毛忍冬中绿原酸的含量高。认为先蒸3～5 min，再将其晒干的工艺可抑制药材中酶的活性，防止绿原酸的继续代谢。修彦凤等以小檗碱、吴茱萸碱和吴茱萸次碱为指标，采用高效液相色谱法测定黄连、吴茱萸和不同比例的萸黄连中的成分含量。结果表明：黄连用吴茱萸炮制后小檗碱的含量减少，20%和30%萸黄连中小檗碱的含量较高，萸黄连确实吸收了吴茱萸中的成分，认为吴茱萸炮制黄连的用量以20%为宜。李飞等以不同方法加工的蜜制乌头为对象，采用药典法测定总生物碱含量，薄层扫描法测定乌头碱、美沙乌头碱、海帕乌头碱的含量。结果表明，不同的蜜制方法对乌头中主要生物碱含量变化均有影响。蜜煮生川乌的炮制工艺简单，总工时较短，吸蜜效果好且收得率高，其传统饮片质量与药典法制川乌基本一致，且总碱含量比药典法制川乌高27.40%，双酯型生物碱含量较生品降低46.60%，比药典法制川乌高10.52%，能够达到降毒存效的目的，故认为从保证临床用药的安全有效来考虑，川乌的蜜制方法以蜜煮生川乌为佳。李志猛等以甘草酸含量为指标，考察超微粉碎前后甘草饮片中甘草酸的溶出行为变化规律。结果表明：蜜炙甘草饮片的溶出率为30.95%，蜜炙甘草普通粉碎过40目筛的溶出率为23.98%，不同粉碎粒度和粉碎时间的超微粉碎蜜炙甘草饮片溶出率分别为39.30%、36.88%、38.07%。超微粉碎后甘草酸的溶出显著提高，且粉碎时间越长，粒度越细，甘草酸的溶出越多。为比较黄芩在制剂提取工艺中的投料方法，许腊英等制备了酒黄芩、生黄芩热水投料、冷水投料的样品，用高效液相色谱法对其黄芩苷含量进行测定，结果，酒黄芩冷、热水投料对其成分影响不大，生黄芩以热水投料为佳。张建华等采用紫外分光光度法对蔓荆子及其炮制品中的总黄酮进行分析测定。结果表明，蔓荆子随炒制程度加重，炒制时间延长，总黄酮含量出现先上升后下降的变化。炒焦品含量最高，炒炭品次之，微炒品和生品含量最低。李明雄等比较了不同煅制工艺(600℃煅制60 min，700℃煅制60 min，800℃煅制60 min，900℃煅制30 min)的寒水石的外观性状、煅得率、总成分煎出率；采用EDTA络合滴定法测定各样品中总钙量、煎液中钙离子的溶出量，发现各样品均有不同程度的改变，800℃以上煅制的样品质地酥脆、易于粉碎和煎出有效成分。楼冠峰对自然铜用煅法和炒法进行炮制，比较其外观和亚铁离子含量，结果，煅品亚铁离子含量为0.82%，炒自然铜含量为0.91%，认为炒法具有耗时短，易煅透，一次投药量大等优点。

2. 炮制前后化学成分和药理作用的比较研究

楼余淦等研究表明，生晒山参、西洋参、红参和生晒参的芦头、芯部和表皮各有其特征红外光谱，从图谱峰的强度分析，生晒山参的人参皂苷的含量相对较高，从峰的分布和强度分析，4种参所含的成分及其多少有较大的差异，其中，红参芦头在917 cm^{-1}和869.28 cm^{-1}处有吸收峰，其他3种参均无吸收，红参芯部在1 648 cm^{-1}处有较强吸收单峰，可能与其加工方法有关。张亚东等对苍术生品及清炒品、麸炒品、米泔水炙品及米泔水浸品中的挥发油含量及其物理常数进行测定并比较，结果表明，4种制品挥发油的密度、折光率和比旋度及其组分与生品挥发油基本一致。4种炮制方法仅降低苍术挥发油的含量而无质的变化。江海燕等采用色谱法对虎杖炮制品中白藜芦醇苷和大黄素进行了定性分析，用薄层扫描法和

HPLC法对大黄素进行了定量分析。结果,炮制后大黄素含量较生品有不同程度的增加。生品为0.93%,酒炙品、醋炙品和盐炙品含量分别为1.21%、1.07%和0.96%。上述数据表明炮制方法和辅料对虎杖中大黄素含量有一定的影响。田源红等采用硫酸-苯酚法测定了黄芪及其炮制品中还原糖、水溶性糖和多糖的含量,结果水溶性糖含量依次为生品>酒制>米制>盐制>炒制>盐麸制,其炮制品较生品降低1%~33%。还原糖含量依次为:生品>米制>酒制>盐制>炒制>盐麸制,其炮制品较生品降低10%~42%。炮制后多糖含量均较生品增加。不同炮制方法对黄芪中糖类含量的显著影响与药效的关系值得研究。施锁平研究表明,生牛膝、酒制牛膝和盐制牛膝均具有明显的镇痛作用,三者间无显著差异。薄层扫描结果显示齐墩果酸含量高低顺序为生牛膝>酒制牛膝>盐制牛膝,但差异不大。龙全江等研究表明,当归经油炒后水溶性浸出物含量略有下降,但多糖含量明显提高,认为符合油当归"主用于血虚肠燥便秘"的传统用药经验。崔瑛等采用氯化铝($AlCl_3$)拟痴呆小鼠模型和谷氨酸单钠(MSG)毁损下丘脑弓状核大鼠模型,观察了熟地黄对动物学习记忆障碍的影响,发现熟地黄能延长痴呆动物跳台实验潜伏期,减少错误次数;缩短水迷宫寻台时间;调节痴呆动物脑组织谷氨酸Glu和γ-氨基丁酸GABA含量,提高NMDARI,GABAR在海马的表达。认为熟地黄有改善$AlCl_3$小鼠和MSG大鼠学习记忆作用。

3. 炮制品的质量控制

赫焱等以天南星生品及其不同加工程度的制南星为研究对象,对天南星中草酸钙针晶的显微及超微改变进行定性定量观察,发现炮制后天南星中草酸钙针晶束数量明显减少,剩余针晶束粘连,不易分散,单个针晶多数有溶解现象,尖端尤其明显。以针晶的尖端碎断或溶解,针晶有溶解状为变化标准进行计数,生品变化的针晶占观察到的针晶束的8%,炮制品中占86%~98%。且变化的针晶随浸泡时间增加而增加。天南星中草酸钙针晶尖端变化率与兔眼结膜刺激反应呈量效关系($\gamma=0.995$);与矾水浸泡时间呈时效关系($\gamma=0.993$)。

(李　飞)

【21种中药炮制前后化学成分的比较】

1. 莪术

在比较醋制法对莪术挥发油化学成分及含量的影响时,陆兔林等采用气质联用法进行分析鉴定各挥发油的组分。结果:① 与生品比较:莪术经醋煮、醋炙后,其挥发油含量均有不同程度的变化,如4-乙炔基-4-羟基-3,5,5-三甲基环己烯酮的相对含量,生品为40.1%、醋炙品为50.2%、醋煮品为35.98%。② 挥发油的组分亦有较大变化:生莪术共鉴定出18个化合物,醋炙品共鉴定出11个化合物,比生品少了7个;醋煮品共鉴定出17个化合物,其中相对应的少了3个,但新增了2个组分。所以炮制对莪术中挥发油含量及组分产生了较大的影响。

2. 虎杖

江海燕等采用高效液相色谱法探讨了炮制对虎杖中大黄素含量的影响。结果,虎杖及各炮制品中大黄素的含量按如下顺序减少:酒炙品>醋炙品>90℃30 min烘制品>60℃60 min烘制品>90℃60 min烘制品>盐炙品>生品;各炮制品中大黄素的含量与生品相比存在显著差异,炮制辅料、炮制温度、炮制时间等因素是虎杖中大黄素含量产生变化的原因。

3. 延胡索

陈旭等采用高效液相色谱法比较了不同炮制方法对延胡索中延胡索乙素含量的影响。结果,生延胡索为28.64%、醋炙延胡索为38.19%、醋煮延胡索为40.25%、醋烘延胡索为39.21%、酒延胡索为35.85%。表明经醋制能增加延胡索中延胡索乙素的含量。

4. 蛤壳

铁步荣等采用二乙基二硫代氨基甲酸银(DDC-Ag)法对海洋动物蛤壳炮制前后砷的含量进行了研究。结果,不同产地的13个蛤壳样品中均含有砷,蛤壳经650℃火煅后,砷的含量均有不同程度的降低,与生品比较,其降低幅度为5.05%~100%。表明蛤壳经火煅炮制后可除去或降低毒性。

5. 甘草

李志猛等考察了甘草饮片超微粉碎前后甘草

酸的溶出量，采用HPLC测定法分别对蜜炙甘草的不同样品进行含量测定。结果，通过200目、300目筛的粉末，其甘草酸的溶出显著提高；且粉碎时间越长，粒度越细，甘草酸溶出越易；但500目筛粉与300目筛粉相差不大。所以超微粉碎后有助于甘草饮片中甘草酸的溶出，粉碎粒度对甘草酸溶出有显著的影响。

6. 黄连

修彦凤等以小檗碱、吴茱萸碱、吴茱萸次碱为指标，采用高效液相色谱法测定黄连、吴茱萸、10%萸黄连、20%萸黄连、30%萸黄连、40%萸黄连、50%萸黄连中的成分含量。结果，黄连用吴茱萸炮制后小檗碱的含量减少，20%、30%萸黄连中小檗碱的含量较高；萸黄连中确实吸收了吴茱萸的成分。研究表明用吴茱萸炮制黄连的用量以20%为宜。于俊林等采用薄层色谱法对鲜黄连中的生物碱成分进行了研究。结果，在以苯：乙酸乙酯：甲醇：异丙醇：浓氨水(6：3：1.5：1.5：0.5)、乙酸乙酯：氯仿：甲醇：氨水(10：2：2：2)、乙酸乙酯：氯仿：甲醇：浓氨水：二乙胺(8：2：2：1：0.5)为展开剂的薄层色谱上，鲜黄连的地上部分和地下部分不显盐酸小檗碱的同步斑点，而与盐酸药根碱的斑点同步而平行；黄连药材中亦显示有盐酸药根碱的斑点。结果表明鲜黄连所含的有效成分与文献报道不同，不含小檗碱而含药根碱。

7. 黄褐毛忍冬

张艳焱等采用HPLC法对黄褐毛忍冬不同炮制品中绿原酸进行了含量测定。结果，黄褐毛忍冬花蕾、白花、黄花生晒品中绿原酸的含量分别为0.54%、0.81%、0.57%；蒸晒品中绿原酸的含量分别为2.14%、1.65%、2.04%。实验表明，蒸晒法较生晒法炮制的黄褐毛忍冬中绿原酸含量高。

8. 苍术

张东亚等对苍术生品及4种炮制品中挥发油含量及其物理常数进行测定，并对其挥发油进行气相色谱分析。结果：苍术经炮制后其挥发油含量均有不同程度的降低，其降低的程度依次为麸炒法、清炒法、米泔水炙法和米泔水浸润法；4种炮制品挥发油的密度、折光率和比旋度与生品相比较，无明显差异；气相色谱分析，生品和4种炮制品挥发油的组分基本相同。表明4种炮制方法仅仅是降低苍术挥发油的含量，而对其挥发油的成分影响不大。

9. 黄芪

田源红等用硫酸-苯酚法测定了黄芪及其炮制品中多糖的含量。结果：生黄芪为3.92%、酒制黄芪为9.26%、盐制黄芪为8.20%、米制黄芪为6.70%、盐麸制黄芪为5.63%、炒制黄芪为7.20%。表明不同炮制方法对黄芪中糖类含量有显著影响。

10. 三七

柯金虎等在研究蒸制法炮制熟三七粉对皂苷含量的影响时，采用大孔树脂吸附比色法测定三七总皂苷含量、HPLC法检测单体皂苷。结果：10个不同产地的三七样品，生三七粉加工炮制成熟三七粉后，总皂苷含量仅为生粉的82.15%～93.60%，平均降低了14.46%；三七皂苷R_1、人参皂苷Rg_1、人参皂苷Rb_1含量均有不同程度的降低，平均降低了9.37%、12.72%、9.05%。表明用蒸制法炮制熟三七粉的过程中对其有效的皂苷成分有一定的破坏作用。

11. 箭叶淫羊藿

陈惠玲等采用紫外分光光度法测定箭叶淫羊藿生品及其不同温度炮制品中总黄酮的含量。结果，生品为11.12%、羊脂炙品(140℃)为9.28%、羊脂炙品(60℃)为9.65%、酒炙品(140℃)为9.82%、酒炙品(60℃)为10.84%、盐炙品(140℃)为9.46%、盐炙品(60℃)为10.65%，实验显示，生品＞炮制品；在60℃条件下炮制(改进方法)的样品均比在140℃条件下炮制(药典法)的含量高，其增加率羊脂炙品为3.99%、酒炙品为10.39%、盐炙品为12.58%，研究结果提示，箭叶淫羊藿的炮制温度应控制在60℃为宜。

12. 青黛

刘缓文采用分光光度法及薄层扫描法对青黛不同炮制品中靛蓝和靛玉红成分进行了含量测定。结果，靛蓝的含量，粗粉为2.56%、细粉为2.78%、泡制品为2.81%、炒制品为2.79%、水飞品为3.10%；靛玉红的含量，粗粉为0.20%、细粉为 0.22%、泡制品为 0.25%、炒制品为 0.23%、水飞品为 0.28%。实验结果提示,样品中靛蓝与靛玉红的含量均为水飞品>泡制品>炒品>细粉>粗粉。

13. 石膏

陈红献以含水硫酸钙为指标,采用配位滴定法,考察了不同加工方法对石膏质量的影响。结果,石膏中含水硫酸钙的含量,生品为 98.1%、煅制品为 97.3%、水飞品为 99.2%、炒制品为 98.3%、烧制品为 97.6%。表明石膏用水飞法炮制对其质量影响最小。

14. 当归

当归主产于甘肃,甘肃习用油当归(用 3%的香油炙炒)。龙全江等采用药典法测定水溶性浸出物含量,苯酚-浓硫酸法测定多糖含量。结果,水溶性浸出物的含量,生当归为 65.68%、油当归为 65.28%;多糖含量,生当归为 0.62%、油当归为 0.95%。实验表明,油炙炮制对当归水溶性浸出物影响不大,而多糖的含量升高较为明显,此结果符合油当归主要用于血虚肠燥便秘的传统用药经验。

15. 芍药

黄罗生等按照《中华人民共和国药典》的有关规定,采用 HPLC 法探讨了不同干燥恒重和炮制方法对白芍中芍药苷含量的影响。结果,各样品中芍药苷含量,生白芍为 1.22%、烘干干燥白芍为 0.74%、减压干燥白芍为 1.13%、炒白芍为 1.03%、酒白芍为 0.95%。表明这几种加工炮制方法均会造成芍药苷含量的降低,其中烘干干燥法的影响最大,芍药苷损失率达 39.3%,其次是酒炙芍药、炒芍药,影响最小的是减压干燥法,芍药苷损失率为 7.4%。表明药典规定采用减压干燥法是合理的。

16. 怀牛膝

王建科等采用火焰原子吸收光谱法测定了怀牛膝生品及酒蒸牛膝、酒炙牛膝、盐炙牛膝中锌、镁等 10 种微量元素的含量。结果,生牛膝及 3 种炮制品中均含有所测的 10 种元素,且炮制品中有若干微量元素高于生品,如锶的含量,酒炙品增加 79.28%、盐炙品增加 47.67%、酒蒸品增加 39.38%,酒炙牛膝中有锌、铁、铜、钴、锶、钙等 6 种微量元素含量增加,盐牛膝和酒蒸牛膝亦各有 3 种元素增加。

17. 蛋黄油

田源红等采用火焰原子吸收光谱法对传统干馏法、烘法与蒸馏法制备的蛋黄油进行了常见微量元素的含量测定。结果,用以上 3 种炮制方法制得的蛋黄油中,Zn 的含量(mg/kg)分别为 3.19、3.53、3.35;Fe 含量分别为 2.15、0.70、0.11;Mn 含量分别为 0.81、0.76、0.59;Sr 含量分别为 0.34、0.47、0.45;Ni 含量分别为 1.43、1.38、1.29。

18. 陈皮

罗琼在研究陈皮贮存时间及炮制方法对其质量的影响过程中,发现陈皮贮存时间越长,陈皮苷的含量明显增加,这与中药陈皮以陈为佳的用药习惯相吻合;不同的炮制方法如蒸制、盐制、麸制、蜜制、土制等对陈皮苷的含量无显著影响,惟陈皮炭中陈皮苷的含量降低较多(近 80%),低于药典规定的 3%。

19. 蔓荆子

张建华等采用紫外分光光度法对蔓荆子及其炮制品中的总黄酮进行了分析。结果:生蔓荆子为 9.06%、炒蔓荆子为 9.12%、焦蔓荆子为 13.19%、蔓荆子炭为 11.40%。结果表明,蔓荆子随炒制程度的加重,炒制时间延长,总黄酮含量呈现先上升而后下降的变化。

20. 车前子

高明哲等采用 HPLC 法比较了车前子不同炮制品中车前子苷的含量。结果:生车前子为 0.42%、清炒车前子为 0.41%、盐炒车前子为 0.43%。表明车前子苷性质稳定,不同的炮制方法对其影响较小。

21. 大黄

徐耀华等采用 PR-HPLC 法考察了盐制大黄中大黄酸和大黄素的含量变化,并与生大黄作对照研究。结果,生大黄中大黄酸和大黄素的含量(mg/g)生大黄分别为 3.57 和 4.51、淡盐水制大黄分别为 3.52 和 4.47、浓盐水制大黄分别为 3.53 和 4.50。这表明大黄在盐制过程中大黄酸和大黄素的含量变化不大。

（王兴发 修彦凤）

【5种中药炮制前后药理作用的比较】

1. 熟地黄

崔瑛等在观察熟地黄对动物学习记忆障碍的影响及机理的研究过程中，采用氯化铝（$AlCl_3$）拟痴呆小鼠模型和谷氨酸单钠（MSG）毁损下丘脑弓状核大鼠模型，通过跳台实验和Morris水迷宫实验观察熟地黄对学习记忆的影响；用薄层扫描测定脑组织谷氨酸（Glu）和γ-氨基丁酸（GABA）含量；免疫组观察大鼠海马N-甲基-D-门冬氨酸受体1（NMDAR1）和GABA受体（GABAR）在海马的表达。结果，熟地黄能延长痴呆动物跳台实验潜伏期、减少错误次数；缩短水迷宫实验寻台时间；调节痴呆模型动物脑Glu和GABA含量，提高NMDAR1和GABAR在海马的表达。表明熟地黄有改善$AlCl_3$小鼠和MSG大鼠学习记忆能力的作用。其作用机理与降低脑组织胆碱酯酶活性、抑制铝离子在脑组织堆积有关，也可能与调节脑Glu和GABA含量，提高MSG大鼠NMDAR1和GABAR在海马的表达有关。

2. 牛膝

施锁平采用小鼠扭体法比较了牛膝不同炮制方法对镇痛作用的影响。结果：生牛膝、酒牛膝、盐牛膝与生理盐水对照组比较，呈显著性差异（$P<0.05$）；3种炮制品均具有明显的镇痛作用，但这3者的镇痛作用相互比较，无显著性差异。

3. 石决明

边可君等利用惰性气体的高能球磨装置，成功地制备了纳米石决明。用透射电镜（TEM）、红外光谱（IR）、X射线光电子能谱（XPS）、和X射线分散能谱仪（EDX）等对石决明进行了分析。用血清药物化学的方法研究了不同粒径的石决明的主要活性化学成分Zn、Si、Ca等。结果显示，在血清中纳米石决明的活性成分的含量显著大于微米石决明。提示机体对纳米化石决明的吸收利用程度增高，疗效可能增强。

4. 赭石

刘淑花等采用原子吸收光谱法测定了生或煅赭石中微量元素Fe、Zn、Cu、Mn、Co、Ni及宏量元素Ca的含量，又进行了镇静、抗炎、止凝血等药理实验。结果表明，微量元素Zn、Ca、Ni含量生赭石高于煅赭石，Mn、Co含量煅赭石高于生赭石，Fe、Cu含量两者相近；药理作用方面，生、煅赭石均能显著降低角叉菜胶引发的足肿胀度，缩短止凝血时间。

5. 西洋参

朱卫丰等以Rb_1为指标，采用HPLC法比较了西洋参超微粉（20 μm以下占86%）与普通粉（100目）的溶出度及药效学。结果，超微粉与普通粉的溶出度相似，初步药效学实验表明没有显著差异。提示西洋参超微粉碎并不能显著提高药效。

（王兴发 任晓瑛）

【11种中药炮制方法的比较】

1. 鹿角

盛淑光采用砂烫法进行水浸出物含量测定，探讨鹿角的最佳炮制方法。结果，水溶性浸出物的含量，生品为7.21%、砂烫品为12.24%；对治疗乳痈初起的临床疗效（用药5 d）对比，其总有效率，生鹿角粗末组为92%、砂烫鹿角粗末组为98%；鹿角的水溶性成分在砂温170～180℃时没被破坏，磷酸钙、碳酸钙及氮化物皆为盐类，且为水溶性成分，在此温度下不会受到破坏。表明水浸出物含量测定及临床实验证明砂烫鹿角优于生品。

2. 菟丝子

李波等采用正交实验设计，以总黄酮的含量为指标，优选菟丝子黄酒炮制的最佳工艺。结果酒菟丝子最佳炮制参数为，黄酒用量20%、浸润时间48 h、炒制时间10 min，火力大小为中火。

3. 紫石英、寒水石

张水寒等以紫石英、寒水石为例，采用电子扫描、X射线定性，原子发射光谱定量，为矿物类中药超微粉末粒径提供试验数据。结果，选择粒度为K_4微粉（通过美国标准U.S.SCREEN100目）制备的紫石英、寒水石超微饮片，其钙离子的含量分别是传统饮片的2.5和2.6倍。表明超微饮片能使矿物类中药钙离子成分的溶出度提高。提示使用超微饮片能节省60%的药材，可以减少服用量。而李雄明等采用EDTA络合滴定法和总成分煎出率，测定寒水石总钙量、煎液中Ca^{2+}溶出量以及其在 800℃以上高温下 $CaCO_3$ 的分解率。结果,经不同煅制火候炮制后,寒水石外观及内在质量均较炮制前有改变。特别是在 800℃以上煅制变化更为明显。所以寒水石煅制温度应控制在 800℃以上,时间在 30～60 min 为宜。

4. 延胡索

焦念风等用正交实验设计法对醋炙延胡索工艺进行了初步的探讨。醋炙延胡索的炮制工艺是将其生品破碎成细颗粒(颗粒大小等于或小于绿豆),加入 40%的食用醋拌匀,待醋吸尽,置恒温箱内以 80℃温度烘干即可。

5. 自然铜

楼冠峰在探讨自然铜的炮制方法时,比较了习惯性的铁锅烧煅(锅温 500℃、煅时 130 min)和改进了的滚筒式炒药机炒煅(锅温 500℃、炒时 40 min)两种工艺,并以煎出液中 Fe^{2+} 的含量为指标,且结合外观性状。结果,这两种工艺炮制的煅自然铜性状和 Fe^{2+} 的含量(烧煅品为 0.82%、炒煅品为 0.91%)没有明显差异。而用炒法煅制自然铜具有耗时短、易煅透、一次性投料量大等优点,可供中药饮片厂选用。

6. 乌头

李飞等以不同方法炮制的蜜制乌头为对象,采用药典法测定总生物碱含量,薄层扫描法测定乌头碱、美沙乌头碱、海帕乌头碱的含量,以筛选川乌的蜜制方法。结果,蜜煮、蜜炙、蜜烘、蜜蒸、蜜酒蒸生川乌或制川乌等不同的蜜制方法对乌头中主要生物碱含量变化均有影响,其中蜜煮生川乌是最佳的炮制方法。

7. 珍珠、牛黄

在中药超细粉体基本特性的研究方面,付廷明等利用粒径、松密度和比表面积测定等方法,对中药珍珠、牛黄的超细粉体进行了分析。结果,与普通粉体相比,超细粉体颗粒大小均匀,平均粒径为 $d_{90}<30\ \mu m$,较普通粉体降低 6.9～16.5 倍;松密度下降;比表面积提高 2.4～5.4 倍。这将有利于药物的溶解与吸收。

8. 香附

孙景卫等对不同规格香附及炮制品的质量进行了比较研究。结果,光香附的浸出率比毛香附稍高,但无显著性差异;生品明显低于炮制品;而醋香附片明显高于醋香附及醋香附粒。表明就浸出率而言,香附去毛没有必要,醋香附以切片入药为宜。

9. 大枣

陈振武等研究了炮制对大枣煎出物的影响。结果,大枣剖开较不剖开入药煎出物含量高;在炮制品(生品大枣、炒黄大枣、炒焦大枣、砂烫大枣、醋炙大枣)中,以焦大枣的含量最高。所以炒焦剖开入药是大枣入煎剂的最佳用法。

10. 姜

李君喜比较了传统砂烫炮姜和改进烘法炮姜的工艺。结果:传统炮姜得率为 83%、烘法炮姜为 89%;挥发油含量干姜为 1.3%、传统炮姜为 0.89%、烘法炮姜为 0.85%;浸出率传统炮姜为 5.78%、烘法炮姜为 5.84%。表明砂烫炮姜之法不易控制,炮制不匀。

11. 六神曲

王寅等以分光光度法测定蛋白酶活力、以容量滴定法测定淀粉酶活力,考察不同产地六神曲的消化酶活力。结果,上海、杭州、南京、成都等地的六神曲消化酶活力无显著性差异;它们的生品均显著高于炮制品。提示如果控制了六神曲产品卫生,以生六神代替炒六神入药作用效果会更好。

(王兴发 王伟民)

[附] 参考文献

B

边可君,杨祥良,徐辉碧,等.纳米石决明的研究.中成药,2003;(4):296

C

陈红献.不同加工方法对石膏质量影响的研究.广西中医学院学报,2003;(3):61

陈惠玲，王健科，赵晓兰，等. 箭叶淫羊藿生品及其不同温度炮制品中总黄酮含量的测定与比较. 贵阳中医学院学报，2003；(4)：61

陈旭，陆兔林，张先洪. HPLC 测定延胡索不同炮制品中延胡索乙素含量. 中成药，2003；(9)：726

陈振武，张钦德，王兴顺. 炮制对大枣煎出物含量的影响. 现代中药研究与实践，2003；(3)：23

崔瑛，沈云辉，侯士良，等. 熟地黄对记忆障碍模型小鼠记忆力影响的实验研究. 河南中医学院学报，2003；(5)：32

崔瑛，颜正华，侯士良，等. 熟地黄对动物学习记忆障碍及中枢氨基酸递质、受体的影响. 中国中药杂志，2003；(9)：862

F

付廷明，袁红宇，郭立玮，等. 珍珠、牛黄超细粉体的表征. 南京中医药大学学报，2003；(4)：215

G

高明哲，袁昌鲁，徐青，等. 炮制对车前子中车前子苷含量的影响. 中药材，2003；(2)：98

H

赫焱，冯雪峰，孙洁，等. 天南星中草酸钙针晶形态炮制前后变化比较. 中国中药杂志，2003；(11)：1015

黄罗生，郭健新. 不同干燥和炮制方法对白芍中芍药苷含量的影响. 现代中药研究与实践，2003；(5)：28

J

江海燕，朱华，陈勇，等. HPLC 法分析炮制对虎杖中大黄素影响. 中成药，2003；(6)：462

江海燕，朱华，黄慧学，等. 炮制对虎仗中白藜芦醇苷和大黄素的影响. 中草药，2003；(5)：412

焦念风，沈俊美. 正交实验初探延胡索炮制工艺. 时珍国医国药，2003；(5)：封四

K

柯金虎，孙玉琴，陈中坚，等. 蒸制法炮制熟三七粉对皂苷含量的影响. 时珍国医国药，2003；(8)：475

L

李波，金承勇. 正交法优选菟丝子黄酒炮制工艺. 中成药，2003；(1)：43

李飞，刘曦，杨蕾. 乌头蜜制的工艺研究及主要生物碱的含量测定. 北京中医药大学学报，2003；(6)：57

李君喜. 干姜炮制工艺的研究. 河南中医，2003；(8)：67

李明雄，王洪军. 煅制火候对寒水石炮制质量的影响. 湖北中医学院学报，2003；(2)：25

李志猛，王跃生，李晓明，等. 甘草饮片超微粉碎前后甘草酸溶出行为的比较研究. 中国中药杂志，2003；(11)：1030

刘缓文. 青黛不同炮制品中靛蓝和靛玉红的含量测定. 广西中医学院学报，2003；(2)：41

刘淑花，毕俊英. 生或煅赭石微量元素含量及药理作用比较. 微量元素与健康研究，2003；(1)：6

龙全江，刘峰林，袁健，等. 油当归炮制的初步研究. 甘肃中医学院学报，2003；(1)：51

楼冠峰. 自然铜炮制方法改进的探讨. 时珍国医国药，2003；(8)：475

楼余淦，凌明，程存归. 生晒山参、西洋参、红参和生晒参的 FTIR 图谱研究. 中草药，2003；(7)：665

陆兔林，杨光明，宋坤，等. 气质联用法分析炮制对莪术挥发油成分的影响. 中成药，2003；(10)：810

罗琼. 贮存时间及炮制方法对陈皮质量的影响. 中医药学报，2003；(1)：27

S

盛淑光. 鹿角炮制方法的改进. 中成药，2003；(8)：632

施锁平. 牛膝不同炮制方法对镇痛作用的影响. 现代中药研究与实践，2003；(4)：40

孙景卫，李光胜，吕绍方，等. 不同规格香附及炮制品的质量研究. 现代中药研究与实践，2003；(2)：24

T

田源红，任永全，毛玉莲. 不同制法蛋黄油中微量元素的含量. 微量元素与健康研究，2003；(2)：29

田源红，靳风云，雷红. 炮制对黄芪中糖含量的影响. 中国中药杂志，2003；(2)：128

铁步荣，陈秀梅，张谦. 海洋动物蛤壳、鱼脑石炮制前后砷含量的研究. 中国中药杂志，2003；(4)：381

W

王建科，任永全，陈惠玲，等. 怀牛膝及其不同炮制品中 10 种微量元素的含量. 微量元素与健康研究，2003；(6)：28

王寅，李吉. 不同产地六神曲消化酶活力测定. 中药材，2003；(7)：517

X

修彦凤，徐德生，冯怡，等. 不同用量的吴茱萸炮制黄连后成分的比较. 中草药，2003；(4)：320

徐耀华，欧艳. 盐制大黄中大黄酸和大黄素的含量测定研究. 湖南中医杂志，2003；(3)：56

许腊英，毛维纶，赵亚玲，等. 酒黄芩与生黄芩不同提

取工艺对黄芩苷煎出量的影响. 中国中药杂志，2003；(7)：669

Y

于俊林，杨文娣，王朝辉. 鲜黄连生物碱成分研究. 中药材，2003；(10)：727

Z

张建华，陈大江，于海燕. 蔓荆子及其炮制品的总黄酮实验研究. 中医药信息，2003；(4)：27

张水寒，李跃辉，杨永华，等. 紫石英和寒水石超微饮片粉末粒径的研究. 中成药，2003；(3)：206

张亚东，吴洪元. 四种炮制方法对苍术挥发油的影响. 时珍国医国药，2003；(1)：19

张艳焱，张天伦，粱光义，等. 黄褐毛忍冬不同炮制品中绿原酸的 HPLC 含量测定. 中草药，2003；(8)：696

朱卫丰，黄洁，傅国强，等. 西洋参超微粉与普通粉的溶出度及药效学比较. 江西中医学院学报，2003；(2)：50

(七)中药药理

【概述】

2003年中药药理的研究十分活跃,研究主要注重实验方法的科学性、先进性、严谨性,较深入探讨中药作用机制。以心脑血管系统疾病及抗肿瘤药物为主,中药有效成分的研究占有较大比例,对药物作用从器官、组织、细胞、分子、基因等多个水平加以探讨,使得研究更富层次性、延伸性。

1. 对心血管系统的研究

(1) 在抑制心肌细胞凋亡发挥心肌保护作用方面　马世玉等报道倒卵叶五加总皂苷通过下调心肌bax蛋白,上调bcl-2蛋白表达抑制心肌细胞凋亡;程龙等报道三七总皂苷通过抑制NF-κB的活化,减少中性粒细胞黏附分子表达及中性粒细胞与内皮细胞黏附、中性粒细胞的心肌浸润程度,来改善心肌微循环而起到心肌保护作用;李永金等报道槲皮素对模拟微重力条件下的心肌有保护作用。

(2) 在降压作用方面　彭韬等报道粉防己碱可有效的抑制肾血管性高血压(RH)大鼠小动脉呈现的肥厚性重塑,并可通过保护内皮和维护鸟苷酸环化酶(GC)活性而有效逆转阻力血管功能异常。陈岳榕等报道莴苣叶对苯肾上腺素(PHE)之血管平滑肌收缩有协同作用。

(3) 在双向调节作用方面　张志雄等报道银杏内酯A、B对氯化铯灌流诱发的延迟后除极(DAD)有阻断作用,大黄素对心肌细胞内钙有双向调节作用,低剂量对氯化钾诱导的细胞内钙增加有促进作用,高浓度则表现为抑制作用。银杏苦内酯A能减少延迟整流钾电流且具有浓度依赖性。

(4) 在血管平滑肌细胞、内皮细胞影响方面　黄进宇等报道黄芪注射液体外可抑制大鼠VSMC分泌MMP-2的活性,且呈浓度依赖性,进而抑制VEMC增殖。翁书和等报道莪术油通过抑制细胞外质(ECM)中的Ⅰ、Ⅱ型胶原形成,发挥防治血管成形术后再狭窄的作用。刘威等报道雷公藤内酯通过影响细胞周期的转化,阻断细胞由G_0/G_1期向S期转化而抑制VSMC的增殖。翁少翔等报道小白菊内酯可能通过抑制c-fos、c-myc蛋白表达来抑制VSMC增殖。张凤云等报道甘草次酸则通过激活c-fos转录因子,从而产生VSMC增殖作用,具有AT_1受体激动剂样作用。

(5) 在影响心脏形态与功能等方面　吴珂等报道苦参碱通过抑制血管紧张素Ⅱ诱导的心肌成纤维细胞(CFb)增殖和胶原的合成增加,从而有效发挥抗心肌纤维化作用。沈祥春等报道西红花酸可提高心肌组织ATPase活力,降低胶原含量,从而改善大鼠心肌肥厚。程志清等报道人参皂苷中、低剂量对急性病毒性心肌炎(VMC)疗效较好,其治疗作用可能与抑制穿孔素表达有关。

(6) 在降血脂和抗动脉粥样硬化(AS)方面　吴桂荣等报道红花油乳剂能降低正常小鼠血清LDL-C水平,对HDL-C无明显影响。何菊英等报道决明子浸膏剂降血脂作用一定程度上是通过抑制胆固醇合成发挥作用,而决明子苷B则不是经此途径降脂。甄艳军等报道木贼使bax蛋白表达降低,从基因水平调控早期AS主动脉内皮细胞凋亡,干预AS始动环节发挥作用。甄彦君等报道玉米苞叶则通过调节p53、Fas蛋白表达调节AS家兔平滑肌细胞凋亡。

2. 对中枢神经系统的研究

中药对中枢神经系统的作用研究热点依旧是脑缺血缺氧或缺血再灌注损伤。于仁娈等报道银杏叶提取物(EGb)通过抑制脑神经细胞凋亡、抑制兴奋性氨基酸释放、维持自由基平衡发挥作用。侯琳等从能量代谢方面入手研究,发现EGb通过增加脑组织神经元特异性烯醇化酶(NSE)、S-100蛋白mRNA的表达改变能量代谢及细胞内Ca^{2+}浓度而发挥作用。王淑君等报道红花注射液可纠正缺血再灌注后循环血中TXA_2/PGI_2的平衡失调及脑组织超微结构的异常改变,减轻脑损伤。张梅等报道川芎嗪对脑血管病的防治作用不仅可以通过抑制内皮细胞与白细胞的黏附,也可通过抑制脑神经细胞凋亡而显著减轻缺血再灌注损伤。王沙燕等观察到黄芪对脑缺血再灌注后星形胶质细胞(AS)有调节作用。李巾伟等报道三七总皂苷可通过 caspase－3mRNA 的转录及 caspase－3mRNA 蛋白的裂解活化,减少细胞凋亡,促进脑出血后前脑内神经元的存活及损伤修复。崔瑛等观察到熟地黄可以调节痴呆动物脑内谷氨酸、γ－氨基丁酸(γ－GABA)含量和比例,提高注射谷氨酸单钠(MSG)致痴呆大鼠 N－甲基－D－门冬氨酸受体1(NMDAR1)和 GABA 受体表达,改善动物学习记忆功能。

在中枢神经系统退行性病变方面的研究。罗焕敏等报道牛膝醇提物可抑制阿尔茨海默病(AD)的主要病理产物之一β－淀粉样蛋白的聚集,槲皮素和 EGb 通过降低海马神经元凋亡,对 AD 大鼠起到治疗作用。方芳等报道人参皂苷 Rg_1 抑制 MPP^+ 诱导的 SHSY5Y 细胞凋亡,其作用机制可能是通过清除活性氧 ROS、减弱 JNK 激酶的活性,从而减少 caspase－3 的激活。司银楚等报道贯叶连翘提取物可通过增强抑郁大鼠脑内 NE、5－HT 表达,改善动物抑郁症状,遍地金也可通过影响 NE 重摄取发挥作用。季宇彬等报道草问荆总生物碱(TAEP)则可显著提高小鼠脑内单胺氧化酶(MAO－B)活性,使脑内单胺类递质含量下降。

3. 抗肿瘤作用的研究

(1) 在促进瘤细胞凋亡、分化,影响癌基因及蛋白产物表达方面　叶春玲等研究发现,中华眼镜蛇毒可抑制 HL－60 细胞增殖,诱导细胞凋亡,进一步研究认为凋亡发生机制与凋亡相关基因 bcl－2、c－myc 基因表达下调密切相关。翁昔阳等也研究证实,土贝母皂苷诱导人鼻咽癌细胞株 CNE－2Z 细胞凋亡的作用机制也与凋亡相关基因 bcl－2、bax、caspase－3 表达的改变有关。董庆华等报道黄芩苷元通过激活 caspase－3 蛋白表达选择性诱导人白血病 K562 细胞凋亡,此作用与 Fas 蛋白表达上调有关,与 bcl－2 蛋白表达无关。黄冬生等报道姜黄素诱导人肺癌细胞凋亡的作用机制可能与细胞内第二信使 cAMP 浓度升高及 caspase－8 表达增高有关。丁志山等采用鸡胚绒毛尿囊模型观察到姜黄素可明显抑制鸡胚绒毛尿囊血管生成,还可诱导肿瘤细胞的凋亡。

(2) 在抑制肿瘤转移、肿瘤血管生成方面　河福金等发现大豆异黄酮可抑制裸鼠移植乳腺癌细胞株生长,这种作用通过减少肿瘤血管生成而起到抑制肿瘤生长作用。李茂德等使用人参皂苷也得到相似的结果,同时血管内皮生长因子(VEGF)表达也明显降低,认为这种血管抑制作用可能与肿瘤内 VEGF 表达减少有关。许戈良等观察到槐耳清膏可明显抑制 VEGF 诱导的血管内皮增殖,并认为这种抑制作用可能与 S 期阻滞有关。

(3) 在逆转多药耐药、增强抗癌药物敏感性方面　谷胱甘肽 S－转移酶(GSTs)活性的增强在多药耐药的产生中占有重要地位,于丽君等从这一方面入手,研究发现蝎毒可使耐药阿霉素人乳腺癌细胞 MCF－7/阿霉素(ADM)细胞敏感性部分恢复,并对其机理探讨,认为蝎毒可降低MCF－7/ADM 细胞胞质内 GST－Л 表达,使 MCF－7/ADM 细胞的降解能力下降。从而部分恢复对 ADM 的敏感性。唐小卿等报道甲基莲心碱也能逆转 MCF－7/ADM 凋亡抗性,进一步研究证实可能与抑制能量依赖性外排泵 P－gp 的功能和表达,增加 ADR 在 MCF－7/ADM 细胞内的积累有关。

(4) 在抑制端粒酶活性方面　张守伟等研究发现,复方冬凌草甲素能使肺癌 SPCA－1 细胞的端粒酶活性明显下调,并认为对细胞端粒酶活性的调节可能是通过间接途径实现,凋亡途径可能参与了端粒酶活性的调控。孙丽等观察到大蒜素能诱导人胃腺癌 SGC－7901 细胞株凋亡,可抑制端粒酶活性,并且这种抑制作用有时间和剂量依赖性。王春玲等报道研究证实胡桃楸可显著抑制 Hela、PC－3 细胞端粒酶活性实现。

(5) 在防治肝纤维化作用方面。颜吉丽等报道虫草多糖可通过抑制核因子(NF－κB)活性和下调肿瘤坏死因子－α 表达来抑制大鼠 HSC 增殖。钟鸣等报道排钱草总生物碱能显著降低肝纤维化大鼠肝脏Ⅱ型胶原 mRNA 的表达。陈盛铎等报道黄芪注射液有一定预防血吸虫病肝纤维化的作用,这种作用通过降低血吸虫小鼠肝外周组织外周型苯二氮䓬受体 mRNA 表达水平发挥。王鹏等报道白术对大鼠胃肌电紊乱具有一定的调节作用,其机制可能与胃窦肌间神经丛 P 物质的分布增加及血管活性肠肽、NOS 的分布减少有一定的关系。周颖等观察五种贝母生物碱都有拮抗 M 受体作用,舒张气管平滑肌。罗亮等证实火把花根片可降低哮喘豚鼠肺组织嗜酸性粒细胞(Eos),降低肺泡灌洗液 IL－5 受体 mRNA 表达。

张媛莉等报道雷公藤多苷诱导体内 Eos 凋亡对哮喘治疗的重要机制。体外试验发现雷公藤甲素可抑制大鼠气道平滑肌增生的作用,进一步研究认为与下调 c-fos 和 c-jun 表达有关。董静等报道丹参能抑制实验性肺纤维化小鼠的肺指数及肺组织中的 NF-κB 的异常表达和转化生长因子β(TGF-β)异常升高。李学军等研究发现,三七总苷可有效抑制大鼠肺纤维化过程中血浆中趋化因子 MIP-1α、MCP-1 含量,减轻肺泡炎症程度,进而防治肺纤维化。

4. 对免疫系统的研究

代英波等研究认为,青藤碱抑制大鼠肾移植排斥反应,可能是通过下调细胞间黏附分子-1(ICAM-1)表达发挥作用,并与环孢菌素 A(CsA)产生显著协同作用,减少 CsA 用量,从而减轻其对肾移植的毒副作用。鲍一笑等对雷公藤红素诱导人 T 淋巴细胞株 CEM-6T 细胞凋亡的机制进一步研究认为,诱导凋亡不依赖于 Fas/FasL,而与细胞内原已存在的 ICE(一种半胱氨酸蛋白酶,过度表达可引起凋亡)有关,蛋白去磷酸化参与了凋亡过程。宋纯东等报道雷公藤多苷能通过调控 Fas/FasL 在肾小球系膜区的表达而诱导系膜细胞(MC)凋亡,进而抑制系膜增殖。孙艳萍等报道丹参对于阿霉素导致的肾脏损伤可通过下调促纤维化因子 TGF-β1mRNA 及蛋白表达、抑制成纤维细胞增殖而抗肾间质纤维化。

梁统、李杰萍等研究认为厚朴酚抗炎机制与抑制花生四烯酸的 5-脂氧合酶(5-LO)、环氧化酶代谢通路、溶酶体酶的释放有关。聂珍贵等报道银杏内酯能够抑制血小板活化因子(PAF)刺激的大鼠中性粒细胞黏附、趋化及脱颗粒反应。林胤谷等研究冬虫夏草对健康志愿者嗜中性白血球(PMN)活化影响时发现,虫草可使 PMN 吞噬功能下降,sICAM-1 和 PGE_2 浓度显著下降,LTC_4 浓度不变,提示虫草可通过环氧化酶途径(Cyclooxygenase pathway)的代谢抑制作用,影响炎症反应的产生,对于人周边白血球活化状态有明显抑制作用。聂红等观察到白芷挥发油对伤害性疼痛模型大鼠造模后 2 h 脑干、下丘脑 c-fos 表达无明显影响,但可促进 β-内啡肽前体物质 POMC mRNA 的表达而发挥镇痛作用,并认为免疫组化与原位杂交技术可应用于镇痛药的研究,但须在不同的时间点进行。

郭丽双等研究显示神曲对于菌群失调引起的肝脏、肾脏、肠道病变具有调整和保护作用,对肠道失调动物有治疗作用。陈卫兵等报道鱼腥草虽然在体内外无明显的抗菌活性,但与青霉素合用有协同作用。刘云海等报道板蓝根有抗内毒素作用;进一步探讨认为,板蓝根氯仿提取部位(F_{02})及其 F_{022} 组分不仅直接破坏内毒素结构,且体内外均可抑制机体炎性因子的过度释放、膜结构伸展刺突蛋白和丝裂原活化蛋白激酶的表达作用。

5. 防治骨质疏松的研究

药物通过调节雌激素、降钙素水平,影响成骨样细胞增殖分化,抑制骨高转换,调节相关细胞因子等方面发挥作用。研究证实,淫羊藿、淫羊藿总黄酮、葛根素、蛇床子素、蛇床子总香豆素、大豆苷元、大豆异黄酮、染料木素、麦胚提取物对骨质疏松有良好的防治作用。

张巧艳等报道蛇床子素可抑制成骨细胞产生 NO、IL-1、IL-6,部分调节成骨细胞功能,减少了破骨细胞数量和破骨性的骨吸收作用,从而减少骨质丢失。对于促进骨折愈合方面,董福慧等报道骨碎补可通过对转化生长因子(TGF)-$β_1$mRNA、骨形态发生蛋白(BMP)-2mRNA 基因表达的调节,对骨折愈合发挥有益调节。

6. 中药的不良反应

李云鹏等研究发现重复注射鱼藤酮可显著降低动物种属多巴胺神经递质的含量并导致 DA 神经行为的异常。胡世林等报道,对广防己毒性的初步研究发现,低剂量组、炮制组、复方组,未见肝肾损害,提示在中医辨证论治指导下按照《中华人民共和国药典》规定的广防己剂量应用是安全的。虽然小剂量莪术能改善肝损伤,但大剂量可导致肝 Ca^{2+}-ATPase 明显降低,Ca^{2+} 转运失衡,造成肝损害。

(王树荣 刘爱军)

【中药抗衰老的研究】

老年病是影响人类健康长寿及生活质量的一个重要因素。研究抗衰老药物,预防和治疗老年病是目前药学领域的一个重要课题,在这方面中医药学有其独特的方法和理论。

1. 延缓动物生存时间

金智生等报道红芪能够减低肾上腺素内维生

素C的含量,可显著增加小鼠肝、肾、脾RNA,促使这些脏器细胞的蛋白质合成,明显延长果蝇的寿命。张温典等报道马齿苋可以影响果蝇幼虫期的长短及果蝇的繁殖力。许荔新等报道鹿茸口服液可明显增加老年小鼠肝RNA和蛋白质含量。梅士昌等报道参杏冲剂可提高果蝇生存时间。谢世荣等报道五加皮总苷(TSAB)能明显延长小鼠游泳时间及在常压缺氧和寒冷条件下的生存时间,也能显著抑制中老龄大鼠体内过氧化脂质的生成。王明艳等报道以小鼠骨髓细胞微核(MN)和姐妹染色单体互换(SCE)为指标,对常用补益药人参、黄芪、当归、枸杞子进行抗DNA损伤作用的实验研究,结果人参、黄芪、当归、枸杞子具有良好的抗DNA损伤作用。

2. 抗皮肤衰老

宋志宏等、于凌等报道荒漠肉苁蓉多糖和苷露醇、茯苓可以使小鼠皮肤羟脯氨酸含量增加。邵邻相等报道佛手提取液能显著地提高小鼠皮肤中羟脯氨酸和胶原蛋白的含量。王红丽等报道人参皂苷使D-半乳糖所致的衰老模型小鼠皮肤中SOD活力和羟脯氨酸含量明显升高,MDA含量显著降低,血中CAT、GSH-Px活力显著升高。洪新宇等报道竹茹黄酮可促进皮肤角质形成细胞增殖,促进成纤维细胞的增殖活力,竹茹黄酮和内酯可明显地降低MDA的生成、增高SOD的活性。

3. 衰老动物模型学习记忆能力的改善作用

徐晓虹报道葛根素注射液可显著改善长期给予乙醇造成的小鼠学习记忆功能障碍;显著提高脑组织SOD的活性,使小鼠脑内脂褐素含量明显下降;同时使海马突触后致密物质(PSD)厚度显著增加,突触间隙宽度显著减小。盛瑞等、邓湘平等报道夏天无口服液、胶囊剂及总生物碱对东莨菪碱造成记忆障碍小鼠的学习记忆功能有改善作用,并可抑制小鼠脑内AchE活性。

4. 清除氧自由基

周君报道葡萄汁有抑制脑MDA的趋势,能显著提高脑MAO-B活力。巩菊芳等报道灵芝对血虚小鼠开场行为中的理毛次数有显著影响,显著提高血虚小鼠脑、肝中的SOD活性,显著降低脑、肝、心、脾、肌的MDA、LPF的含量。伍倩等报道六味地黄汤及其补泻组分通过不同途径提高机体抗衰老能力,全方能延长果蝇生存期,提高衰老模型小鼠抗氧化能力和组织端粒酶活性;"三补"组分能延长果蝇生存期,提高衰老小鼠组织端粒酶活性;"三泻"组分能降低衰老小鼠血清MDA水平。韦奇志等报道对水罗伞醇提取物及其氯仿萃取物、水煎物均可使D-半乳糖亚急性衰老模型小鼠的脑组织MDA和MAO含量降低,氯仿萃取物和水煎物可使脑组织的SOD活力增高;醇提取物可使胸腺重量指数降低,水煎物可使脾重量指数降低。许伟等报道仙人掌能降低小鼠肝、脑组织MDA含量,提高全血、脑GSH-Px及血清、脑中SOD活力,并阻抗小鼠体重及胸腺指数下降。贺松其等报道二陈汤能够提高实验动物脑、胸腺指数,提高血清SOD活性,降低MDA含量。刘亚明等报道对老年小鼠灌服龟龄集后,能明显提高老年小鼠SOD和GSH-Px的含量,减少MDA含量,龟龄集还能明显增加老年小鼠单胺类神经递质的含量。王岩等报道鹿茸胶囊具有增强老年小鼠SOD活性作用。李岩等报道枸杞子经过水提醇沉,分离得到的4种多糖能促进正常小鼠胸腺和脾脏的重量,使小鼠红细胞SOD及GSH-Px活性明显增高,且能明显降低CCl_4中毒小鼠肝组织丙二醛含量。

综上所述,中药是通过多途径,多靶点的作用达到对衰老的防治,不同的衰老模型因其产生机理不同用药也有差异,因此无论是单味药还是复方在抗衰老方面都有广阔的应用前景。

(刘　楠　余伯阳)

【中药对缺血性卒中模型保护作用的研究】

缺血性卒中是严重危害人类健康的脑血管疾病的一种,近年来由于中药在治疗缺血性卒中方面疗效肯定,越来越受到人们的重视,利用缺血性卒中动物模型,可以发现更多有潜在价值的中药,并有助于阐明中药的作用机制。

1. 抑制缺血区脑组织氧化损伤

吴碧华等报道甘草总黄酮能明显降低缺血再灌注模型大鼠血清、脑组织中的MDA、NO含量,提高体内SOD的活性。池明宇等、王姿颖等报道绞股蓝丹和异黄酮类化合物N-2035能明显提高小鼠脑缺血再灌注损伤脑组织的总抗氧化能力(T-AOC)和CAT活性。张广钦等报道厚朴酚能显著改善局灶性脑缺血大鼠行为障碍,提高脑组织中SOD活性。何丽娅等报道山豆根碱能增强缺血再灌注大鼠ATP酶、SOD、GSH－Px等活性。王伦安等报道蒲黄提取物对大鼠脑缺血再灌注损伤有明显的保护作用，其机制与抗氧自由基损伤有关。章小兵等报道灯盏花素滴丸可减少局灶性脑缺血大鼠缺血脑组织MDA含量、提高脑组织SOD、GSH－Px活性。

2. 改善血液流变学

廖维靖等报道当归注射液可加快缺血脑组织的血液循环、改善神经元的代谢。田京伟等报道红花总黄酮能显著改善大脑中动脉栓塞所致脑缺血大鼠的行为障碍，减少脑缺血面积，且与其改善凝血状态、抑制血小板依赖性血栓的形成有关。李国庆等、王淑君等报道复方仙灵脾注射液和红花注射液可改善血浆TXA_2、PGI_2的平衡，抑制血小板聚集，增加脑血流量。贾成友等采用长期高脂饮食合并手术结扎大鼠双侧颈总动脉形成急性实验性不完全性脑缺血模型，发现康脑灵颗粒能改善模型动物的血液黏度和血小板聚集率、抑制其体外血栓形成、降低血浆CH、TG含量，从而发挥脑缺血的保护作用。

3. 神经元保护

陈健等报道党参可以增加脑缺血再灌注大鼠脑组织的ATP含量，增高Na^+－K^+－ATPase活性，从而改善缺血再灌注所致脑细胞能量代谢。王沙燕等发现黄芪可以通过对星形胶质细胞功能的调节发挥脑缺血的保护作用。冯登俊等报道三七能够促进局灶性脑缺血动物模型缺血周围区神经元的结构重塑。高唱等报道葛根素有减少突触体钙超载和神经元阳性凋亡细胞出现率的作用。王雪松等报道海风藤提取物能明显抑制局灶性脑缺血模型缺血半暗带神经细胞的凋亡。梁辉等报道麝香酮能够下调局灶性脑缺血模型大鼠缺血区海马神经元谷氨酸转运体EAAC1 mRAN的表达，减轻神经细胞兴奋性氨基酸损伤。施建生等报道人参总皂苷对大鼠不完全性脑缺血及再灌注对海马CA1区NOS的异常表达有抑制作用，对神经元有保护作用。谢志忠等应用光化学法诱导大鼠大脑中动脉栓塞模型，发现绞股蓝总皂苷可通过影响脑缺血损伤早期脑内NO水平发挥对脑缺血的保护作用。

4. 降低毛细血管通透性，降低脑水肿程度

李降薇等报道刺五加提取物注射液对急性脑缺血大鼠脑毛细血管通透性、脑指数及脑含水量都有非常明显的降低作用。封国峥等报道刺五加提取物可以显著抑制脑不完全缺血大鼠脑含水量、脑指数及乳酸脱氢酶的增加。郑广娟等、高杉等报道脑脉通滴鼻液（由川芎、水蛭、大黄、麝香、冰片等组成）和黄蜀葵总黄酮对急性不完全脑缺血损伤大鼠毛细血管通透性的增高有抑制作用，能降低脑水肿程度。

5. 抑制炎症反应和炎症因子的释放

钟瑜等报道川芎嗪可显著减轻脑缺血再灌注损伤后内皮细胞与白细胞的黏附。王拥军等报道白藜芦醇能明显抑制脑中动脉栓塞大鼠核因子κB(NFκB)p65的表达。沈强等报道麝香、冰片可通过抑制ICAM－1和IL－1βmRNA表达，抑制白细胞黏附和浸润从而发挥脑缺血的保护作用。方树友等报道雷公藤多糖苷能抑制脑缺血再灌注大鼠肿瘤坏死因子－α、IL－1β的水平升高。韦登明等报道雷公藤内酯醇明显抑制局灶性脑缺血再灌注大鼠脑组织内ICAM－1表达和微血管内中性粒细胞的黏附。李建生等报道大黄能显著降低双侧颈总动脉缺血大鼠血清和脑组织的NO、TNF－α水平，发挥脑保护作用。崔丽等报道七叶皂苷钠对局灶性脑缺血损伤的保护作用可能与抑制缺血区局部炎性渗出有关。

缺血性卒中发病机制复杂，中药以其多靶点的治疗特色在缺血性卒中的防治上有独到的优势，有着广阔的发展前景。

（王　鹏　余伯阳）

【中药对心肌缺血的实验研究】

冠心病和心绞痛是危害人类健康的“第一杀手”，国内外的中医、中西医结合工作者作了大量的研究，从中发现了许多中药具有不同程度的抗心肌缺血作用，其作用机制各不相同，采用的缺血动物模型观测指标及研究方法均各不相同，获得了不少有意义的成果。

1. 对体内酶、自由基和因子的影响

高秀梅、王怡等采用冠脉结扎的大鼠模型，以心肌缺血面积、心肌酶、自由基作为药效指标，发现复方丹参片和复方丹参滴丸具有抗心肌缺血作用。廖日房等通过建立大鼠冠状动脉结扎和静脉注射垂体后叶素两个急性心肌缺血模型,发现蒺藜总皂苷对大鼠急性心肌缺血及心肌梗死有明显的改善作用,能较好地预防心肌梗死的发生,减少心肌梗死的范围,并降低血液黏度,具有体外抗血小板聚集作用。唐丽报道广枣也有以上相同的作用。宫丽鸿通过结扎麻醉兔的冠状动脉左前降支中段,造成实验性急性心肌缺血的模型,采用放射免疫法和比色法测定 NO、ET。结果中药活血化瘀汤可以提高 NO 浓度和降低 ET 水平。安静等报道益心胶囊能够显著提高心肌缺血家兔血清及心肌组织一氧化氮(NO)及一氧化氮合酶(NOS)含量,对血管内皮细胞功能具有保护作用。雷秀玲等采用恒速 iv 微量异丙肾上腺素(ISO)诱导沙土鼠急性心肌缺血模型,动态观测导联心电图 S-T 段的变化,以 ST 段降低及 ΣΔST 降低为指标反映心肌缺血程度。结果络泰对 ISO 诱导沙土鼠急性心肌缺血具有一定程度的保护作用。申成斌等应用免疫组织化学方法和图像分析与统计学处理系统,检测缺血心肌细胞内肌红蛋白(Mb)、肌动蛋白(HHF35)、结蛋白(Dm)的缺失面积和纤维连接蛋白(Fn)、纤维蛋白原(Fg)、补体(C_5)的阳性反应面积。结果 Mb、HHF35、Dm 在大鼠急性心肌缺血 15 min 即可出现缺失,Fg、C_5 在心肌缺血 15 min 即可出现阳性反应,而 Fn 直到心肌缺血 3 h 才出现阳性反应。杨明军发现中药能明显降低 CK、ET、IL-6、TNF-α 的含量。芳香化浊方对大鼠心肌缺血-再灌注损伤的保护作用可能与影响中性粒细胞浸润相关。另外,川芎嗪(黎玉等报道)、西红花酸(刘同征等报道)、滇丹参(李惠兰等报道)、麝香保心片(赵明宏等报道)都对心肌缺血有一定的保护作用。

2. 抑制心肌细胞的凋亡

张代富探讨了丹参对大鼠急性心肌缺血再灌注时心肌细胞凋亡及凋亡相关基因表达,发现急性心肌缺血再灌注时心肌细胞凋亡加剧,bax 和 bcl-2 参与调控缺血再灌注时心肌细胞凋亡,丹参可抑制凋亡加速基因 bax 的表达,因而在缺血再灌注损伤心肌细胞凋亡的保护方面有一定价值。

3. 分子、基因水平的研究

肖向荣等发现川芎嗪对异丙肾上腺素所致的缺血心肌细胞核钙转运功能下降有拮抗作用。李玉梅等应用膜片钳全细胞记录技术观察丹参对缺血心肌细胞 L 型钙电流(ICa L)的影响。结果丹参能有效地减少缺血心室肌细胞的 ICa L,这种作用可能是其抗心肌缺血以及缺血性心律失常的机制之一。唐旭东等用免疫印迹法(Western-blot)检测心肌组织 ICAM 1 的表达,凝胶电泳迁移率分析检测心肌组织 NFκB 的活性,髓过氧化酶法(MPO)定量测定心肌组织中浸润的中性粒细胞。结果三七总皂苷能抑制中性粒细胞内 NFκB 的活化,减少 ICAM 1 表达及中性粒细胞浸润而起到心肌保护的作用。刘颖等采用大鼠腹腔注射垂体后叶素诱导急性心肌缺血模型,利用免疫组织化学染色法检测中性粒细胞表面的 L-选择素及心肌微血管内皮细胞表面的 P-选择素的表达。结果 L-选择素及 P-选择素在急性心肌缺血心肌损伤的发生机制中起着重要的中介作用。马孟云等复制心肌早期缺血模型,采用原位杂交方法结合图像分析与统计学处理方法研究心肌细胞内 c-fos mRNA 表达,结果原位杂交法检测 c-fos mRNA 方法灵敏特异,有望成为一项急性心肌缺血/再灌流早期损伤的诊断依据。

(王振国　严永清)

【中药多糖抗肿瘤作用的研究】

多糖是生物体内的主要结构成分,随着越来越多的中药多糖成分被分离和纯化,对多糖化学结构、理化性质、生理功能、药理活性及作用机制等有了更深入的研究。其中,多糖抗肿瘤作用及其作用机理的研究成为研究多糖药理活性的一个焦点。

1. 直接的细胞毒作用

董洪新等从阿魏侧耳子实体中用热水浸提取的总多糖及 PF1 和 PF2 两种多糖组分对移植性肿瘤 S180 均有抑制作用。赵国华等通过小鼠移植性实体瘤研究表明甘薯多糖组分 SPPS-Ⅰ-Fr-Ⅱ对移植性黑色素 B16 和 Lewis 肺癌有很强的抑制作用。颜吉丽等发现虫草多糖对大鼠肝星状细胞生长具有较强的抑制作用,且可明显抑制大鼠肝星状细胞核因子 κB 活性和下调 TNFα 蛋白和 mRNA,并且呈剂量依赖性。何学斌等研究表明:体外试验 MTT 法显示生漆多糖对人体肝癌细胞(BEL7402)有杀灭作用;体内试验表明生漆多糖对 S180 和 EAC 荷瘤小鼠抑瘤率达 60%。

彭海生等观察了库拉索芦荟多糖、木立多糖均能明显抑制 S180 小鼠肿瘤细胞膜 Na^+-K^+-ATPase活性。赵世华等从灵芝子实体中分离得到4种均一多糖（GLPL1～GLPL4），其中 GLPL1 和 GLPL3 显著抑制人鼻咽癌细胞增殖，GLPL3 还对人胃癌细胞、人结肠癌细胞增殖有抑制作用。赵国华等发现分子量为 41 000 的山药多糖RDPSI对移植性黑色素 B16 和 Lewis 肺癌有很强的抑制作用。此外，倪峰等报道木姜子根多糖对 HL60、ECV304、PC3 和 Lncap 细胞有一定的抑制作用；苗立成报道金针菇多糖对 S180、H22 小鼠的抑瘤率分别为 50.69%、41.46%，对 L615 白血病小鼠生命延长率达到 53.24%。李小定等报道灰树花多糖口服给药 50～150 mg/kg/d 的剂量下对小鼠 S180 肉瘤的抑制率为 27.97%～38.46%，灰树花多糖粗品与纯品有抑制 S180 肿瘤生长的作用。

2. 诱导肿瘤细胞凋亡

董兰凤等报道附子多糖和酸性多糖对 H22 荷瘤小鼠肿瘤和 S180 荷瘤小鼠肿瘤均有显著的抑瘤作用，且均能使小鼠脾脏的重量增加，提高了荷瘤小鼠的淋巴细胞转化能力和 NK 细胞活性和抑癌基因 p53 和 Fas 的表达以及肿瘤细胞凋亡率。陈群等研究发现银杏外种皮多糖 40～160 μg/ml可诱导人胃癌 SGC－7901 细胞的凋亡，在培养 24～72 h 期间，具有量效关系和时效关系；银杏外种皮多糖 40～160 μg/ml 也同时促进 bax 基因的表达。季宇彬等发现羊栖菜多糖对人胃癌细胞 SGC－7901 和人直肠癌 CO－LO－205 有较好的疗效。SFPS 可阻滞 SGC－7901 人胃癌细胞由 G_0/G_1 期进入 S 期，升高细胞凋亡指数(APO)。

3. 对免疫功能的影响

陈伟珠等发现猪苓多糖能促进小鼠腹腔巨噬细胞 NO 生成，提高 iNOS 活性。何学斌等研究表明壳多糖对 S180 肉瘤和艾氏腹水癌的抑瘤率分别为 59.33%和 52.17%，且能拮抗环磷酰胺所致荷瘤小鼠白细胞下降、骨髓抑制、胸腺和脾脏萎缩以及生命状况恶化，恢复巨噬细胞吞噬功能和血清溶血素抗体形成，提高 NK 细胞活性。同时，他们发现分子量 10 000 的壳多糖、生漆多糖与 5－氟尿嘧啶合用，均能提高荷瘤小鼠抑瘤率，拮抗5－氟尿嘧啶所致的荷瘤小鼠胸腺、脾脏萎缩、骨髓抑制、中性粒细胞减少，体重减轻。于红等发现钝顶螺旋藻多糖能够通过刺激 T 淋巴细胞的转化与 NK 细胞的活性来达到控制和杀灭肿瘤细胞的目的。甘璐等发现枸杞多糖 LBP－X 可显著提高荷瘤鼠胸腺指数、巨噬细胞吞噬功能、脾细胞抗体形成、淋巴细胞转化反应、细胞毒性 T 淋巴细胞杀伤功能及降低脂质过氧化值。聂继盛等报道猴头多糖可显著抑制 S180 肉瘤的生长，提高荷瘤小鼠胸腺和脾重，增强正常小鼠抗体形成细胞溶解绵羊红细胞能力、迟发型变态反应能力、NK 细胞活性。

另外，何彦丽等对研究中药多糖抗肿瘤作用提出了新的思路，认为树突状细胞的发现和研究为中药多糖抗肿瘤免疫药理研究提供了新的视角，即中药多糖抗肿瘤的免疫药理学机制可能部分与影响肿瘤机体树突状细胞增殖、成熟、表型及功能的改变有关。

（张启春　寇俊萍）

【中药免疫抗炎作用的研究】

1. 中药对信号转导分子的影响

以与免疫细胞分化和功能相关的信号转导分子为对象，研究中药免疫抗炎作用的机制引起了广泛的兴趣。

(1) 对蛋白激酶C(PKC)的调节　蛋白激酶C通道是一条重要的细胞内信息传递通道，近年来备受关注。它参与调节淋巴细胞的活化、凋亡、细胞毒效应以及细胞迁移等多种生理功能，而且可能与某些免疫缺陷性疾病有关。杜少辉等研究了生脉注射液对蛋白激酶C调控 LPS 诱导 iNOS 基因表达的影响，结果表明生脉注射液抑制 LPS 刺激 RAW2647 细胞所致的 NO 生成增加，其机制之一可能是通过抑制 PKC 激活和细胞内钙增加而影响 iNOS 启动子的转录活性。胡庭俊等研究了黄芪多糖对小鼠脾淋巴细胞蛋白激酶 C 活性的影响，使用反相离子对 HPLC 法测定脾淋巴细胞蛋白激酶 C 活力。结果表明黄芪多糖能引起小鼠脾淋巴细胞 PKC 活性明显升高。刘先胜等研究了川芎嗪对人外周血淋巴细胞蛋白激酶 C 通道的影响，发现川芎嗪对正常人 PKC 活性均无明显影响，但对乙酰甲胆碱及组胺诱导的 PBL 胞膜 PKC 活性的增加有显著的抑制作用，并且 LTZ 对 PMA 诱发正常人 PBL 胞膜 PKC 活性增加的效应有抑制作用。高前应等研究了金丝桃素对体外培养的人视网膜色素上皮细胞蛋白激酶C活性的影响。发现金丝桃素抵消大部分 PMA 对 PKC 的下降调节,阻止 RPE 细胞的 PKC 转位,使 PKC 的活性发生变化,金丝桃素能有可能促进 RPE 细胞的凋亡,防止增生性玻璃体视网膜病变的发生。

(2) 对丝裂原活化蛋白激酶(MAPK)的调节 MAPK 信号通路采用高度保守的三级激酶级联传递信号及细胞外刺激作用于细胞,通过多级激酶级联使 MAPK 激活,激活的 MAPK 可通过磷酸化转录因子、细胞骨架相关蛋白、酶类等多种底物来调节多种细胞生理过程,包括介导炎症反应和细胞因子生成。林剑国等探讨板蓝根对内毒素介导的信号传导的影响,发现板蓝根显著抑制脂多糖诱导的 p38 蛋白激酶活性增加,并且经脂多糖刺激后 BALB c 小鼠腹腔内单核细胞释放 TNF、IL-6、NO 增加也受到抑制。而对加入金黄色葡萄球菌诱导的单个核细胞 p38 MAPK 活性增加,和 TNF、IL-6、NO 高浓度释放没有影响,板蓝根液倍比稀释后,p38 MAPK 活性逐渐上升。板蓝根可特异性抑制由内毒素介导的 p38 活性,并呈浓度依赖性。

(3) 对核转录因子 NFκB 活化的调节 NFκB是一种广泛存在的转录因子,调控健康及各种疾病状态下细胞因子、趋化因子、生长因子、细胞黏附分子及某些急性蛋白的基因表达。NFκB 的不适当激活与炎症息息相关。牛建昭等探讨了温脾汤药物血清对大鼠原代培养系膜细胞核转录因子 NFκB 及其抑制因子 IκB 表达的影响,提供其肾保护作用机理的实验依据。结果表明 LPS 刺激 10 h 后,NFκB 的活性达到最高峰,且最高荧光强度位于细胞核内;大剂量药物血清明显抑制 NFκB 的活性增强;IκBα 在 LPS 刺激后迅速降解,又在 1～2 h 内迅速恢复近正常水平;大剂量药物血清能明显抑制 IκBα 的降解。结论温脾汤通过抑制 LPS 诱导的 IκBα 降解,使 NFκB 与 IκBα 结合成复合物而减少解离,阻止了系膜细胞 NFκB 的活化过程。

2. 对树突状细胞的影响

树突状细胞(DC)是功能最强的抗原递呈细胞,能有效地激活初始 T 细胞进行增殖,DC 已成为当今免疫学研究热点之一。

赵初娴等研究了高三尖杉酯碱(HHT)对促进慢性粒细胞白血病(CML)Ph＋树突状细胞(DC)成熟与功能的影响,其细胞表面共刺激分子 CD_{80} 以及黏附分子 LFA 2 的表达水平,并可改善其刺激淋巴细胞增殖的能力。张在云等研究了参麦注射液对树突状细胞免疫活性的影响,可见参麦注射液可增加 IL-12 的表达,增强 DC 的免疫活性。

3. 对细胞因子的影响

赵红等进行了大青叶水煎剂调节小鼠免疫细胞分泌 IL-2、TNF-α 的体外研究,发现:大青叶水煎剂通过促进淋巴细胞 IL-2 的分泌,可以上调小鼠免疫功能。周斌等研究发现槲皮素对 FFDP 诱导的小鼠腹腔巨噬细胞释放 IL-1 有显著的抑制作用。

4. 对黏附分子影响

陈春富等研究了黄芪注射液对脑梗死患者外周血细胞黏附分子表达水平的影响。治疗后患者 P 选择素 CD_{62} p、免疫球蛋白超家族 I COX-2 (CD_{54})、细胞黏附分子 CD_{44}、β_2 整合素 CD_{29} 的表达水平显著下降。沈强等研究了麝香、冰片显著抑制了全脑缺血再灌注大鼠脑微血管内皮细胞 ICAM-1 表达。

另外,陈永凤等探讨汉防己甲素防治肺纤维化的机制,研究了汉防己甲素对肺纤维化大鼠肺组织钙-钙调素系统的影响。王文君等研究了青藤碱抗炎机理,发现青藤碱对 COX-2 活性具有一定的选择性抑制作用,并可能主要是通过对 COX 酶活性的直接作用来实现。

虽然,炎症和免疫性疾病的发病机制十分复杂,但研究者对于中药在影响免疫细胞分化与功能相关的信号转导分子,药物控制炎症和自身免疫病的新靶点,细胞因子调节网络方面开展了大量工作,取得了一些进展,随着近几年研究的深入,中药发挥免疫抗炎活性的机制会得到进一步的阐述。

(马宏跃　余伯阳)

【苦参碱药理作用的研究】

苦参碱为豆科植物苦参、苦豆子及广豆根中的主要生物碱。近年来苦参碱药理作用的研究较多。

1. 对肝脏的作用

甘乐文等报道，苦参素对 CCl_4 引起的大鼠慢性肝损伤具有一定的防护作用，ip 60 mg/kg 苦参素可显著降低慢性肝损伤大鼠血清丙氨酸氨基转移酶（ALT）、IV 型胶原（IV－C）、肿瘤坏死因子 α（TNF－α）水平及肝组织内炎症活动度、纤维组织增生程度。沈镭等认为氧化苦参碱注射液对 CCl_4 诱导的大鼠肝纤维化有治疗作用，其虽然不能使血清肝纤维化指标和肝病理改变恢复到正常水平，但能显著减轻肝脏脂肪变和纤维化程度。杨文卓等报道，30 mg/kg 和 90 mg/kg 氧化苦参碱可使二甲基亚硝胺诱导的肝纤维化大鼠 ALT、AST 下降，肝组织羟脯氨酸含量及 TGF－β_1 mRNA 表达水平降低，肝组织内 SOD、谷胱甘肽过氧化物酶升高，降低 MDA，电镜显示肝细胞损伤减轻，显示其抗脂质过氧化作用是抗肝纤维化的机制之一。

仇毓东等报道，40 mg/kg 和 80 mg/kg 苦参碱可使原位肝移植大鼠术后各时点的透明质酸和细胞间黏附分子－1 表达均显著降低，肝血窦内皮细胞形态也发生改善，大鼠术后肝功能和 1 周生存率显著提高，显示苦参碱对大鼠原位肝移植冷缺血再灌注中肝血窦内皮细胞损伤具有保护作用。李常青等报道，苦参碱脂质体和苦参碱可抑制体外培养的 2.2.15 细胞（共转染法将克隆的 HBV－DNA 和抗 G418 质粒同时转入人肝癌细胞株 HepG2）分泌 HBsAg 和 HBeAg。并可使鸭乙型肝炎病毒（DHBV）实验感染的广州麻鸭雏鸭的鸭血清 DHBV－DNA 水平明显下降，且发现苦参碱脂质体效果优于同等剂量的普通苦参碱。

2. 对心脏的作用

李进禧等测定了不同培养基上培养的 SD 大鼠心肌细胞内钙荧光强度的变化，结果发现在高钾环境下心肌细胞内钙荧光强度增高，钙内流增加，而 0.01～1 mmol/L 苦参碱对此有拮抗作用，表明苦参碱的钙离子拮抗作用可能是其抗心律失常作用机理之一。吴珂等报道，0.125～0.25 mmol/L范围内苦参碱可抑制 AngⅡ诱导 CFb 的增殖和胶原合成，并可降低Ⅰ型胶原和 TGFβ－1 基因 mRNA 表达，苦参碱还可以提高间质胶原酶（MMP－13）基因 mRNA 表达，表明苦参碱通过抑制 AngⅡ诱导的 CFb 增殖和胶原合成增加，从而发挥有效的抗心肌纤维化作用。

3. 抗炎作用

邱耕等报道，30 mg/ml 苦参碱 0.2 ml ip 对内毒素（LPS）介导的急性内毒素血症大鼠磷脂酶 A_2（PLA_2）活性有很好抑制作用，显示苦参碱是一种具有抗炎作用的新型 PLA_2 抑制剂。郑马庆等研究表明，苦参碱滴眼液能有效地抑制兔眼前房穿刺引起的房水蛋白浓度升高，且对辣椒酊刺激引起的兔外眼部、前眼部炎症反应与地塞米松磷酸钠滴眼液疗效相当，显示苦参碱滴眼液可以抑制眼部非感染性炎症的进一步恶化。郑萍等报道，肌肉注射 63 $mg\cdot kg^{-1}\cdot d^{-1}$ 氧化苦参碱（OM）可使葡聚糖硫酸钠（DSS）诱导的结肠炎大鼠腹泻症状和结肠黏膜组织学损伤显著改善，TNF－α，IL－6，NFκB 和 ICAM－1 显著降低。表明 OM 可抑制 NFκB 活化，降低 TNF－α、IL－6 和 ICAM－1 的生成，从而减轻结肠炎性损伤和腹泻、便血症状。黄秀梅等报道，氧化苦参碱（OMT）可抑制小鼠腹腔巨噬细胞经 LPS 刺激产生的 TNF－α、IL－6、IL－8。OMT 在剂量为 LD_{50} 的 1/5 和 1/20 时，对角叉莱胶引起的小鼠炎足渗出液中 TNF－α、IL－6、IL－8 也有一定的抑制作用。

4. 抗肿瘤作用

刘北忠等报道，苦参碱可使人白血病 K562 细胞在诱导分化过程中，有广泛的蛋白酪氨酸激酶活性的短暂下降，同时伴有蛋白酪氨酸磷酸酶的活性变化。且还发现 K562 细胞经苦参碱处理后第 2 天，PGE_2 的浓度有显著增高。这可能与胞内 PLA_2 的激活有关，表明苦参碱促进 PLA_2 的活性增高可能是其抑制白血病 K562 细胞的增殖并诱导其分化的作用机制。冯骥良等报道，0.4～0.8 g/L 苦参碱可以抑制 T 细胞白血病细胞株 JM 细胞的 DNA 合成，造成 G_1 期阻滞，从而抑制了细胞的增殖。同时，该生物碱还可诱导 JM 细胞株发生凋亡。王涌等报道，体外实验表明苦参碱可使人肝癌 SMMC－7721 细胞的生长增殖明显减缓，恶性细胞形态逐渐向成熟细胞分化，肿瘤细胞与纤连蛋白的黏附力、细胞穿膜运动力、对基底膜的降解力等侵袭转移相关指标均受到显著抑制，显示苦参碱是一种较好的诱导分化剂。姜孟臣等报道，不同浓度的苦参碱能明显抑制人黑素瘤细胞生长;IC_{50}值为0.8 mg/ml;其抑制率与药物浓度呈剂量依赖关系;凋亡细胞的比例与药物浓度及作用时间呈正相关。李龙江等报道,2～10 mg/ml氧化苦参碱可抑制人卵巢癌细胞SKOV-3生长,2 mg/ml氧化苦参碱作用72 h后,流式细胞仪可检测到细胞凋亡现象并发现显著的S期阻滞;透射电镜可见胞核固缩,凋亡小体形成等凋亡形态学变化,表明氧化苦参碱在体外能够抑制SKOV-3生长,并能诱导细胞发生凋亡。周炳刚等报道,0.3～2.5 g/L浓度苦参碱对人乳腺癌细胞MCF-7/ADR有明显的抑制作用,并诱导发生凋亡,表明苦参碱阻止细胞周期的进程,启动细胞自身凋控程序,诱导凋亡可能是其抑制MCF-7/ADR细胞的生长的作用机制。陈鸿雁等报道,苦参碱具有使多药耐药肿瘤细胞P-糖蛋白表达选择性下降的能力,与长春新碱、阿糖胞酐、阿霉素作用后P-糖蛋白表达有明显下降,其中与长春新碱联合作用效果最明显。

5. 降糖作用

嵇扬等研究发现50～100 mg/kg的苦参碱可显著降低四氧嘧啶糖尿病小鼠的血糖含量,且该剂量范围内的苦参碱对肝糖原含量无显著影响,表明苦参碱对四氧嘧啶糖尿病小鼠有治疗作用。

6. 抗菌作用

李洪敏等研究发现苦参碱对结核杆菌有抑制作用,抑菌浓度(MIC)为10 mg/L。朱敏等报道,苦参碱、氧化苦参碱有强的抗马拉色菌作用,其MIC值均为0.98 mg/L。

7. 药代动力学

费艳秋等报道,对18名健康男性受试者肌肉注射300 mg苦参素注射液(主要含氧化苦参碱)后在不同时间点取血,采用HPLC法测定血药浓度,结果发现苦参素注射液的体内过程符合二室模型。王毅等报道,用反相离子对高效液相色谱法测定10名健康男性不同时间的血浆中的氧化苦参碱浓度,发现氧化苦参碱血药浓度-时间曲线与一级吸收二室模型的函数曲线符合,人体消除半衰期为133 min。王氏又报道,对乙型肝炎患者肌肉注射氧化苦参碱后其体内过程也符合药动学二室模型。

(黄　坚　金若敏)

【莪术的药理研究】

1. 抗肿瘤作用

莪术油有较强的抗肝癌作用,王娟等采用噻唑氮蓝(MTT)法检测莪术油对细胞生长的抑制作用。MTT结果显示,莪术挥发油可抑制肝癌细胞SMMG-7721的生长,诱导凋亡及阻滞细胞周期是其抑制生长的重要机制。石灵春等对小鼠HepA肝癌模型,采用免疫组化法检测细胞增殖核抗原(PCNA)、细胞周期素D1(cyclinD1)的表达,结果发现莪术油抑制小鼠肝癌的分子机理可能是通过下调cyclinD1的表达、抑制PCNA的阳性表达率,进而抑制肿瘤的生长。吴万垠等发现莪术油微球(CAO-MS)释放出莪术油(CAO)对人肝癌SMMC-7721细胞有显著的抑制增生作用,作用呈剂量依赖性;CAO及CAO-MS能诱导对人肝癌细胞SMMC-7721凋亡,并能使细胞周期阻滞于G_0+G_1期;CAO及CAO-MS抑制肝癌细胞增生及诱导其凋亡的机制可能与其上调p21 WAF1/CIP1基因表达有关。陈春永等观察用中药莪术油加超液化碘油行肝动脉灌注栓塞对继发性肝癌的治疗效果,结果显示莪术油肝动脉灌注栓塞治疗继发性肝癌是一种有效、低毒的治疗方法。

2. 抗血栓作用

翁书和等建立大鼠颈动脉球囊导管损伤模型,用苦味酸天狼猩红-偏根光显示法和计算机图像分析,对大鼠血管损伤处的Ⅰ、Ⅲ型胶原排列、分布和含量进行研究。结果显示,莪术油可抑制Ⅰ、Ⅲ型胶原生成、大鼠损伤动脉内膜增生和血管重构,有防治血管成形术后再狭窄的作用。

3. 抗病毒作用

邢军等观察了莪术油葡萄糖注射液对小儿患者发热、肺啰音、咳嗽消失的时间作用,结果发现莪术油葡萄糖注射液对小儿病毒性肺炎有良好的治疗作用。吴建敏等报道,用莪术油葡萄糖注射液治疗急性病毒性脑炎也取得了较好的疗效。李卫彬等采用莪术油加病毒唑和青霉素联用治疗外感高热症113例,结果显示莪术油有可靠的抗病毒作用。王培养等报道,应用莪术油注射液治疗手足口病(由柯萨奇病毒引起的以手掌、足跖出现长圆形疱疹,伴有口腔黏膜损害的传染性疾病)患儿 250 例取得良好疗效，治疗期间未发现明显的毒副反应。

4. 促胃动力作用

魏兰福等采用不规则进食加稀盐酸喂养大鼠法，制作胃电节律失常动物模型，结果提示 25% 莪术水煎剂对胃电节律失常有改善作用，能增强胃的动力顺应性，具有促进胃动力作用、提高胃排空率的作用，其机制可能与提高胃窦、空肠组织的 MTL 及降低 VIP 的含量有关。魏氏等又观察莪术对大鼠功能性消化不良模型胃排空及胃电的影响。结果 25% 莪术水煎剂对功能性消化不良有改善作用，可能与该味药能增强模型大鼠胃排空率，具有一定的促进胃动力作用有关。

5. 钙拮抗作用

村木篁报道，莪术中的各种倍半萜对 Ach 引起的豚鼠离体回肠收缩和 KCl 及肾上腺素(NE)引起的大鼠离体主动脉均有抑制作用，显示莪术酮可能是 Ca^{2+} 拮抗药。

6. 对肝纤维化影响

袭柱婷等以腹腔注射猪血清制备大鼠肝纤维化模型，以 ALT、GGT、TP、ALb、A/G 比值、IVC、LN、HA 以及肝脏组织病理变化为指标，观察莪术对大鼠免疫性肝纤维化的影响。结果显示莪术有保护肝细胞、减轻肝细胞变性坏死，恢复肝细胞结构和功能；减少纤维组织增生、阻止纤维化发展，促进纤维组织降解的作用。陈斌等报道，莪术对牛血清白蛋白(BSA)致免疫性肝纤维化大鼠肝细胞膜有双相作用，1.06 g/kg 莪术可减轻 4-BSA 致肝纤维化大鼠肝损伤，而 3.18 g/kg 莪术可加重肝纤维化大鼠肝损伤，这可能与其明显降低肝细胞膜 Ca^{2+}-ATPase 活性有关。

（李莉霞　金若敏）

【中药对细胞凋亡的影响】

细胞凋亡是细胞主动参与的自主性、程序性死亡过程，近年来研究表明，中药可通过诱导或抑制细胞凋亡的某些环节，从而发挥抑制肿瘤或保护正常细胞的作用。

1. 中药提取成分对细胞凋亡的影响

(1) 皂苷类　翁昔阳等报道土贝母皂苷能抑制鼻咽癌细胞株 CNE-2Z 细胞的生长，使凋亡抑制基因 bcl-2 表达减少，凋亡诱导基因 bax 和促凋亡基因半胱氨酰天门冬氨酸特异性蛋白酶-3(caspase-3)表达增高。宋纯东等报道雷公藤多苷(TW)可明显促进促凋亡基因 Fas 在慢性血清病系膜增生性肾炎大鼠肾小球系膜区的表达，凋亡率增加，病理损害减轻，提示 TW 能通过调控 Fas/FasL 在肾小球系膜区的表达而诱导系膜细胞凋亡，进而抑制系膜增殖。方芳等发现人参皂苷(Rg1)可抑制 N-乙酰半胱氨酸诱导的神经母细胞瘤细胞株 SHSY5Y 细胞凋亡，其作用机制可能是通过清除 ROS，减弱 JNK 激酶的活性，从而减少 caspase-3 的激活。陈婷梅等报道人参总皂苷可抑制 K562 细胞增殖，诱导 K562 细胞凋亡，同时 K562 细胞癌基因产物 C-MYC，bcl-2 表达明显降低，其机制可能与调控癌基因产物的表达有关。朱陵群等报道三七总皂苷能降低原代培养的大鼠海马神经细胞缺氧/缺糖再给氧模型后海马神经元细胞凋亡及坏死的百分率，降低细胞内 Ca^{2+} 浓度，减少 LDH 的释放。李巾伟等发现三七总皂苷促进抑制凋亡基因 bcl-2 mRNA 的转录与 bcl-2 蛋白的表达，可通过抑制大鼠脑出血病灶及病灶周围、海马 CA2、CA3 区表达 caspase-3 mRNA 的转录及 caspase-3 蛋白的裂解活化，减少细胞凋亡，促进脑出血后前脑内神经元的存活及损伤修复。

(2) 黄酮类　荆涛等报道葛根素通过上调葡萄糖调节蛋白 94 基因的表达，促进增殖血管平滑肌细胞凋亡，从而对动脉粥样硬化治疗产生一定作用。曹建忠等发现葛根素可以上调 bcl-2 蛋白表达抑制急性缺血再灌注后海马 CA1 区的细胞凋亡，发挥保护脑细胞的作用。石瑞丽等发现葛根素可显著减少用 NaCN 合并无糖培养基造成培养的牛主动脉缺氧性血管内皮细胞凋亡，并对 caspase-3 的表达有明显抑制作用。高杉等发现 25～100 mg/kg 的黄蜀葵总黄酮能抑制大鼠大脑中动脉线栓模型(MCAO)脑细胞凋亡。薛宏伟等报道冬凌草乙素浓度依赖性的抑制胆囊癌 GBC-SD 细胞的增殖及诱导凋亡，药物作用 24 h 后 bcl-2、p53、Fas/Apo-1 从 c-myc 的表达不同程度下调，caspase-3 活性与凋亡程度相关。李养军等研究显示银杏叶提取物可能通过抑制谷氨酸诱导的 NO 的自由基的产生而抑制细胞凋亡，对谷氨酸诱导的兔视网膜损伤具有重要保护作用。

(3) 二萜类　张春玲等报道冬凌草甲素能通过激活 caspase 途径诱导人子宫颈癌 HeLa 细胞发生凋亡。刘加军等发现冬凌草可显著升高急性白血病 NB_4 细胞 caspase－3 活性,抑制细胞的生长,诱导细胞发生凋亡,而对 NB_4 细胞分化无诱导作用,升高 caspase－3 活性可能是其诱导 NB_4 细胞凋亡的重要作用机制。

(4) 多酚类　丁志山等研究表明 20 μmol/L 姜黄素作用肿瘤细胞 12 h 就可观察到绒毛尿囊膜模型 SMMC－7721 肿瘤细胞凋亡。周海波等发现在体外条件下,白藜芦醇可在 mRNA 水平和蛋白水平下调胃癌细胞 bcl－2 基因的表达而上调 bax 基因的表达,诱发胃癌细胞发生凋亡从而发挥抗癌作用。谢冰芬等比较了茶多酚对 4 种人癌细胞和 3 种人体正常细胞的影响,结果茶多酚(TP)可诱导人肝癌细胞 Bel－7402 细胞凋亡,使细胞周期停滞在 S－G_2/M 期,而对人体肝 CLC 细胞无此作用。

(5) 多糖类　季宇彬等报道羊栖草多糖对 6 种不同肿瘤均有一定抑制作用,而尤以对人胃癌 SGC－7901 和直肠癌 COLO－205 效果最为明显,阻滞肿瘤细胞由 G_0/G_1 期进入 S 期,诱导细胞凋亡。孙云等报道肉苁蓉多糖可以明显提高肺衰老小鼠机体血清和肺的 SOD 活力、降低 NO 浓度,抑制肺组织细胞凋亡,凋亡百分率降低,从而改善或延缓衰老小鼠肺组织细胞的退行性变化。许爱华等发现银杏外种皮多糖 40～160 μg/ml 可诱导人胃癌 SGC－7901 细胞的凋亡,在培养24～72 h 期间,具有量效关系和时效关系,同时促进 bax 基因的表达。

(6) 无机化合物　章尧等发现三氧化二砷(As_2O_3)对 HL－60 细胞具有凋亡诱导效应,且对其端粒酶亚单位 hTERTmRNA 的表达具有抑制作用,两者均呈现浓度依赖效应。提示 As_2O_3 可能通过抑制 HL－60 细胞端粒酶亚单位 hTERTmRNA 的表达而诱导肿瘤细胞凋亡。刘加军等发现 As_2O_3 可以降低肺癌细胞株 GLC－82 细胞的端粒酶活性,抑制细胞生长,诱导细胞发生凋亡,并呈现明显的量效与时效关系。

(7) 其他类　鲁翠涛等研究显示红豆杉二氯甲烷提取物对肝癌细胞 SMMC－7721 的生长有明显的抑制作用,G_2/M 期肿瘤细胞数量增多,提示红豆杉提取物通过诱导细胞发生凋亡而抑制肿瘤细胞 SMMC－7721 的生长。林芳等报道 10 μmol/L青蒿素和 1 μmol/L 青蒿琥酯能明显改变人乳腺癌 MCF－7 细胞的细胞周期,使 S 期细胞显著减少,G_0＋G_1 期细胞明显增加。青蒿琥酯对 MCF－7 细胞增殖的抑制作用显著强于青蒿素。同样,1 μmol/L 青蒿琥酯引起 MCF－7 细胞的凋亡和直接的细胞毒作用明显强于 10 μmol/L青蒿素的作用。袁颖等研究发现银杏内酯(37.5 μg/kg)对缺氧诱导的大鼠皮层神经元有保护作用,可拮抗缺氧条件下体外培养的皮层神经元的早期凋亡。韩炯等发现 0.1 mmol/L 葡萄籽提取物原花青素可诱导悬浮培养的乳腺癌 MCF－7 细胞发生凋亡。余少鸿等报道大黄素可明显抑制重症急性胰腺炎大鼠胰酶及 TNF－α、IL－6的释放,并且诱导已受损的不可恢复的腺泡细胞凋亡,从而改善大鼠重症胰腺炎的病情发展。冯骥良等发现苦参碱可以抑制 T 细胞白血病细胞株 JM 细胞的 DNA 合成,造成 G_1 期阻滞,抑制细胞的增殖,同时还可诱导 JM 细胞株发生凋亡。张海风等报道不同剂量银杏叶提取物(EGb 761)预处理海马神经元 6 h 可剂量依赖地对抗硝普钠(SNP)引起的神经元凋亡,提高神经元的存活率;减少 SNP 引起的核固缩、凝聚和碎裂现象;DNA 凝胶电泳图谱未见典型的"梯子状"改变。对 NO 供体 SNP 诱导的海马神经元凋亡具有明显的保护作用。

2. 单味中药

甄彦君等报道玉米苞叶对高脂饲料复制家兔动脉粥样硬化模型 AS 家兔平滑肌细胞的增殖与凋亡有明显的抑制作用;同时显著减轻 AS 斑块面积,减轻动脉管腔的狭窄程度,对于防止 AS 的进一步发展具有重要作用。张晨等研究雄黄体外抗肿瘤的细胞谱,结果发现雄黄使体外淋巴瘤细胞系 Raji 细胞周期的 G_2/M 期阻滞,Annexin Ⅴ阳性的凋亡细胞明显增加,并且可下调 bcl－2 的表达,诱导细胞凋亡,抑制 Raji 细胞的生长。杨长春等发现黄芪、当归注射液可以显著抑制由碱性成纤维细胞生长因子所诱导的粘着斑激酶 FA 及表达,增加细胞培养液中的 NO_2 含量,诱导 caspase－3 表达,下调 bcl－2 水平,促进体外培养的血管平滑肌细胞凋亡。王芳等报道鸭胆子油乳 1∶20、1∶40 产生明显的诱导人早幼粒白血病 HL－60 细胞凋亡的作用。叶春玲报道中华眼镜蛇毒兔血清与 HL－60 细胞共同培养 48 h 可诱导其细胞凋亡增加，bcl-2、c-myc 基因蛋白表达下调，从而抑制体外 HL-60 细胞增殖。方宏勋等报道昆明山海棠(THH)根部水提液诱导早幼粒白血病 HL-60 细胞凋亡，浓度高于 18 μg/ml 时，诱导凋亡作用呈现浓度与时间的相关性。在 THH 处理 2～4 h 后，癌基因蛋白 c-myc 表达降低 99%以上，提示 THH 通过抑制了 c-myc 蛋白的翻译或翻译过程，降低 c-myc 在细胞周期运转中的作用，从而诱导细胞凋亡。

3. 中药复方

杨鸿等研究发现柴芩平胃胶囊可通过对 p53、bax 以及 bcl-2 等凋亡调控基因的影响，减少胆汁反流可引起胃黏膜上皮细胞凋亡，使之恢复至接近正常水平。杜群等观察了活血化瘀中药(丹参、赤芍药、川芎、莪术)对慢性萎缩性胃炎(CAG)大鼠细胞增殖及凋亡的影响，结果发现 CAG 大鼠胃黏膜细胞 CAG 的核仁组成区相关嗜银蛋白计数、增值细胞核抗原指数及凋亡指数均明显高于正常组，活血化瘀中药预防和治疗组均有明显抑制作用，活血化瘀中药通过对 CAG 细胞增殖及凋亡的改变进而恢复 CAG 细胞及腺体数目是其防治 CAG 的作用之一。

(孙艳红 金若敏)

【降糖中药的药理研究】

王自勇等报道，高剂量蚕茧组能显著升高四氧嘧啶所致大鼠的血清胰岛素水平，低剂量组作用不显著；高剂量蚕茧能显著降低四氧嘧啶大鼠血清 LPO，对肝脏组织 LPO 也有一定降低作用，说明其有抗氧化作用；能对抗四氧嘧啶进入胰岛细胞后产生的自由基，对胰岛细胞，尤其是胰岛 B 细胞损伤有保护和修复作用。刘洪琪报道，芦荟能明显降低糖尿病大鼠的血糖和尿蛋白；糖尿病大鼠肾病理切片发现，芦荟能改善肾小球结构紊乱，基底膜增厚，PAS 阳性物质沉着于毛细血管之间的现象；能提高糖尿病大鼠坐骨神经的传导速度。因而认为，用芦荟防治 DCC(糖尿病慢性并发症)将是一条有效的途径，其防治作用可能与其降血糖、清除氧自由基、抗氧化作用有关。舒思洁等报道，雷竹笋汁能明显降低四氧嘧啶糖尿病大鼠的血浆高血糖、高血脂、高过氧化脂质含量和升高 SOD 活性、肝糖原和 HDL-C 含量，与模型组比，$P<0.05$。研究表明，雷竹笋汁有显著的抗糖尿病作用，能有效预防心血管疾病。马云等报道，给予高糖高脂饲料 135 d 的兔加饲金樱子 50 g/(kg·d)、鸡内金 27 g/(kg·d)，25 d 为 1 个疗程。结果金樱子和鸡内金能降低血糖、甘油三酯和减少肝肠系膜中脂肪的堆积。与对照组比较，血糖差值，$P<0.01$；甘油三酯差值、肝肠系膜、腹壁脂肪质量差值，$P<0.01$。韩永明等报道，翻白草水煎液(15 g·kg^{-1}·d^{-1})灌胃，连续 4 周后，观察四氧嘧啶所致的糖尿病大鼠模型的血糖和体重。结果翻白草组用药后血糖值显著低于用药前血糖值($P<0.01$)，其血糖降低率为 69.38%；而且血糖值也明显低于优降糖实验组($P<0.01$)，血糖差值也显著大于优降糖实验组($P<0.01$)。马瑛等报道，50 例Ⅱ型糖尿病患者在口服二甲双胍的同时，口服翻白草 30 g/(kg·d)，30 d 为 1 疗程，2 个疗程后评定疗效。结果，翻白草治疗组降糖作用明显，其有效率(94%)明显优于二甲双胍对照组(77.5%)($P<0.05$)；对 FBG(空腹血糖)和 PBG(餐后血糖)均有作用，与二甲双胍对照组比较有差异，$P<0.05$。张汝学等报道，血竭低剂量组(500 mg/kg)和高剂量组(1 000 mg/kg)，每天上午灌胃 1 次，连续 7 d 后，能使葡萄糖、肾上腺素、四氧嘧啶所致高血糖大鼠的血糖水平明显下降($P<0.05$)；能增加四氧嘧啶所致糖尿病大鼠的血浆胰岛素水平和正常大鼠的血浆胰岛素水平，高剂量组、优降糖组与对照组比较有显著差异($P<0.05$)；高剂量组能使胆固醇和甘油三酯含量明显降低($P<0.05$)，但仍高于正常组。嵇扬等报道，枳椇水提液按 5～20 g 生药/(kg·d)灌胃，可显著降低四氧嘧啶所致糖尿病小鼠模型的血糖浓度，与正常对照组和模型组相比，$P<0.05$；中、低剂量组可明显提高糖尿病小鼠肝糖原含量。王海颖报道，用牛蒡子粉、水提液、醇提液每日给予 STZ 所致的糖尿病肾病模型的大鼠灌胃，第 6 周后发现，牛蒡子粉、水提液、醇提液治疗组的肌肝清除率和 24 h 尿蛋白量与模型组相比，$P<0.05$；牛蒡子粉、水提液治疗组与牛蒡子醇提液治疗组相比，$P<0.05$。HE 及 PAS 染色光镜下显示：肾小球系膜细胞增生，基质增多 PAS 染色物质增多，肾小球毛细血管扩张，肾小管上皮细胞变性，间质炎症细胞浸润，肾细动脉管壁增厚等病理改变均有不同程度的减轻。提示牛蒡子提取物可促进糖尿病大鼠肾组织 u-PA 的表达，减轻肾组织 PAI-1 的表达，这可

能对减轻 ECM(细胞外基质)有一定的作用。韩淑英等报道,荞麦种子提取物灌胃,给药剂量分别是 4 g/(kg · d)、2 g/(kg · d)、1 g/(kg · d)、0.001 g/(kg · d),连续 10 d。结果显示,荞麦种子提取物对四氧嘧啶小鼠具有降血糖作用,特别是 2 g/(kg · d)剂量组效果最好,并能改善糖耐量($P<0.01$);对血中胰岛素和 C-P 水平变化不明显;高、中剂量组中的胰岛素敏感指数明显高于实验对照组,说明荞麦种子提取物的降糖作用可能是通过增加靶组织对胰岛素敏感性或具有类胰岛素作用。杨新波等报道,大剂量泽泻提取物灌胃,可使正常小鼠血糖明显降低及升高胰岛素水平($P<0.05$);泽泻提取物灌胃 7 d 后,可使四氧嘧啶糖尿病小鼠血糖明显降低,血清胰岛素水平较明显提高($P<0.05$,$P<0.01$);降低高血糖小鼠的血清甘油三酯、升高高血糖小鼠的胰淀粉酶。徐娟华等报道,石莼水提液对正常小鼠血糖无影响;石莼水提液和石莼多糖对四氧嘧啶糖尿病模型小鼠有显著的降血糖作用($P<0.05$),且石莼多糖在不同剂量(50 mg/kg、200 mg/kg)时,均可明显降低四氧嘧啶糖尿病模型大鼠的血糖水平($P<0.01$)。

黄志江等报道,虫草多糖(PCS) 600 mg/kg 静脉滴注,能显著降低四氧嘧啶糖尿病小鼠的空腹血糖(FSG)和糖基化血清蛋白(GSP)含量,增强糖尿病小鼠的负荷糖耐量($P<0.05$)。PCS 能促进高糖和胰岛素诱导 IR 的脂肪细胞的胰岛素刺激葡萄糖摄取,说明其降血糖的作用机制可能与促进外周组织的葡萄糖代谢有关。徐曼艳等报道,枸杞多糖对四氧嘧啶引起的胰岛细胞 MDA 生成量升高有显著的抑制作用($P<0.05$);能增加受损胰岛细胞内的 SOD 活性($P<0.01$);能减少 NO 的生成量($P<0.05$),从而在细胞水平上证明了枸杞多糖对胰岛细胞损伤有一定的保护作用。李磊等报道,青钱柳多糖 32 g/kg 灌胃,每日 1 次。第 2 周开始对糖尿病模型组小鼠血糖有明显降低作用,第 4 周末,对血糖的降低值大于消渴丸组;能增强糖尿病小鼠对葡萄糖的耐受力,与空白对照组相比,$P<0.01$;与糖尿病模型组相比,$P<0.05$。刘红报道,魔芋葡甘聚糖灌胃后,对四氧嘧啶引起小鼠的高血糖有显著的降低作用,其作用可能是减弱四氧嘧啶对胰岛 B 细胞的损伤所致。钦传光等报道,泥鳅多糖 20.60 mg/(kg · d)灌胃,能明显降低链佐星和四氧嘧啶糖尿病小鼠血糖,差异显著,其降血糖作用可能是通过增强机体清除活性氧自由基能力,从而抑制自由基对胰岛 B 细胞的损伤,促进胰岛 B 细胞的修复和再生而实现;能使链佐星和四氧嘧啶糖尿病小鼠血清 TC、TG、LDL-C,差异显著;能对抗自由基损伤,从而改善胰岛素相对不足及脂质过氧化所致的脂质代谢紊乱。张慧娜报道,通过分离大鼠胰岛细胞,观察灵芝多糖对胰岛细胞分泌胰岛素的影响,结果灵芝多糖可使正常大鼠和糖尿病大鼠的胰岛素分泌明显增加,可能是通过促进胰岛细胞 GLUT2 蛋白的表达从而有助于葡萄糖转运入 B 细胞,促进葡萄糖的代谢,引起胰岛细胞外 Ca^{2+} 内流而促进胰岛素释放的作用。张忠泉等报道,用山药多糖 70 mg/kg 给糖尿病大鼠,每日灌胃,连续用药 15 d,结果,能明显降低糖尿病大鼠的空腹血糖、明显升高 C 肽($P<0.01$);在 0 min、60 min、120 min 时血糖值明显下降($P<0.01$)。说明山药多糖对糖尿病的治疗作用可能与增加胰岛素分泌、改善受损的胰岛 B 细胞功能有关。王钦茂等报道,给 2 型糖尿病大鼠用丹皮多糖 60 mg/kg,每日灌胃。结果,2 型糖尿病大鼠的饮水量和尿量显著下降($P<0.05$);空腹血糖、胰岛素水平的下降无统计学意义;胰岛素敏感性指数显著增加($P<0.01$);在 0 min、30 min、60 min、120 min 时血糖水平明显下降($P<0.01$);CH、TG、LDL 水平明显降低,与给药前模型组相比,$P<0.05$,且能升高 HDL;增加糖尿病大鼠肝细胞的低亲和力胰岛素受体数目,以改善其对胰岛素的敏感性,使受体环节的胰岛素抵抗减轻。

李明娟等报道,蒺藜皂苷 150 mg/kg 灌胃,每日 1 次,连续给药 7 d、14 d,观察血清葡萄糖的变化。结果,能明显降低正常小鼠和四氧嘧啶诱导的糖尿病小鼠血清葡萄糖($P<0.05$),其机理可能与蒺藜减弱四氧嘧啶对胰岛 B 细胞的损伤或改善受损伤的 B 细胞功能有关;能明显降低四氧嘧啶诱导的糖尿病小鼠的 TC、TG 以及肝脏 SOD 活性。马洪喜等报道,大豆皂苷 15 mg/kg 用于 STZ 所致的糖尿病大鼠模型,结果,能显著降低血糖含量,增加胰岛素含量($P<0.001$)。钟正贤等报道,广西藤茶总黄酮 125 mg/(kg · d)、62 mg/(kg · d)灌胃,连续 7 d,对四氧嘧啶糖尿病小鼠,肾上腺素、葡萄糖引起的高血糖有明显的降血糖作用,对正常小鼠无明显影响。张恩户等

报道，氧钒盐大剂量组（20 mg·kg^{-1}·d^{-1}）给药7 d后对STZ（链脲佐菌素）所致的大鼠高血糖模型具有显著作用，与模型组比较差异有显著意义（$P<0.01$）。

（汪文娟）

【中药毒性和过敏反应】

1. 中毒反应

（1）心血管系统　王冠彬等报道一男性患者服含川乌、草乌各20 g汤剂，1 h后出现头晕、恶心、胸闷、憋气。查体：T 35.6℃，P 48次/min，R 25次/min，BP 10/6 kPa。心电图示S－T段改变。甄义报道一老妇顿服5只鲤鱼胆（约25 g），2 h后出现头昏、恶心、呕吐、腹痛腹泻；8 h后呈深度昏迷。脉搏、心跳、呼吸极度衰弱，终因心脑衰竭而死亡。

（2）消化系统　杨林等报道一老妇，食腌制的洋姜2 h后出现腹痛，继而频繁呕吐，并出现腹胀，治疗未效，第2天晚上入院诊为粘连性肠梗阻。钟慕陶报道一患者饭前服含鹅不食草15 g的煎液，下咽时，咽喉、食道有轻微的灼热感，服药后即感恶心呕吐，继之胃脘部痛如刀绞，逐渐加重，痛连背部、同时剧烈呕吐，呕吐物为胃内容物，全身大汗淋漓，呻吟不止，烦躁欲死。急诊诊断为急性胃炎。郝敏报道一女童服枸杞子300 g后出现恶心呕吐，上腹部轻度不适。侯梅荣报道一患者服含乳香、没药各10 g的煎液后，出现胃脘隐痛不适、食欲下降；另一患者服含乳香、没药各30 g的煎液后，出现恶心呕吐。张志敏等报道一老年妇女服含蜈蚣20条（大者，含头足，为7 d量）散剂，每日1次，服至第5 d后，出现巩膜黄染，小便黄，腹胀，厌食厌油，全身皮肤瘙痒；B超提示肝炎；肝功能检测示TTT8 U，ALT 171 U，TBIL204 μmol/L，BILC 160 μmol/L，TP 72 g/L，ALB 37 g/L，ATP<20 μg/L，诊断为中毒性肝炎。李伟华等报道一儿童因一次进食150 g鲜桑椹后，就出现恶心呕吐，泻下暗红色稀水便，查体：肠鸣音亢进，T 38.6℃，P 115次/min，BP 12/8 kPa。36 h后大便呈果酱状，量多。且烦躁不安，神志恍惚，四肢发凉，肠鸣音极弱，腹部叩诊呈鼓音。诊断为出血性肠炎、中毒性休克。林元秀等报道19例患者，均因误食毒蕈15～60 g后出现中毒反应，以呕吐、恶心、腹痛、腹泻等胃肠道症状为主，其次为头昏、胸闷、心悸、肢麻、抽搐等，少数患者继发脱水、虚脱。其中3例在食后即产生症状，16例于食后3～5 h产生。王庆淑等报道一患者服生重楼（含生药5 g）拌蜂蜜，30 min后出现上腹部剧烈疼痛，伴恶心、呕吐，呕吐物为胃内容物，持续呕吐20余次。急诊诊断为急性胃炎。

（3）泌尿系统　郝大鹏等报道3例男性患者均有大量服含关木通50～100 g中药史，用药一个月内出现急性肾功能衰竭；肾脏病理为小管-间质性肾病。临床表现：2例为非少尿型，1例为少尿型（尿量<100 ml/d）；均有恶心、呕吐、轻度水肿；实验室检查：2例出现蛋白尿，均<1.0 g/d，2例出现WBC尿，均有肾性糖尿和低比重尿（1.005～1.010），尿pH达5.5以下；均有血、尿$β_2$－mG升高，血$β_2$－mG升高3.04～13.07倍，尿$β_2$－mG升高11.3～101倍。

（4）神经系统　金钟大等报道一患者误饮八角莲浸泡的药酒40 ml（含生药10 g），出现口舌发麻、腹痛、恶心呕吐，继之出现昏睡。次日昏迷加深，压眶反应消失，四肢抽搐。诊断为急性药物中毒，中毒性脑病。郝敏报道一患者饮用枸杞酒250 ml后，出现头晕、恶心呕吐、肌肉震颤，P 130次/min，BP 12/7 kPa。胡彦军等报道一患者，因在一天内服马钱子11粒（约22 g），次日发现其昏迷，呼吸困难，肢休震颤，角弓反张。查体示：T 36.2℃，R 30次/min，BP 17/11 kPa，瞳孔略有缩小，对光反射不敏感，腱反射亢进，头颅CT及脑压均正常。一周后神志恢复正常，无肌力障碍等后遗症。

（5）其他　雍刚等报道一男性患者连续服用含白花蛇舌草15 g的煎液，2个月后渐感双下肢酸困软弱无力，期间甚至出现举步艰难，不能行走。查：血清钾、钠、氯、钙正常，神经系统未查出阳性体征。停药后症状逐渐消失。何俊清报道一咳嗽患者服含罂粟壳10 g煎液，1剂后便出现咯血。阎春雷等报道一咳喘患者，因每日服1剂含15 g桔梗的汤剂，第3天凌晨突发意识不清，全身大汗，查血糖1.81 mmol/L，诊断为低血糖。邓观卿等报道一青年男子因自行购买斑蝥7只（约2 g）研末服用，服后出现口腔糜烂、恶心呕吐、里急后重、尿频、尿急、尿痛、阴茎及尿道烧灼样疼痛、精液血丝夹杂而下，性生活虽有射精活动，但无精液排出。邱宝珊等报道一患者因右耳屏长一黄豆大的小疮（病理切片为毛母质瘤），自服清热解毒中药未效，于是用雾水葛根捣烂外敷，肿物未消,继续增大达 3 cm×3 cm×3 cm,并出现红肿疼痛。

2. 过敏反应

高建民报道一药剂师在调配药物时,吸入水蛭气味及粉末后出现喉部发紧,呼吸费力,如有物梗阻。当夜呼吸困难加重,第三天症状更加重,口、咽、上腹有灼热感,舌体转动不灵活,言语不流畅。查体:除咽喉部水肿明显,双肺呼吸音粗外,余无异常。邵炜报道一患者服含山豆根 15 g 的煎液,一剂后出现面部和手部浮肿,面部并有大小不等的红色丘疹。

(汪文娟)

[附] 参考文献

A

安静,周亚滨,张春芳,等.益心胶囊对家兔急性心肌缺血模型血清及心肌组织 NO 和 NOS 的影响.中西医结合心脑血管病杂志,2003;(9):529

B

鲍一笑,张海登,张玲珍,等.雷公藤红素诱导 CEM-6T 细胞凋亡的机制研究.上海免疫学杂志,2003;(3):187

C

曹建忠,刘书山,杨光田.鼠急性脑缺血再灌注后葛根素对海马 CA1 区 bcl-2,bax 表达的影响.中国药理学通报,2003;(11):1281

陈斌,孙克伟,刘明德,等.莪术对免疫性肝纤维化大鼠肝细胞膜功能的影响.湖南中医学院学报,2003;(1):7

陈春富,贾海燕,曹霞,等.黄芪注射液对脑梗死患者外周血细胞黏附分子表达水平的影响.解放军医学杂志,2003;(11):1048

陈春永,徐凯,朱迪盈,等.莪术油肝动脉灌注栓塞治疗继发性肝癌 28 例疗效观察.新中医,2003;(3):23

陈鸿雁,王驰,朱旦,等.抗肿瘤药物及苦参碱对 KBV 200 细胞 P-糖蛋白表达的抑制.临床检验杂志,2003;(1):10

陈健,胡长林.党参对大鼠脑缺血-再灌注损伤的保护作用.中国老年学杂志,2003;(5):298

陈群,刘天骄.银杏叶多糖的抗肿瘤和免疫调节作用.中药药理与临床,2003;(5):18

陈盛铎,罗俊华,杨培明,等.黄芪对感染血吸虫小鼠肝组织外周型苯二氮䓬受体表达的影响.中西医结合肝病杂志,2003;(4):219

陈婷梅,王亚平,陈地龙,等.人参总皂苷诱导 K 562 细胞凋亡的实验研究.中草药,2003;(3):235

陈伟珠,侯敢,张海涛.猪苓多糖对小鼠腹腔巨噬细胞一氧化氮生成、NOS 活性和细胞内还原型谷胱甘肽含量的影响.广东医学院学报,2003;(4):319

陈卫兵,姜彩娥,熊南燕,等.鱼腥草对青霉素和头孢唑啉抗菌作用的影响.医药导报,2003;(11):997

陈永凤,席景砖,高重阳,等.汉防己甲素对肺纤维化大鼠肺组织钙-钙调素系统的影响.新乡医学院学报,2003;(2):83

程龙,朱培纯,司银楚,等.去大脑皮层血管成年大鼠前脑 bFGF 和 PCNA 的表达及三七总皂苷作用研究.中医药学刊,2003;(5):687

程志清,徐田红,高瑞兰,等.人参皂苷对急性病毒性心肌炎小鼠穿孔素表达的干预作用研究.中医药学刊,2003;(3):350

池明宇,梅学文,郑贵元,等.绞股蓝丹对大鼠局灶性脑缺血再灌注损伤的保护作用.中医研究,2003;(4):18

崔丽,郑惠民,陶沂.七叶皂苷钠对大鼠局灶性脑缺血损伤炎症反应的作用.第二军医大学学报,2003;(3):330

崔瑛,侯士良,颜正华,等.熟地黄对毁损下丘脑弓状核大鼠学习记忆及海马 c-fos,NGF 表达的影响.中国中药杂志,2003;(4):362

村木篁.我术中倍半萜的 Ca^{2+} 拮抗药样平滑肌抑制作用.国外医学·中医药分册,2003;(3):173

D

代英波,黄循,罗志刚,等.青藤碱对大鼠肾移植排斥反应是细胞间黏附分子-1表达的抑制作用.现代中西医结合杂志,2003;(13):1358

邓观卿,王春光.中医药治愈口服斑蝥中毒致无精液症1例.中国民间疗法,2003;(4):55

邓湘平,顾振纶,谢梅林.夏天无总生物碱对东莨菪碱及 D-半乳糖所致大鼠学习记忆障碍的影响.中草药,2003;(4):350

丁志山,高承贤,陈铌铍,等.姜黄素具有抑制血管生成与诱导肿瘤细胞凋亡双重作用.中国药理学通报,2003;(2):171

董福慧,郑军,程伟.骨碎补对骨愈合过程中相关基

因表达的影响. 中国中西医结合杂志,2003;(7):518

董洪新,吕作舟. 阿魏侧耳多糖的分离纯化与抗肿瘤活性的研究. 微生物学通报,2003;(2):16

董静,罗桂林,苗维纳,等. 丹参对实验性纤维化小鼠病理变化和核因子-κb表达的影响. 中国药理学通报,2003;(12):1428

董兰凤,刘京生,苗智慧,等. 附子多糖对H22和S180荷瘤小鼠的抗肿瘤作用研究. 中国中医基础医学杂志,2003;(9):14

董庆华,郑树,徐荣臻,等. 黄芩苷元选择性诱导人白血病K562细胞凋亡. 药学学报,2003;(11):817

杜群,王汝俊,徐勤,等. 活血化瘀中药对慢性萎缩性胃炎大鼠细胞增殖及凋亡的影响. 广州中医药大学学报,2003;(1):20

杜少辉,张悦,周大桥. 生脉注射液对蛋白激酶C调控LPS诱导NOS基因表达的影响. 中华急诊医学杂志,2003;(1):12

F

方芳,陈晓春,朱元贵,等. 人参皂苷 Rg_1 可能通过丝裂素活化蛋白激酶途径抑制细胞凋亡. 药学学报,2003;(3):176

方宏勋,庄为览,曹佳,等. 昆明山海棠根部水提液诱导HL-60细胞凋亡及对c-myc基因表达的调控. 中草药,2003;(7):622

方树友,李庆军,宋波. 雷公藤多糖苷对大鼠局灶性脑缺血/再灌注损伤中IL-1β和TNF-α的影响. 中风与神经疾病杂志,2003;(2):166

费艳秋,安富荣,孙黎,等. 苦参素注射液的人体药动学. 中国医院药学杂志,2003;(1):21

封国峥,王春华,魏晶. 注射用刺五加对脑缺血的保护作用. 沈阳药科大学学报,2003;(1):38

冯骥良,黄高升,张永清,等. 苦参碱抑制JM细胞株增殖和诱导凋亡的研究. 中国中药杂志,2003;(5):437

G

甘乐文,王国俊,李玉莉. 苦参素对大鼠慢性肝损伤的防护作用. 中草药,2002;(4):339

甘璐,张声华. 枸杞多糖的抗肿瘤活性和对免疫功能的影响. 营养学报,2003;(2):200

高唱,王景周,王琳. 葛根素对局灶性脑缺血-再灌流大鼠神经细胞凋亡的作用. 中国急救医学,2003;(1):14

高建民. 水蛭过敏案. 山东中医杂志,2003;(11):697

高前应,惠延年,王雨生,等. 金丝桃素对体外培养的人视网膜色素上皮细胞蛋白激酶C活性的影响. 中华眼底病杂志,2003;(1):53

高杉,范丽,董六一,等. 黄蜀葵总黄酮对MCAO大鼠脑细胞凋亡的影响. 中国药理学通报,2003;(6):704

高杉,范丽,董六一,等. 黄蜀葵总黄酮对大鼠急性不完全脑缺血损伤的保护作用. 中国临床药理学与治疗学,2003;(2):167

高秀梅,王怡,商洪才,等. 复方丹参方抗大鼠心肌缺血作用研究. 天津中药,2003;(1):23

宫丽鸿. 中药对冠心病心肌缺血的内皮素(ET)、一氧化氮(NO)及其相关酶的基因表达研究概况. 中医药学刊,2003;(3):403

巩菊芳,邵邻相,金雷. 灵芝促学习记忆及抗衰老作用实验研究. 时珍国医国药,2003;(10):22

呙登俊,杨万同,田峻. 中药三七对脑缺血-再灌注损伤后神经可塑性的影响. 中国康复,2003;(3):132

郭丽双,李凯军,李向阳. 中药"神曲"对肠道菌群失调小鼠治疗作用的观察. 牡丹江医学院学报,2003;(2):25

H

韩炯,李莹,刘新平,等. 葡萄籽提取物原花青素诱导乳腺癌MCF-7细胞脱落凋亡. 中草药,2003;(8):722

韩淑英,吕化,刘淑梅,等. 荞麦种子提取物对糖尿病小鼠的降血糖作用. 中成药,2002;(4):307

韩永明,张业辉,熊迎春,等. 中药翻白草对糖尿病大鼠血糖的影响. 湖北中医学院学报,2003;(1):23

郝大鹏,路万虹,尹爱萍等. 关木通中毒致急性马兜铃酸肾病3例临床病理分析. 陕西中医,2003;(4):358

郝敏. 枸杞所致不良反应2例报告. 实用中医药杂志,2003;(9):500

何俊清. 罂粟壳引起咯血1例报告. 湖北中医杂志,2003;(1):15

何丽娅,黄崇新. 山豆根碱对大鼠脑缺血-再灌注损伤ATP酶和自由基代谢的影响. 湖北预防医学杂志,2003;(1):1

何学斌,薛存宽,杜予民,等. 壳多糖抗肿瘤作用的实验研究. 中成药,2003;(7):564

何学斌,薛存宽,沈凯,等. 壳多糖抗肿瘤作用及对荷瘤小鼠免疫功能的影响. 医药导报,2003;(4):228

何学斌,薛存宽,沈凯,等. 生漆多糖抗肿瘤作用的实验研究. 肿瘤防治研究,2003;(1):42

何彦丽,苏俊芳. 中药多糖抗肿瘤免疫药理研究的新思路——对树突状细胞的影响. 中国中西医结合杂志,2003;(1):73

河福金,王健,牛建昭,等. 大豆异黄酮抑制裸鼠移植瘤生长及其血管生成的实验研究. 中国药理学通报,2003;(1):73

贺松其,文彬,张锡滔. 二陈汤对亚急性衰老小鼠血自由基及脑超微结构的影响. 中华实用中西医杂志,2003;(16):1069

洪新宇,朱云龙,陈林根,等. 竹茹提取物黄酮和内酯

延缓皮肤细胞衰老的效能. 日用化学工业,2003;(5): 302

侯琳,濮海平,邵伯芹. 银杏叶提取物对新生鼠缺血缺氧性脑损伤 NSE S-100 mRNA 表达的影响. 中国药理学通报,2003;(1): 100

侯梅荣. 乳香没药致消化道不良反应 2 例. 中草药,2003;(2): 165

胡健饶,曹明富. 三角帆蚌多糖抑瘤作用的实验研究. 中国现代应用药学,2003;(1): 11

胡世林,张宏启,陈金泉,等. 广防己毒性的初步研究. 中药材,2003;(4): 274

胡庭俊,梁纪兰,程富胜,等. 黄芪多糖对小鼠脾淋巴细胞蛋白激酶 C 活性的影响. 中国兽医医药杂志,2003;(2): 11

胡彦军,李芳琴. 超量服马钱子致中毒昏迷 1 例报告. 甘肃中医,2003;(5): 40

黄冬生,陈金和. 姜黄素诱导人肺癌细胞凋亡的作用机制初步研究. 中国药理学通报,2003;(8): 880

黄进宇,单江,程刚,等. 黄芪注射液体外对大鼠血管平滑肌细胞基质金属蛋白酶-2 活性的抑制作用. 中医杂志,2003;(2): 140

黄秀梅,李波. 氧化苦参碱对 TNF-α、IL-6 和 IL-8 的影响. 中成药,2003;(11): 903

黄志江,季晖,李萍,等. 人工虫草多糖降血糖作用及其机制研究. 中国药科大学学报,2002;(1): 51

J

嵇扬,陈善,张癸荣,等. 苦参碱对四氧嘧啶糖尿病小鼠血糖和肝糖原含量的影响. 中国医药学报,2002;(7): 436

嵇扬,陈善,张癸荣,等. 枳椇水提液对四氧嘧啶糖尿病小鼠血糖和肝糖原含量的影响. 中药材,2002;(3): 190

季宇彬,高世勇,张秀娟. 羊栖菜多糖体外抗肿瘤作用及其诱导肿瘤细胞凋亡的研究. 中草药,2003;(7): 638

季宇彬,高世勇. 草问荆总生物碱对大鼠脑内氨基酸类神经递质含量和纹状体内乙酰胆碱含量的影响. 中草药,2003;(4): 338

贾成友,王锋,邢爱红. 康脑灵颗粒对高脂餐大鼠脑缺血模型血液流变学的影响. 山东中医药大学学报,2003;(3): 227

姜孟臣,王火,陈虹. 苦参碱对人黑素瘤细胞系增殖抑制的体外研究. 天津药学,2003;(2): 9

金智生,汝亚琴. 中药红芪的实验研究进展. 甘肃中医学院学报,2003;(4): 52

金钟大,袁静. 误饮八角莲药酒致中毒性脑病 1 例. 中国中药杂志,2003;(5): 477

荆涛,王绿娅,王伟,等. 葛根素调节血管平滑肌细胞凋亡相关基因在斑块组织中表达的影响. 中国中药杂志,2003;(9): 667

L

雷秀玲,杨雁华,李玲,等. 络泰对 ISO 诱导沙土鼠实验性急性心肌缺血的保护作用及 ISO 诱导大鼠、沙土鼠急性心肌缺血模型的比较. 中草药,2003;(2): 157

黎玉,万福生,万义福. 川芎嗪对大鼠心肌缺血损伤的拮抗作用. 中成药,2003;(8): 646

李常青,刘妮,李小翚,等. 苦参碱脂质体抗乙型肝炎病毒的体外实验研究. 热带医学杂志,2003;(1): 19

李常青,张冬青,李小翚,等. 苦参碱脂质体抗鸭乙型肝炎病毒的体内实验研究. 新中医,2003;(6): 77

李国庆,武继涛,郑绍周. 复方仙灵脾注射液对大鼠局灶性脑缺血的实验研究. 中药新药与临床药理,2003;(1): 13

李洪敏,冯端浩,曹晶,等. 中药苦参碱对结核杆菌的抑制作用. 解放军药学学报,2002;(6): 383

李惠兰,段炼,张荣平. 滇丹参、甘西鼠尾、褐毛甘西鼠尾对异丙肾上腺素诱导大鼠急性心肌缺血的保护作用. 中国民族民间医药杂志,2003;(4): 220

李建生,侯秀娟,郑晓可. 大黄及其提取物对脑缺血大鼠一氧化氮和肿瘤坏死因子的影响. 中国老年学杂志,2003;(11): 769

李降薇,柳倩,程嘉艺. 刺五加提取物对实验性急性脑缺血的保护作用. 中草药,2003;(4): 358

李杰萍,梁统,周克元. 厚朴酚对趋化三肽激活的大鼠中性粒细胞功能的影响. 中国药科大学学报,2003;(3): 260

李巾伟,朱培纯,司银楚,等. 三七总皂苷对脑出血大鼠前脑促凋亡基因 caspase-3 影响的研究. 北京中医药大学学报,2003;(2): 22

李巾伟,朱培纯,司银楚,等. 脑出血大鼠前脑抑凋亡基因 bcl-2 的表达及三七总皂苷的影响. 中医药学刊,2003;(2): 205

李巾伟,朱培纯,许红,等. 脑出血大鼠前脑抑凋亡基因 bcl-2 的表达及三七总皂苷的影响. 中医药学刊,2003;(1): 48

李进禧,李留东,邢健东. 苦参碱对大鼠心肌细胞钙内流影响的实验研究. 中成药,2002;(10): 774

李磊,谢明勇,易醒. 青钱柳多糖降血糖的研究. 中药材,2002;(1): 39

李龙江,陈志琼,郑元义,等. 氧化苦参碱对人卵巢癌细胞 SKOV-3 体外活性的影响. 实用肿瘤学杂志,2003;(2): 100

李茂德,陈大富,赵扬冰. 人参皂苷 Rg_3 对裸鼠原位移植的人乳腺癌微血管密度的影响. 四川中医,2003;(5): 7

李明娟,瞿伟菁,王熠非,等. 蒺藜皂苷的降血糖作用. 中药材,2002;(6): 420

李伟华,杨丽. 食用桑椹致中毒1例. 湖北中医杂志,2003;(5):44

李卫彬,陈朝俊. 莪术油治疗外感高热113例临床观察. 湖北中医药杂志,2003;(6):20

李小定,吴谋成,曾晓波,等. 灰树花多糖粗品与纯品的抗肿瘤作用和对免疫功能的影响. 营养学报,2003;(1):7

李学军,崔社怀. 三七总苷对大鼠肺纤维化过程中血浆 MIP-1α、MCP-1含量的影响. 第三军医大学学报,2003;(6):522

李岩,王丽华,邹英杰. 枸杞子多糖增强免疫与抗脂质过氧化作用的实验研究. 中医药学报,2003;(2):25

李养军,杨新光,高玫蕊. 银杏叶提取物(EGB)对谷氨酸诱导的兔视网膜 NO 水平及细胞凋亡的影响. 中国中药杂志,2003;(10):961

李永金,顾振纶,陈月芳,等. 槲皮素对阿尔茨海默病大鼠学习记忆影响及与海马细胞凋亡关系的研究. 中草药,2003;(7):632

李玉梅,陈旭华. 丹参对缺血心肌细胞 L-型钙电流的影响. 安徽中医学院学报,2003;(4):29

李云鹏,董兆君,王仕丽,等. 重复注射鱼藤酮对中枢多巴胺神经元的毒性作用. 第三军医大学学报,2003;(13):1123

梁辉,陈虎,高颖. 麝香酮抗局灶性脑缺血损伤的实验研究. 中成药,2003;(3):225

梁统,周克元,李杰萍,等. 厚朴酚对大鼠中性白细胞花生四烯酸代谢酶的影响. 中国药科大学学报,2003;(2):151

廖日房,彭锋,李国成,等. 蒺藜总皂苷抗大鼠急性心肌缺血和心肌梗死药理作用的研究. 中药材,2003;(7):502

廖维靖,范明,杨运煌. 当归注射液对脑缺血-再灌注神经元代谢物的影响. 中国应用生理学杂志,2003;(3):209

林芳,钱之玉,薛红卫,等. 青蒿素和青蒿琥酯对人乳腺癌 MCF-7 细胞的体外抑制作用比较研究. 中草药,2003;(4):347

林剑国,刘云海,程晓红,等. 板蓝根抑制脂多糖诱导的 p38 蛋白激酶活性研究. 中华微生物学和免疫学杂志,2003;(9):739

林胤谷,陈俊良,吴宜泓,等. 冬虫夏草对对人类嗜中性白血球活化影响研究. 上海中医药杂志,2003;(3):49

林元秀,林钦甫. 中西医结合抢救毒蕈中毒19例. 浙江中西医结合杂志,2003;(6):382

刘北忠,蒋纪恺,何於娟,等. 苦参碱对 K562 细胞培养液中 PGE-2 含量的影响. 浙江中西医结合杂志,2002;(11):669

刘北忠,蒋纪恺,何於娟,等. 苦参碱诱导 K562 细胞酪氨酸激酶与磷酸酶的活性改变. 中草药,2003;(1):48

刘红. 魔芋葡甘聚糖对四氧嘧啶糖尿病小鼠高血糖的防治作用. 中国药理学通报,2002;(1):54

刘洪琪. 芦荟对糖尿病并发症防治作用的实验研究. 中国中西医结合肾病杂志,2002;(10):601

刘加军,伍新尧,潘祥林,等. 冬凌草甲素对 NB4 细胞的诱导凋亡机制. 中成药,2003;(11):900

刘加军,伍新尧,王江峰,等. 三氧化二砷对肺癌细胞株 GLC-82 的增殖抑制机制. 肿瘤学杂志,2003;(6):347

刘同征,钱之玉. 西红花酸对异丙肾上腺素致大鼠急性心肌缺血损伤的保护作用. 中草药,2003;(5):439

刘威,刘昭骥,陆东风. 雷公藤内酯醇对血管平滑肌细胞增殖的影响. 现代中西医结合杂志,2003;(14):1470

刘先胜,徐永健,张珍祥,等. 川芎嗪对人外周血淋巴细胞蛋白激酶 C 通道的影响. 中国病理生理杂志,2003;(4):507

刘亚明,牛欣,冯前进,等. 龟龄集抗衰老作用研究. 中药药理与临床,2003;(2):10

刘颖,陈伟强. 急性心肌缺血大鼠中性粒细胞 L-选择素及内皮细胞 P-选择素的变化. 中国病理生理杂志,2003;(1):5

刘云海,方建国,谢委,等. 板蓝根抗内毒素机制研究. 中国药科大学学报,2003;(5):442

鲁翠涛,赵应征,梅光国. 红豆杉细胞提取物抑制肿瘤细胞增殖及诱导凋亡的实验研究. 中草药,2003;(11):1013

罗焕敏,谷峰,李晓光. 牛膝醇提物对 Aβ~42 聚集的抑制作用. 中药材,2003;(6):412

罗亮,罗雅玲,赖文岩. 火把花根片对哮喘豚鼠抗炎机制及其对降低肺泡灌洗液 IL-5 受体 mRNA 表达的影响. 中国药理学通报,2003;(12):1431

M

马洪喜,李冬梅,汪军. 大豆皂苷对糖尿病大鼠血清激素水平的影响. 长春中医学院学报,2003;(6):35

马孟云,徐小虎. 大鼠急性心肌缺血-再灌流损伤 C-fos mRNA 原位杂交实验研究. 法医学杂志,2003;(2):65

马世玉,吴基良,陈金和,等. 倒卵叶五加总皂苷对大鼠心肌缺血-再灌注损伤后细胞凋亡的作用机制. 中国心血管杂志,2003;(1):15

马瑛,温少珍. 翻白草治疗Ⅱ型糖尿病50例疗效观察. 中草药,2002;(7):644

马云,董小英,刘四春,等. 金樱子和鸡内金对饲高糖高脂兔腹部脂肪及血糖血脂的影响. 现代中西医结合杂志,2003;(16):1703

梅士昌,金道山,王绵传,等. 参杏冲剂延缓衰老作用

的实验研究. 中华老年医学杂志,2003;(7): 424

苗立成,王立强,吴迪. 金针菇多糖对小鼠抗肿瘤及抗白血病效应的实验研究. 解放军药学学报,2003;(3): 171

N

倪峰,周春权,邱颂平,等. 木姜子根多糖抗肿瘤作用研究. 中药药理与临床,2003;(3): 13

聂红,沈映君. 白芷挥发油对伤害性疼痛模型大鼠基因表达的影响. 中药新药与临床药理,2003;(1): 21

聂继盛,祝寿芬. 猴头多糖抗肿瘤及对免疫功能的影响. 山西医药杂志,2003;(2): 107

聂珍贵,王文杰. 银杏内酯 B 对血小板活化因子刺激的大鼠中性粒细胞功能的影响. 药学学报,2003;(2): 98

牛建昭,吕青,赵宗江,等. 温脾汤药物血清对体外培养的大鼠系膜细胞核转录因子 κB 活化的影响. 解剖学报,2003;(3): 294

P

彭海生,张秀娟,贾绍华. 芦荟多糖对荷瘤小鼠肿瘤细胞钠泵的影响. 哈尔滨商业大学学报(自然科学版),2003;(1): 6

彭韬,李庆平. 酚防己碱对肾性高血压大鼠小血管重构的影响. 南京医科大学学报(自然科学版),2003;(1): 8

Q

钦传光,黄开勋,徐辉碧. 泥鳅多糖对实验性糖尿病小鼠血糖血脂的影响. 中国药理学与毒理学杂志,2002;(2): 124

邱宝珊,钟艳萍,梁进权. 外敷雾水葛致耳屏毛母质瘤迅速增大 1 例报告. 中药新药与临床药理,2003;(4): 277

邱耕,涂植光,李晓文. 苦参碱对内毒素致炎大鼠 PLA2 活性影响及其抗炎机制研究. 中草药,2002;(7): 630

仇毓东,朱新华,史敏科,等. 苦参碱对大鼠原位肝移植冷缺血再灌注中肝窦内皮细胞损伤的影响. 世界华人消化杂志,2003;(8): 1156

S

邵邻相,赵铁军. 佛手提取液对小鼠皮肤胶原蛋白含量影响的研究. 日用化学工业,2003;(3): 157

邵炜. 山豆根致过敏 1 例. 湖北中医杂志,2003;(11): 15

申成斌,王兆福,胡丙杰. 实验性早期心肌梗死的免疫组化研究. 河南医学研究,2003;(2): 119

沈镭,陆伦根,曾民德,等. 氧化苦参碱注射液对四氯化碳诱导的大鼠肝纤维化治疗作用. 肝脏,2003;(1): 35

沈强,刘亚敏,张赐安,等. 麝香与冰片对全脑缺血再灌注大鼠脑组织白细胞介素-1βmRNA 表达的影响. 时珍国医国药,2003;(7): 385

沈强,刘亚敏,张赐安. 麝香、冰片对全脑缺血再灌注大鼠脑微血管内皮细胞 ICAM-1 表达的影响. 中西医结合心脑血管病杂志,2003;(3): 136

沈祥春,钱之玉. 西红花酸对压力超负荷致心肌肥厚大鼠的 ATPase 及胶原的影响. 中草药,2003;(6): 534

盛瑞,顾振纶,蒋航,等. 夏天无对小鼠学习记忆及脑内乙酰胆碱酯酶的影响. 中草药,2003;(6): 543

施建生,姜振林,秦建兵. 人参总皂苷对不完全性脑缺血后海马 CA1 区 NOS 阳性神经元表达的影响. 南通医学院学报,2003;(1): 12

石灵春,汪波,吴万垠,等. 莪术油对小鼠肝癌细胞抑制作用的分子机理. 中药药理与临床,2002;(1): 6

石瑞丽,张建军. 葛根素对缺氧性血管内皮细胞凋亡的保护作用. 药学学报,2003;(2): 103

舒思洁,舒慧,林永生,等. 雷竹笋汁对糖尿病大鼠治疗作用的实验观察. 浙江中西医结合杂志,2003;(6): 358

司银楚,孙建宁. 贯叶连翘提取物对慢性应激抑郁大鼠行为及脑内 5-HT、NE 表达的影响. 中国药科大学学报,2003;(1): 70

宋纯东,丁樱. 雷公藤多苷对系膜增生性肾炎系膜细胞凋亡及其调控基因 Fas/FasL 影响的实验研究. 中医药学刊,2003;(7): 1110

宋健,钟惠闽,姚平. 苦参素对实验性大鼠肝纤维化的防治作用. 中国中西医结合消化杂志,2002;(5): 282

宋志宏,雷丽,屠鹏飞. 肉苁蓉属植物的药理活性研究进展. 中草药,2003;(9): 附 16

孙丽,王绪,潘友金. 大蒜素对人胃腺癌 SGC-7901 细胞株端粒酶活性和细胞凋亡的影响. 解放军医学杂志,2003;(5): 445

孙艳萍,陈金和,陈贤钧. 丹参对大鼠肾脏近曲小管超微结构保护机制的研究. 中国中西医结合肾病杂志,2003;(3): 145

孙云,徐峰,杨轩璇,等. 肉苁蓉多糖对衰老小鼠肺一氧化氮及细胞凋亡的影响. 中国药理学通报,2003;(6): 683

T

唐丽,韩华,杨炳友,等. 广枣对大鼠急性心肌缺血保护作用的研究. 中医药学报,2003;(3): 50

唐小卿,曹建国,冯鉴强. 甲基莲心碱对耐药阿霉素人乳腺癌细胞凋亡抗性的影响. 中国药理学通报,2003;(4): 462

唐旭东,姜建青,刘宝玉,等. 三七总皂苷对心肌缺血-再灌注损伤保护作用的分子机制. 安徽中医学院学报,2003;(1): 34

田京伟,蒋王林,王振华. 红花总黄酮对大鼠局部脑缺血及血栓形成的影响. 中草药,2003;(8): 741

W

王春玲,包永明,段彦龙,等. 胡桃楸对 Hela、PC-3 细胞作用的研究. 肿瘤学杂志,2003;(3): 144

王芳,曹玉,刘红岩,等. 鸭胆子油乳诱导 HL-60 细胞凋亡的研究. 中国中药杂志,2003;(8): 759

王冠彬,黄永欣. 川乌及草乌中毒1例报告. 现代中医药,2003;(1): 封底

王海颖. 牛蒡子及其提取物改善糖尿病大鼠肾脏病变作用机制的实验研究. 中国中医药科技,2003;(4): 223

王红丽,吴铁,吴志华,等. 人参皂苷抗皮肤衰老作用实验研究. 广东药学院学报,2003;(1): 25

王娟,王顺启,倪虹,等. 莪术挥发油抑制人肝癌细胞株 SMMC-7721 生长的实验研究. 天津中医药,2003;(1): 48

王伦安,李德清,周其全. 中药蒲黄提取物对大鼠脑缺血-再灌注损伤的保护作用. 临床军医杂志,2003;(3): 1

王明艳,许冬青,赵凤鸣. 四种补益药延缓衰老作用机理的实验研究. 中医药学刊,2003;(9): 1539

王培养. 莪术油注射液治疗小儿手足口病疗效观察. 浙江中西医结合杂志,2003;(7): 437

王鹏,张子理. 白术提取物 B13 通过激活鸟苷酸脱羧酶促进 IEC-6 细胞移行. 中华实用中西医杂志,2003;(16): 837

王钦茂,洪浩,赵志平,等. 丹皮多糖对Ⅱ型糖尿病大鼠模型的作用及其降糖作用机制. 中国药理学通报,2002;(4): 456

王庆淑,徐涟. 中西医结合抢救重楼中毒1例. 云南中医学院学报,2003;(2): 49

王沙燕,耿小茵,赖真,等. 黄芪对鼠脑缺血-再灌注后脑组织兴奋性氨基酸的作用研究. 湖南中医杂志,2003;(4): 51

王沙燕,赖真,耿小英. 黄芪对脑缺血-再灌注星形胶质细胞的影响. 中国中医基础医学杂志,2003;(4): 41

王淑君,王万铁,熊建华,等. 红花注射液对脑缺血-再灌注损伤家兔血浆 TXA-2/PGI-2 水平的影响. 中国现代应用药学,2003;(2): 100

王文君,王培训,李晓娟,等. 青藤碱抗炎机理——青藤碱对人外周血单个核细胞环氧化酶活性及其基因表达的影响. 中国中药杂志,2003;(4): 352

王雪松,王伟,阮旭中. 海风藤提取物对脑缺血保护作用的实验研究. 中国临床神经科学,2003;(1): 1

王岩,陈晓光,金淑莉,等. 鹿茸胶囊对青年及老年小鼠 SOD 活性的影响. 中医药学报,2003;(4): 22

王怡,高秀梅,张伯礼. 黄芪丹参滴丸抗垂体后叶素致大鼠急性心肌缺血的实验研究. 中药新药与临床药理,2003;(2): 91

王毅,孟根达莱,郑文艳,等. 氧化苦参碱在乙肝患者体内的药动学. 中国临床药学杂志,2003;(4): 228

王毅,孟根达莱,郑文艳,等. 氧化苦参碱注射液的人体药代动力学. 中国临床药理学杂志,2003;(4): 301

王拥军,何芳,李小玲. 白藜芦醇对实验性脑缺血的保护作用. 中华医学杂志,2003;(7): 534

王涌,彭承宏,张国平,等. 苦参碱诱导 SMMC-7721 细胞分化过程中侵袭转移相关指标的实验研究. 中药材,2003;(8): 566

王姿颖,张岫美,魏欣冰. 异黄酮类化合物 N-2035 对大鼠局灶性脑缺血-再灌注脑组织损伤的保护作用. 山东大学学报(医学版),2003;(1): 36

王自勇,毛水龙,楮胜利,等. 蚕茧降血糖作用的机理研究. 浙江中医学院学报,2003;(1): 53

韦登明,黄光照,张益鹄,等. 雷公藤内酯醇对大鼠局灶性脑缺血-再灌注后脑组织 ICAM-1 表达的影响. 中医药学刊,2003;(4): 535

韦奇志,吴植强,周智,等. 水罗伞提取物的抗衰老作用及急性毒性研究. 广西中医学院学报,2003;(2): 37

魏兰福,邹百仓,魏睦新. 莪术对大鼠胃动力影响的实验研究. 湖南中医杂志,2003;(3): 58

魏兰福,邹百仓,魏睦新. 莪术对实验大鼠胃动力的影响. 上海中医药杂志,2003;(3): 46

魏兰福,邹百仓,魏睦新. 莪术对实验性功能性消化不良大鼠胃排空的影响. 南京医科大学学报(自然科学版),2003;(4): 350

翁少翔,单江,林晓霞,等. 小白菊内酯对大鼠血管平滑肌细胞增殖的影响及机制研究. 中国中药杂志,2003;(7): 647

翁书和,赵军礼,陈镜合,等. 莪术油对动脉损伤大鼠血管成形术后再狭窄的抑制作用. 广州中医药大学学报,2003;(4): 282

翁书和,赵军礼,陈镜合,等. 莪术油抑制大鼠血管成形术后胶原积聚作用的研究. 中医药学刊,2003;(8): 1244

翁昔阳,于立坚,马润娣,等. 土贝母皂苷诱导人鼻咽癌细胞株 CNE-2Z 细胞凋亡的研究. 中国药理学通报,2003;(2): 181

吴碧华,胡长林,吴文斌. 甘草总黄酮对大鼠局灶性脑缺血-再灌注损害的脑保护作用. 河南实用神经疾病杂志,2003;(1): 6

吴建敏. 莪术油葡萄糖注射液治疗急性病毒性脑炎疗效观察. 海峡药学,2003;(1): 49

吴珂,欧阳静萍,王保华,等. 苦参碱对血管紧张素Ⅱ诱导新生大鼠心肌成纤维细胞增殖和胶原合成的影响. 武汉大学学报(医学版),2003;(3): 235

吴万根,郭伟剑,常钢. 莪术油微球释放出莪术油对人肝癌 SMMC-7721 细胞的作用. 世界华人消化杂志,2003;(3):260

伍倩,董淳. 六味地黄汤及其补、泻组分的抗衰老作用及机制. 中药药理与临床,2003;(3):6

X

袭柱婷,单长民,姜学连,等. 三棱、莪术抗大鼠免疫性肝纤维化研究. 中国中药杂志,2002;(12):929

肖向荣,万福生. 川芎嗪对大鼠缺血心肌细胞核钙转运异常的影响. 中国临床药理学与治疗学,2003;(5):588

谢冰芬,冯公配,朱孝峰,等. 茶多酚对人癌细胞和人体细胞增殖及凋亡的试验研究. 中草药,2003;(6):540

谢世荣,黄彩云,黄胜英. 五加皮总苷的抗衰老作用研究. 医药导报,2003;(4):226

谢志忠,朱炳阳,唐小卿,等. 一氧化氮与光化学法诱导大鼠脑缺血早期损伤的关系和绞股蓝总皂苷对脑缺血损伤的保护作用. 中国临床药理学与治疗学,2003;(3):282

邢军,高莹,程静. 莪术油葡萄糖注射液治疗小儿病毒性肺炎. 吉林中医药,2003;(6):27

徐娟华,赵孟辉,谢强明,等. 海藻石莼降血糖作用的实验研究. 中国中医药科技,2003;(3):168

徐曼艳,张红锋,王煜飞. 枸杞多糖对四氧嘧啶损伤的离体大鼠胰岛细胞的保护作用. 中药材,2002;(9):649

徐晓虹. 葛根素注射液对慢性乙醇中毒小鼠记忆障碍的改善作用. 中国药学杂志,2003;(1):31

许爱华,陈华圣,孙步蟾,等. 银杏外种皮多糖对人胃癌细胞凋亡及其凋亡诱导基因表达的影响. 中药药理与临床,2003;(3):11

许戈良,荚卫东,马金良,等. 槐耳清膏体外抑制血管生成的实验研究. 中国药理学通报,2003;(12):1410

许荔新,陈晓光. 鹿茸口服液促进 RNA 和蛋白质合成作用的研究. 中药药理与临床,2003;(3):19

许伟,王桂秋,许艳霞,等. 仙人掌抗衰老作用的实验研究. 中国中医药科技,2003;(2):101

薛宏伟,潘祥林. 冬凌草乙素诱导胆囊癌 GBC-SD 细胞的凋亡及对 bcl-2、P53、Fas/Apo-1 从 c-myc 表达的影响. 中国药理学通报,2003;(11):1247

Y

阎春雷,许月红,田书娟. 中药配方重用桔梗致反复低血糖 1 例报告. 新中医,2003;(2):73

颜吉丽,李华,范珏,等. 虫草多糖对大鼠肝星状细胞核因子-Kb 活性和肿瘤坏死因子-α 表达的影响. 复旦学报(医学版),2003;(1):27

杨文卓,曾民德,范付萍,等. 氧化苦参碱防治二甲基亚硝胺诱导的大鼠肝纤维化的实验研究. 中华消化杂志,2003;(3):165

杨长春,温进坤,韩梅. 黄芪、当归对血管平滑肌细胞粘着斑激酶表达和细胞凋亡的影响. 中国中西医结合杂志,2003;(3):201

杨鸿,侯家玉. 柴芩平胃胶囊对反流性残胃炎胃黏膜细胞凋亡及调控基因的影响. 中国药理通报,2003;(2):36

杨林,陈兴忠,雷启东. 食洋姜致肠梗阻 1 例. 中国民族民间医药杂志,2003;(4):246

杨明军. 芳香化浊方对大鼠心肌缺血-再灌注损伤保护作用的实验研究. 中国中医药信息杂志,2003;(8):32

杨新波,黄正明,曹文斌,等. 泽泻提取物对正常及四氧嘧啶小鼠糖尿病模型的影响. 中国实验方剂学杂志,2002;(3):24

叶春玲,张海伟,罗英儒,等. 中华眼镜蛇毒诱导 HL-60 细胞凋亡及其机制探讨. 中国药理学通报,2003;(2):177

雍刚,郭英君,程宏霞. 久服白花蛇舌草致痿 1 例. 中国中医药信息杂志,2003;(8):94

于红,张学成. 螺旋藻多糖抗肿瘤作用的实验研究. 高技术通讯,2003;(7):83

于丽君,孔力. 蝎毒对 MCF-7/ADM 细胞 GST-JI 表达的研究. 中医药学刊,2003;(7):1107

于凌,徐晓东,吴景东,等. 茯苓延缓大鼠皮肤衰老作用的实验研究. 辽宁中医学院学报,2003;(1):52

于仁娈,金英,郭伟英. 银杏叶提取物对大鼠海马缺血再灌注时兴奋性氨基酸释放的影响. 解放军药学学报,2003;(1):24

余少鸿,雷正明,张培明. 大黄素对大鼠重症胰腺炎 TNF-α、IL-6 及胰腺腺泡细胞凋亡的影响. 中国中西医结合外科杂志,2003;(3):209

袁颖,张伟方,金淑仪,等. 银杏内酯对缺氧诱导的大鼠皮层神经元早期凋亡的影响. 中国药科大学学报,2003;(5):365

Z

张晨,黄世林,向阳. 雄黄对 Raji 细胞凋亡的影响. 安徽中医学院学报,2003;(2):50

张春玲,吴立军,田代真一. 冬凌草甲素通过激活 caspase 诱导 HeLa 细胞凋亡. 中国药理学通报,2003;(5):521

张代富,阮长武,刘中民,等. 丹参对大鼠急性心肌缺血再灌注时心肌细胞凋亡及凋亡相关基因表达的影响. 上海医学,2003;(9):669

张恩户,赵勤,刘继平,等. 氧钒盐对实验性高血糖大鼠血糖的影响. 现代中医药,2003;(3):63

张凤云,岳保珍,贺师鹏. 甘草次酸对血管平滑肌细胞 c-fos mRNA 表达及细胞增殖的影响. 中国药理学通

报,2003;(2):200

张广钦,陈世忠,郝雪梅,等.厚朴酚对脑缺血的保护作用.中国药理学通报,2003;(9):1020

张海风,刘勇军,祝其锋.银杏叶提取物 EGb 761 对NO供体硝普钠诱导的海马神经元凋亡的保护作用.中国现代应用药学,2003;(2):94

张慧娜,林志彬.灵芝多糖对大鼠胰岛细胞分泌胰岛素功能的影响.中国临床药理学与治疗学,2003;(3):265

张梅,李平.川芎嗪对脑缺血后凋亡相关基因表达影响的实验研究.中成药,2003;(2):164

张巧艳,秦路平,田野苹,等.蛇床子素对新生大鼠颅盖骨成骨细胞功能的调节作用.中国药理学通报,2003;(4):384

张汝学,王金锐,吴春福,等.血竭对大鼠血糖、血浆胰岛素及血脂的影响.中药新药与临床药理,2002;(1):23

张守伟,刘加军.复方冬凌草甲素对肺癌 SPCA-1 细胞的端粒酶活性的影响.临床肺科杂志,2003;(3):204

张温典,姚钢乾,张利平.鲜马齿苋抗衰老效应的研究.河北师范大学学报(自然科学版),2003;(2):195

张媛莉,何建猷,梁标,等.雷公藤甲素对体外培养大鼠支气道平滑肌细胞增殖及原癌基因的影响.中国药学杂志,2003;(5):348

张在云,吴金民,潘宏铭,等.参麦注射液对树突状细胞免疫活性的影响.科技通报,2003;(3):241

张志敏,孙学高.全蜈蚣致中毒性肝炎 1 例.中国中医急症,2003;(1):93

张志雄,祁小燕,王星禹,等.银杏内酯 A、B 对豚鼠乳头肌细胞的电生理效应.中西医结合心脑血管病杂志,2003;(1):2

张忠泉,陈百泉,许启泰.山药多糖对大鼠血糖及胰岛素释放影响的研究.上海中医药杂志,2003;(10):52

章小兵,彭代银,朱满芳,等.灯盏花素滴丸对大鼠局灶性脑缺血-再灌注损伤的保护作用.安徽中医学院学报,2003;(1):45

章尧,赵燕,陈昌杰.三氧化二砷对 HL-60 细胞凋亡及其端粒酶 hTERT-mRNA 表达影响的实验研究.中国药理学通报,2003;(2):206

赵初娴,刘文文,王椿,等.高三尖杉酯碱对 Ph+树突状细胞成熟与功能的影响.临床血液学杂志,2003;(4):174

赵国华,李志孝,陈宗道.甘薯多糖 SPPS-Ⅰ-Fr-Ⅱ组分的结构与抗肿瘤活性.中国粮油学报,2003;(3):59

赵国华,李志孝,陈宗道.山药多糖 RDPS Ⅰ 的结构分析及抗肿瘤活性.药学学报,2003;(1):37

赵红,张淑杰,马立人,等.大青叶水煎剂调节小鼠免疫细胞分泌 IL-2、TNF-α 的体外研究.陕西中医,2003;(8):757

赵明宏,郭涛,刘玉兰,等.麝香保心片对心肌缺血缺氧的保护作用.解放军药学学报,2003;(1):42

赵世华,姚文兵,庞秀炳,等.灵芝多糖分离鉴定及抗肿瘤活性的研究.中国生化药物杂志,2003;(4):173

甄彦君,朱方,侯建明.玉米苞叶对 AS 家兔平滑肌细胞增殖及凋亡的影响.中国中医基础医学杂志,2003;(3):31

甄艳军,安杰,侯建明,等.木贼对动脉硬化早期大鼠内皮细胞凋亡及 bax、bcl-2 表达的影响.中国老年学杂志,2003;(5):304

甄义.服鲜鲤鱼胆汁中毒死亡 1 例.山西中医,2003;(2):20

郑广娟,王苓,张丹.脑脉通抗急性不完全性脑缺血模型脑水肿程度的定量研究.中西医结合心脑血管病杂志,2003;(3):131

郑马庆,潘伟娜,朱延勤.苦参碱滴眼液对家兔实验性眼炎的药效学研究.中药新药与临床药理,2003;(2):109

郑萍,牛凤而,刘文忠,等.氧化苦参碱对葡聚糖硫酸钠诱导大鼠结肠炎的抗炎作用机制研究.中华消化杂志,2003;(4):207

钟鸣,余胜民,农朝赞,等.排钱草总生物碱对肝纤维化大鼠肝脏Ⅰ、Ⅲ型胶原 mRNA 表达的影响.中西医结合肝病杂志,2003;(5):272

钟慕陶.鹅不食草致严重不良反应 1 例.中国中药杂志,2003;(5):476

钟瑜,张焱,杨国汗.川芎嗪对脑缺血-再灌注损伤后细胞间黏附作用的影响.中西医结合心脑血管病杂志,2003;(5):257

钟正贤,覃洁萍,周桂芬,等.广西藤茶总黄酮降血糖的实验研究.中国中药杂志,2002;(9):687

周斌,张俊平,刘宏,等.槲皮素抑制纤维蛋白纤维蛋白原降解产物诱导小鼠腹腔巨噬细胞释放白细胞介素-1.中草药,2003;(3):247

周炳刚,孙靖中,苏刚,等.苦参碱诱导人乳腺癌细胞 MCF-7/ADR 的凋亡研究.中华实验外科杂志,2003;(6):515

周海波,苏军英,马吉祥.白藜芦醇诱导胃癌细胞凋亡的分子机制.中华消化杂志,2003;(3):188

周君.葡萄的药效学研究进展.时珍国医国药,2003;(2):105

周颖,季晖,李萍,等.五种贝母甾体生物碱对豚鼠离体气管条 M 受体的拮抗作用.中国药科大学学报,2003;(1):58

朱陵群,范吉平,黄启福,等.三七总皂苷抗缺氧缺糖再给氧诱导大鼠海马神经细胞凋亡的研究.中国中药杂志,2003;(1):52

(八)中药营销

【发展规划】

国家科技部第四部委于2003年公布了中药现代化发展的六大战略：① 以创新为核心，加速中药现代化进程。② 以标准为重点，提高中药产品质量。③ 面向市场，积极推进中药产业发展。④ 加强中药资源及生态环境保护，保障中药产业可持续发展。⑤ 优势集成，共同推进中药现代化发展。⑥ 中医中药相互促进，协同发展。

由国家科技部、国家计委、国家经贸委、卫生部、国家药品监督管理局、国家中医药管理局、国家知识产权局和中国科学院共同制定的《中药现代化发展纲要》正式颁布，规定到2010年要形成中药现代化基础研究、应用开发及支撑条件平台，重点支持2～3个国家重点实验室、10个中药研究开发中心、20个中药产业基地的建设。建立完善500种常用中药材、500种中药饮片的现代质量标准，完成国家基本用药目录，传统中成药的工艺条件优选评价和质量控制手段的提高，以及200种中药化学对照品研究。开发出100个中药新产品，完成100个传统中成药的二次开发，争取2～3个中药品种进入国际医药主流市场。推动形成约5个年销售额50亿元以上、10个年销售额30亿元以上的大型企业集团，大幅度提高我国中药产品的国际市场份额。加强在中药现代化科技、产业、人才培养等方面的投入，在中药出口、种植、资源保护、西部开发、中药创新产品等方面给予优惠。

由国家药品监管局目前修订并出台的新《药品生产质量管理规范认证管理办法》自2003年1月1日起执行。

国家中医药管理局重申，由于中药材和中药饮片受产地、采收季节与时间、运输储存、炮制加工等因素的影响，其质量鉴别十分复杂，不适合参加药品集中招标采购。2003年开始实行中药饮片批准文号制度。

国家食品药品监督管理局于2003年7月1日宣布全国“药健字”药品批准文号已全部被取消。在2 433个中药保健药品中，经国家药监局审批，有1 064个原“药健字”号药品获得国家“准字”批准文号，这些药品包装可用到2004年6月30日。

2003年7月18日，按照国家食品药品监督管理局、公安部、国务院纠风办、国家工商总局联合印发的《关于开展中药材专业市场专项整治工作的紧急通知》，有关部门对全国17个中药材专业市场及集贸市场销售的中药饮片、毒性中药材以及濒危动植物中药材进行检查，并依法查处制售假劣中药材的违法犯罪行为。

为了扭转海关在商品目录中没有中药单独分类，且中药涉及植物、动物和矿物，其统计数据很难体现中药进出口真实情况的现状。由国家中医药信息研究所牵头，与商务部、海关总署、中国中医药保健品进出口商会合作的国家中医药管理局课题《中药及其相关产品进出口分类的规范化研究》正式启动，通过对现阶段我国进出口商品分类目录中有关中药编码的研究整理，提出中药进出口分类标准，以利于海关编制目录，规范中药及其制品的进出口管理。

“国家中药资源可持续发展体系的建立及全国重点中药资源调查”项目通过论证，提出了建立全国中药监测系统、国家中药资源保护工程中心的建议。

为解决我国一些名贵中药材紧缺的问题，国家中医药管理局将39种中药材列入我国重点发展的“药单”，它们是：藏红花、天麻、黄芪、牛膝、细辛、蔓荆子、瓜蒌、泽泻、石斛、射干、桔梗、红花、菟丝子、柴胡、半枝莲、板蓝根、阿魏、田鸡油、虻虫、蜈蚣、鱼脑石、鱼鳔、草果、乌梅、五倍子、杜仲、厚朴花、黄柏、辛夷花、黄连、贝母、鳖甲、千年健、血竭、母丁香、山药、银杏等。

（方　法）

【药材市场走势】

汪平报道，因“非典”的发生，2003年春，板蓝根价格每千克从10元上升为25元，国家通过采取有效的控制措施和用量减少，价格回落到15～18元。但由于主产区淮北水涝，而内蒙古、甘肃等主产区干旱，板蓝根价格后又有所上升。

全国17家大型中药材专业市场的调查结果

显示，由于近年来野生全蝎产量锐减，人工养蝎减产，而同期市场需求量上升，所以全蝎在中药材市场上自1999～2003年连续畅销不衰，2003年价格再度攀升，每千克淡全蝎市场价格为550～580元，盐全蝎为490～500元，涨幅分别为13%和10%，后市仍有上行空间。

成都荷花池药市认为2003年野生动植物类药材因货源趋紧而价格扬升，如天龙、桑螵蛸、蝉蜕、蜂房、贝母、枣仁、桃仁、柏子仁、郁李仁等。药食两用及滋补保健类品种销势仍俏，如山楂、山药、天门冬、麦门冬、莲子、桂圆、大枣、百合、肉苁蓉、冬虫夏草等。

药用动物养殖前景看好，如蝎子、蜈蚣、蚯蚓、蝉、水蛭、刺猬等。其中水蛭的供应量严重不足，蝎子的销售和价格稳中有升。

（方　法）

【药材市场调研】

戴伟、刘中柱指出，疲软了多年的中药材市场从2003年上半年起开始活跃，有相当数量品种的价格走出低谷，整体价格水平止跌回升，有些品种价格暴涨。药市与干杂市场竞争加剧，保健中药材继续升温，药食两用品的销路更广泛。

建立在传统中医药学和现代健康理论基础上的、具有强身和保健功能的保健茶产品受到市场的欢迎。近20年中新发展的各类药茶、中草药保健茶有350种之多。近年推出的蒲公英饮料具有清热解毒、健胃、利尿、散结等功能，对咽炎、急性扁桃体炎、妇女乳痈、淋病、皮肤病等有较好的疗效，市场上相当走俏。

近年国外医药市场上出现的新型口服固体制剂——口腔速溶片可以应用于中成药制剂工业，以提高中成药剂型的档次。

近年来，全国银杏种植面积近20万hm^2，银杏干叶产量1万多吨，白果产量2万多吨，出现供过于求的情况，同时，国际上对银杏叶、果的需求逐渐疲软，所以，其出口量和价格锐减，在一段时间内难以缓解。

（方　法）

【国外中药市场动态】

鲍志东认为中药的安全性标准的（如卫生学、重金属、农药残留量等）不健全，中医药与化学药理论体系的差异，中药出口管理不规范，伪劣中药影响声誉以及售后服务薄弱，使中药出口受到限制或封杀。为了应对国际市场对中药的诸多限制，国家食品药品监督管理局、国家科技部和重点中药企业已做了许多规范标准和研究。鲍氏认为必须加强中医药基础研究，以求得应用研究水平的提高，如一批矿物药的安全有效性研究、含毒性成分中药材的中药复方配伍的减毒增效作用的研究和符合中医特点的动物模型研究等。制定中医药质量标准既要体现中药特色，也要参考相应的国际医药质量标准的技术内容，其中安全性标准尤为重要。由国务院发展研究中心负责的课题《中药产业国际化战略研究》已正式启动。

中国中医药保健品进出口商会报道，新加坡有药店500余家，其销售药品以片剂、胶囊剂居多，高档滋补品和化妆品备受青睐，如人参、西洋参、冬虫夏草、羚羊角等较为走俏。

新加坡每年中医求诊人数达100万人次，每天12%的门诊患者选择中医。用于市场销售的中成药内外标签和说明书上必须标明的项目包括药品商标、名称、有效期、成分和分量、批号、生产商名称及地址、进口商和批发商名称及地址、药品禁忌证、副作用、服食法，说明书上不得出现“对癌症、糖尿病等19种难以根治病种有效”的字样，须向卫生部呈报中成药的微生物和重金属含量未超过标准和不含有西药成分的书面报告。来自中国的中药进口额约3 900万美元，其中中成药800万美元，人参类约187万美元，中药材约1 721万美元，鸡精约934万美元，肉精约42万美元，中药药酒约255万美元。新加坡中药的销售方式主要由新加坡中国医药保健品商会所属40多家会员将进口中药批发给综合中医院和中药公会下属的500多家的中药店进行销售。由于新加坡卫生部管理中药所采取的标准均以西医标准为基本依据，难免会造成部分中药（如黄连等）被拒之门外，外加受英语教育的居民对解释中药的中文涵义颇感困惑，造成中国向新加坡出口中药的瓶颈。

（方　法）

【经营与投资】

诃子在我国云南、西藏及广东、广西均有分布，诃子树皮含有单宁类、三萜皂苷及黄酮等多种活性成分，其提取物可用于治疗心血管病，还具有抗菌消炎、强化免疫功能和抗诱变作用，有关专家建议进行开发。

（方　法）

【制药器械与辅料】

中药超微粉碎成套设备示范工程在江苏昆山

密友事业有限公司启动。据市场调查，国内年需求量约 180～200 套，预计今后几年需求可保持 20%的增长率。

（方　法）

【中药企业现代化】

新华社报道，上海雷允上药业复方提取物产业化示范工程正式启动，已被列为国家高科技产业发展计划，总投资 1.5 亿元，该项目将在中药提取传统工艺的基础上，通过采用超声技术、萃取技术、大孔树脂吸附等技术，把有效成分从植物细胞中提取出来，最大限度地纯化活性成分，在中药提取技术上取得突破。

《健康报》报道，由国家新药筛选中心和中科院上海药物研究所研制与开发的新药筛选平台在上海建成，已建成高通量药物筛选模型 65 种，其中 16 种为国际首例，49 种为国内首建，另有细胞、组织、器官和动物筛选模型 200 余种。

《中国中医药报》报道，由江中集团与江西中医学院、中国军事医学科学院联合创建的“中国固体制剂制造技术国家工程研究中心”成立，其工作目标和任务是以中药固体制造技术为核心，进行中药现代浸提技术、精制纯化技术、中药成型技术以及新剂型、新给药途径和新辅料应用的制剂技术的工程化研究。

（方　法）

［附］ 参考文献

B

鲍志东. 如何应对国际市场对中药的诸多限制. 中药研究与信息，2003;(9)：57

本刊讯. 国家四部局联合开发中药材专业市场专项整治工作. 中药研究与信息，2003;(9)：61

本刊讯. 国家重点发展 39 种中药材. 中国中医药信息杂志，2003;(11)：34

本刊讯. 所有“药健字”批准文号被取消. 中药研究与信息，2003;(9)：61

本刊讯. 新《药品生产质量管理规范认证管理办法》出台. 中药研究与信息，2003;(1)：60

本刊讯. 药用动物养殖前景好. 中国中医药信息杂志，2003;(11)：62

本刊讯. 银杏叶发展应谨慎. 中国中医药信息杂志，2003;(11)：34

本刊讯. 中药进出口分类规范化研究启动. 中国中医药信息杂志，2003;(9)：59

D

戴伟. 大有希望的一年. 中药研究与信息，2003;(3)：29

丁乡. 全蝎短缺价攀升. 中药研究与信息，2003;(9)：63

H

荷花池站. 2003 年各类药材销势简析. 中药研究与信息，2003;(3)：62

J

健康报. 现代化新药筛选平台建成. 2003;(5)：25

L

刘雯. 饮片暂不参加招标采购. 中药研究与信息，2003;(4)：64

刘中柱. 药材价格暴涨及下半年走势分析. 中药研究与信息，2003;(7)：38

W

汪平. 板蓝根将减产，后势价格看好. 中药研究与信息，2003;(9)：62

X

新华社. 科技部公布我国中药产业发展六大战略. 中国中医药信息杂志，2003;(1)：64

新华社. 上海兴建首个中药现代化基地. 中国中医药信息杂志，2003;(1)：32

新华社. 中草药保健茶市场前景广阔. 中国中医药信息杂志，2003;(7)：87

Z

中成药口腔速溶片市场广阔. 中国中医药信息杂志，2003;(8)：85

中国医药保健品进出口商会. 新加坡中医药市场概况. 中药研究与信息，2003;(4)：61

中国中医药报. 我国专家建议开发诃子树皮类中药新药. 中国中医药信息杂志，2003;(2)：60

中国中医药报. 中药超微粉碎成套设备示范工程启动. 中国中医药信息杂志，2003;(4)：82

中国中医药报. 中药固体制剂制造技术国家工程研究中心挂牌. 中国中医药信息杂志，2003;(2)：31

中国中医药信息杂志."国家中药资源可持续发展体系的建立及全国重点中药资源调查"论证会.中药研究与信息,2003;(1):61

《中药现代化发展纲要》发布.中国中医药信息杂志,2003;(1):62

(九)方剂研究

【概述】

2003 年方剂学临床应用及实验研究等均有较大进展,其应用之广度和研究之深度是近年来所罕见。方剂临床应用研究类论文达万余篇,实验研究亦有数百篇论文。

1. 临床应用

2003 年无论经方、时方和自拟方,在临床应用与研究方面,均增强了规范性和科学性。

周荣根以白虎汤加减治疗老年性痴呆 23 例,治疗组在失语、失认、阅读书写等方面做改善情况均明显优于对照组 ($P<0.05$);安丽芝用上方为主治疗流行性出血热 47 例,治愈 38 例(80.9%),好转 8 例(17.0%),总效率达 97.9%(46/47)。张秀云等用附子汤加味治疗充血性心力衰竭 60 例,结果显效 35 例(58.3%),总有效率为 93.3%(56/60),与对照组(50 例,总有效率为 82.0%)比较具有明显优势。李卫红等以茵陈蒿汤治疗妊娠期肝内胆汁淤积症 30 例,结果在降低 ALT 和直接胆红素等方面优于西药治疗 30 例对照组 ($P<0.05$),且早产率、剖宫产率、胎儿窘迫率、新生儿窒息率及产后出血率等亦优于对照组。庞玉琴用四逆散加味治疗不孕症 60 例,10~12 d 为 1 个疗程,6 个疗程后妊娠 31 例,治愈率达 51.7%(31/60),余 29 例月经周期恢复正常,全身症状得到改善。

陈园桃用桃红四物汤加味治疗癫痫 174 例,结果:痊愈(停药 2 年未复发)107 例,显效(停药 1 年以上偶有复发)36 例,有效(停药半年偶有复发)20 例,治愈率为 61.5%(107/174),总有效率达 93.7%(163/174);张伟等以上方加味治疗黄褐斑 72 例,结果痊愈 47 例(65.3%),好转 21 例(29.2%),总有效率达 94.4%(68/72),对照组(37 例)分别为 10 例(27.0%)、18 例(48.7%)、75.7%(28/37),组间比较有显著性差异 ($P<0.05$)。梁开发用五磨饮子加减治疗胃脘痛 370 例(其中胃、十二指肠溃疡 268 例,胃炎、十二指肠炎 79 例,未见异常 23 例),结果:治愈 122 例(占 32.9%),好转 213 例(占 57.6%),无效 35 例(占 9.5%),总有效率达 90.5%(335/370)。长锐等用阳和汤治疗男性乳房发育症 28 例,服药 5~53 剂,痊愈 4 例,显效 8 例,好转 14 例;马利中用上方治疗梅核气 63 例,结果显效 36 例,总有效率为 90.5%(57/63),与对照组(63 例,总效率为 69.8%)比较有显著性差异 ($P<0.01$)。陈益昀等用清瘟败毒饮加减治疗传染性非典型肺炎 28 例(其中重症 18 例),平均住院 16 d,治愈率达 93.0%(26/28)。

段立峰用化浊清肝汤(胆南星、泽泻、法半夏、姜黄、莪术、荷叶等)治疗脂肪肝 78 例,结果治疗组与西药对照组(40 例)比较,在改善 TC、TG、LDL-C等方面无显著性差异 ($P>0.05$),但在 HDL-C 作用方面具有显著性差异 ($P<0.01$),治疗组 B 超检查脂肪肝消失或减轻明显,与对照组比较有显著性差异 ($P<0.05$)。许峰等用四藤饮(雷公藤、忍冬藤、鸡血藤、露蜂房、淫羊藿、全蝎等)治疗类风湿关节炎 123 例,与西药对照组比较,显效率与总有效率分别为 72.4%、65.7%、95.9%、86.6%;在改善症状、体征及实验室检测指标方面亦明显优于对照组。刘杏枝以三甲蛇藤汤(鳖甲、生牡蛎、穿山甲、白花蛇舌草、红藤、三棱等)治疗卵巢囊肿 228 例,结果治愈 149 例(65.7%),总有效率为 88.5%(118/228)。赵鋆等用抗早 2 号方(制半夏、陈皮、三棱、海藻、昆布、生麦芽等)治疗女童真性性早熟 43 例,并设对照组 25 例,结果总效率分别为 80.0%、76.0%;两组促卵泡生成素、雌二醇均较用药前降低 ($P<0.05$),但治疗组促卵泡生成素、促黄体生成素降低程度均较对照组显著 ($P<0.01$);B 超显示,治疗组治疗后子宫容积和卵巢容积小于对照组 ($P<0.05$ 和 $P<0.01$);用药 6 个月后骨龄显示,治疗组骨龄增长明显落后于年龄增长,其减缓骨龄增长速度优于对照组($P<0.05$)。

2. 实验研究

2003 年度除了对方剂效用方面的研究外,很多论文还从药物制方配伍以及汤液化学成分上进行了探讨。倪力强等报道了小青龙汤对哮喘大鼠

Th_1/Th_2 型细胞因子水平的影响，研究表明本方有抑制 Th_2 细胞亚群优势反应和调节免疫平衡的作用，从而减轻气道炎症、降低气道高反应性，减轻哮喘的症状或减缓哮喘的发作。高月等报道了四物汤及其提取物对辐射致血虚证小鼠造血作用的研究，认为四物汤的补血物质基础可能是芍药苷，它可促进骨髓基质细胞分泌 G-CSF、GM-CSF、PDGF-α 等造血因子，可能是四物汤补血作用的机制之一。淳泽等报道了温胆汤对高脂血症大鼠脂质代谢的影响，研究表明，本方能显著抑制高脂模型大鼠血清总胆固醇(TC)、血清总甘油三酯(TG)浓度，提高脂蛋白脂酶(LPL)和总脂解酶(LA)活性，但对肝脂酶(HL)活性无明显影响，逆转录聚合酶链反应(RT-PCR)实验显示，高脂模型大鼠肝脏低密度脂蛋白受体核糖核酸(LDRmRNA)表达降低，并能显著上调高脂血症大鼠肝脏 LDRmRNA 水平。常淑枫等报道了三仁汤对温病湿热证大鼠血浆内毒素廓清作用机制研究，认为本方对湿热证血浆内毒素的廓清作用可能与抑制细菌繁殖和使细菌释放的毒素总量降低、恢复肠道黏膜屏障功能，加快肝脏功能恢复、缓解肝脏损害和增强机体对内毒素的消除能力等因素有关。孙明瑜等报道了小柴胡汤合煎液与分煎合液对不同剂量 LPS 诱导的大鼠发热模型的影响，研究表明两者均有显著的解热作用，但合煎剂在解热的显效及持续时间上优于分煎合液。彭金咏等报道了精制血府逐瘀方不同配伍情况下芍药苷的溶出量，研究表明，活血药合煎与全方合煎，芍药苷溶出量比赤芍单煎分别增加 15.5%、14.7%。李平等报道了柴苓汤及其有效成分对大鼠实验性肾炎的影响，研究认为柴苓汤和其有效成分对单克隆抗体 1-22-3 引起的大鼠肾小球肾炎模型有抑制作用，其有效成分为柴胡皂苷-α。此外，赵红等报道了三子养亲汤的化学成分研究，从中分离出四个单体化合物，鉴定出两个化合物为芦丁和木犀草素。

（王道瑞）

【六味地黄丸(汤)的治疗研究】

2003 年六味地黄丸(汤)在治疗内、妇、五官、骨伤、皮肤等科的常见病和疑难病方面有广泛的临床应用和实验研究。

1. 临床研究

(1) 内科 ① 心脑血管疾病：陈康远用六味地黄汤加味(熟地黄、泽泻、茯苓、山药、钩藤、夏枯草等)治疗原发性高血压 377 例，总有效率达 95.0%(358/377)；Ⅰ、Ⅱ期疗效相近($P>0.05$)，Ⅲ期疗效较Ⅰ、Ⅱ期差(均 $P<0.05$)；中医不同分型中肝阳上亢型、肝肾不足型的疗效相近($P>0.05$)，阴阳两虚型疗效则较前两型差(均 $P<0.05$)。张丽军用本方加减(熟地黄、牡丹皮、泽泻、茯苓、炒地龙、水蛭等)治疗血管性痴呆 30 例，总有效率达 83.3%(25/30)，治疗前后患者精神状况(MMSE)、智力(HDS)和日常生活能力(ADL)测定有显著性差异($P<0.01$)。② 内分泌疾病：杨宏杰等报道了甲亢阴虚证糖皮质激素受体(GR)的改变及服用六味地黄丸后对其影响，通过对 60 例患者的分组观察，发现六味地黄丸与他巴唑一样能够升高甲亢阴虚患者 GR 水平，两者联合用药其作用可明显提高。李健民用本方(山茱萸、生地黄、茯苓、山药、葛根、荔枝核等)治疗Ⅱ期糖尿病 62 例，临床治愈 17 例，好转 41 例，总有效率为 93.6%(58/60)。王印昌等用本方(熟地黄20 g、山茱萸 12 g、泽泻 10 g、茯苓12 g、山药 15 g、牡丹皮 12 g)辨证加减治疗糖尿病视网膜病 25 例(49 只眼)中，结果显效 32 只眼，总有效率为93.9%(46/49)。李东海用本方加味(熟地黄、山茱萸、茯苓、黄芪、益母草、生大黄等)治疗糖尿病肾病 82 例，总有效率达 95.0 %(78/82)，疗效明显优于以西药格列喹酮片治疗的对照组(61.8%，47/76)，且空腹血糖和血脂治疗前后比较有非常显著性差异($P<0.01$)。③ 泌尿系统疾病：曹勇用加味六味地黄汤(熟地黄、山药、茯苓、白茅根、藕节、金银花等)治疗肾小球肾炎、肾盂肾炎等原因引起的尿血 26 例，结果显效 19 例，有效 6 例，无效 1 例。周云亮等用本方加服补骨脂粉治疗遗尿 180 例，治愈 135 例，好转 40 例。④ 神经精神系统疾病：邱丽敏用本方加味(熟地黄、山茱萸、茯苓、黄连、肉桂、白芥子等)治疗老年不寐 90 例，痊愈 21 例，显效 34 例，总有效率为 92.2%(83/90)。黎经兰用本方随证加减治疗老年人耳鸣耳聋 35 例，耳鸣加磁石、石菖蒲；头晕加枸杞、天麻；心悸失眠加酸枣仁、柏子仁、夜交藤，结果治愈 23 例，好转 10 例。

(2) 妇科 ① 排卵期出血：叶春娟用化裁六味地黄汤(山茱萸、牡丹皮、生地黄、女贞子、白芍药、旱莲草等)治疗排卵期出血 50 例，结果治愈 41 例，总有效率 100%。② 更年期综合征：卢合兴用六味地黄汤加味(熟地黄、山药、茯苓、当归、淫羊藿、鹿角片等)治疗更年期综合征 35 例,结果痊愈 9 例,显效 14 例,总有效率为 88.6%(31/35)。

(3) 五官科　① 口腔溃疡:杜志斌等治疗复发性口腔溃疡 62 例,用六味地黄汤随证加减(肾阴虚型加知母、黄柏;脾胃虚寒型加黄芪、干姜、甘草;心脾积热型加大黄、栀子、淡竹叶、黄芩);设对照组(25 例)予左旋咪唑。溃疡期均外用溃疡膏涂剂,0.2%复方洗必泰含漱,3 个月为 1 个疗程。总有效率分别为 92.0%(57/62)、80.0%(20/25),组间比较,$P<0.01$。② 牙周炎:关丽娜等用六味地黄汤加味(熟地黄、山药、茯苓、山茱萸、枸杞、骨碎补等)治疗肾虚型牙周炎 83 例,结果显效 41 例,总有效率为 89.2%(74/83)。③ 慢性咽炎:王芯用六味地黄丸(汤)加减治疗 45 例慢性咽炎,并与用头孢氨苄治疗的 32 例作对照。总有效率分别为 95.6%(43/45)、81.3%(26/32),组间比较,$P<0.05$。

(4) 骨伤科　薛荣涛等用六味地黄汤加味(熟地黄、山药、茯苓、淫羊藿、骨碎补、肉桂等)配合物理和运动疗法治疗原发性骨质疏松症 60 例,结果显效 32 例,有效 26 例,总有效率为 96.7%(58/60)。

(5) 皮肤病　① 皮肤瘙痒症:张敬苹等用六味地黄汤加味(熟地黄、山药、泽泻、荆芥、防风、蝉蜕等)治疗老年顽固性皮肤瘙痒症 56 例,结果治愈 32 例,总有效率为 94.6%(53/56)。② 黄褐斑:郑毅春等用六味地黄丸与逍遥丸并用治疗黄褐斑 44 例,结果治愈 22 例,总有效率为95.4%(42/44)。

2. 实验研究

(1) 抗衰老　伍倩等报道六味地黄汤全方和三补组分均能延长果蝇生存期,提高衰老模型小鼠组织端粒酶活性,全方还能提高衰老模型小鼠的抗氧化能力,三泻组分能降低衰老小鼠血清 MDA 水平,表明六味地黄汤及其补、泻组分通过不同的途径提高机体抗衰老能力。

(2) 抗突变　赵凤鸣等报道,六味地黄丸能拮抗环磷酰胺对抗氧化系统的抑制作用,明显提高机体内超氧化物歧化酶(SOD)活力,同时又能减少脂质过氧化物的形成,从而有利于机体清除自由基。

(3) 改善肾功能　唐抗等报道,六味地黄丸能明显提高腺嘌呤所致慢性肾功能衰竭(CRF)大鼠的血尿素氮和肌酐,与模型对照组比较有非常显著性差异($P<0.01$),表明六味地黄丸具有改善 CRF 大鼠肾功能的作用。

(4) 益智　杨胜等报道,六味地黄丸含药血清作用 48 h 可明显增加海马神经元自发动作电流和微小兴奋性突触后电流的产生频率,表明六味地黄汤可作用于突触前位点对海马神经元突触活动产生调节作用,该作用可能是其调节海马神经元的兴奋性进而发挥益智作用的机制之一。

(5) 抗血栓　张旭等报道,六味地黄方药物血清可明显缓解细胞钙超载,从而证实该方具有抗人脐静脉内皮细胞(HUVEC)凋亡作用,该结果提示六味地黄丸防治血栓性疾病的机理可能与其缓解细胞钙超载有关。

(6) 降血糖和血脂　王敏报道,六味地黄丸合用消渴丸可降低糖尿病动物的血糖、血脂、游离脂肪酸,升高糖尿病大鼠血清高密度脂蛋白胆固醇水平,两者在降低血糖和调节血脂代谢方面有协同作用。

(7) 壮骨　肖经难等报道,六味地黄丸用药组的兔骨性关节炎(OA)软骨细胞凋亡指数明显低于模型组,从而证实六味地黄丸能有效抑制细胞色素 C 的释放,减缓软骨细胞凋亡。

(陈仁寿)

【活血化瘀法治疗心肌缺血的实验研究】

于睿等进行活血化瘀汤对实验性家兔急性心肌缺血 ET 和 NOS 影响的研究,通过结扎麻醉兔冠状动脉左前降支中段,造成急性心肌缺血模型,采用放免法测定血浆内皮素(ET)含量,用比色法测定一氧化氮合酶(NOS)含量。结果表明,活血化瘀汤(水蛭、当归、川芎、黄芪、人参等)通过介导降低血浆 ET 水平,提高 NOS 浓度,对血管内皮损伤起着良好的保护和修复作用,提示血管内皮保护效应是该药抗心肌缺血的重要机制之一。周小青等进行活血化瘀类方抗急性心肌缺血的实验研究,结果表明,血府逐瘀汤、活络效灵丹、桃红四物汤、丹参饮可有效降低肌酸磷酸肌酶(CPK)、乳酸脱氢酶(LDH)含量及丙二醛(MDA)水平,提高超氧化物歧化酶(SOD)水平,减少心肌细胞坏死,对缺血心肌有保护作用,各组间比较无统计学意义($P>0.05$)。朱伟等进行桃红四物汤抗急性心肌缺血的实验研究,结果表明桃红四物汤可降低 CPK 及 LDH 水平，减少心肌细胞坏死，对缺血心肌有保护作用。高秀梅等进行复方丹参方抗大鼠心肌缺血作用的研究，结果表明，复方丹参方（丹参、三七参、冰片）两种制剂（复方丹参片和复方丹参滴丸）均具有抗心肌缺血作用。马世平等观察以活血益气中药组成的芪丹通脉片（丹参、当归、红花、桂枝、黄芪等）对犬心肌缺血血液流变学的影响。结果表明，对冠心病心绞痛患者及实验性心肌缺血犬血液高黏滞综合征的血液流变学行为有改善作用。倪军等进行的莪红注射液对大鼠心肌缺血-再灌注保护作用的研究结果表明，由活血化瘀中药制成的莪红注射液有抗白细胞与内皮细胞黏附作用，这可能是活血化瘀中药治疗急性心肌缺血再灌注损伤的机制之一。张明雪等运用温阳活血化痰法对冠心病心阴虚证大鼠相关指标影响的观察，结果温阳活血化痰法能减轻大鼠造模损伤，具有防治心肌缺血、心功能不全的作用。

（刘　霖）

【益气活血方的应用与研究】

2003 年有关补气药和活血药为主药组成的益气活血汤（方）在临床和药理研究诸多方面有较多的应用与研究。

1. 临床研究

(1) 内科　① 心血管疾病：王淑兰等报道，23 例急性心肌梗死（AMI）患者服用补阳还五汤后，超声心动图每分搏出量（CO）、左室射血分数（EF）均增加，舒张早期/舒张晚期最大血流速度（E/A）比值增加（$P<0.05$），血液流变学明显改善（$P<0.01$），提示补阳还五汤具有防止 AMI 溶栓后微血栓的发生。② 肺心病：闫琪等在西药治疗的基础上用加味补阳还五汤治疗 20 例老年急性发作期的慢性肺心病患者，治疗后患者外周血 T 淋巴细胞亚群和右室功能明显改善（$P<0.01$ 或 $P<0.001$），疗效优于单纯西药治疗组（$P<0.05$ 或 $P<0.001$）。③ 高血压病：傅廷斌用加味补阳还五汤治疗高血压病 204 例，结果显效 124 例，有效 72 例，总有效率为 96.1%（196/204）。④ 高脂血症：张翼宙等用益气活血方（黄芪、枳壳、白术、川芎、茯苓、丹参、桃仁、山楂）治疗血瘀型高脂血症 42 例，结果：显效 23 例，有效 10 例，好转 3 例，总有效率为 85.7%（36/42），疗效明显优于对照组（$P<0.01$）。② 消化系统疾病：王昌明等用补阳还五汤加减治疗脂肪肝 59 例，治疗后患者的透明质酸、球蛋白、ALT 等各项生化指标明显降低，总有效率达 96.4%（57/59），优于服用丹参片和多烯康胶丸的对照组（$P<0.01$）。周恒军等用自拟的益气活血方（黄芪、白术、茯苓、当归、三七、阿胶等）治疗疣状胃炎 48 例，结果：治愈 29 例，有效 15 例，总有效率为 91.7%（44/48）。③ 免疫系统疾病：李晓华等用补阳还五合剂治疗类风湿性关节炎 46 例，结果总有效率 97.8%（45/46），疗效优于服用雷公藤的对照组（$P<0.05$）。④ 泌尿生殖系统疾病：孟嫣用补阳还五汤加味（生黄芪、当归、赤芍药、地龙、川芎、桃仁、红花）治疗原发性肾病综合征 30 例，症状缓解率为 86.7%（26/30），有效率 96.7%（29/30）。马华刚等用自拟益气活血汤（黄芪、党参、徐长卿、当归、赤芍药、白芍药、生地黄、熟地黄等）治疗男性免疫性不育 30 例，治疗前后 CD_3 数值变化不明显（$P>0.05$），治疗后 CD_4 数值明显降低（$P<0.05$），CD_8 数值明显升高（$P>0.05$），CD_4/CD_8 数值明显降低（$P<0.05$），提示该方可通过影响外周血 T 细胞亚群分类的水平，从而达到调节机体免疫力，治疗免疫性不育的目的。⑤ 神经精神系统疾病：段汉峨用补阳还五汤加味（生黄芪、当归尾、鸡血藤、木瓜、地龙、川芎等）治疗多发性神经炎 12 例，治愈 7 例，显效 2 例，有效 2 例，无效 1 例。高永义用基本方（黄芪、赤芍药、葛根、桃仁、红花、地龙、川芎）辨证加减治疗老年性眩晕 35 例，每日 1 剂，5 剂为 1 个疗程，结果除 1 例未坚持服药外，其余 34 例服药 2～3 个疗程后眩晕均消失。

(2) 骨伤科　马友盟等将 68 例腰椎间盘突出症术后患者随机分为补阳还五汤治疗组 36 例和西药对照组 32 例，肌电图检查结果显示两组治疗后与治疗前组内比较，有关肌肉的异常电位减少，波幅升高（$P<0.05$），组间比较，治疗前后无显著性差异（$P>0.05$），从而表明补阳还五汤对腰椎间盘突出症术后神经障碍具有确切疗效。

(3) 外科　① 颅脑外伤：蔡蔚等在常规西药治疗的基础上加用补阳还五汤治疗闭合性颅脑损伤 54 例，结果痊愈、显效率 88.9%（48/54），明显优于单纯使用西药的对照组（$P<0.05$），治疗组昏迷后转清醒时间亦短于对照组。② 前列腺肥大：石贤贵等用自拟益气活血方（桃仁、红花、赤芍药、郁金、黄芪、党参等）治疗前列腺肥大 46 例，

结果治愈 11 例,好转 33 例,总有效率为 95.6%(44/46)。③ 下肢静脉曲张:钱爱云等用补阳还五汤加味(黄芪、桃仁、赤芍药、川芎、木瓜、丝瓜络等)治疗下肢静脉曲张 40 例,结果:治愈 7 例,显效 22 例,有效 9 例,总有效率为 95.0%(38/40)。

(4) 口腔科　戚清权等用补阳还五汤加味(黄芪、党参、桃仁、丹参、地龙、水蛭等)治疗阿弗它溃疡 96 例,总有效率为 88.5%(85/96),观察发现阿弗它溃疡患者微循环血液流速、流量与正常人比较,差异具有显著性意义($P<0.05$),而治疗后微循环流速、流量以及血液流变性均得到了明显改善($P<0.05$)。

(5) 皮肤科　秦竹等用补阳还五汤治疗女性面部黄褐斑 28 例,经 2 个疗程治疗后,治疗组总有效率为 92.9%(26/28),疗效优于对照组(口服维生素 C、E, $P<0.01$)。

2. 药理研究

(1) 调节血脂　张秋华等通过研究发现,益气活血方(黄芪、丹参、川芎、何首乌、泽泻等)能显著降低实验性高脂血症大鼠的血清总胆固醇(TC)、血清甘油三酯(TG)、低密度脂蛋白(LDL-C)含量,升高高密度脂蛋白(HDL-C)含量,从而改善脂代谢;能降低实验高脂血症大鼠血液流变学各项指标,降低全血黏度、血浆黏度、红细胞压积和纤维蛋白含量;降低肝中脂质过氧化反应,降低 MDA 含量,提高血浆 NO 的水平,减少内皮细胞的损伤,保护内皮细胞的完整性。

(2) 改善脑缺血　张运克通过实验观察了补阳还五汤及拆方对脑缺血-再灌注 SD 大鼠模型脑组织含水量及 Ca^{2+} 含量的影响,结果两者均具有抑制脑缺血-再灌流钙超载作用,又能降低脑缺血模型脑组织含水量,具有减轻脑水肿作用,但总方组的疗效明显优于拆方组。

(3) 抗肿瘤　刘春英等比较了补气的四君子汤、活血的桃红四物汤和益气活血的加味八珍汤分别对 S180 荷瘤小鼠免疫功能及抑瘤作用的影响,结果显示益气活血类方药联合应用的作用强于单纯的益气组和活血组。

(4) 保肝　于世瀛等报道,益气活血方(桃仁、黄芪等 5 味)含药血清具有抑制体外培养大鼠肝星状细胞(HSC)增殖作用,并促进其凋亡,并且有不同的有效部位群,通过不同的模式发挥作用。

(陈仁寿)

【交泰丸的研究与应用】

张学兰等以小檗碱、肉桂酸、总生物碱、挥发油、干浸膏为指标,在药材粒度、溶剂量、煎提温度、滤过、浓缩等条件相同的前提下,优选交泰丸方药的提取工艺,对半仿生提取法(SBE 法)、水提取法(WE 法)、半仿生提取醇沉法(SBAE 法)、水提取醇沉法(WAE 法)进行比较研究。结果综合评价 Y 值为:SBE 法>WE 法>SBAE 法>WAE 法。张学兰等选择交泰丸方药提取时药材的最佳组合方式,将方药组合成两组(AB 和 A+B),用半仿生提取法提取,提取液作小檗碱、肉桂酸、总生物碱、挥发油、干浸膏量的测定及甲醇精制液的薄层色谱、挥发油的气相色谱比较。结果 5 个指标成分的含量为:A+B>AB;2 种组合提取液的薄层色谱无明显差异,但挥发油的气相色谱有差异。表明交泰丸成分提取时以黄连、肉桂分别提取为佳。季旭明等从与戊巴比妥钠的协同作用、对小鼠自发活动的影响、对中枢神经递质的影响三个方面,探讨交泰丸不同配伍比例的镇静安神作用。结果:黄连与肉桂以 10∶1 的比例作用最好,提示交泰丸的传统组方配伍是合理的。

刘燕平用交泰丸方加味(黄连、肉桂、栀子、玄参、土茯苓、沙参等)治疗复发性顽固性口疮 32 例,治疗 1 个疗程(10 d)后,治愈 21 例,显效 7 例,有效 3 例,总有效率为 96.9%(31/32)。盛钦业以交泰丸为主,按肝郁、阴虚火旺、痰湿内扰进行辨证加减,治疗老年性失眠症 30 例,10 日为 1 个疗程,3 个疗程后,治疗组治愈 10 例,好转 18 例,总有效率 93.3%(28/30)。

(张玉萍)

【参附汤及其制剂的研究】

参附汤源于《济生续方》(见医方类聚),由人参、附子组成,功效为回阳救逆、益气固脱,治元气大亏,阳气暴脱,汗出厥逆,喘促脉微之证。参附注射液为参附汤药味经现代制剂工艺制备而成。

郑有顺等将大鼠随机分为正常对照组(A)、停用吗啡组(B)、续用吗啡组(C)和参附注射液低、高剂量组(E、F),按剂量递增方法腹腔注射吗啡,制成吗啡依赖模型,并分别给予不同药物后,腹腔注射盐酸钠洛酮催瘾,观察大鼠的戒断症状、体重及单胺类神经递质水平的变化。结果经参附注射液治疗的大鼠戒断症状明显减轻,体重明显恢复,脑组织中 NA、DA、5-HT 等单胺类神经递质水平显著降低。提示参附注射液对吗啡依赖大鼠具有一定的治疗作用，其机理与调节单胺类神经递质的紊乱有关。洪涛等将二尖瓣替换住院患者45例随机分为治疗组(30例)和对照组(15例)。两组均以抗心力衰竭药(洋地黄、利尿剂、血管扩张药物、ACE抑制剂)口服。治疗组于手术后第1 d予参附注射液(雅安三九药业有限公司生产)60 ml加入5%葡萄糖注射液250 ml中静脉滴注，每日1次，连续5 d。结果治疗组治疗后心功能改善情况优于对照组($P<0.05$)，且能显著增强心脏的收缩功能，缩小左室收缩末内径和左室舒张末内径，减少左室舒张末容积和左室收缩末容积，提高左室射血分数，减慢因心功能不全而增快的心率并改善心功能不全的临床症状和体征。陈东辉等观察参附注射液在小鼠抗冷冻、抗高温、耐缺氧及抗炎试验中的作用，结果显示其有良好的干预作用，表明其具有增强机体非特异性抵抗力的作用。凌昌全等研究认为，参附汤在治疗失血性休克时，可提高机体组织细胞HSP和GR的表达，由于机体处于应激状态时GC大量分泌，而GR表达的增加克服了应激时GR含量减少，所以机体的抗休克能力大大增强，HSP表达的增加也增强了对组织细胞的保护作用。可见，参附汤可上调HL60细胞热休克反应时HSPmRNA和GRmRNA表达，从而提高HL60细胞在热休克时的存活率。杨芳炬等通过结扎犬左冠状动脉前降支造成心肌缺血及低血压；缩窄大鼠腹主动脉造成血管阻力增加而形成继发性高血压；分别给予参附注射液5 ml/kg、10 ml/kg，观察其对犬血流动力学和对动物正常血压或高血压的影响。结果参附注射液使心肌缺血犬的心脏做功能力显著提高，在不明显增加心肌耗氧量情况下使心收缩力增强，心输出量增加；并使心肌缺血所致的血压降低出现明显的回升作用；而对继发性高血压和正常动物血压无明显影响。

（陈德兴　郑晓洁）

【参麦注射液的研究与应用】

参麦注射液为古方“生脉散”的衍变方，用现代技术制成的静脉注射剂，具有益气固脱、养阴生津、生脉等功效。

何泽云等利用5/6肾切除大鼠肾衰竭模型，使用光学和电子显微镜观察参麦注射液腹膜透析后腹膜间皮细胞形态结构的变化，测定膜透液中C_3和IgG含量。结果参麦注射液具有促进受损的腹膜间皮细胞修复和再生，提高肾衰竭大鼠腹腔免疫功能的作用。说明参麦注射液具有保护5/6肾切除大鼠腹膜间皮细胞的作用，这种保护作用与增强腹腔局部防御功能有关。何泽云等运用腹膜透析模型，观察含参麦注射液的腹膜透析液对尿素氮(BUN)、菊糖的清除作用。结果参麦注射液可提高腹膜对BUN、菊糖的清除率，其作用和对照药盐酸异丙肾上腺素相近。高承贤等研究参麦注射液(红参，麦门冬)对肿瘤组织内血管生成和细胞增殖核抗原表达的影响，通过建立小鼠移植性S180肿瘤模型，从整体水平上观察其对肿瘤生长的影响，并采用免疫组织化学方法，检测肿瘤组织中第Ⅷ因子相关抗原(vWF)和细胞增殖核抗原(PCNA)的表达。结果参麦注射液具有抑制肿瘤生长作用；能降低肿瘤组织中微血管密度，减少PCNA的表达。李晓峰等运用立体定位于大鼠苍白球内注射Ⅶ型胶原酶诱导大鼠脑出血，采用半定量逆转录酶聚合反应(D-H8)，检到脑出血后12 h、1 d、2 d、4 d、7 d参麦组与各对照组血肿周围组织的bax mRNA、bcl-2 mRNA表达的变化。结果脑出血后12～24 h，模型组bcl mRNA表达显著上调，12 h达到高峰，2 d后逐渐减弱，7 d时仍高于假手术组水平；模型组bcl-2 mRNA 12 h时明显升高，1 d时达到高峰，2 d时降至假手术组水平；参麦组脑出血后1～2 d时bax mRNA表达低于模型组，但12 h至4 d 4个时间点bcl-2 mRNA表达均高于模型组($P<0.05$)。陈秉朴等取体外原代培养6 d的小鼠大脑皮质神经细胞，置于95.0% N_2和5.0% CO_2的缺氧罐中造成神经细胞不同时间的缺氧复氧，用神经细胞存活率及神经细胞线粒体活性来评价神经细胞活力，用乳酸脱氢酶(LDH)释放率作为评价损伤的指标，并进行了形态学观察。结果原代培养小鼠大脑皮质神经细胞缺氧6 h，再给氧18 h后，神经细胞存活率及线粒体活性明显降低，LDH释放量显著增加。参麦注射液可显著对抗缺氧复氧致小鼠大脑皮质神经细胞的损伤，剂量依赖性地抑制LDH释放量的增加，并能减轻细胞的形态学损伤。

许国根等将146例老年患者随机分为两组：常规病因治疗加参麦注射液(参麦组)73例，常规病因治疗(对照组)73例，共治疗7 d。治疗前后测定两组患者的心排血量(CO)、动静脉血气及动脉血乳酸值，并计算心脏指数(CI)、氧供(DO_2)和氧耗(VO_2)。结果，参麦组DO_2和VO_2均比对

照组明显增高 ($P<0.01$, $P<0.05$)，动脉血乳酸值比对照组显著下降($P<0.01$)；追踪观察参麦组 MODS 发生率(21.9%)比对照组(47.9%)明显下降 ($P<0.01$)。提示参麦注射液能改善老年患者"氧缺陷性氧耗"现象，提高氧供和组织摄氧能力，纠正酸中毒，防治老年 MODS。谢长生等以参麦注射液加丹参注射液联合化疗作为实验组(31例)，与30例单纯化疗组对照，观察疗效、毒副作用、KPS改变、细胞免疫功能等。结果实验组 CR + PR 为45.2%，略高于对照组的40.0%，但PR+CR+MD达74.2%，显著高于对照组。可部分减低毒副作用，显著改善 KPS，且 CD_4^+/CD_8^+ 比值治疗后升高，并高于对照组。该结果提示两药联合化疗可提高疗效，减轻毒副作用，改善生存质量，提高机体的细胞免疫功能。赵旅等观察中药参麦注射液和西药对肺心病呼吸衰竭患者肺功能的影响。方法：治疗组30例用参麦注射液治疗，对照组30例用氨茶碱治疗，结果两组治疗后 PaO_2、SaO_2 比治疗前均有显著提高 ($P<0.01$)，$PaCO_2$ 均有显著降低 ($P<0.01$)，pH值均有显著改善。但两组间比较无显著性差异。提示参麦注射液在本病治疗中有效、安全，对缩短病程、提高患者的生活质量具有重要的意义。

(鲍健欣　沈德美)

【左金丸的研究】

左金丸最早出自《金匮钩玄》，组方特点是黄连六倍于吴茱萸，用治肝火。后收于《丹溪心法》而广为流行，罗美《古今名医方论》、汪昂《医方集解》均将其作为清泻肝火的代表方。"左金"的意义，《古今名医方论》称"木从左而制从金也"，《医方集解》则谓"使金令得行于左而平肝也"。方中重用黄连大苦大寒泻心以泻肝火，为君；少佐吴茱萸，疏肝解郁、降逆止呕，为佐使，二药配伍，"一寒一热，寒者正治，热者从治，故能相济以立功也"。主治肝经火旺，胁肋胀痛，呕吐吞酸，嘈杂嗳气，口苦咽干，舌红脉弦数者。

刘时觉反用其意，重用吴茱萸，少佐黄连，以治多种胃肠疾病。陈艳芬等以左金丸(黄连：吴茱萸=6：1)和反左金(黄连：吴茱萸=1：6)分别从十二指肠给药，观察两组大鼠的胃分泌和黏液合成的变化。结果左金丸和反左金都能抑制胃液分泌、降低总酸排出量及胃蛋白酶活性，且随着剂量增加药效更明显；左金丸和反左金都能增加胃壁结合黏液含量，对胃液中黏液成分也有增加的趋势。提示左金丸和反左金可能通过影响胃分泌和黏液合成来保护胃黏膜。章一凡等观察加味左金丸(黄连、吴茱萸、乌药、枳实等)联合铝碳酸镁治疗反流性食管炎，治疗4周；对照组予奥美拉唑，治疗2周。结果两组总有效率分别为96.3%(28/38)、95.0%(28/30)，组间比较无显著差异($P>0.05$)。

(张玉萍)

[附] 参考文献

A

安丽芝. 白虎汤为主治疗流行性出血热47例临床观察. 河北中医，2003；(8)：599

C

蔡蔚，喻坚柏，韩景光. 补阳还五汤治疗闭合性颅脑损伤临床观察. 中国中西医结合急救杂志，2003；(1)：54

曹勇. 加味六味地黄汤治疗尿血26例. 湖北中医杂志，2003；(9)：41

长锐，夏明岐. 阳和汤治疗男性乳房发育症28例. 新中医，2003；(12)：52

常淑枫，萧照岑，陈爽白，等. 三仁汤对温病湿热症大鼠血浆内毒素廓清作用机制研究. 四川中医，2003；(11)：21

陈秉朴，戴冀斌，王晓云，等. 参麦注射液对缺氧复氧致鼠大脑皮层神经细胞损伤的影响. 江苏中医药，2003；(8)：48

陈东辉，李东晓，李兴平，等. 参附注射液增强机体非特异性抵抗力作用研究. 中国中医急症，2003；(2)：153

陈康远. 六味地黄汤加味治疗原发性高血压377例疗效观察. 新中医，2003；(5)：41

陈艳芬，陈蔚文，李茹柳，等. 左金丸和反左金丸对大鼠胃黏膜保护机制的比较研究. 广州中医药大学学报，2003；(2)：133

陈益昀，石占成，石英秀，等. 清瘟败毒饮加减治疗传染性非典型肺炎28例临床观察. 河北中医，2003；(11)：805

陈园桃. 桃红四物汤加味治疗癫痫174例. 江苏中医药，2003；(12)：25

淳泽,李佳楠,陈东辉,等.温胆汤对高脂血症大鼠脂质代谢的影响.中国中药杂志,2003;(12):1184

D

杜志斌,庞光明,闻艳丽.六味地黄汤加味治疗复发性溃疡的疗效观察.现代口腔医学杂志,2003;(6):509

段汉峨.补阳还五汤加味治疗多发性神经炎12例.湖南中医杂志,2003;(1):41

段立峰.化浊清肝汤治疗脂肪肝78例临床观察.河北中医,2003;(4):247

F

傅廷斌.加味补阳还五汤治疗高血压病204例.中国中医急症,2003;(2):167

G

高承贤,丁志山,尹丽慧,等.参麦注射液对移植肿瘤血管生成的影响.中成药,2003;(9):728

高秀梅,张伯礼,商洪才,等.复方丹参方抗大鼠心肌缺血作用研究.天津中医药,2003;(1):23

高永义.加味补阳还五汤治疗老年性眩晕35例疗效观察.黑龙江中医药,2003;(3):28

高月,马增春,谭洪玲,等.四物汤及其提取物对辐射致血虚症小鼠造血作用的研究.天津中医药,2003;(6):47

宫丽鸿.活血化瘀汤对冠心病急性心肌缺血NO和ET影响的实验研究.中医药学刊,2003;(5):721

关丽娜.六味地黄汤加味治疗肾虚型牙周炎83例.中国民间疗法,2003;(6):56

H

何泽云,贺林,李晓峰,等.参麦注射液对大鼠腹膜透析模型腹膜转运功能的影响.湖南中医学院学报,2003;(2):1

何泽云,尤昭玲,谭元生.参麦注射液对5/6肾切除大鼠腹膜间皮细胞的保护作用研究.中国中西医结合肾病杂志,2003;(5):268

洪涛.参附注射液治疗二尖瓣替换术后心功能不全的临床观察.中国中医急症,2003;(1):30

J

季旭明,姜静娴.交泰丸不同配伍比例镇静安神作用研究.山东中医药大学学报,2003;(3):217

L

黎经兰.六味地黄汤加减治疗老年人耳鸣耳聋35例.中医研究,2003;(2):30

李东海.六味地黄汤加味治疗糖尿病肾病82例临床观察.四川中医,2003;(8):51

李健民.加味六味地黄汤治疗Ⅱ型糖尿病62例.国医论坛,2003;(5):30

李平,李培恒,张子义,等.柴苓汤及其有效成分对大鼠实验性肾炎的影响.中国中西医结合杂志,2003;(10):757

李卫红,李林.茵陈蒿汤治疗妊娠期肝内胆汁淤积症的临床研究.辽宁中医杂志,2003;(5):363

李晓峰,何泽云.参麦注射液对脑出血大鼠血肿周围组织bax、bcl-2基因表达的干预.湖南中医学院学报,2003;(3):13

李晓华,唐雪峰.补阳还五合剂治疗类风湿性关节炎临床观察.山东中医杂志,2003;(1):31

梁开发.五磨饮子加减方治疗胃脘痛370例.四川中医,2003;(6):31

凌昌全,李敏,步世终,等.参附汤上调HL60细胞热休克蛋白和糖皮质激素受体mRNA表达及其对细胞存活的影响.中国中西医结合杂志,2003;(1):32

刘春英,董明,蔡硕,等.益气、活血、益气活血类中药复方对S180荷瘤小鼠免疫抑瘤作用的比较研究.中国中医基础医学杂志,2003;(7):48

刘时觉.反左金丸的构思和临床应用.浙江中医学院学报,2003;(6) 32

刘杏枝.三甲蛇藤汤治疗卵巢囊肿228例.河北中医,2003;(6):7

刘燕平.交泰丸方加味治疗复发性顽固性口疮32例.广西中医药,2003;(6):24

卢合兴.六味地黄汤加味治疗围绝经期综合征35例观察.深圳中西医结合杂志,2003;(1):38

M

马华刚,徐继秀,张健发,等.益气活血汤对男性AsAb阳性患者外周血T细胞亚群分类的影响.中华男科学,2003;(2):154

马利中.阳和汤治疗梅核气63例.四川中医,2003;(8):50

马世平,王宗仁,唐荔,等.芪丹通脉片对人犬心肌缺血血液流变学的影响.第四军医大学学报,2003;(5):394

马友盟,林伟锋,林应强.补阳还五汤治疗腰椎间盘突出症术后腰腿痛的肌电图分析.中医正骨,2003;(2):13

孟嫣.补阳还五汤加味治疗原发性肾病综合征30例.中国中医药信息杂志,2003;(3):61

N

倪军,王军,张三林,等.莪红注射液对大鼠心肌缺血再灌注保护作用的研究.中西医结合心脑血管病杂志,2003;(10):586

倪力强,张宁霞,童瑶,等.小青龙汤对哮喘大鼠 Th_1/Th_2 型细胞因子水平的影响.辽宁中医杂志,2003;(9):703

P

庞玉琴.四逆散加味治疗不育症 60 例.陕西中医,2003;(5):416

彭金咏,栾连军,程翼宇.精制血府逐瘀方不同配伍情况下芍药苷的溶出量.中国中药杂志,2003;(6):516

Q

戚清权,高一明,周曾同.补阳还五汤加味治疗阿弗它溃疡的临床观察.上海中医药杂志,2003;(7):30

钱爱云,王热闹.补阳还五汤加味治疗下肢静脉曲张 40 例观察.安徽中医临床杂志,2003;(2):111

秦竹,朱成兰,杨卫东.补阳还五汤加味治疗女性面部黄褐斑 28 例.云南中医学院学报,2003;(2):57

邱丽敏.六味地黄汤加味治疗老年不寐 90 例.实用中医内科杂志,2003;(2):102

S

盛钦业.交泰丸加味治疗老年性失眠症 30 例.山东中医杂志,2003;(7):401

石贤贵,张彬.益气活血治疗前列腺肥大症 46 例临床观察.实用中西医结合临床,2003;(5):48

孙明瑜,谢鸣,高琳.小柴胡汤合煎液与分煎合液对不同剂量 LPS 诱导的大鼠发热模型的影响.上海中医药杂志,2003;(10):44

T

唐抗,陈嘉.六味地黄丸对慢性肾功能不全大鼠的实验研究.中医药学刊,2003;(2):258

W

王昌明,史永奋,王丹华.补阳还五汤加减治疗脂肪肝 59 例临床疗效观察.中国中西医结合消化杂志,2003;(2):88

王敏.六味地黄丸合用消渴丸对糖尿病大鼠血糖及血脂代谢的实验研究.中华实用中西医杂志,2003;(8):1086

王淑兰,富平,贾宝学.补阳还五汤对急性心肌梗死溶栓后微血栓的影响.山东中医杂志,2003;(5):172

王芯.六味地黄丸(汤)加减治疗慢性咽炎 45 例.实用中医内科杂志,2003;(4):284

王印昌,浦彤远,刘翠贞,等.六味地黄汤加减治疗糖尿病视网膜病临床观察.河北中医,2003;(3):204

伍倩,董淳.六味地黄汤及其补、泻组分的抗衰老作用及机制.中药药理与临床,2003;(19):6

X

肖经难,谢丹,祁开泽.六味地黄丸对兔骨关节炎软骨细胞凋亡的影响.湖南中医学院学报,2003;(5):11

谢长生,罗琦,周维顺,等.参麦注射液及丹参注射液联合 NP 方案治疗晚期 NSCLC 临床观察.浙江中医学院学报,2003;(4):36

许峰,戴小明,章光华,等.四藤饮治疗类风湿性关节炎 123 例临床观察.中医杂志,2003;(10):760

许国根,陈雯,缪群,等.参麦注射液改善老年患者氧代谢的临床研究.中国中西医结合急救杂志,2003;(1):56

薛荣涛,张维,赖茂廷.六味地黄汤加味综合治疗原发性骨质疏松症.中医正骨,2003;(8):33

Y

闫琪,李丽贤,姜丽红,等.加味补阳还五汤对老年慢性肺心病患者细胞免疫功能和右心室功能的影响.中国老年学杂志,2003;(10):680

杨芳炬,王正荣,林代平,等.参附注射液对心肌缺血犬血流动力学和对动物血压的影响.中国中药杂志,2003;(3):259

杨宏杰,郑敏,张丹.甲亢阴虚证糖皮质激素受体改变和六味地黄丸作用的研究.浙江中医杂志,2003;(3):116

杨胜,刘振伟,周文霞,等.六味地黄汤含药血清对海马神经元突触活动的影响.中国实验方剂学杂志,2003;(4):22

叶春娟.化裁六味地黄汤治疗排卵期出血 50 例.河南中医,2003;(6):38

于睿,许平.活血化瘀汤对实验性兔急性心肌缺血 ET 和 NOS 的影响.中国中医药信息杂志,2003;(6):27

于世瀛,王健,河福金,等.益气活血方药抑制大鼠 HSC 体外增殖作用的实验研究.北京中医药大学学报,2003;(6):26

Z

张敬苹,乔平.六味地黄汤加味治疗老年顽固性皮肤瘙痒.现代中西医结合杂志,2003;(22):2457

张丽军.六味地黄汤加减治疗血管性痴呆 30 例.辽宁中医学院学报,2003;(4):347

张明雪,曹洪欣.温阳活血化痰法对冠心病心阳虚证大鼠相关指标的影响.中国中医急症,2003;(2):147

张秋华,孙文静.益气活血方对大鼠的调脂作用与 NO 水平的影响.中国实验方剂学杂志,2003;(1):21

张伟,吴瑕,韩玲娣.桃红四物汤加味治疗黄褐斑 72 例.四川中医,2003;(2):58

张秀云,张书珍.附子汤加味治疗充血性心力衰竭 60

例. 实用中医内科杂志,2003;(2):98

张旭,卞慧敏,张超英. 六味地黄方药物血清对血管内皮细胞胞内 Ca^{2+} 的影响. 中药药理与临床,2003;(5):1

张学兰,李正杰. 交泰丸方药 4 种提取方法的比较研究. 中草药,2003;(10):895

张学兰,张兆旺. 交泰丸方药半仿生提取药材组合方式的比较研究. 中成药,2003;(7):526

张翼宙,朱肖鸿. 益气活血方治疗血瘀型高脂血症的临床观察. 浙江临床医学,2003;(10):760

张运克. 补阳还五汤及拆方对脑缺血再灌注 SD 大鼠模型脑组织含水量及 Ca^{2+} 含量的影响. 中医院学刊,2003;(11):1830

章一凡,朱雄雄. 加味左金丸联合铝碳酸镁治疗反流性食管炎临床观察. 中成药,2003;(5):375

赵凤鸣,王明艳,吴丽丽,等. 四君子汤六味地黄汤抗突变作用机理的实验研究. 中医药学刊,2003;(2):231

赵红,张志强,李洋,等. 三子养亲汤的化学成分研究. 中医药学报,2003;(2):15

赵旅,蔡琴,朱小鹏,等. 参麦注射液与氨茶碱对 30 例慢性肺心病呼吸衰竭患者肺功能影响的比较研究. 陕西中医,2003;(2):116

赵鋆,虞坚尔. 抗早 2 号方治疗女童真性性早熟的临床研究. 中西医结合杂志,2003;(3):182

郑毅春,王昊,欧阳恒. 六味地黄丸逍遥丸并用治疗黄褐斑 44 例. 中医药学刊,2003;(6):971

郑有顺,余林中,莫志贤,等. 参附注射液对吗啡依赖大鼠戒断症状的治疗作用. 中国中医急症,2003;(1):59

周恒军,徐慧先,吕岩妍. 益气活血法治疗疣状胃炎 48 例. 中医药信息,2003;(3):41

周荣根. 白虎汤治疗老年性痴呆 23 例. 陕西中医,2003;(8):700

周小青,王大安,肖雅,等. 活血化瘀类方抗急性心肌缺血的实验研究. 中西医结合心脑血管病杂志,2003;(4):1

周云亮,张国锋. 六味地黄丸加补骨脂治疗小儿遗尿症. 中国临床医生,2003;(1):14

朱伟,张国民,刘慧萍,等. 桃红四物汤抗急性心肌缺血的实验研究. 山西中医学院学报,2003;(2):20

四、养生与保健

【概述】

随着21世纪的到来，经济的发展，观念的更新，医疗模式的转变，尤其是2003年春季突如其来的SARS疫情，使得人们对健康涵义的理解更加深刻，对养生保健的意识更加强烈，中医药“整体观念”、“天人相应”等独特的预防养生理论体系也正在被人们所接受。众医家对于疾病预防、亚健康状态的调治等方面的论述颇多。

1. 中医药与SARS的预防

“非典”已经成为全球关注的焦点，中医药在本病的预防和治疗中起到了积极的作用。中医学对瘟疫病记述详细，其防治也具有一定的规律，如《温病条辨》、《瘟疫论》、《瘟病正宗》、《松峰说疫》等均为中医学论述瘟疫病的专著。王永炎院士、陈可冀院士等著名专家对本病的防治提出了指导性的意见。邓铁涛结合《温病条辨》对传染病认识的学术思想，指出本病属“春温”范畴，致病物质活跃，正气不足是本病发生的关键。张伯礼对疾病的传变以及病后所存在的问题提出了自己的看法。晁恩祥提出对于本病的防治提倡要中西医结合，以科学的态度发挥中医药的优势。任继学等在对中医学论述传染病的病因病机、治则治法的基础上，提出了一般健康人群的中药预防处方和食疗用方。张大宁提出对SARS的预防要重视“补助正气”，以重点补益脾肾两脏为原则。

李顺民在论述古代预防传染病的医集的基础上，从“春温”、“风温”等不一的现状，指出SARS应命名为“肺毒疫”较为贴切，定义为指感受四时疫毒之邪引起的以发热性肺系病变为主的急性传染病。预防方法应养正气(健体魄、调饮食、适劳逸、怡情志)、避疫邪(隔离、饮食、衣着、药佩、熏烧、服药等)。蒋红玉认为SARS属中医学“瘟疫”范畴，传播迅速，病情凶险，应从适时避邪、卫生避邪、隔离避邪及药物(食醋、药香、香囊、内服中草药、人工免疫)避邪等方面进行预防。高华等从中医预防养生的角度出发，主张扶正避邪，未病先防；天人相应，三因制宜；形与神俱，动静相宜；谨致中和，以平为期。李振华认为该病属中医“瘟疫病”，中医学的各种养生方法有助于增强正气，提高机体的抗病能力。胡卫东等从中医学“三因制宜”、“辨证施防”的角度，总结了平湖医院运用中医药预防SARS的经验，认为平衡精神心理，合理饮食营养，加强身体锻炼，保证充足睡眠，对增强机体免疫力和提高身体素质具有积极的意义。

2. 中医学养生理论体系

中医学养生理论体系的形成历史悠久，积极开展对中医学养生理论体系的研究，对于发挥中医药在养生预防领域的作用和优势具有指导性意义。中医药养生学说的构建及其理论的形成发展，除具有中国古代哲学思想之外，还与先秦诸子，特别是《周易》、道家、儒家的思想影响密切相关。中医养生学说构建于《内经》，可归纳为天人相应、调神养性、未病先防几个方面。胡西美认为中医学养生观源于《内经》的“天人相应”的观点及“治未病”防重于治思想。“治未病”思想包含两个层次——“未病先防”和“既病防变”。在此基础上，后世医家健体延年、养性、养老、食疗等思想，均是《内经》养生观的发展。“天人相应”观则体现了重视自然环境对人的影响。盛星明认为中医养生与中医学“天人相应”观密不可分，只有在“天人相应”论思想指导下，顺应自然，并注意自身调摄，才能达到养生防病的目的。养生防病中的“治未病”思想也同样是预防养生中的重要内容。戴天木从分析《金匮要略》既病防变方和攻邪防伤正方两个方面的方剂入手，分析了张仲景的“治未病”预防思想。张大宁认为中医学积累了丰富的“预防为主”的指导思想和整套个体方法。从《伤寒论》、《瘟疫论》到《温病学》，中医传染病学逐渐确立，加上“种痘术”的发明，均是中医学中的“预防医学”。

3. 中医药与亚健康

亚健康状态越来越引起全社会以及医学界的关注，而中医药对于亚健康的预防和治疗具有非常大的优势。吴达武等对亚健康的界定、成因、流行病学调查等进行文献回顾，同时指出亚健康须由社会综合防治，发挥中医药学的作用。要辨证的看待亚健康，不可一味强调亚健康的“病态”，夸大其“危害性”。张庆祥等认为亚健康属于中医学疾病的范畴，可见于中医学的“虚劳”、“郁证”、“失眠”等病证中，多由于激烈竞争、工作压力过大、劳力劳神过度，致使心脾两虚，肝郁气滞所致。因此对亚健康的防治，应从中医的整体出发，重视未病先防和既病防变。张炳秀等在阐述亚健康状态的概念及其成因和主要表现后，提出亚健康状态的中医保健和中医治疗，也应体现中医学辨证论治的原则。张丽萍指出亚健康状态的产生因素，与不良生活方式，生存环境等关系最为密切，认为中医调理脾胃气机有助于诸脏腑气机的调畅，有利于“郁、痰、虚、瘀”的祛除，可使机体返回健康状态，为探索亚健康状态的中医药调治提供了思路。由此可以看出，随着医学界对亚健康状态的重视，亚健康状态已经成为中医学术拓展的新领域，但同时又是中医学面临的新挑战。如何继承、发挥和完善中医学预防理论体系，坚持中西医结合探讨亚健康状态，形成规范化的研究思路，是目前本领域要解决的问题。

相信随着人们健康观念的逐渐增强，中医养生预防医学必将对人类的健康事业作出巨大的贡献。

（周文泉　罗增刚）

【非典型肺炎的预防】

2003 年春季，中医药在 SARS 疫情的预防和治疗中起到了积极的作用。

王永炎院士、陈可冀院士等专家对本病的防治提出了指导性的意见。张伯礼对疾病的传变以及病后所存在的问题提出了自己的看法。邓铁涛结合《温病条辨》的学术思想，指出本病属“春温”范畴，致病物质活跃，正气不足是本病发生的关键。晁恩祥提出对于本病的防治提倡要中西医结合，以科学的态度发挥中医药的优势。任继学等提出了中药预防措施。如：① 中药汤剂：扶正除疫Ⅰ号方（红景天 20 g，大青叶、虎杖各 15 g，贯众 10 g），或扶正除疫Ⅱ号方（炙黄芪、红景天、炙甘草各 10 g，蚤休、防风、芙蓉叶各 5 g，苍术 15 g），泡饮。② 神仙粥：大米或小米 1 把，生姜 5 大片，水两小杯，入沙锅内煮待烂时，加入带须大葱白 5 支，煮至米熟时，再加米醋 30～40 ml，调匀，每天早晨趁热喝之。③ 中成药雷公救疫丸、避瘟丹亦可服用。张大宁提出重视“补助正气”，其重点是补益脾肾两脏的原则，适当配合清热解毒之品，重视自然环境对人体的影响。

杨卓欣提出：① 居住环境或工作场所进行空气消毒。② 提高身体抗病能力，“正气存内，邪不可干”。③ 根据“治未病”原则，可用清热解毒、芳香化浊、利湿透表的“防感汤”系列制剂。夏洪生认为内服中药具有较好的预防效果，其组方应涵盖增加免疫功能和预防瘟疫、湿毒等方面，并根据地理环境、气候条件及个体差异进行辨证论治，顾护胃气应贯穿整个治疗过程。蒋红玉根据中医预防理论提出避邪防病的原则，包括：① 适时避邪：可分为顺时调摄和避邪防疫。② 卫生避邪：注意环境卫生、饮食卫生及个人卫生。③ 隔离避邪：即隔离疫病传染源。④ 药物避邪：采用食醋熏蒸、药物香囊及内服中药等。吴正治等提出了中西医结合防治非典的思路：① 抗病毒。② 调节免疫。③ 抗纤维化。④ 防治多脏器衰竭。⑤ 改善临床症状。⑥ 预防病毒感染。李顺民提出 3 种方法：① 养正法，包括健体魄、适劳逸、调饮食和怡七情。② 避邪法，包括注意隔离、饮食、衣着等。③ 服药法，按不同阶段选用清热解毒、益气固表、健脾化湿和养阴生津。胡卫东等本着“三因”制宜的防治原则，在服用中药预防的基础上，提出包括精神、饮食、身体锻炼等诸多方面的预防措施。邹芷均则重点强调了因人制宜在预防“非典”中的意义，认为偏阴虚者对“非典”易感，平素饮食要注意“养阴生津”。

曾庆明等认为中药、针灸、推拿、运动、情志等中医辨证调治方法在该病恢复期有重要作用。陈以国等指出灸法能增强机体的特异性和非特异性免疫功能，并列举了穴位和操作方法。

（钧　平）

［附］ 参考文献

C

岑瑞深. 浅谈中医应对亚健康状态之策略. 国医论坛，2003；(3)：44

晁恩祥. 关于中医药防治非典工作的思考. 天津中医药，2003；(4)：5

陈以国，成泽东，矫承媛. 大疫当灸论. 辽宁中医杂志，2003；(6)：441

D

戴天木. 从《金匮要略》方看张仲景治未病的预防思想. 光明中医，2003；(4)：1

邓铁涛. 论中医诊治非典. 天津中医药·非典专辑，2003；(3)：4

G

高华，孙丰雷. 中医养生与“非典”预防. 辽宁中医杂志，2003；(6)：444

H

胡卫东，杨浩明，郑高坪. 三因制宜辨证施防——深圳市平湖人民医院运用中医药预防 SARS 的体会及相关问题思考. 深圳中西医结合杂志，2003；(4)：210

胡西美. 浅谈中医学的养生观. 甘肃中医，2003；(3)：1

J

蒋红玉. 浅谈中医避邪防病预防 SARS. 深圳中西医结合杂志，2003；(4)：201

L

李顺民. 浅谈中医对 SARS 的认识与预防方法. 深圳中西医结合杂志，2003；(4)：208

R

任继学，宫晓燕. 中医对非典治与防. 天津中医药，2003；(3)：9

S

盛星明. 浅谈天人相应与中医养生. 云南中医中药杂志，2003；(1)：41

W

王永炎，陈可冀. 专家论治非典. 天津中医药·非典专辑，2003；(3)：36

吴达武，姚实林，王键. 亚健康研究的思考. 安徽中医学院学报，2003；(1)：4

吴正治，李明. SARS 防治现状及其中西医结合研究思路. 深圳中西医结合杂志，2003；(4)：204

X

夏洪生. 浅谈非典的中医防治. 深圳中西医结合杂志，2003；(4)：197

Y

杨卓欣. 从中医学角度探讨非典的防治. 深圳中西医结合杂志，2003；(4)：193

Z

曾庆明，张炜宁，周晓. SARS 恢复期常见症状的中医辨证调治. 深圳中西医结合杂志，2003；(4)：217

张炳秀，李光曙. 亚健康状态的中医保健和治疗. 安徽中医临床杂志，2003；(3)：254

张伯礼，王晓晖. 非典的中医命名、分期及病机. 天津中医药，2003；(3)：12

张大宁. 论中医学的预防医学. 天津中医药，2003；(3)：43

张丽萍. 亚健康状态的中医药调治思路探讨. 陕西中医，2003；(6)：530

张庆祥，朱齐超. 亚健康与中医基础理论述要. 中医药学刊，2003；(11)：37

赵新乡. 论中医学中的治未病思想. 深圳中西医结合杂志，2003；(3)：137

朱国茹.《内经》养生学说的构建. 中医研究，2003；(1)：4

邹芷均. 略论辨体质在预防非典中的意义. 深圳中西医结合杂志，2003；(4)：226

五、医史文献

（一）医药古籍

【概述】

2003年医药古籍在古籍考证、文献资源和方法、古籍研究和简介、文献综述等方面研究取得了进展。

1. 古籍考证

王玉兴采用对照筛选、取证认定、依类编排等方法，对《黄帝内经太素》佚卷作了辑校（详参专条）。刘佩弘对李东垣医著进行了考证，认为李东垣医著所传甚多，除《内外伤辨惑论》、《脾胃论》以外，余书真伪素有异议，而传为东垣弟子罗天益所编著的《兰室秘藏》始终贯穿了李东垣的内伤学说论点，可作研究东垣学术之依据；《东垣试效方》为抄袭伪造之作；《医学发明》错漏尤多；《活法机要》应为刘完素所著。郑金生撰《吴仲广及其脉学著作考》，指出宋代吴洪撰《脉赋解义》，该书久佚，今发现存于《诊脉须知》中。《诊脉须知》共5卷，此乃书商辑成，内含多种宋代脉书。因吴仲广的脉书置于首卷，故其署名被误以为是《诊脉须知》全书的作者，且被误作明代人。与《诊脉须知》合刊的《诊脉要诀》3卷，经考为《察病指南》的更名书。明代还有两个与吴洪同名的医家，籍贯不同，且均未著脉书。《敖氏伤寒金镜录》是中国现存第一部舌诊专著，梁嵘对该书在日本流传的情况作了调查，1654年在日本刊刻出版，并在刻本的基础上形成多种抄本。此书不但对日本江户时代的汉方医学之诊法产生了深刻的影响，也为形成汉方医学的舌诊流派奠定了基础。

《鸡峰普济方》作者佚名，一般认为由张锐或孙兆所著，但缺乏足够证据。杜勇根据南宋陈自明《妇人大全良方》卷六、《管见大全良方》及宋代朱佑《类编朱氏集验方》三书的多处引文，确定作者是宋代名医张锐而不是孙兆，张子刚名锐，居蜀之鸡峰，为徽庙时御医。张一群对明代《医史》作者李濂生平著述进行考证，根据明代学者陈柏所撰《嵩渚李先生墓碑》和李濂《嵩渚文集》中自撰诗文，考定李濂生于明弘治元年（1488年），卒于明嘉靖四十五年（1566年），纠正了《中医人名辞典》、《中国历代人名大辞典》、《中医人物辞典》三部医史人物辞书“李濂”条目的记误和缺略；补充了李濂是绵延了200余年的儿科世医“金钟李氏”后代的家庭背景；依据李濂所撰医史序及明代官吏杨廉和王鏊的各自墓文，经考证并推论《医史》的纂辑年份约在1527年至1530年间。《活幼口议》是宋元时期流传甚广的一部儿科著作，关于其作者，明清以前的医家均认为是演山省翁，而近世学者大都遵从丹波元胤的论断，认为其作者是元朝曾世荣，演山省翁乃曾世荣之别号。李国菁通过查阅文志、地方志，对比《活幼口议》、《活幼心书》在风格、体例、内容上的不同，考察演山省翁与曾世荣从医经历、处世哲学的差异，得出结论，《活幼口议》的真正作者是南宋时期的江南世医演山省翁，不是元代曾世荣。

2. 文献资源和方法

在中医文献资源方面，马继兴在《中医文献杂志》上连续刊登文章，较为详细地论述了西北、华中、华东、西南各地出土的秦汉以前医药器物、医学文献及其重要的学术价值。黄璐等以《全国中医图书联合目录》为基础，对现存抄本进行总合与分类统计，认为系统整理研究中医药抄本，尤其是清末前的抄本孤本，具有抢救祖国传统文化遗产的特殊意义（详参专条）。在中医文献研究方法方面，王素芳等强调考古资料在古医籍研究中的价值，向群等撰文认为，对现有古典医籍数字化、智能化整理，以研究手段的更新拓展医史文献的研究领域。李永宸等主张加强文献计量学在中医药研究中的应用（详参专条）。

3. 古籍研究和简介

匡胜国总结了《周易》中的古代医药知识如常见疾病、药物、养生和预防、优生学和人工杂交、医疗手术等方面的知识(详参专条)。余瀛鳌简要介绍了清代以前温病温疫十大名著;刘时觉编制了元代医籍年表。甄仲、李红专等分别论述了《医方集解》对方剂学及养生方法的贡献(详参专条)。胡滨等介绍了十种清代《金匮要略方论》稀见注本的作者、卷数、馆藏和特点(详参专条)。焦振廉论述了刘若金所著《本草述》的成书年代、版本,并分析了该书特点(详参专条)。

4. 文献综述

熊曼琪等对近50年各省(市、区)72种中医药杂志所刊《伤寒论》16 075篇研究文献,按文献、实验、教学、理论和临床研究5个方面进行文献计量学分析,探讨各类论文在各省所占比重及各省研究特色。王兴伊对两汉至明清时期历代关于西域方药的文献研究做了简要论述。福建建阳在历史上出版过大量中医图书,对中医学的传播、流传作出了很大的贡献。陈国代撰文回顾了建本图书自宋至清的历史(详参专条)。王凤兰对70余年的敦煌医学研究资料,从概念和内容、研究现状、研究价值三方面进行总结。吴红彦等对敦煌遗书中《汤液经法》、五行五脏的方剂配伍论、古佚方等有关方剂学的文献进行了研究(详参专条)。

(包来发)

【敦煌遗书中有关方剂学的研究】

敦煌遗书医学卷子,早已为学界所重视,成果累累。吴红彦等则从方剂学的角度,以敦煌医学卷子的有关文献为依据,并结合其他医学文献对方剂学有关问题进行研究。

1. 古佚书《汤液经法》的研究

《汤液经法》(亦称《汤液经》)首见于《汉书·艺文志·经方类》"汤液经法三十二卷",作者不详,可能为汉代以前早期的一部方剂学专著。现有人考证此书约流行于汉代至南北朝时代,并于唐代失传。

敦煌遗书中的《辅行诀脏腑用药法要》(以下简称《法要》)是一部流行于民间的敦煌医学卷子,文题"华阳隐居陶弘景撰",据考证为陶氏门徒述师之作。约成书于梁至隋唐期间,其整理年代当在宋代以前。从文献记载来看,《法要》作者的确目睹了《汤液经法》,因此,敦煌《法要》不但是我们研究《汤液经法》的重要文献资料,也可以反映出《汤液经法》方剂学运用基本概貌,即按《本经》的药物分类法,将方剂分为上、中、下三品。

2. 五行五脏的方剂配伍论

虽然《内经》提出方剂"君臣佐使"的配伍原则,《神农本草经》又有药物的"七情配伍"及"阴阳配伍",但药分五行,以五行五脏的配伍方法历代文献却很少言及。

敦煌《法要》首先以五行进行药物分类,如"味辛皆属木,桂为之主,椒为火,姜为土,细辛为金……"共列举药物25味,值得一提的是,其中每一行又可分为五行,具有无限可分性。故《法要》云:"凡列此二十五味,以明五行互舍之迹,明五脏变化之用。"

"五脏之中,必兼五气。"《法要》在以五行分类药物的同时,又重视五脏的虚实,脏气的平和,故开篇即云:"凡学辈欲求永年,先须祛疢,或有夙病,或患时恙,一依五脏补泻法例,服药数剂,必使脏气平和,内可进修内视之道。"卷中列举了五脏虚实的辨证方法,在具体应用上又将五行、五味与五脏证候相结合,并以图表的形式来表达,从图中可以看出"五行五味"又寓"互藏互舍"之机。这或许是早期的一种方剂配伍方法。

3. 古佚方的比较研究

(1)《脉经》七佚方　《脉经》不仅是脉学专著,同时还引用了诸多古佚医书,涉及到许多方剂,其中大多为仲景方,但有许多方剂早已遗失无从考证。敦煌遗书P. 3 477、P. 3 665中脉诊部位、方法、脉象特征及主病等内容直接承袭或辑录于《脉经》,但敦煌遗书中的内容更简洁古朴。因此其可能传抄于唐代武则天时期,且未经宋臣的校勘整理,故较多地保留了原书概貌。特别是敦煌卷子《亡名氏脉经第二种》(P. 3 287)中的文字内容与《脉经》十分相近。这为我们考证《脉经》佚方提供了重要线索。

(2)二旦、六神方　《法要》为敦煌遗书中相当重要的医学卷子,保存有一些古佚方,如前文所述五脏补方和五脏泻方。另外,所载二旦(大小阴旦、阳旦汤、正阳旦汤)、六神(大小青龙、白虎、朱雀、玄武、勾陈、腾蛇汤)方,保存了东汉以前古佚经方的概貌。通过与《伤寒》分类比较，发现这些方剂与《伤寒》在方剂的整体配伍、用药特点及主治、炮制、服法等方面有相同之处，如阳旦汤与桂枝汤类同；小阴旦汤和小朱雀汤与黄芩黄连汤类同；大阴旦汤与柴胡汤类同；小青龙汤与麻黄汤类同；小白虎汤与白虎汤类同；小玄武汤与四逆汤类同；小勾陈汤与泻心汤类同；小腾蛇汤与承气汤类同。可见《伤寒》与《法要》的确同出一源。虽然，这些医方亦散见于与其同时期的《千金要方》、《千金翼方》，但十分零散，缺乏整体性。而《伤寒》方剂除青龙汤外，多无大小之分，且无六神命名的古制，这种命名不但说明《法要》为一部道家医书，更能反映秦汉医家，亦道亦医，医道相兼的史实。较之《伤寒》更具古貌，这对我们研究一些方剂的源流和发展提供了重要的证据和线索。

（吴鸿洲）

【《医方集解》对方剂学及养生方法的贡献】

汪昂所著的《医方集解》对后世有较大的影响。甄仲从方剂学角度总结了该书的贡献。认为《医方集解》在编排、内容、体例等方面堪称医方之典范。其辨证论方，深究医理示规范；博采众家，兼容并蓄汇其长；切合实用，发聋振聩启后人。《医方集解》对后世方书影响甚大，《成方切用》、《医方论》、《成方便读》等书籍皆受其影响。该书在很长一段时间内成为中医方剂入门必读书目。至今，普通高等教育中医药类规划教材《方剂学》辨证论方的编写思路及以正方带附方的编写体例等无不受其影响。在该教材收录的357首方中，有《医方集解》所载之方156首，其影响可见一斑。

李红专等探讨了《医方集解》的养生思想及其在防治亚健康方面的应用。将书中所提倡的养生方法归纳如下：① 调息："古之至人，有息无睡，故曰'向晦入宴息'，宴息之法，当向晦时，耳无闻，目无见，四体无动，心无思虑，如种火相，似先天原神元气停育相抱，真意绵绵，开合自然，与虚空同体，故能与虚空同寿也。"在繁忙的工作之余，静坐片刻调整呼吸，暂时忘却琐碎之事，于身于心确实有益。同时辅以叩齿咽津，解衣缓带，摄心在数，使心息相依，杂念不生，来彻底放松自己的心身，以减轻身体疲劳、易感冒、少动即累、头痛失眠的亚健康状态。② 六字诀：六字诀采用呼吸时的不同口型，调整经络、脏腑气血，从而达到祛疾保健的目的。汪昂曰："……念呵字，呵出心中浊气，念时不得有声，反损心气。即闭口鼻吸清气以补心，吸时亦不得闻吸声，但呵出令短，吸入令长，如此六遍，再念呼字六遍，以治脾；再念呬字六遍以治肾，并如前法，谓之三十六小周天也。"六字诀对于脏腑功能失调，检查却无明显病理变化的亚健康者较为适宜。③ 咽津：汪昂指出："一吸便提，气气归脐；一吸便咽，水火相见。"通过周而复始的咽津，使精神强健，百病不生。此法适宜于心肾不交，心烦失眠，口干喜饮易疲乏，动则稍有气短的亚健康者。④ 男科保健按摩：一手兜外肾，一手擦脐下，左右换手各八十一下的按摩方法，对于男科性功能低下，遗精早泄，头晕健忘，神疲乏力的亚健康患者颇有裨益。⑤ 日常保健："发宜多梳，面宜多擦，目宜常运，耳宜常弹，舌宜抵腭，齿宜数叩，津宜数咽，浊宜常呵，背宜常暖，胸宜常护，腹宜常摩，谷道宜常撮，肢体宜常摇，手足心宜常擦，皮肤宜常干沐浴，大小便宜闭口勿言。"这些保健方法应常用于日常生活中。汪昂还对色欲过度对人体的伤害提出了自己的见解。

（陈丽云）

【《周易》中的古代医药知识】

匡胜国总结了《周易》中的古代医药知识。

1. 对某些常见疾病的认识

《周易》中已有对某些疾病名称的记载。《噬嗑》卦中有关于耳疾的记载。《噬嗑·象传》曰："何校灭耳，聪不明也。"《渐》卦的九五爻辞曰："鸿渐于陵，妇三岁不孕，终莫之胜。吉。"《归妹》卦九二爻辞曰："眇能视，利幽人之贞。""眇"字本意是视力低下而看不清东西，相当于近视弱视之类的眼科疾病，引申为目光短浅，缺乏对事情的辨别能力。此外，《蛊》卦中的"蛊"字本身也是在指疾病。

2. 关于药物方面的知识

《周易》的《需》卦九五爻辞曰："需于酒食，贞吉。"《噬嗑》卦六三爻辞曰："噬腊肉遇毒，小吝，无咎。"这是我国最早的食物中毒的记载。《无妄》卦九五爻辞"无妄之疾，勿药有喜"则涉及到一些药物知识。

3. 关于养生和预防疾病的知识

《易经》和《易传》对此有所涉及。《临》卦卦辞曰："元亨，利贞；至于八月有凶。"是天气、时令对人体健康不利影响的记载。在《颐》卦初九爻辞曰："舍尔灵龟，观我朵颐，凶。"和《艮》卦中就反映出气功已被作为一种养生之道服务于人体健康。爻辞自初六至上九具体描写了真气自脚趾至腿肚部,再至腰身,至颊诸各经络,自上而下的运动变化过程,反映了变化、发展的观念和当时人们养生强身的知识水平。

4. 关于优生学和人工杂交的知识

《晋》卦中有较成熟的动物杂交技术的记载。《大过·象传》曰:"老夫少妻,过以相与也。"男女婚配只有遵循一定的客观规律才能保证后代的体质健壮。《晋》卦中则保存有通过杂交繁殖良马的内容。《晋》卦卦辞曰:"康侯用锡马蕃庶,昼日三接。"

5. 外科手术方面的知识

在驯服家畜和惩罚奴隶的过程中,外科手术在当时也有了一定的发展。《大畜》卦六五爻辞曰:"豖之牙,吉。"《睽》卦六三爻辞曰:"见舆曳,其牛掣;其人天且劓无初,有终。"反映出一些手术方面的知识。

(姜　枫　蔡永敏)

【中医药抄本总合与类分】

中医药抄本是中国传统文化中有重要价值的遗产。但现存抄本数量大、种类多,并且存在着作者、成书年代不明确,以及本子残缺不全等问题。为此,黄璐等以《全国中医图书联合目录》(下称《联目》)为基础,对国内各图书馆现存抄本进行统计。《联目》收录全国 113 个图书馆截至 1980 年底的馆藏中医药图书,其中建国前出版的中文中医药图书 12 124 种。

根据《联目》对现存抄本的概况,从年代、作者、有无刻本、收藏处、抄本种数、清末前抄本种数以及内容等方面进行分类统计。

1. 收录与归类标准

(1) 收录范围与内容以《联目》为准;

(2) 1911 年前(含 1911 年)抄写的抄本归类为清末前抄本;

(3) 撰年不详的书籍,如果其抄本能辨识抄写年代,按上一条标准归类,如果抄本不能辨识抄写年代,归类为撰年不详抄本;

(4) 据抄本影抄或影印,归类为抄本;

(5) 未曾单独刻印的抄本,均归类为未刻抄本。

2. 结果

(1) 中医药抄本概貌　抄本 5 083 种,共计 6 811本。其中未刻抄本 3 928 种,4 414 本。清末前抄本 1 288 种,1 587 本;清末前未刻抄本 924 种,982 本。撰年不详的抄本 114 种,119 本,均无刻本。从中可以看出,未刻抄本比已刻抄本数量多,未刻抄本种量占抄本总种量 77.3%,清末前未刻抄本种量占清末前抄本种量的 71.7%。现存抄本清末后多,清末前抄本种量占抄本总种量的 25.3%。

(2) 中医药日本抄本概貌　因日本抄本在中医药学术领域具有特殊的学术价值,故将抄本中的日本抄本也加以分类统计。日本抄本占抄本总种量的 0.04%。《联目》载录现存日本抄本 227 种,297 本。其中未刻抄本 141 种,159 本。清末前抄本 71 种,81 本;清末前未刻抄本 48 种,49 本。撰年不详的日本抄本 4 种,4 本,均无刻本。

(3) 国内中医药抄本馆藏量前 10 位概貌　全国各图书馆馆藏情况不一。现根据《联目》统计出国内 113 家图书馆所藏抄本数量,按所藏抄本种的总量进行排序。其中,馆藏抄本总种量最多的是中国中医研究院图书馆,计 1 229 种,占抄本总种量的 24.2%;其次是上海中医药大学图书馆,计 1 045 种,占抄本总种量的 20.6%;排在第 3 位的是上海图书馆,计 458 种,占抄本总种量的 9.0%。这 3 所图书馆馆藏抄本的种量已超过国内图书馆馆藏抄本总种量的一半。

中医药抄本是医籍的重要组成部分,大多数抄本为未刻抄本,其中仅存一部而成为珍贵孤本的有 3 623 部,清末前的孤本为 817 部。由于种种原因,对于中医药抄本的整理研究,长期以来乏人问津。随着时间的迁移,因人为与自然的原因,损失惨重,从现存清末前未刻抄本的数量已远少于清末后未刻抄本,便可见一斑。因此系统整理研究中医药抄本,尤其是清末前的抄本孤本,具有抢救祖国传统文化遗产的特殊意义。

(吴鸿洲)

【《太素》佚卷的初步考证】

唐初杨上善撰著的《太素》融校勘训诂、医理发明与一炉,是研究学习《黄帝内经》的重要参考书目,但遗憾的是该书亡佚代远,残缺较多,这无疑给是书的研究与应用带来诸多的障碍,对此历代学者问津者不少,但终因资料的匮乏而鲜有成就。20世纪80年代，日本东洋医学研究会将国宝仁和寺宫御藏本《黄帝内经太素》整理影印并公诸于世，从而使《太素》佚卷的范围有所缩小。这在客观上为太素佚卷的经注考证提供了许多便利。

王玉兴在历代研究的基础上，充分利用新近获得的宝贵资料信息，采用对照筛选、取证认定、依类编排等方法纵横互参，旁征博引，得到了较为可信的《黄帝内经太素》佚卷辑校结果。

作者首先采用对照筛选，排除异文的方法，具体用仁和寺本、缺卷覆刻本和通行的萧校本《太素》与《素问》、《灵枢》经文逐一对照，将未见诸《太素》的经文归纳，并分别根据杨注本、宋《新校正》本以及萧延平整理校注的《太素》等提供的证据加以筛选，并排除其中不属《太素》佚卷的内容，如《素问·骨空论》："任脉者，起于中极之下，以上毛际，循腹里，上关元，至咽喉，上颐循面入目……"

对于经过上述方法筛选排除后所剩经文，如何进一步确定其是否真正属于《太素》佚卷的内容时，作者采用了取证认定法。根据材料的来源性质不同，作者将其分为两类，一类是直接材料，指杨上善撰著《太素》之后由那些见到全书并摘引经注的人们所留下的资料，如宋臣校注的《素问》、《脉经》，以及日本的《倭名类聚抄》等，认为这类资料最为真实可信；二是间接材料，指杨上善撰著《太素》之前，能够反映《内经》早期传本面貌的医书，如《甲乙经》等，认为可以为辑校《太素》提供一些佐证，以补充直接材料的不足。

通过上述层层筛选考证，《太素》佚卷的内容大部分得到确认。对于通过上述方法仍然无法充分证明确认的三段经文，为慎重起见，作者列出并存疑。对于确认的《太素》佚卷经文，作者通过分析阅读、提要勾玄领会经旨，在此基础上，作者根据太素经文分类原则，将经文厘析为五大类，分别安排在六个卷目之下。对于佚卷的题目，根据经文的主题，参考前人和太素篇题命名的大体规律进行了初步拟订。

总体上看，通过采用较为严格科学的考证筛选方法而获得了比较可信的考证结论，这将为《太素》乃至《黄帝内经》的研究注入新的活力。

（谭春雨）

【建本图书的流传对中医学传播的影响】

福建建阳出版的图书即建本图书在传播我国的传统文化的过程中，曾有过辉煌的历史。陈国代撰文回顾了建本图书对中医学的传播、流传所起的巨大作用。

随着印刷技术的发展，自北宋起建阳麻沙、崇化两地雕版出现了兴旺，南宋则为全盛时期，越元、明、清起落变化，经历700余年。建阳麻沙、崇化的雕版在历史上与浙版、蜀版齐名，是三大图书出版中心之一，这既与当时北方战乱较南方多，大批文人避乱来到闽北落户有关，与经济文化重心南移有关，与当地的丰富的竹木资源有关，也与建阳所处的地理位置以及交通便利有关。

据历史记载，南宋时期，建阳出版的书籍已是行四方者，无所不至。其中医学书籍也得到了广泛的传播。不仅在中国国内流传，而且有的远销朝鲜、日本及东南亚。宋代外贸活动中，就有福建泉州海船载建本书籍换取新罗的人参和布匹的记载。元代建阳人余志安（1275—1348年），曾于大德甲辰年刻有《太平惠民和剂局方》10卷，于天历三年刻有《新刊王氏脉经》及宋慈所著的《宋提刑洗冤集录》，在国内流行。其编刻的《铜人腧穴针灸图经》流传到朝鲜后，两次被翻印，促进了中医学在朝鲜的传播。

建阳崇化出版的医学书籍，明代远远多于前代，其中的熊宗立，既为医者，又参与刻书印刷，从事医学研究37年，编著、点校的中医著作达20余种，是福建历史上自编自刻医书最多的人，对刊刻医籍贡献最大。其代表作为《名方类证医书大全》24卷，明代成化三年（1467年）熊氏种德堂刊本（5册本），是明代医方学研究的成果之一，此书传入日本后，阿佐井野宗理于日本大永八年（1528年）复刻流行，对日本汉医的发展有重大影响。此外，熊宗立还编刻了《勿听子俗解八十一难经》6卷、《素问运气图括定局立成》1卷、《伤寒运气全书》10卷、《类编伤寒活人书括指掌图》10卷、《王叔和脉诀图要俗解》6卷、《黄帝内经素问灵枢运气音释补遗》1卷、《山居便宜方》2卷、《备急海上方》16卷等，内容广泛，可见熊氏的医学成就之大。

这一时期，其他刻书还有《八十一难经经络解》、《类证注释钱氏小儿直诀》、《类证陈氏小儿痘疹方论》、《历代名医考》、《新刊袖珍方大全》、《增广太平惠民和剂局方》、《妇人良方补遗大全》、《外科精要附遗》、《补增本草歌括》、《药性赋补遗》、《素问人式运气论奥》、《难经脉诀》等，涉及临床各科，内容相当丰富，对当时医学知识的传播和发展影响巨大，对中外文化的交流有着十分重大的推进作用。

（梁慧凤）

【刘若金及《本草述》述略】

焦振廉对刘若金及其著作《本草述》做了整理研究。

刘若金字云密，潜江(今属湖北)人，生于明万历十三年，卒于清康熙四年，享年80岁。刘氏于明天启乙丑(1625年)举进士第，时年41岁，先任县令，后任监司。由于刘氏个性耿介，可能在职时间并不久就被免官去职，至崇祯末年在福建一带担任过官职，不过为时并不很久，辞去官职后归潜江乡园著书，再也没有重出官场。

《本草述》成书于清代康熙三年。焦氏以为《本草述》初刊康熙三十八年乃至三十九年是比较可信的。《本草述》自初刊至今，据《本草纲目》所载共有9种版本，其中刊本7种(含康熙二十九年庚午初刊本)，石印本2种。刊本中清嘉庆十五年庚午(1810年)武进薛氏还读山房刻本，武进杨时泰氏得《本草述》“未定本”，因“爱不释手”，遂“删而约为”，为《本草述钩元》32卷。此二书，尤其是后者，对《本草述》的流传起到了一定的作用。

《本草述》32卷，分为31部，收载药物共480余种。每药首列正名，正名后或附以习见的异名，次列气味、主治、附方、修治，其中气味、主治多采自各本草及方书，附方多是刘氏撷自诸家方书且认为切于实用者，修治的内容亦多简便而易于操作。该书中最具特色的内容刘氏个人撰写的按语，这些按语主要是对药物理论的阐发，刘氏关于药物理论的阐发既切于临床，又有相当的理论水准。该书特点有以下几点：① 删繁趋简，择其精要，收药仅480种左右，且多系临床常用者。② 调整分类，重定次序，与《本草纲目》目录不同，对药物的分类及次序进行了一定的调整。例如将马勃、卷柏归入石草类，将蕺、百合、蒲公英由菜部移入隰草部，属调整分类。又如山草部中的贯众、仙茅、白头翁、白及，《本草纲目》均列于黄连、黄芩之前，刘氏则改置于前，属重定次序。③ 广征诸家，重在临证。取诸家精义而熔为一炉，不仅有浑然一体之感，且于临床实际确切相关。④ 破疑察伪，考辨名实，刘氏于卷三蚯蚓泥条末说：“愚按：《纲目》一名六一泥，盖谓六味同为末(矾石、黄矾、蚯蚓粪、碱土、盐各一两，黄土一斤，以上共六味)，捣和成泥，用以固济炼药之盒耳，然不可独以此名归之蚓粪也。”刘氏于卷五石膏条专列石膏、理石、长石、方解石辨一篇，引用李时珍的有关论述，对诸药进行了详细的考辨。⑤ 引经据典，详析药理：刘氏于《本草述》最着力之处，系其以“愚按”为标目的药物理论探讨。几乎每味药物之下刘氏都要引征有关论述，结合个人心得进行药理的考析。是该书中最具特色的部分，虽然所论未必尽能合于临床，但无疑是极具参考价值的。

（蔡永敏　姜　枫）

【清代《金匮要略方论》稀见注本选介】

胡滨等介绍了清代《金匮要略方论》(下简称《金匮》或原文)稀见注本。

1.《金匮要略广注》(3卷)

清代李彣(珥臣)撰注，成书于清康熙二十一年，现仅存同年刻本和清渊堂抄本，藏于齐齐哈尔市图书馆、南京医科大学图书馆、南京中医药大学图书馆。全书分25篇编排。每篇均作病因、病机、辨证等简要论述，并对原文加以注释，分析了书末列方。

2.《金匮要略纂要》

不著撰人，不分卷，成书于清乾隆元年，现仅存同年雪樵抄本，藏于上海图书馆。全书分25篇，对原文加以注释，释文主要援引《诸病源候论》。

3.《金匮要略注》(2卷)

清代朱音怡(咏清)编注。成书于清乾隆十八年，现存有当年刻本及清三益堂、三秀堂、藜照书屋等刻本，藏于中国中医研究院、河南中医学院图书馆等单位。本书对病、证、方、药的阐述深入浅出；对词义较晦涩的经文注明其义，或于文间穿插一至数字使文义畅通。

4.《金匮要略集解》(3卷)

清代周孝垓(平叔)编撰，成书于清道光十八年，现存道光间刻本，藏于上海中医药大学图书馆、南京图书馆。其注解采取近二十医家之说和作者己见。若原文只言治则而未出方者，加以按语并补以后世药方。对方剂药量之古今换算，也作了较详考证。

5.《金匮要略解》

清代邹汉璜(仲辰、稼江)编撰，不分卷，成书于清道光二十年，系《邹氏纯懿庐集八种》丛书之一种，其稿本藏中国中医研究院图书馆。其特点：① 强调治未病之理。② 以经解经。③ 每种病证之后，设立几首或十几首汤方，以备选用。

6.《金匮类补》(22卷)

清代王霖(新之)编撰，成书于清宣统元年，现存《留耕堂丛抄》本，藏于苏州中医医院图书馆。全书收《金匮》22篇，系统采辑了尤怡、陈念祖、张璐、程林、喻昌、柯琴、唐宗海等名家之说，并结合已见心得，详加考核校订。

7.《(增订)仲景金匮要略读本》

清代李保常(子牧)撰辑，不分卷，约成书于清末，现仅存抄本，藏于中国中医研究院图书馆。本书为作者研习《金匮》之读本，故扉页又作《读金匮要略节录》。全书收录了《金匮》第1～21篇的主要条文。每条原文之下附注释，其注文虽简略，但多一语中的。

8.《金匮要略注解》

原书未著作者，不分卷，约成书于清末，又名《抄本金匮》。现存其抄本，藏于中国中医研究院图书馆。全书收录《金贾》第1～19篇及第23～25篇的主要条文和方剂，酌加注释，言词简要。

9.《金匮玉函方集解》

原书未著作者，不分卷，约成书于清末。其书未单独刊刻，被收入《方药集义阐微》丛书。现存有稿本，藏于中国中医研究院图书馆。全书以陈修园所辑时方列于前，将仲景经方及后世注家之说置于后，以便临证参照。对药物性味的解释，首引《神农本草经》之论，后及缪仲醇、张璐等之说。

10.《金匮原理编》(2卷)

清代汪广(寅亮)编撰，成书于1911年，现存其抄本，藏于中国科学院图书馆。其书未曾刊刻，现仅存上卷。全书先列原文，次引诸家注释之精粹，再附已见。

(姜　枫　蔡永敏)

【中医文献方法论研究】

中医古籍浩如烟海，是千百年劳动人民与疾病斗争的真实记录，是中华民族的宝贵财富。目前，尚存在理论继承不够充分、盲目追求现代医学、缺乏实事求是等问题，故刘士敬等认为，整理和研究历代医学家的学术思想，对于继承和发展中医药学有着重要的作用。

王素芳等强调考古资料在古医籍研究中的价值。考古资料泛指古代遗留下来的甲骨、金文、简牍、帛书、册卷等类文字资料以及各种器物和遗址，同时包涵非经考古发掘而获得的资料。这些资料有助于了解古医籍的成书年代、传承源流和古代医籍制度等，是用于校勘的极好材料，也是解读古医籍的重要来源，更为复原散逸的医药典籍提供重要依据，对传世古代医籍的整理研究工作有十分重要的意义。

向群等撰文进一步认为，中医医史文献对中医的发展方向具有战略性指导意义。医史研究包括内史、外史两个范畴，研究时应当内外结合，互相借鉴。同时不可忽略医话、散论等的研究，从中入手，从个别到一般，从局部到全部，循序渐进，最终进入中医基础理论结构体系的解析。并且通过高新技术，对现有古典医籍进行数字化、智能化整理，以研究手段的更新拓展医史文献的研究领域。其中，建立现代化图书馆就是一种有效途径。故林万莲论及中医药古籍馆藏与现代化图书馆的资料建设问题。中医文献数量巨大，分类独特，但收录散杂，书名繁复多样，讹误颇多，版本纷乱。多年来，以图书馆馆藏为主，此外，亦有利用私人藏书目录、历史目录、类书丛书、出土医籍等方式加以收藏。现代化数字式图书馆的出现打破传统的时空界限，使图书馆的内涵得到无限延伸。与传统图书馆相比，其馆藏形式、信息载体、服务方式、工作手段、服务性质均有所不同。高度的资源共享性，更可使读者在任何地点、任何时间获取有效信息。现代化图书馆为中医古代文献和图书馆事业的发展带来新的机遇。

李永宸等主张加强文献计量学在中医药研究中的应用。文献计量学是对文献特征进行定量研究的一门学科，利用文摘、索引、期刊、指南、联合目录和引用文献等研究对象，揭示文献著述和出版过程中的各种客观现象及其发展特征和趋势，为图书情报机构的科学管理和其他学科的研究提供依据和工具。目前主要用于仲景学说的研究，疑难病处方用药规律、治疗进展和药物筛选，医学史、地方医学和医家医著的研究，检索工具的计量统计分析，古籍的辨伪研究，中医院校教学和科研的质量评价以及对期刊杂志的评估研究等方面。

运用文献计量学对各种不同研究对象进行研究，往往可以得出比较可靠的结论。

归根结底，研究中医古籍的中心任务，就是要借助古人的实践经验，解决威胁现代人类健康的各种疾病。刘艳骄特此撰文呼吁解决临床实际问题是中医古籍研究的核心。指出古籍研究范围当以临床著作为主，重视经典著作，同时看重其他一些普通医书；广博阅览各科典籍，抓住精华，以点带面，带动整个临床工作；兼容并蓄，去粗存精，去伪存真，全面继承中医古籍以求得发展、创新。

(杨奕望)

[附] 参考文献

C

陈国代. 建本图书与医学传播. 中医文献杂志，2003；(2)：22

D

杜勇.《鸡峰普济方》作者考. 中华医史杂志，2003；(3)：170

王凤兰. 敦煌医学资料研究概况. 中医文献杂志，2003；(1)：45

H

胡滨，严康维，王树芬. 清代《金匮要略方论》稀见注本选介. 浙江中医学院学报，2003；(1)：68

黄璐，段逸山. 中医药抄本总合与类分. 上海中医药大学学报，2003；(1)：10

J

焦振廉. 刘若金及《本草述》述略. 福建中医药，2003；(3)：37

K

匡胜国.《周易》中的古代医药知识. 江苏中医药，2003；(5)：53

L

李国菁(指导)，潘远根.《活幼口议》作者考. 中医文献杂志，2003；(3)：21

李红专，张晓刚.《医方集解》养生思想与对亚健康的论述. 中医药学刊，2003；(6)：6

李永宸，熊曼琪. 文献计量学方法在中医药研究中的应用. 南京中医药大学学报，2003；(4)：246

梁嵘.《敖氏伤寒金镜录》在日本流传情况的若干调查. 中华医史杂志，2003；(1)：3

林万莲. 浅淡中医药古籍馆藏与现代数字化图书馆的资源建设. 时珍国医国药，2003；(2)：123

刘佩弘. 李东垣医著考. 中医药通报，2003；(2)：105

刘时觉. 元代医籍年表. 中华医史杂志，2003；(1)：46

刘士敬，朱倩. 中医古籍研究重在解决临床实际问题. 中医药学报，2003；(1)：5

刘艳骄. 中医历代医家学术思想研究的思考. 中医药学刊，2003；(2)：184

M

马继兴. 全国各地出土的秦汉以前医药文化资源(续一). 中医文献杂志，2002；(4)：7

马继兴. 全国各地出土的秦汉以前医药文化资源(续二). 中医文献杂志，2003；(1)：7

马继兴. 全国各地出土的秦汉以前医药文化资源(续三). 中医文献杂志，2003；(2)：13

马继兴. 全国各地出土的秦汉以前医药文化资源(续四). 中医文献杂志，2003；(3)：14

马继兴. 全国各地出土的秦汉以前医药文化资源. 中医文献杂志，2002；(3)：1

W

王素芳，刘玉贤，刘伟. 浅淡考古资料在古医籍研究中的作用. 中医文献杂志，2003；(2)：32

王兴伊. 西域方药文献研究述要. 中医文献杂志，2003；(2)：47

王玉兴. 关于《太素》佚卷的初步考证. 天津中医学院学报，2003；(1)：12

吴红彦，刘喜平. 敦煌遗书中有关方剂学的文献研究. 甘肃中医学院学报，2003；(2)：48

X

向群，万幸. 略论中医医史文献学的作用和研究方向. 河南中医学院学报，2003；(1)：74

熊曼琪，李永宸. 近50年各省(市、区)《伤寒论》研究文献的分类普查. 上海中医药大学学报，2003；(1)：13

Y

余瀛鳌. 清以前温病温疫十大名著选介. 中国中医基础医学杂志，2003；(9)：64

Z

甄仲,秦玉龙.《医方集解》对祖国医学的贡献.吉林中医药,2003;(7):1

郑金生.吴仲广及其脉学著作考.中华医史杂志,2003;(1):16

张一群.明代《医史》作者李濂生平著述考略.中华医史杂志,2003;(2):72

(二) 学 派 研 究

【概述】

2003年度,在中医各家学说和学派研究领域共发表学术论文约380篇。文献分布频数按递减次序排列为:张仲景及其著作的研究(约占45%),清代医家及温病学说的研究(占23%),金元医家研究(占9%),明代医家研究(占7%),近代医家研究(占6%),晋、隋、唐、宋医家研究(占5%),综合性文章(占5%)。

徐江雁等对中医学术流派的演绎进行了探讨。认为自纪晓岚"医之门户分于金元"观点的提出,开启了中医学术流派的研究,至任应秋创建《中医各家学说》,标志着中医学术流派研究已取得成果。学派划分的意义:① 对学派划分意义的认识成为某一学科在某一时期科学研究活动的一种范式。考察中国医学发展史,就会发现《内经》中建构的医学观已成为后世医家所遵循的共同信念,阐释、发挥《内经》是中医学术流派产生的重要方式。② 提纲挈领地朔古评今,促进学术的更新与发展。如温病学汇集了各家各派的学术理论和防治经验,彼此不能相互取代和否定,不应简单地"缝合"或回避。应当兼收并蓄,在重视温病各家之说及流派研究的基础上,系统继承,结合实践,开拓前沿,无疑将有利于促进学术的更新与发展。③ 记录一定时期或某一学科领域学术研究的史实。如阐释、发挥《内经》的不同流派均客观地记录了《内经》学的研究状况。不同时期学派划分的方法:① 三世分类法和四家分类法。一般将中医学理论体系中,由于学术主旨不同,学说、观点之异,其学术队伍中一批有较大影响的医学家发展承传的群体称为学派。先秦时代按领衔顺序有称为"三世医"的三派,即"黄帝内经"、"神农本草"、"素女脉诀",为中医学最古之派别。春秋战国到西汉,百家争鸣的思潮影响着中医学的形成和发展。考据《汉书·艺文志》的记载断定,当时已形成四大医学流派,即医经、经方、房中、神仙四家,《内经》仅是医经派的代表作之一。② 三要素分类法。随着中医学术研究的日益广泛深入,三要素分类法逐渐成为学术界流派划分的通用模式。流派划分的三个要素是:其一,明确的中心学术思想。其二,反映本派学术思想的代表性著作。其三,传承轨迹明显的人才链。③ 新的学派划分办法——核心分类模式。这种划分学派的办法由两部分构成:其一,以创新的学术思想为核心。即构成某一学术思想体系的各种学术观点,共同为其核心内容;其二,以开放的医家群及其著述为核质。在现代学校教育、传统师带徒、自学成才等并存的现实情况下,不论是门户师承所得,还是博采众家之说,也不论是公开发表的论文、论著、会议交流的文字材料,科研成果、发明、专利,还是口述史料,皆囊括在其核质之中。其特点是,既涵纳纵向的学术思想传承,又兼容横向的学术思想渗透,是一种立体、开放的划分学术流派的模式;这种新模式克服了旧模式突出门户、尊经泥古、适用于医而不适于药的弊端,既可在宏观层面上,对中医学术发展进行跨学科整体总结,也能够对任一学科或方向进行提升。徐氏等还在这一分类模式的原则指导下,针对北京中医学术发展的实际和特点,总结提升出名医派与御医派等两大中医学术流派。

对张仲景《伤寒杂病论》的研究较多,如童舜华等探析了汉代张仲景病证结合论治的思想。认为张仲景《伤寒杂病论》继承和发展《内经》寓辨证于辨病的思想,将病、证和症看作一个有机联系的整体,通过"依症辨病、据病辨证和随症加减"的基本方法,确立了病、证、症结合论治的临床诊疗模式,使治疗既有原则性,又能知常达变,颇具灵活性,为后世临床医学的丰富和发展打下了良好的基础。温桂荣归纳仲景《伤寒论》对脾胃病的治法与应用有:燥矢互结,腑气壅滞,宜通降攻下;痰热互结,壅滞胃脘,宜清热涤痰;湿热壅滞,肠道不利,宜清热祛湿;寒热错杂,肠胃不和,宜辛开苦降;肝失疏泄,肝脾不和,宜行气降逆;脾胃阳虚,寒热相格,宜苦寒降泄,辛温通阳;水气内停,腹虚湿盛,宜健脾渗湿,化气行水;肝寒犯胃,胃气上逆,宜温中降逆;胃虚痰阻,气逆不降,宜和胃降逆;脾气血虚,运化无力,宜健中补虚;脾虚气滞,脘腹胀满,宜补脾行气;脾阳虚弱,痰饮上逆,宜健脾利水;热郁胸腹,胃气上逆,宜宣郁降逆;脾肾阳虚，虚寒滑脱，宜温涩固下；肠中干燥，便结难解，宜润肠通便。叶进等认为，注重调治脾胃，乃张仲景治疗疾病的一大特色。脾胃与其他脏腑的关系密不可分，仲景调治脾胃，不仅是针对脾胃肠疾患的有效手段，而且也常被运用于其他脏病的治疗中，如心病治脾胃、肺病治脾胃、肝病治脾胃、肾病治脾胃等，这些治法至今仍有效地指导着临床。后世"脾统四脏"之说，实乃发端于张仲景。米鹂介绍了应用"面向对象"方法研究张仲景医方的设想，认为该方法是一种更符合人类思维习惯，因而效率更高、更加容易理解的认识事物的方法。张仲景医方理法方药交融贯通，蕴含丰富的医理、哲理及数学原理，有卓越的理论价值及临床应用价值。其组方以严谨有序、药少效宏而著称于世。经方是中医治病特有的工具和载体，也是中医理论的集中体现，已成为中医学术研究最活跃的领域之一。应用"面向对象"的方法深入探讨经方方证相关性、分类组合及其配伍规律，对于丰富中医理论、进一步提高临床疗效、促进中医现代化等，均具有重要的意义。周益新认为高若讷是宋代整理研究《伤寒论》之第一家，把《伤寒论》隆重推出，并加以校正，刊刻，述其精微，补立鳞漏，承先启后，继往开来，开创了后世研究伤寒的风气，其创业之功不可没。

吕直指出养性摄生和情志病脉辨治是唐代孙思邈独特的学术思想。表现在三个方面：① 注重情志症治基于养性摄生，调摄情志重在淡泊名利，习以成性，全德遵节，虚无快志，知足常乐，知饵约治未病、金丹不延年。② 精神情志之疾病涉五脏六腑。孙氏所说的梦还可理解为人的精神、心理、意识(包括显意识和潜意识)、人格状况等多方面的内涵。③ 脏腑情志病症治在舒心理脏。

时乐探析了宋代许叔微的内风证治创见。认为在伤寒研究方面，许叔微颇得仲景之意，著《伤寒百证歌》、《伤寒发微论》和《伤寒九十论》；杂病证治方面，尤精古方，善创新方，著《普济本事方》，其中所载诸方，治疗疑难病证，疗效显著。《普济本事方》开宗第一卷即述"中风肝胆筋骨诸风"的证治，其中多有建树。许氏将中风分为三类："风中脉则口眼斜，风中府则肢体废，风中脏则性命危。"治"风中脉"，宜祛风通络，用定风饼子；治"风中府"，宜"汗而解"，用星附散；治"风中脏"，宜豁痰开窍，用救急稀涎散。其中治疗肝虚受风，定魂扶羸的真珠丸，最受历代医家重视。许氏认为该病的病机为"肝经因虚，内受风邪"，其真珠丸由珍珠母、当归、熟干地黄、人参、酸枣仁、柏子仁、犀角、茯神、沉香、龙齿组成。制方之旨，一为定魂，二为补虚。"肝经因虚"，实为肝经气血虚亏。许氏认为惊病"风在肝脾"，用中和温药，抑肝补脾，渐可安愈，方如山蓣丸，内含山药、人参、沙参、远志、防风、珍珠母、紫石英、茯神、虎骨、虎睛、龙齿、五味子、丹参、石菖蒲、细辛，方中既有镇肝祛风药，又有补气健脾药。许氏还认为虚风可发于肝肾，"离至乾，肾气绝而肝气弱，肝肾二脏受阴气"，肝肾阴虚受邪，症见"筋急项强不可转侧"，"筋痹肢节束痛"，方有木瓜煎、养血地黄丸、羚羊角汤、乌头汤等，均以祛风养血宣痹立法。

李成文等提出"金元五大家"说。指出，宋金元时期是"新学肇兴"与中医理论深入探索的重要阶段，著名医家刘完素、张元素、张从正、李杲、朱震亨各自提出新的学术见解与主张，促进了中医学的发展。后世多将刘完素、张从正、李杲、朱震亨誉为"金元四大家"。但"金元四大家"之说不能完全突出金元时代的医学发展成就，应以金元五大家为宜。李氏根据张元素的学术成就及其对金元医学与后世的影响，论证了张元素的学术地位当与刘完素、张从正、李杲、朱震亨并举。如张元素在研究脏腑辨证时，有感于《中藏经》失之于简、《千金方》流之于泛、《小儿药证直诀》偏于小儿五脏六腑辨证，故取三家之长，结合自己的临床经验，从生理、病理、证候、演变和预后、治疗五个方面阐发脏腑虚实寒热证候与病机，奠定了脏腑辨证的基础。张元素还深入研究《内经》及《本经》有关药物气味厚薄阴阳之论，创立药物升降浮沉学说、归经学说和引经报使说，用于指导临床用药，并成为中药学的基础理论之一。并以五运六气阐发遣药制方原理，拟订风制、暑制、湿制、燥制、寒制五类制方大法及《脏腑标本寒热虚实用药式》，对中药理论及方剂学产生了极大影响。由于张元素的突出成就，因此金元医家李杲、王好古、罗天益及其子张譬均师承其学，形成易水学派。李氏指出，张元素虽然成就卓著，然终未列入传统的金元四大家，其中减掉张元素，是因为李杲尽得其传，并成为易水一派；增加朱丹溪，是因为朱氏在继承刘、张、李之学中又有新的发展；但李杲虽得张元素之传，却偏重于脾胃内伤病机的阐发，而对其脏腑辨证、遣药制方与中药理论并未进行全面深入研究，因此以李杲来代替张元素及其学术成就不够全面,增加朱丹溪是对其医学成就的肯定,但也不能成为去掉张元素的理由。

对明代医家学术思想的研讨,有郭振球的"李时珍《本草纲目》与微观药证学的开发"、王和融的"薛己论中风病因探要"、代高升等的"傅山治疗儿科病调理脾胃法探讨"、谷建军的"真阴之病为张介宾虚损证治的理论核心"等。

储全根等对清代喻昌的《尚论篇》进行了研究,认为喻昌赞同方有执的错简观,力主重新编次《伤寒论》;重视以纲带目,提出"三纲鼎立"说为其治伤寒学的主要思想。在研究《伤寒论》的同时,对其中的温病内容也另立专篇进行了归纳和研究。张洪总结了叶天士治疗肝风的学术思想。认为包括:① 病因多端,肝经症状为主。② 阴虚为首,病机涉及多脏。③ 灵活变通,重视育阴熄风。④ 善后调理,杜绝致病因素。肝风多属脏阴亏虚,阳化内风,非外感风寒可比,治法上以滋养为主。对于肝风的预防,叶天士重在静养。张孝芳探讨了吴医的区域范围和历史源流及拓展:明代,苏州医药学进入兴旺发达时期,缪仲淳在药物学和临床各科上都有所造诣;薛己开温补派之先河。清代,苏州医学进入鼎盛时期,吴又可、张路玉、周杨俊、叶天士、薛生白、缪遵义等,对温病学派的形成与发展都作出了贡献。马卫国等探讨了吴鞠通温病治疗禁忌思想、戴祖铭等则探讨了晚清名医余听鸿的世系及生平。

梁志荣等总结了近代张锡纯治肺用药特点有:脾肾旺则肺自强,补泻结合防治肺的疾病;重视气机调节,宣降结合;寒温并用,助阳滋阴;祛邪宜扶正,补中有通;外感内伤并治,表里结合。陈丽云对近百年来上海地区伤科八大学术流派(石氏、魏氏、王氏、施氏、陆氏、闵-殷氏、佟氏)的共性和个性进行研讨,并就继承和创新及所存在问题提出思考和对策。此外,还有岳旭东的"山西中西医汇通派医事述略"等。

(方东行　孟　迁)

【张仲景《伤寒论》研究文献的分类普查】

熊曼琪等对近50年各省、直辖市的《伤寒论》研究文献进行了分类普查,将其分成文献、实验、教学、理论、临床5类。72种中医药杂志共刊《伤寒论》研究论文16 075篇。其中,临床占58.2%,理论占29.6%,文献占9.7%,实验占1.4%,教学占1.1%。就《伤寒论》文献研究的论文数量而言,排在前5位的依次是浙江、北京、江苏、山东、上海。实验研究论文数之首的是广东,为29篇,北京、解放军、河南、天津依次列于其后。教学研究论文数之首的是江苏,为28篇,浙江、江西、广东、北京依次列于其后。理论研究论文数前8位的依次为江苏、北京、河南、四川、湖北、山东、江西、浙江。临床研究论文数前8位的为河南、江苏、山东、四川、江西、湖南、浙江、湖北。研究结果显示,《伤寒论》临床研究论文达9 356篇,居《伤寒论》研究论文总数的首位(占58.2%),说明张仲景创立的理法方药不仅在理论上是科学的,而且在临床上是行之有效的。熊氏认为衡量、评估《伤寒论》研究整体水平,除了临床研究,还要综合文献研究、教学研究、理论探讨和实验研究。从全面衡量、评估一个省市《伤寒论》研究综合实力的角度来看,临床研究论文占该省《伤寒论》研究论文总数的60%左右是比较理想的。当代对《伤寒论》研究比较发达的省份,理论研究论文在该省论文总数的比重大都在25%左右,如江苏、广东、山东、浙江、河南、湖南、江西、陕西、河北等省。从近50年对中医药研究的投入来看,除了80年代初期侧重于文献研究外,长期以来,国家对中医药研究的资助主要集中于实验研究。

(姜　枫　蔡永敏)

【孙思邈的养生学思想】

雪生总结孙思邈的养生法有:① 发常梳,防止头痛、耳鸣、白发和脱发。② 目常运,有助于眼睛保健,纠正近视。③ 齿常叩,通上下颚经络,保持头脑清醒,加强肠胃吸收,防止蛀牙和牙骨退化。④ 漱玉津,强健肠胃,延年益寿。⑤ 耳常鼓,增强记忆和听觉。⑥ 面常洗,令脸色红润有光泽,同时不会有皱纹。⑦ 头常摇,令头脑灵活,防止颈椎增生。⑧ 腰常摆,强化肠胃,固肾气,防止消化不良、胃痛、腰痛。⑨ 腹常揉,帮助消化、吸收,消除腹部鼓胀。⑩ 摄谷道,即提肛。还有膝常扭、常散步及脚常搓。李玉清论述了孙思邈小儿护养法:① 乳母应节性欲、慎七情、适寒温,不宜睡中乳儿。② 小儿宜常见风日,忌厚衣。③ 小儿衣物于晚间应收入屋内,若失收,则易致小儿得病。④ 不可使小儿受惊,从而变生他病。⑤ 注重小儿洗浴与药浴,洗浴之水的温度应寒温适宜、时间不宜过久。严善馀等认为孙思邈有关养生保健的论述在学术上有相当重要的地位。首先他的"养性"思想,要求人们从小养成良好的生活习惯。其次认为居处好坏对健康至为重要,要善于营造。生活起居要有规律,应随四时气候变化安排作息时间。搞好个人卫生。提倡“调气法”即吐纳(气功)术,注意饮食卫生,要求人们一年四季都要预服一些保健药,可以预防疾病。倡导“辟谷”法,注意性卫生、性保健。倡导“虚静无为”的精神养生法。重视妇女病的防治和保健,重视小儿保健。孙氏倡导老年养生法,他能以少年多病之躯而安享百龄高寿,就足以说明他的养生理论和方法是行之有效的。吕直指出养性摄生和情志病脉辨治是孙思邈独特的学术部分。表现在3个方面:① 注重情志症治基于养性摄生,调摄情志重在淡泊名利,习以成性,全德遵节,虚无快志,知足常乐,知饵药治未病、金丹不延年。总的来说,孙氏养性摄生,特别注重四时寒温、脏腑五行的平正中庸,不事偏颇。② 精神情志之疾病涉五脏六腑。人之神志精、神、魂、魄、意为五脏所舍,且五脏情志各有所伤,故情志病症涉及五脏六腑。情志病症的发生,多因情志过度刺激,但也可由脏气虚衰,或遭客气所扰。情志病症多有梦扰。孙氏所说的梦还可理解为人的精神、心理、意识(包括显意识和潜意识)、人格状况等多方面的内涵。人格、精神素养以及人的身体状态(或虚或实)的不同,情志、心理状态也不一样。在多种复杂的精神、心理变化、状态下,病者特别是情志病者,可以表现出千奇百态的各种症状。③ 脏腑情志病症治在舒心理脏。孙氏脏腑情志的病症涉及诸多方面,其治特别注重患者自身养性怡情、舒心畅志,同时也须结合医者善语导便、疏理脏腑。

(姜　枫　蔡永敏)

【喻昌“议病式”及辨治伤寒、温病的特点】

庞宏广认为喻昌在《寓意草》中提出的“议病式”观点,是试图建立一种规范的病案记录格式,也是中医标准化的早期尝试。喻昌曰:“故治病必先识病,识病然后议药。药者所以胜病者也。识病,则千百药中,任举一二种,用之且通神。不识病,则歧多而用眩。”即先要了解疾病,然后根据疾病的性质选择治疗疾病的药物,才能有好的疗效。当时的医界存在不去“议病”而追求实用性的风尚,只学方药的使用,忽略基础理论。喻昌希望通过“议病”,来达到依病机用药的目的;无论药物偏性和毒性大小,只要符合病情,就可以使用。其“病式”包括的内容可归纳为8大条,30小条:① 患者的一般情况(就诊时间、就诊地、就诊者、年龄)。② 患者病情的总体表现(体型、面色、声音、表情)。③ 病程(病始何日、初服何药、次后再服何药、某药稍效、某药不效)。④ 主要症状(时下昼夜孰重、寒热孰多、饮食喜恶多寡、二便滑涩有无、脉之三部九候中何候独异、二十四脉中何脉独见及兼见)。⑤ 判断疾病的性质(内伤、外感、兼内外、不内外、依经断为何病、标本先后)。⑥ 治疗原则(汗、吐、下、和、寒、温、补、泻何施,其药宜用“七方”中何方、“十剂”中何剂、五气中何气、五味中何味)。⑦ 具体治疗药物(以何汤名为加减和合)。⑧ 预后(其效验定于何时)。喻昌建立这样一个记录病情的格式,已有了现代病历的框架,也将中医基础理论与临床治疗结合起来,是对病案书写进行标准化。庞氏又对《寓意草》中前20个病案进行了统计,其中涉及病例28例,而对照以上的30小条,在各病例的记录中,少的仅涉及到3～4小条,多的也只涉及10～12条。发现喻昌在提出了“议病式”之后,却没有在以后的病案中按照“病式”去记录。庞氏认为这其中可能涉及到多方面的原因,但“病式”的理论基础不严谨,难以实施,缺乏实用价值,是其中的原因。当时的中医在理论体系上没有建立在实质可观测的物质基础之上,对同一个病例,可以有多种不同的解释,相应的又有多种不同的治疗方法,其中哪种治疗方法有效或疗效更好,不能从理论上去推导和验证。所以《寓意草·自序》开始就有如下几句:“闻之医者意也,一病当前,先以意为运量,后乃经之以法,纬之以方,《内经》所谓微妙在意是也。”而“病式”,即病历格式,是一个工具化的标准,只是实际运用理论时,依据理论而制定的一套工具,应有实用性才能成立。

储全根等对喻昌的《尚论篇》进行了研究,认为喻昌赞同方有执的错简观,力主重新编次《伤寒论》;重视以纲带目,提出“三纲鼎立”说为其治伤寒学的主要思想。在研究《伤寒论》的同时,对其中的温病内容也另立专篇进行了归纳和研究。① 资错简,重编《伤寒论》。喻昌言:“仲景《伤寒论》一书,天苞地符,为众法之宗,群方之祖,杂以后人知见,反为尘饭土羹,莫适于用。”并对明代方有执的错简重订的观点大加赞赏,认为方氏《伤寒论条辨》中“削去叔和序例,大得尊经之旨”,“以风寒之伤营卫者分属,卓识超越前人”。“夫足太阳膀胱,病主表也,表有营卫之不同,病有风寒之各异。风则伤卫,寒则伤营,风寒兼受则营卫两伤。三者之病,各分疆界。仲景立桂枝汤、麻黄汤、大青龙汤，鼎足大纲三法，分治三证，风伤卫则用桂枝汤，寒伤营则用麻黄汤，风寒两伤营卫则用大青龙汤。用之得当，风寒立时解散，不劳余力矣”。于是，喻氏也按照这一思路对太阳病篇进行编次，其卷一均为太阳病内容，其中分为3篇，“以风伤卫为上篇，寒伤营为中篇，风寒两伤营卫为下篇。”其中每一篇又分为若干部分，如将有关太阳经病初期的脉证为一部分，有关太阳中风的典型脉证为一部分，桂枝汤的主治范围为一部分等。寒伤营和风寒两伤营卫的分类中，也是如此再分成几个部分。喻氏这样分类的目的，是使“读者了无疑惑于心，庶随所施而恰当矣”。这一编次思路，充分反映了喻昌对伤寒发病和初始病机的认识，从另一个角度揭示了张仲景的思想，展示了伤寒病的发病和发展转归趋势。② 重纲目，创“三纲鼎立”。喻昌的另一个重要学术思想是力倡纲目之说，认为学习、研究《伤寒论》“必先振其大纲，然后详明其节目，始为至当不异之规”。主张四时外感，以冬月伤寒为大纲；伤寒六经中，又以太阳一经为大纲；而太阳经中又以风伤卫、寒伤营、风寒两伤营卫为大纲。这一思想，被后世称为“三纲鼎立”。喻昌的“纲目说”实沿袭明代方有执之说而发挥，不同的是方氏以方证为目，喻氏十分强调“法”的问题。因此，他在分类编纂《伤寒论》条文时，以六经为纲，在六经的每一经前面叙述证治大意，以下则以法为目，每一法之下分列条文，并加注释，“举三百九十七法，分列于大纲之下，然后仲景之书始为全书”。③ 详伤寒，兼论及温病。喻昌认为仲景治温病的法度，俱错出于治伤寒中，“后人未解义例，漫无成法可施”。因而在《尚论后篇》中，重点探讨温病，将混入伤寒中有关温病的条文逐一列出，汇为一起。尤其分析了三种温病的病理变化，认为冬伤于寒，感春月之温气而发病，是邪郁肌肤，从阳明化热，而外达于太阳，太阳、阳明二经，为邪所蟠踞之地。冬不藏精，是肾阴本虚，寒邪内浸骨髓，至春月风木上升，吸引肾邪内动，但邪入既深，不能遽出，发热全在骨髓之间，其病情较之前一种深重得多。冬伤于寒又兼冬不藏精，春月同时发病，与两感伤寒相同，但伤寒病症自外入内，而温病是由内外达，因此病在少阴、太阳二经。总之，病在阳分，邪浅而易疗；病入阴分，则邪深而难愈。所以病温之人，有发表三五次，而外症不除者；攻里三五次，而内症不除者；尚有在表又似里，在里又似表的复杂情况。对于温病的治疗，喻氏非常重视保护阴液，提出“真阴为热邪久耗，无以制亢阳，而燎原不熄也。以故病温之人，邪退而阴气犹存一线者，方可得生”。“温证中发汗之法，皆用解肌。盖久郁之邪，一解肌则自散，若大汗出而重伤津液反变起矣。”这些保阴的思想，对后世有较大影响。

（方东行　孟　迁）

【叶天士治风学术思想】

张洪总结了叶天士治疗肝风的学术思想：① 病因多端，肝经症状为主。肝风的病因不外内伤、外感。肝风的临床表现以肝经症状为主，兼及心、胃、肾等脏。如医案中常简述谓“头晕，耳鸣”，“右太阳痛甚，牙关紧闭，环口牵动，咽喉如有物阻”等症状。② 阴虚为首，病机涉及多脏。肝风的病机乃“身中阳气之动变”，其因有五：一是脏阴亏虚；二是肝阳上亢；三是阳明脉空；四是气血亏虚；五是冲任奇脉空虚。③ 灵活变通，重视育阴熄风。可分为精液有亏，肝阴不足，肝血不足，肝阳升逆无制，肝阴不足，肝阳上亢等。对于动怒郁勃，内风挟痰、挟火、挟虚，治当变通。动怒郁勃，痰、火、风交织，用当归龙荟丸。胃虚风动，肝风挟痰，眩晕、肢麻、呕痰、知饥纳少，用半夏白术天麻汤出入。肝胃阴亏，胃纳衰少，风木内旋，用缓肝益胃法，药如人参、茯苓、甘草，或用酸枣仁汤去川芎，补养肝胃。痰热阻窍，声音不出，机窍不灵，以固护正气为主，佐以化痰通窍，用加参二陈汤加竹沥、姜汁、石菖蒲。若肝阴虚，厥阳升腾，脾胃弱，纳少泛呕，当泄木安胃，用二陈加桑叶、钩藤、石斛。若风木过动，阳明日衰，取镇阳熄风法，用阿胶、生地黄滋阴，茯苓、麦门冬、石斛养胃，牡蛎镇阳。温热之邪，热盛动风，用凉肝熄风法，药如犀角、羚羊角、生地黄、玄参等。温病后期，劫烁肝肾阴液，虚风内动，用加减复脉汤、大小定风珠出入，滋液熄风，或佐以介类潜镇。④ 善后调理，杜绝致病因素。肝风多属脏阴亏虚，阳化内风，非外感风寒可比，治法上以滋养为主。对于肝风的预防，叶天士重在静养。

赵瑞成讨论了叶天士诊治中风的岁气节候观，《临证指南医案·中风》中，统计32个案例，明言与岁气节候有关的就占有12例。① 病机与发病的岁气节候观。中风一疾，四季均可发病。由于不同的体质往往因不同岁气节候的变化而为患，故病发于不同节候在一定程度上反映出不同的病机变化。若平素业已阳亢，则于初春阳升之时易使体内阳升太过而化风，如沈案。平素阳气不足之人，易于夏月气泄太甚而发痱中之疾，如俞案。若肝肾不足，阴不敛阳，封藏失职，阳气不藏而动越，易发中风仆击之患。如周案、丁案、张案等。② 治法中的岁气节候观。包括节候不同，治有宜忌，如丁案。法应节候，灵活变通，如某妪案，前后共18诊，整个诊疗过程反应了叶氏治疗方法根据岁气节候而变化的特点。

廖金字等概括了叶天士内风致痹思想及其影响。认为叶氏较为重视内风致痹思想，突破"外感风寒湿合而为痹"的痹证发病理论，提出内风杂合亦能导致痹证的观点。观诸叶氏痹案，多次提及内风致痹，如："中年液衰风旋，周身痹痛，此非客邪。""烦劳郁勃之阳，变现热气内风。"说明叶氏常用内风致痹的思想，判断痹证的病机；用羚羊角配白蒺藜清肝阳、熄内风、疏经络治疗痹证，亦说明叶氏重视应用平熄内风的思路。其中最具代表性的莫过于《临证指南医案·痹》中的三个痹案，酒客张案、陈案、吴案。叶氏内风致痹思想，深刻影响后世医家的治疗痹证实践。如名医丁甘仁受其影响，治疗"手足痹痛微肿，按之则痛更剧，手不能抬举，足不能步履，舌质红，苔腻黄"的痹证时，认为此痹证的病机是："外风引动内风，挟素蕴之痰湿入络，络热血瘀不通，不通则痛。"用羚羊角、地龙、茺蔚子清热熄风、通络止痛；白薇、石斛、赤芍药养阴清热、助熄风止痛；夜交藤、丝瓜络、忍冬藤、桑枝、竹茹祛风湿、化痰湿、通经络。

（蔡永敏　姜　枫）

【张锡纯用药特点探讨】

杨付明阐述了对张锡纯所用药物功用双向调节作用的认识：① 药物作用的双向性体现是多方面的。药物功效具有补泻的双向性。如他总结出茯苓为"渗湿利痰之主药。然其性纯良，泻中有补，虽为渗利之品，时能培土生金，有益于脾胃及肺"。药物功用具有散收的双向性。蒲黄生用"为其有活血化瘀之力，故有种种诸效。若炒熟用之，又善治吐血、咳血、衄血、二便下血、女子血崩带下"。药物具有作用趋势升降的双向性。如莱菔子"生用味微辛性平，炒用气香性温。其力能升能降，生用则升多于降，炒用则降多于升，取其升气化痰宜用生者，取其降气消食宜用炒者"。② 影响药物双向调节作用的主要因素有：剂量的改变，如薄荷"味辛，其清郁香窜，性平，少用则凉，多用则热"。配伍的改变，如芍药"与当归、地黄同用，则生新血；与桃仁、红花同用，则消瘀血；与甘草同用，则调和气血，善治腹疼；与竹茹同用，则善治吐衄"。炮制的差异，如"蒲黄之性原善化瘀血，又善止血妄行，非炒至色紫黑，始能止血也。即欲炒用之以止血，亦惟炒熟而已，断不可过炒制以失其本性"。

梁志荣等总结了张锡纯治肺用药特点：① 脾肾旺则肺自强，补泻结合防治肺疾病。方如一味薯蓣饮、资生汤、补络补管汤、薯蓣纳气汤等。② 重视气机调节，宣降结合。宣肺药常用麻黄、杏仁等，方用升陷汤、回阳升陷汤等。降肺药用沙参、半夏、瓜蒌等，方剂如参赭镇气汤、清降汤等。③ 寒温并用，助阳滋阴。如咳喘痰热、吐衄、肺痨的治疗中多用清热之品如瓜蒌、黄芩、石膏等，在凉药当中又用温性之半夏、远志、黄芪等以防寒而伤正。④ 祛邪宜扶正，补中有通。如黄芪与石膏并用，益气清热，黄芪与牛蒡子、知母并用益气宣发、滋阴益肾。⑤ 外感内伤并治，表里结合。外感痰喘服小青龙汤未痊愈或愈而复发者用从龙汤，胸中有蕴热又受外感的用馏水石膏饮。张锡纯用药常常表里结合，使肺之宣发肃降正常。如黄芪、山药等治里之品常与芦根、连翘等升散之属配合。另有如善用血药白茅根以导引肝木之气，入肺而散同时以清热，当归生血、活血、宣通气分，使气血各有所归，取其能升能降，多补多散而少敛的特点。在很多肺疾病中多或补或泻，但很少用收涩之品。

冯俊志论述了张锡纯运用牛膝的经验：① 补肝肾，强筋骨，方如振颓汤。② 引气血下行，方如镇肝熄风汤、建瓴汤。张氏认为尤其是怀牛膝，为治疗脑充血"无上之妙品"。③ 活血化瘀，常用之治疗腰腿痛、闭经、难产、产后胎衣不下等证，如常用本品与乳香、没药相伍，以治肾虚腰腿疼痛，活血化瘀同时兼以补益肝肾。④ 使用注意，张氏认为本品性专下注，凡下焦气化不固，一切滑脱诸证皆忌用之。

赵瑞芬等分析了张锡纯用山茱萸的特点：① 择药简约，配伍精当，如山茱萸与牡蛎配伍能收敛上溢之热，使之下行，而上溢之血，亦随之下行归经；山茱萸与黄芪配伍，如醒脾升陷汤、曲直汤。② 量宏力专，涉猎多证，固涩收敛，善治脱证。认为山茱萸是救脱之圣药，其功效远过于参芪，兼利气血，善治痹证。上热下凉，肝木虚，或兼气郁，肝中相火不能下达，故两腿凉，火郁于上肝虚不能敷布故两臂畏热。内外杂病,皆可用之,如春温、产后角弓反张、痢疾、霍乱、脱肛等。

(蔡永敏 姜 枫)

【吴门医派的渊源及拓展】

张孝芳认为,吴医的历史最早可上溯到春秋战国时期,此时的医家以兼道家为主,如周代的沈羲,汉代的赤松子、负局,南北朝的顾欢等人都是道家方士。唐朝有名医纪明,其徒周广为苏州第一位御医。南北朝,苏州有僧人知聪,携《内外典》、《本草经脉经》、《明堂图》等164卷医书赴日。元朝苏州名医戴思恭、王履、赵良仁、葛应雷、葛可久。明代,苏州医药学进入兴旺发达时期。缪仲淳在药物学和临床各科上都有所造诣。薛已开温补派之先河。清代,苏州医学进入鼎盛时期,吴又可、张路玉、周杨俊、叶天士、薛生白、缪遵义等,对温病学派的形成与发展都作出了贡献。在医经、伤寒的研究方面,张路玉著有《张氏医通》丛书,蒋士吉著有《医宗说约》等书。徐灵胎、尤在泾、王维德、高秉钧亦各有建树。吴门医派的形成应起源于元代,至明代开始有迅速的发展,到了清代则进入鼎盛时期,学科门类齐全,其中最突出的是温病学说形成。吴门医派的特点有名医多、著述多及倡温病学说等。吴门医派的发展:① 清乾隆年间,苏州府医学正科唐大烈辑吴中40余名医家、百余篇文章为一书,名《吴医汇讲》,是中国最早的医学刊物。② 药学的发展,清康熙十三年,苏州药王庙成为药业同仁聚集之所。清乾隆、嘉庆年间,苏州中药业的发展处于鼎盛时期,当时雷允上诵芬堂、沐泰山堂、宁远堂等中药店已颇具名声,其中以雷允上诵芬堂最负盛名。吴门医派的拓展:① 清末、民国期间,苏州涌现出一批具有专科特色的吴中名医,如顾允若、经绶章、李畴人、金昭文、郑连山、马友常、顾君安、尤嗥民。20世纪30年代,苏州创办了"苏州国医学校",培养了一大批中医人才,刊行了《寿世医报》《苏州国医杂志》等中医杂志,促进了苏州中医界学术的争鸣、交流与中医药知识的普及。② 新中国成立后,苏州先后成立了中医联合诊所、苏州市中医医院、苏州中医专科学校、苏州中医研究所、苏州中药研究所、苏州中医学馆等,名医有黄一峰、陈明善、奚凤霖、郑连山、尤怀玉、承淡安、曹鸣皋、金昭文、钱伯煊、葛云彬、叶桔泉等,组建成苏州雷允上药业集团及药业连锁店,苏州市中医学会还创办了《吴中医学研究》会刊,收集整理出版了《吴中医集》。

(姜 枫 蔡永敏)

【上海伤科八大家传承兴衰剖判】

陈丽云对近百年来上海地区伤科八大学术流派(石氏、魏氏、王氏、施氏、陆氏、闵-殷氏、佟氏)的共性和个性进行研讨,并就继承和创新及所存在问题提出思考和对策。八大家学术流派形成原因及特色为:① 家学渊源是形成的基础。他们均属三代以上祖传,如魏指薪是魏氏伤科第21代传人。② 强调中医经典著作的学习。③ 善于把握整体和局部的关系。石氏伤科提出"气血兼顾以气为主"、"理伤从痰取治"的学术思想,在论治时,注重内调气血、外理筋骨,损其有余、补其不足。魏氏认为损伤内治要有气血之分、虚实寒热之别,并重视调理脾胃,认为脾胃健运,才能吸收营养,充实四肢。王氏伤科强调治伤疗疾,内外两法缺一不可,采用外治局部,内调全身之法。施氏伤科对损伤一证以气血俱伤立论,根据病情辨证施治,审虚实而施补泻。闵-殷氏伤科认为伤科疾患多为局部损伤,但常影响到肝肾脾胃,所以治病必求其本。④ 内服外治各有特色。石氏伤科予内服外治的同时,配合针灸推拿。内治分早、中、后三期,早期以活血化瘀、消肿止痛为主;中期活血舒筋通络;后期则以益气活血,健骨壮筋药为主。手法归纳为12字,拔、伸、捺、正、拽、搦、端、提、按、揉、摇、抖,用于整骨理筋,外敷固定。魏氏伤科在内治伤骨疾患时,提出"活血化瘀、疏肝理气、壮筋续骨"的三大治疗法则,同时特别重视健脾,无论中后期都要强调健脾。魏氏还十分注重手法和导引相结合的治疗方法,强调手法操作既要掌握常法,又应注重临证变法,随着病情的进退而变化,使之"手随心转,法随病至"。王氏伤科把内治法总结成三期十法,用药以十三味加减方为特点。初期以攻下逐瘀十三味加减,中期多用和营止痛十三味加减汤,后期以健脾养胃十三味药物。外用手法以《仙授理伤续断秘方》中的八法为主,强调摸法与四诊相结合,按摩与正骨手法相结合,重视经穴、点面结合。施氏伤科提出"闭合性四肢骨折三期分治",灵活运用攻、补、和三法。初期活血化瘀、行气止痛;中期和营续骨、舒筋通络;后期温补肝肾、壮筋坚骨。闵-殷氏伤科认识到伤科疾病除有外伤史外,也可因持久工作,伤及阳气,日久成宿伤旧疾,故治宜辨别虚实,善用黄芪甘温补气治虚。陆氏伤科擅长用银针配合疗伤,常“针到病除”，疗效显著。佟氏伤科以手法为主，药物为辅，十字法为佟氏家传手法，并把骨折外伤分为初、后两期进行辨证治疗。⑤ 注重练功，以利治疗和康复。伤科各家都特别重视练功，但在具体操练时又各有特点。魏氏伤科对施术者手法基本功的要求非常高，强调“勤学苦练、持之以恒”，做到气、力、劲的“三合”。而王氏伤科是以武术伤科为特色的流派，极为重视练功疗法，创编“祛病延年二十势”功法。⑥ 中西医结合，发展与创新。如石印玉认为骨质增生当属邪火生病骨，治拟采用清热活血法治疗。

（姜　枫　蔡永敏）

[附] 参考文献

C

陈丽云. 上海伤科八大家传承兴衰剖判. 上海中医药大学学报，2003；(1)：20

储全根，李赛美. 喻昌《尚论篇》治伤寒思想浅探. 安徽中医学院学报，2003；(3)：8

D

代高升，董晓丽. 傅山治疗儿科病调理脾胃法探讨. 山西中医，2003；(3)：33

戴祖铭，余信. 晚清名医余听鸿的世系及生平. 浙江中医杂志，2003；(8)：358

F

冯俊志. 浅述张锡纯运用牛膝的经验. 国医论坛，2003；(2)：44

G

谷建军. 真阴之病为张介宾虚损证治的理论核心. 辽宁中医杂志，2003；(10)：803

郭振球. 李时珍《本草纲目》与微观药证学的开发. 山西中医，2003；(4)：1

L

李成文，鲁兆麟(指导). 金元五大家说. 北京中医药大学学报，2003；(4)：21

梁志荣，黄明，李学辉. 张锡纯治肺用药特点. 河北中医，2003；(8)：596

廖金宇，边加舌. 论叶天士内风致痹思想及其影响. 浙江中医杂志，2003；(5)：185

吕直. 孙思邈论养性摄生及五脏情志病治. 天津中医药，2003；(1)：62

M

马卫国，杨进. 吴鞠通温病治疗禁忌思想探讨. 四川中医，2003；(9)：1

米鹂. 应用面向对象的方法研究张仲景医方的设想. 山东中医药大学学报，2003；(3)：167

P

庞宏广. 喻昌的“议病式”与中医标准化. 江西中医药，2003；(2)：5

S

时乐. 浅谈许叔微的内风证治创见. 浙江中医杂志，2003；(2)：71

T

童舜华，童瑶，段逸山. 张仲景病证结合论治思想探析. 江西中医药，2003；(8)：10

W

土和融. 薛己论中风病因探要. 中国中医急症，2003；(4)：355

温桂荣. 仲景对脾胃病治法与应用探要. 实用中医内科杂志，2003；(5)：357

X

熊曼琪，李永宸.《伤寒论》研究文献的分类普查. 上海中医药大学学报，2003；17(1)：13

徐江雁，谢阳谷，鲁兆麟. 中医学术流派演绎. 北京中医药大学学报，2003；(3)：15

雪生. 药王孙思邈的养生大法. 山西老年，2003；(4)：44

Y

严善馀，卢声远. 试论孙思邈的养生学术思想. 中国自然医学杂志，2003；(1)：44

杨付明. 张锡纯对药物功用双向调节作用的认识. 四川中医，2003；(8)：6

叶进，沈庆法. 张仲景从调治脾胃治疗诸脏病浅析. 中国医药学报，2003；(8)：480

岳旭东. 山西中西医汇通派医事述略. 山西中医，2003；(4)：57

Z

张洪. 叶天士治疗肝风的学术思想. 浙江中医杂志，2003;(5)：187

张孝芳. 吴门医派的渊源及拓展. 江苏中医药，2003;(4)：49

赵瑞成. 论叶天士诊治中风的岁气节候. 浙江中医杂志，2003;(2)：72

赵瑞芬，卢波. 张锡纯用山茱萸浅析. 长春中医学院学报，2003;(2)：5

周益新. 宋代儒医高若讷对中医学的贡献. 山西中医，2003;(5)：50

(三)医 药 史

【概述】

2003年医药史方面发表的论文约有300余篇，在流派研究、疾病史、专科史、方药史、民族医药史、出土文物及中外医学交流等方面均有较多报道。

1. 流派研究

何任认为江南医家在中医理论体系的充实丰富、学术思想的创新、诊治经验的提高、学术争鸣、域内外的交流等各方面贡献甚多。同时分析了其盛衰的原因，并对中医人才的培养提出了建议。刘景源对温病学的形成与发展及其文献版本源流作了系统研究。分别论述了不同时期温病学的发展特点，并对每个时期相关的主要著作做了详细的版本及内容研究。

2. 疾病史研究

由于SARS的爆发，2003年对疫病的研究重新受到人们的重视。甄橙等由SARS的流行回顾了20世纪50年代北京传染病防治所取得的成绩：消灭天花、鼠疫、霍乱三大烈性传染病；彻底防治斑疹伤寒、回归热、白喉；重点防治麻疹、痢疾、流行性乙型脑炎。张瑞贤通过分析与苏东坡有关的圣散子方事件，提示我们对传染病应严格辨证论治，并且宣传要适度，否则害人至深。李玉尚等详细研究了清代云南昆明的四次鼠疫流行情况，发现其具有发生时间较周边地区晚、城区和郊区皆有严重流行、人口死亡严重的共同特征。其中也有不同之处，如咸丰、同治年间的流行与军队的迁移有密切关系。认为各地鼠疫流行模式的异同反映了当时社会结构和自然环境的异同。张志斌对“疫病”的含义与范围作了考证，认为疫病是指具有传染或流行特征而且伤亡严重的一类疾病，包括多种传染病，也可能包括某些传染性流行病。

3. 专科史研究

陈丽云等对上海地区伤科八大学术流派(石氏、魏氏、王氏、施氏、陆氏、闵-殷氏、佟氏)的共性和个性进行了研究，指出其特色形成原因有家学渊源、强调中医经典著作的学习、善于把握整体和局部的关系、内服外治各有特色、注重练功及中西医结合，不断发展与创新。陈氏同时分析了上海地区及全国中医伤科目前存在的最突出的问题是继承不足，学术特色不明显。指出促进人才培养才能使伤科各流派学术思想和诊疗经验得以继承和发展。

4. 方药史研究

四川历来是重要产药区，唐代四川贡品药材在全国占很大份额，因而对四川贡品药材的研究有利于了解不同四川地道药材的分布与嬗变规律。严奇岩通过研究唐代志书等文献，总结出四川贡品药材的特点是种类多、分布广、特产药名贵药多、药材加工品多等。《新修本草》是在陶弘景的《本草经集注》载药730种的基础上增加114种编纂而成，其总药数应为844种。但《医心方》收载《新修本草》药物总数为850种，较前者多6种。尚志钧经过研究，认为其原因是由于《新修本草》对844种药物中进行合并与分条所致。并将具体合并与分条的资料一一查出，加以说明，证实《新修本草》并非用《本草经集注》730种和《新修本草》新增114种相加而成。

5. 民族医药史

月亮等通过蒙药的起源与发展历史，认为蒙药资源丰富，具有极大的发展潜力，是国家“绿色工程”建设中的重要组成部分。宝音图等对著名蒙医药学家龙日格丹达尔生平及对医学的贡献做了考证，内容详见专条。王兴伊叙述了记载西域方药的文献及研究资料，认为对历史上的一些流弊的形成也可提供一定的线索，如宋金元时香燥药的滥用似与西域方药在这一时期东渐之盛有关。

6. 出土文物研究

马继兴对全国各地出土的秦汉以前医药文化资源做了系统而翔实的整理研究(内容详见专

条)。姜志平报道山东发现5 000年前行开颅术的头骨。张延昌分析了武威出土的汉代医简文物对药学的贡献。

7. 中外医学交流研究

美国传教士嘉约翰是近代西医传入中国过程中的关键人物之一。王尊旺总结了他为西医传入中国所做的贡献。嘉约翰在广州创办的博济医院是近代西医在中国最悠久、影响最深远的医院之一。他还致力于开展医学教育,建立了中国第一所专业性的西医医学学校。同时,他还编辑医学书籍和期刊,对当时的中国医学界系统了解西方医学起了很大作用。朱德明列举了17～19世纪中国与北美洲的医药交流方面的几个重要事件,如1676年墨西哥人石铎琭来华,带来了《本草补》,这是第一部传入中国的西洋药物学专著。而中国发明的抗天花传染的人痘接种术传到美国后也逐渐被当地医生所接受。陈一彦回顾了同济医学院与德国医学合作的百年史实,认为这是中外科学文化合作的组成部分,不仅促进了世界医学科学的发展,也增进了中德两国人民的友谊。

(钧　平)

【金元时期医学教育特点】

金元时期,医学上能够取得突出的成绩,与金元两朝重视和加强医学教育有直接关系。周俊兵撰文回顾了金元时期医学的主要成就,特别是在官方医学教育、私人医学传授和教材教具建设等方面有许多特点与经验值得研究和总结。

1. 官方医学教育

金朝在建国之初,很注重向汉、契丹和其他少数民族学习科学技术,包括医学技术。其统治者采取了一系列措施提高医学生的社会地位,大大激发了他们学习的积极性。在官方制事制度上基本沿用隋唐、北宋的成法,以太医院总管当时的医学,并在各地设立专门培养医生的医学校。元朝建国后设立了直接隶属于太医院的官医提举司,统辖各路医学提举及管理各种医学考试之事。此外还将医学教育系统分为十三科,制定了严格的考核制度。同时,还十分注重医学道德的教育。

2. 私人医学教育

除了官方医学教育外,在广大的民间仍然存在着许多私人医学教学活动。主要包括师授、家传、自学三个方面。如著名医家刘完素为河间学派创始人,在医学上建树较深,向他求教问学者颇多,直接师承的有荆山浮屠等,浮屠传罗知悌,罗知悌再传朱震亨。私淑完素之学的则有张从正、葛雍等。嗣后,张从正、朱震亨发展河间学说而另辟蹊径,自成一派。李杲则师承易水学派的创始人张元素,在其辨"脏腑虚实议病"的启示下,立"脾胃论"之说,其学传于罗天益,对同代王好古的学术思想也有很大的影响。这足以说明这一时期私人医学传授活动是十分活跃的,而这对有限的官方医学教育,起到了很好的补充作用,促进了医学教育的发展。

3. 教材教具建设

教材主要包括教科书与教学参考书。金元时期在教材建设上大大超过了其前各代。官方和民间在印制教材和图书方面都表现出相当高的积极性。如金代刊行了《圣济总录》作为医学教学的必读书。设立了专门从事经史翻译的专业机构和人员,为教材建设提供了良好条件。在编著医学教材时采用歌赋、韵语等形式,便于学习者记诵,如《标幽赋》、《活幼心书》等。反映了当时教育教学的发展水平和普及程度,显示了文字简易、图画生动的直观教材的优势和生命力。金代还将王惟一针灸铜人模型运用在医学教育中,这是教育史上形象实物教学法的重要发明。

(梁慧凤)

【武威汉代医简出土文物对药学贡献考证】

张延昌就武威汉代医简中所载药学成就进行研究。① 药物品名:武威汉代医简记载了99种药物,其中植物药61种,动物药13种,矿物药15种,其他药10种。② 药物炮制:所载炮制药物有100种。医简将药物的炮制加工称为"冶合",具体方法,如㕮、冶合、烦、渍、挠、炊、煎等,与《五十二病方》所载相同,而较《伤寒杂病论》为原始些。㕮即咬成小块,引申为将药物切碎成饮片;冶合即加工炮制合和;烦即燔制;渍指将中药饮片用水、酒等浸泡,使其有效成分溶解析出;挠指搅拌;炊即水煮;煎即指熬。其中最值得称道的是关于半夏、狼毒这两种有毒药物的炮制方法颇为具体,且与今天使用的炮制方法极为相似,这说明我国医家最迟在公元初就已认识到炮制对于毒性药物的重要意义,而且炮制技术已经达到一定的水平。武威汉代医简曾多次提到用铜器来炮制药物,说明汉代用铜质器具制药、盛药是比较普遍的。③用药方法：可分为内服和外用两大类。服药方式有含服、饮服、吞服。送药饮料可以酒饮、以豉汁饮药、以酢浆饮药、以糜饮药、以米汁饮药。服药时间可分为饭后服、晨起空腹服、昼夜皆服。关于服药禁忌的记载如忌鱼肉荤菜、酒、辛等。服药后的饮食调理，医简35载："……当大下水尽，饮大麦粥。"此简残缺，前文不易辨认，从残文分析是用大量峻利之药，津液严重受损，嘱饮大麦粥以滋津液，扶助胃气。连同前面所述的简9以糜饮药和简69、简70以米汁饮药，均有以饮食调理，顾护胃气之意。后来，张仲景在用桂枝汤时，强调服药后饮热粥，原理相同。外用法，有用药敷目、塞耳、指摩、涂抹灌鼻、塞鼻、薄贴等。

（蔡永敏　姜　枫）

【全国各地出土的秦汉以前医药文化资源】

马继兴对全国各地出土的秦汉以前医药文化资源做了系统而翔实的整理研究，并进行了连续报道。

1. 华中地区出土的古医药文献

(1) 湖南省长沙市马王堆　1973年12月在湖南省长沙市马王堆的三号汉墓中出土了大量帛书和少量简书。经整理分别拟定了书名为：《足臂十一脉灸经》、《阴阳十一脉灸经》(甲本)、《脉法》(甲本)、《五十二病方》、《却谷食气》、《阴阳十一脉灸经》(乙本)、《导引图》、《养生方》、《杂疗方》、《胎产书》、《十问》、《合阴阳》、《杂禁方》、《天下至道谈》。

(2) 湖北省云梦县睡虎地　1975年我国考古工作者在湖北省云梦县睡虎地发掘了秦代墓葬12座，经过专家整理共有10种有关秦代法律方面的著作。内容主要见于《封诊式》、《法律答问》和《秦律十八种》三书。

(3) 湖北省江陵县张家山　1983～1984年间湖北省江陵县张家山连续发掘了大量汉代竹简。其中有三类著作都是和医学有关，即《脉书》5种医籍，《引书》6种医籍。《脉书》5种医籍，现存共65支简，2 028字。这5种医书分别是：《病候》、《阴阳十一脉灸经》丙本、《阴阳脉死候》乙本、《六痛》、《脉法》乙本。《引书》6种医籍，现存的条数共130条。实际系包括了以养生、导引为主，分别是：《四时养生法》、《导引九法》、《导引三十二法》、《四十四病导引》、《导引之效》、《病原说》。法医方面汉简可见于张家山出土的《奏谳书》一书中。

(4) 湖南省张家界市大庸　1994年在湖南省张家界市大庸地区考古时发现了一块木牍医方。其上记方剂名称为"赤勬方"，其方剂组成残存有赭石、麻黄、白术、茯苓等药物及各药的剂量。

2. 华东地区出土的古医药文献

(1) 安徽省阜阳双古堆　1977年在安徽省阜阳县双古堆一号汉墓中出土了一批汉简。其中的2种与医学内容有关，即《万物》及《行气》。《万物》的内容涉及自然界物理、物性及医药卫生方面的内容。如"贝母之已寒热也"(W005简)，"姜叶使人忍寒也"(W031简)。《行气》是一部通过呼吸导引进行养生的著作。

(2) 江苏省连云港市花果山　1978年在江苏连云港市花果山下的云台砖厂附近出土了12枚木质简牍和1枚竹简。其内容主要涉及刑事案件及历日干支。其中有关法医的有一号及二号两枚汉代木牍。

(3) 江苏省连云港市伊湾　1973年在江苏省连云港市伊湾汉墓中出土的第6号木牍背面第3栏记有下列一种物品："熏毒八斗。"此物乃中医传统药物乳香的别名，具有活血、镇痛、消肿、生肌的优良效果，也是军队上的必备之品。

3. 各地出土的古医药器物

已知在我国各地出土的千年以上古医药器物主要有以下几方面：

(1) 华中地区方面　在利用药物配方的溶液进行尸体的长期防腐方面有突出的成就。其中包括在马王堆一号汉墓及三号西汉墓中出土的古尸及凤凰山西汉墓出土的古尸均能在经过二千年的历程而尸体外观及其内脏器官仍然保存完好如初。

(2) 华东地区方面　1956年江西上高县战国墓葬及1964年长沙下麻战国墓葬出土地发现中均见有可供热熨法用的砭石。

(3) 西南地区方面　1997年四川省绵阳市双包山西汉二号墓葬中出土的经脉漆木人型。这种人体模型全身直立裸露，身高28.1厘米，约为正常人体的1/6大小，但造型极为逼真。整个木人髹以黑色重漆，在其体表则镌有非常清晰线条并涂以红漆的经脉循行径路。

我国各地出土的秦汉以前古代医学文化资源总的来说其数量虽有一定限度,但其范围种类广阔,具有多方面重要的学术价值。

(肖惠英)

【吴仲广及其脉学著作考】

宋代吴洪(字仲广,琅琊人)撰《脉赋解义》,该书久佚,今发现存于《诊脉须知》中。但关于吴仲广的记载非常混乱,与其相关的脉学著作亦多分歧。郑金生对以上诸疑进行了考察。

南宋施发《察病指南》引有"吴仲广"之论。今日本回归的《诊脉须知》5卷(合刊有《诊脉要诀》3卷),卷首署名为"琅琊吴洪仲广解义"。《中国医籍考》在《医藏目录》所载的《诊脉须知》下,注云"存",并引用了《兰溪县志》关于吴洪的记载。另外《千顷堂书目》还著录了吴洪《痰火肤见》3卷,且云其为"芝城人"。郑金生从回归的《诊脉须知》一书入手进行考订,认为宋代的吴洪(仲广)是琅琊人,而明代的吴洪(吴悠斋)是兰溪县人。后者是儿科医生,没有任何记载表明他曾经写过《诊脉须知》。至于《明史·艺文志》、《千顷堂书目》著录的撰《痘疹会编》10卷的吴洪,是否是兰溪的吴洪,因其书无存,失考。明代的《痰火肤见》作者吴洪,芝城人,与前两个吴洪没有关系。关于与吴洪(仲广)相关的脉学著作,郑氏认为《诊脉要诀》即《察病指南》,《诊脉须知》乃书商凑集之书。关于这一点,明代何柬《医学统宗·医书大略统体》(1569年)中就已经有考证意见。《诊脉须知》卷一即宋代吴仲广《脉赋解义》,因吴仲广的脉书置于首卷,故其署名被误以为是《诊脉须知》全书的作者。郑氏还认为吴洪是一个比较敢于提出新见解的医家,如认为滑脉、弦脉属于阴。关于"七诊"的见解也十分独特,从其辨析"独热"与"独疾"、"独寒"与"独迟"不应当分为"异体",就可以看出作者独辟蹊径的眼力。

(姜　枫　蔡永敏)

【著名蒙医药学家龙日格丹达尔生平著作考】

龙日格丹达尔是著名蒙医药学家,宝音图等根据现有文献资料对其生平著作做了初步探讨。龙日格丹达尔于1842年生于色音敖音汗盟(爱木嘎)达来却尔王旗(今蒙古国北航盖盟塔日雅图苏木)塔黑拉图奇音毫吉古拉地区,卒于1915年。受戒于喀拉喀蒙古塔日雅特中库仑,始学蒙藏文,攻读佛教五明。他对五明学中的医方明尤为偏爱。他学成后游医蒙古各地,传播医学知识和医疗技术,并广集经典著作,研读古往医学名著,著书立说,诠释秘词奥义。在鄂托克中寺长期学法修佛,对众多学徒传授医学、哲学、语言学等专门知识和技术,后在曼巴扎仓等地从事公益工作,是一名土生土长的医药学名家。龙日格丹达尔先后共撰写了5部医药学著作:①《诃黎勒晶珠美丽点缀》,共435页,成书于1893年,详细阐释了《四部医典》的主要词义和内容,并结合蒙古地区生产药材的具体情况,注重解释了蒙古地区所产药材的正品、代用品、伪品及蒙古名称等,还针对有些学者的某些谬误观点给予了批驳。该作品在蒙医界与达日茂玛仁巴·罗布桑却日嘎的《金光注释集》和第司·桑吉嘉措的《蓝琉璃》一起被共视为《四部医典》的三大注释力作而成为重要的参考文献。蒙医通常把该书简称《诃黎勒晶珠》。②《诃黎勒金色晶珠》,共130页,由都统官却尔邦给和十三世达赖的旨意所撰,主要阐解了第司·桑吉嘉措《蓝琉璃》中的难解词义和内容。③《医学史琉璃鉴》,又简称《无污琉璃鉴》,共151页,成书于1911年,其手抄本收藏于蒙古国甘丹寺图书馆。该书主要记载了佛教在蒙古地区传播发展的过程,尤其详实介绍了医学知识如何通过印度和西藏传入蒙古地区,并发展成蒙医药学术体系的历史趣闻。该书的最大特点是对14世纪以来在蒙古地区出现的医药著作、名医生平作了较为详细的记述。这也是蒙医药学发展史上有关蒙医史方面的第一部学术专著。④《塔教得》,共157页,成书年代不详,原文现藏于蒙古国图书馆。该书对《四部医典》中难解之词进行了研究和阐释。以分析研究、举例说明、论述原理相结合的方法,提出了自己的观点。全书整体内容的阐释主要采用了佛教哲学答辩争论的方式进行的。这种阐释在历代医书中非常罕见,成为该书的一大特色,不仅引起了蒙医界的高度重视,而且在佛教哲学界也产生了不小震动。⑤《探究四部医典》,是一部以答辩的方式解释《四部医典》词句的经典著作,但已佚失。

(蔡永敏　姜　枫)

【古代痿证名实考】

王丽慧等梳理古代文献中痿证的概念,对照当今痿病的相关资料,比较两者在概念上的差异。认为古代痿证具体含义主要分两层:一是广义的痿,指以功能衰退甚至不用为病机的疾病。如足痿、偏枯、脏痿、阳痿等。《玉篇》曰:"痿……不能行也。”据郭注《方言》卷七“委”、“痿”二字为“脚躄不能行也”,可知“躄”与“委”、“痿”通,“痿”、“躄”皆为足部疾患。如无特别的语言环境,古人所云痿证即指足痿,是一种下肢行走困难或不能行走,甚至卧床不起的疾患。《素问》、《灵枢》有24篇37处(《痿论》通篇算作一处)提及痿证,所涉及的肢体“痿证”,就是足痿。偏枯和痱。偏枯,又名“眛”,《黄帝内经太素·顺养》:“痿厥,不能行也,一曰偏枯也。”痿证可是风证的一种。《外台秘要》卷十四,以消食平胃下气方治疗“中风躄不能起”;该书同卷的“中风身体手足不遂方二首”中,记载了风痿的证候。北宋《太平惠民和剂局方》在《治诸风》一章记载了许多风、痿混治的方剂。认为痱、偏枯一类风证在古医籍中,有某种包含与被包含的关系。《黄帝内经太素》卷二十五有“五脏痿”之名,实际仍是足痿,以所合之脏题之,意在强调五脏气热致痿的病机,并非真正的脏痿。但脏痿是存在的,有别于足痿、偏枯,它的临床表现以内脏本身功能的失常、衰退为主。《华佗神医秘传》卷一《论肾脏虚实寒热生死顺逆之法》谓“肾……其脉甚急,则肾痿瘕疾”,提示古有肾痿之说。《金匮要略》提出肺痿之名,是真正的内脏之痿。从理论上讲,古代既然有肺痿、肾痿,但未见脾痿、肝痿、心痿等类似提法。阳痿即阴痿,《素问·痿论》曰:“思想无穷,所愿不得,意淫于外,入房太甚,宗筋弛纵,发为筋痿……故《下经》曰:筋痿者,生于肝,使内也。”据《素问·厥论》“前阴者,宗筋之所聚”,筋痿即阴痿。而《史记·五宗世家》“端为人贼戾,又阴痿”的“痿”,正义注曰“不能御妇人”,更明确地提示了阴痿的含义。大约明代开始,阴痿被逐渐更名为阳痿,如:《景岳全书》卷三十二专篇论述阳痿所引用的相关文献,正是《黄帝内经》对阴痿的论述;《类证治裁》、《临证指南医案》专篇论述阴痿时,都采用了阳痿之名。二是狭义的痿,指足痿,就发病部位而言较今之痿病范围偏小,就临床特点分析包含了今之痿病之外的硬瘫。古人对痿证的认识,对于当前痿病研究有参考价值。

(蔡永敏 姜 枫)

[附] 参考文献

B

宝音图,陈良,哈斯额尔敦.著名蒙医药学家龙日格丹达尔生平考.中华医史杂志,2003;(1):36

C

陈丽云,吴鸿洲.上海伤科八大家传承兴衰剖判.上海中医药大学学报,2003;(1):20

陈一彦.同济医学院与德国医学合作百年史实.中华医史杂志,2003;(3):149

H

何任.江南中医学家学术成就及其盛衰渊源考.中医药学刊,2003;(1):5

J

姜志平.山东发现5 000年前的开颅术头骨.中华医史杂志,2003;(1):56

L

李玉尚,曹树基.清代云南昆明的鼠疫流行.中华医史杂志,2003;(2):67

刘景源.温病学的形成与发展及文献版本源流(四).中医教育,2003;(3):66

M

马继兴.全国各地出土的秦汉以前医药文化资源(续二).中医文献杂志,2003;(1):7

马继兴.全国各地出土的秦汉以前医药文化资源(续三).中医文献杂志,2003;(2):13

马继兴.全国各地出土的秦汉以前医药文化资源(续四).中医文献杂志,2003;(3):14

马继兴.全国各地出土的秦汉以前医药文化资源(续完).中医文献杂志.2003,(4):12

S

尚志钧.《新修本草》药物合并与分条对药物总数的影响.中华医史杂志,2003;(3):173

W

王丽慧,周国琪.古代痿证名实考.上海中医药杂志,2003;(2):45

王兴伊.西域方药文献研究述要.中医文献杂志,2003;(2):47

王尊旺. 嘉约翰与西医传入中国. 中华医史杂志, 2003;(2): 96

Y

严奇岩. 从唐代贡品药材看四川地道药材. 中华医史杂志, 2003;(2): 76

月亮, 吴双玉, 孟和宝鲁. 论蒙药的起源与发展. 时珍国医国药, 2003;(2): 125

Z

张瑞贤. 宋代疫情与圣散子方. 江西中医学院学报, 2003;(3): 10

张延昌. 武威汉代医简出土文物对药学贡献考证. 中医药学刊, 2003;(7): 1141

张志斌. 疫病含义与范围考. 中华医史杂志, 2003;(3): 159

甄橙, 程之范. 由 SARS 流行回顾 20 世纪 50 年代北京传染病防治. 中华医史杂志, 2003;(3): 138

郑金生. 吴仲广及其脉学著作考. 中华医史杂志, 2003;(1): 16

周俊兵. 金代医学教育的主要成就. 河南中医, 2003;(2): 66

周俊兵. 元代医学教育的主要成就. 辽宁中医杂志, 2003;(6): 437

朱德明. 17～19 世纪中国与北美洲的医药交流. 中华医史杂志, 2003;(2): 104

(四) 医 药 信 息

【中药信息学的建立和研究】

随着多种现代测试技术的应用，中药原植物、化学、药物、药效及临证等信息量剧增，许多学者认为应建立、发展中药信息学，运用信息处理技术，揭示和表达各种数据的特定意义，发现和认识隐含在数据中的客观规律，用以指导现代中药的研究。

丁志平等认为首先对中药信息源进行分类和整理，建立包括来源、炮制方法、活性成分、功能与药效、毒性、配伍规律、临床应用等数据库，按标准格式进行数字化处理、转换和分析、挖掘，求得多方位的检索和共享。对中药信息的分类，丁氏等认为可从以下方面归纳：① 按行业分类：包括药政管理、中药学教育、中药学研究、药品生产流通、药品使用等。② 按信息流分类：研究部门→新药设计→临床研究→生产上市→宣传推广→产品经营→临床使用→疗效评价→不良反应检测→研究部门。③ 按信息学分类：包括数据处理与统计，管理信息系统，智能化专家系统，多媒体技术应用，文献检索查询，辅助设计与辅助教学，药学信息的传播及方案策划，中药信息产品研制，中药信息服务等。

程翼宇等认为建立中药信息学的首要目标是总结归纳中药实践、中药教育、中药生产、中药新药设计以及相关领域中所使用的各种信息技术，吸收和综合生物信息学、化学信息学和药物信息学等，发展形成系统化的中药信息学理论、方法学及应用技术。在中药化学及药效物质基础方面，中药信息学主要研究解析仪器信号、化学图谱等；在质量控制方面主要研究药物质量鉴别、制药过程参数检测、中成药质量分析、质量分析数据管理等；在药效检测评价方面主要研究药理数据、药效定量检测和药理仿真实验等；在中药优化、研发等领域着重中药组效关系辨识和组方优化等方面。

丁志平等认为以新的技术理念建立现代中药新药创制体系是中药信息学的关键任务之一，创建基于先导混合物的中药研究模式，建立计算机辅助中药设计系统；通过运用计算机智能及信息工程方法研究传统中药复方配伍规律，进行中药复方计算机虚拟仿真，发现中药先导混合物，辨识其组效关系及量效关系，优化设计中药复方新药，为大规模筛选、设计及开发中药复方新药提供技术支持，发展形成传统中药验方与现代高科技相结合的中药复方开发新模式。丁氏等指出，通过中药信息处理系统对相对数据自动化分析处理，可以模拟进行自动化组方、工艺设计、质量控制、疗效判断等，它能促进中医药学对现代技术的吸收融合，与其他信息科学的结合，规范中药信息(如方名、药名等)，有利于临床、教学和科研。

（方　法）

【中医药信息数字化虚拟研究中心简介】

中医药信息系统的研制始于20世纪80年代，由于数据库规模过小，质量差异、低下，无法实现资源共享而导致信息资源利用度很低。2002年中国中医研究院中医药信息研究所在国家科技部专项资金项目“中医药科技信息数据库”的支持下，以中医药管理局中国中医药文献检索中心及其分中心为基础，在浙江大学计算机科学与技术学院的支持下，利用国际互联网，将全国近20所中医药大学及研究院所的中医药信息数字化建设力量组织起来，组成了中医药信息数字化虚拟研究中心，下设分布于全国各地的17个分中心，为中医药信息数字化工程提供了一个良好的研究模式。该中心于2002年完成建立了中医药信息数字化异地、远程、同步建库平台，并投入使用。该平台设立三级权限管理机制，第一层是数据加工层面，第二层是分中心管理界面，第三层面是终审、合成层面。该平台能显示所有在线工作人员的个人数据，还建有局域网管理界面，可进行工作量统计、数据的计算机筛选，避免不合格数据进入数据库。在异地、远程同步数据加工平台上建立标准表，使用统一的标准词汇，通过三级审核的合格数据才能进入数据库。

目前建立的17个分中心由福建中医学院、南京中医药大学、湖北中医学院、湖南中医药研究院、广州中医药大学、浙江省中医药研究院、河南省中医药研究院、黑龙江中医药大学、辽宁中医学院、北京中医药大学、上海中医药大学、上海市中医药科技情报研究所、成都中医药大学、陕西中医药研究院、江西中医药研究所、吉林省中医中药研究院和重庆中医药研究院组成。但目前尚未建立起一套完善的运行机制。

（方　法）

［附］ 参考文献

C

程翼宇，范晓辉，瞿海斌. 论建立与发展中药信息学. 中国中医药信息杂志，2003；(2)：84

崔蒙. 关于建设中医药信息数字化虚拟研究中心的探讨. 中国中医药信息杂志，2003；(11)：91

D

丁志平，王家辉，乔延江. 中药信息学研究浅释. 中国中医药信息杂志，2003；(4)：92

六、民族医药

【藏医药在风湿病中的应用】

张兴东撰文指出，风湿病属于藏医药“隆病”范畴，分为肌肉隆、筋隆、骨隆、血隆、关节隆，临床表现与现代医学的类风湿性关节炎、风湿性关节炎、感染性关节炎、痛风等相似。治疗总则为“热病寒之，寒病热之”。

在药物内治方面，首先服用汤剂、酒剂以消除并发症，其次服用散剂以扑杀疾病，最后用药油丸驱除余病以滋养正精。临床应用的汤剂有三骨汤(牛羊附骨、胛骨、尾骨)，或将其他各种杂骨熬汤加干姜、阿魏、大蒜佐料。将西藏棱子芹、黄精浸入小麦或青稞酒中制成药酒，主治一切“隆病”；祛隆剂有白祛隆剂(熔炼的酥油汁加炒面、干姜、光明盐搅拌成的糊剂)、红祛隆剂(羊肉汤加炒面、干姜、硇砂制成的糊剂)、蒜祛隆剂(大蒜汁加羊奶、酥油、骨汤、光明盐熬制的糊剂)，主治一切“隆病”，可增强体力、强筋健骨。散剂有十四味肉豆蔻散、二十五味肉豆蔻散、二十五味阿魏散，药油丸由石榴、芫荽、干姜、小米椒、荜茇加牦牛酥油制成。

外治法有缓治法和峻治法，缓治法包括熨敷法、药浴疗法、涂擦法。熨敷法包括冷敷法、热敷法。冷敷法：对扩散伤热、紊乱热等引起机体坏血充斥，固定不移的疼痛等，在黎明之前，取冷水喷激患处或灌入羊胃内冷敷疼痛部位；痛风引起的腿脚灼热，可用木藤蓼研末合以黄牛粪涂敷。热敷法：适用于隆病引起的寒性疼痛。将烘热的酥油毡片敷患处，其上用烘热的水底石子热熨；四肢关节黄水充斥者，将砂砾小石子用酒喷湿后在锅中炒热热熨，或取砂子加少许盐巴用酒或酒糟合苔藓于火中烘热热熨。浴疗法：包括水浴法、敷疗法和蒸疗法三种。水浴法包括天然温泉浴和药浴，能够根除肌肤骨脉中的各种疾病，对陈旧热、扩散肌肤关节痛风、痹症(风湿、类风湿性关节炎)效果最优。峻治法是火灸百会、大椎穴(藏医又称“隆穴”)、四肢阿是穴。主治各种隆病。

经现代药理研究证明，独一味、雪山一枝蒿、雪三七、铁棒锤、藏川乌、山莨菪、东莨菪、盘龙七等藏药均有明显的抗风湿、止痛效果。

在食疗方面，藏医采用服食脂类、红糖、牛奶和食肉类动物的肉等有营养的饮食，取其重而性热，能增生胃火，用以治疗属中医风寒湿痹型风湿病。用经年陈酥油、山羊肉、黄牛肉等治疗属中医热痹型风湿病。在不干不湿地带饲养的动物肉可治疗寒热不典型的风湿病。

(滕　颖)

【藏医药治疗急慢性胆囊炎】

藏族生活在高寒缺氧地带，饮食结构以高脂肪高蛋白为主，也有食用变质、腌腊食物的习惯，由此胆固醇的增高是本地胆囊炎、胆结石剧增不下的原因。久西加布等用藏药治疗慢性胆囊炎86例，以清热解毒，疏肝利胆，利气止痛为主要方法，药用藏药“尕尔琼散”(黑冰片、石榴子、熊胆、寒水石等)和“年赛尔丸”(唐古拉乌头、藏茵陈等)，每日交替服用，早8时服用尕尔琼1.5 g，中午1时服年赛尔1丸，下午5时服用尕尔琼1.5 g，晚9时服年赛尔1丸。10 d为1个疗程，服用2～3个疗程后，治愈率为50.0%(43/86)，总有效率为97.7%(84/86)。郝大庆等治疗急性胆囊炎、胰腺炎、慢性胆囊炎急性发作100例，以清热利胆、止痛为治则，以“三味牛黄散”(牛黄、人工牛黄、藏红花、红花、天竺黄)为主药，每日2次(中午、夜间)，每次1 g；酌情配以既有清热退烧之功效又不损及“龙”(虚症)的“赛地”(波棱瓜子为主药，配有辅药18种)，每日早、晚各1次，每次3～4粒。经治10～15 d，痊愈率为84.0%(84/100)。多果治疗慢性胆囊炎90例，用五味红花胶囊(石榴、肉桂、豆蔻、荜茇、藏红花)，每日1次，每次2粒；十三味茵陈胶囊(藏茵陈、广木香、洪连、角茴香、波棱瓜、船形乌头等)，每日1次，每次3粒；十味黑冰片胶囊(黑冰片、石榴、肉桂、豆蔻、荜茇、诃子等)，每日1次，每次3粒；五味茵陈汤(藏茵陈、小檗皮、船形乌头、宽筋藤、岩白菜)，每日1次，临睡前饮20 ml。经3个月治疗，治愈率为66.7%(60/90)，总有效率为97.8%(88/90)。

尕藏久美发现临床上胆囊炎以寒性“赤巴”型多见。治疗40例，内服具有清热解毒、疏肝利胆、健胃等功效的传统成药"仁青芒觉丸"(仁钦坐台、珍珠、青金石、松耳石、珊瑚、藏红花等70余味,每早服1丸)和具有疏肝利胆、消食和胃的赛尔半(诃子、波棱瓜子、褐毛风毛菊、三果针等,每日服2次,每次2丸)。如消化不良时加用旭赛,发热、黄疸者加用蒂杰。再加用氧氟沙星0.2 g静脉点滴,每日2次,1周后停西药。连续服藏药1～2周或至症状消失后经B超确认治愈后,在藏医理论的指导下,火灸第10节脊椎等穴,可巩固疗效和降低复发。对照组40例用氧氟沙星、灭滴灵静脉点滴,口服去氢胆酸。结果治疗组1～2周痊愈率60.0%(24/40),15～30 d内治愈率27.5%(11/40),总有效率97.5%(39/40),复发率5.0%(2/40)。对照组为40.0%(16/40)、20.0%(8/40)、85.0%(34/40)和57.5%(23/40)。德吉措毛采治疗急慢性胆囊炎127例,早服十一味金色散(金诃子去核、黑冰片、石榴、岩精膏、波棱瓜子、唐古特乌头等)1 g;午服八味樟牙菜散(樟牙菜、波棱瓜子、唐古特乌头、广木香、矮丛风毛菊、短管兔耳草等)1 g;晚服二十五味绿绒蒿散(五脉绿绒蒿、天竹黄、丁香、肉桂、广木香、藏木香等)1 g。较重者酌情配以二十五味松石丸或芒硝,每日1丸早晨空腹服用,3个月为1个疗程。同时酌情给予西药。结果治愈率为61.4%(78/127),总有效率为96.9%(123/127)。

(萧惠英)

【蒙医药治疗前列腺炎和前列腺增生】

哈希巴特尔指出,如长期生活和工作在潮湿的地方,或过度劳累,饮酒过量,久病体弱等,"三根七素"失去平衡,巴达干赫依偏盛位于肾脏,并与希拉相搏,影响肾脏对水液的正常调节,可导致慢性前列腺炎。采用蒙西医结合加上前列腺按摩治疗116例,病程最短3个月,最长9年。热淋者以扫吉德3 g加嘎日迪-5味5粒、十味诃子滑胃丸3 g加嘎日迪-5味5粒为主;血淋者以扫吉德3 g、吉日顺-8味3 g加嘎日迪-5味、古日古木-13味3 g加嘎日迪-5粒为主;寒淋者以扫吉德3 g加嘎日迪-5味、苏格木勒-10味加嘎日迪-5味、七味槟榔散为主。以上三型均以大剂汤、三十五味沉香散、萨日冲阿加减。西药以大环内酯类抗生素为主,7 d为1个疗程。西药为1个疗程,蒙药一般3～5个疗程。结合前列腺常规按摩,5 d 1次,连续治疗6～8次。结果,腰及会阴部不适102例,有效率88.2%(90/102);尿道分泌物47例,有效率95.7%(45/47);尿频尿痛58例,有效率94.8%(55/58);排尿不尽感82例,有效率93.9%(77/82);早泄、血精者分别为61例、6例,有效率均为100%;阳痿35例,有效率88.6%(31/35)。李翠英治疗慢性前列腺炎120例,随机分为治疗组60例,早服自拟前列腺1号5 g/次;午服吉日顺-8味11粒/次;晚服萨丽嘎日迪15粒/次。当临床症状消失、前列腺液检查恢复正常、仅前列腺肿大时,采用活血化瘀软坚的中药,药用桃仁、红花、益母草、王不留行、柴胡、升麻等。对照组60例只用西药,前列舒胶囊2粒/次,3次/d;环丙沙星250 ml静脉滴注。均以3个月为1个疗程。结果治愈率分别为36.7%(22/60)、20.0%(12/60),总有效率为90.0%(54/60)、30.0%(18/60),组间比较,$P<0.01$。李翠英等治疗非细菌性前列腺炎130例,随机分为治疗组50例、对照Ⅰ组50例和对照Ⅱ组30例。治疗组用蒙药前炎灵(萨丽嘎日迪基本方加红藤、益母草、王不留行),5 g/次,2次/d,口服;对照Ⅰ组用萨丽嘎日迪15粒/次,2次/d;对照Ⅱ组服用前列康每次4片,3次/d,加前列安栓。均以3个月为1个疗程。结果总有效率分别为88.0%(44/50)、80.0%(40/50)、76.7%(23/30),治疗组均优于对照Ⅰ组和对照Ⅱ组。

姜风霞等采用蒙药"癃必通"(人参、三七、桔梗、乳香、没药等)治疗前列腺增生40例,每日3次;对照组20例服前列舒乐。均以1个月为1个疗程。总有效率分别为85.0%(34/40)、25.0%(5/20)。李翠英等治疗前列腺增生症50例,早用3味蒺藜散5 g/次,水煎服;午用"蒙药通关灵1号"11粒/次,水冲服;晚间肾阴虚者用萨丽嘎日迪13粒/次,肾阳虚者用苏格木勒-10 13粒/次,均水冲服。对照组20例口服前列欣胶囊,2粒/次,3次/d。均以6个月为1个疗程。结果显效率分别为20.0%(10/50)、15.0%(3/20),总有效率为66.0%(33/50)、45.0%(9/20),组间比较,$P<0.05$。

(朱新革)

【蒙医药治疗和护理带状疱疹】

带状疱疹属蒙医学的"毛盖伊力都"病范畴。是由于饮食起居不调使"希拉乌苏"增盛所致,个别患者合并"粘"后病情加重。布仁巴特用三子汤(诃子、川楝子、栀子等)外敷治疗带状疱疹58例,每次取10～30 g药粉加水500 ml煎5 min后离火,以消毒纱布6～8层浸泡在药水中,取出挤出水分,热敷病灶局部。结果3 d治愈率55.2%(32/58),5 d治愈率20.7%(12/58),7～10 d治愈率24.1%(14/58),平均治愈天数为6 d,总治愈率为100%。包狄等治疗36例,采用哈布德仁-9以醋调拌后涂于患处(破溃处禁用);同时每日早饭后服用伊赫·乌兰-13汤,1次3 g;每晚睡前服孟根乌苏-18味丸,1次5粒。结果全部治愈,其中2～4 d治愈率58.3%(21/36),5～9 d治愈率38.9%(14/36),10～15 d治愈率2.8%(1/36),平均治愈天数为7 d,总治愈率为100%。吴启忠等采用复方大蒜酊治疗,疗效明显。其配制方法:牛蒡子70 g炒熟捣碎,板蓝根、虎杖各70 g捣碎,与红花50 g混合,加75%乙醇400 ml,浸泡1周,过滤。大蒜200 g去皮捣烂,与冰片浸泡在药液中搅拌则成,放冰箱冷藏备用。每日用棉球涂6次,用药越早效果越好。

苏锦荣等在西医常规治疗和护理中应用蒙药"吉如瓦-5味散"(黄柏皮、栀子、诃子各200 g,黄连50 g,冰片25 g)加以温开水或鸡蛋清调成糊状,敷于患处,1～2次/d。8例疼痛较重病例在敷药1～2小时后有明显的止痛作用,并持续6小时以上,比封闭疗法方便、止痛作用持续时间长。带状疱疹在治疗中时有继发感染,表现为渗液较多、局部有臭味、疼痛加剧、红肿等特征。此时用双氧水外洗后,将"吉如瓦-5味散"用温开水调敷于患处,具有良好的消炎、止痛作用。5例使用后,2～3 d感染得以控制。

(王宪英)

【蒙医药治疗痤疮】

高志清等治疗寻常痤疮125例,以蒙药红花-13味(国家蒙药制剂中心生产)为主,15 d为1个疗程。大便干燥者加服阿木日-6味散;月经不调者加服乌力吉-18味;前胸后背起疹者加服敖西根-18味;合并"粘"者加服嘎日迪-5味丸。结果痊愈率69.6%(87/125),显效率20.8%(26/125),总有效率99.2%(124/125);治疗最短为1个疗程,最长5个疗程。

孟和巴特尔治疗痤疮280例,采用蒙药土茯苓-7味(土茯苓、金银花、诃子、栀子、黄连、瞿麦等)水煎服,每次2～3 g,2～3次/d;同时取勒比巴拉珠尔(大戟、大黄、翻白草、黄精、石菖蒲、黄姜等)适量,用温开水调成糊状涂于患部,1次/d。经2周治疗,治愈率10.7%(30/280),1个月治愈率39.3%(110/280),2个月治愈率35.7%(100/280),3个月治愈率14.3%(40/280),平均天数为41 d,总有效率为100%。

乌兰图雅等治疗43例,其中丘疹型25例,脓疱型14例,囊肿型4例。采用口服蒙药益丹散8 g,2次/d;配合口服西米替丁0.4 g,3次/d,甲烯土霉素0.25 g,3次/d。2周为1个疗程。结果治愈率67.4%(29/43),总有效率95.3%(41/43)。

郭蓉等治疗135例,对痤疮顶端快速灸刺,烧灼的深度达脂栓或脓腔,随之轻轻挤压使脂栓分泌物排出,再涂上蒙药三子汤软膏(栀子、诃子、川楝子研细,用0.1%红霉素软膏作基质,比例为3∶7)。用自制面膜(滑石粉,维生素B_1、维生素B_2、维生素B_6、维生素B_{12},硼酸氧化锌等)每天早晚清洗面部1次,外用三子汤软膏。经治4～8次,治愈率60.7%(82/135),总有效率为64.4%(87/135)。

(滕 颖)

【蒙医药治疗胆囊炎胆石症】

1. 慢性胆囊炎

慢性胆囊炎属蒙医肝胆"希拉"热症类,蒙医认为多因病情迁延"希拉"合并巴达干致使热症中参寒,导致饮食之精浊不分,浊物滞结而成。梅花等将100例慢性胆囊炎患者随机分为结合组和西医组各50例,两组均用5%葡萄糖注射液500 ml加庆大霉素注射液16万U静脉滴注,1次/d。结合组:早饭前用地格达-8味散2 g;午饭后用德格都古日古木-13味散2 g,温开水送服;晚饭后用阿木日-6味散温水送服;共14 d。西药组:同时口服B族维生素和维生素C。共21 d。结果痊愈率分别为80.0%(40/50),56.0%(28/50),总有效率为96.0%(48/50)、86.0%(43/50),组间比较,$P<0.01$。石巴特尔等治疗150例,均经B超、化验确诊为慢性胆囊炎。应用SGCM型微电脑中低频综合治疗仪治疗,2次/d,每次20 min。10 d为1个疗程。蒙药用给旺-9味、当玛-5味、色日喜、地格达-4味汤、扎木萨-4味汤等。结果治愈率为84.0%(126/150),总有效率为99.3%(149/150)。萨如拉等治疗53例,早饭后服金诃子-5(诃子、石榴、波棱瓜、黑冰片等)2 g,加嘎日迪-5(诃子、木香、菖蒲、细叶草乌、麝香)1 g,开水送服;中午饭后服帝达-8(獐牙菜、波棱瓜、唐古特乌头、木香、小檗皮、兔耳草等)2 g,开水或冰糖

水送服;晚饭后服希吉德-6(木香、高良姜、诃子、大黄、寒水石、碱花等)2 g,加金诃子-5 2 g,再加嘎日迪-5 1 g,开水送服。连服2~4周。结果治愈率73.6%(39/53),总有效率100%

2. 胆石症

蒙医理论认为胆石症多由希拉病变引起,以清希拉热邪为主要治则。娜仁格日乐等治疗40例,病程最短24 h,最长32年。用大黄-11味散制成水丸,3次/d,每次5 g,开水送服;对照组20例,病程最短2 d,最长30年。用胆石通胶囊,3次/d,每次6粒。1个疗程均为30 d,连续3个疗程。结果治愈率分别为17.5%(7/40)、10.0%(2/20),显效率为52.5%(21/40)、45.0%(9/20),总有效率为92.5%(37/40)、80.0%(16/20),组间比较,$P<0.01$。

(滕 颖)

【蒙医药治疗鼻炎】

鼻炎属于蒙医鼻亚玛病范畴。蒙医认为鼻为上行赫依运行途径,也是病变巴达干窜行之道。体内三根、七素的相对平衡失调,功能障碍,使体内巴达干赫依增多,影响鼻部,导致鼻亚玛病。金巴治疗鼻腔炎性疾病520例,其中急性鼻炎123例,慢性鼻炎125例,肥厚性鼻炎76例,变应性鼻炎63例,萎缩性鼻炎56例,鼻窦炎39例,鼻真菌病20例,酒渣鼻18例。治疗原则为清热灭鼻病毒,解表通窍,采用蒙药“鼻炎一吸灵”吸入法,1次用药0.2~0.5 g,装在小烟锅内,点燃吸入鼻腔,再从鼻腔慢慢呼出,用药1~2次/d,最短1~2 min见效,最长1~2 d。总痊愈率为84.4%(439/520),总有效率为100%。乌恩其其格等治疗鼻窦炎35例,运用蒙药玛努西汤(玛西努汤5 g,加水50~150 ml)煮沸后熏鼻,每次10 min,2次/d,10 d为1个疗程。经1~3个疗程治疗,痊愈51.4%(18/35),显效率28.6%(10/35),总有效率100%。

锡林托娅等治疗过敏性鼻炎182例,分成3组。蒙药组68例用蒙药鼻炎清,2次/d,1次15粒,饭后服,服药20 d为1个疗程;激光组52例,用He-Ne激光照射仪功率以20 mV对准鼻腔照射,1次/d,每次10 min,10次为1个疗程;结合组62例以激光配合蒙药治疗。结果结合组、蒙药组和激光组总有效率分别为91.9%(57/62)、60.3%(41/68)、69.2%(36/52),结合组为优,组间比较,$P<0.05$。米裕清等治疗慢性肥厚性鼻炎64例,采用GW-92E型微波综合治疗仪,并用双极辐射器凝固下鼻甲黏膜的表面,至下鼻甲缩小。术后口服蒙药鼻炎清,每次15粒,3次/d,15 d为个1疗程,重者2~3个疗程。结果显效率37.5%(24/64),总有效率100%。

(陈丽云)

【土家药金芪胶囊的药效与应用】

土家验方加味组成的金芪胶囊(金钱草、黄芪、党参、茵陈、黄连、延胡索、吴茱萸、郁金、川楝子、丹参、香附子、白术等,恩施州民族医院制造)具有清热化湿、疏肝利胆、行气活血、健脾温中的功能。邢宏志等研究表明,金芪胶囊各剂量组均能增加大白鼠胆汁流量;对金黄色葡萄球菌、乙型溶血性链球菌、变形杆菌、福氏痢疾杆菌、伤寒杆菌、致病性大肠杆菌、绿脓杆菌等均有不同抑制作用;能明显减少醋酸致小白鼠扭体次数,提高其痛阈值。具有抗炎、消炎、利胆、镇痛的功效。邢氏等用金芪胶囊治疗慢性胆囊炎急性发作152例,对照组128例,口服利胆醇胶丸。两组病例可根据病情加用输液,但均不加用抗生素,疗程均为10天。结果,治疗组显效率81.6%(124/152),总有效率97.4%(148/152),明显优于对照组的52.3%(67/128)和87.5%(112/128),组间比较,$P<0.005$。两组退热时间和镇痛疗效比较,均为$P<0.001$。在观察期内治疗组152例口服金芪胶囊后无任何不良反应。

(滕 颖)

[附] 参考文献

B

包狄,白桦,耿丽琼.蒙药治疗带状疱疹36例.中国民族医药杂志,2000;(2):封二

布仁巴特.蒙药三子汤外敷治疗带状疱疹58例.中国民族医药杂志,2001;(1):6

D

德吉措毛.藏西医结合治疗急慢性胆囊炎疗效观察.中国民族医药杂志,2002;(4):22

多果.藏医治疗慢性胆囊炎90例.中国民族医药杂志,2001;(2):22

尕藏久美.藏西医结合治疗胆囊炎40例.中国民族医药杂志,2003;(1):18

G

高志清,张海玉.蒙药红花-13味治疗寻常痤疮125例.中国民族医药杂志,2003;(1):41

郭蓉,苏木亚,李烨.蒙药三子汤配合手术治疗仪治疗135例痤疮.中国民族医药杂志,2003;(4):19

H

哈希巴特尔.蒙西医结合前列腺按摩治疗慢性前列腺炎.中国民族医药杂志,2003;(2):16

郝大庆,胡容.藏药三味牛黄散治疗急性胆囊炎胰腺炎疗效观察.中国民族医药杂志,2003;9(3):12

J

姜风霞,斯钦,巴雅尔.蒙药"癃必通"治疗前列腺增生60例疗效观察.中国民族医药杂志,2002;(3):44

金巴.蒙医药烟吸入法治疗鼻腔炎性疾病520例.中国民族医药杂志,2002;(3):23

久西加布,看召吉.藏药治疗慢性胆囊炎86例疗效观察.甘肃中医,2003;(7):39

L

李翠英,贺菊乔.蒙前炎灵治疗非细菌性前列腺炎的临床观察.中国民族医药杂志,2003;(2):11

李翠英,金鑫,图雅.蒙医蒙药治疗前列腺增生症的临床研究.中国民族民间医药杂志,2000;(2):75

李翠英.中蒙药治疗慢性前列腺炎的临床观察.中国民族医药杂志,1999;(4):21

M

梅花,宝音图,包玉英.蒙西医结合治疗慢性胆囊炎50例.中国民族医药杂志,2003;(4):15

孟和巴特尔.蒙药治疗痤疮280例.中国民族医药杂志,2002;(2):24

米裕清,锡林托娅.蒙西医结合治疗慢性肥厚性鼻炎疗效观察.中国民族医药杂志,2003;(1):19

N

娜仁格日乐,哈斯花.蒙医药治疗胆石症40例.中国民族医药杂志,2003;(2):6

S

萨如拉,贺希格.蒙药治疗慢性胆囊炎53例.中国民间疗法,2003;(9):58

石巴特尔,朝克图.蒙药结合综合治疗仪治疗慢性胆囊炎150例临床体会.中国民族医药杂志,2003;(2):13

苏锦荣,宝娜仁.吉如瓦-5味在带状疱疹护理中的应用.中国民族医药杂志,2003;(4):58

W

乌恩其其格,包玉山.蒙药煎服熏鼻治疗鼻窦炎.中国民间疗法,2002;(9):30

乌兰图雅,陈华.蒙西医结合治疗痤疮43例.中国民族医药杂志,2002;(4):23

吴启忠,吴磊,赵会平.蒙药复方大蒜酊治疗带状疱疹疗效观察.中国民族医药杂志,2003;(1):9

X

锡林托娅,米裕清.蒙西医结合治疗过敏性鼻炎182例疗效观察.中国民族医药杂志,2003;(1):21

Y

邢宏志,袁齐,谭宗艾,等.土家药金芪胶囊治疗慢性胆囊炎急性发作期临床观察.中国民族医药杂志,2003;(4):3

邢宏志,袁齐,谭宗艾.土家药金芪胶囊的药效学研究.中国民族医药杂志,2003;(3):27

Z

张兴东.浅谈藏医药在风湿病中的应用.甘肃中医,2003;16(3):40

七、台港澳中医药

【台湾中医药动态】

1. 防治SARS

针对SARS,台湾中医药委员会制定"中医药对SARS防治研究计划",包括:① 补助进行中医药对于SARS等流行病学的研究。② 进行中医药对SARS高危险人群病患防治的研究。③ 进行抗SARS暨抗病毒等中药的安全性评估研究及防治教育训练。④ 进行中医药防治SARS等病毒性疾病资讯典籍暨网站建置的研究。长庚医院陈玉升等以中西医合作模式观察与治疗10例SARS患者,初步观察其病机以湿邪贯穿全程为重点;或因发展不同而有湿热、湿温、寒湿,病位或在肺、在脾、在肝、在肾等。SARS可分早期、中期、高峰期、恢复期,病机以湿阻遏中上二焦,并易耗气挟瘀,甚则内闭喘脱为重点。早期以湿热遏阻、卫气同病为特点,治宜宣透清化,常见证型有湿遏肺卫、邪伏膜原,前者用三仁汤合升降散或藿朴夏苓汤、荆防败毒散,后者用达原饮加减;中期以邪阻少阳、湿热壅肺、湿热蕴毒为特点,治宜宣畅气机、清化湿热,分别使用蒿芩清胆汤、麻杏石甘汤合葶苈泻白散、甘露消毒丹加减;高峰期突出表现为气促喘憋明显,或有紫绀,病机以湿热毒盛、耗气伤阴、瘀血内阻为主要特点,少数可表现为邪入营血,气竭喘脱,方用白虎加人参汤、清营汤、犀角汤等;恢复期以正虚邪恋,易挟湿挟瘀为主要特点,主要证型有气阴两伤、气虚挟湿挟瘀,治宜扶正透邪,兼化湿、活血,选用生脉散或沙参麦冬汤、血府逐瘀汤加减。

2. 中医基础

(1) 诊断标准的建立　2003年度中医病证与病名分类标准的建立,主要有慢性B型肝炎、慢性C型肝炎、糖尿病、骨质疏松症中医诊断标准及中医内科、中医妇科临床诊疗作业指引等,编写针灸及伤科临床诊疗共识及审查手册。

(2) 证型研究　吕春美等利用微阵列生物品片分析过敏性气喘基因表现的差异与中医哮喘热证之间的相关性。结果发现,一些基因与热证评分呈正相关,并具统计上意义或显著意义,如哮喘热证与趋化激素如RANTES等有最强的相关性,同时也与讯息传导分子TBXA2R、细胞激素IL-15、IL-18、黏附分子CD_2成正相关,且这些基因与热证评分进行多变项回归所得到的回归方程式可预测患者热证的评分,作为临床判断过敏性气喘热证程度,具有方便、快速、客观等优点。

(3) 中医文献及医家研究　陈荣洲研究李东垣元气阴火学说及妇科学术思想,认为脾气虚时以消化系统功能障碍为主,多数可见小肠吸收机能减退及营养代谢失调。阴火是脾胃虚衰,元气不足所引起的,其主要病变在小肠,阴火临床表现可分为实热证或虚热证。虚热证的表现因长期小肠营养物质的吸收不足,会出现气虚头痛、贫血、易感冒等脾肺两虚症状;实热证的表现是在虚热体质的基础上演变而来。李东垣治妇科疾病学术思想与其元气阴火学说有密切关系,认为妇人经闭、崩漏、带下多因脾胃虚损、中气下陷、阴火亢盛、湿热下注所致。对妇人经闭,主张以补血泻火为主;治妇人崩漏,以补气养血、升提举陷、泻阴火为主;治妇人带下,以益气补血、温补脾阳、祛下焦寒湿为主。此外,脾虚气陷日久,阴火可转化为寒证,形成下焦寒湿和虚寒,治疗以温补为主。陈氏等认为张从正以汗吐下三法尽治诸病,均以实热体质为研究对象,其攻下目的是将邪气迅速祛除,其攻下方法,先以药物为主,病后调养则以食补为先等。其治疗妇科疾病的思想,大抵皆先吐后下,如经闭不行、妇人不孕皆与痰瘀有关,先涌吐痰涎,后通经泻下;带下多由热引起,先上涌痰水,后泻下以去湿。

3. 中医临床疗效评估

廖丽兰对异位性皮肤炎属脾虚湿盛者用六君子汤加苍术、厚朴、猪苓、泽泻;血热生风型用玉女煎加牡丹皮、紫草根,疗效良好,副作用低。三军总院对32名C型肝炎患者以干扰素配合抗病毒药物Ribavirin,并辅以冬虫夏草,治愈率可达

94%，且复发率低。有关人员在进行三黄泻心汤对放射治疗增敏作用的研究中，发现三黄泻心汤对弥漫性恶性非小细胞肺癌与直肠癌及头颈部癌有显著效果。科研人员发现加味逍遥散治疗更年期综合征的效果不逊于性激素，且副作用大大减少。长庚医院对心衰患者在西药治疗的基础上辅以生脉散，有助于改善心脏肥大、气喘，延缓恶化，但不适合实证体质或便秘热证者。

4. 中药方剂研究

(1) 方剂研究　科苗生物科技公司研发的抗艾滋病毒中草药复方于2003年6月获许可，在台北荣总进行Ⅱ期人体临床试验，该配方包括龙葵、金银花等5种草药。许尧钦等的研究显示，口服生脉散后，正常人体平均动脉压及周边阻力降低、心肌纤维短缩分率与左心室搏出分率增加。蔡文廷等利用基因晶片分析六味地黄丸和桂附八味丸，并在培养肾细胞株后抽取mRNA，探讨基因有何不同的表现。根据八味丸的图谱分析，其中3个基因有显著意义，其影响内分泌恒定的生化荷尔蒙变化与粒线体能量代谢，与临床证型显著相一致。苏珊玉等研究发现高浓度达十倍的采坤茶(红枣、黑大豆、黑木耳组成)可明显增加子宫湿重与体重比，且可增加子宫上皮的厚度及有丝分裂细胞数，而一倍采坤茶无此作用。此外，还具有抗氧化作用及明显的雌激素活性。吴龙源等探讨龙胆泻肝汤变方对Dimethylnitrosamine诱发大鼠肝损伤的疗效，结果显示：龙胆泻肝汤变方组对保护肝脏损伤及降低肝细胞的变性和坏死程度有明显功效，但对抗纤维化效果不明显。

(2) 中药研究　林云莲等从丹参甲醇抽取物的乙酸乙酯层中分离出六种新的丹参酮化合物。王铭富等的研究显示白术萃取物具有改善学习记忆的作用。郑皓元等发现台湾金线连水抽出物可改善东莨菪碱诱发的健忘，其抗健忘作用可被周边胆碱毒菌碱接受器拮抗剂scopolamineN-methylbromide所拮抗，并会被neostigmine及physostigmine增强。苏进成等从基因层次探讨龙葵水粗抽物对人类胃癌细胞株NAT1的影响，实验表明龙葵水抽取物并不会造成NAT1基因的影响，实验表明龙葵水抽取物并不会造成NAT1基因表现的变化。并显示其可降低人类大肠癌细胞胞质液及完整细胞中的胺基乙醯转移酶的活性。游明谦等在动物模型上观察显示水飞蓟抽取物可减少半乳糖胺所诱发之急性肝损伤，并以预先喂食的效果较佳。郭育绮等从心叶母草乙醇抽出物中分离出5组成分，其中VC-CH可阻断K562、Vero、Raji、Calu-1、HeLa、Wish等肿瘤细胞其细胞周期进行而抑制其增生，提示心叶母草中可能含有肿瘤细胞生长抑制因子。

5. 针灸研究

杨文达等在小鼠模型上显示出电针刺激足三里穴确有镇痛作用，这种镇痛效果不会因针尖的尖或钝而有显著差异。曹永昌等进行针刺激与一氧化氮合成酶抑制剂L-NAME结合的镇痛研究，观察表明L-NAME注射及电针刺激各组除了可以降低早期及晚期阶段福马林疼痛反应外，亦以相当剂量依赖性之趋势对各层区(表浅层、中间层以及深层)的Fos标记神经细胞产生抑制效果。

(肖林榕　林晓凤)

八、国外中医药

【中医药在国外的发展和出国行医要考虑的问题】

左言富认为自20世纪70年代初出现的世界性的中医热潮至今，其势头始终未减，近年来，随着中国对外开放政策的实施，中医药在世界五大洲迅速发展。① 中医药、针灸受到各国政府及民众的普遍关注。全球120多个国家和地区设立了中医药机构，采用中医药、针灸、推拿、气功治疗疾病的人数已占世界总人口的1/3以上，其疗效已得到各国政府及人民的信任和不同程度的支持。在世界中医药传播广泛的国家约有47个。针灸在美国已进入稳定发展时期，各州几乎都以各种不同形式为针灸开绿灯，针灸立法、教育和针灸师考试制度都较完备。日本现有65%医生会使用汉方药，从事汉方医学、针灸及按摩的医师已超过10万人，大部分汉方药可在健康保险中报销。② 各国对中医药、针灸的科学研究更为重视。各国相继成立了官方或民间的研究机构，开展中医药、针灸的理论及临床研究，并应用10多种文字出版了60多种中医、针灸学术刊物和一些专著。③ 中药及其保健品的国际市场不断扩大。天然药物年贸易额已达160亿美元(中国中医药贸易额只占3%)，天然保健品、化妆品可达300亿美元以上。近年中药及保健品制剂出口已遍及130多个国家和地区。其主要出口市场：一是以华裔及华裔社区为中心的传统中药及其制品出口市场，主要为东南亚各国、港、澳、台；北美、西欧各国以华裔社区为中心；二是以日、韩为代表的传统中药市场，有其本国的传统医药，其制剂以中药材为原料，是我国中药材的传统市场；三是北美、西欧的西方草药市场，以当地草药为原料、现代工艺制作的植物药和保健药物。近20年来，在非洲、阿拉伯国家中，由于中国派去医疗队日益增多，已经播下了中医药的“种子”。④ 中医药学的国际交流与合作不断加强。近来政府间双边和国际机构多边合作增多。第55届世界卫生大会讨论了传统医学与非传统医学。WHO出版了传统医学技术指南，在专用术语的标准化方面做了许多工作，世界性“中医热”正在继续深入发展。

左氏指出，在中医药广泛走向世界的形势下，出国行医要考虑几方面的问题：① 国家地区选择。以语言为关键，以经济为基础。首选是西欧、北欧、北美、大洋洲，次选的是亚洲、东欧、东南欧，潜力大的是拉美、阿拉伯地区，也可考虑非洲。出国前要研读有关国家资料介绍，了解要去国家的历史、政治、经济、文化、地理、名胜、风土人情、民族习惯等。② 如何行医。进综合医院中医科、针灸科，但机率较少；进专门中医、针灸医院或诊所，或加入西医私人诊所，伺机发展；单独开业，要视不同的国家与地区；几个人租门诊所，或一个人几个城镇布点几个诊所。开中医诊所要看所在国家和地区，受不受限制，有无合法性。③ 如何选择工作业务范围。单纯针灸，或针灸加推拿，单纯推拿，或针灸、推拿加中成药，或针灸推拿加中药饮片。针灸成本低、风险小，容易做到，WHO统计针灸辅治病症300种，主治病症达100种。每位病员针灸治疗时间一般30～40 min，应一次性使用无菌针灸针，防止体液传染。推拿治疗的时间较长，适应证不广。因针灸、推拿有一定的局限性，对器质性疾病需要中药配合治疗。④ 了解进入国家(地区)的患者与国内有什么不同。如以欧美血统为主的外国人，其脾胃系统与中国人相比，中国人喜热食，外国人喜冷食。外国男士毛孔粗、汗毛粗长，对针灸反应灵敏，但不宜拔火罐、贴膏药。外国人因工作竞争激烈、节奏快，发病特点是心理障碍疾病多、实证多、痰证多、火证多、热证多、虚证少。

(方东行　管蕴萱)

【国外应用中医药治疗糖尿病的研究】

1. 实验研究

(1) 方剂研究　森元康夫(日本)等使用KKA^y遗传性糖尿病小鼠研究表明，白虎加人参汤对糖尿病的多饮有效，防风通圣散不仅可以改善糖尿病的多饮，且对多尿及高血糖也有效。Nakagawad(英国)等以大鼠糖尿病肾病模型研究了温脾汤、八味地黄丸、桂枝茯苓丸和柴苓汤4种中药方剂的治疗作用,结果表明其不仅具有降糖作用,而且通过抑制糖基化反应、多元醇旁路和氧化应激反应,延缓糖尿病肾病的进展,认为是很有潜力的治疗用药。Nakagawa(英国)等以模型大鼠探讨了桂枝茯苓丸对糖尿病肾病的作用,结果表明桂枝茯苓丸可明显改善肾功能(血清肌酐、尿蛋白排泄量)和病理所见,并可抑制糖尿病肾病进展,但其机制与卡托普利及氨基胍不同。

(2) 单味药研究　饭冢辛澄(日本)等通过非胰岛素依赖型糖尿病(NIDDM)GK大鼠研究表明,桑叶热水提取物可改善GK大鼠的耐糖功能和胰岛素抵抗,使葡萄糖刺激性胰岛素分泌反应恢复正常,因此认为桑叶对NIDDM有效,将进一步探讨其改善胰岛素抵抗及降血糖作用的机制。小野寺敏(日本)等将桑叶提取物和蜂胶浓缩、混合制成桑蜂胶™,对大鼠经口饲给药由于缓慢吸收而有降糖作用。Okyar(英国)等研究发现,芦荟叶浆提取物对IDDM、NIDDM大鼠均有明显的降血糖作用,而叶胶提取物对NIDDM大鼠在给药后1 h反而有升血糖作用,提示去除叶胶的芦荟叶可用于糖尿病的治疗。日本学者Shibano等检测了鸭跖草科植物鸭跖草变种中含有1-脱氧野尻霉素(DNJ)和2,5-二羟甲基3,4-二羟基吡咯烷(DMDP),具有很强的抑制α-葡糖苷酶活性的作用,所以显著抑制血糖升高,可作为糖尿病患者以及预防2型糖尿病的食品。Chem Pharm Bull(英国)报告,分布于巴基斯坦的大花菟丝子,其甲醇提取物和其中溶于乙酸乙酯的部分也表现出显著抑制α-葡糖苷酶的作用,并分离得到两种新成分。日本浅野直树等报告,曾从泰国传统生药大叶蝴蝶花豆中分离得到强力α-葡糖苷酶抑制剂α-HNJ,本次又分离得到多种α-HNJ的异构体、糖苷以及相关化合物。杧果叶在非洲被当地草药医生用于治疗糖尿病,Aderibigbe(英国)等实验表明其水提取物确实具有降血糖作用,但其活性成分和药理作用机制还有待进一步研究。

(3) 针灸研究　中村弘典(日本)等曾报道针刺对链佐星糖尿病(STZ)模型大鼠有效,为阐明其机理,又以全身麻醉糖尿病模型大鼠为对照,针刺中脘、天枢、气海、肝俞、脾俞、肾俞,结果表明STZ+针刺组空腹血糖值与STZ组、STZ+麻醉+针刺组相比显著降低,体重较后两组显著增加,认为全身麻醉可减弱(不是完全抑制)针刺治疗效果,因此推测针刺作用存在通过脑以及不通过脑两种机制。加藤麦(日本)等以出现胰岛素抵抗及并发高胰岛素血症的自发性2型糖尿病大鼠为模型,艾柱灸天门穴,以葡萄糖注入率(GIR)为指标,评价胰岛素抵抗程度,结果表明艾灸组的GIR值较空白对照组明显升高,即艾灸刺激天门穴可改善胰岛素抵抗。

2. 临床研究

小野寺敏(日本)等在对桑蜂胶的降血糖作用进行动物实验的同时,对8例2型糖尿病患者进行了临床观察。于进餐同时每次服用桑蜂胶1 ml,每日3次,共服1个月。于服药前后及停药1个月后3次采血,分别检验12个相关项目。结果,除1例因皮疹而停药外,其余7例均有降糖作用,但停药后血糖升高;1例患者AST由69降至24,ALT由112降至33,提示有改善肝功能的作用。

山口正明(日本)等观察了运用芍药甘草汤治疗3例糖尿病性神经病变所致疼痛、麻木的临床疗效。服用芍药甘草汤提取剂至少2周以上,停用镇痛剂及抑制神经系统的药物,但胰岛素及降糖药的用法、用量不变,针对其他疾病或并发症的用药、用量不变。结果,疼痛、麻木症状较重的2例疗效明显,而症状表现较轻的1例反而无效。提示芍药甘草汤更适用于急性、重度疼痛及麻木。

(王克勤)

【西太区草药论坛简介】

西太区草药论坛(简称FHH),于2002年3月在北京正式成立,主要成员包括中国、中国香港、日本、韩国、新加坡、澳大利亚及越南。中国、日本、韩国等西太区国家都是草药生产、使用大国。近年来,在全球范围内草药生产、使用快速增长的同时,也带来了质量及安全性、有效性的问题,此外还缺乏一套国际公认的草药注册法规,这些都极大地影响了草药的国际化发展。西太区草药生产大国面对这种情况,受ICH(人用药品注册技术要求协调会议组织)成功经验的启示,在世界卫生组织西太区办事处的组织安排下筹备成立了FHH。FHH是一个由成员国(地区)药品监督管理当局及科研院所等组成的技术论坛组织,其最高权力决策机构是常务委员会(秘书处负责日常事务性工作),下设2个分委员会,即命名及标准化分委会、质量保证及信息分委会。该组织成立的宗旨是为了区域内草药安全性、有效性及质量标准的协调一致,并相互利用信息资源,保证公众健康。该组织关注的议题涉及药材、成药等生产监督管理全过程的有关要求,并确定今后将优先考虑:草药命名方法的协调统一、草药注册监督管理方法和技术要求的协调统一、药材 GAP 的协调统一、建立草药监督管理信息系统四项议题。2002 年 5 月,命名及标准化分委会在日本东京召开了第一次会议,讨论了草药命名方法的协调统一问题,并成立了专家工作组。2002 年 7 月,质量保证及信息分委会在韩国汉城召开了第一次会议,研究了有关制订地区药材 GAP 及草药制剂 GMP 问题,并成立了专家工作组。FHH 的全面发展将对促进地区乃至全球草药注册标准的协调统一具有非常重要的意义,对促进中药国际化也将具有深远的影响。

(王克勤)

【中医药在美国】

吴伯平认为,追踪研究中医药在美国的学术传播和市场发展,对中医药走向世界有相当重要的意义。中医虽然于 17 世纪已由欧洲传入美国,但直到 1972 年美国总统尼克松访华后,伴随“针灸热”才使岐黄之道渐盛于美国大地。尼克松访华,其随行人员亲身体会了针麻的效果,返美后进行了广泛的宣传,使美国家喻户晓,针灸诊所、针灸学校随即应运而生。此时针灸已不仅局限于华人及亚裔范围,也逐步渗透到主流社会人群,美国官方亦予以关注,美国国立卫生研究院(NIH)于 1972 年 7 月成立了“针刺疗法特别委员会”,并相继创刊出版了在国际上享有声誉的《美洲中医杂志》和《美国针灸杂志》。以针灸为契机,中药、推拿、气功、食疗以及医古文、中医经典等中医药理论与技术也随之全面进入美国。到 20 世纪 80 年代末、90 年代初,希望全面了解中医的人们越来越多而形成“中医热”。美国虽将日本汉方医学、韩医、朝医以及越南、泰国的传统医学,统称为东方医学,但实质还是中医。其内容除针灸外,增设中药内服及外用、推拿、食疗、气功等。此后针灸学院陆续改名为中医学院或东方医学院,针灸诊所改名为中医诊所或东方医学诊所,原来的美国针灸执照考试机构 NCCA 也更名为 NCCAOM。美国现在不但接受针灸,也全面接受中医,目前在各大中城市都有中医诊所,较大的城市可以见到中药店,还出现了数以百计的中药批发公司。作为一个以现代医学为主流的新兴国家,与固有的美国医学观念及医药保健市场的经济利益矛盾,中医的发展必然会遇到许多客观的和人为的障碍和困难。

(1) 针灸/中医、中药的立法与管理　自 1973 年始至 2001 年,在美国 50 个州及 1 个特区中已有 39 个州对针灸进行立法,但未单独立法的州也以不同方式容许针灸实践活动。联邦政府对针灸疗法虽未作法律承诺,但 1995 年 3 月美国食品药品管理局(FDA)行文将针灸针列为“医疗器械”管理,这是间接、策略地认可针灸疗法。由于针灸先期进入美国,先入为主故立法冠名以针灸法,但实际也包括中医的其他各种,如规定针灸师的业务范围除针灸外还可以用中药、推拿、气功等。以往的 FDA 没有对天然草药的相关规定,1995 年 5 月颁发《膳食补充剂法》(DHSEA),将草药作为一种膳食补充剂列入法规,并指明包括其浓缩物、代谢物、提取成分及合成品,并责令 FDA 制定其 GMP 标准,要求 NIH 下设“膳食补充剂办公室”,具体管理这一事项。由于有章可循,此后中药及其制品在美国医药保健市场销量大幅上升。后因“9·11 事件”之后“鼠疫事件”、“天花事件”引起美国朝野“粉末恐惧症”,现在中药原料进入美国虽然没有问题,但对加工后的中药粉末、胶囊、片、丸等海关检查十分严格,一般不予入境。

(2) 针灸/中医执照考试　在 20 世纪 80 年代以前,美国没有针灸/中医的执照,80 年代中叶在“针灸热”席卷美国的形势下,“国家针灸执照委员会”(NCCA)才应运而生。NCCA 虽是一个民间机构,但经政府有关部门同意,授权在美国实施针灸考试,经考试合格发给证书,凭此证书可在当地办理执照,取得执照后方可从事针灸业务,并可应用中药、推拿及教授气功等。由于现在美国已经从针灸扩展到中医,NCCA 也改称为 NCCAOM,考试科目可选针灸或中医,考试语种有英、中、日、韩等。由于针灸执照可兼行中医,并且针灸考试比较成熟,所以报考者占绝大多数。

(3) 中医教育　目前美国的针灸学院、中医学院没有列入正规医学教育体系,属于业余教育、职业教育之列,多为讲座或选修课,还没有正式的中医、针灸专业。美国中医学院现约有几百所,规模不等,教学水平也有明显差异,故设有针灸/中医学院评审委员会(CCAOM)、针灸/中医鉴定委员会(ACAOM)以衡量其办学质量。凡通过

CCAOM审评的中医学院，享有在校生申请助学金、毕业生授予硕士学位等许多优惠条件，但目前仅有47所审评合格。ACAOM是对CCAOM审评通过后的中医学院后续性的鉴定和检查机构，长期考察其质量。既通过CCAOM评审，又经过ACAOM鉴定的少数院校，可培养中医博士。美国中医学院学制一般3年，大多针灸、中医兼学。教材多采用程莘农主编的《中国针灸学》、Dan Bensky等编著的《中药学》和《方剂学》、Giovannni Maciocia编著的《中医治疗学》，工具书多用Nigel Wiseman的《英汉/汉英中医词典》。

(4) 中医医疗和中医药市场　美国中医药事业的开拓主要依靠市场需求，近10年来发展迅速，不但有独立的中医诊所，而且在西医的医疗中心、戒毒所、康复中心、老人院以及健康食品店、中药店等处都设有中医/针灸诊所，现大多针灸、中药兼用，有的中医诊所还自设中药房。针灸普遍使用一次性消毒针，多为中国制造，日本、韩国的针具虽价格昂贵，但也有一定的市场。中药店几乎遍布美国大中城市，颇具规模的上升为批发公司，备有饮片、中成药、中药浓缩剂、酊剂等，甚至还有中药化妆品、减肥及戒烟等品种，有的中药店设坐堂医，施针灸，开中药方，并配有未经正规专业培训的专职抓药工。在美国，中药专业人员十分缺乏，因此中药营销、鉴定、炮制、制剂等人员已成为中医药市场的新需求。中医药美容已悄然出现，包括中药化妆品、中药洗涤用品、中药面膜、中药桑拿等。中医药医疗保健市场在美国方兴未艾，为适应中医高层次教育的需求，中医编辑出版事业也蔚然兴起。

美国白宫补充和替代医学政策委员会最终报告将给中医药在美国的发展带来新的机遇。中医药学(如针灸疗法、中草药)在美国又被纳入补充和替代医学(CAM)范围，2000年3月政府成立白宫补充和替代医学政策委员会，负责CAM医疗和产品的研究；实施并让公众使用CAM服务；向卫生保健人员和公众传播可靠的CAM信息；为CAM卫生保健人员颁发行医执照，并提供教育和培训。该委员会经过近2年的调查研究，于2002年3月底公布了《白宫补充和替代医学政策委员会最终报告》，要求政府真正扩大对CAM的支持，并在"尽可能最高和最合适的级别"组成一个办公室来协调联邦的CAM活动；认为针刺、按摩、草药和营养疗法等补充医学治疗，必须按照与常规医学相同的科研及伦理学标准进行评估。由于越来越多的美国人采用补充医学进行保健，因此最终报告的发布为一些安全、有效的CAM方法的评估带来良好的机遇。报告要求将已明确安全有效的CAM医疗和产品结合到美国的常规卫生保健中去，并建议为研究这些治疗方法增加经费。由于这份报告来自美国官方，无疑将对美国现有的卫生保健体系和结合医学的开展产生重大和深远的影响。

(王克勤)

【日本对气功的临床应用与研究】

福冈明、樋口雄三等介绍了日本的一些医疗机构在治疗疑难病症的过程中，应用气功疗法的疗效。福冈齿科综合医院对3例肿瘤患者实施包括气功外气疗法在内的综合疗法。患者A经内窥镜检查和组织检查，确认在下行结肠部有一2.5 cm大小的管状腺瘤。此后，接受了约2个月的含外气疗法在内的综合疗法，结果肿瘤缩小到1cm大小，有可能通过内窥镜加以切除。患者B为转移性肝癌患者，原发位置在大肠。实施大肠肿瘤切除术后，进行了约9个月的化疗，同时实施外气疗法。检查结果表明，肝转移癌肿缩小并呈良性化趋势。患者C经脑血管造影，确认在脑部有两处动脉瘤。通过实施含外气疗法的综合疗法后，脑动脉瘤缩小，脑血流得到改善。武藏野治疗中心收治一名右半身麻痹的妇女，经脑CT检查确认为左丘脑出血。采用脑降压剂及止血剂进行治疗，同时每日进行20 min的外气治疗。结果第2 d意识恢复正常，第14 d右半身麻痹几乎消失，第37 d，经脑CT检查，确认出血处已被吸收。

对于气功疗法的效应机理，日本放射医学综合研究所的陈伟中等使用多频近红外分光法(NIRS)对外气发放时大脑皮质的血红蛋白浓度和呼吸周期的变化进行了观察。以6名气功训练有素者为实验组，以12名普通人为对照组。结果，额左部(F_{p1})大脑皮质的氧化和全血红蛋白的浓度，实验组3名有意义地增加，3名有意义地减少，对照组均无有意义的变化。此外，还观察到1名进行特殊呼吸法的气功训练有素者在发放外气的过程中，氧化血红蛋白浓度的变化与呼吸周期之间有密切的相关关系($r=0.94$)。这表明，发放外气的意识与特殊的呼吸法能使脑血流量发生大的变化。MOA财团健康科学中心内田诚也等观察了外气对于迷走神经活动正常化的作用。以

230名健康人为对照组,另以17名健康者为接受外气的实验组。对两组人员均进行心电图(ECG)检测。然后分析ECG的R-R间期的变化,得出HF(高频)数据。结果,对照组人员均无有意义的变化;而实验组的HF值在标准以下的被检者,在接受外气之后,HF值上升,而HF值在标准以上的被检者,在接受外气后,HF值下降。这表明,外气对于迷走神经活动的正常化是有作用的。他们还探讨了外气发放者施术的熟练程度(发放外气能力的强弱)与接受外气的被试者的自主神经功能变化程度之间的相互关系。外气发放者分为A、B、C三组,其发放外气的能力依次为强、较强、弱。由健康的受试者分别接受A、B、C组发放的外气。在外气发放的前、中、后,均以Wavelat变换来解析受试者的心电图的R-R间期,以此来测定HF和LF/HF的值。结果表明,接受A组外气发放的受试者的HF值有意义地增加,接受C组外气发放的受试者,其HF值的变化不明显。放射医学综合研究所的张彤等对气功训练时心电R-R间期的变化与脑电α波θ波平均振幅的相关关系进行了研究。心电R-R间期的分析表明,在气功训练时,LF/HF有意义地增大($P<0.001$),与此相反,HF/TP(total spectral power)有意义地降低($P<0.005$)。脑电图的分析表明,在α频域,与对照时相比,额部(F_{P1})、左枕部(O_1)、两侧颞部(T_5、T_6),在气功训练中的平均振幅有意义地增大($P<0.001$),并且还观察到在实验中α波平均振幅与心电R-R间期的LF/HF之间有极其明显的正相关关系。中京女子大学的沈再文等使用光地形图脑功能测定装置,观察练功熟练者进行闭息呼吸法时大脑皮质血流量的变化所造成的大脑活性状态的变化。结果表明,额叶的血流量增加,枕叶的血流量减少。以此可以推定,闭息呼吸法与α波乃至θ波在额叶的出现是具有关联性的,与大脑的活性化等也具有一定联系。

(李小青　李鹤云)

[附] 参考文献

C

曹惠云.艾灸对胰岛素抵抗的治疗效果.国外医学·中医中药分册,2003;(6):371

陈伟中,张彤,王凤桐.Intl.Soc.Life Info.Sci.,2003;(2):486

柽坤.芍药甘草汤用于糖尿病神经病变所致疼痛、麻木的效果·国外医学·中医中药分册,2003;(4):230

F

福冈明,小山悠子,福冈博史.Intl.Soc.Life Info.Sci.,2003;(1):174

G

龚苏晓.大花菟丝子中的α-葡糖苷酶抑制成分.国外医学·中医中药分册,2003;(2):99

H

贺玉琢.白虎加人参汤、防风通圣散及五苓散对糖尿病KKA^{y}小鼠血糖、饮水量及尿量的影响.国外医学·中医中药分册,2003;(4):234

L

柳晓玲.桂枝茯苓丸对糖尿病肾病的作用.国外医学·中医中药分册,2003;(6):353

N

内田诚也,上野正博,菅野久信.Intl.Soc.Life Info.Sci.,2003;(1):118

内田诚也,上野正博,菅野久信.Intl.Soc.Life Info.Sci.,2003;(2):357

S

沈再文,伊藤智子,朝山正己.Intl.Soc.Life Info.Sci.,2003;(1):274

史青.汉方药用于糖尿病肾病模型的研究.国外医学·中医中药分册,2003;(1):38

T

樋口雄三,小谷泰则,林义贡.Intl.Soc.Life Info.Sci.,2003;(2):380

W

王介明.美国补充和替代医学的近代史、现状与展望.国外医学·中医中药分册,2003;(4):200

王群红.传统医学大有可为——评美国白宫补充和替代医学政策委员会最终报告.国外医学·中医中药分

册,2003;(5):266

翁新愚. 西太区草药论坛简介. 国外医学·中医中药分册,2003;(3):182

吴伯平. 美国中医管理机构. 国外医学·中医中药分册,2004;(1):63

吴伯平. 美国中医药纵横谈. 国外医学·中医中药分册,2003;(1):9

Y

杨佳. 芦荟叶对Ⅰ型和Ⅱ型糖尿病大鼠的影响. 国外医学·中医中药分册,2003;(1):37

杨佳. 杧果抗小鼠糖尿病作用的评价. 国外医学·中医中药分册,2003;(1):36

怡悦. 桑蜂胶的降血糖及改善肝功能作用. 国外医学·中医中药分册,2003;(2):108

怡悦. 桑叶对自发性糖尿病大鼠的抗糖尿病作用. 国外医学·中医中药分册,2003;(1):37

怡悦. 泰国大叶蝴蝶花豆中的糖苷酶抑制剂. 国外医学·中医中药分册,2003;(6):372

Z

张贵峰. 鸭跖草变种中的成分及其抗高血糖活性. 国外医学·中医中药分册,2003;(2):124

张苗海. 针刺对全身麻醉糖尿病模型大鼠的作用. 国外医学. 中医中药分册,2003;(2):113

张彤,陈伟中,福田信男. Intl. Soc. Life Info. Sci.,2003;(1):282

左言富. 中医药在国外. 南京中医药大学学报,2003;(3):184

九、教学研究

【教学方法改革与现代教育技术在中医教学中的应用】

传统的满堂灌式的教学模式和教学方法，既不利于学生对知识的汲取，更与素质教育的要求相距甚远。因此改变传统的教学模式，提高教学质量，是深化教学改革的必经之路。而现代教育技术的应用给中医教育注入了新的活力，并成为当前中医教育改革的一个热门的话题。

1. PBL 教学法(Problem-based learning)

王乐平等人在中医瘟病教学中尝试 PBL 教学法，并设对照组与实验组研究探讨 PBL 教学法在中医教学中的优势，结果表明该方法能够调动学生的学习积极性，发挥学生的潜能，自学能力及学习兴趣有较大提高，改变了以往学习中要死记硬背，枯燥乏味的状态。有利于学生的综合分析及解决问题和临床应用能力的培养。具体实施办法如下：① 章节授课前留问题，以自学为主，具体内容要考虑到课程进度及学生接受的能力，由浅入深，循序渐进，培养学生的自学能力。② 课堂上用部分时间提问或讨论问题，以启发式及对话式为主，充分发挥学生的独立思考及创造性思维，各抒己见，但教师要起到引导作用。③ 教师讲授以重点、难点为主，从临床征象、治法、方药及病机分析入手，结合古今医家论述及研究进展加深学生对温病学理论的理解及认识，不强调死记硬背。④ 各论辨病辨证采取病案讨论及临床模拟法，让学生对模拟"患者"进行四诊分析、诊断及治疗，用温病理论和方法解决临床问题，这样既缩短了中医理论与临床的距离，又增强了学生的学习兴趣，课堂气氛也较活跃。⑤ 自编辅助教材，有助于学生自学，拓宽了知识面，并加深了对专业内容的理解程度。

2. 病案分析法

秦艳虹在长期从事中医儿科学的教学工作中，逐渐摸索出病案分析法，并在中医儿科实习前的教学中加以应用，取得较好的教学效果。秦氏归纳该法通常按以下几个步骤进行：① 教师根据教材与教学大纲要求，选择典型病案。② 学生围绕病案思考讨论，进行辨证论治。③ 教师引导学生得出正确结论，作出病案分析总结。

3. 功效结构教学法

张凤瑞在 10 余年教学工作中，以教学法的正向迁移理论为指导，以中医学理论的内在规律为根据，总结出《中药学》的"功效结构教学法"。其含义是《中药学》在教学内容上重点应落实在每味药物的药性、功效特点及运用上。在具体的教学组织实施中，首要的问题就是对《中药学》中每味药物的功效进行重新分析和整理，将每味药物的功效按"对证功效"、"对症功效"和"对病功效"进行归类，以便从中药功效结构的三个方面全面地去把握每味药物的功效和应用。实践结果表明该法能够使学生思路更加清晰，对教材理解更为透彻。学生们反映，这一教学方法能够将中药的功效与前面所学的中医学基础理论结合起来，对教材中所述的有关功效及主治的内容理解更为准确、透彻，也能够把握相似功效药物的区别使用，有利于中药功效及主治病证的记忆。

4. 层次递进教学法

崔瑛根据《中药学》教材特点和教学大纲要求，以中药药性、功效、应用为主线，按照从共性到个性、从同点到异点、从易到难、由浅入深的思路，将《中药学》各论每章内容分成不同的几个层次，突出药物共性、明了个性、体现知识的系统性、展示学习技巧性，最终实现教学互动，提高教学效果。层次内容包括：① 章节层次：每章药物、药性、功效、应用的共性特征与全章药物，构成章层次内容。对于章内分节者，以小节药物药性、功效、应用的共性特征与全节具体药物结合，构成节层次内容。章、节层次是对各该章节药物及其共性特征的表达，是学习一章或一节药物的总纲和切入点。抓住其共同规律，可以举一反三，触类旁通。② 药物层次：Ⅰ. 基本功用层次：药物基本功用与章节基本功用一致，是章、节共性的具体化和深化。具体化表现在药物的功用共性落实到具体药物；深化则表现为，每味药物在章、节共性基础上有其个性。Ⅱ.其他功用层次：上述基本功用以外的功能与应用。包含部分配伍功用，即有些中药通过配伍以后才具有的功用。其他功用及其性能特征是药物功用的重要组成部分，也是药物个性特征的又一体现形式。③ 综合层次：一是为强化对药物的个性认识而进行功用异同比较；二是将中药功用不同侧面进行整合而形成系统性认识。不仅使上述个性化认识得到深化，而且使总论的知识，特别是中药理论知识与药物功用融会贯通，从而提高对中药的综合认识能力和综合应用能力。

5. 现代化教学手段的应用

程凯等在针灸教学中采用多媒体技术、数据库技术、三维动画技术、网络技术等多个层面计算机信息技术，并在不同类型的教学内容中采用的技术手段和表现形式有所不同，以期达到最佳的教学效果。如针灸发展简史部分的教学中，采用交互式多媒体技术将某一历史阶段的某一著名历史事件或人物、著作制作成一段小故事，让多媒体演示程序代替教师形象直观地讲授历史；基础理论部分采用 FLASH 动画技术，将某一晦涩的基础理论(如阴阳、五行等)用动画的形式表现出来，追求画面的可视性和动画表现形式的简单明了，以达到加深印象、加速理解的目的；在讲述经络时采用三维或二维动画技术模拟经络的循行，以及经络与脏腑、组织、器官的关系，达到形象直观的效果。可以将不同的颜色对应不同的经脉以利于学生记忆理解。可以配合经脉线的移动动画，同步讲解经脉循行原文。

(徐竹林 车立娟)

【入世后高等中医药院校发展战略研究】

我国加入 WTO，中医药高等教育要面向世界，中医药高等教育在全球化的过程中，要生存和发展，就要把握全球化带给中医药教育事业发展的新机遇，因而对入世后高等中医药院校发展战略的研究就更具有现实意义。

1. 推动教育观念更新

夏有兵等认为要树立教育市场观念、教育产业观念、教育经营观念，提高办学效益，强化学校品牌经营意识。刘洋等认为入世后教育要强化服务观，在注重培养人、教育人的同时，更加突出强调现代教育更多的是作为一种服务，提供大众消费。亓曙冬等认为中医药高等教育专业性强，要在国际大学中游刃有余关键就是要将自己的专业特长发挥出来。尚冰等认为要适应国际大市场的需要，培养外向型人才，开办专业外语班，走特色办学之路。

2. 积极调整办学结构

姜锡斌等认为要优化纵向教育结构，积极发展研究生教育，稳步发展本科教育，适当发展高等职业教育，加强成人教育、高等职业教育与普通本科教育间的融通，建立人才成长的立交桥。同时，要丰富横向教育结构，办好现有本科专业，加强新专业建设，并建立灵活的专业结构调整机制。积极进行学科专业布局调整，建立一个以医学学科专业为主干，周边相关学科专业协调发展的专业结构新体系。夏有兵等认为要大力培养生物医药、医药信息、医药贸易、卫生管理、医事药事法规等社会急需的复合型中医药国际通用人才。确立并发挥在新设、新兴、边缘、交叉学科建设中的后发优势。

3. 强化师资队伍建设

夏有兵等认为人力资源是学校生存发展的第一资源。要坚决摈弃论资排辈的陈腐观点，积极制定适应 WTO 要求的人才竞争战略。坚持以事业留人、待遇留人，努力为中青年学术骨干提供良好的工作环境和广阔的发展空间。健全人才培养体系，为各学科建设和发展提供坚实的人才后备队伍。加大对外部人才的引进力度，积极吸引留学生中的优秀人才，并设法通过交流或直接引进境外的专家教授。加强管理人才队伍建设，努力提高管理工作的科学化程度。

4. 对外交流与合作办学

周桂桐认为应当充分利用现代信息传播技术广泛宣传中医学，进一步开拓国际中医药教育市场，多方位扩展留学生招生规模，构建与时俱进的对外教育平台。夏有兵等认为要充分利用 WTO 关于教育服务贸易的规则和我国关于教育服务的承诺，积极开拓境内外教育市场。加大与境外大企业、大医院合作办医的工作力度。积极发展境外远程教育，扩大中医药高校教学容量。特别要积极开展与境外正规大学尤其是知名大学联合开展学历学位教育的协作，动态地、成系统地引进名校、名学科、专业办学的成套软件，使中医药高校薄弱学科和新设专业实现跨越式、赶超式发展，迅速达到国内同类学科与专业的一流水平。在坚持以我为主的前提下，通过与境外教育机构的合作，把中医药教育培训直接推向境外，以获取更可观的经济效益。

(徐竹林　车立娟)

[附] 参考文献

C

程凯，王燕平. 计算机信息技术与针灸教学法创新. 中医教育，2003；(1)：58

崔瑛. 谈中药学层次递进教学思路. 中医教育，2003；(4)：38

F

傅晓晴. 论全球化时代与中医课堂教学方法改革的实践认识. 中医教育，2003；(4)：23

H

贺兴东. 中医药教育发展与改革趋势. 中医教育，2003；(1)：4

J

姜锡斌，李子峰. 高等医学院校改革与发展战略刍议. 中医教育，2003；(2)：22

L

李俊莲，邱明义. 略论中医药人才培养如何应对WTO. 中医教育，2003；(4)：28

刘洋，胡金凤，王雅君，等. 入世对中医药高等教育的影响及应对策略. 长春中医学院学报，2003；(3)：33

Q

亓曙冬，周青，王美意. 试论全球化与中医药高等教育. 中医教育，2003；(1)：42

秦艳虹. 病案分析法在中医儿科教学中的应用. 中医教育，2003；(3)：47

S

尚冰，尚轲，陈雷，等. 发展特色教育应对入世新形势. 辽宁中医学院学报，2003；(2)：191

T

佟铁光. 入世后中药院校开设药物化学的必要性. 长春中医学院学报，2003；(2)：8

W

王乐平，李波，徐永和，等. PBL教学法在中医温病教学中的应用研究. 中医教育，2003；(4)：42

X

夏有兵，项平. 加入WTO后高等中医药院校发展战略思考. 中医教育，2003；(1)：45

Z

张凤瑞. 教与学互动点与面结合——多种教法讲解《中药学》. 长春中医学院学报，2003；(3)：106

周桂桐. 经济全球化与中医学对外教育. 中医教育，2003；(2)：27

纵横，张亚辉.《中药学》功效结构教学法. 安徽中医学院学报，2003；(1)：51

记　　事

一、学 术 会 议

第八届中韩中医药学术研讨会

2003年11月29日“第八届中韩中医药学术研讨会”在韩国汉城召开。来自北京中医药大学、河南中医学院、杭州市中医院、北京中医管理局等单位的专家代表出席了研讨会。这是我会与韩国大韩韩医师协会自1992年签订学术交流协议以来，又一次成功举行的学术交流活动。

本次研讨会的主要议题是“心脑血管疾病与中医药”。两国专家、学者从中医、中西医结合的教学、临床、科研等方面交流和探讨了中医药防治心脑血管疾病的经验和机理。杭州中医院心内科主任祝光礼教授的“室性心律失常的分型辨治体会”主题发言和题为“杞菊合剂防治压力负荷性高血压大鼠左室肥厚的作用和机制探讨”的论文备受与会专家的关注。北京中医药大学郭顺根教授、河南中医学院司富春教授还分别报告了“复方鳖甲软肝方药物血清对肝星形细胞活化影响的研究”、“启膈散及其拆方对食管癌细胞Eca109磷脂酶C－γ1表达抑制作用的研究”的研究进展。

会后代表团参观了韩国庆熙大学韩医医院，并与大韩韩医学会商定了明年的交流计划，以进一步推进中医药的学术繁荣，促进中医药事业在中韩两国的蓬勃发展。

（中华中医药学会）

2003年全国中医药学会秘书长工作会议纪要

2003年全国中医药学会秘书长工作会议于2003年1月13～15日在北京召开。卫生部副部长兼国家中医药管理局局长、中华中医药学会会长佘靖，国家中医药管理局副局长李振吉，国家中医药管理局副局长、中华中医药学会副会长房书亭，国家中医药管理局党组成员、办公室主任吴刚，国家中医药管理局人政司副司长周雷出席会议，中华中医药学会副会长傅世垣、秦双发，秘书长李俊德分别主持会议。各专科分会及各省市、计划单列市中医药学会负责人参加了会议。

这次会议的主要内容有：① 参加2003年全国中医药工作会议开幕式。② 听取并讨论李俊德秘书长关于“2002年学会工作总结和2003年工作安排”的报告。③ 部署中华中医药学会科学技术奖申报工作。

2002年，学会以邓小平理论和“三个代表”重要思想为指导，认真贯彻执行常务理事会的各项决议，以促进学术发展为宗旨，以提高中医药防病治病能力为目标，在学术交流，继续教育，学会改革，科学普及，国际合作等方面取得显著成绩。学术活动主题明确，形式多样，学术交流水平不断提高，著名中医学家学术思想研讨会，肝胆病、脾胃病、肾病等学术研讨会已呈现出品牌效应；围绕中医药中心工作，组织召开了深入学习江泽民同志关于中医药工作重要讲话1周年活动，以及纪念衡阳会议20周年座谈会，以上两项活动被《中国中医药报》列入2002年热点新闻。改革稳步推进，措施得当，并初见成效，受到中国科协表扬。进一步建立健全了规章制度，推动了学会工作的规范化、制度化、程序化进程；配合政府职能转变，主动承担并出色完成了政府有关部门委托交办的部分事务性、技术性工作，拓展了学会工作空间；积极兴办经济实体，广泛联系中药企业，开辟了多元化经费来源渠道，为学术发展提供了强有力的经济支持条件;开展了多项继续教育与科普、扶贫活动,为提高广大中医药人员的专业素质,普及中医药科学知识,提高人民群众的健康水平发挥了重要作用。

李俊德秘书长提出了 2003 年学会工作的指导思想,主要思路及工作重点。2003 年要配合有关部门做好农村中医药工作,筹备召开第四次会员代表大会,做好理事会换届工作,办好中国国际中医药博览会,做好中华中医学会科学技术奖的首届评审工作,评选中医药行业十大杰出青年,在全国 2 000 家中医医院设立中华中医药学会科普园地,积极筹建中华中医药学会学术报告厅。

卫生部副部长、国家中医药管理局局长、中华中医药学会会长佘靖作重要讲话。对 2003 年学会工作提出了明确要求。她强调指出:学会要坚持正确的办会方向,以“三个代表”思想统领学会的建设和发展,要树立大局观念,将学会的建设发展放到卫生和中医药改革与发展的大局中考虑,处理好国家、行业与学会的关系,保持学会建设的正确方向。力争每年举办 2～3 个层次高、影响大的学术活动;各级学会要加强对主办刊物的管理,努力提高中医药学术刊物的质量;做好中华中医药学会科学技术奖的评审工作,加强学会的建设,开创学会工作新局面。

与会代表对李俊德秘书长的报告和佘靖副部长的讲话展开了热烈的讨论。与会人员表示,按照佘靖副部长的要求,更新观念,开拓创新,团结奋斗,把学会工作不断推向前进。

国家中医药管理局李振吉副局长在讲话中强调了评奖工作的重要性,对评奖工作提出了具体要求。

国家中医药管理局副局长、中华中医药学会副会长房书亭作了总结讲话。他在讲话中强调:① 学会工作要围绕中医药行业中心工作展开,近期要配合政府部门做好农村中医药工作,中医药继承发展工作。② 进一步提高学术活动的品位,提高学术质量。③ 团结中医药工作者努力推动科技进步,推进中医药现代化。④ 做好社区和西部地区的中医药工作,加强继续教育,培养一代高水平的中医临床人才。⑤ 做好与各方面的协调工作,营造学术发展的良好氛围。⑥ 各级中医药学会要扬长补短,共同发展,为中医学术发展贡献力量。

局领导亲临本次会议并作重要讲话,充分体现了国家中医药管理局对学会工作的高度重视和亲切关怀。

(中华中医药学会)

海峡两岸专家通过电视电话研讨中医药防治“非典”

2003 年 5 月 25 日上午,中华中医药学会通过电视电话连线的形式举办了“海峡两岸中医药防治 SARS 研讨会”,邀请北京和广州的中医药专家与台湾专家就中医药防治非典的有关情况进行了研讨和交流。研讨会由中华中医药学会秘书长李俊德和台湾海峡两岸人民服务中心主任曹原彰共同主持。

会上,中国中医研究院院长曹洪欣教授作了题为“中医药在防治 SARS 中的作用”的主题发言,全面讲述了传染性非典型肺炎的基本病机、中医药在防治过程中的主要作用以及大陆初步筛选出的对非典不同病理环节和改善其临床症状有效的 8 种中成药及使用方法。广东省中医院副主任医师陈伟就该院中西医结合防治非典的有关情况进行了多媒体演示。北京中医药专家晁恩祥、仝小林、王书臣、王融冰、武维屏和广东专家杨志敏、林琳分别向台湾专家介绍了他们在防治非典过程中的宝贵经验。大陆中医药专家的发言引起了台湾专家的极大关注,并提出了一系列问题,北京和广州的专家均作了认真细致的解答。同时,应台湾中医药专家的要求,会议当场将 8 种中成药的药方传真到台北会场。台湾专家高明见、林昭庚、施纯全、陈俊明、陈建仲等也分别介绍了台湾中医药治疗“非典”的有关情况。

台湾海峡两岸人民服务中心荣誉主任冯沪祥指出,如何让中医药发扬光大、继续为人类的健康作出贡献,是两岸中医学界共同的课题。大陆专家所提出的中西医结合防治“非典”的方法很值得借鉴,希望今后两岸专家能有更多的机会进行交流合作。中华中医药学会表示,让中医药为海峡两岸以至全人类健康事业发挥应有的贡献是海峡两岸中医药人员的共同心愿。

中央电视台新闻联播、海峡两岸节目，香港凤凰卫视及台湾多家电视台对此次研讨会进行了直播或转播，海内外多家报刊进行了报道。

（中华中医药学会）

继往开来　与时俱进　努力开创学会工作新局面

卫生部副部长兼国家中医药管理局局长、中华中医药学会会长佘靖在2003年中华中医药学会专科分会及各省中医药学会秘书长工作会议上的讲话：

中医药学术团体在团结凝聚中医药队伍，促进学科发展、科学普及、科技进步、经济振兴和社会发展方面承担着重要任务，作用不可替代。希望中华中医药学会和各省级学会面对新形势、新任务，要认真学习贯彻十六大精神，坚持“三个代表”重要思想，自觉执行党的卫生工作方针和中医药政策，继往开来，开拓创新，加强学会建设，团结广大会员和中医药科技工作者，共同努力提高中医药理论与学术水平，推动中医药的改革与发展，更好地为社会主义现代化服务，为人民健康服务。就学会2003年的主要工作谈几点意见：

1. 坚持正确的办会方向

要以“三个代表”思想统领学会的建设和发展，任何时候、任何条件下都要把是否有利于促进生产力的发展，是否有利于先进文化的发展，是否代表了人民群众的根本利益，作为自己工作的出发点和落脚点。要树立大局观念，将学会的建设发展放到卫生和中医药改革与发展的大局中考虑，与国家的宏观经济建设、社会发展有机结合起来，自觉服从、服务于大局，才能赢得理解与支持，才能更好地发挥作用。处理好国家、行业与学会的关系，学会发展眼前利益与长远利益的关系。要树立群众观念，坚持全心全意为人民服务的宗旨，要以满足人民群众的中医药需求、维护广大会员的根本利益为学会工作的导向。紧紧围绕着促进中医药的改革与发展，为人民群众提供良好的中医药服务开展各项活动。要维护学会的信誉，爱护学会的荣誉，处理好社会效益与经济效益的关系，保持学会建设的正确方向。

2. 提高工作质量，充分发挥学会作用

中医药防病治病能力和学术水平的提高关系到中医药的生存与发展，必须始终不渝地把它作为核心任务来抓。希望学会努力提高学术活动的水平和质量，以继承、发展、创新为主线，拓展学术交流的深度与广度，组织好国内外中医药学术交流活动。建立学会学术活动评价体系，采用科学的方法，对学术活动实行有效的监控。各级中医药学会要树立精品意识，组织好“老中医药专家学术思想研讨会”等一批精品学术活动，力争每年举办2～3个层次高、影响大的学术活动，促进学术发展和学科进步，塑造学会的良好形象。各级学会要加强对主办刊物的管理，努力提高中医药学术刊物的质量。要精心组织各级各类中医药专业人员的学习培训活动，规范管理，保证质量，为建立和完善管理科学、制度规范的中医药继续教育网络发挥作用。同时，各级中医药学会要努力拓宽学会工作领域，积极主动争取行业主管部门支持，勇于承担并努力完成政府部门交办的各项任务，在组织专家研究与论证的基础上，为政府部门制定决策提出更多建议。

去年经科技部批准，设中华中医药学会科学技术奖，要按照“公平、公开、公正”的原则，保证评奖工作的严肃性和权威性。中华中医药学会要依靠各地中医药学会和各专科分会的专家力量，建立科研成果评审专家库，中医药科技成果库，供求咨询信息库和科技成果评审制度，努力推动中医药科研成果转化。

3. 加强学会自身建设，深化改革

各级学会要遵照学会章程，认真贯彻民主集中制原则，坚持民主办会，充分发挥会员代表大会、理事会、常务理事会的领导作用，加强经济管理，实行财务公开，不断探索学会在市场经济条件下经济运行的新机制，多渠道筹集资金，为学会持续发展奠定比较雄厚的经济支撑条件。

加强学会机关建设,深化人事制度改革,推行机关干部全员聘任制和探索年薪制等分配形式;进一步加强学会机关思想建设、作风建设、组织建设,建立健全各项规章制度,坚持全心全意为人民服务意识,提高服务水平,为广大会员服务,为人民的根本利益服务。

(中华中医药学会)

中华中医药学会第四次全国会员代表大会

中华中医药学会第四次全国会员代表大会于2003年9月20～21日在北京隆重召开。

开幕式由全国人大常委、中国工程院院士、中华中医药学会副会长王永炎主持。全国人大常委会副委员长蒋正华,原全国人大常委会副委员长吴阶平,中国科协书记处书记冯长根,以及卫生部、国家中医药管理局等中央和国家有关部门的领导出席会议。中共中央政治局委员、国务院副总理兼卫生部部长吴仪给大会发来了贺信(详见特载)。

中国科协冯长根书记对近几年学会的工作给予了充分肯定,希望学会继续深化改革,坚持以会员为本的服务意识,更加突出学会的学术性,加快中医药学科的发展和进步。

中华中医药学会副会长傅世垣代表中华中医药学会第三届理事会做工作报告。

几年来,中华中医药学会在中国科协和国家中医药管理局的领导下,坚持正确的办会方向,努力提高中医药学术水平,积极稳妥地推进学会改革,为学会发展注入了生机和活力,积极创造条件,大力培养优秀中医药人才,面向基层,面向农村大力开展中医药科学普及活动,充分发挥中医药的优势,在防治"非典"工作中作出了突出贡献。在中国科协第四届先进学会评选中,中华中医药学会荣获中国科协先进学会荣誉称号。

会议讨论、修改并通过了新的学会章程,第四届理事会五年工作规划,中华中医药学会关于会费标准的决议,关于表彰先进中医药学会、先进专科分会、先进单位会员、先进会员、先进学会干部的决定,关于颁发成就奖、贡献奖、聘请终身理事和顾问的决定等多个会议文件。选举产生了新一届理事会、常务理事会,并选举产生了会长、副会长、秘书长。

(中华中医药学会)

著名中医学家王绵之教授学术思想研讨会

2003年1月9日,由中华中医药学会、北京中医药大学主办,北京广大制药厂协办的"全国著名中医学家王绵之教授八十华诞暨从医六十五周年学术思想研讨会"在人民大会堂澳门厅隆重举行。国务院副总理李岚清、全国人大常委会副委员长吴阶平、原全国人大常委会副委员长廖汉生专门致信、致电祝贺。全国人大常委会副委员长铁木尔·达瓦买提、彭珮云,中国科协书记处第一书记张玉台,卫生部部长张文康、副部长朱庆生,卫生部副部长兼国家中医药管理局局长、中华中医药学会会长佘靖,中纪委驻卫生部纪检组组长张凤楼,国家中医药管理局副局长李振吉、房书亭等领导同志出席了会议。参加大会的还有有关部门领导、全国著名老中医、中华中医药学会副会长、顾问、常务理事、北京中医药大学有关领导、北京广大制药厂有关专家代表及新闻界代表共300余人。

王绵之教授是当代著名中医学家、中医教育家、方剂学家;中华中医药学会顾问、北京中医药大学博士生导师、终身教授、中医方剂学科创始人之一、享受政府特殊津贴的中医药专家。曾任第六、七、八届全国政协委员,全国政协科教文卫体委员会副主任,并先后兼任国家自然科学基金会生物部医学学科委员、国家药品评审委员会委员、中华人民共和国药典委员会委员暨中医组组长、国家中医药管理局中医药科技重大成果评选委员会委员、中华中医药学会副会长等职。

佘靖副部长在讲话中指出：王绵之教授热爱中医药事业，关心事业的发展，曾多次为推动中医药学术进步和加强行业管理进言献策。王绵之教授勤奋好学，强调理论与实践相结合，传统知识与现代科学相结合，从事中医方剂教学40多年来，既遵循教育规律，又突出中医药特色，强调证、法、方、药的内在统一，在方剂制方理论的阐发方面多有建树。在时疫热病，内妇儿科及老年患者诊治方面有很深造诣，誉满国内外。佘靖副部长号召大家学习王绵之教授无私奉献的高尚医德、甘当人梯的敬业精神、一丝不苟的治学态度和勤奋踏实的工作作风，增强事业心和责任感，不断提高自身的专业水平和业务素质，善于继承、勇于创新，为中医药事业的发展作出新的贡献。

北京中医药大学郑守曾校长，王绵之教授的学生代表、北京广大制药厂副总经理张弢等发言，抒发了对王绵之教授的敬佩之情。

王绵之教授在答谢辞中感谢李岚清副总理等各级领导的关心厚爱，感谢中华中医药学会、北京中医药大学、北京广大制药厂举办这次活动，表示要为中医药事业的繁荣与发展不懈努力。

国家中医药管理局副局长、中华中医药学会副会长房书亭代表中华中医药学会向王绵之教授颁发了“大医风范”牌匾。

港、澳、台及国外20余家学术团体及知名人士向大会发来贺信贺电。

（中华中医药学会）

二、中外交流

▲中日针灸学术研讨会　3月20～23日在北京举行。国家中医药管理局副局长李振吉，北京中医药大学校长郑守曾，中国中医研究院副院长刘保延，国际针联终身主席、中国针灸学会高级顾问王雪苔，中国中医研究院原院长傅世垣，中国针灸学会副会长兼秘书长李维衡以及马继兴、李经纬、余瀛鳌、孟庆云等中医药专家100余人出席了会议。

▲中国-意大利卫生日研讨会　4月4日在罗马结束。来自中意两国的20多名医学界专家和学者就加强两国在中西医学和中西药物领域的合作进行了研讨。这次研讨会是中意两国双边科技合作计划的一个重要内容，由意大利外交部、意大利高等卫生院、意中经济文化交流协会、中国21世纪议程管理中心和中国驻意大利大使馆共同举办，与会代表分别就"中国在肿瘤学方面的发展与国际合作"、"传统中医在中国以及世界的现状"、"肿瘤的免疫治疗及肿瘤免疫在意大利的研究与发展"等专题作了发言。意大利中华医药学会会长何嘉琅、意大利高等卫生院院长卡拉奇、意中经济文化交流协会主席罗米蒂、中国驻意大利大使程文栋等出席了研讨会。会议期间，两国有关部门就在医药研究部门、医院与企业之间建立联合体方面加强合作的可能性进行了探讨。

▲第二届世界中医肿瘤大会　6月28日在美国斯坦福大学举行。由美国中医防癌协会主办。大会主席麻仲学博士表示，中医对癌症的认识与治疗已十分深入，但大部分经验都没有翻译成英文，许多美国科研人员和医生持怀疑态度。因此美国中医防癌协会成立一年多来一直致力于推广中医抗癌的观念，以使中医能获得主流医学界的认可。

▲针灸美容与减肥学术会议　7月27日在印尼泗水市举行。国内外中医与针灸学者200余人参加了学术活动，李振吉副局长做了主题发言，曹洪欣教授、邓良月教授以及印尼泗水艾朗卡大学校长布鲁吉多教授、华佗传统医疗保健中心董事长翁钰祥先生分别发表了讲演。部分专家围绕着会议主题进行了学术报告及技术操作示范。

▲国际维吾尔医药学术会议　8月18日在乌鲁木齐开幕。全国政协副主席阿不来提·阿不都热西提，原全国人大副委员长铁木尔·达瓦买提，新疆自治区政府主席司马义·铁力瓦尔地、自治区党委副书记努尔·白克力，卫生部副部长兼国家中医药管理局局长佘靖等领导出席了开幕式。司马义·铁力瓦尔地和佘靖分别致辞。参加会议的来自法国、俄罗斯、日本等国内外300余位代表和专家、学者出席会议。会议收到论文571篇，参加交流的论文158篇。会议期间同时举办维吾尔医药成就展，与会代表还实地参观了一些维吾尔医药机构。

▲第三届中国国际保健节　10月15日在北京中国国际展览中心举行。由中国保健科技学会主办。中纪委驻卫生部纪检组组长张凤楼、中国保健科技学会会长潘学田等和加拿大、日本、瑞士、摩洛哥、苏丹、印尼等使馆公使、商务参赞出席开幕式。参展参会企业达200多家，展位近300个。美国、德国、韩国、日本、印尼、丹麦、马来西亚、香港、台湾、巴西、印度等国家和地区的厂商和国内的深圳"太太"、"海王"，上海"昂立"、"健特"，广东"李锦记"、"康百"，天津"天狮"、"万灵"，云南"盘龙云海"、"绿A"，海南"椰岛"，珠海"天年"，四川"三勒浆"等企业参展。

▲2003年国际中医药论坛　10月18日在广东省肇庆市闭幕。此次论坛由肇庆市和美国世界中医药学针灸协会联合主办，国家中医药管理局副局长房书亭，广东省卫生厅副厅长、中医药局局长彭炜，国家中医药管理局中国传统医药国际交流中心副主任沈毓龙等领导以及来自15个国家和地区的160多位专家和代表参加了本次论坛。此次论坛的主题是交流世界各地中医药研究成果，探讨中医药学术研究方向。中医学家邓铁涛、中国工程院院士钟南山等著名专家出席了会议，并对中医药在防治SARS中的地位和作用给予肯定。

▲国际骨质疏松大会　10月20日在北京举

行。全国人大常委会副委员长顾秀莲、WHO骨质疏松工作组专职主席Harry. K. Genant及来自世界各地的学者300余人出席了大会。WHO骨质疏松工作组专职主席Harry. K. Genant就世界的骨质疏松诊断的最新进展和前景作了大会发言。

▲首届世界中医药大会　11月21～24日在墨尔本市政厅召开。大会旨在探讨中医药教育的发展策略、交流中医药基础和临床科研中的最新成果以及提出并解决中医临床实践和政策之相关问题。来自澳大利亚、中国、美国、加拿大、英国、日本、韩国等20多个国家和地区的600余名代表参加了本届大会，世界卫生组织陈垦教授、美国哈佛大学医学院David Eisenberg教授，美国加州大学洛杉矶分校、东西方医学中心许家杰教授和香港中文大学中医药研究所所长梁秉中教授等应邀作了专题演讲。与会代表就中医培训、证书颁发和课程认可模式、教育创新、中医的哲学和理论观、中医临床科研方法、电治疗学和诊断学的应用、针灸机制、疼痛和神经生理学、临床治疗学、中药的不良反应和相互作用、新药开发和产业化以及中药质量、有效性和安全性等诸多相关问题，以大会演讲、专题研讨和壁报等多种形式进行了广泛交流。

索　　引

《中国中医药学术年鉴(2004 卷)》主题词索引

A 阿艾安敖

B 八白百板保本鼻萆痹避扁便辨冰病玻剥补不

C 苍藏层柴蟾长肠车陈痴赤冲虫出除川穿传喘疮创痤

D 大带丹单胆蛋当导倒德灯登抵地帝癫调跌丁定冬动独肚敦多

E 莪呃儿耳二

F 番反防肥肺分粉风蜂佛肤扶妇复腹

G　嘎尕干甘肝疳赶感肛高葛蛤隔给更功攻宫枸古股骨瓜关冠管贯广归鬼桂国

H　哈海寒耗褐黑红喉厚呼胡槲虎琥护化槐黄回会活火藿

J　肌鸡姬积激吉急脊加甲尖肩建健箭姜僵降交角疖结截解金近经颈痉静九酒救椇决菌

K 康抗咳克口苦溃昆

L 莱兰阑蓝狼乐勒雷类李梨利荔怜练凉烈灵苓羚刘流六龙瘰芦颅鹿路绿络

M 麻马玛脉蔓芒毛没孟弥迷免面膜木

N 内南脑年捏颞牛农脓

P　帕排潘胖疱皮枇脾癖贫平破

Q　七气髂千牵铅前茜嵌羌强桥青清祛全拳缺

R　人仁任溶肉如乳褥软润弱

S　萨腮赛三散桑扫色山单伤芍舌蛇射麝参神肾升生圣失施湿十石实食视手寿疏舒熟薯腧双水四溲苏孙

T 台太瘫糖桃剔天甜通铜痛头突土菟退脱

W 外王微唯痿胃温莴乌吴五

X 西希息犀洗细夏仙现香消逍小哮蝎协斜泻心锌新醒雄休徐许宣眩学雪血寻循

Y 牙亚咽延眼羊阳养腰药野叶一伊医胰遗 益阴茵银罂鱼玉育喻愈元月云运

**Z　再增扎占张掌赭针珍振震整正郑支知栀脂直跖止
制治滞中肿重周朱珠竹驻资滋子紫自总阻左坐**

上海中医药大学

SHANGHAI ZHONGYIYAO DAXUE

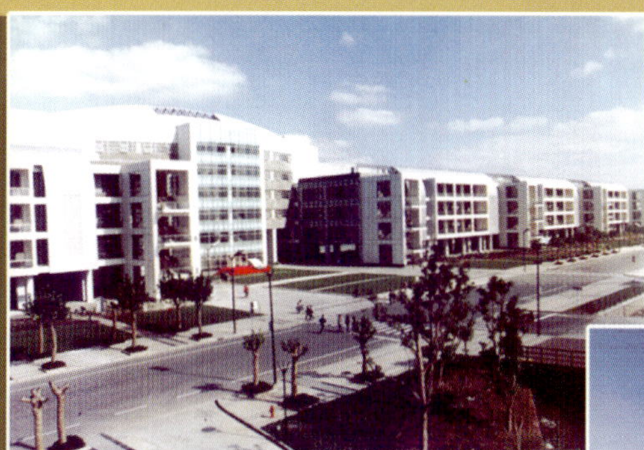

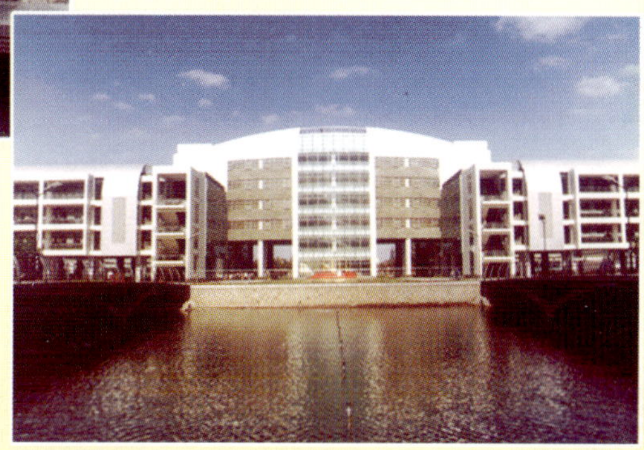

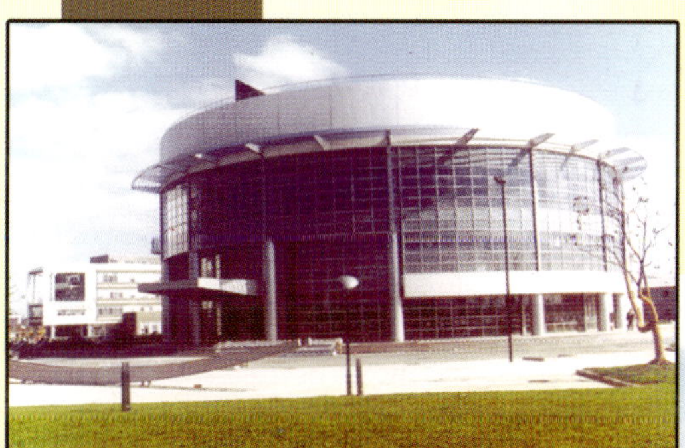

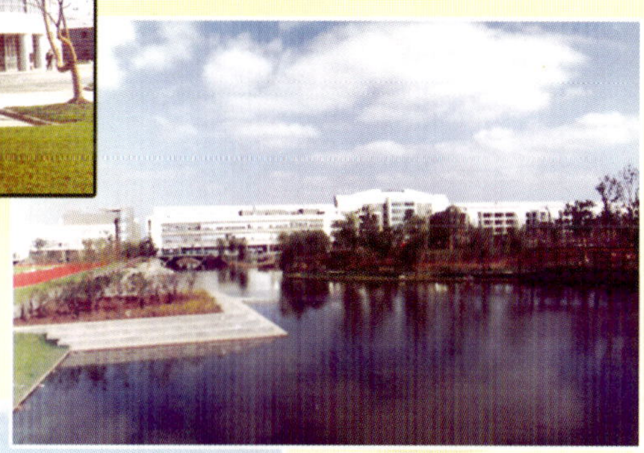

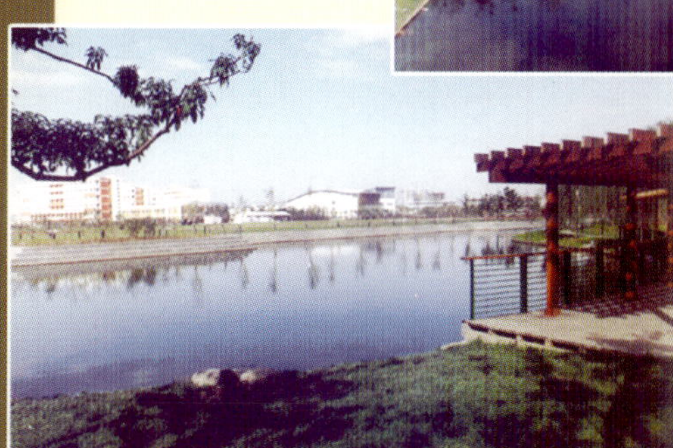

电话：（021）51322222（**总机**）

地址：**上海市蔡伦路**1200**号** **邮编**：201203

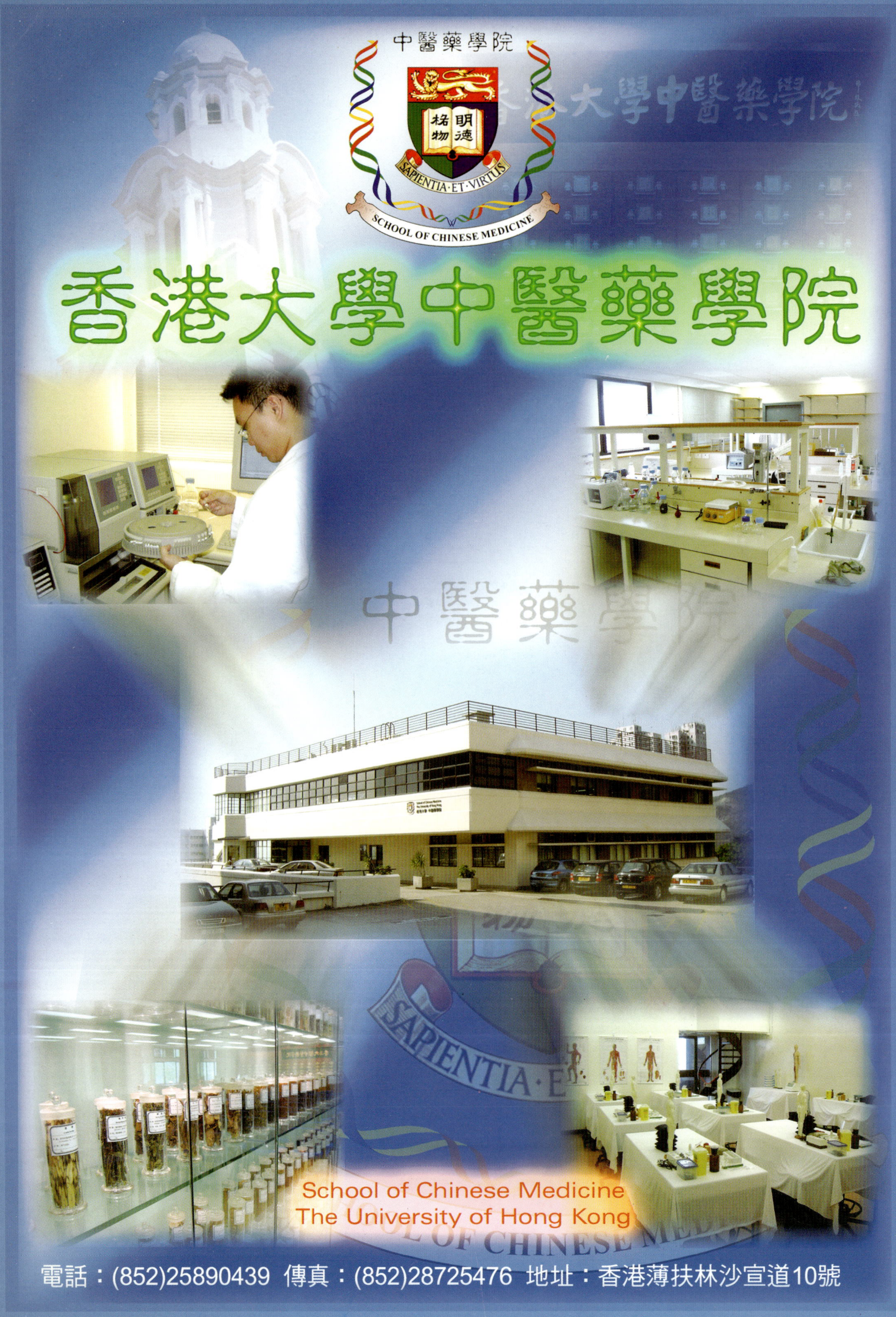

中醫藥學院
SAPIENTIA·ET·VIRTUS
SCHOOL OF CHINESE MEDICINE
香港大學中醫藥學院
School of Chinese Medicine
The University of Hong Kong
電話：(852)25890439 傳真：(852)28725476 地址：香港薄扶林沙宣道10號

香港中医药科技学院

Hong Kong Academy of Chinese Medicine

香港中医科技学院是一所弘扬中国传统医学的高等学府，成立于2003年1月。学院在“继承不泥古，创新不离宗”的宗旨下，开办了多种贴近现代人生活的中医药课程。同年8月，获国家教育部批准与江西中医学院成立江西中医学院香港教学中心，成为全港第一家获国家教育部批准与内地中医学院合办中医中药学士课程的教育机构，在香港培养中医和中药的人才。近年来又与河北中医学院等建立了多种合作办学模式。

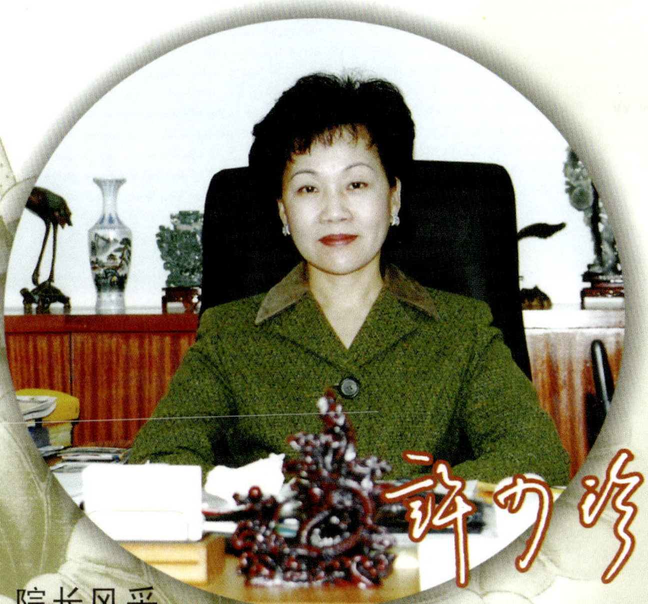

院长风采

英国药理学博士许少珍教授

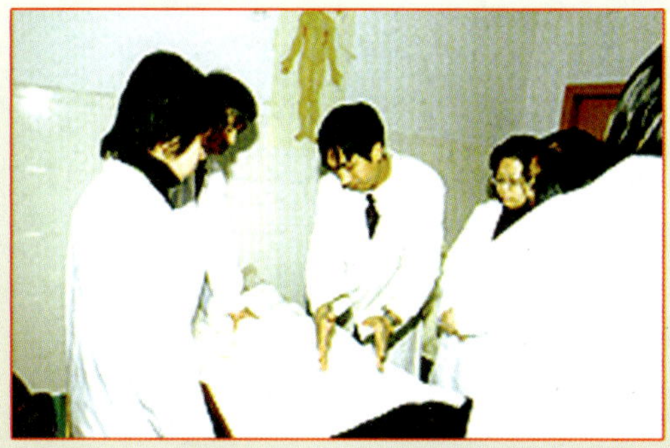

临床教学

推拿老师在作示范

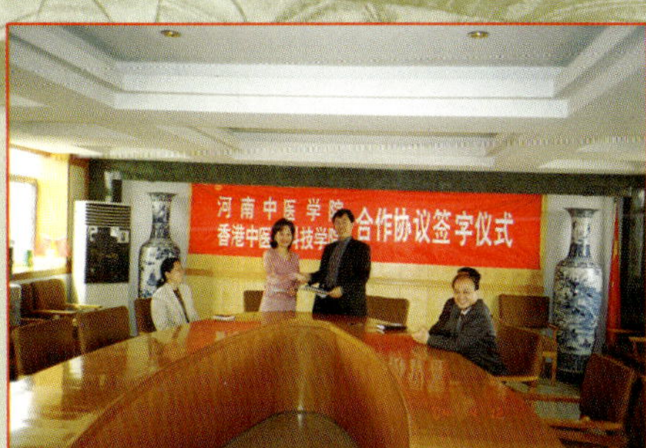

合作办学

许少珍与彭勃院长

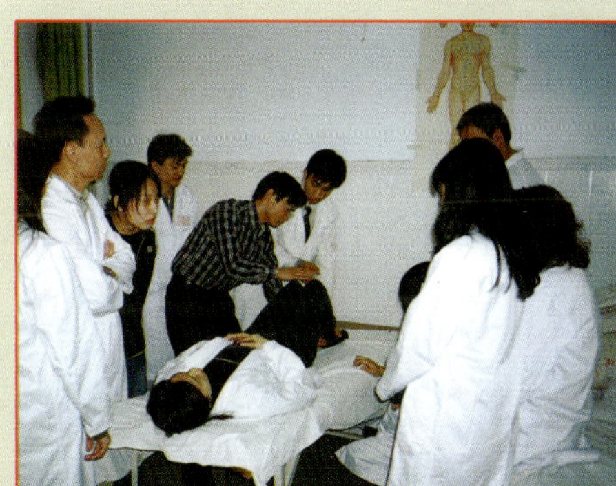

教学实习

学生在老师指导下练习体检

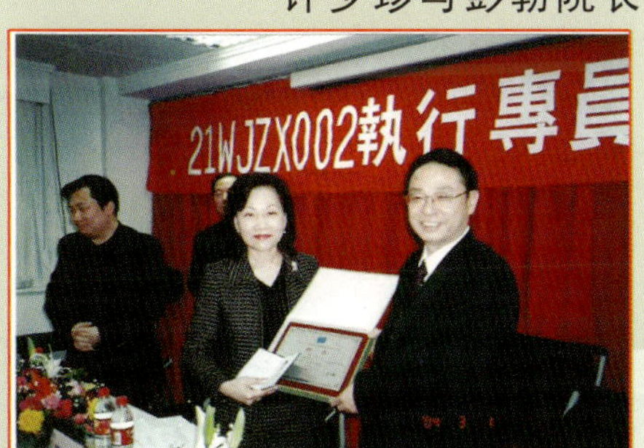

新的任务

许少珍接受委任

香港中环都爹利街1号
浙江第一银行中心四楼
4th floor, chekiang first centre,
No.1 Duddell
Street,Central,Hong Kong.
TEL：(852)31138088
FAX：(852)31138018

香港赛马会中药研究院

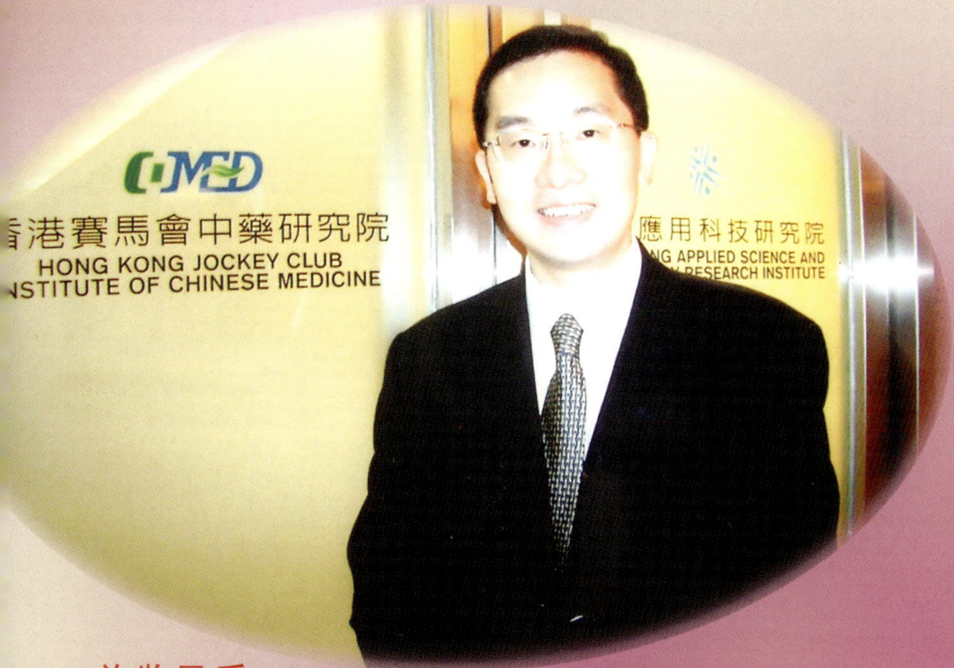

香港赛马会中药研究院由香港特别行政区政府支持成立，并获得香港赛马会慈善信托基金的支持。研究院成立的目的是弘扬传统中医药，促进中药产品发展。它的工作重点是加强中药的科学性、临床验证、质量控制及知识产权保证。研究院自成立以来，已为推动本地中药发展打下良好的基础。

总监风采

院行政总监利德裕博士

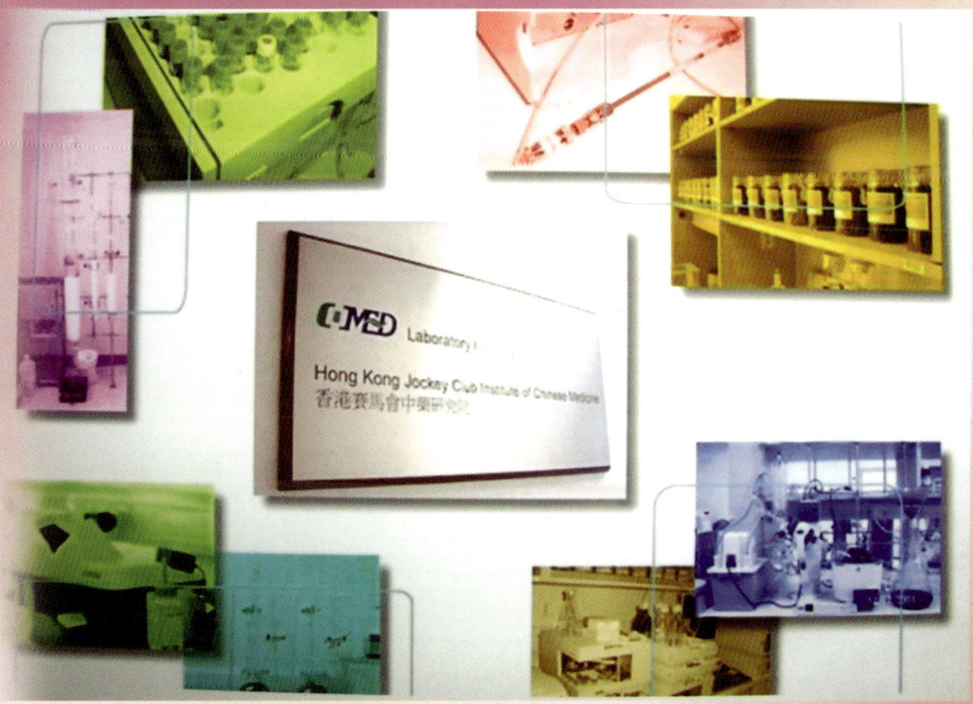

硕果累累

研究院部分研究成果

地址：香港九龙尖沙咀广东道9号港威大厦6座18楼
电话：852-34062872

天津中医学院第一附属医院

TIANJINZHONGYIXUEYUAN DIYIFUSHUYIYUANjin

院长：韩景献
President：Han Jing Xian
电话 Tel：(022)27383153
传真 Fax：(022)27383138
地址：天津市南开区鞍山西道314号
Add：P40.3 l 4 Anshanxi road
Nankai district Tianjin China
邮编 Postcode ：300193
网址：HTTP//WWW. Chineseshl. cn
电子信箱 E-mail ：tjzyyfy@chineseshi.cn

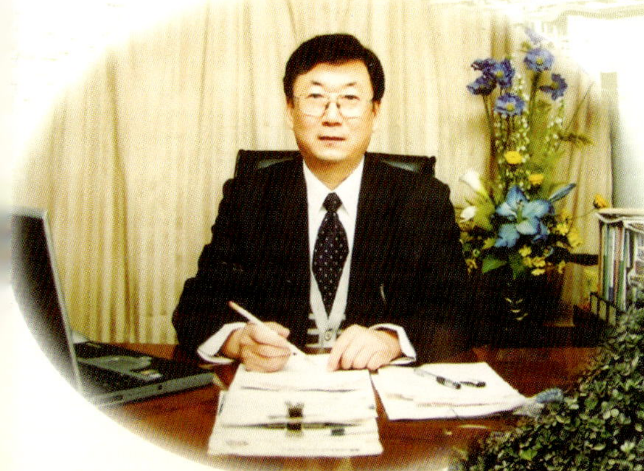

院长韩景献教授

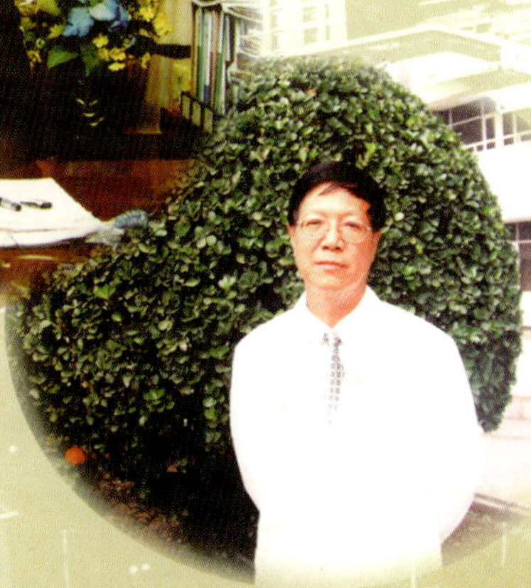

党委书记于铁成教授

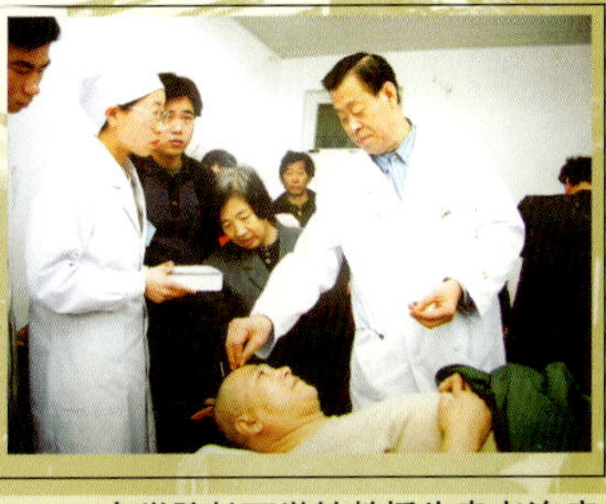

名誉院长石学敏教授为患者治疗

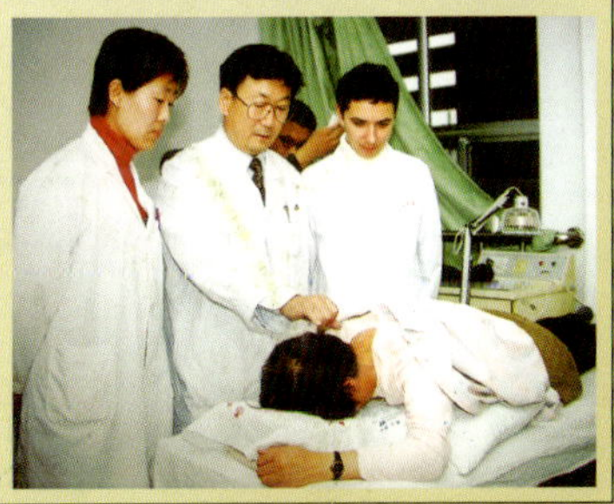

院长韩景献教授为患者治疗

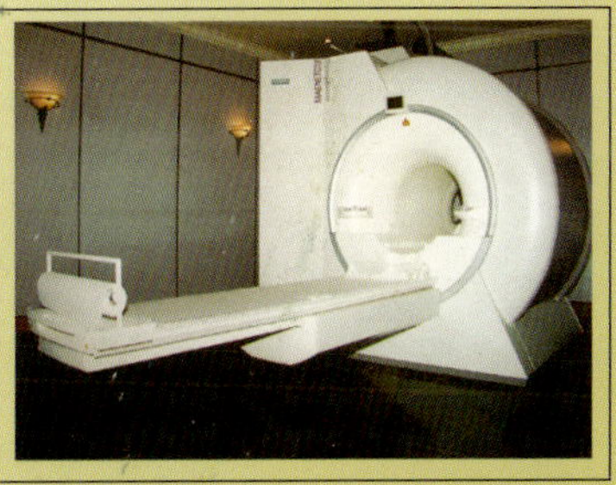

1.5T核磁共振

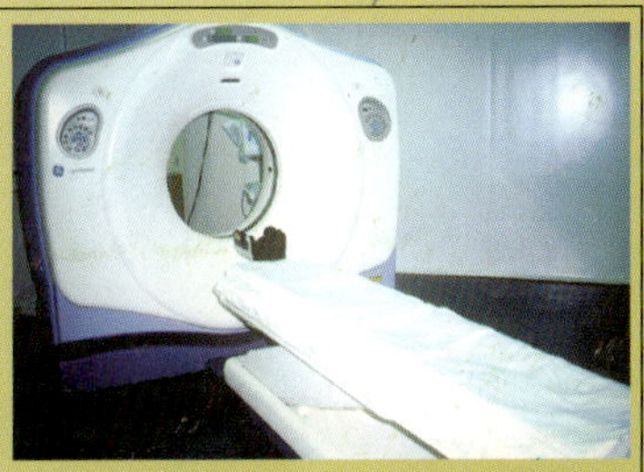

16层全身螺旋CT

天津中医学院第一附属医院是全国"百佳"医院、全国省级示范中医院、三级甲等医院和百姓放心医院。始建于1954年，于1985年重新扩建，是一所技术门类齐全，具有一定规模的综合性教学医院。被国家中医药管理局确立为"全国针灸临床研究中心"、"全国针灸专科医疗中心"。针灸部、儿科、肾内科被国家中医药管理局确立为全国中医重点专科和建设单位。2002年针灸学科被教育部确立为全国针灸学科中的唯一重点学科。同时针灸学科被国家中医药管理局确立为中医药重点学科建设单位，中医儿科学、中医眼科学、中医内科肾病学科、中医内科心血管学科为全国中医药重点学科协作建设单位。2001年医院被天津市政府确立为天津市中医医学中心。

医院总建筑面积8万平方米，日均门诊量4千余人次，年门诊量自1987年起始终超过100万人次。固定住院病床1300张，分28个病区及ICU、CCU病房，连续12年病房使用率超过百分之百，日最高住院人数为1902人，经常保持在1700～1800人。

目前全院职工总数1700余人，其中医、护、技、药人员1200余名，正副教授、正副主任医师300余名。有中国工程院院士1名，国家有突出贡献专家2名，政府授衔专家4人，博士生导师14人，硕士生导师77人，天津市"十佳"医务工作者3人。医院设有临床技术科室35个，专病门诊69个，并在全国建立29个针灸临床研究分中心。医院注重现代技术的应用，拥有居于世界领先的1.5T核磁共振、16层全身螺旋CT、CR、800ma遥控X线机、数字减影、中心监护系统、全自动生化分析仪等现代设备千余台(架)。

医院以"突出中医特色，保持中医优势，走中西医结合道路并拥有现代医学优势学科"的办院思路，走"医教研、涉外、产业"三足鼎立的办院模式。中国工程院院士、名誉院长、博士生导师石学敏教授创立的"醒脑开窍"针刺法，治疗中风病疗效卓著而名扬海内外。医院已获得171项科研成果，6项专利，获国家级、部市级、局级以上奖课题116项。

医院自1989年以来每两年主办一届中国·天津国际针灸暨中医临床学术大会，有来自几十个国家的学者千余人参加。现已同德国、美国、加拿大等医疗机构结成友好医院，促进了医疗的海外交流。近年来派出医、护、技人员六百余人次赴美国、日本、德国、英国、韩国、等近40多个国家讲学或开展医疗工作。

1997年医院建立石天产业集团，按照国际GMP标准组建了现代化杏林制药厂，开发生产商品药丹茂偏瘫胶囊及200余种院内中药制剂。中日合资生产卫生材料用品的杏林白十字公司，生产十余种卫生材料及高档棉球和纱布，现已远销国外。另外洗衣制衣公司、物资公司、运输公司、餐饮公司等已经从医院中脱离出来，为医院带来了可观的经济效益。

ISSN1007-1334
CN31-1276/R

国内订阅代号4-13
国外订阅代句M-141

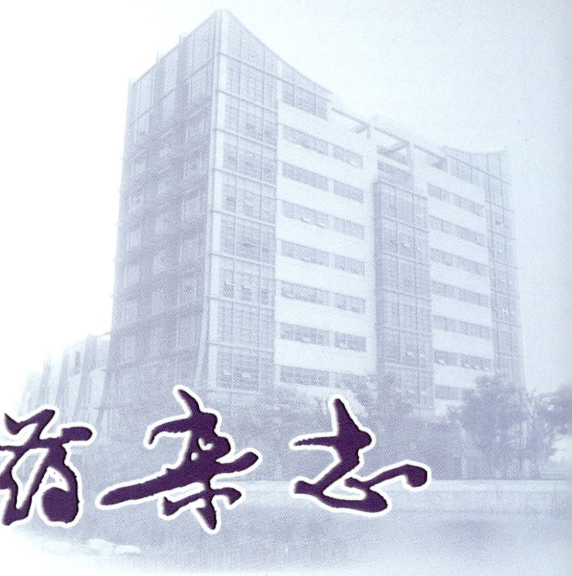

上海中医药杂志

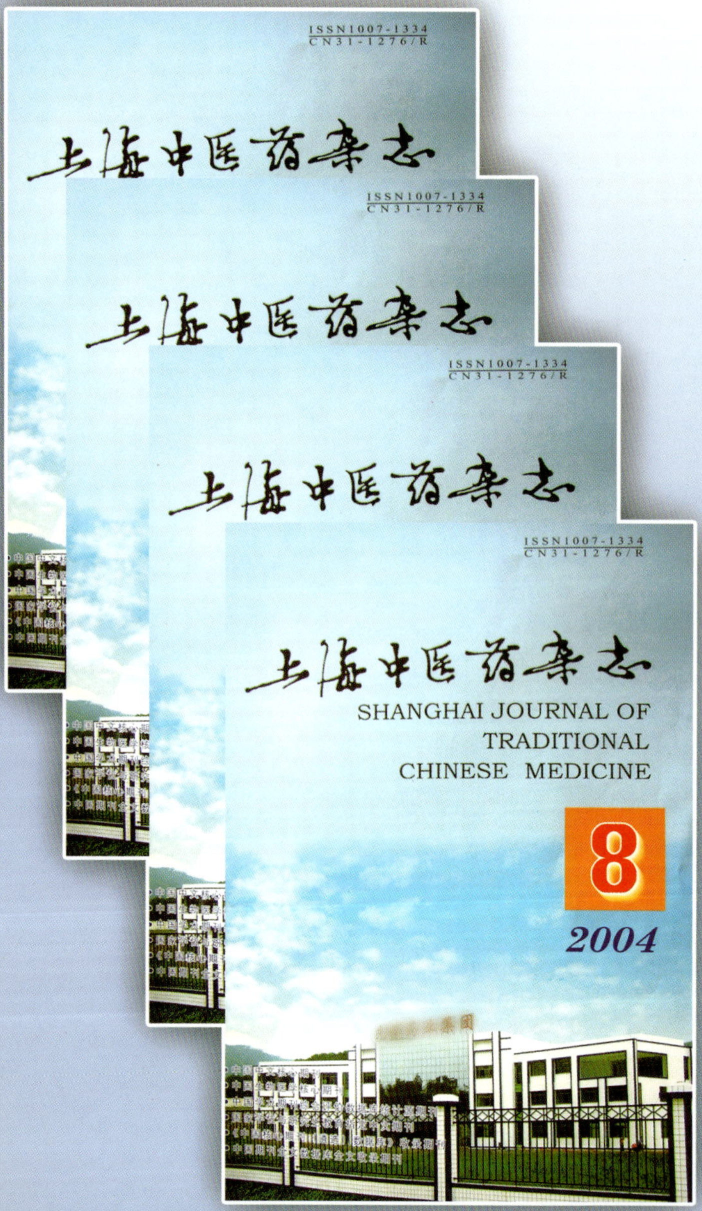